2022

第36卷

中国药学年鉴

CHINESE PHARMACEUTICAL YEARBOOK

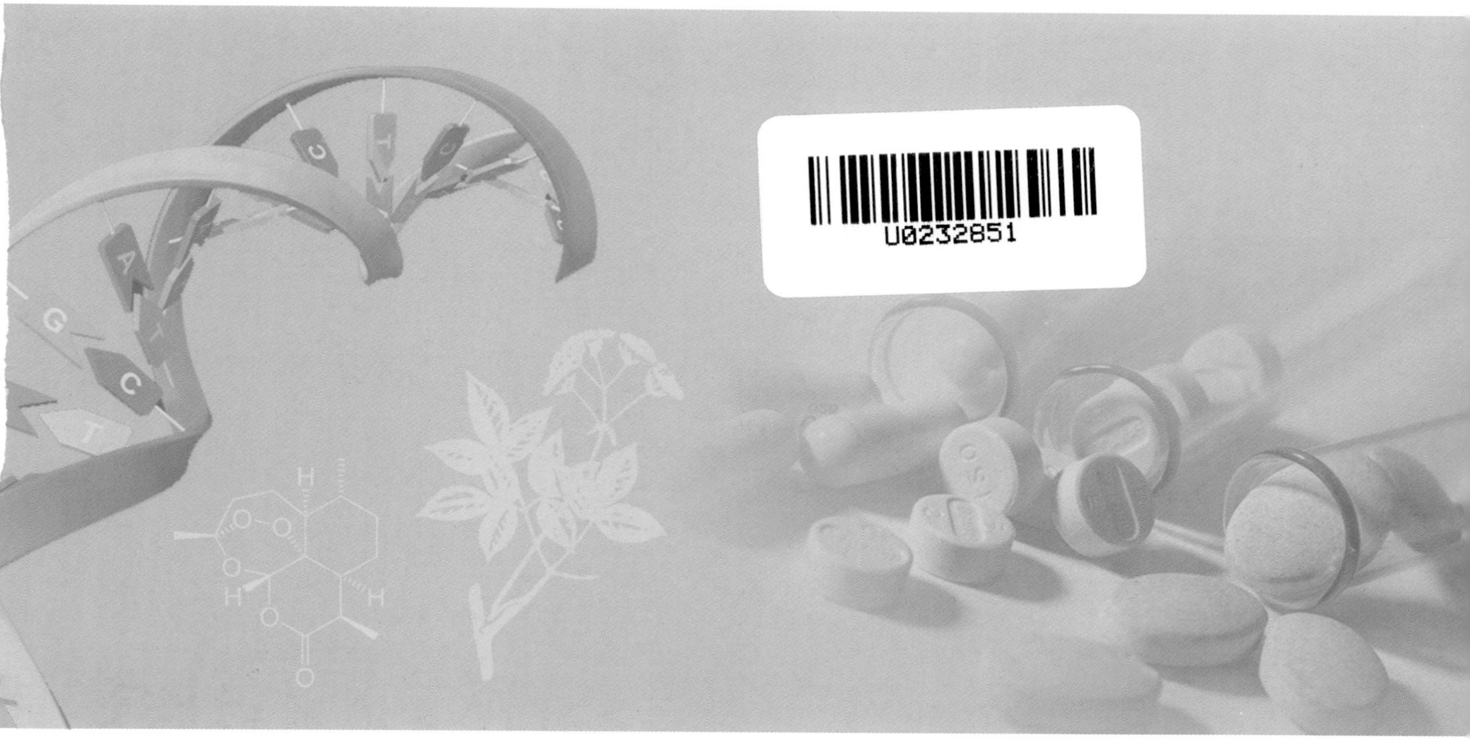

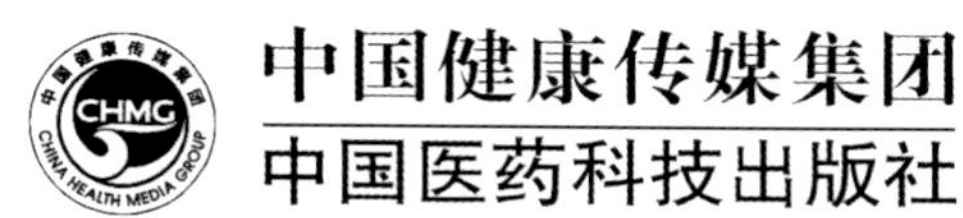

中国健康传媒集团
中国医药科技出版社

图书在版编目(CIP)数据

中国药学年鉴.2022/王广基主编.—北京:中国医药科技出版社,2023.12

ISBN 978-7-5214-4155-0

Ⅰ.①中… Ⅱ.①王… Ⅲ.①药物学—中国—2022—年鉴 Ⅳ.①R9-54

中国国家版本馆 CIP 数据核字(2023)第 180154 号

中国药学年鉴 2022(第 36 卷)

编　　辑:《中国药学年鉴》编辑委员会
责任编辑:赵　敏　李　娜　郑　民
地　　址:南京市童家巷 24 号　邮编:210009
电　　话:025—83271478　83271458(传真)
出　　版:中国健康传媒集团　中国医药科技出版社
地　　址:北京市海淀区文慧园南路甲 2 号　邮编:100082
电　　话:010—62227427(发行)　010—62236938(邮购)
网　　址:www.cmstp.com
印　　刷:三河市万龙印装有限公司
规　　格:889×1194mm　1/16
印　　张:正文:28¼　彩插:12
字　　数:1081 千字
版　　次:2023 年 12 月第 1 版
印　　次:2023 年 12 月第 1 次印刷
经　　销:全国各地新华书店
书　　号:ISBN 978-7-5214-4155-0
举报电话:010—62228771
定　　价:**398.00** 元

广告经营许可证号:3200004050738

《中国药学年鉴》编委会（2022卷）

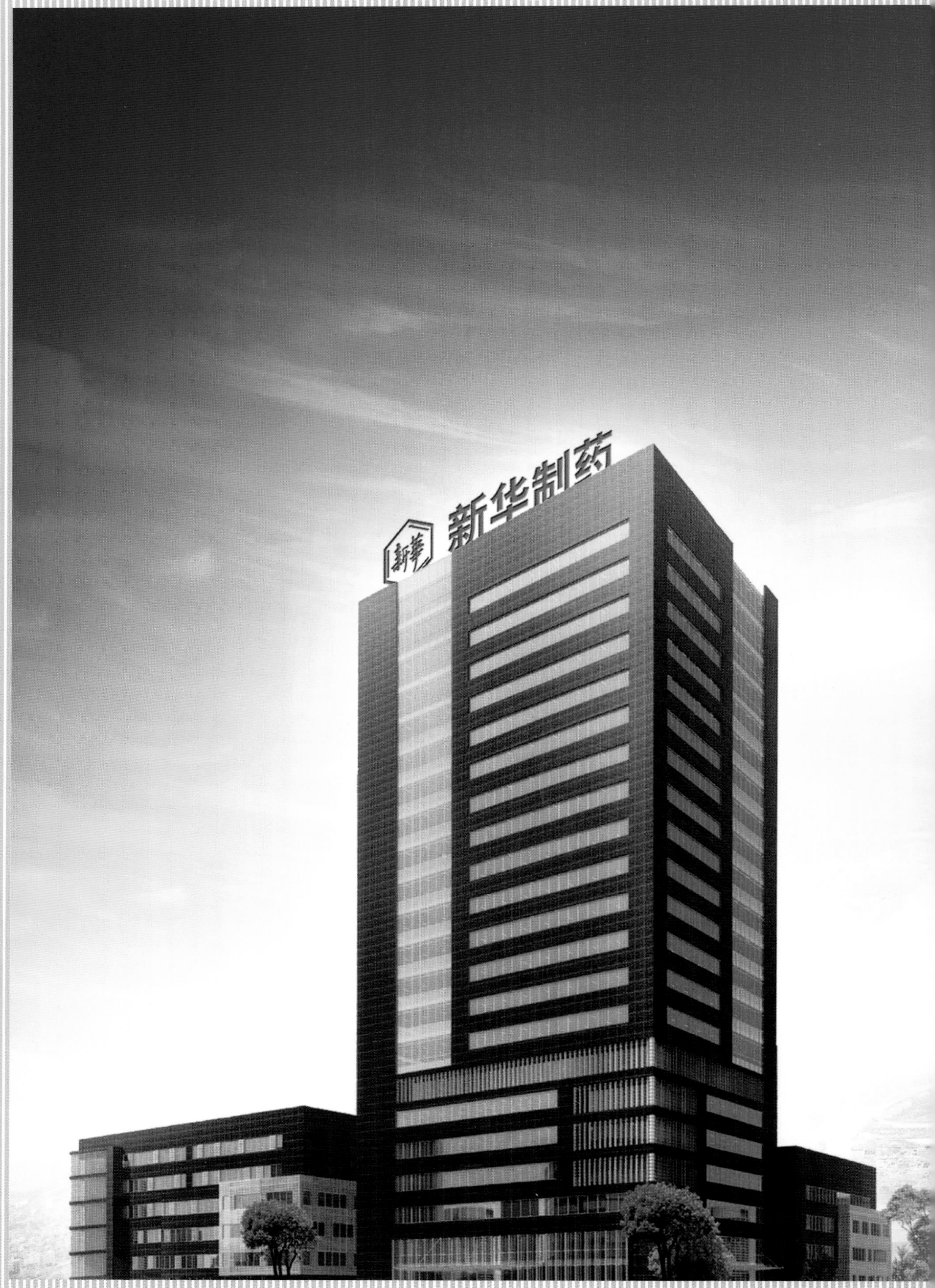
新华制药
新華

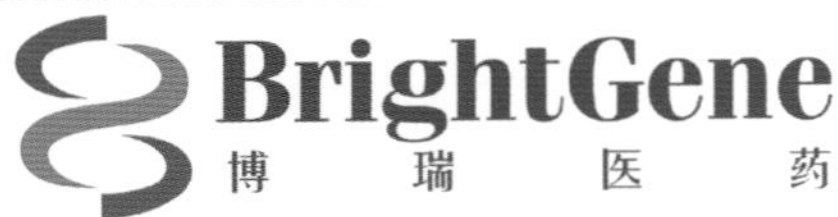

博瑞生物医药（苏州）股份有限公司 | (688166.SH)

BrightGene Bio-Medical Technology Co., Ltd.

博瑞生物医药（苏州）股份有限公司（以下简称：博瑞医药）是一家参与国际竞争的创新型制药企业。公司依靠研发驱动，聚焦于首仿、难仿、特色原料药、复杂制剂和原创性新药，持续不断地打破高技术壁垒，致力于满足全球患者未被满足的临床需求。公司始终贯彻执行原料药与制剂一体，仿制药与创新药结合，国际市场与国内市场并重的业务体系。

公司的药品生产体系通过了中国、美国、欧盟、日本和韩国的官方 GMP 认证，产品覆盖了中国、欧盟、美国、日韩以及其他“一带一路”国家或地区。公司自主研发和生产的多个医药中间体和原料药产品已经在美欧日韩等主要的国际规范市场国家和中国进行了 DMF 注册并获得了客户的引用，建立起具有全球竞争优势的产品线。同时，公司积极布局全球化和完善产业链，在海外建厂、开发适销对路产品的同时，积极跟踪全球前沿科技，投资具有潜力的创新型科技公司，为未来的创新药管线布局。

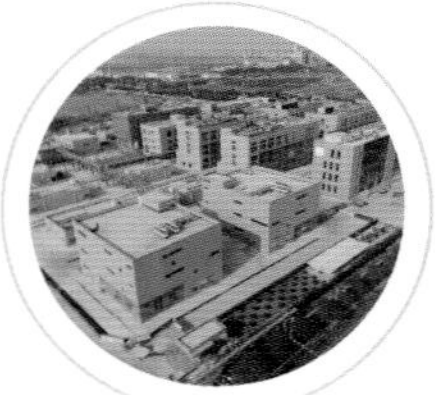

泰兴原料药
生产基地

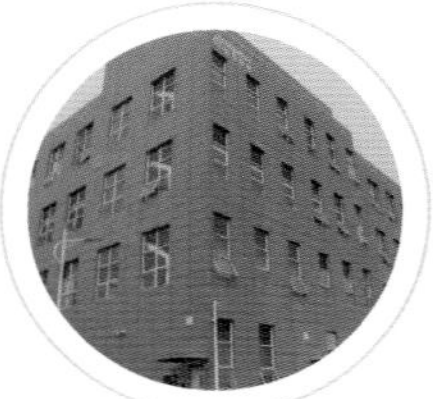

山东原料药
生产基地

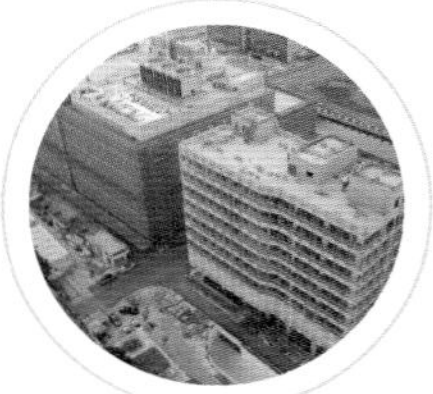

海外高端制剂
药品生产基地

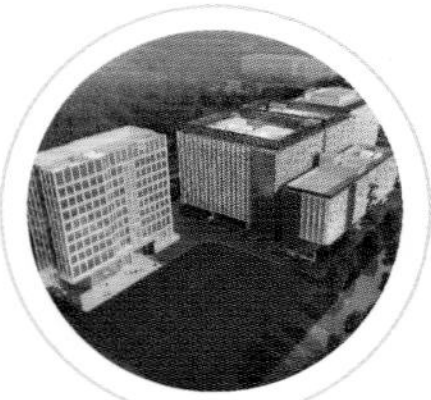

苏州吸入制剂
生产基地

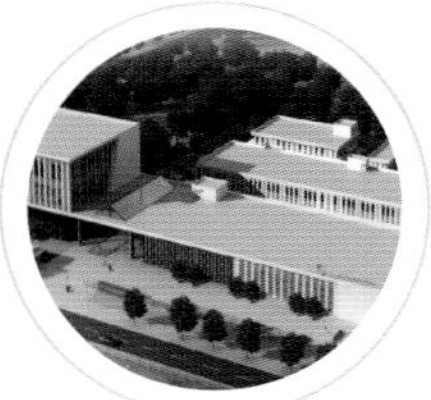

博瑞印尼海外
生产基地

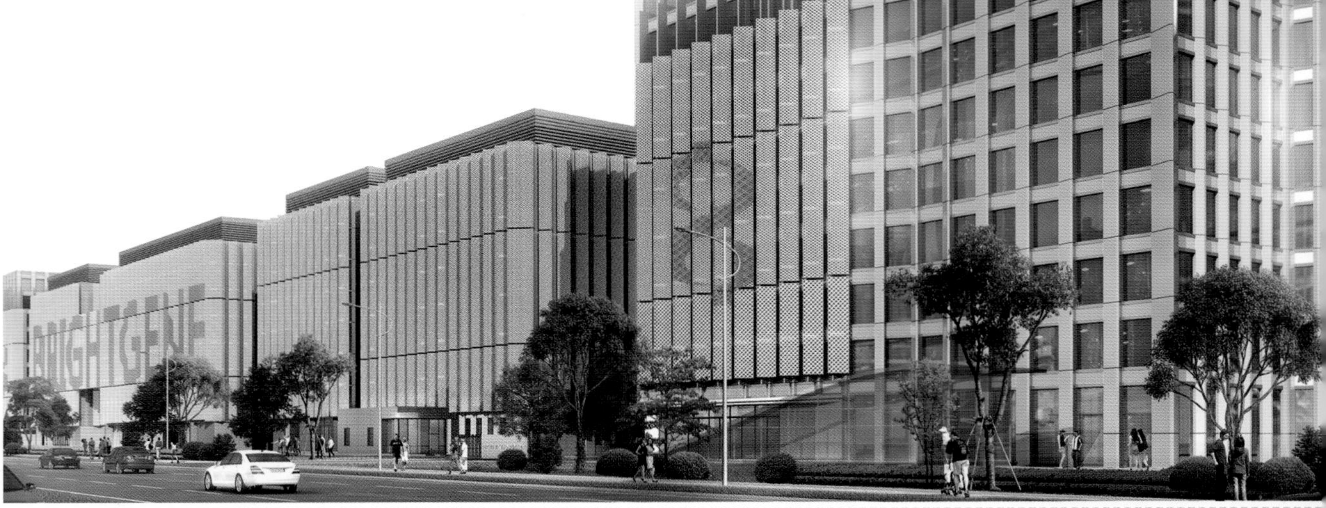

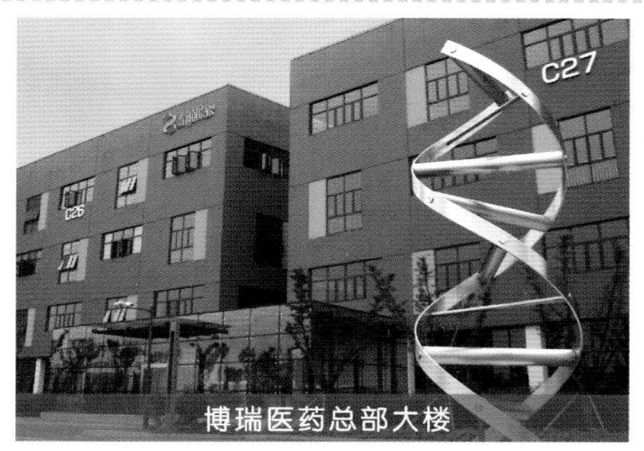

博瑞医药总部大楼

博瑞医药以强大的研发实力为发展基石，依靠与国际接轨的cGMP 生产质量体系，以及全球化的注册能力和商业化能力取得了快速发展，同时贯通了从“起始物料→高难度中间体→特色原料药→制剂”的全产业链，成为中国医药行业的领先企业和国际化先锋。

医药工业是关系国计民生的重要产业，是中国制造 2025 和战略性新兴产业的重点领域，是推进健康中国建设的重要保障。博瑞医药坚守“以人为本”，为各类人才提供广阔的发展空间，为患者提供品质卓越、疗效确切、安全可靠的高性价比药品，创造温馨、健康的社会生存环境。立足中国，放眼国际，博瑞医药倾力打造集研发、生产、技术服务、销售为一体的更具国际竞争力的高科技医药企业。

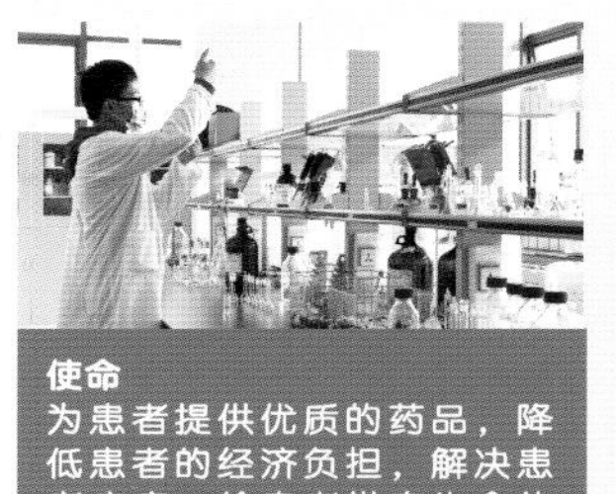

使命
为患者提供优质的药品，降低患者的经济负担，解决患者病痛，给患者带来生命的希望，造福社会。

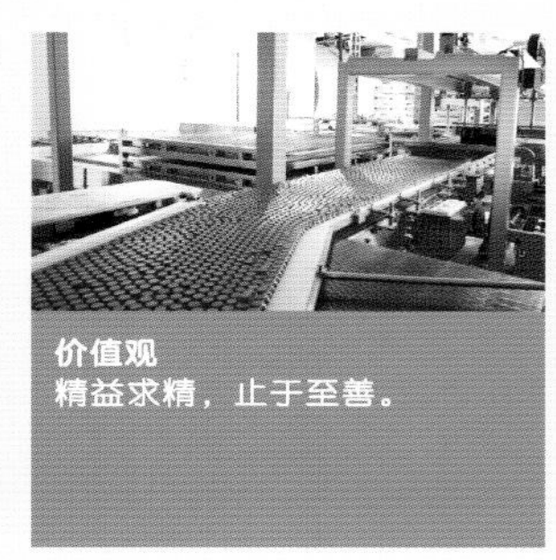

价值观
精益求精，止于至善。

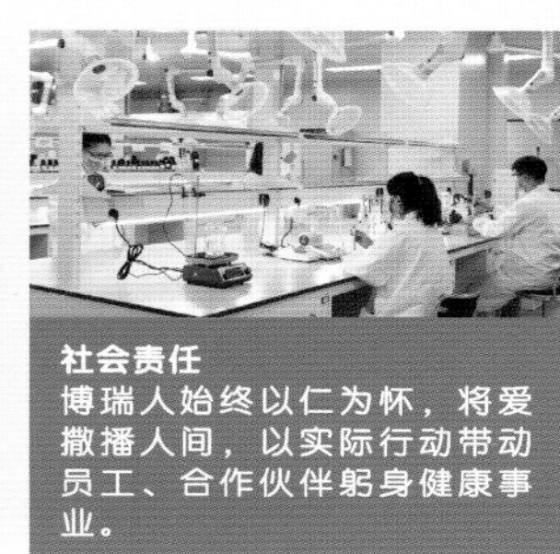

社会责任
博瑞人始终以仁为怀，将爱撒播人间，以实际行动带动员工、合作伙伴躬身健康事业。

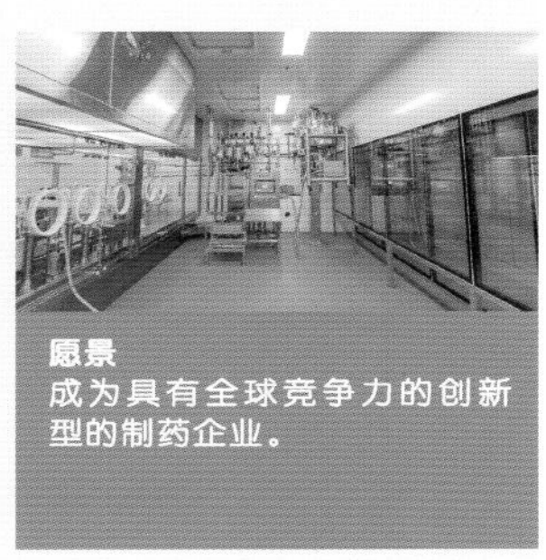

愿景
成为具有全球竞争力的创新型的制药企业。

博瑞医药以“持续创新，护佑健康”为目标，为患者提供价值卓越的产品。通过多年积累，目前已形成发酵半合成平台、多手性药物平台、非生物大分子平台、药械组合平台及偶联药物平台等药物技术研发平台，产品覆盖抗真菌、抗病毒、免疫抑制、抗肿瘤、心脑血管、呼吸、补铁剂、兽药、辅料等领域。公司先后获得“国家知识产权示范企业”（国家知识产权局授予）、“国家知识产权优势企业”（国家知识产权局授予）、“2017 年度中国专利优秀奖”（国家知识产权局授予）、“第十一届中国药学会科学技术奖一等奖”等多项荣誉。另外，公司专利申请和维护工作顺利开展，成功入选 2022 年江苏省高价值专利培育项目。

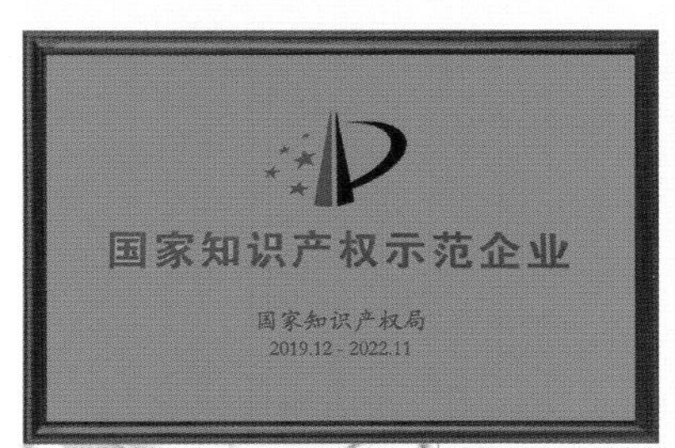

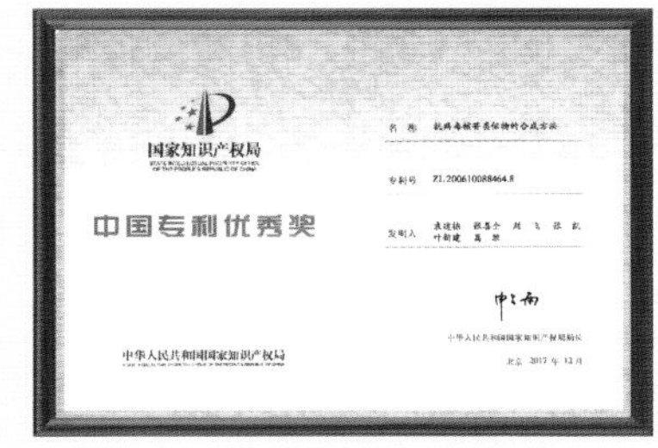

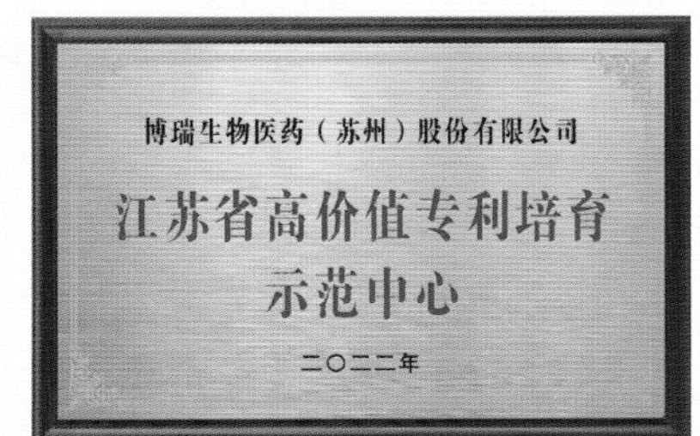

博瑞生物医药（苏州）股份有限公司

电 话：0512-62620988
传 真：0512-62551799
邮 编：215000
网 址：https://www.bright-gene.com
地 址：中国江苏省苏州工业园区星湖路 218 号 C25-28 号楼

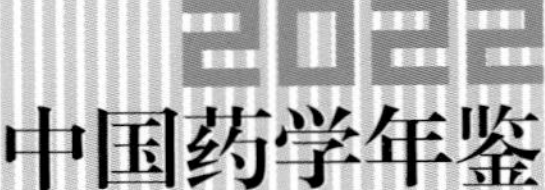

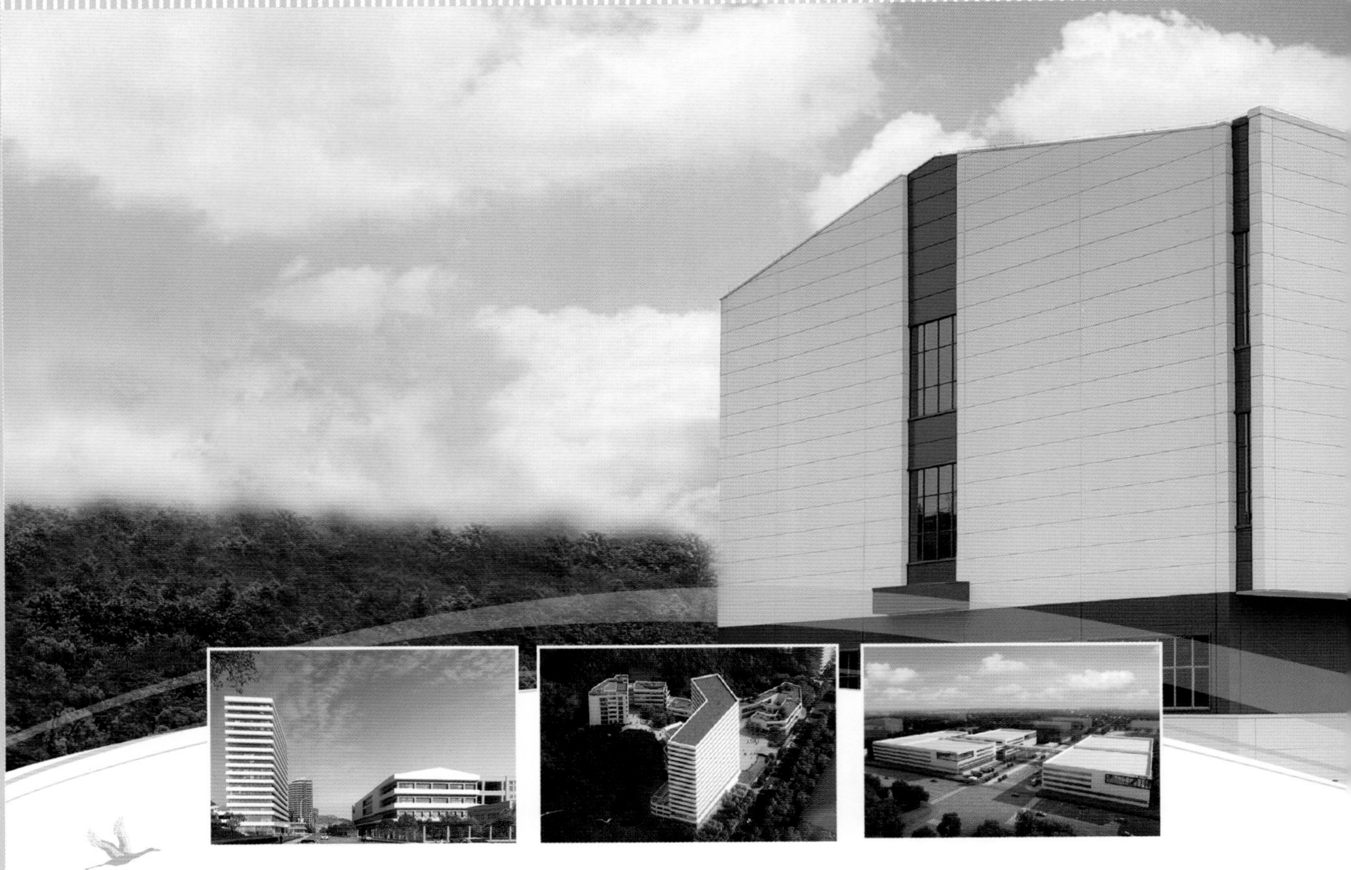

贵阳新天药业股份有限公司创建于1995年8月，**是一家集新药研发、药品生产及销售为一体的国家高新技术企业、中国中药百强企业、全国民族特需商品定点生产企业、农业产业化国家重点龙头企业。**

2017年5月在深交所中小板上市，**股票简称：新天药业，股票代码：002873。**

公司致力于中成药的研究和开发，依托贵州省丰厚的中药材资源，产品集中于泌尿系统疾病类、妇科类及其他病因复杂类疾病用药的中成药产品研究开发、生产与销售，公司主导产品**和颜®坤泰胶囊、坤立舒®苦参凝胶、宁泌泰®宁泌泰胶囊、即瑞®夏枯草口服液**均为国内独家品种，其中拥有国家医保目录品种10个，已获国家发明专利36项，实用新型专利2项，获得国家新药证书11个，药品批准文号32个。

做“说得清、道得明”的中药，成为全球中药领军企业，为人类健康贡献中国元素！

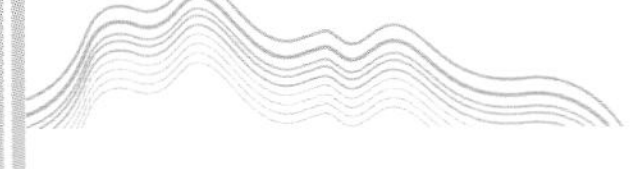

1500+
公司拥有近1500人的销售队伍

30+
在全国30个省、自治区、直辖市进行学术推广活动

12000+
处方药产品覆盖12000余家县（区）及以上医院

1300+
覆盖三甲医院约1300家

1300+
与国内1300余家医药商业单位建立了长期稳定的业务关系

800+
OTC产品覆盖800余家连锁公司

100000+
OTC产品覆盖100000余家门店

400+
与400家连锁总部建立了长期稳定的业务关系

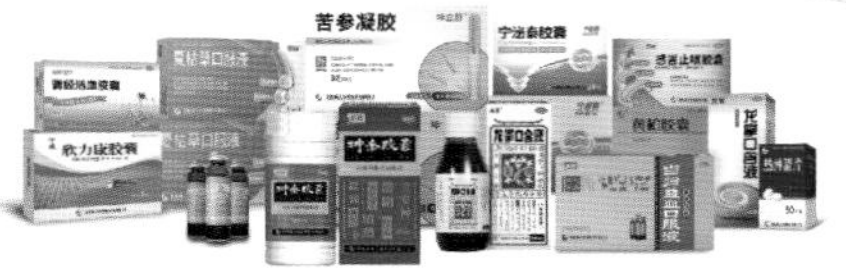

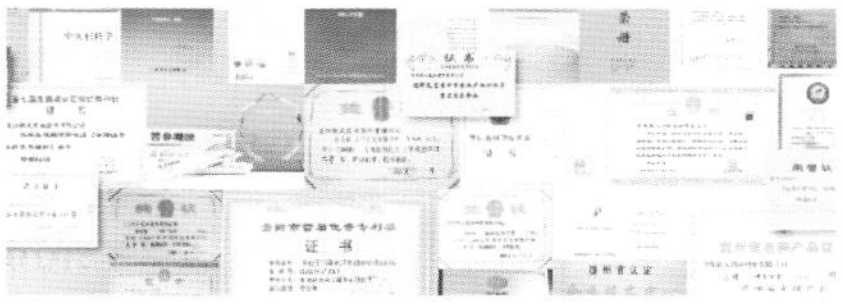

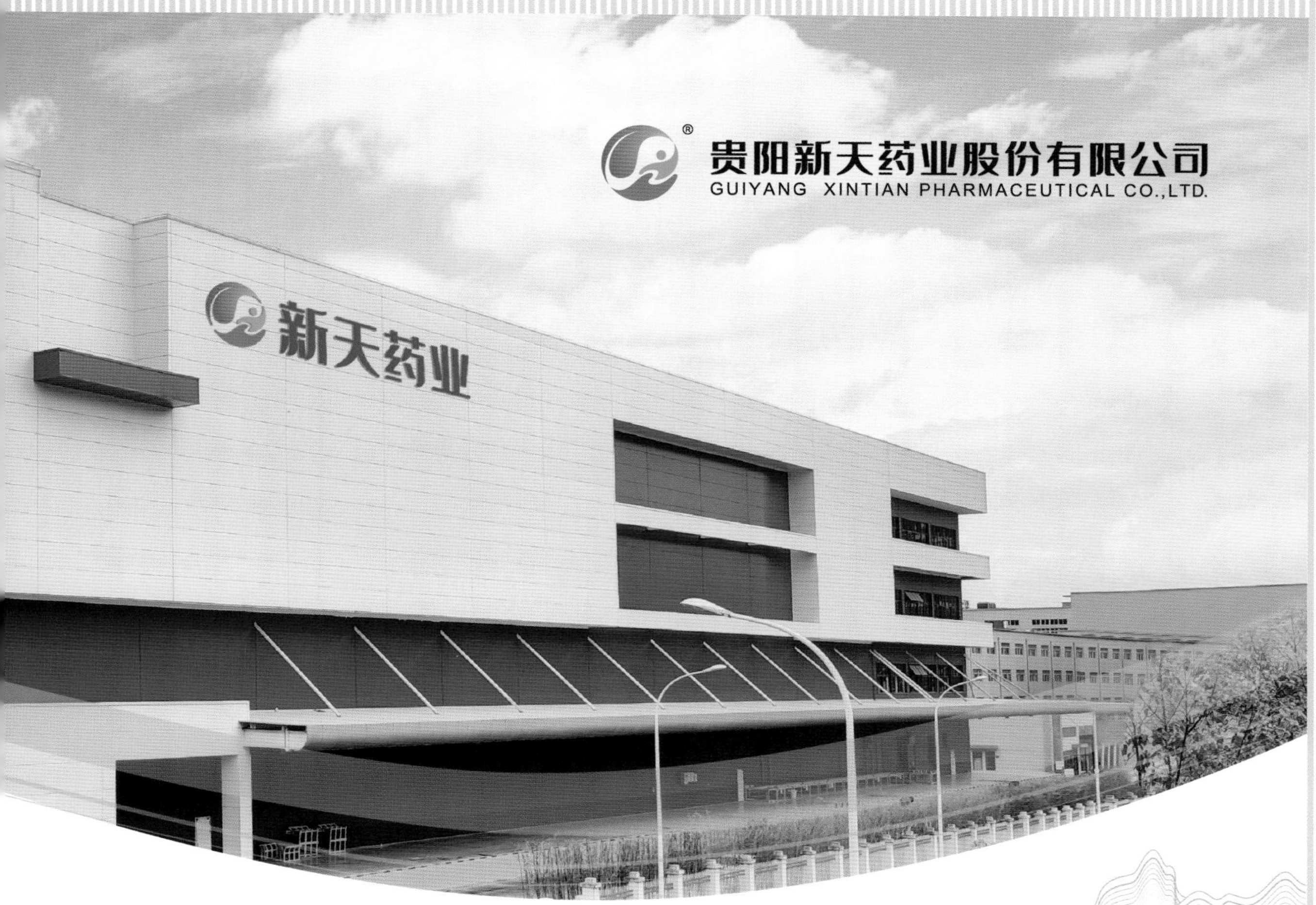

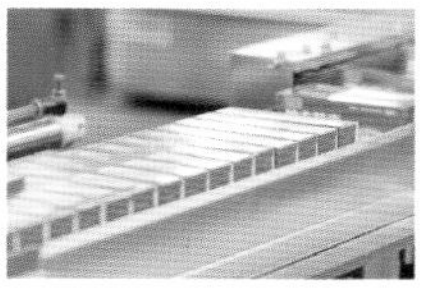

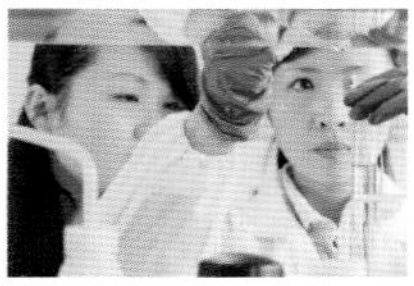

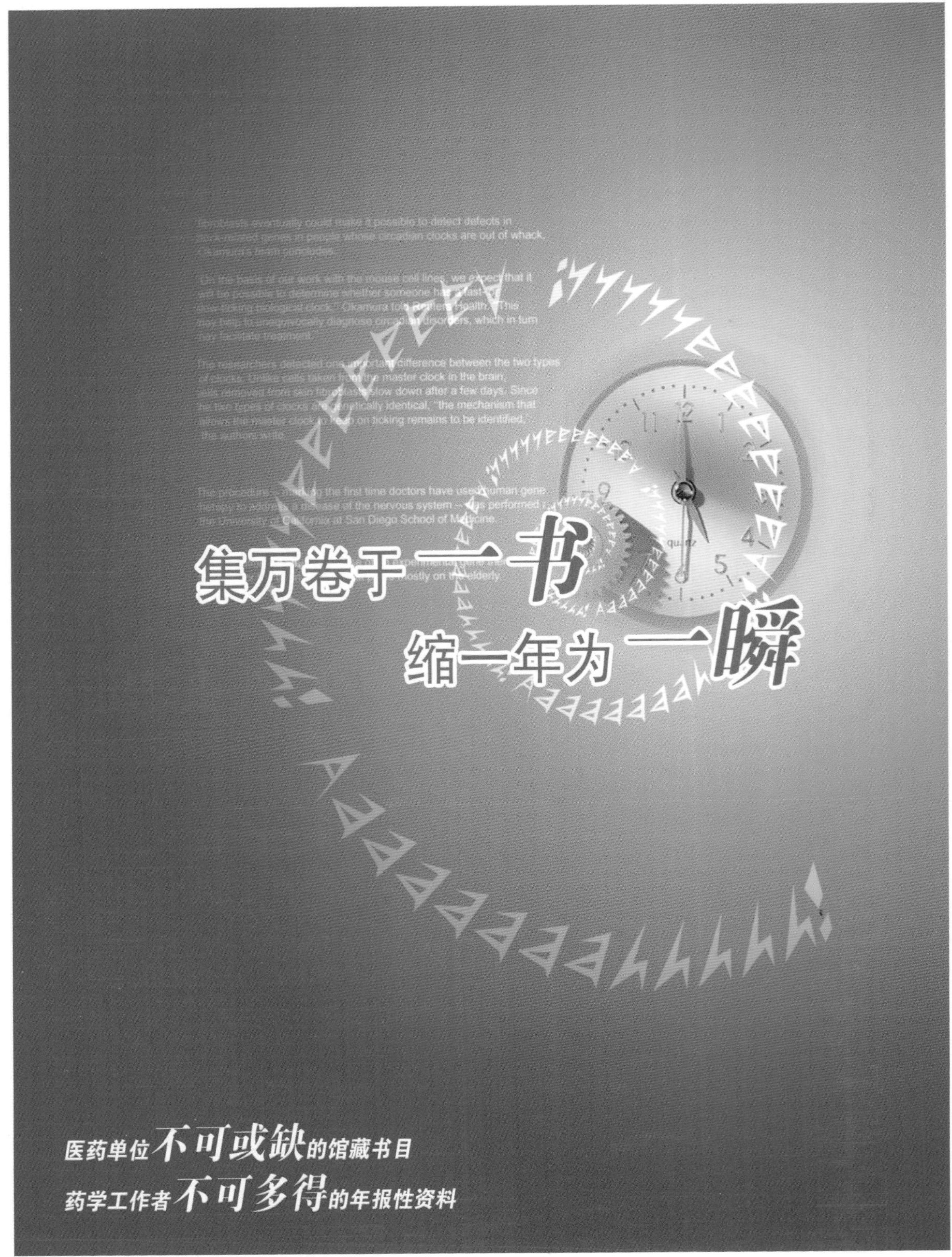
集万卷于一书
缩一年为一瞬
医药单位不可或缺的馆藏书目
药学工作者不可多得的年报性资料

目　次

专　论

药学研究

药学教育

药物生产与流通

医院药学

药品监督管理

药学人物

学会与学术活动

药学书刊

药学记事

附录

索引

彩页目次

专论

Review

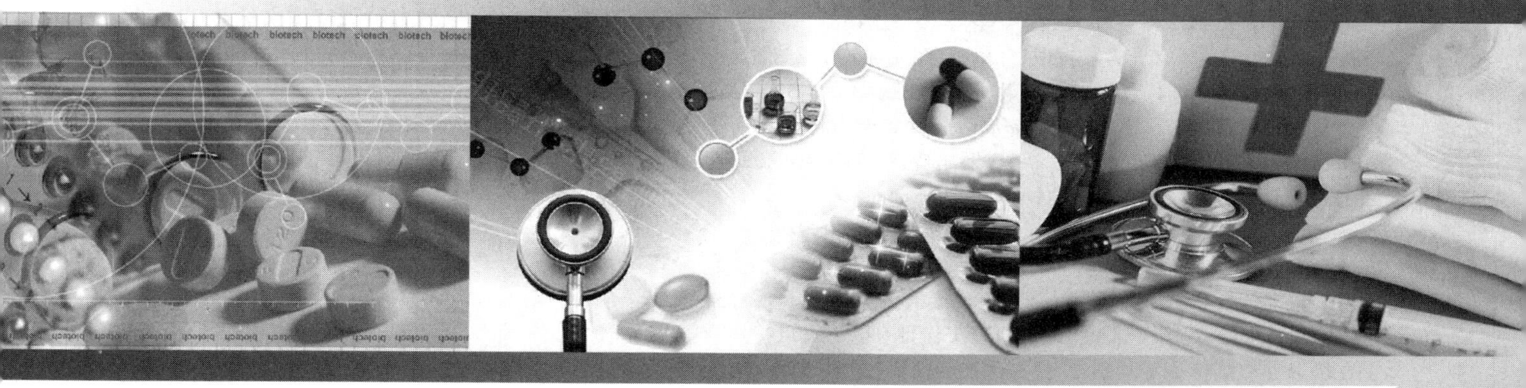

我国天然药物化学研究进展

唐春萍，柯昌强，胡镔韬，张　睿，毛迎乐，任永梅，郑元东，冯喆玲，姚　胜，叶　阳

（中国科学院上海药物研究所天然药物研发中心，上海 201203）

摘要　本文通过检索我国科学家2022年度在天然药物化学领域国内外期刊发表的文献，综述我国取得的研究成果，选择其中具有新颖性或者显著生物活性的化合物，按萜类、生物碱、黄酮、香豆素、酚类、木脂素、甾体、内酯、糖苷、聚酮、环肽等结构分类进行介绍。

0　前言

我国科学家2022年度在天然药物化学领域国内外重要专业杂志发表有关天然化合物提取、分离、结构鉴定的论文超660篇，其中报道的结构新颖的化合物或新骨架逾3 000个。论文发表的期刊除本领域传统的 *Journal of Natural Products*、*Phytochemistry*、*Fitoterapia*、*Steroids* 等外，还出现在一些高影响因子的综合性期刊如 *Chinese Chemical Letters*、*Science China Chemistry*、*Chemical Communications*、*Organic Chemistry Frontiers*、*Organic Letters*、*Phytomedicine* 等。我国科学家在本领域的发表论文数量和质量继续保持着良好的上升势头。

从总体来看，我国科学家报道的研究工作具有以下特点：①在提取分离结构鉴定基础上，相关生物活性研究越来越深入，新化合物的报道结合了系统生物活性包括作用机制的研究结果；②新方法和新技术得到广泛应用，大大提高了新化合物获取和结构表征的效率，如分子网络引导的靶向分离技术的应用，能够更快速更准确地获得特定类型的化合物[1-6]。此外，量子化学计算，尤其是NMR和ECD的密度泛函计算在化合物结构鉴定中普遍应用，解决了许多传统方法难以解决的立体构型确定的难题，提升了新化合物结构确定的速度[7-9]。

从研究对象看，主要集中在以下方面：①萜类研究占所有研究论文的近一半，其中菊科的倍半萜、大戟科和唇形科的二萜、藤黄科金丝桃属的间苯三酚类化合物都是研究热点，不仅分离得到的化合物多，而且发表论文的数量和质量同样占优；②萜类化合物中杂萜类化合物研究脱颖而出，结构新颖复杂，且不少具有较好的生物活性，如香豆素分别与单萜、倍半萜形成的杂萜，以及间苯三酚与倍半萜、二萜形成的杂萜等；③聚酮类化合物继续获得关注，是合成生物学领域非常重要的研究对象，目前关于该类化合物的研究不断增加，说明天然产物化学与合成生物学领域的联系日益紧密。

在天然产物化学与合成生物学交叉热点领域，我国天然产物化学工作者同样发表了很多优秀的成果。因篇幅有限，本文遵循在传统的天然产物化学领域，选择我国科学家发表的结构新颖、活性显著的新化合物进行整理介绍，便于读者对我国在该领域所取得的成果有概况性的了解。

1　萜类

1.1　单萜

从列当科地黄属裂叶地黄（*Rehmannia piasezkii* Maxim）中分离得到了一系列新的环戊烷类单萜 Jiopiasin A（**1**）等，部分化合物对 *N*-乙酰-对氨基苯酚诱导的 HepG2 细胞损伤有一定的保护作用[10]。从败酱科缬草属蜘蛛香（*Valeriana jatamansi*）中分离得到一系列新的环烯醚萜类化合物，其中 Jatamansidoid A（**2**）等化合物具有独特的α，β，γ，δ-不饱和醛结构片段。部分化合物对流感病毒株 H1N1 和 H3N2 具有抑制作用[11]。

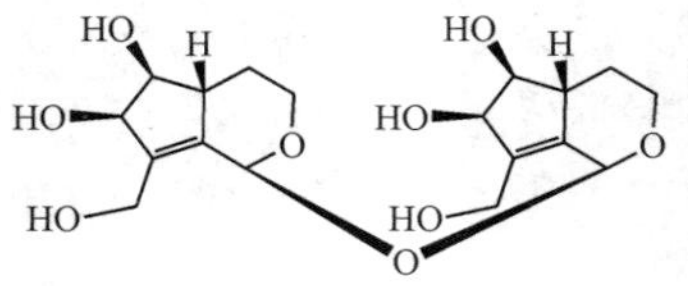

1 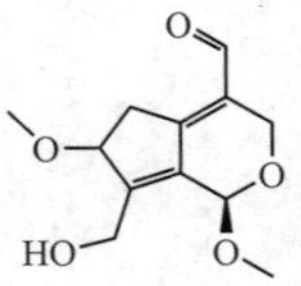　　　　2

1.2　倍半萜

菊科植物富含多种结构类型的倍半萜类化合物。从菊科苦苣菜属苣荬菜（*Sonchus arvensis*）中分离得到3个新的倍半萜化合物，其中 Sonarvenolide A（**3**）是一个过氧取代的桉叶烷型倍半萜，Sonarvenolide C（**4**）是一个少见的 iphionane 型倍半萜。二者对红根杂草种子萌发的抑制作用优于阳性对照醚苯磺隆[12]。从同科苍术属苍术（*Atractylodes lancea*）中分离鉴定了少见的岩兰烷型和具有螺环[4,4]骨架的重排岩兰烷型倍半萜（**5**～**6**）[13]。从绢蒿属伊犁绢蒿（*Seriphidium transiliense*）中分离到一个具有5/5/4三环骨架的倍半萜（**7**）和一种具有6/7双环骨架的降倍半萜类化合物（**8**）[14]。从蓍属高山蓍（*Achillea alpina* L.）分离得到了 Achigermalide D（**9**），对 HepG2 细胞中棕榈酸介导的胰岛素抵抗有着明显的改善[15]。从蒿属牛尾蒿（*Artemisia dubia* Wall.）中分到一系列新的愈创木酮型倍半萜二聚体，部分化合物对三种测试的肝癌细胞系表现出明显的细胞毒性。其中 Artemidubolide D（**10**）在 HepG2 细胞中能剂量依赖性地抑制细胞迁移和侵袭，诱导 G1/M 细胞周期阻滞以及诱导细胞凋亡[16]。从暗绿蒿（*Artemisia atrovirens*）中分离得到一系列倍半萜二聚体，其中 Artatrovirenolide A（**11**）是由愈创木酚内酯和1，10-开环愈创木酚内酯单元聚合而成[7]。以生物活性为导向，从蒿属中甸艾（*Artemisia zhongdianensis*）中分离得到了 Artemzhongdianolide A1（**12**）等愈创木烷型倍半萜二聚体，部分化合物对肝星状细胞系 LX2（HSC-LX2）具有显著的细胞毒性，比阳性药物水飞蓟宾活性高出6～10倍[17]。

金粟兰科许多植物已经报道过富含结构新颖的乌药烷型倍半萜二聚体。从该科草珊瑚属草珊瑚（*Sarcandra glabra*）中分离得到了一系列该类化合物，如从该植物叶子中报道了一个[4+2]类型的 Sarglafuran A（**13**），分子中存在一个呋喃环[18]。从根中发现了具有类萘环稠环结构的降乌药烷型倍半萜二聚体 Sarglaromatic A（**14**）等，其独特的萘核心骨架可能是从经典的没药烷型[4+2]二聚体通过自由基介导的 C11-C11′键形成反应和 12′-脱羧作用而形成的[19]。从根中还报道了一类乌药烷型倍半萜二聚体如 Sarcanolide C（**15**）等，其结构的特征十元环中存在一个少见的原甲酸酯单元[20]。从全草中分离和表征了具有显著抗疟活性的新型二聚倍半萜类化合物，其中化合物 **16** 对耐氯喹恶性疟原虫的 EC_{50} 值为 4.3pmol/L，是迄今为止报道的最有效的抗疟药，比青蒿素强约 1000 倍[21]。从草珊瑚中还报道了 Sarglaoxolane A（**17**），其结构由一个乌药烷型倍半萜与 8 个碳的降单萜聚合而来的[3]。此外，该植物中还分离得到了其它类型倍半萜聚合而成的二聚体，如 Sarglanoid A（**18**）是由一分子桉叶烷和一分子艾里莫芬烷型倍半萜通过 C-C 键聚合而成[22]。应用分子网络方法，从同属宽叶金粟兰（*Chloranthus henryi*）中分离得到了 Chlospicenes A 和 B（**19**），这是首次报道的分子内环丙烷片段裂解的乌药烷型二聚体，推测环丙基甲基重排可能主导了环丙烷片段的关键裂解[23]。

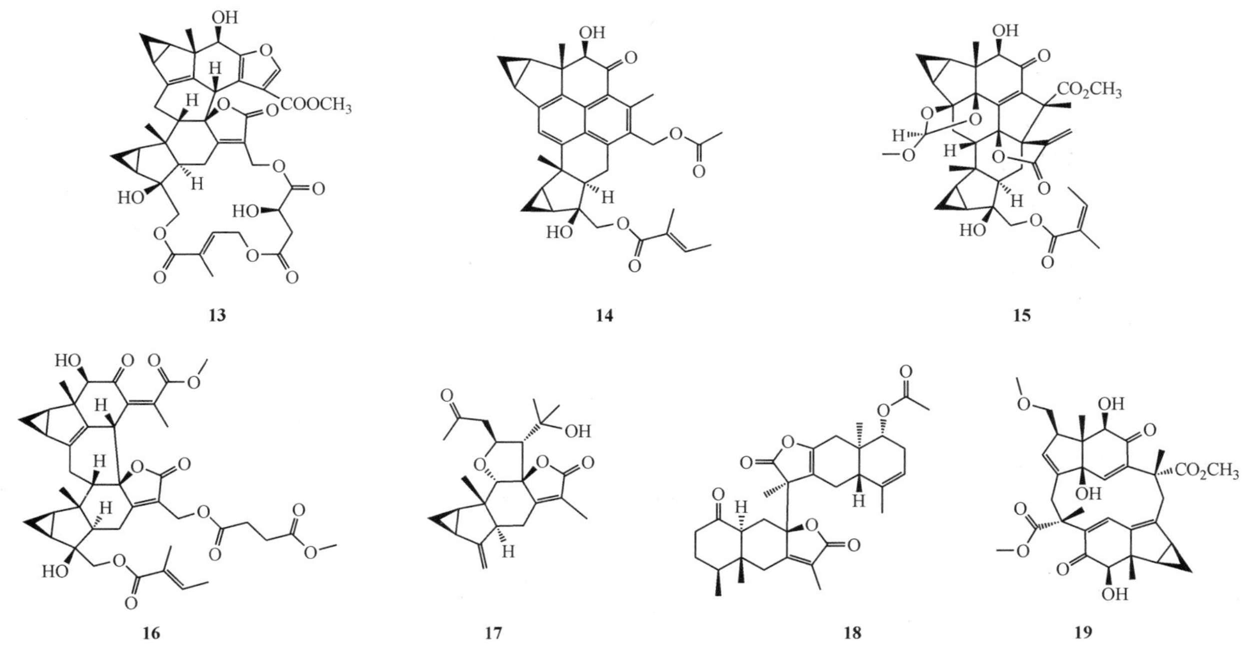

从瑞香科瑞香属白瑞香（*Daphne papyracea*）中分离鉴定了一个四环倍半萜 Daphnepapytone A（**20**），其结构中含有独特的具有三个四取代手性碳的环丁烷笼状骨架[24]。从狼毒属狼毒（*Stellera chamaejasme*）中分离得到了 Stellerasespene A（**21**），在抑制 LPS 激活的 BV2 细胞中 NO 产生和过表达促炎症因子 IL-1β 方面优于米诺环素[25]。此外，从狼毒中还报道了愈创木完型倍半萜，其中 Chamaejasnoid A（**22**）是具有 5/6/7 桥环体系的 2,3-开环-愈创木烷倍半萜[26]。

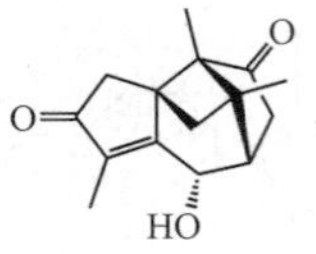

20 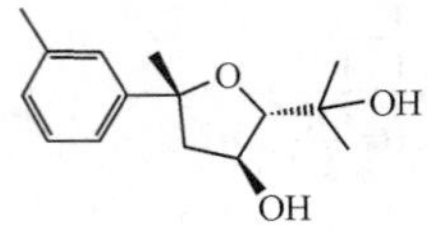 21 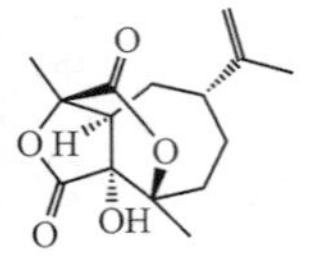 22

从卫矛科南蛇藤属独子藤（*Celastrus monospermus* Roxb.）和绿独子藤（*Celastrus virens*）中分别得到结构类似的二氢-*β*-沉香呋喃型倍半萜。前者中分到的 Celasmondin D（**23**）能够抑制核因子-κB 受体激活因子配体（RANKL）诱导的成骨细胞生成[27]，后者中化合物 **24** 在线虫秀丽隐杆线虫模型上显著延长了秀丽隐杆线虫的平均寿命[28]。

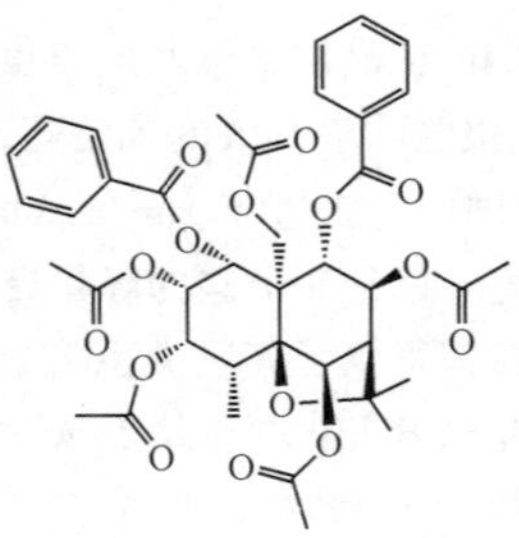

23 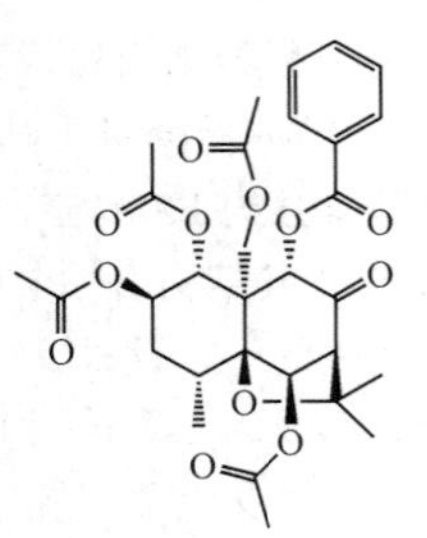 24

从橄榄科没药属没药（*Commiphora myrrha*（Nees）Engl.）中分离得到 Commiphoratone C（**25**）等倍半萜二聚体，是由高度氧化的吉玛烷型倍半萜和含有双环[3.1.0]己烷骨架的双环倍半萜之间通过[2+4]环加成反应形成的具有10/6/5/3 环系的新骨架化合物[29]。从没药中还报道了 Commiphomyrone A（**26**），其结构中具有一个 7-氧杂双环[2.2.1]庚-2-烯基团，该基团由 2 个吉马烷型倍半萜化合物经[4+2]环加成反应形成[30]。

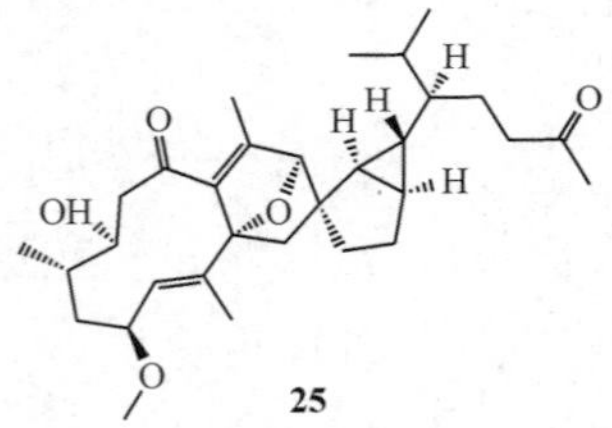

25 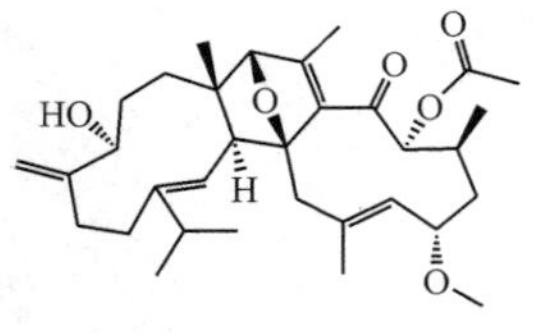 26

此外，从木樨科丁香属羽叶丁香（*Syringa pinnatifolia*）中分离得到了艾里莫芬烷型倍半萜二聚体，结构如 Syringenes A（**27**）所示[31]。从锦葵科木槿属黄槿（*Hibiscus tiliaceus*）的感染茎中获得了 Hibisceusone A（**28**）等杜松烷型倍半萜二聚体[32]。从樟科木姜子属大果木姜子（*Litsea lancilimba* Merr.）中分离得到 Litsemene A（**29**），其结构中包含一个少见的八元环，推测为愈创木烷型倍半萜 C-10 位甲基参与环化而形成[33]。从桃金娘科番樱桃属红果仔（*Eugenia uniflora*）中分离得到重排的倍半萜二聚体和单体，其中 Eugenunilone A（**30**）是具有笼状三环[4.4.0.0^{2,8}]癸烷单元的二聚体，而 Eugenunilone C（**31**）代表具有笼状三环[4.4.0^{3,7}]癸烷母核和异戊基取代的双环[3.2.1]辛烷骨架的单体[34]。

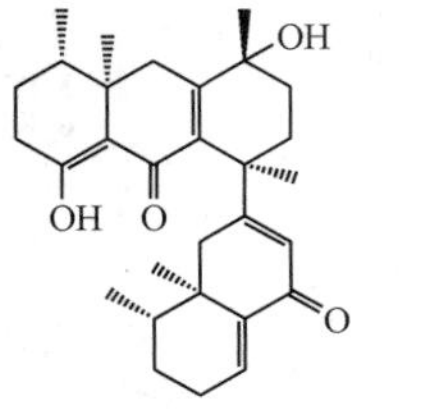

27 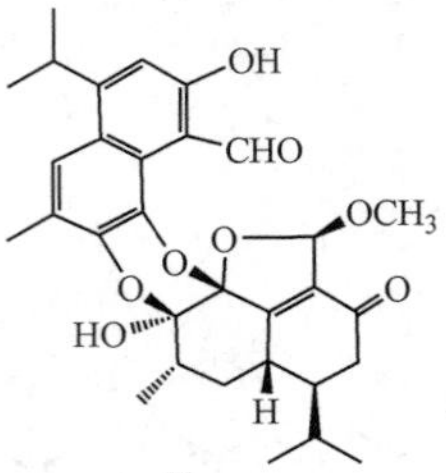 28

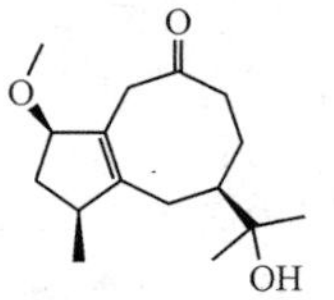

29 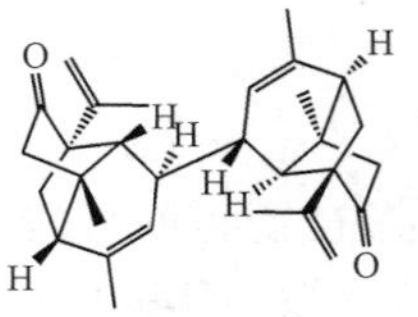 30 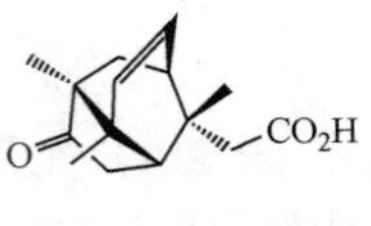 (+)/(−)-31

从宽药青藤（*Illigera celebica*）的内生真菌 *Annulohypoxylon* sp. KYG-19 中分离鉴定了 Gymnomitrane 型倍半萜 Xylariacinol A（**32**）等[35]。从锦葵科木槿属黄槿（*Hibiscus tiliaceus*）的被真菌感染的树干中分离鉴定了杜松烷型倍半萜 Hibisceusin A（**33**）等，结构中具有由于环缩合重排而形成降倍半萜碳骨架[36]。从植物衍生菌葡萄座腔菌（*Botryosphaeria dothidea*）中分离得到一对含有六元氧杂螺环骨架的倍半萜异构体 Dothimes A 和 B（**34**）[37]。从发菌科曲霉属真菌聚多曲霉中分离得到 2 个新的没药烷型倍半萜（7*S*）-Flavilane A（**35**）和（7*S*）-4-Iodo-Flavilane（**36**），结构中分别含有硫和碘原子[38]。从南海采集的海绵 *Dysidea avara* 中分离得到倍半萜醌类化合物 Dysiherbols D-E（**37**），对人 HEK-293T 细胞中 TNF-α 诱导的 NF-κB 活化具有中等抑制活性[39]。

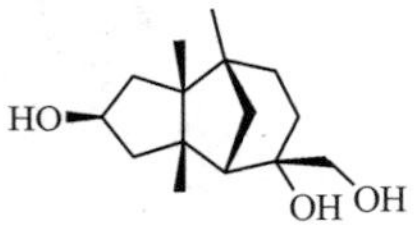

32 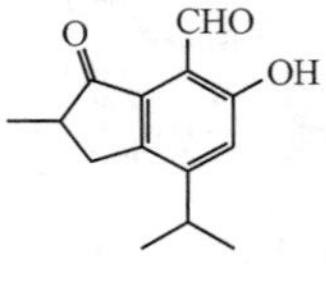 33a 6*S* 33b 6*R* 34

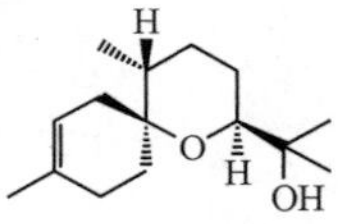

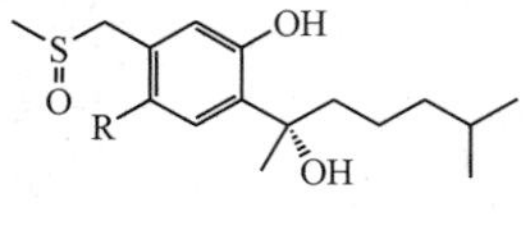

35 R=H 36 R=I 37

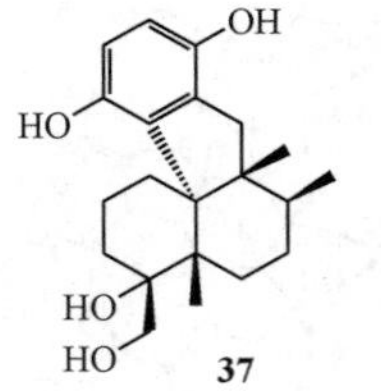

1.3 二萜

大戟科植物富含多种类型的二萜化合物，我国科学家对该科多种植物进行了系统的化学研究。从大戟科大戟属狼毒大戟（*Euphorbia fischeriana*）中分离得到了瑞香烷二萜苷类化合物 Langduin A7（**38**）等，对多种人癌细胞株具有明显的细胞毒作用[40]，以及对 H460、HepG2 和 MCF-7 细胞有抑制作用的 Ephorfiatnoid A(**39**)等[41]。此外,从该植物中还报道了一系列二萜二聚体,如由两个对映松香烷型二萜通过 C-17-C-15′连接而成的二聚体 Bislangduoid A(**40**)等,通过线粒体依赖的凋亡途径对 HepG2 细胞表现出明显的细胞毒性[42]。Biseuphoid A(**41**)和 B 同样是从该植物分离得到的对映松香烷型二萜二聚体,由两个单体分子分别通过 C-17-C-12′和 C-17-C-11′形成,对可溶性环氧化物水解酶表现出抑制活性[43]。此外,还报道了一类 Diels-Alder 加合产物 Biseupyiheoid A(**42**)和 Bisfischoid C(**43**),前者具有 6/6/6/5/6/6/6 八环骨架,含有特征的双环[2.2.2]辛烷基团,后者是另一种十环的 6/6/6/3/5/6/6/6/6 骈合的二萜二聚体[44]。

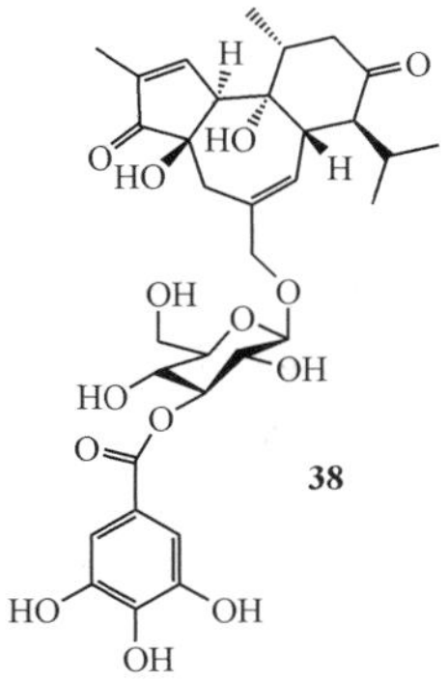

38 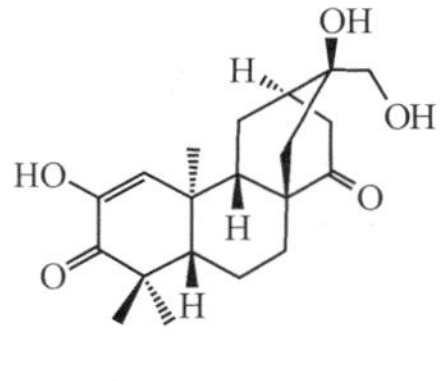　**39**

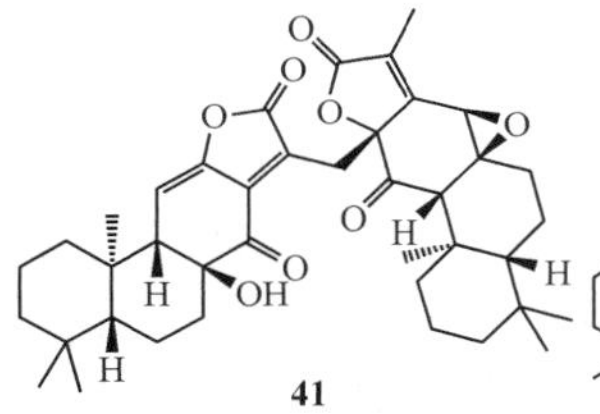

41 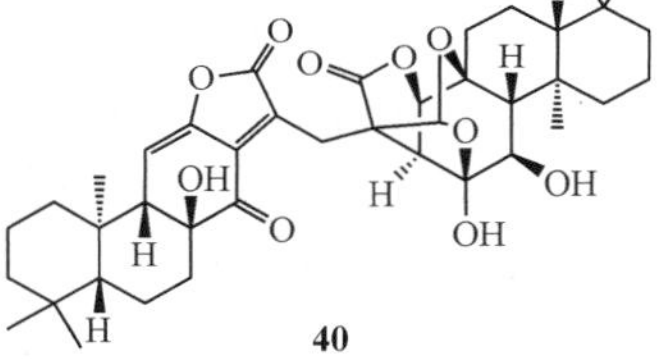　**40**

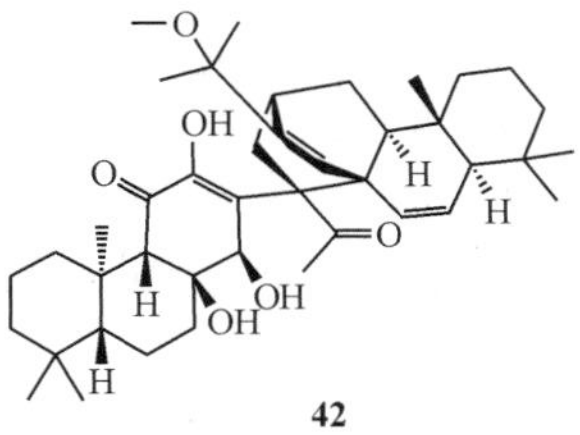

42 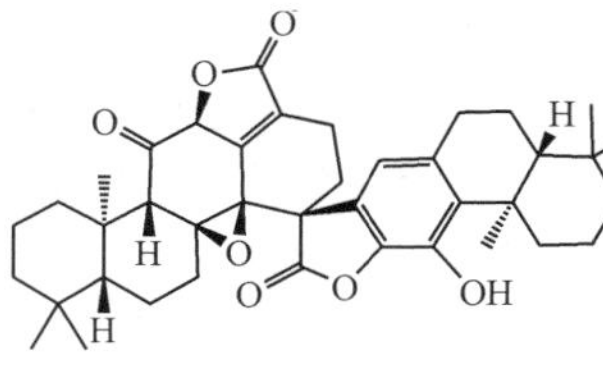　**43**

从大戟属湖北大戟(*Euphorbia hylonoma*)中分离出高度修饰的麻风树烷二萜 Euphylonoid B (**44**),通过激活 AMP 活化的蛋白激酶信号传导可以抑制 3T3-L1 脂肪细胞的早期生成[45]。从高山大戟(*Euphorbia stracheyi*)中分离得到具有 5/6/7/3 碳环系统的高度重排的巨大戟烷型二萜化合物 Euphorstranoid A(**45**)等,该类化合物可以通过在早期阻滞细胞脂肪生成而抑制 3T3-L1 脂肪细胞中的甘油三酯(TG)水平[46]。从泽漆(*Euphorbia helioscopia*)中分离出一系列具有细胞毒性的麻风烷型二萜或 9,10 开环的麻风烷型二萜如 Euphelioscopnoid A(**46**)等[47-48]。从该植物中还分离鉴定一类假白榄烷型二萜 Helioscopid A(**47**)等,具有 Kv1.3 离子通道抑制活性[49],以及具有细胞毒性的续随子型二萜 Euphohelioscopoid A(**48**)等[50]。从小果大戟(*Euphorbia microcarpa* (Prokh.))中,分离得到了 Euphomicrophane A(**49**)等二萜化合物,对 P-糖蛋白介导的多药耐药细胞株 MCF-7/ADR 的具有逆转能力[51]。从南欧大戟(*Euphorbia peplus*)中分离得到 Jatrophane 型二萜 Euphpepluone Q(**50**)等,化合物 **50** 表现出显著的自噬通量抑制作用[52]。从虎刺梅(*Euphorbia milii*)中分离得到了一系列常规以及重排的玫瑰烷型二萜,其中 Euphomilone C(**51**)和 E(**52**)分别是具有少见 7/5/6 和 5/7/6 骈合环体系的重排玫瑰烷型二萜。化合物 **51** 在体外筛选中对 α-葡萄糖苷酶和 β-葡萄糖苷酶均表现出抑制活性[53]。从金刚纂(*Euphorbia neriifolia*)中分离得到了 Phorneroid A(**53**)等化合物,其中 Phorneroid A 是一个含有独特的 6/5/6/5 螺环框架的 8-螺环骈合 9,10-开环对映松香烷型二萜内酯[54]。从麒麟掌(*Euphorbia neriifolia*)中分离得到 Ingenane 型二萜 Phonerilin A(**54**)和 Ingol 型二萜 Phonerilin G(**55**)等,化合物 **54** 具有独特的 6/6/7/3 稠合环系统[55]。

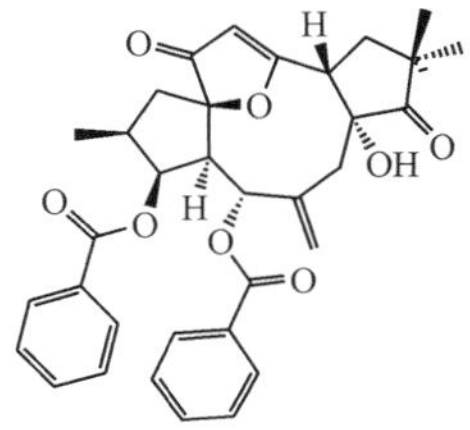

44 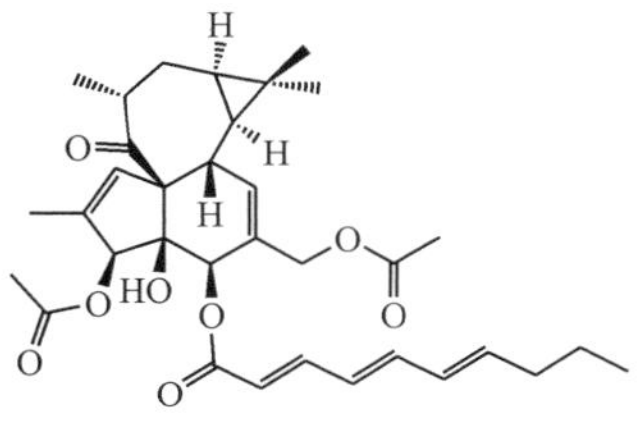　**45**

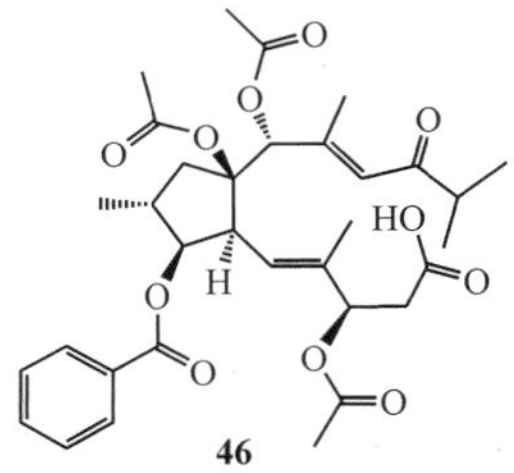

46 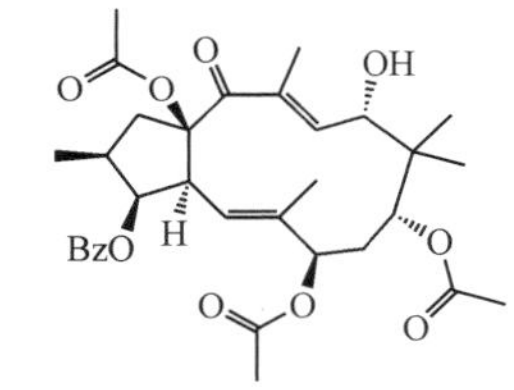　**47**

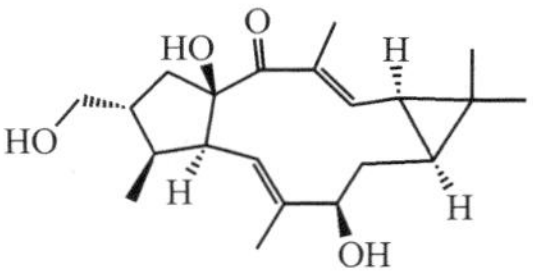

48 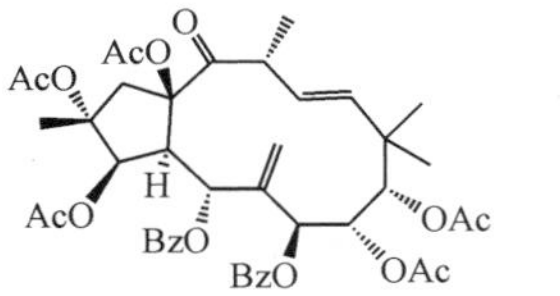　**49**

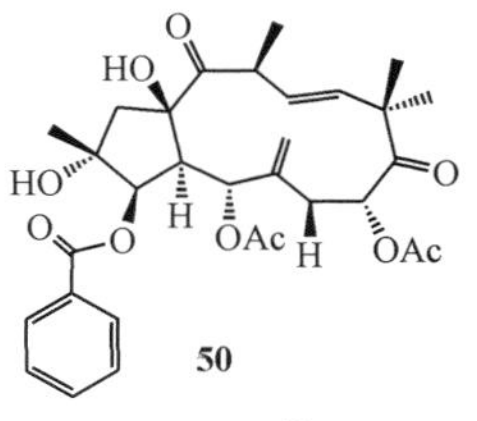

50 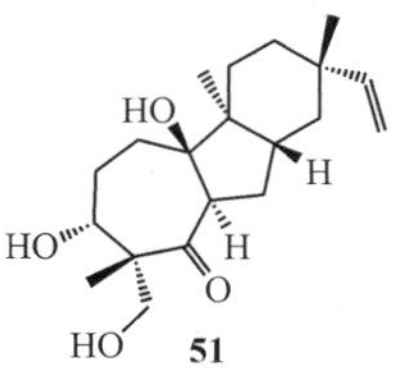　**51**

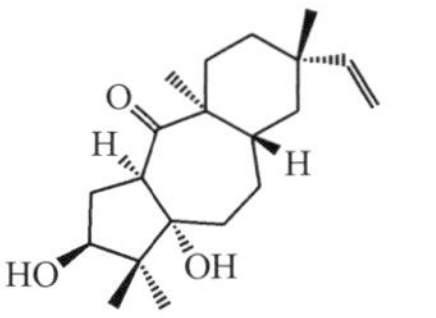

52 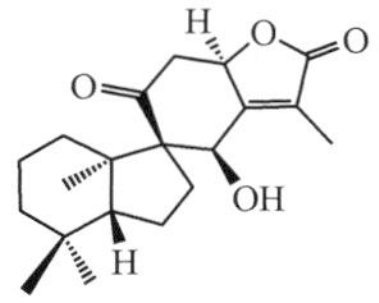　**53**

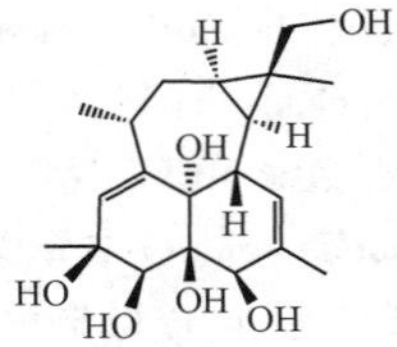

54 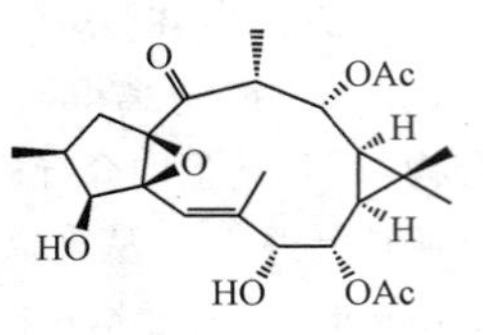　　55

从药食同源植物大戟科守宫木属龙脷叶(*Sauropus spatulifolius*)中分离鉴定了 Sauspatulifol A(**56**)等二萜化合物,包括对映 cleistanthane 型、15,16-双降对映 cleistanthane 型和 17-降对映海松烷型二萜[56]。Crotonianoids A-C(**57**~**59**)是从巴豆属巴豆(*Croton tiglium*)中分离得到的巴豆烷类二萜化合物,其中化合物 **57** 是一种 13,14:13,15-双开环的 Tigliane 型二萜,结构中具有独特的螺[双环[5.3.0]癸烷-2,5′-2′(3′H,4′H)-呋喃酮]核;化合物 **59** 是第一个 10R 构型的佛波酯。化合物 **57** 和 **58** 在微摩尔浓度下显著抑制前列腺癌细胞 C4-2B 的生长和存活并诱导细胞凋亡[57]。

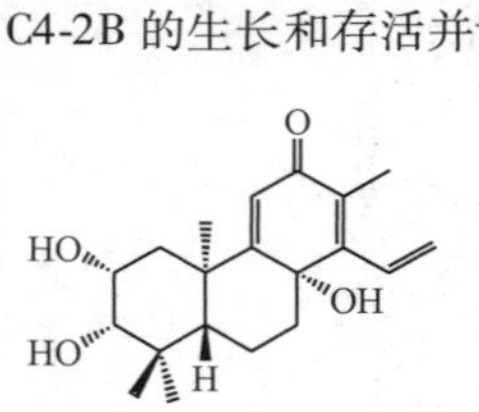

56 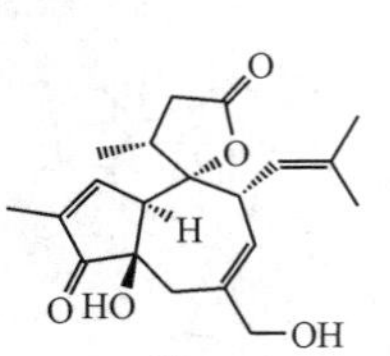　　57

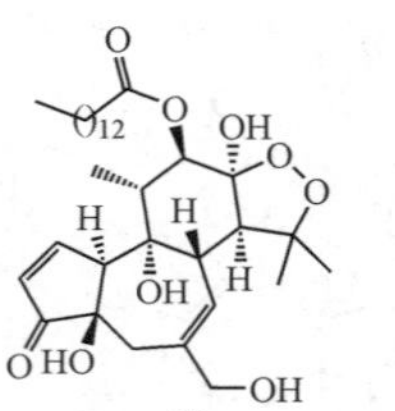

58 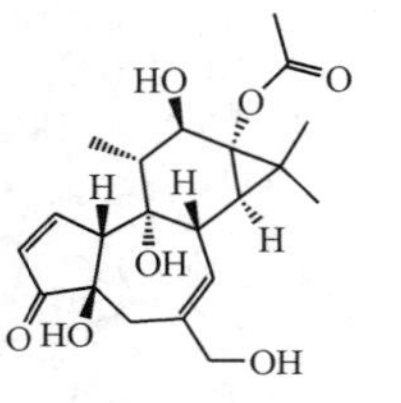　　59

从唇形科香茶菜属帚状香茶菜(*Isodon scoparius*)中分离得到对映克罗烷型二萜二聚体 Scoparicacid A(**60**)等,结构中具有双螺环 6/6/5/6/6 及六环 6/6/5/5/6 稠环系统。部分化合物以剂量依赖的方式对 TLR 信号刺激引起的 B 淋巴细胞增殖表现出明显的免疫抑制,并显著消除了 B 细胞中 TLR7 信号的下游途径[58]。从该植物中还分离得到的一类对映克罗登烷型二萜化合物 Scoparusicide D(**61**)等,结构中含有一个环丁烷骈合 γ/δ-内酯的内核。部分化合物对皮质酮诱导的 PC12 细胞损伤具有神经保护作用[59]。从香茶菜属山地香茶菜(*Isodon oresbius*)中分离得到了对映贝壳杉烷型二萜 Isoresbin A(**62**)等,其结构包含 6,7-开环、7,20-环氧和 6,7:8,15-双开环等特征,化合物 **62** 能够促进溶酶体功能,对多种人肿瘤细胞系具有细胞毒性[60]。从紫珠属木紫珠(*Callicarpa arborea*)中分离得到了一系列对映贝壳杉烷型二萜,其中化合物 **63** 对 J771A.1 细胞凋亡具有显著的抑制活性,机制研究表明该化合物是通过阻断 NLR pyrin 结构域 3 炎性小体激活导致巨噬细胞凋亡。体内活性研究发现,该化合物可降低 CD11b + F4/80 + 巨噬细胞对肺的浸润,减轻脂多糖所致的肺损伤[61]。从该植物中还分离鉴定了含有 6/6/6/6/6-五环骨架的螺环对映克罗烷型二萜杂二聚体 Spiroarborin(**64**),能够直接结合在 11-19 白血病(ENL)蛋白的 YEATS 结构域上,表现出对该蛋白的高效抑制作用[62]。此外,从同一植物中还报道了由对映克罗烷型二萜类化合物通过[4+2]杂 Diels-Alder 环加成形成的二聚体 Callicarpnoid A(**65**)等,部分化合物对乳腺癌细胞(MCF-7)和结直肠癌细胞(HCT-116)具有显著的细胞毒作用[63]。从该科鼠尾草属康定鼠尾草(*Salvia prattii*)中分离得到 Icetexane 型二萜 Salpratin E(**66**)等,化合物 **66** 是具有 6/7/6 环系的 19(4→3)-Icetexane 二萜,具有显著的 Cav3.2 t 型 Ca^{2+} 通道(TTCC)抑制作用[64]。从丹参(*Salvia miltiorrhiza*)中分离得到二萜醌类化合物(±)-Salvianolactone acid L(**67**)等,部分化合物能够明显提高细胞存活率并降低脂多糖诱导支气管上皮细胞中 p-P65 的核转移[65]。从筋骨草属金疮小草(*Ajuga decumbens*)中分离得到含有 3,4-环氧基的松香烷二萜(**68**),是目前发现的对铁死亡最有效的天然抑制剂,通过抗氧化作用特异性地抑制了 RSL3 诱导的铁死亡,EC_{50} 值为 56nmol/L。该化合物显著降低了 RSL3 诱导的脂质和胞质 ROS 积累以及铁死亡标记基因 PTGS2 mRNA 表达[66]。

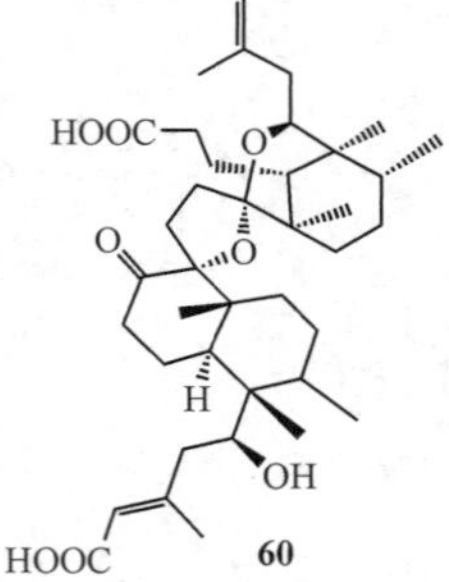

60 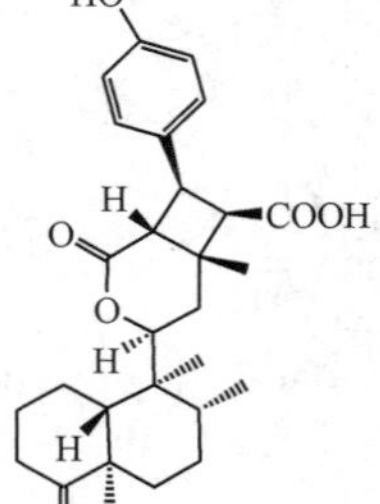　61 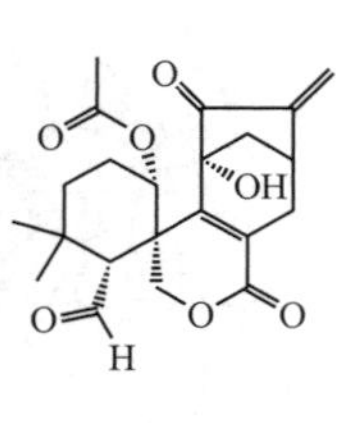　62 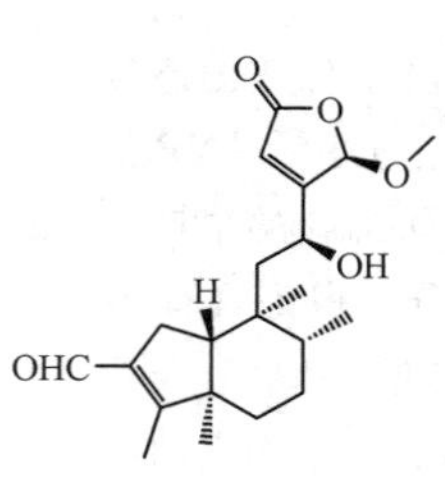　63 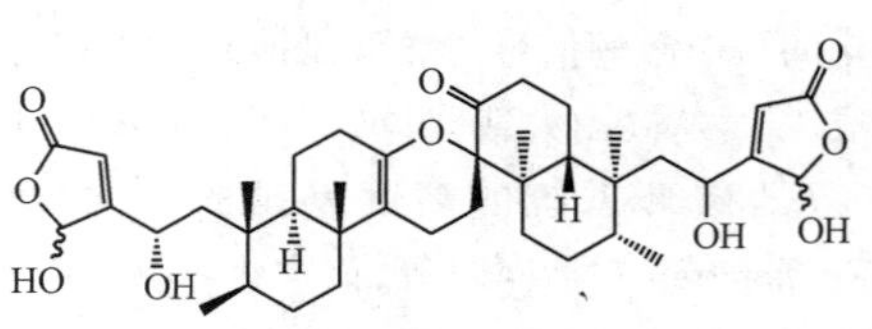　64

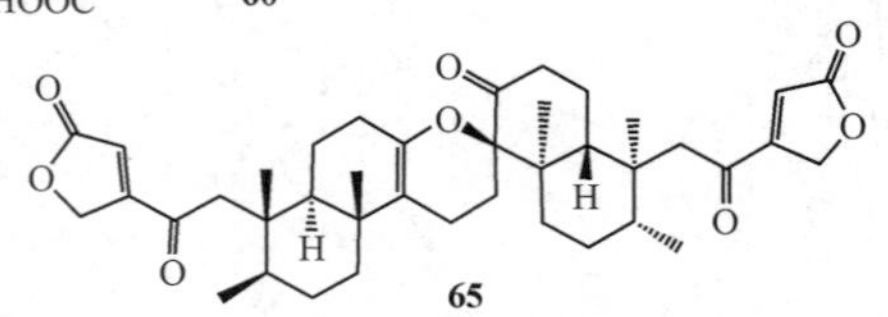

65 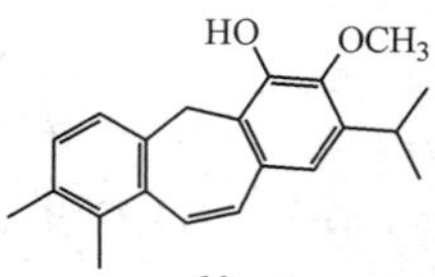　66 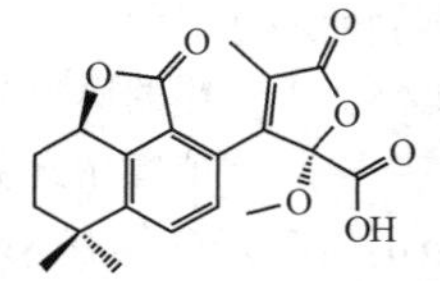　(+)-67 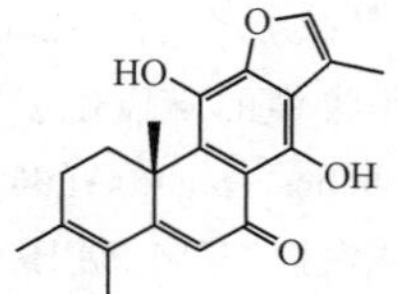　68

从姜科姜花属圆瓣姜花(*Hedychium forrestii*)中分离得到半日花烷型二萜化合物**69**,对巨噬细胞 RAW264.7 细胞中 LPS 诱导的 NO 产生具有抑制作用[67]。

从樟科樟属肉桂(*Cinnamomum cassia*)中分离得到一类高度氧化的 Isoryanodane 类二萜化合物,其中 Cinnacassin A(**70**)对 ConA 诱导的 T 淋巴细胞和脂多糖诱导的 B 淋巴细胞增殖具有免疫调节作用[68]。

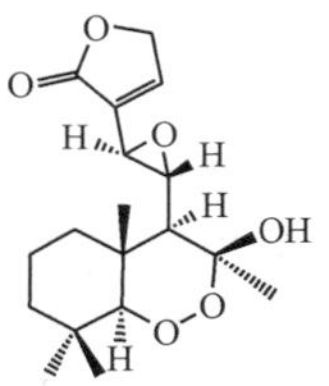

69 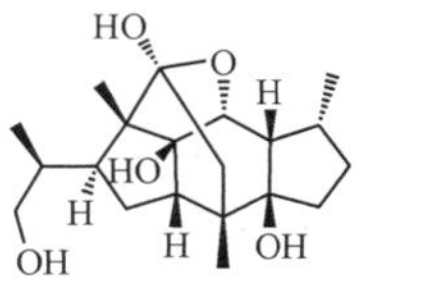　　70

从防己科青牛胆属波叶青牛胆(*Tinospora crispa*)中分离得到克罗烷型二萜,其中化合物**71**表现出比阳性对照米诺环素更好的抗炎活性和更小的细胞毒性,此外还发现该类化合物可以与苯唑西林协同对抗耐甲氧西林金黄色葡萄球菌(MRSA),在亚 MIC 水平上显著降低了苯唑西林的 MIC 值[69]。同时该类化合物还报道了 ATP-柠檬酸裂解酶(ACLY)和核因子 kappa B(NF-κB)通路的抑制作用,而 NF-κB 抑制剂进一步抑制了脂多糖(LPS)诱导 RAW 264.7 细胞炎症反应[70]。

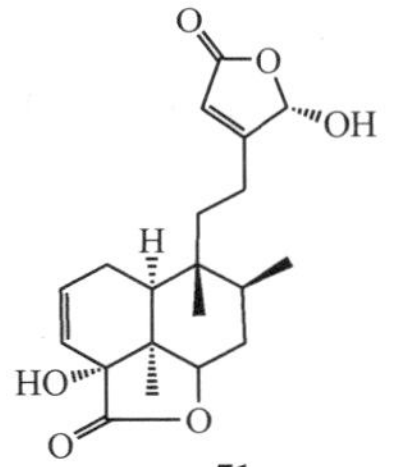

71

从爵床科枪刀药属枪刀药(*Hypoestes purpurea*)中分离得到高度修饰的 Fusicoccane 类二萜新骨架化合物 Hypoestins A(**72**)和 D(**73**)等,其中化合物**72**是含有环丙烷的 Fusicoccane 类二萜,具有罕见的 5/8/5/3-四环碳骨架,而化合物**73**具有重排的 5/7/5-三环碳骨架,同时是一类新的 Cav3.1 钙通道抑制剂[71]。

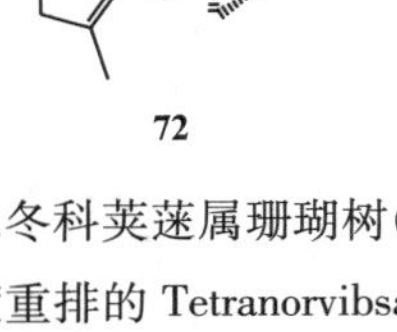

72 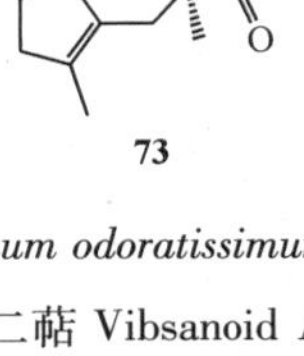　　73

从忍冬科荚蒾属珊瑚树(*Viburnum odoratissimum*)中分离得到高度重排的 Tetranorvibsane 型二萜 Vibsanoid A(**74**)等,该类化合物具有三环[8.2.1.$0^{2,9}$]十三烷骨架,由八元环通过形成 C-3-C-10 和 C-2-C-13 键与双环[2.2.1]庚烷部分骈合而成[72]。

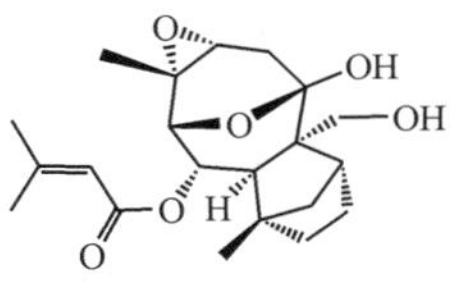

74

从瑞香科瑞香属长梗瑞香(*Daphne pedunculata*)中分离得到大环瑞香烷型二萜 Daphnepedunin A(**75**)等,具有抗 HIV 活性[73]。

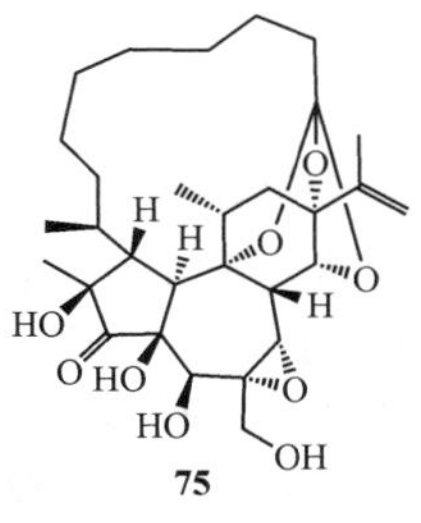

75

从豆科云实属含羞云实(*Caesalpinia mimosoides*)中分离得到一系列卡山烷型二萜,其中化合物**76**具有该类结构中少见的五元环。部分化合物表现出显著的抗肾纤维化活性[74]。从同科苏木属苏木(*Caesalpinia sappan*)中分离得到了卡山烷型二萜 Caesalpinins JA(**77**)等,在 C-10/C-18 之间有一个罕见的五元氧桥[75]。

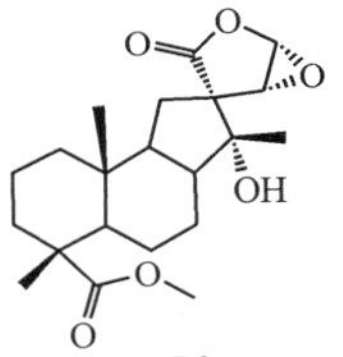

76 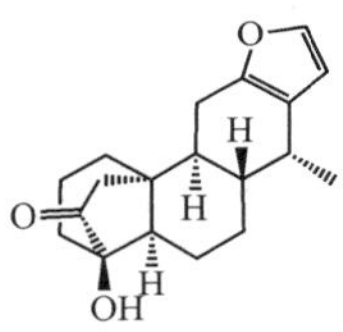　　77

从杜鹃花科杜鹃花属兴安杜鹃(*Rhododendron dauricum*)中鉴定了木藜芦烷型二萜 Rhodokalmanol C(**78**)等,均表现出显著的镇痛作用,其中化合物**78**在 0.2mg/kg 剂量下比吗啡表现出更有效的镇痛活性[76]。

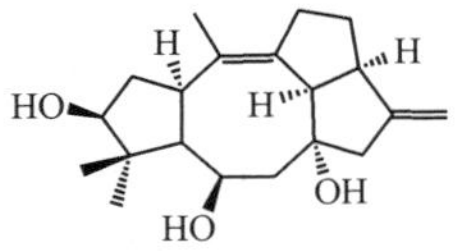

78

从楝科山楝属山楝(*Aphanamixis sinensis*)中获得了 Sinensisin A(**79**)等二萜衍生物。这些含有杂二萜、无环二萜和去甲二萜的多样化碳骨架在生物遗传上源自链状二萜[77]。

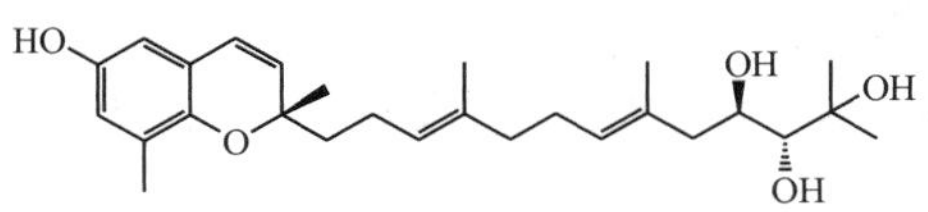

79

从带叶苔科带叶苔属长刺带叶苔(*Pallavicinia subciliata*)中分离到一个 7,8-开环-2,8-成环半日花烷型二萜 Pallasubcin A(**80**)及其二聚体 pallasubsin B(**81**)等,二聚体是通过 C-12-

C-14′和 C-15-C-15′之间的 Diels-Alder 反应形成的。化合物 **81** 对 LPS 诱导的 RAW264.7 小鼠巨噬细胞的 NO 产生有较强抑制作用[78]。

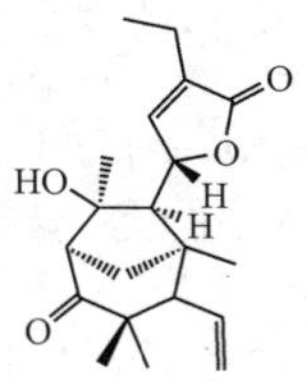

80 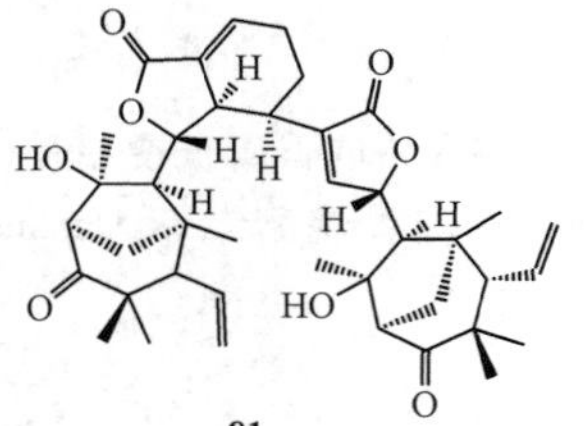　　81

从软珊瑚科指形软珊瑚属密集指形软珊瑚(*Sinularia densa*)中分离得到呋喃丁烯内酯衍生的 C19-norcembranoid 二萜 Sinudenoid A(**82**)等[79]。从同属澳洲指形软珊瑚(*Sinularia australiensis*)中分离得到具有三环[9.3.1.$0^{3,15}$]十四烷碳骨架的二萜化合物 Sinuaustone A(**83**)和一个匙形二萜类化合物 **84** 等[80]。从鳞指形软珊瑚(*Sinularia scabra*)中分离到具有 8/8 稠环骨架的二萜 Sinucalide A(**85**),对人肠道病毒 EV71 的抗病毒活性和对 RANKL 诱导的破骨细胞生成的抑制作用[81]。

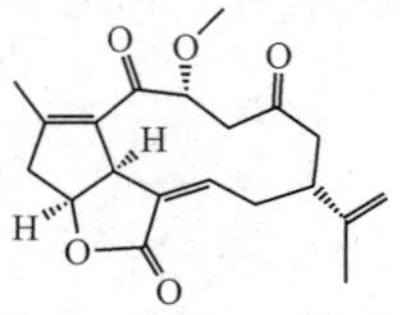

82 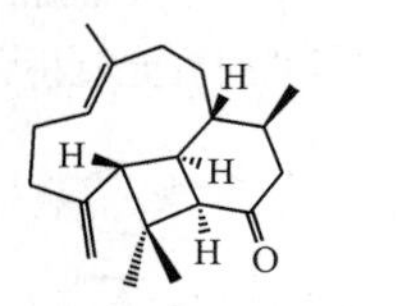　　83

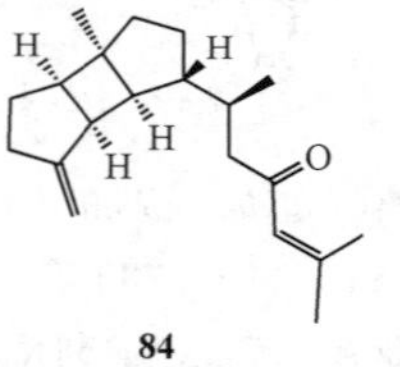

84 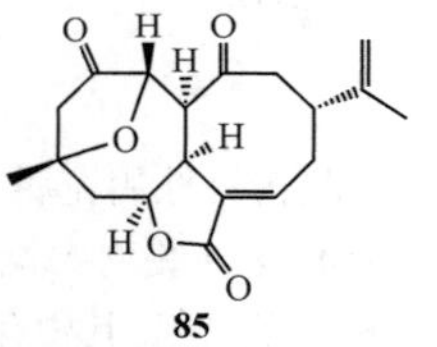　　85

从海洋来源真菌 *Neocucurbitaria unguis-hominis* FS685 中分离得到二萜化合物 Neocucurbol A(**86**)和 Neocucurbol E(**87**)等,前者具有复杂的 6/6/5/5/6 多环环系统和特征性的四氢呋喃桥环骨架,后者具有 6/8/6 三环系统骨架[82]。从该真菌中还报道了 Phomactin 型二萜 Neocucurbin A(**88**)及其衍生物等,结构中具有多氧杂 5/6/12 或 5/6/13 骈合的三环环系统[83]。

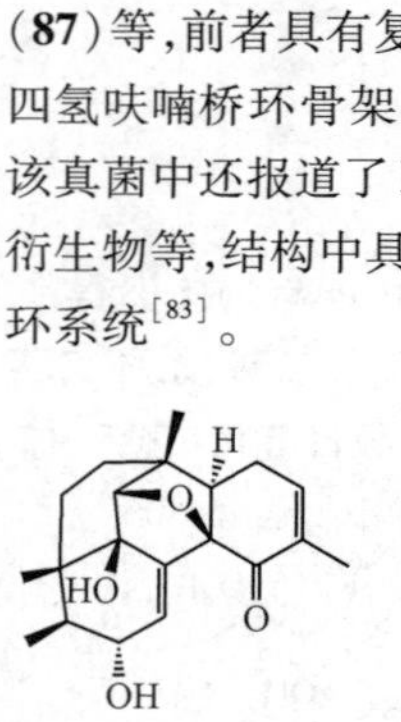

86 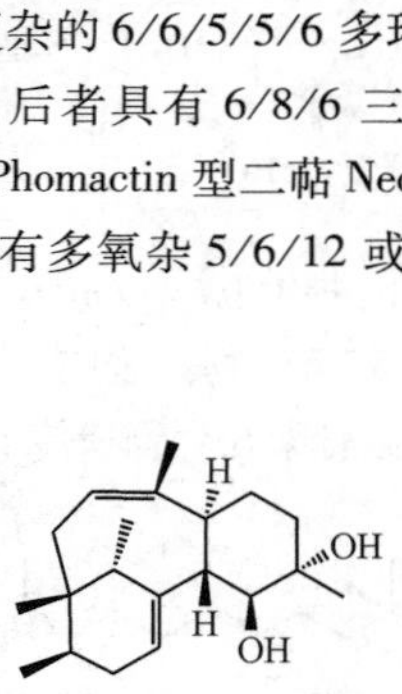　　87 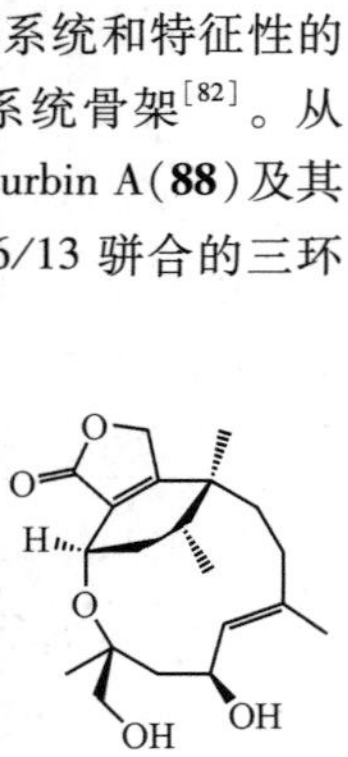　　88

从内生真菌 *Talaromyces* sp. DC-26 中分离得到壳梭菌素二萜 Talaromycine A(**89**)等,化合物 **89** 结构中具有 5/7/5 三环系统,可能是从常规的 5/8/5 环系统通过环收缩衍生而来[84]。

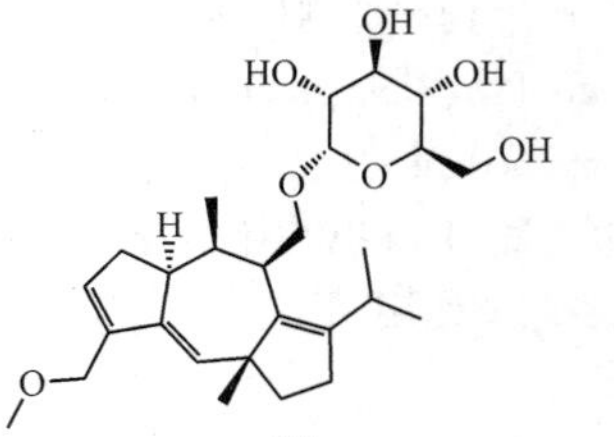

89

在分子网络的引导下,通过异源表达米曲霉菌中两个转化子萜烯环化酶基因 AstC 和一个或两个 P450 基因 AstB/A,获得了一类新骨架化合物 Asperterpenoid G(**90**)等,具有罕见的 5/7/3/6/5 骨架。部分化合物对氯喹敏感菌株(P. f. 3D7)表现出清除活性,EC_{50}值在 2.1 ~ 19.3μmol/L 之间[85]。

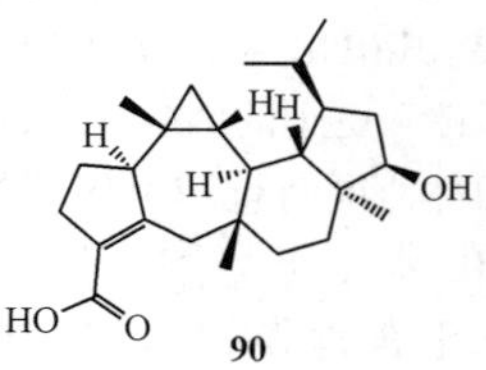

90

1.4　二倍半萜

二倍半萜是萜类中相对最少的一类结构。从唇形科米团花属米团花(*Leucosceptrum canum*)中分到了一类罕见的单环碳骨架的二倍半萜 Pre-leucosceptroid(**91**)及其异构体,具有特征的环戊烷环以及末端的呋喃结构片段[86]。从樟科山胡椒属山胡椒(*Lindera glauca*)中分离鉴定了 Linderasesterterpenoid A(**92**)等二倍半萜化合物,结构中具有 7-环己基十氢甘菊烯碳骨架,对 LPS 诱导的 RAW264.7 细胞中 NO 的产生表现出良好的抑制活性[87]。

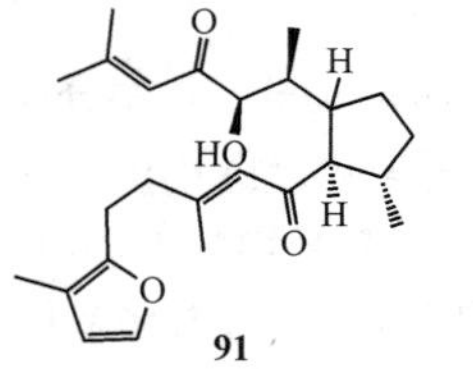

91 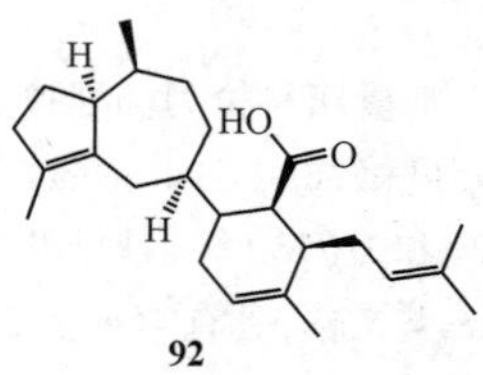　　92

1.5　三萜

从楝科米仔兰属马肾果(*Aglaia edulis*)中分离得到 Agledulines A-K 等 A/D 环开环的柠檬苦素,其中 Agleduline C(**93**)具有明显的细胞毒活性,而 Agleduline I(**94**)可逆转 MCF-7/Dox 细胞的多药耐药[88]。从该科浆果楝属浆果楝(*Cipadessa baccifera*)中分离出柠檬苦素类化合物 Cipacinerasins A-K,其中 Ciacinerasins A 和 B(**95**)是一类少见的氧杂型柠檬苦素,结构中具有在 C-8 和 C-30 之间形成的重排四氢吡喃酮片段,Cipacinerasins E 和 F(**96**)是 D 环 δ-内酯被裂解的三萜类柠檬苦素[89]。从地黄连属单叶地黄连(*Munronia unifoliolata*)中分到一个在 C-10 位形成乙基且含有 6/6/6/5 稠环骨架 A 环开环重排的柠檬苦素类化合物 Mufolin A(**97**)[90]。

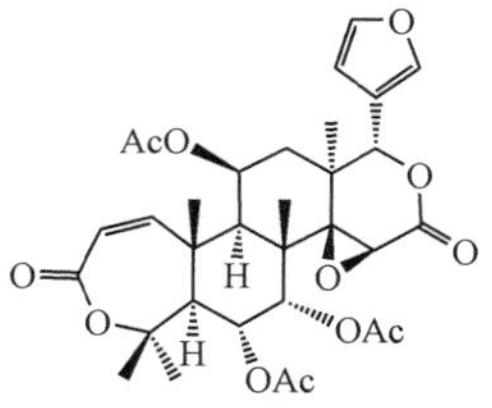

93 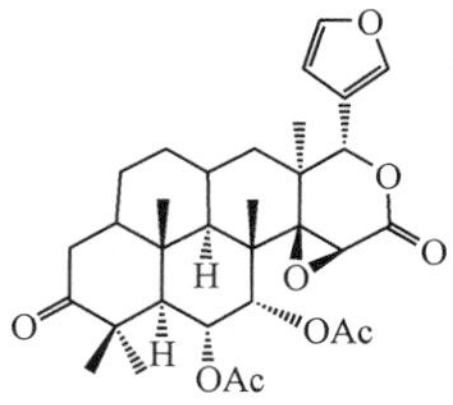　94 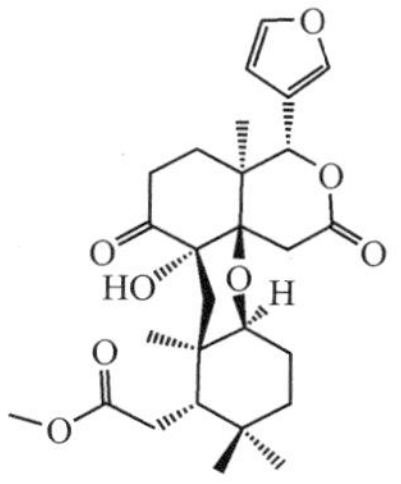　95 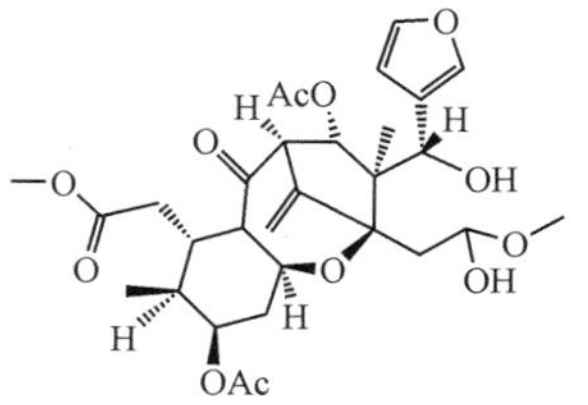　96 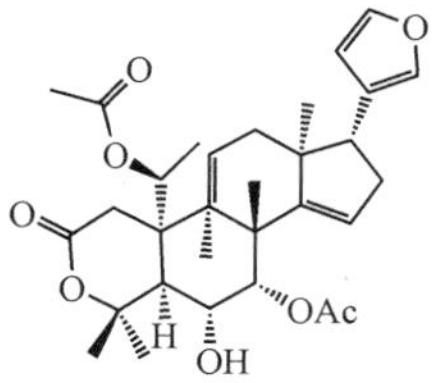　97

从大戟科大戟属甘遂(*Euphorbia kansui*)中分离鉴定出 Eeuphokanols A-F,其中 Euphokanol A(**98**)是一类具有 5,10-环氧结构的四环三萜类化合物,且结构中 C-10 和 C-14 位的甲基分别重排至 C-9 和 C-8 位;而 Euphokanols B 和 C(**99**)是 19(10→9) abeo-tirucallane 型三萜,具有 $\Delta^{5(10)}$ 双键和 7,8-环氧部分[91]。

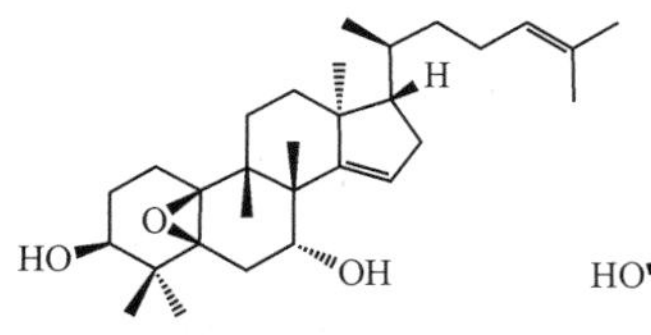

98 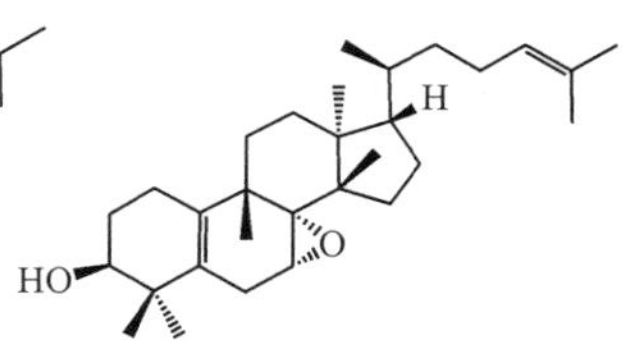　99

从木兰科五味子属五味子(*Schisandra chinensis*)中分离到具有独特的 6/5/8/5-稠合碳环核心骨架的化合物五味子内酯 A(**100**)等[92]。从该植物中还报道了一个结构独特的 7,8-开环-1,8-成环的五味子三萜 schinensilactone A(**101**),对源自 5 种不同肿瘤细胞系的 Caco-2 细胞表现出抗增殖活性[93]。

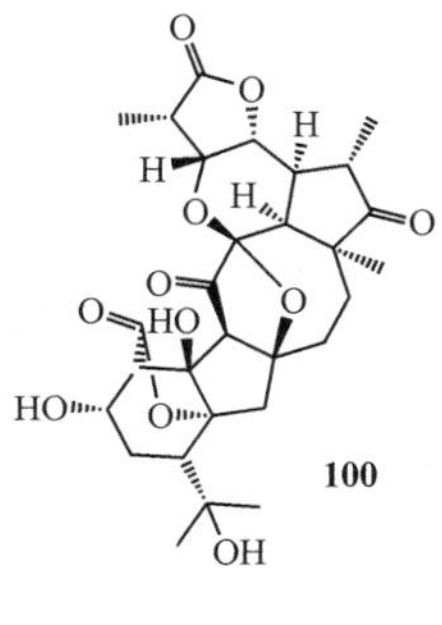

100 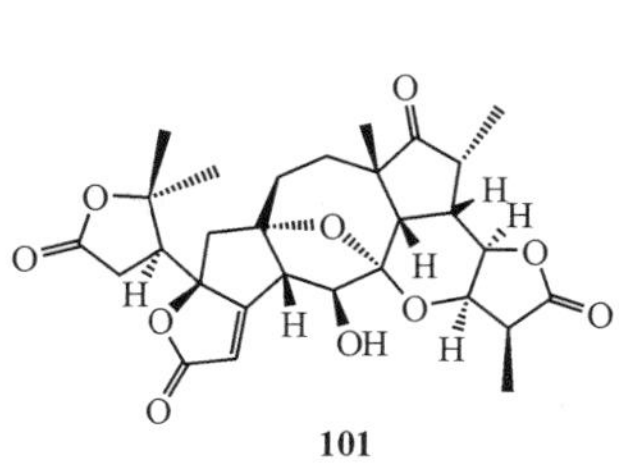　101

从松科黄杉属华东黄杉(*Pseudosuga gaussenii*)中分离得到了通过酯键或醚键相连的葫芦烷型四环三萜二聚体 Gaussenol A(**102**)等[94]。从同属澜沧黄杉(*Pseudotsuga forrestii*)中分离鉴定出一对在 C-25 形成差相异构的三萜和二萜的加合物 Forrestiacids C 和 D(**103 ~ 104**),推测可能是通过重排的 6/6/5/5-螺羊毛甾烯与松香烯的分子间迈克尔加成反应形成的[95]。

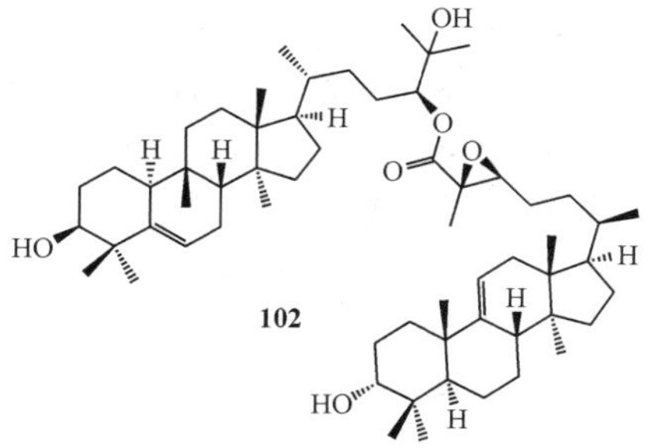

102

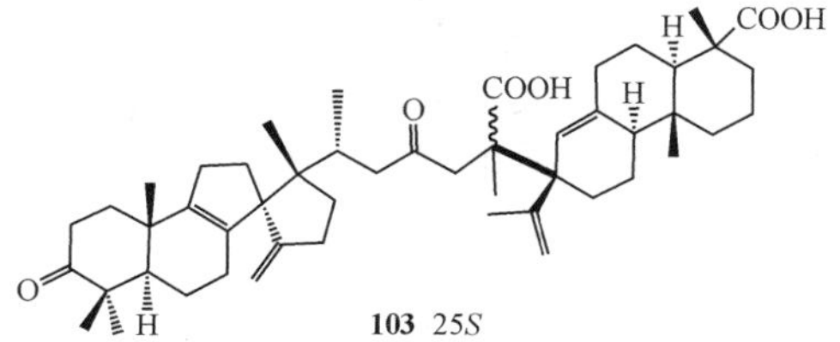

103 25*S*
104 25*R*

从葫芦科绞股蓝属绞股蓝(*Gynostemma pentaphyllum*)中分离鉴定出达玛烷型三萜类化合物 **105** 等,其结构的 A 环中存在一个 3,19-半缩酮桥[96]。

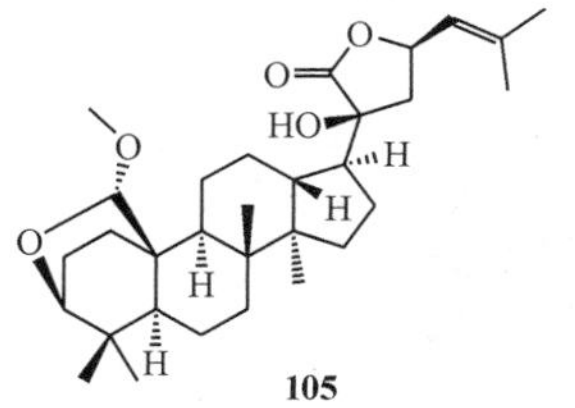

105

从药用真菌多孔菌科灵芝属树舌(*Ganoderma applanatum*)中分离得到灵芝三萜类化合物 Applanoids A-I 等,其中 Applanoid A(**106**)是第一个具有 6/6/5/6/5 五环体系的灵芝三萜,其结构中 C-15 和 C-20 之间醚环的形成可能涉及迈克尔加成反应[97]。

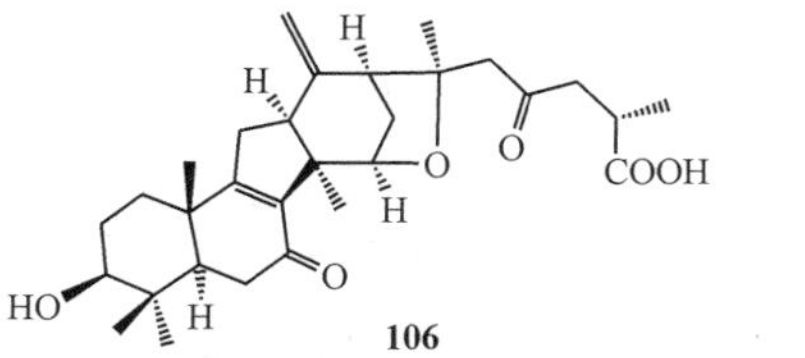

106

从西茂岛海绵 *Rhabdastrella globostellata* 中分离得到一系列异马拉巴烷型三萜,其中 Hainanstelletin A(**107**)是第一个含氮的该类化合物。部分化合物对化脓性链球菌具有抑制活性[98]。

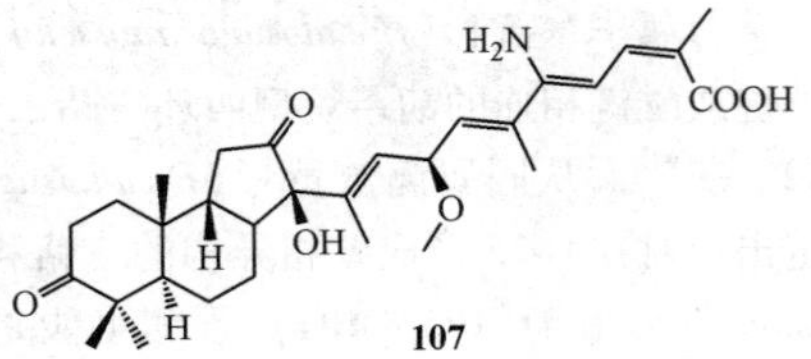

107

1.6 杂萜

从多孔菌科灵芝属树舌（*Ganoderma applanatum*）中分离得到具有6/5/5/6/5/6六环系统的灵芝杂萜二聚体（±）-Spiroganoapplanin A（**108**），体外实验表明，其外消旋体和两个对映异构体异构体都可以通过BACE1、CDK5和GSK3β介导的途径减少Aβ42的产生并抑制tau磷酸化，具有对抗阿尔茨海默病的潜力[99]。

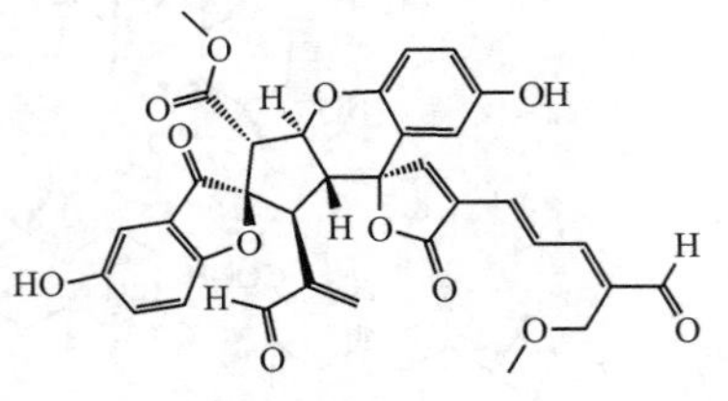

(+)-108

从番荔枝科瓜馥木属满山香（*Fissistigma bracteolatum*）中分到（±）-Fissisternoid A（**109**）和（±）-Fissisternoid B（**110**）等两对类萜对映体，其中化合物**109**具有独特的三环[3,3,1,$0^{1',5'}$]癸烷中心骨架，而化合物**110**具有罕见的6/6/5/4四环碳骨架，这两种骨架推测是由醌二氢查尔酮和单萜类化合物通过关键的[4+2]Diels-Alder环化和Prins反应衍生而来[100]。

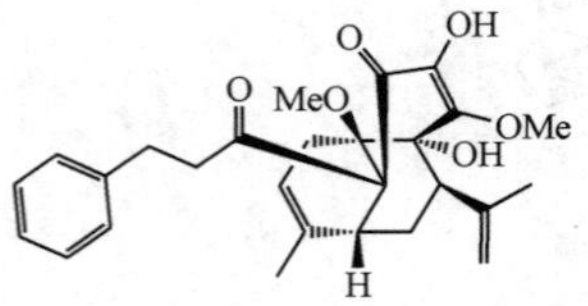

(+)-109 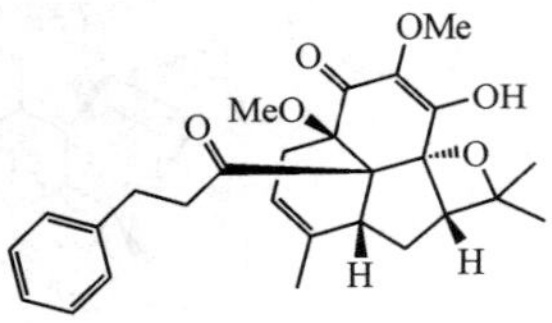　　(+)-110

从桃金娘科番石榴属番石榴（*Psidium guajava* L.）中分离得到Psidiguajadiols A和B（**111**）等，其中化合物**111**代表一类6/8-甲酰基-5,7-二羟基-4-苯基香豆素耦合吉马烷型倍半萜形成的类萜化合物[101]。

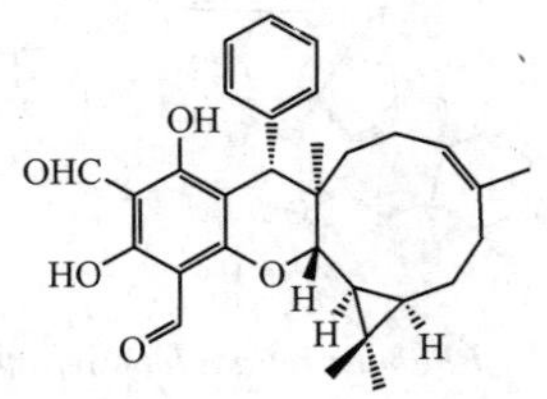

111

从藤黄科金丝桃属地耳草（*Hypericum japonicum* Thunb.）中分离得到三甲基酰基间苯三酚和倍半萜的聚合物，其中Hyjapone A（**112**）具有一个罕见的6/6/9/4/6/6六环骨架，由两分子norflavesone和一分子石竹烯聚合而成[102]。

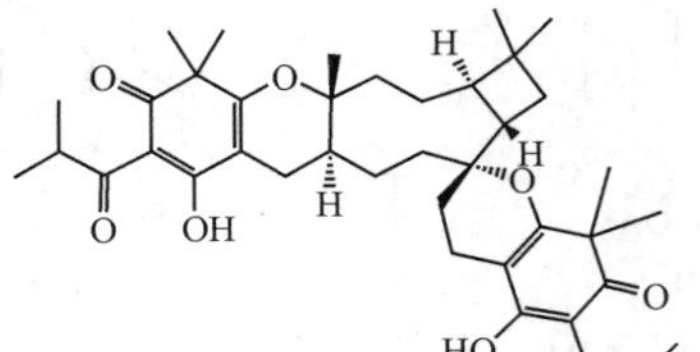

112

从菊科大丁草属毛大丁草（*Gerbera piloselloides*）中分离纯化了Gerbeloid C（**113**）等11对香豆素单萜的共聚物[103]。从同属大丁草（*Gerbera anandria* Linn.）中同样分离得到了一系列香豆素单萜，从结构上看，这些化合物是C3取代的5-甲基-4-羟基香豆素-单萜化合物。其中，Gerberiarin A1（**114**）等代表了一类通过呋喃环形式形成的5-甲基香豆素单萜类化合物。

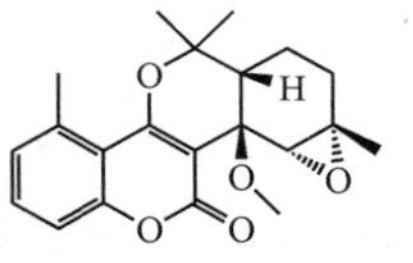

(+)-113 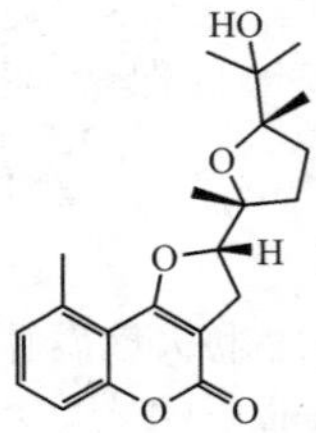　　114

从紫草科软紫草属软紫草（*Arnebia euchroma*）中报道了化合物Arnequinol A（**115**，具有一个6/6/3三环碳骨架骈合一个七元氧桥的独特结构[104]。从该植物中还报道了Arnebinol B（**116**）及其衍生的一系列萜类化合物，均具有一个6/10/5三环骨架[105]。

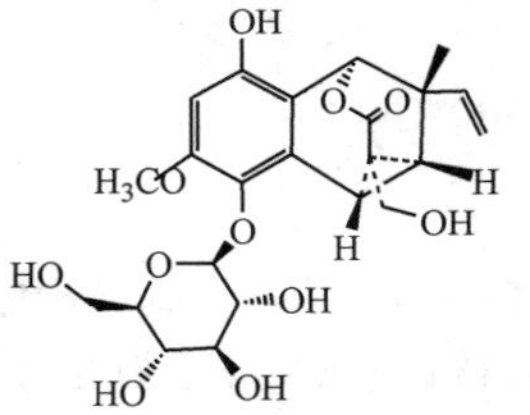

115 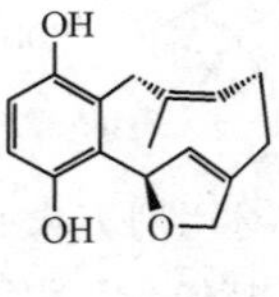　　(−)-116

从珍稀药用植物木兰科鹅掌楸属鹅掌楸（*Liriodendron chinense*）中分离得到的一类吉玛烷型倍半萜-阿朴啡生物碱形成的杂萜Liriogerphine A（**117**）等[106]。

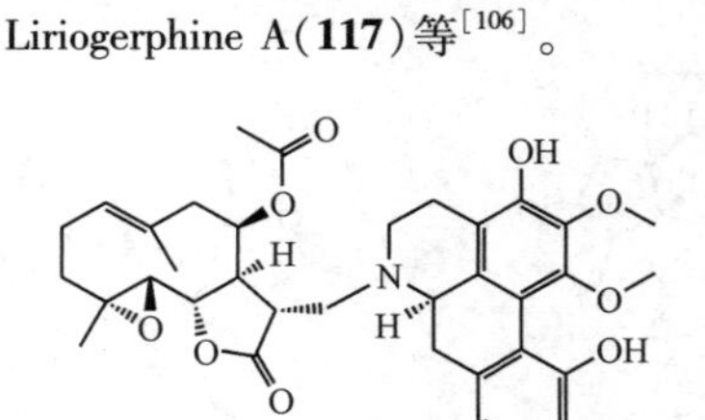

117

从瑞香科沉香属土沉香（*Aquilaria sinensis*）中分离得到两个倍半萜和色酮聚合而成的杂萜Aquilarines A和B（**118**），化合物**118**是少见的通过C-C键形成的倍半萜色酮骨架[107]。

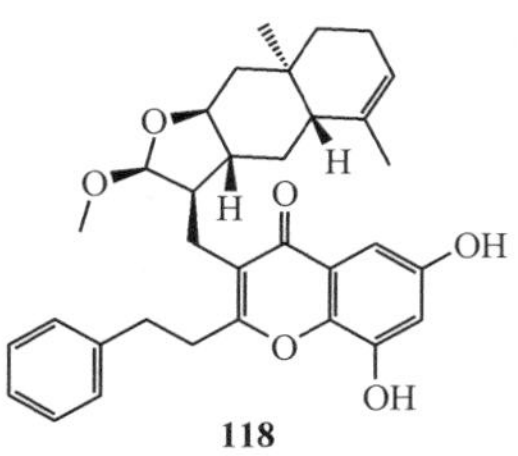

118

从金粟兰科金粟兰属金粟兰(*Chloranthus spicatus*)中分离鉴定了酚类和单萜聚合而成的杂萜化合物,其中Spicatulide A(**119**)具有一个芳基骈合的2-氧杂双环[4.3.1]癸烷的特征结构片段[108]。

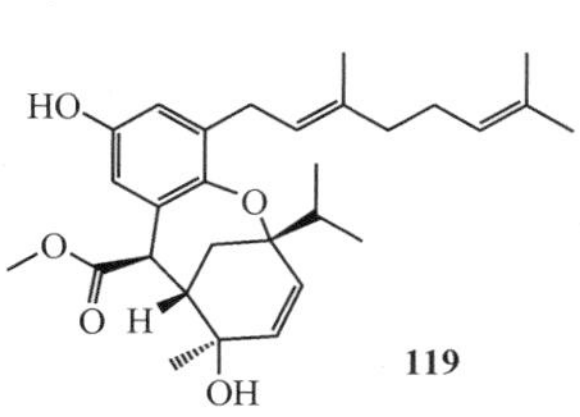

119

从三尖杉科三尖杉属篦子三尖杉(*Cephalotaxus oliveri*)中分离得到Cephaloliverol A(**120**)等,其结构由一分子甾醇和一分子松香烷二萜通过二氧六环连接而成,能够以剂量依赖性方式降低LPS刺激的RAW 264.7巨噬细胞中NO的产生[109]。

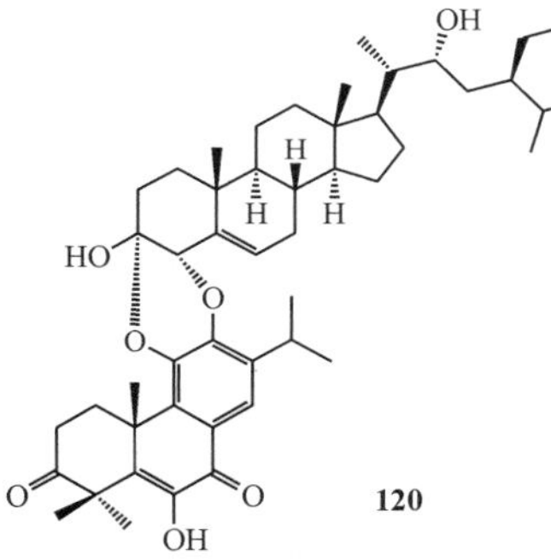

120

内生菌同样是结构新颖的杂萜类化合物的重要来源。如通过对藻内生菌*Penicillium chermesinum* EN-480的转录组分析,发现了Chermesin E(**121**)等新的萜类化合物[110]。从来源于毛茛科短柄乌头茎的内生真菌*Penicillium* sp. KMU18029中分离鉴定出新颖的杂帖类化合物Pyrandecarurin A(**122**)等[111]。从一种暗色菌科双极霉属马铃薯内生菌*Bipolaris eleusines*中分到苯基噻唑-倍半萜类化合物Bipolarithizole A(**123**),对立枯丝核菌具有抑制活性[112]。

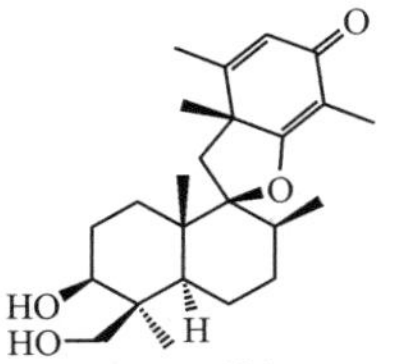

121 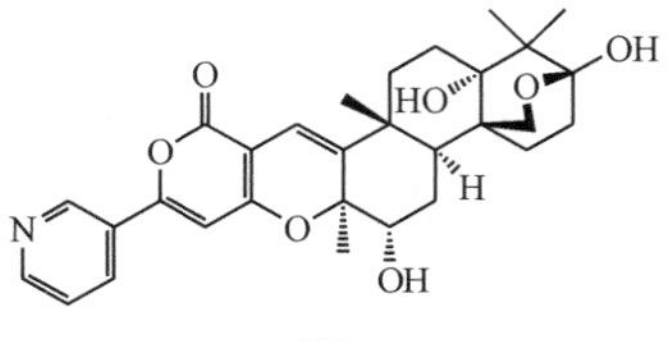 **122**

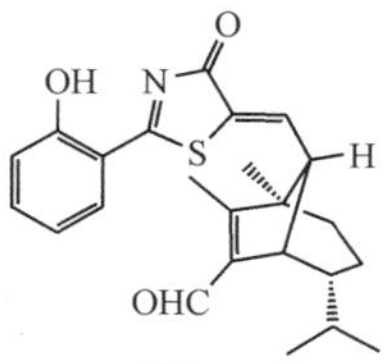

123

2 生物碱

从豆科苦参属苦豆子(*Sophora alopecuroides*)中分离鉴定了Sophoraline A(**124**)等生物碱二聚体,具有6/6/6/4/6/6/6非环状骨架,推测可能是通过[2+2]环加成生成。Sophoralines A在体内体外乙酰氨基酚引起的肝损伤中表现出肝保护作用[113]。

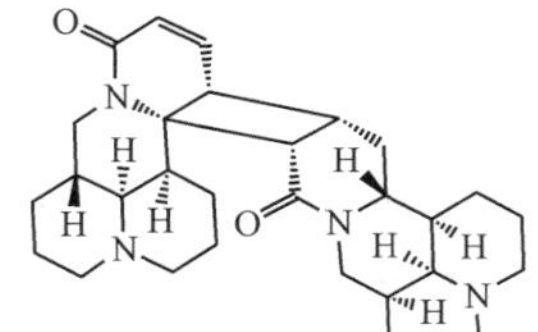

124

从石松科马尾杉属马尾杉(*Phlegmariurus phlegmaria*)分离得到Lycophlegmarinine A(**125**)等石松生物碱,其中部分化合物显示出良好乙酰胆碱酯酶抑制活性[114]。从该科石松属石松(*Lycopodium japonicum* Thunb)中鉴定了新骨架化合物Japonisine A(**126**)[115]。

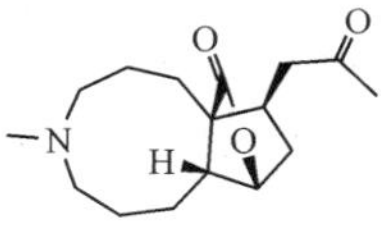

125 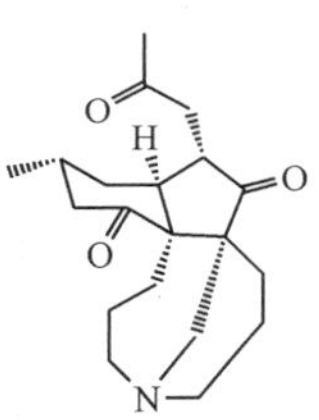 **126**

从毛茛科乌头属乌头(*Aconitum carmichaelii*)中分离得到C21-二萜类生物碱Aconidenusulfonine A(**127**)和12,16-Secoaconidenusulfonine A(**128**),其中化合物**127**表现出剂量依赖性的镇痛活性[116]。

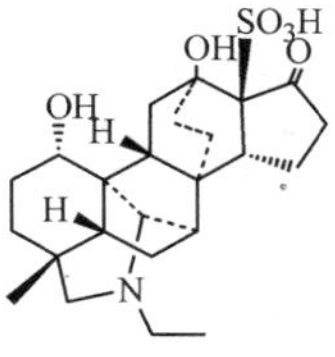

127 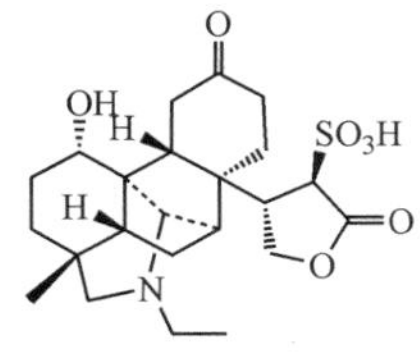 **128**

从夹竹桃科蕊木属蕊木(*Kopsia arborea* blume)分到单萜吲哚生物碱二聚体Kopoffine A(**129**)等[117]。从茜草科茜草属日本蛇根草(*Ophiorrhiza japonica blume*)分到单帖吲哚类生物碱Ophiorrhine F(**130**)等[118]。从马钱科马钱属华马钱(*Strychnos cathayensis*)分到单萜吲哚类生物碱**131**等[119]。

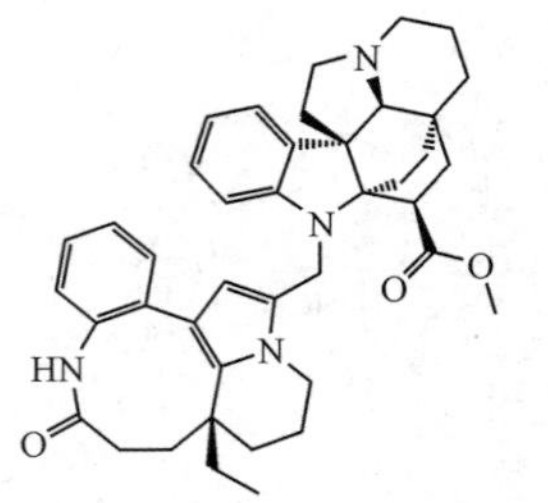

129

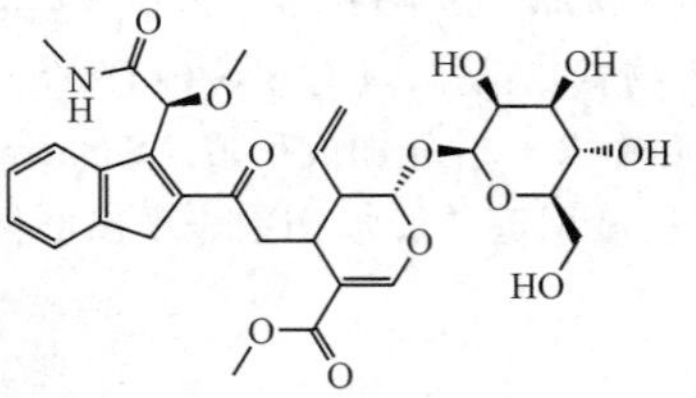

130

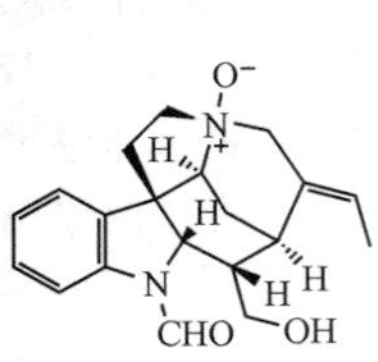

131

从罂粟科紫堇属延胡索(*Corydalis yanhusuo*)中分离鉴定了小檗碱衍生物 Yanhusanine G(**132**)等,化合物 **132** 为一对对映异构体,结构中具有 13,13a-开环骨架[120]。从同属石生黄堇(*Corydalis saxicola*)分离得到的一对生物碱二聚体(±)-Corysaxicolaine A(**133**),其中(−)-Corysaxicolaine A 对 T24 细胞的 IC_{50} 值为 9.45μmol/L[121]。从同科紫金龙属扭果紫金龙(*Dactylicapnos torulosa*)中分离得到了 Torulosine A(**134**)[122]。从荷青花属荷青花(*Hylomecon japonica*)分离鉴定了异喹啉生物碱 **135**[123]。

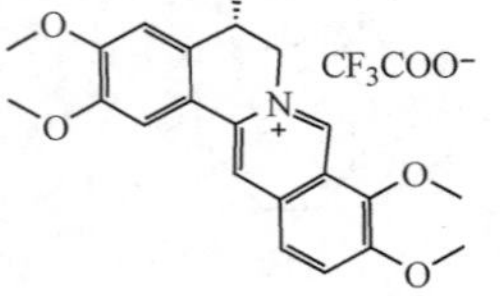

132

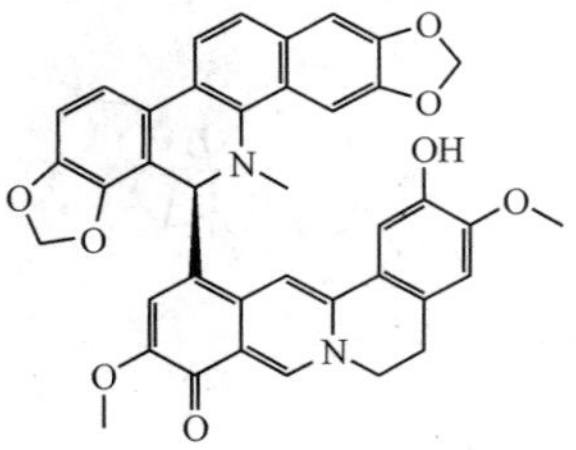

133

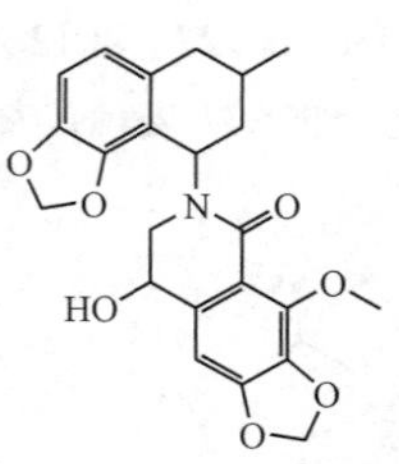

134

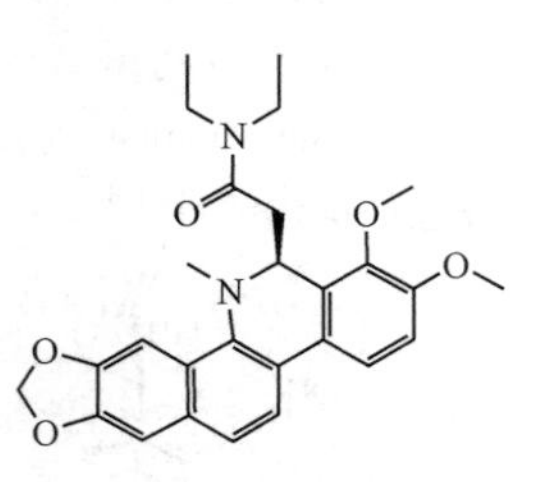

135

从百合科贝母属太白贝母(*Fritillaria taipaiensis*)分离得到具有 BChE 抑制活性的甾体生物碱 Taipainine D(**136**)等,化合物 **136** 具有 D/E 环反式和 E/F 环顺式的独特的结构[124]。从十字花科独行菜属玛卡(*Lepidium meyenii*)中分离鉴定了硫代乙内酰脲类化合物 Macathiohydantoin P(**137**)等[125]。从茄科茄属假烟叶树(*Solanum erianthum*)中分离得到了生物碱糖苷类化合物 Erianoside A(**138**)等[126]。从密脉木属大叶密脉木(*Myrioneuron effusum*)中分离鉴定了 Myrionsumamide A(**139**),为一对具有四环骨架系统的对映体[127]。从马鞭草科莸属粘叶莸(*Caryopteris glutinosa* rehder)中鉴定出二聚吡啶生物碱,其中 Caryopterisine C(**140**)具有独特的 6/5/6/6/5 5 环结构,可能是两分子吡啶生物碱通过 Diels-Alder 环加成反应生成[128]。从防己科秤钩风属苍白秤钩(*Diploclisia glaucescens*)分离到 1 个结构对称的二聚吗啡生物碱 Distepharinamide(**141**),具有调节免疫 T 细胞的活性[129]。

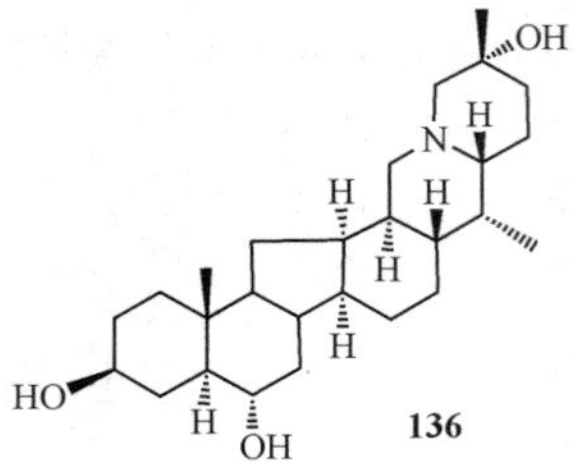

136

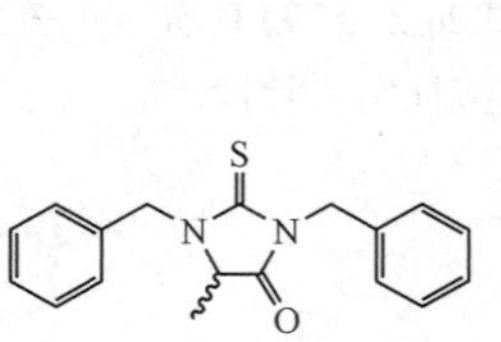

137

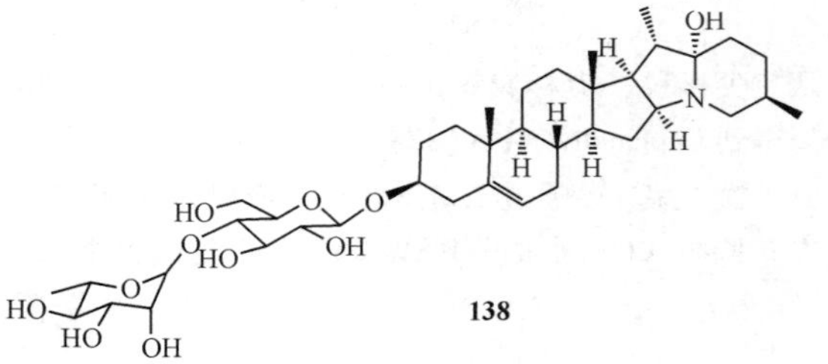

138

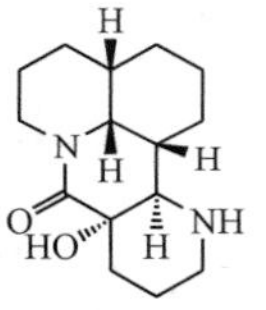

(±)-139

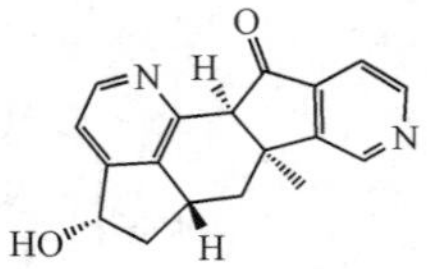

140

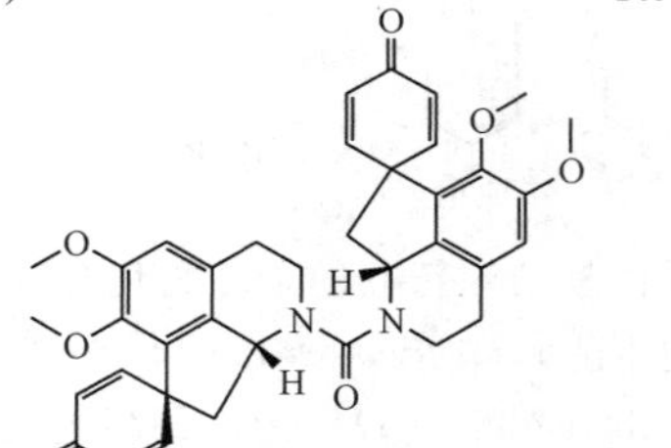

141

从海洋真菌草酸青霉 *Penicillium oxalicum* 中获得吲哚二萜生物碱 Oxalierpenes A(**142**)和 B。化合物 **142** 结构中具有一个 4-羟基-5,5-二甲基二氢呋喃-3-酮的五元环作为侧链。Oxalierpenes A 和 B 对 H1N1 病毒和呼吸道合胞病毒具有抑制活性[130]。

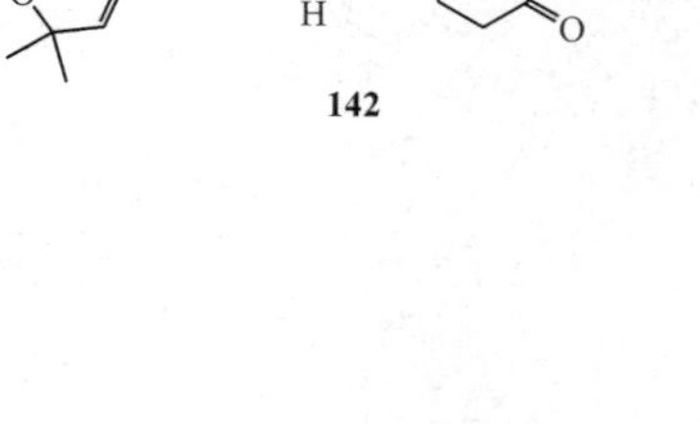

142

3 黄酮

从漆树科漆树属漆树(*Toxicodendron Vernicifluum*)中分离纯化了 Vernicidins A-D,其中 Vericidin B(**143**)可以通过 IL-6/Nrf2 交叉通讯通路来改善由过氧化氢引起的氧化应激损伤[131]。

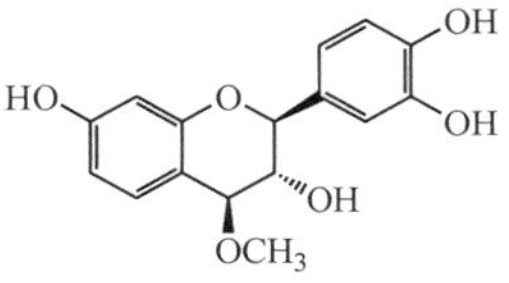

143

从桑科波罗蜜属波罗蜜(*Artocarpus heterophyllus*)中分离出来一对对映异构体(±)-Heterocageflavone(**144**),化合物 **144** 具有独特的三环[5.3.1.$0^{3,8}$]十一烷结构单元,形成了一个独特的笼状多环系统[132]。从桑属黑桑(*Morus nigra* L.)中分离得到苯基化黄酮化合物 Nigragenons H-M,其中 Nigragenons L(**145**)具有较好的胰岛素增敏活性[133]。

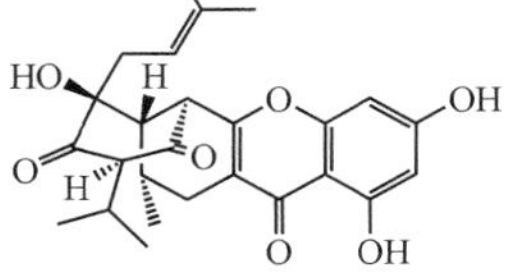

(+)-144a 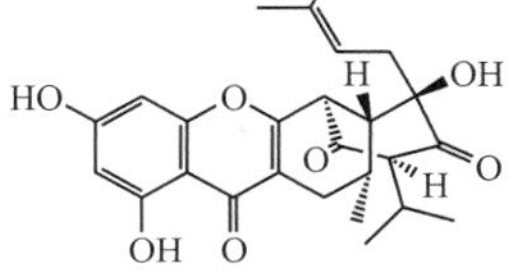 **(−)-144b**

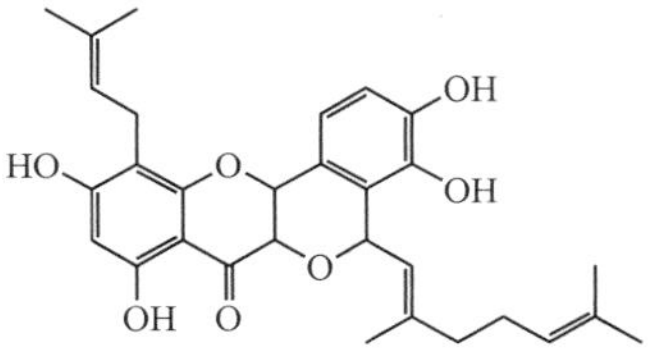

145

从桑寄生科桑寄生属白果槲寄生(*Viscum album* L.)中分离得到二氢黄酮苷衍生物 Albvisosides A-E,其中 Albvisoside B(**146**)在极低浓度(EC_{50} = 0.7nmol/L)时,对 HepG 2 细胞肝脏脂质积累具有显著的抑制作用[134]。

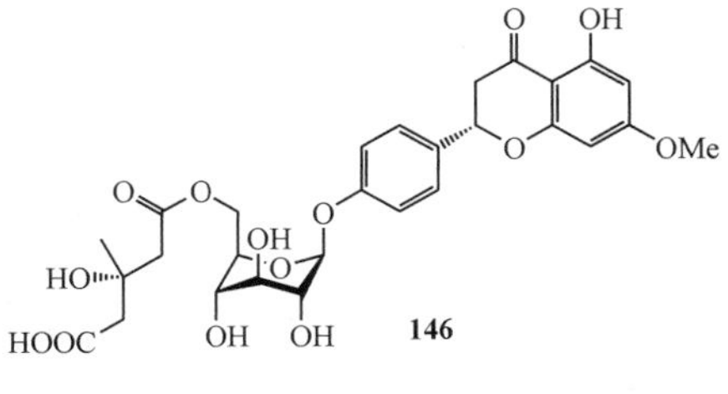

146

从樟科厚壳桂属长序厚壳桂(*Cryptocarya metcalfiana*)中分离鉴定出黄酮类化合物 Cryptometcones A-I,其中化合物 Cryptometcone C(**147**)对细胞 HCT-116 表现出了细胞毒活性[135]。

从卷柏科卷柏属卷柏(*Selaginella tamariscin*)中分离一系列黄酮类化合物,其中化合物 Involvenflavone J(**148**)可显著促进正常和胰岛素抵抗性 HepG2 细胞中葡萄糖的消耗[136]。

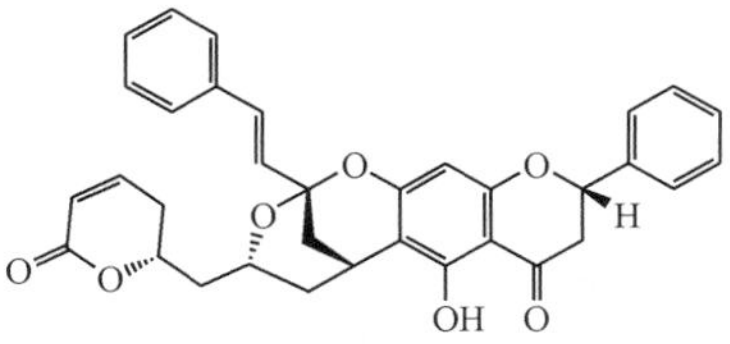

147

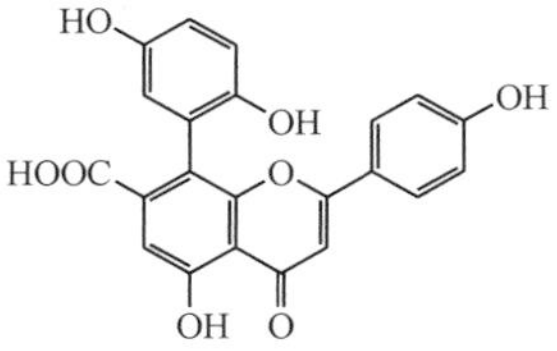

148

从葡萄科蛇葡萄属显齿蛇葡萄(*Ampelopsis grossedentata* (Hand. -Mazz.) W. T. Wang)的愈伤组织提取物中分离得到 Angelioue(**149**),对耐甲氧西林金黄色葡萄球菌具有显著的抗菌活性[137]。

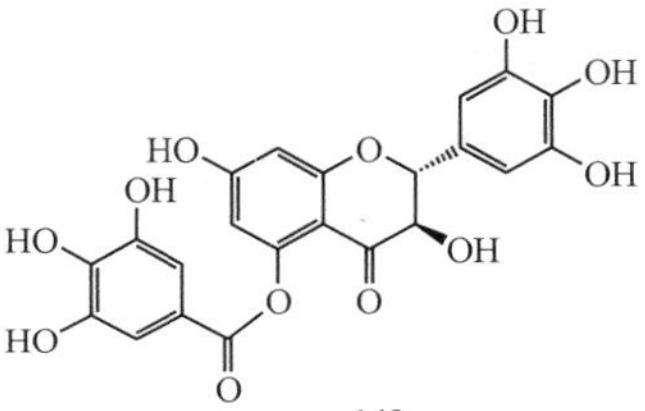

149

从小檗科淫羊藿属巫山淫羊藿(*Epimedium wushanense*)的生物转化产物中分离得到呋喃黄酮苷 Wushepimedosides A-D 和异戊烯基黄酮衍生物 Wushepimedosides E-F。化合物 Wushepimedoside D(**150**)和 Wushepimedoside E 在对原代大鼠睾丸间质细胞产生睾酮的调节能力的测试中,表现出促进睾酮产生的活性[138]。从该属朝鲜淫羊藿(*Epimedium koreanum* N.)中分离得到异戊二烯类黄酮苷 Koreanosides H-K,其中化合物 koreanoside H(**151**)、koreanoside I 和 koreanoside K 显示出显著的抗肺纤维化活性[139]。

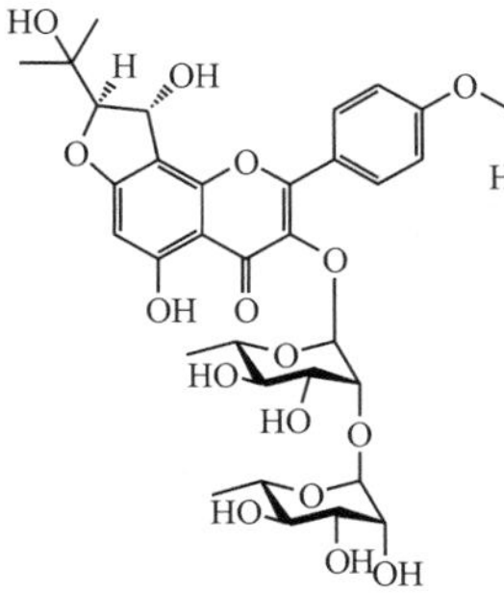

150 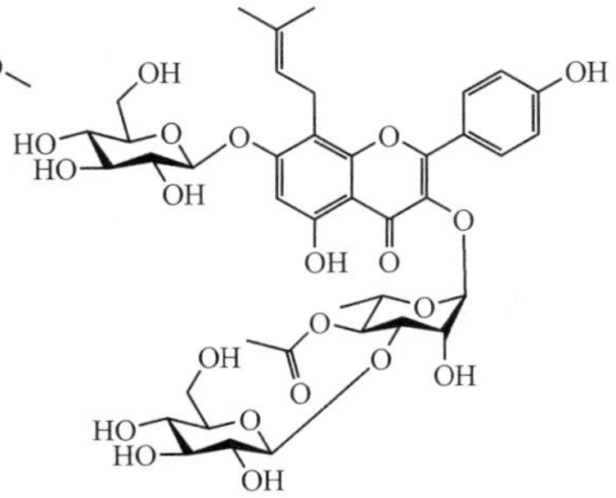 **151**

从毛茛科芍药属芍药(*Paeonia lactiflora*)的种子中分离出一个二苯乙烯三聚体-黄酮聚合物 Paeonilactiflobenoid(**152**)[140]。

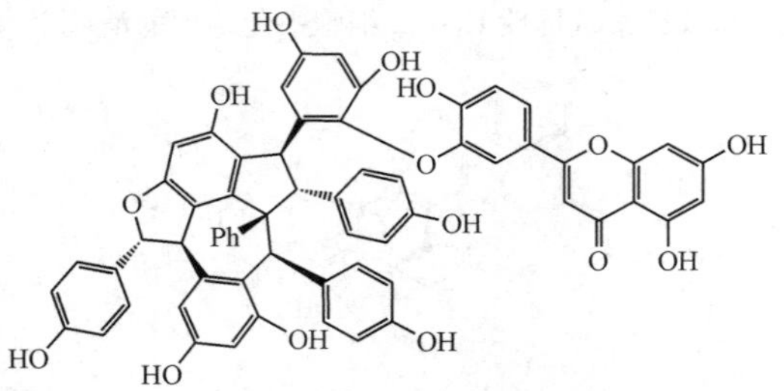

152

4 香豆素

从藤黄科红厚壳科薄叶红厚壳(*Calophyllum membranaceum*)中分离得到吡喃香豆素 Calopolyanolide E(**153**)等[141]。

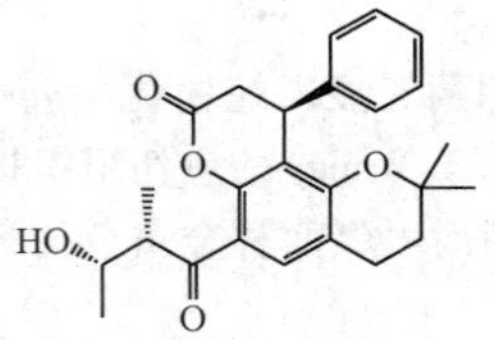

153

从菊科大丁草属大丁草(*Gerbera anandria*)中分离得到香豆素衍生物 Gerberdriasins A-F。其中 Gerberdriasin A(**154**)在东莨菪碱处理的 PC12 细胞中,可以抑制细胞凋亡,降低丙二醛水平并增加超氧化物歧化酶(SOD)活性[142]。

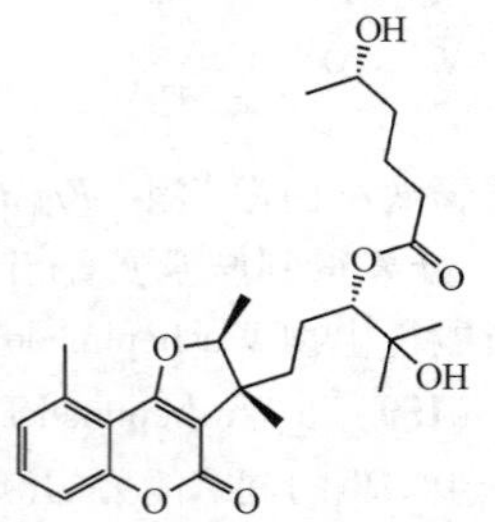

154

从黑腐皮壳科壳囊孢属 *Cytospora rhizophorae* A761 菌中分离鉴定了一种吡喃酮和异香豆素异源二聚体 Cytospone A(**155**),具有多氧杂 6/6/6/6 四环稠合环系统[143]。

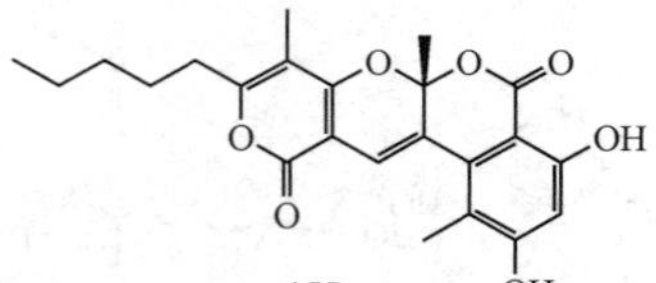

155

5 酚类

藤黄科金丝桃属植物富含多环多异戊烯基取代间苯三酚类化合物(PPAPs)。从藤黄科金丝桃属栽秧花(*Hypericum beanii*)地上部分中分离并表征了两种螺桥多环多异戊烯基取代间苯三酚类化合物,其中 Hyperispirones A(**156**)具有笼状七环[18.3.1.$0^{1,20}$.$0^{2,17}$.$0^{3,15}$.$0^{6,15}$.$0^{8,13}$]二十四烷核心片段,该片段包含一个双桥螺碳中心,而 Hyperispirones B(**157**)具有 8-氧杂-四环[7.4.2.$0^{1,9}$,$0^{3,7}$]十六烷环系统[144]。从该植物的地上部分还得到了高度氧化且重排的 PPAP 化合物 Hybeanone A(**158**)等[145]。从栽秧花的根部同样分离得到 PPAP 化合物 Hyperberlone A(**159**)等[146]。从该植物根部还报道了开环的多环多异戊烯基取代间苯三酚类化合物 Hyperbenzone A(**160**)等,化合物 **160** 可以减少棕榈酸诱导的非酒精性脂肪性肝炎(NASH)细胞模型的细胞内脂质积累[147]。

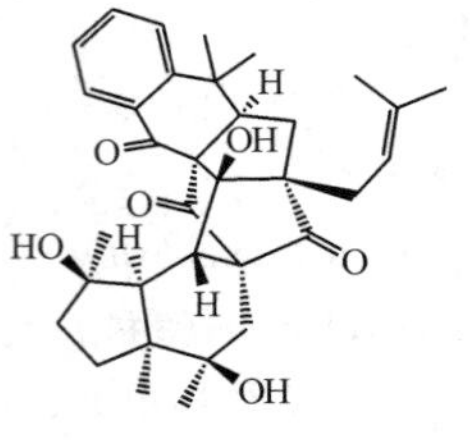

156

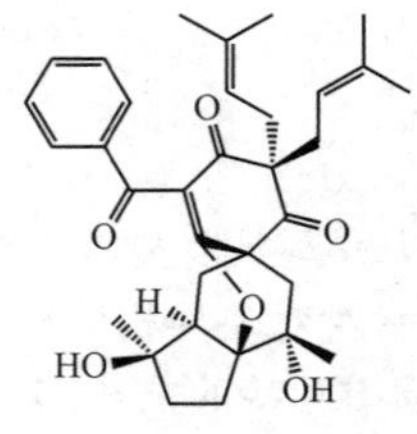

157

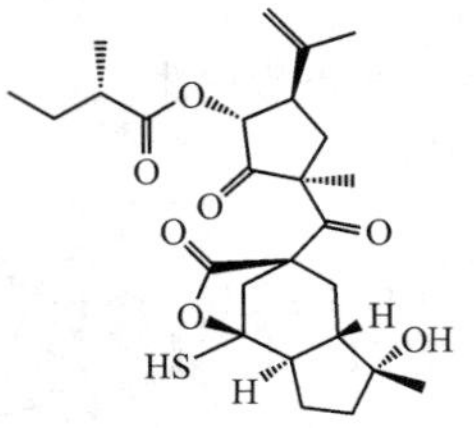

158

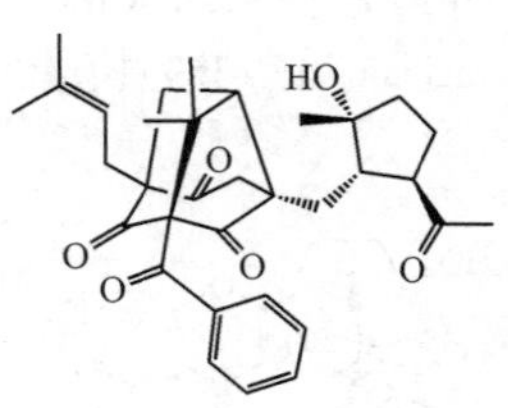

159

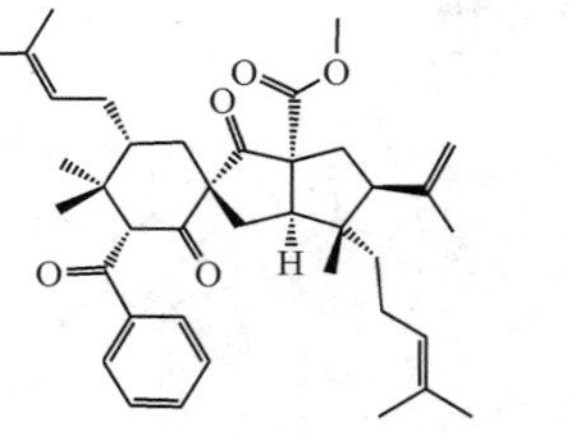

160

从该科金丝桃属元宝草(*Hypericum sampsonii*)中分离得到降碳的 PPAP 化合物 Hypersampone A(**161**)等,其中化合物 **161** 在油酸处理的 HepG2 细胞模型中,可以通过降低 FAS 和 ACACA 的蛋白表达从而抑制脂质的积累[148]。从贵州金丝桃(*Hypericum kouytchens*)中分离得到对映间苯三酚相关类萜化合物(±)-Hyperkouytin A(**162a/162b**)等。其结构中包含 11/5/6 杂环系统,具有特征性的 1-氧杂螺[4.10]十五烷结构单元[149]。从挺茎遍地金(*Hypericum elodeoides*)中鉴定了开环的多异戊烯基取代间苯三酚类化合物 Eodeodesone A(**163**)等[150]。从长柱金丝桃(*Hypericum longistylum*)中分离得到具有 13,15-降 PPAP 化合物 Spihyperglucinols A(**164**)等,结构中具有基于双环[3.2.2]壬烷核心的 7/6/5 三环系统,化合物 **164** 对脂多糖(LPS)刺激的 RAW264.7 巨噬细胞中一氧化氮的产生显示出抑制作用[151]。从突脉金丝桃(*Hypericum przewalskii*)中获得具有全新碳骨架的重排酰基间苯三酚衍生物(±)-Walskiiglucinol A(**165a/165b**)[152]和 Norprzewalsone A(**166**)[153]。从弯萼金丝桃(*Hypericum curvisepalum*)中发现了笼状 *PPAP* 化合物 *Hypercurpalone A*(**167**)等，其中化合物 **169** 是一种强效的 Cav3.2 T 型钙离子通道抑制剂[154]。从长柄金丝桃(*Hypericum longistylum*)中分离并鉴定了单萜类多异戊烯基取代间苯三酚 Acylphlorostylum A(**168**)[155]。

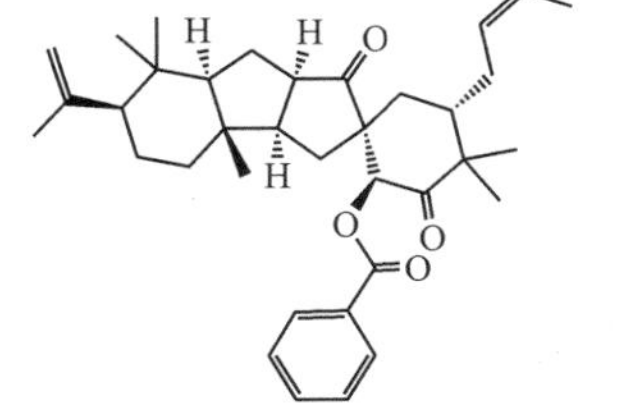

161 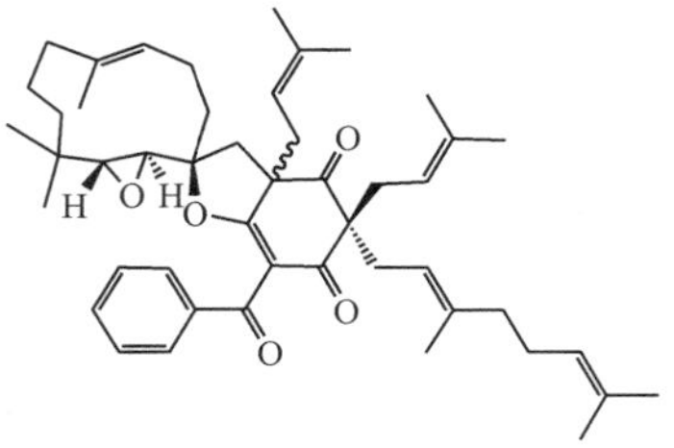 **162a** *R* **162b** *S* **163** 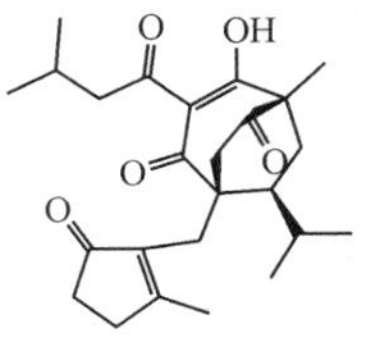 **164**

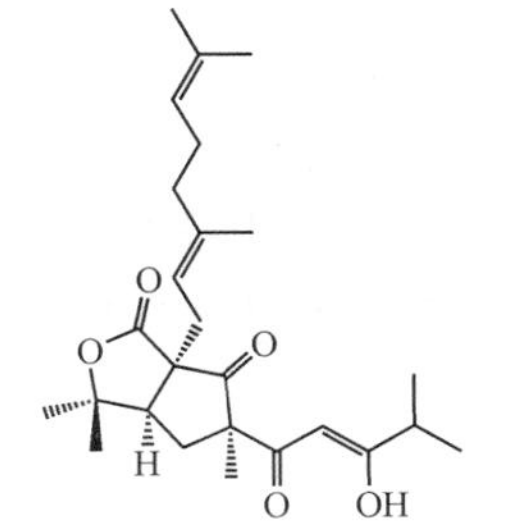

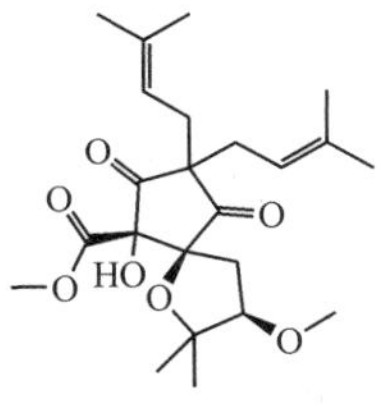

165a 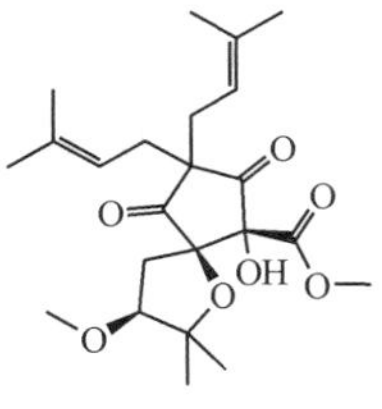 **165b** 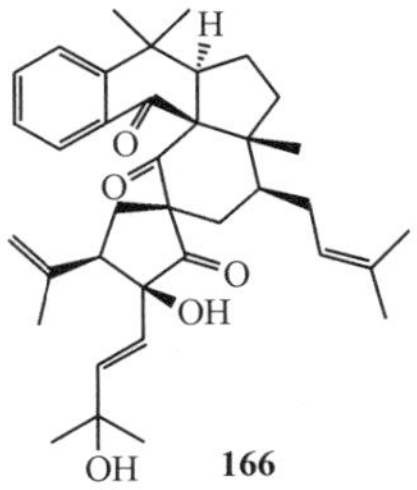 **166** 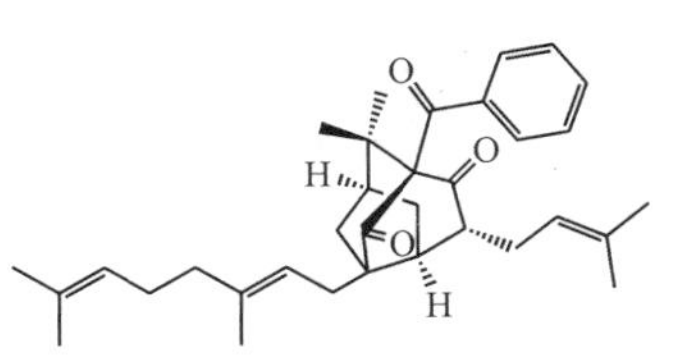 **167** 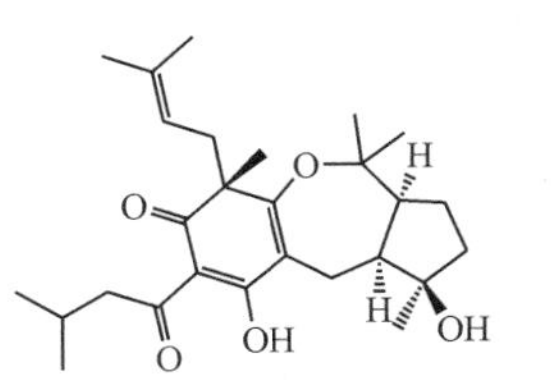 **168**

从千屈菜科石榴属石榴(*Punica granatum*)中分离鉴定了一类含六羟基二酚类结构单元的酚类化合物 Pomegranatin A(**169**)[156]。从伞形科羌活属羌活(*Notopterygium incisum*)中分离得到了 Notopheninetol A(**170**)等[157]。从唇形科香薷属密花香薷(*Elsholtzia densa*)中分离得到 Edensaoside A(**171**)[158]。从该科鼠尾草属丹参(*Salvia miltiorrhiza*)中分离得到酚酸类化合物 9″-methyl-isolithospermate(**172**)等，化合物 **172** 具有中等程度的谷氨酸诱导的神经保护作用[159]。从禾本科白茅属大白茅(*Imperata cylindrical*)中分离得到酚酸糖苷类化合物 Imperphenoside D(**173**)等，其中化合物 **173** 对脂多糖诱导的 RAW 264.7 细胞表现出一氧化氮抑制作用[160]。从兰科白及属白及(*Bletilla striata*)中同样获得了一系列酚酸糖苷类化合物，其中 Bletistroside G(**174**)对谷氨酸诱导的 PC12 细胞损伤表现出神经保护作用，此外对铜绿假单胞杆菌具有明显的选择性抑制作用[161]。从藜芦科滇重楼(*Paris polyphylla*)的内生真菌 *Cladosporium* sp. 7951 中分离鉴定出 Aspulvinone 类似物 Aspulvins A(**175**)等，在 10μmol/L 浓度下对新冠病毒 3CL 蛋白酶表现出不同程度的抑制活性[162]。

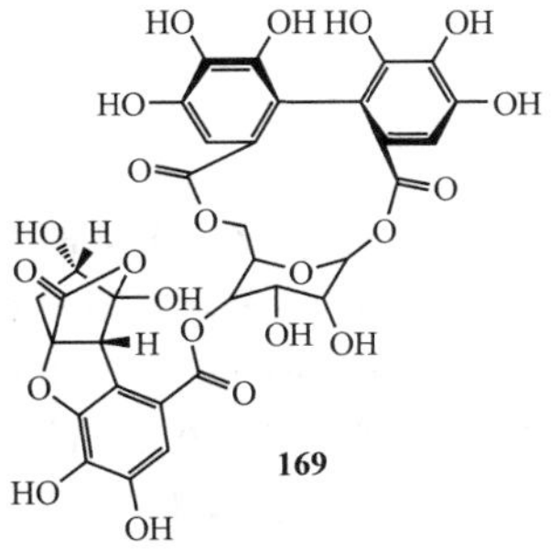

169 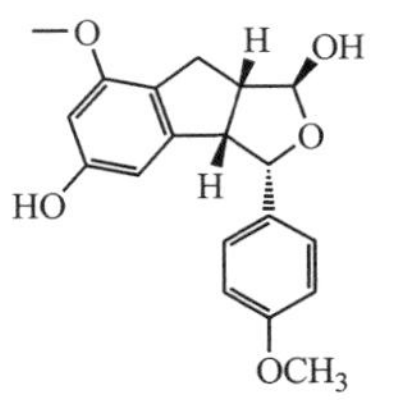 **170** 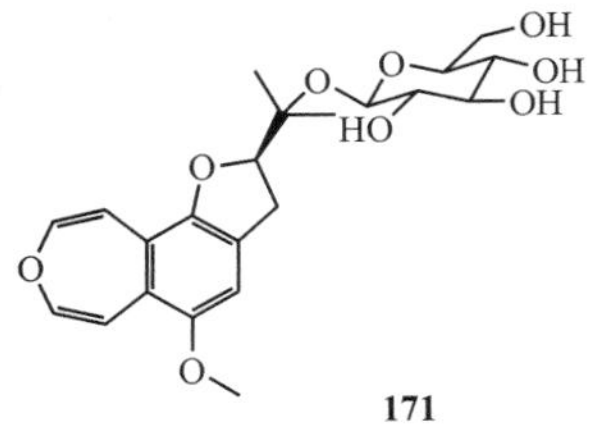 **171** 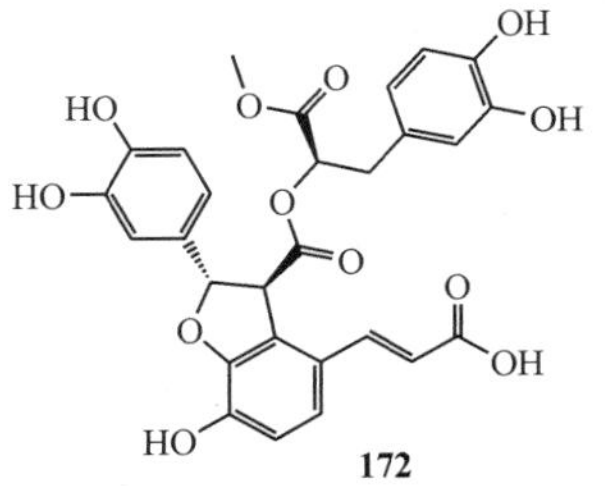 **172**

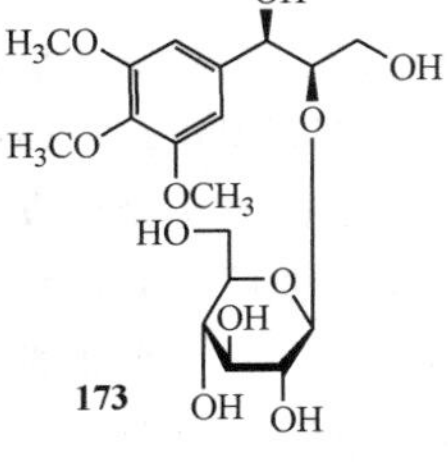

173 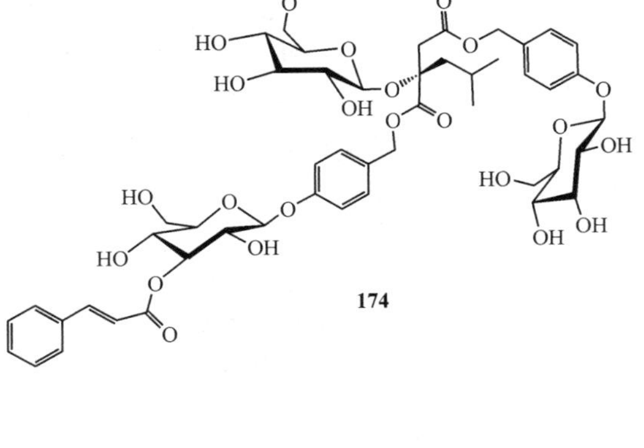 **174** 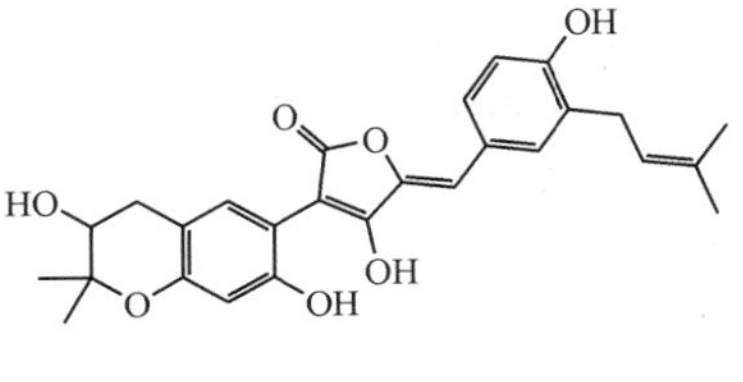 **175**

6 木脂素

从伞形科阿魏属新疆阿魏（*Ferula sinkiangensis*）中分离得到具有罕见连接模式（α-γ'、β-γ'和γ-γ'）的倍半木脂素 Sinkianlignan A（**176**）等[163]。从葫芦科波棱瓜属波棱瓜（*Herpetospermum pedunculosum*）中分离得到一个五聚木脂素 Herpedulin A（**177**）[164]。从蔷薇科山楂属山楂（*Crataegus pinnatifida*）的果实中分离得到了 Oxabicyclooctalignan（**178a/178b**），结构中包含一个不常见的6/6/5氧环系统，以及 C-7 和 C-9′之间存在一个醚键[165]。

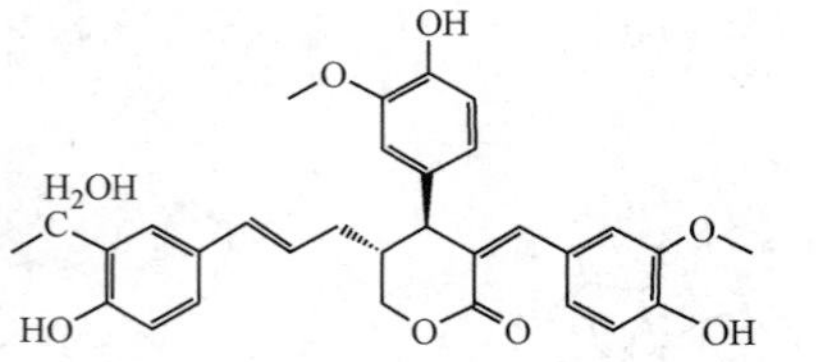

176

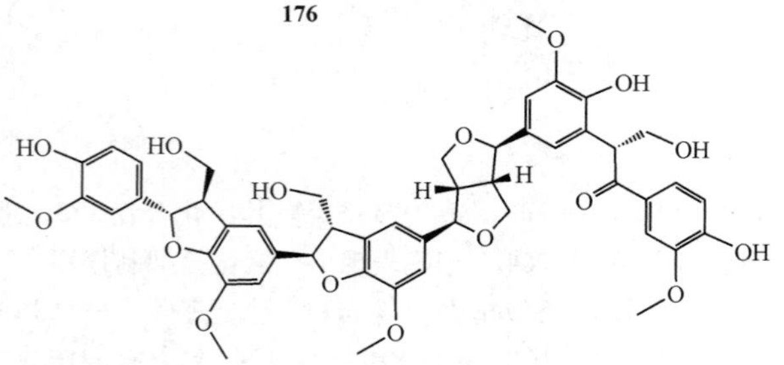

177

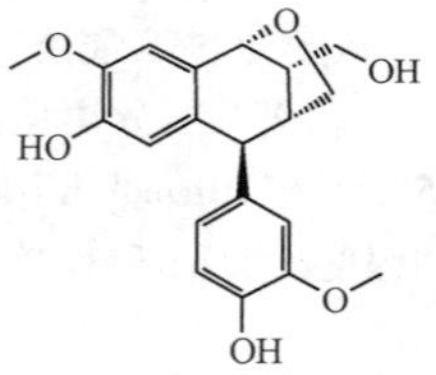

178a 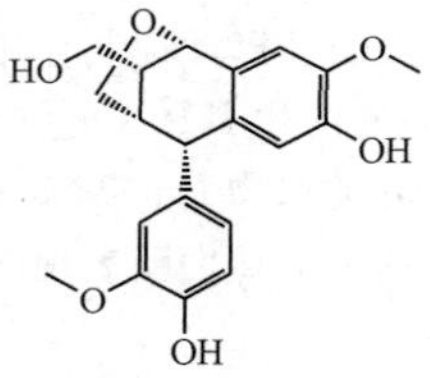 **178b**

7 甾体

从茄科酸浆属小酸浆（*Physalin minima*）中分到 A 环重排的 Withaphysalin 型醉茄内酯 Withaminilide A（**179**）[166]。从曼陀罗属毛曼陀罗（*Datura inoxia*）中分到首个 C-27 连接一个含氮基团的醉茄内酯 Datinolide E（**180**）[167]。从天门冬科沿阶草属麦冬（*Ophiopogon japonicus*）中分离得到两个 A/B 环系重排的螺甾烷醇 Ophiopogonol A（**181**）等[168]。从车前科毛地黄属狭叶毛地黄（*Digitalis lanata*）中分离得到强心苷类化合物 **182** 等，对多种癌细胞显示纳摩尔级的抑制活性[169]。从藜芦科重楼属平伐重楼（*Paris vaniotii*）中分到螺甾烷醇皂苷 parisvanioside A（**183**），其结构具有 C-9/C-11 双键和位于苷元 C-5 和 C-8 之间的过氧基团。从该植物中还报道了一个具有独特苷元的呋甾烷醇皂苷 Parisvanioside E（**184**），结构中 B 环具有两个三取代双键[170]。

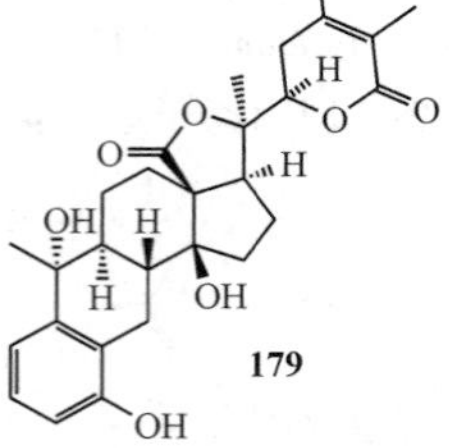

179 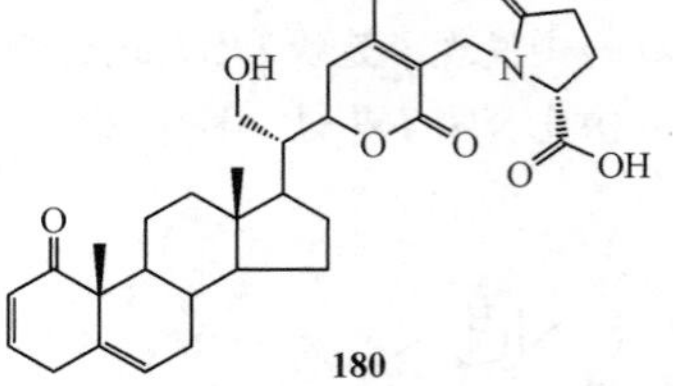 **180**

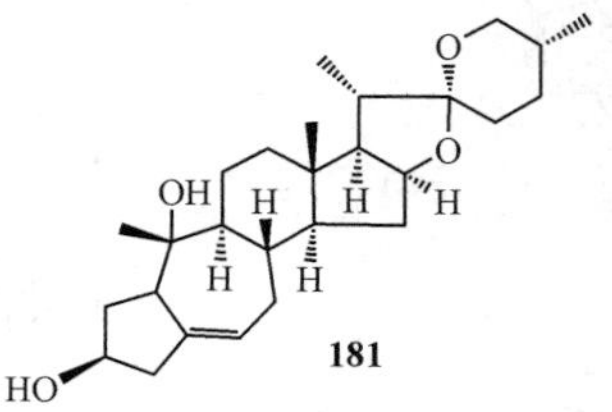

181

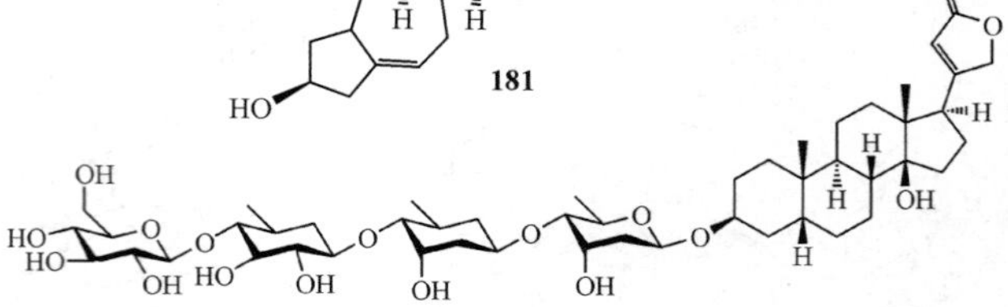

182

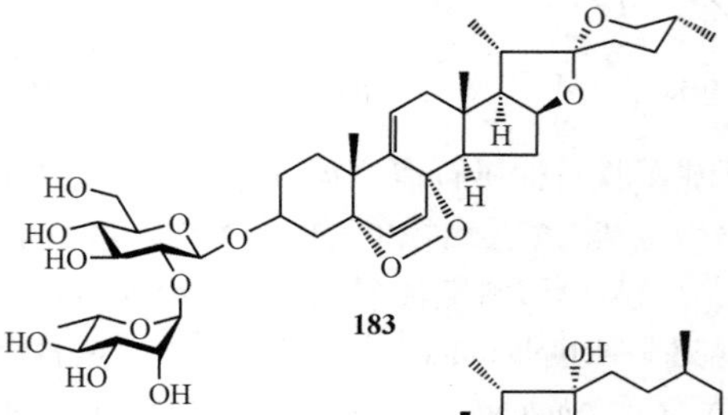

183

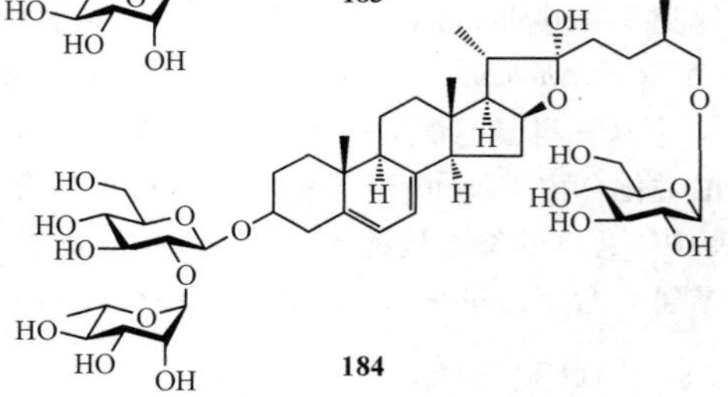

184

8 内酯

从红树林内生真菌 *Penicillium sclerotiorum* ZJHJJ-18 的大米发酵培养物中分离得到具有 5/6 双环的含氮阿扎菲酮衍生物 Sclerazaphilones A-D，其中化合物 sclerazaphilones C（**185**）和 D 对于 LPS 诱导 RAW264.7 巨噬细胞产生 NO 能力具有明显的抑制活性[171]。从桃金娘科蒲桃属洋蒲桃（*Syzygium samarangense*）中分离得到一个具有 11 个碳的δ-内酯衍生物（**186**），具有显著的神经保护活性[172]。从 Krasilnikovia 属线菌菌株 RD003821 中分离得到具有（*Z*）-2-甲基/乙基-2-丁烯侧链的 20 元环大环内酯化合物 Krasilnikolides A（**187**）和 B 等[173]。从东海深海沉积物中分离到的青霉菌属真菌 *Penicillium cyclopium* SD-413 中首次分离得到 13 元环大环内酯 Cyclopiumolide A（**188**）等，是由 Verrucosidinol 与刺孢青霉酸部分缩合形成，对 SF126、FaDu 和 TE-1 肿瘤细胞株均表现出明显的细胞毒活性[174]。

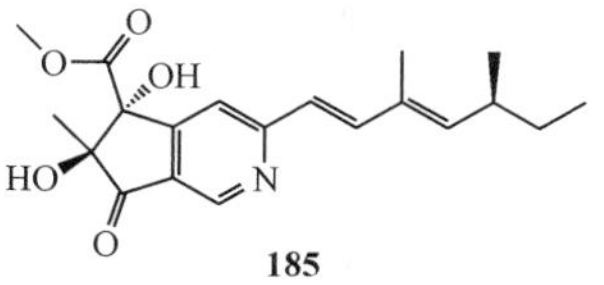

185

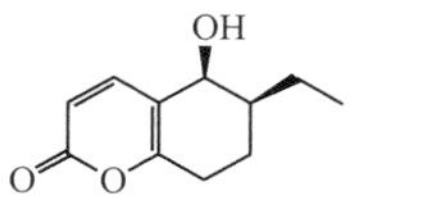

186

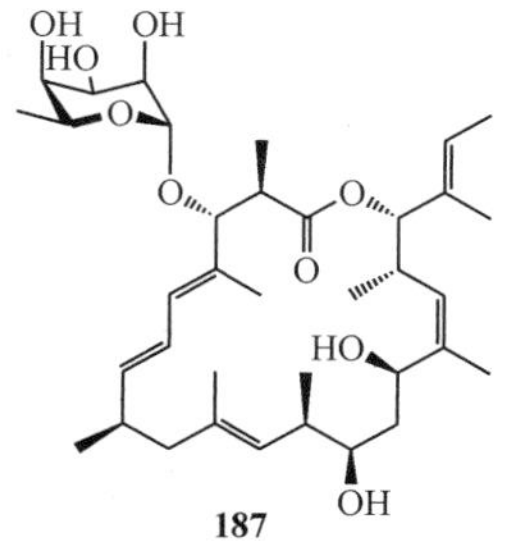

187

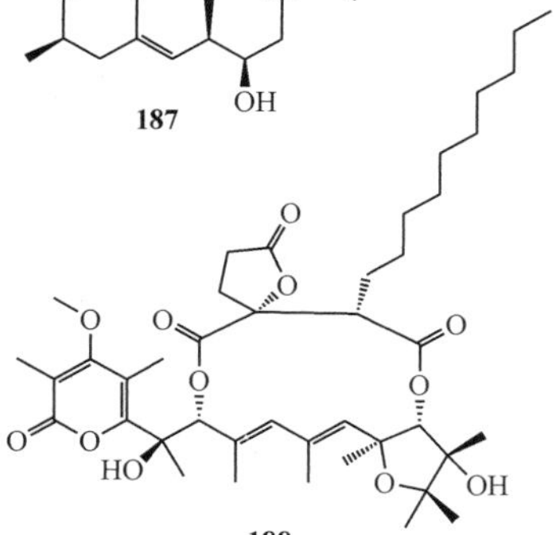

188

9 糖苷类

从土壤来源的链霉菌 OUCMDZ-945 中分离得到一系列 Gilvocarcin 型芳基-C-糖苷，其中 Gigilvocarcin A(**189**)是第一个报道的具有环丁烷片段的双 Gilvocarcin 衍生物。该二聚体骨架被证实是由 Gilvocarcin V(**190**)通过光诱导的[2+2]环加成形成的。部分化合物对金黄色葡萄球菌 ATCC 6538 和耐甲氧西林金黄色葡萄菌亚种显示出抑制活性[175]。从海洋来源的链霉菌 ZSN77 中分离鉴定 Suncheonoside E(**191**)等含有 β-D-葡萄糖的糖苷类化合物，在体内实验中显示出显著的抗炎活性[176]。

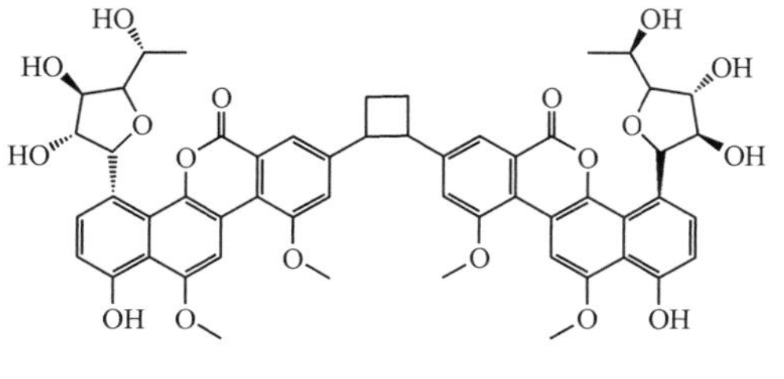

189

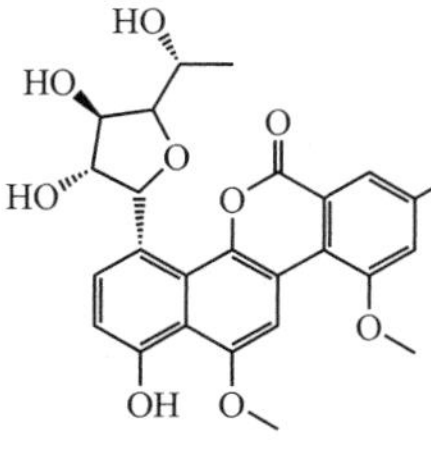

190

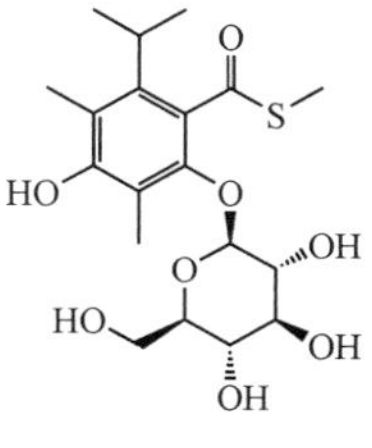

191

从旋花科打碗花属旋花(*Calystegia sepium*)中分离鉴定出含有 6 个寡糖的树脂糖苷类化合物 Calysepin I(**192**)等，其中寡糖链由 1 个奎诺糖、4 个 D-葡萄糖和 1 个 L-鼠李糖组成，同时部分羟基被 2S-甲基丁酸和(2R,3R)-裂叶牵牛子酸酰化[177]。

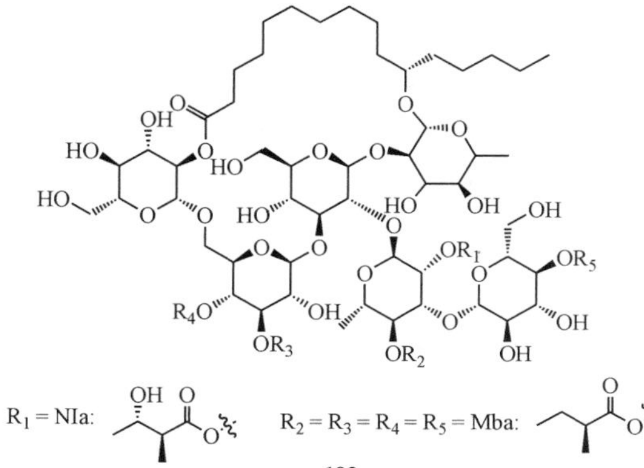

R_1 = NIa:　$R_2 = R_3 = R_4 = R_5$ = Mba:

192

10 聚酮

从药用昆虫美洲大蠊的内生真菌(*Aspergillus taichungensis* SMU01)中分离得到 Aspertaichunol A(**193**)，该化合物具有少见的三元[6.2.0.0^{2,6}]葵烷结构单元和桥头双键结构片段，化合物 **193** 具有显著的免疫调节活性[178]。

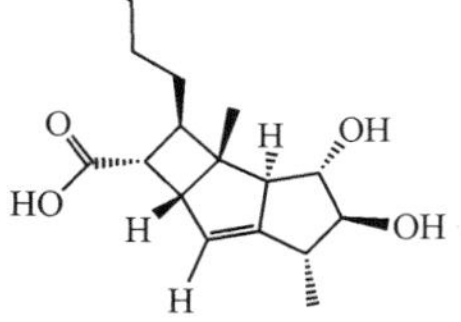

193

从曲霉科曲霉属焦曲霉(*Aspergillus ustus* 3.3904)的培养物中分离出多个聚酮化合物的异源二聚体及其对映异构体，如(±)-Usphenethones A、B 和 C(**194**)。化合物(+)-**194** 和(−)-**194** 对 ConA 诱导的 T 细胞和 LPS 诱导的 B 细胞增殖表现出中等的抑制作用[179]。

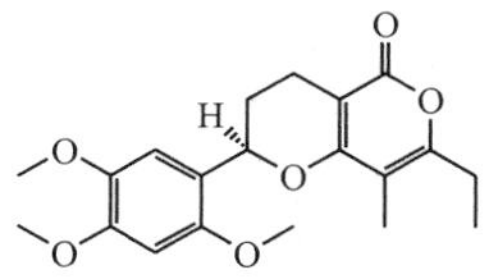

(+)-194 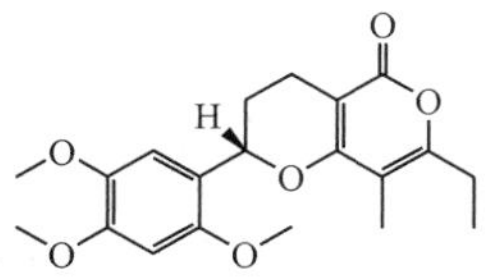　　(−)-194

从曲霉科曲霉属曲霉菌(*Aspergillus rugulosa*)的固体培养物中分离得到一种新的同源聚酮二聚体 Asperosin A(**195**)，其结构由一个独特的具有四个连续季碳的杂双环 6/5 环系统构建。化合物 **195** 在抗 CD3/抗 CD28 单克隆抗体刺激的小鼠脾细胞和人 T 细胞中显示出显著的免疫抑制活性[180]。

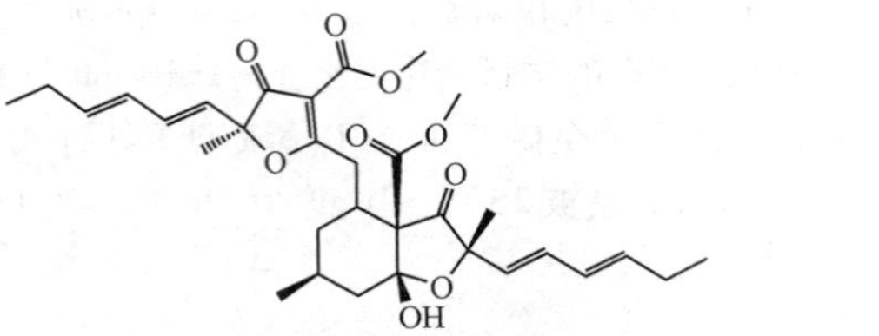

195

从曲霉科青霉属南极青霉菌（*Penicillium antarcticum* KMM 4685）中分离得到的萜类-聚酮类化合物 Meroantarctine A（**196**），具有独特的6/5/6/6多环骨架结构。化合物**196**表现出对p-糖蛋白的抑制活性，使抗药性的癌细胞重新对多西他赛敏感[181]。

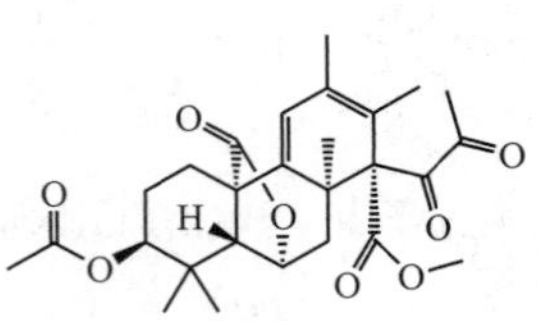

196

从昆虫病原真菌虫草科虫草属蝉虫草（*Cordyceps cicadae* JXCH1）发酵液中分离得到聚酮类化合物 Cordycicadins A-D。其中 Cordycicadins A（**197**）对家蚕幼虫表现出抗摄食活性[182]。

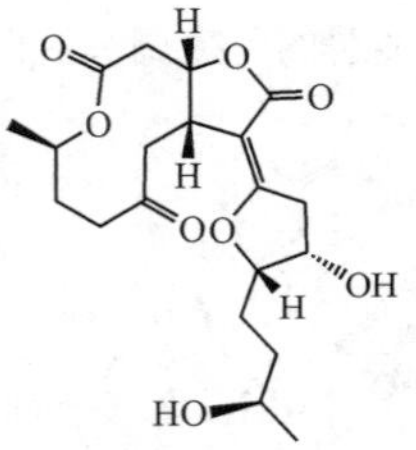

197

从珊瑚源葡萄穗霉科葡萄穗霉属纸葡萄穗霉（*Stachybotrys chartaru*）中分离得到萜类-聚酮类杂合化合物，其中 Distachydrimanes A（**198**）可以诱导 L1210 细胞的细胞增殖抑制、G0/G1 细胞周期停滞、衰老和线粒体介导的细胞凋亡[183]。

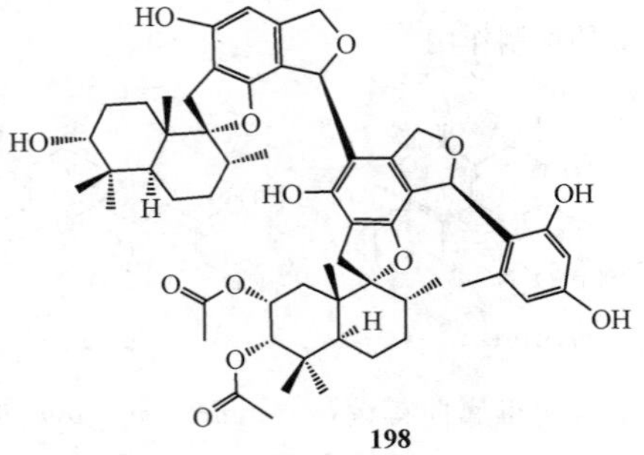

198

从源自茜草科茜草属柄花茜草（*Rubia podantha*）叶片的植物内生真菌（*Trichoderma koningiopsis* WZ-196）中分离得到高度氧化的五环聚酮新骨架，其中 Trichopsistide A（**199**）是首个5/6/6/6/5体系含五环缩酮的聚酮吡啶生物碱。化合物**201**对NF-κB信号通路具有抑制作用[184]。

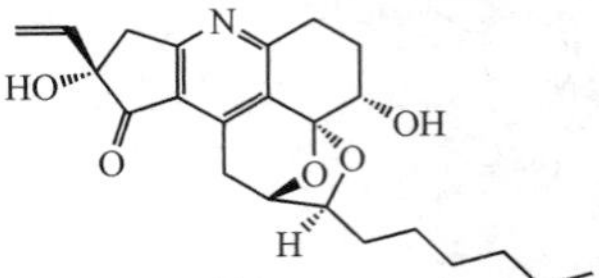

199

11 环肽

从海洋生物膜衍生的 *Bacillus sp.* B19-2 中发现了含有聚噻唑部分的一类新环肽 Bathiapeptide A1（**200**）等，这些化合物对多种肿瘤细胞系表现出较强的细胞毒性[185]。从苋科青葙属鸡冠花（*Celosia cristata*）中分离并鉴定了 Moroidin（**201**），对几种癌症细胞尤其是 A549 肺癌细胞具有显著细胞毒性[186]。从深海真菌 *Simplicillium obclavatum* EIODSF 020 中分离得到 Simplicilliumtide N（**202**）等，对两种植物病原真菌表现出显著的抗真菌活性[187]。

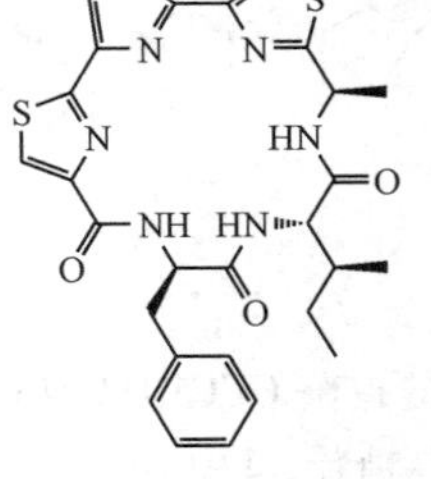

200

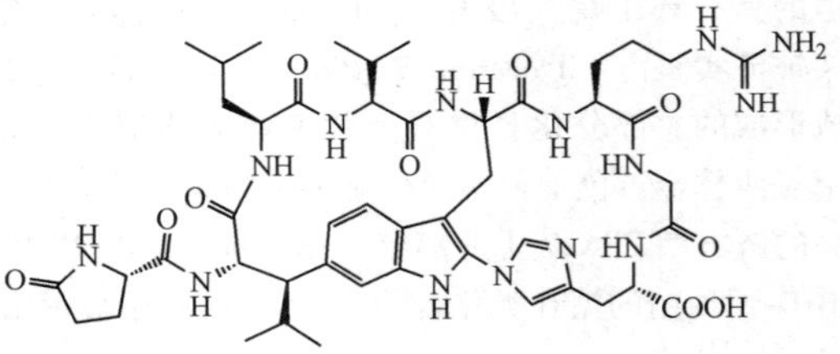

201

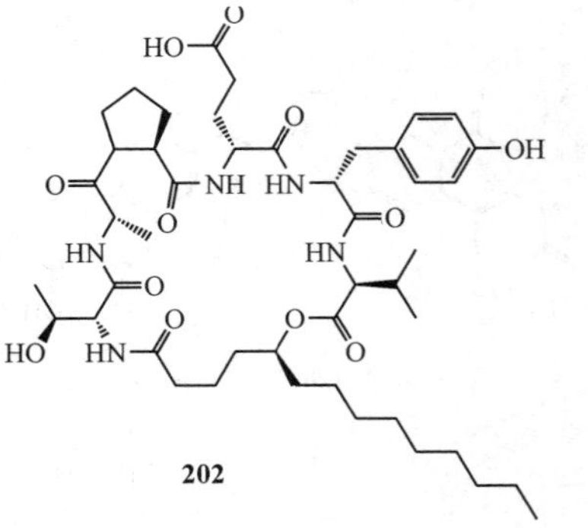

202

12 其他

从伞形科藁本属川芎（*Ligusticum Chuanxiong Hort.*）中分离到两对对映的 Phthalide 二聚体 Spiroligustolides A（**203a/203b**）和 B，这两对对映体在两个单体单元之间通过独特的正立体的螺碳形成5/6/5/6/6骈合环体系[188]。从同科柴胡属红柴胡(*Bupleurum scorzonerifolium*)中分离得到一系列聚乙炔类化合物(**204**)等[189]。从红厚壳科红厚壳属薄叶红厚壳(*Calophyllum membranaceum* Gardn. et Champ)中分离得到咕吨酮类化合物 Membraxanthone D(**205**),表现出较好的抗炎活性[190]。从姜科山姜属海南山姜(*Alpinia katsumadai*)中分离得到二芳基庚烷类二聚体 Katsumadainols C1(**206**)等[191]。从鸢尾科鸢尾属马蔺(*Iris lactea*)中分离得到一个寡聚芪类化合物 Vitisin A-13-*O*-β-D-glucoside(**207**)。化合物可以显著降低 LPS 刺激的 RAW 264.7 细胞中 NO 含量和 IL-6 水平以及 COX-2 的表达[192]。

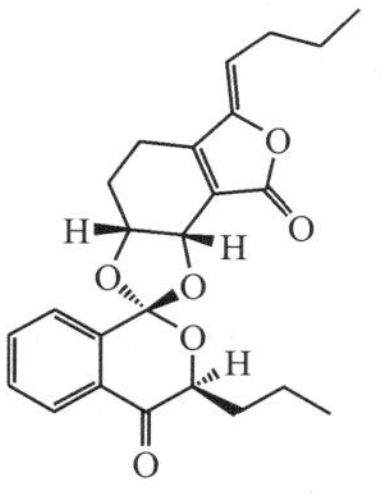

203a 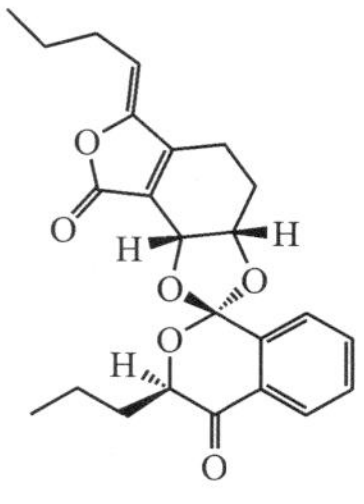　203b

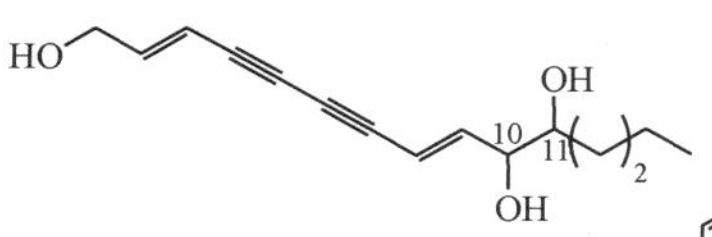

threo **204a** 10*R*, 11*R*　**204b** 10*S*, 11*S*

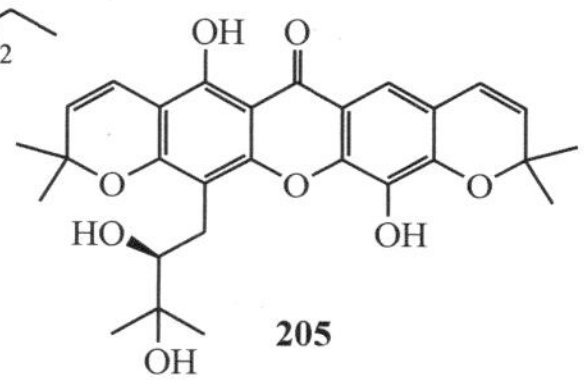

205

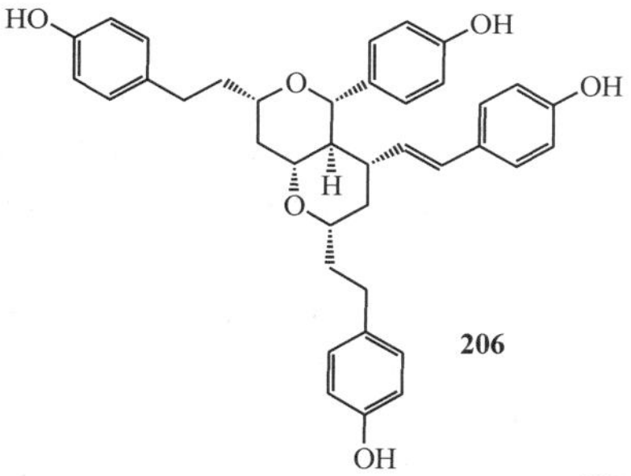

206

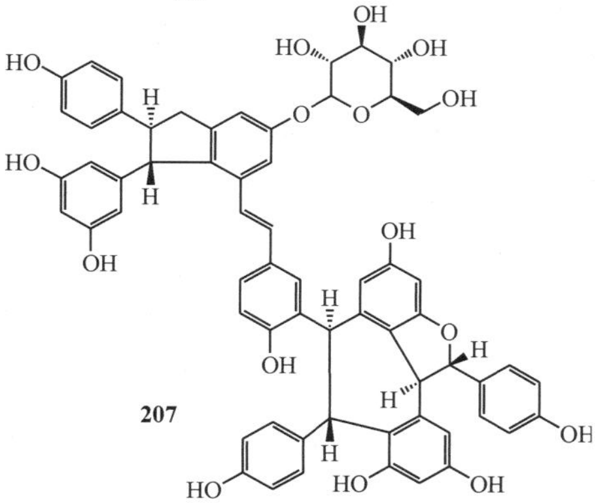

207

从内生真菌 *Xylaria arbuscula* 的大米固体培养基中分离得到细胞松弛素类化合物 Arbuschalasins A-D。其中 Arbuschalasins A(**208**)具有 5/6/6/6 环骨架,而 arbuschalasin D(**209**)是具有 5/5/11 环骨架的天然 Cytochalasan 类化合物[193]。从内生真菌 *Phoma multirostrata* XJ-2-1 中分离得到含硫的细胞松弛素类化合物 Thiocytochalasins A-D。其中 Thiocytochalasins A(**210**)和 B 具有 5/6/14/5 四环支架,是首个含有噻吩基团的细胞松弛素类化合物。Thiocytochalasins C(**211**)和 D 是通过硫醚桥形成的硫代细胞松弛素类化合物二聚体。Thiocytochalasins C 和 D 对 CT26 细胞表现出明显的细胞毒性[194]。从丛梗孢科曲霉属真菌微曲霉菌(*Aspergillus micronesiensis*)的固体培养物中分离得到细胞松弛素异四聚体 Asperflavipines C-E,其中 Asperflavipine C(**212**)等具有高度复杂的具有连续桥环系统的十四碳环系统,是除了已知化合物 Asperflavirine A 之外第二个细胞松弛素异四聚体[195]。从内生真菌 *Pseudeurotium bakeri* P1-1-1 的培养物中分离得到一系列十一元环的 Chaetoglobosin 类化合物 Chaetopseudeurin M(**213**)等[196]。从铁皮石斛内生真菌橘青霉(*Penicillium citrinum*)的培养物中分离得到桔霉素衍生物 Penicitrinol H(**214**)等和一种肽-聚酮杂合体 GKK1032B(**215**)。其中,化合物 **215** 对人骨肉瘤细胞株 MG63 表现出显著的细胞毒性,初步机制研究表明其通过激活 caspase 通路诱导 MG63 细胞凋亡[197]。从用组蛋白去乙酰化酶抑制剂辛烯酰亚胺异羟肟酸(SAHA)培养的黄河湿地真菌 *Talaromyces funiculosus* HPU-Y01 中分离得到一种高度变构的脂肪酸酯 Funitatin A(**216**),具有二聚环戊酸结构。对变形杆菌和大肠杆菌均显示出良好的抗菌活性[198]。从海洋放线菌 actinomycete *Streptomyces* pratensis KCB-132 中分离到一系列 C 环扩环型 Angucyclinone 类化合物,其中 Oxemycin A(**217**)是首个 Angucyclinone 家族的七元酮酯类化合物[199]。从南海软珊瑚 *Subergorgia suberosa* 中分离得到 suberosanone 与嘌呤的杂合体 Subergorgine A(**218**)[200]。

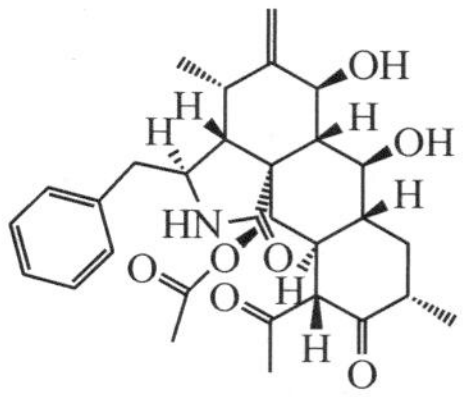

208 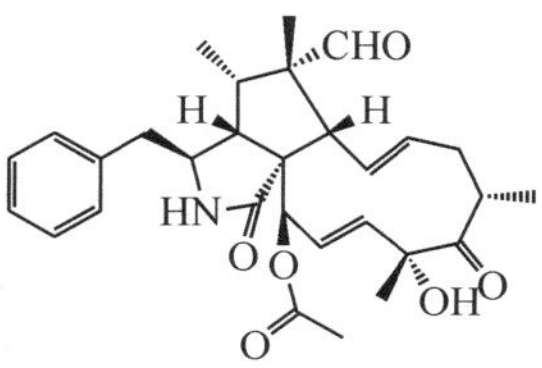　209

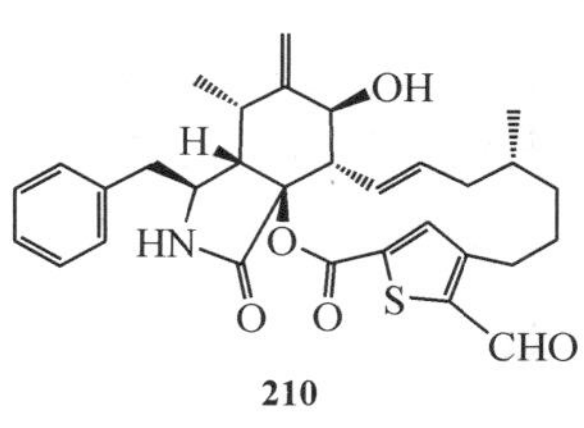

210 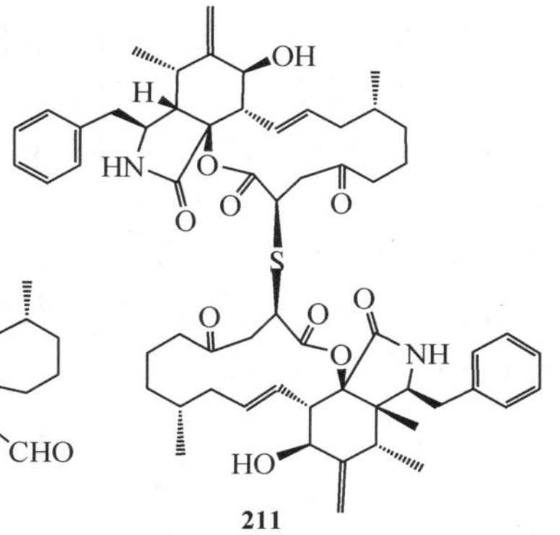　211

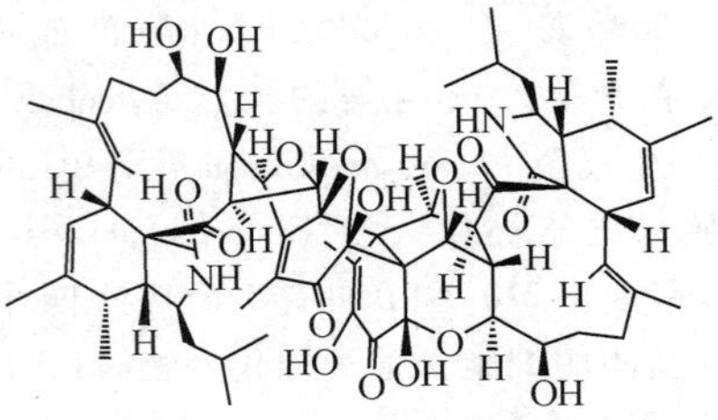

212

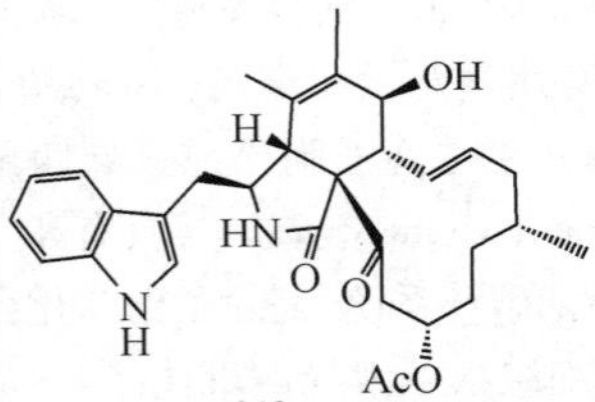

213

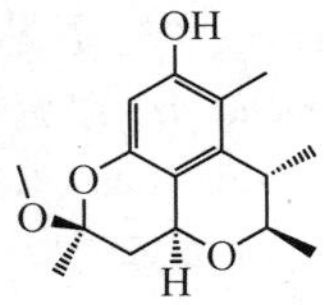

214

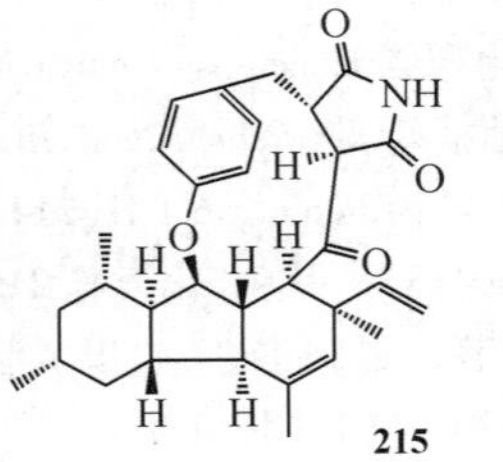

215

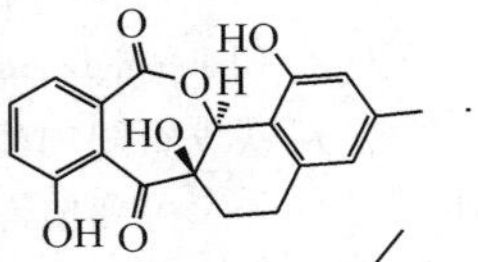

216

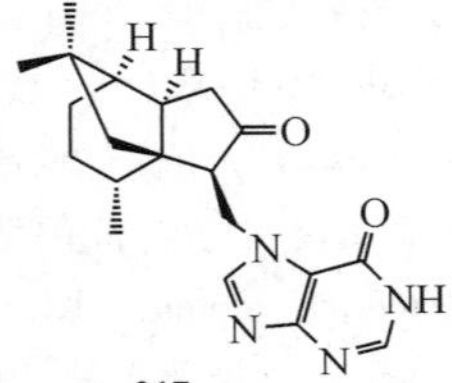

217

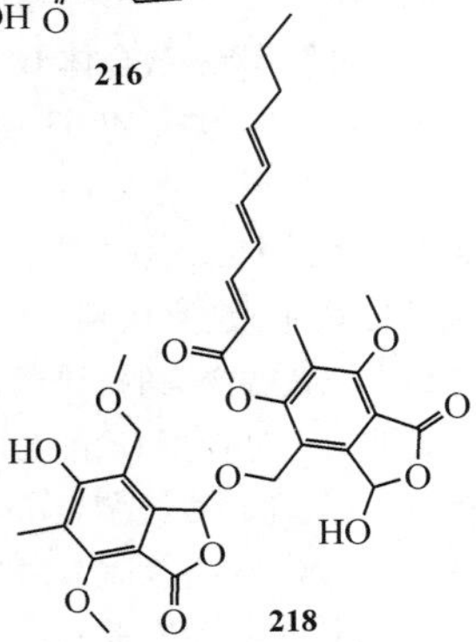

218

13 结语

通过积极应用新方法新技术，天然产物的提取分离结构鉴定逐步摆脱随机低效的研究方式，正朝着更快速、更高效和更有靶向性的方向发展，同时更关注化合物药理活性评价、相关靶点和作用机制的研究，进一步促进了具有我国特色、以中医药为出发点的创新药物的发展。

多学科交叉已然成为天然药物化学发展的必然趋势。基因组学、蛋白质组学、代谢组学以及合成生物学等新技术和新方法的引入，不仅推动了本学科传统领域研究水平的提升，更影响了研究模式和策略的转变。在2022年发表论文中，已有通过合成生物学方法来高效和指向性挖掘目标化合物的报道[85]。可以预见，随着相关领域更多研究思路和方法的融入，天然产物化学家们将不再局限于发现天然来源的结构新颖的化合物，而是能够在某种程度上定向"创造"和规模化生产所需要的目标化合物。

参考文献

[1] Dong SH, Duan ZK, Ai YF, *et al.* Guaiane-type sesquiterpenoids with various ring skeletons from *Daphne bholua* uncovered by molecular networking and structural revisions of previously reported analogues[J]. *Bioorg Chem*, 2022, **129**: 106208.

[2] Tang X, Fan C, Zeng J, *et al.* Targeted isolation and identification of bioactive pyrrolidine alkaloids from *Codonopsis pilosula* using characteristic fragmentation-assisted mass spectral networking[J]. *Chin J Nat Med*, 2022, **20**(12): 948-960.

[3] Cui Z, Wang Y, Li J, *et al.* Natural and pseudonatural lindenane heterodimers from *Sarcandra glabra* by molecular networking[J]. *Org Lett*, 2022, **24**(49): 9107-9111.

[4] Guo R, Li Q, Mi SH, *et al.* Target isolation of cytotoxic diterpenoid esters and orthoesters from *Daphne tangutica* maxim based on molecular networking[J]. *Phytochemistry*, 2022, **203**: 113358.

[5] Mi SH, Zhao P, Li Q, *et al.* Guided isolation of daphnane-type diterpenes from *Daphne genkwa* by molecular network strategies[J]. *Phytochemistry*, 2022, **198**: 113144.

[6] Xu W, Bai M, Liu DF, *et al.* MS/MS-based molecular networking accelerated discovery of germacrane-type sesquiterpene lactones from *Elephantopus scaber* L[J]. *Phytochemistry*, 2022, **198**: 113136.

[7] Shao Z, Li L, Zheng Y, *et al.* Anti-inflammatory sesquiterpenoid dimers from *Artemisia atrovirens* [J]. *Fitoterapia*, 2022, **159**: 105199.

[8] Wei J, Chen X, Ge Y, *et al.* Citrinin monomer, trimer, and tetracyclic alkaloid derivatives from the hydrothermal vent-associated fungus *Penicillium citrinum* TW132-59[J]. *J Org Chem*, 2022, **87**(19): 13270-13279.

[9] Sun M, Ma X, Shao S, *et al.* Atropisomeric 9,10-dihydrophenanthrene/bibenzyl trimers with anti-inflammatory and PTP1B inhibitory activities from *Bletilla striata*[J]. *Org Biomol Chem*, 2022, **20**(23): 4736-4745.

[10] Zhou J, Shi G, Zhang W, *et al.* Cyclopentanoid monoterpenes from the whole plant of *Rehmannia piasezkii* maxim[J]. *Phytochemistry*, 2022, **203**: 113316.

[11] Quan LQ, Zhou Y, Liu D, *et al.* Iridoids and sesquiterpenoids from *Valeriana jatamansi* and their anti-influenza virus activities[J]. *Bioorg Chem*, 2022, **121**: 105692.

[12] Wu HB, Ma LH, Li XM, *et al.* Selective phytotoxic effects of *Sesquiterpenoids* from sonchus arvensis as a preliminary approach for the biocontrol of two problematic weeds of wheat[J]. *J Agric Food Chem*, 2022, **70**(30): 9412-9420.

[13] Sun Z, Zhang Y, Peng X, *et al.* Diverse sesquiterpenoids and polyacetylenes from *Atractylodes lancea* and their anti-osteoclastogenesis activity[J]. *J Nat Prod*, 2022, **85**(4): 866-877.

[14] Wu JF, Turak A, Zang D, *et al.* Sesquiterpenoids from *Seriphidium transiliense* and their melanogenic activity[J]. *J Nat Prod*, 2022, **85**(11): 2570-2582.

[15] Xue GM, Zhao CG, Xue JF, *et al.* Germacranolide-and guaianolide-type sesquiterpenoids from *Achillea alpina* L. reduce insulin resistance in palmitic acid-treated HepG2 cells via inhibition of the NLRP3 inflammasome pathway [J]. *Phytochemistry*, 2022, **202**: 113297.

[16] Gao Z, Ma WJ, Li TZ, *et al.* Artemidubolides A-T, cytotoxic unreported guaiane-type sesquiterpenoid dimers against three hepatoma cell lines from *Artemisia dubia* [J]. *Phytochemistry*, 2022, **202**:113299.

[17] Dong W, Li TZ, Huang XY, *et al.* Artemzhongdianolides A1-A21, antihepatic fibrosis guaiane-type sesquiterpenoid dimers from *Artemisia zhongdianensis*[J]. *Bioorg Chem*, 2022, **128**.

[18] Wang Y, Chen Z, Li Q, *et al.* Sarglafuran A, a lindenane-type sesquiterpene dimers with unique furan ring from the leaves of *Sarcandra glabra*[J]. *Tetrahedron Lett*, 2022, **98**:153834.

[19] Sun Y, Chi J, Zhang L, *et al.* Sarglaromatics A-E: A class of naphthalene-like architecture fused norlindenane sesquiterpene dimers from *Sarcandra glabra*[J]. *J Org Chem*, 2022, **87**(6):4323-4332.

[20] Xiao LG, Li P, Yan H, *et al.* Sarcanolides C-E: three new lindenane sesquiterpenoid dimers with anti-inflammatory activities from *Sarcandra glabra*[J]. *Org Biomol Chem*, 2022, **20**(6):1320-1326.

[21] Zhou B, Zimbres FM, Butler JH, *et al.* Picomolar antimalarial agent from a *Chinese medicinal* plant[J]. *Sci China Chem*, 2022, **65**(1):82-86.

[22] Li YT, Li SF, Lei C, *et al.* Dimeric sesquiterpenoids and anti-inflammatory constituents of *Sarcandra glabra* [J]. *Bioorg Chem*, 2022, **124**:105821.

[23] Li J, Cui Z, Li Y, *et al.* Chlospicenes A and B, cyclopropane cracked lindenane sesquiterpenoid dimers with anti-nonalcoholic steatohepatitis activity from *Chloranthus henryi* [J]. *Chin Chem Lett*, 2022, **33**(9):4257-4260.

[24] Huang SZ, Wang Q, Yuan JZ, *et al.* Hexahydroazulene-2(1H)-one sesquiterpenoids with bridged cyclobutane, oxetane, and tetrahydrofuran rings from the stems of daphne papyracea with alpha-glycosidase inhibitory activity[J]. *J Nat Prod*, 2022, **85**(1):3-14.

[25] Cheng ZY, Zhang DD, Ren JX, *et al.* Stellerasespenes A-E: Sesquiterpenoids from *Stellera chamaejasme* and their anti-neuroinflammatory effects[J]. *Phytochemistry*, 2022, **201**:113275.

[26] Wu M, Shao J, Zhu J, *et al.* Chamaejasnoids A-E, a 2,3-seco-guaiane sesquiterpenoid with a 5/6/7 bridged ring system and related metabolites from *Stellera chamaejasme* L[J]. *Fitoterapia*, 2022, **158**:105171.

[27] Ning R, Mu H, Chen L, *et al.* First report on inhibitory effect against osteoclastogenesis of dihydro-beta-agarofuran-type sesquiterpenoids [J]. *J Agric Food Chem*, 2022, **70**(2):554-566.

[28] Mu HY, Gao YH, Cao GC, *et al.* Dihydro-β-agarofuran-type sesquiterpenoids from the seeds of *Celastrus virens* with lifespan-extending effect on the nematode Caenorhabditis elegans [J]. *Fitoterapia*, 2022, **158**:105165.

[29] Hu BY, Liu YY, Liu Y, *et al.* Commiphoratones C-E: three spiro-sesquiterpene dimers from *Resina commiphora* [J]. *Org Chem Front*, 2022, **9**(9):2549-2556.

[30] Wang CC, Liang NY, Xia H, *et al.* Cytotoxic sesquiterpenoid dimers from the resin of *Commiphora myrrha* Engl [J]. *Phytochemistry*, 2022, **204**:113443.

[31] Li A, Jiao S, Huang H, *et al.* Syringenes A-L: Bioactive dimeric eremophilane sesquiterpenoids from *Syringa pinnatifolia* [J]. *Bioorg Chem*, 2022, **125**:105879.

[32] Chen DL, Ma GX, Yang EL, *et al.* Cadinane-type sesquiterpenoid dimeric diastereomers hibisceusones A-C from infected stems of Hibiscus tiliaceus with cytotoxic activity against triple-negative breast cancer cells[J]. *Bioorg Chem*, 2022, **127**:105982.

[33] Zhang Y, Bai M, Li J, *et al.* Diverse sesquiterpenoids from *Litsea lancilimba* Merr. with potential neuroprotective effects against H(2)O(2)-induced SH-SY5Y cell injury[J]. *Chin J Nat Med*, 2022, **20**(9):701-711.

[34] Chen M, Cao JQ, Ang S, *et al.* Eugenunilones A-H: rearranged sesquiterpenoids from *Eugenia uniflora*[J]. *Org Chem Front*, 2022, **9**(3):667-675.

[35] Gan D, Wang CY, Li CZ, *et al.* Secondary metabolites from *Annulohypoxylon* sp. and structural revision of emericellins A and B[J]. *J Nat Prod*, 2022, **85**(4):828-837.

[36] Chen DL, Chen MY, Hou Y, *et al.* Cadinane-type sesquiterpenoids with cytotoxic activity from the infected stems of the semi-mangrove *Hibiscus tiliaceus*[J]. *J Nat Prod*, 2022, **85**(1):127-135.

[37] Li L, Xu GM, Cai J, *et al.* A pair of new sesquiterpene isomers containing spiro heterocyclic skeleton from plant-derived fungus *Botryosphaeria dothidea*[J]. *Phytochemistry Lett*, 2022, **52**:109-112.

[38] Liu YP, Fang ST, Wang BG, *et al.* Phenol derivatives from the cold-seep fungus *Aspergillus sydowii* 10-31 [J]. *Phytochemistry Lett*, 2022, **52**:63-66.

[39] Liu H, Zhou M, Shang R, *et al.* Dysideanones F-G and dysiherbols D-E, unusual sesquiterpene quinones with rearranged skeletons from the marine sponge *Dysidea avara*[J]. *Chin J Nat Med*, 2022, **20**(2):148-154.

[40] Du K, Zhang Z, Jing D, *et al.* Diterpene glycosides, acetophenone glycosides and tannins from polar extracts of the root of *Euphorbia fischeriana* with cytotoxicity and antibacterial activities[J]. *Phytochemistry*, 2022, **203**:113382.

[41] Zhong NF, Huang H-H, Wei JC, *et al.* Euphorfiatnoids A-I: Diterpenoids from the roots of *Euphorbia fischeriana* with cytotoxic effects [J]. *Phytochemistry*, 2022, **203**:113372.

[42] Yu ZL, Zhou MR, Wang WY, *et al.* Cytotoxic diterpenoid dimer containing an intricately caged core from *Euphorbia fischeriana* [J]. *Bioorg Chem*, 2022, **123**:105759.

[43] Zhao WY, Sun CP, Chang YB, *et al.* Unprecedented diterpenoid dimers with soluble epoxide hydrolase inhibitory effect from *Euphorbia fischeriana* [J]. *Org Biomol Chem*, 2022, **20**(12):2508-2517.

[44] Peng Y, Chang Y, Sun C, *et al.* Octacyclic and decacyclic ent-abietane dimers with cytotoxic activity from *Euphorbia fischeriana* steud [J]. *Chin Chem Lett*, 2022, **33**(9):4261-4263.

[45] Wu SQ, Fan RZ, Yuan FY, *et al.* Euphylonoids A and B, two highly modified jatrophane diterpenoids with potent lipid-lowering activity from *Euphorbia hylonoma* [J]. *Org Lett*, 2022, **24**(48):8854-8858.

[46] Yuan FY, Pan YH, Yin AP, *et al.* Euphorstranoids A and B, two highly rearranged ingenane diterpenoids from *Euphorbia stracheyi*: structural elucidation, chemical transformation, and lipid-lowering activity[J]. *Org Chem Front*, 2022, **9**(3):775-780.

[47] Lu YB, Luo S, Wang YX, *et al.* Jatrophane diterpenoids with cyto-

toxic activity from the whole plant of *Euphorbia heliosocpia* L[J]. *Phytochemistry*,2022,**203**:113420.

[48] Mu HY,Gong CY,Zhang RJ,*et al.* Diterpenoids from *Euphorbia helioscopia* and their enhancement of NK cell-mediated killing of NSCLC cells[J]. *Bioorg Chem*,2022,**119**:105534.

[49] Zhou CG,Xiang ZN,Zhao N,*et al.* Jatrophane diterpenoids with Kv1.3 ion channel inhibitory effects from *Euphorbia helioscopia* [J]. *J Nat Prod*,2022,**85**(4):815-827.

[50] Zhou D,Zhang F,Kikuchi T,*et al.* Lathyrane and jatrophane diterpenoids from *Euphorbia helioscopia* evaluated for cytotoxicity against a paclitaxel-resistant A549 human lung cancer cell line [J]. *J Nat Prod*,2022,**85**(4):1174-1179.

[51] Rouzimaimaiti R,Maimaitijiang A,Yang H,*et al.* Jatrophane diterpenoids from *Euphorbia microcarpa* (prokh.) krylov with multidrug resistance modulating activity [J]. *Phytochemistry*, 2022, **204**:113444.

[52] Pu XX,Ran XQ,Yan Y,*et al.* Three new jatrophane diterpenoids from *Euphorbia peplus* Linn. with activity towards autophagic flux [J]. *Phytochemistry Lett*,2022,**50**:141-146.

[53] Yu HF,Cheng YC,Wu CM,*et al.* Diverse diterpenoids with α-glucosidase and β-glucuronidase inhibitory activities from *Euphorbia milii*[J]. *Phytochemistry*,2022,**196**:113106.

[54] Gao Y,Zhou JS,Liu HC,*et al.* Phorneroids A-M,diverse types of diterpenoids from *Euphorbia neriifolia*[J]. *Phytochemistry*,2022, **198**:113142.

[55] Gao Y,Zhou JS,Liu HC,*et al.* Phonerilins A-K,cytotoxic ingenane and ingol diterpenoids from *Euphorbia neriifolia*[J]. *Tetrahedron*, 2022,**123**:132955.

[56] Wu PQ,Cui YS,Han XY,*et al.* Diterpenoids from sauropus spatulifolius leaves with antimicrobial activities[J]. *J Nat Prod*,2022,**85** (5):1304-1314.

[57] Hu R,Huang JL,Yuan FY,*et al.* Crotonianoids A-C,three unusual tigliane diterpenoids from the seeds of croton tiglium and their antiprostate *Cancer activity* [J]. *J Org Chem*, 2022, **87** (14): 9301-9306.

[58] Li XR,Chen L,Hu K,*et al.* Discovery and biological evaluation of dispirocyclic and polycyclic ent-clerodane dimers from *Isodon scoparius* as novel inhibitors of Toll-like receptor signaling[J]. *Org Chem Front*,2022,**9**(15):4023-4033.

[59] Li XR,Hu K,Yan BC,*et al.* Scopariusicides D-M,ent-clerodane-based isomeric meroditerpenoids with a cyclobutane-fused gamma/delta-lactone core from *Isodon scoparius*[J]. *Bioorg Chem*,2022, **127**:105973.

[60] Qiu CL,Ye ZN,Yan BC,*et al.* Structurally diverse diterpenoids from *Isodon oresbius* and their bioactivity[J]. *Bioorg Chem*,2022, **124**:105811.

[61] Pu DB,Lin J,Pu XJ,*et al.* The discovery of potentially active diterpenoids to inhibit the pyroptosis from *Callicarpa arborea* [J]. *Bioorg Chem*,2022,**128**:106022.

[62] Pu DB,Guo SQ,Ni DX,*et al.* Spiroarborin, an ent-clerodane homodimer from *Callicarpa arborea* as an inhibitor of the eleven-nineteen leukemia (ENL) protein by targeting the YEATS domain [J]. *J Nat Prod*,2022,**85**(2):317-326.

[63] Cheng B,Chen YS,Pu X,*et al.* Callicarpnoids A-C,structurally intriguing ent-Clerodane diterpenoid dimers with cytotoxicity against MCF-7 and HCT-116 cell lines from *Callicarpa arborea* Roxb[J]. *Bioorg Chem*,2022,**129**:106111.

[64] Xia F,Du SZ,Wu MK,*et al.* Icetexane diterpenoids as Ca(v)3.2 T-type calcium channel inhibitors from *Salvia prattii* and analgesic effect of their Semi-synthesized derivatives [J]. *Bioorg Chem*, 2022,**128**:106059.

[65] Ren YJ,Cao YG,Zeng MN,*et al.* Ten undescribed diterpenoid quinones derived from the *Salvia miltiorrhiza* [J]. *Phytochemistry*, 2022,**200**:113224.

[66] Peng X,Tan Q,Wu L,*et al.* Ferroptosis inhibitory aromatic abietane diterpenoids from *Ajuga decumbens* and structural revision of two 3,4-epoxy group-containing abietanes[J]. *J Nat Prod*,2022,**85**(7): 1808-1815.

[67] Zhao Q,Xiao LG,Bi LS,*et al.* Hedychins E and F:Labdane-type norditerpenoids with anti-inflammatory activity from the rhizomes of *Hedychium forrestii*[J]. *Org Lett*,2022,**24**(38):6936-6939.

[68] Zhou L,Zheng G,Li H,*et al.* Highly oxygenated isoryanodane diterpenoids from the leaves of *Cinnamomum cassia* and their immunomodulatory activities[J]. *Phytochemistry*,2022,**196**:113077.

[69] Zhu YL,Deng L,Song JQ,*et al.* Clerodane diterpenoids with anti-inflammatory and synergistic antibacterial activities from *Tinospora crispa*[J]. *Org Chem Front*,2022,**9**(24):6945-6957.

[70] You JQ,Liu YN,Zhou JS,*et al.* cis-Clerodane diterpenoids with structural diversity and anti-inflammatory activity from *Tinospora crispa*[J]. *Chin J Chem*,2022,**40**(24):2882-2892.

[71] Wu XD,Ding LF,Li WY,*et al.* Hypoestins A-D:highly modified fusicoccane diterpenoids with promising Cav3.1 calcium channel inhibitory activity from *Hypoestes purpurea*[J]. *Org Chem Front*, 2022,**9**(11):3075-3083.

[72] Li SF,Lv TM,Li YL,*et al.* Vibsanoids A-D,four new subtypes of vibsane diterpenoids with a distinctive tricyclo[8.2.1.02,9]tridecane core from *Viburnum odoratissimum*[J]. *Org Chem Front*, 2022,**9**(17):4561-4568.

[73] Tan L,Otsuki K,Zhang M,*et al.* Daphnepedunins A-F,anti-HIV macrocyclic daphnane orthoester diterpenoids from *Daphne pedunculata*[J]. *J Nat Prod*,2022,**85**(12):2856-2864.

[74] Zhang X,Yin Y,Zhou Y,*et al.* Distinctive cassane diterpenoids corroborated biogenetic evolutionary process from *Caesalpinia mimosoides* with anti-renal fibrosis activity [J]. *Chin J Chem*, 2022,**40**(5):617-627.

[75] Jin Y,Wang M,Yan YF,*et al.* Bridged cassane derivatives from the seeds of *Caesalpinia sappan* L. and their cytotoxic activities[J]. *Phytochemistry*,2022,**197**:113111.

[76] Feng Y,Zha S,Gao B,*et al.* Discovery of kalmane diterpenoids as potent analgesics from the flowers of *Rhododendron dauricum*[J]. *Chin J Chem*,2022,**40**(9):1019-1027.

[77] Zhang P,Cui L,Cui Z,*et al.* Diverse acyclic diterpene derivatives from *Aphanamixis sinensis*[J]. *Fitoterapia*,2022,**159**:105192.

[78] Liu SG,Zhang CY,Zhou JC,*et al.* Diels-Alder adducts of a labdane diterpenoid from the Chinese liverwort *Pallavicinia subciliata*[J]. *Org Chem Front*,2022,**9**(7):1790-1796.

[79] Wang CL, Jin TY, Liu XH, *et al.* Sinudenoids A-E, C(19)-norcembranoid diterpenes with unusual scaffolds from the soft coral *sinularia densa*[J]. *Org Lett*, 2022, **24**(49): 9007-9011.

[80] Wu MJ, Yu DD, Su MZ, *et al.* Discovery and photosynthesis of sinuaustones A and B, diterpenoids with a novel carbon scaffold isolated from soft coral *Sinularia australiensis* from Hainan[J]. *Org Chem Front*, 2022, **9**(21): 5921-5928.

[81] Liu J, Tang Q, Huang J, *et al.* Sinuscalide A: an antiviral norcembranoid with an 8/8-fused carbon scaffold from the South China Sea soft coral *Sinularia scabra*[J]. *J Org Chem*, 2022, **87**(15): 9806-9814.

[82] Hu J, Zou Z, Chen Y, *et al.* Neocucurbols A-H, phomactin diterpene derivatives from the marine-derived fungus *Neocucurbitaria unguis-hominis* FS685[J]. *J Nat Prod*, 2022, **85**(8): 1967-1975.

[83] Hu J, Zhang W, Tan H, *et al.* Neocucurbins A-G, novel macrocyclic diterpenes and their derivatives from *Neocucurbitaria unguis-hominis* FS685[J]. *Org Biomol Chem*, 2022, **20**(21): 4376-4384.

[84] Zhou P, Zhang X, Dai C, *et al.* Talaromynoids A-E: five new fusicoccane diterpenoids from the endophytic fungus *Talaromyces* sp. DC-26[J]. *J Org Chem*, 2022, **87**(11): 7333-7341.

[85] Yang W, Chen T, Chen Y, *et al.* Antiplasmodial asperterpenoids from two *Aspergillus oryzae* transformants with heterologous expression of sesterterpene genes[J]. *J Org Chem*, 2022, **87**(24): 16807-16819.

[86] Guo K, Luo SH, Guo DL, *et al.* A monocarbocyclic sesterterpenoid biosynthetic precursor of leucosceptroids from *Leucosceptrum canum* and its metabolic isomerization by a specialist insect[J]. *Org Chem Front*, 2022, **9**(8): 2209-2214.

[87] Chen Z, Chen X, Tang Y, *et al.* Linderasesterterpenoids A and B: Two 7-cyclohexyldecahydroazulene carbon skeleton sesterterpenoids isolated from the root of *Lindera glauca*[J]. *Org Lett*, 2022, **24**(20): 3717-3720.

[88] Sun Y, Cui L, Sun Y, *et al.* A/D-rings-seco limonoids from the fruits of *Aglaia edulis* and their bioactivities[J]. *Phytochemistry*, 2022, **195**: 113049.

[89] Zhang DY, Lou HY, Chen C, *et al.* Cipacinerasins A-K, structurally diverse limonoids from *Cipadessa baccifera*[J]. *Phytochemistry*, 2022, **200**: 113186.

[90] Sun Y, Cui L, Li Q, *et al.* Mufolinin A, an unprecedented ring A-seco 10-ethyllimonoid from *Munronia unifoliolata*[J]. *Chin Chem Lett*, 2022, **33**(1): 516-518.

[91] Li J-C, Li S-Y, Tang J-X, *et al.* Triterpenoids, steroids and other constituents from *Euphorbia kansui* and their anti-inflammatory and anti-tumor properties[J]. *Phytochemistry*, 2022, **204**: 113449.

[92] Yang YC, Bao TRG, Zhu SY, *et al.* Chinorlactone a: a schinortriterpenoid with a 6/5/8/5-fused carbocyclic core from the stems and leaves of *Schisandra chinensis*[J]. *Org Chem Front*, 2022, **9**(7): 1917-1923.

[93] Liu Y, Liu GZ, Li XM, *et al.* Anti-proliferative properties of schinensilactone a, a schinortriterpenoid with 7,8-seco-1,8-cyclo scaffold against caco-2 by inducing cell apoptosis from the leaves of *Schisandra chinensis*[J]. *Chin J Chem*, 2022, **40**(11): 1331-1336.

[94] Jiang W, Tang Y, Tong YP, *et al.* Structurally diverse mono-/dimeric triterpenoids from the vulnerable conifer *Pseudotsuga gaussenii* and their PTP1B inhibitory effects. The role of protecting species diversity in support of chemical diversity[J]. *Bioorg Chem*, 2022, **124**: 105825.

[95] Zhou PJ, Zang Y, Li C, *et al.* Forrestiacids C and D, unprecedented triterpene-diterpene adducts from *Pseudotsuga forrestii*[J]. *Chin Chem Lett*, 2022, **33**(9): 4264-4268.

[96] Wang J, Meng XH, Wang WF, *et al.* Dammarane triterpenoids with rare skeletons from *Gynostemma pentaphyllum* and their cytotoxic activities[J]. *Fitoterapia*, 2022, **162**: 105280.

[97] Su HG, Liang HF, Hu GL, *et al.* Applanoids A-E as the first examples of C-15/C-20 michael adducts in *Ganoderma* triterpenoids and their PXR agonistic activity[J]. *Chin J Chem*, 2022, **40**(22): 2633-2641.

[98] Chen B, Qiu P, Xu B, *et al.* Cytotoxic and antibacterial isomalabaricane terpenoids from the sponge *Rhabdastrella globostellata*[J]. *J Nat Prod*, 2022, **85**(7): 1799-1807.

[99] Peng XR, Luo RC, Su HG, *et al.* (±)-Spiroganoapplanin a, a complex polycyclic meroterpenoid dimer from *Ganoderma applanatum* displaying potential against Alzheimer's disease[J]. *Org Chem Front*, 2022, **9**(11): 3093-3101.

[100] Xue GM, Zhao CG, Xue JF, *et al.* Fissisternoids A and B, two 2′,5′-quinodihydrochalcone-based meroterpenoid enantiomers with unusual carbon skeletons from *Fissistigma bracteolatum*[J]. *Org Chem Front*, 2022, **9**(1): 190-196.

[101] Xiao X, Zhang X, Yang Z, *et al.* Six unusual meroterpenoids from the leaves of *Psidium guajava* L. and their PTP1B inhibitory activities[J]. *J Agric Food Chem*, 2022, **70**(13): 4000-4006.

[102] Deng X, Xia J, Hu B, *et al.* Hyjapones A-D, trimethylated acyphloroglucinol meroterpenoids from *Hypericum japonicum* thunb. With anti-inflammatory activity[J]. *Phytochemistry*, 2022, **202**: 113308.

[103] Zhao CX, Gao H, Yu M, *et al.* ^{1}H-NMR-guided isolation of enantiomeric coumarin-monoterpenes with anti-inflammatory activity from *Gerbera piloselloides*[J]. *Phytochemistry*, 2022, **203**: 113346.

[104] Yan HW, Du RR, Zhang X, *et al.* Arnequinol a and arnequinone a, two unique meroterpenoids from *Arnebia euchroma*[J]. *Chin Chem Lett*, 2022, **33**(5): 2555-2558.

[105] Yan HW, Yang YN, Zhang X, *et al.* Eight new arnebinol B-based meroterpenoids with planar chirality in the constrained 6/10/5 tricyclic skeleton from *Arnebia euchroma* and their cytotoxicities[J]. *Bioorg Chem*, 2022, **128**: 106091.

[106] He YH, Li QX, Wu YF, *et al.* Liriogerphines A-D, a class of sesquiterpene-alkaloid hybrids from the rare Chinese tulip tree plant[J]. *J Org Chem*, 2022, **87**(10): 6927-6933.

[107] Huang XL, Zhou YT, Yan YM, *et al.* Sesquiterpenoid-chromone heterohybrids from agarwood of aquilaria sinensis as potent specific smad3 phosphorylation inhibitors[J]. *J Org Chem*, 2022, **87**(12): 7643-7648.

[108] Zhou JS, Huang SL, Gao Y, *et al.* Spicatulides A-G, phenolic-monoterpenoid hybrids from *Chloranthus spicatus*[J]. *J Nat Prod*, 2022, **85**(8): 2090-2099.

[109] Jiang C, Fan X, Zou D, *et al*. Cephaloliverols A and B, two sterol-hybrid meroterpenoids from *Cephalotaxus oliveri* [J]. *Org Biomol Chem*, 2022, **20**(18): 3712-3716.

[110] Hu XY, Li XM, Liu H, *et al*. Mining new meroterpenoids from the marine red alga-derived *Endophytic penicillium* chermesinum EN-480 by comparative transcriptome analysis [J]. *Bioorg Chem*, 2022, **128**: 106021.

[111] Li C, Shao Y, Li W, *et al*. Hybrid diterpenic meroterpenoids from an *Endophytic penicillium* sp. induced by chemical epigenetic manipulation [J]. *J Nat Prod*, 2022, **85**(6): 1486-1494.

[112] Ai HL, Shi BB, Li W, *et al*. Bipolarithizole a, an antifungal phenylthiazole-sativene merosesquiterpenoid from the potato endophytic fungus *Bipolaris eleusines* [J]. *Org Chem Front*, 2022, **9**(7): 1814-1819.

[113] Yuan X, Jiang J, Yang Y, *et al*. Three quinolizidine dimers from the seeds of *Sophora alopecuroides* and their hepatoprotective activities [J]. *Chin Chem Lett*, 2022, **33**(6): 2923-2927.

[114] Jiang JM, Xia D, Zhu XL, *et al*. Lycophlegmarinines A-F, new lycopodium alkaloids from *Phlegmariurus phlegmaria* [J]. *Tetrahedron*, 2022, **114**: 132782.

[115] Wang X, Wang F, Wu J, *et al*. Japonisine A, a fawcettimine-type Lycopodium alkaloid with an unusual skeleton from *Lycopodium japonicum* Thunb [J]. *Fitoterapia*, 2022, **156**: 105069.

[116] Zhang J, Lei X, Wei Y, *et al*. Two unique C21-diterpenoid alkaloids from *Aconitum carmichaelii* [J]. *Chin Chem Lett*, 2022, **33**(12): 5047-5050.

[117] Chen C, Liu JW, Guo LL, *et al*. Monoterpenoid indole alkaloid dimers from Kopsia arborea inhibit cyclin-dependent kinase 5 and tau phosphorylation [J]. *Phytochemistry*, 2022, **203**: 113392.

[118] Zhang D, Li Y, Li X, *et al*. Neopetrosins A-D and haliclorensin D, indole-C-mannopyranosides and a diamine alkaloid isolated from the south china sea marine sponge *Neopetrosia chaliniformis* [J]. *Journal of Natural Products*, 2022, **85**(6): 1626-1633.

[119] Pan QM, Li YH, Zhang JJ, *et al*. Monoterpenoid indole alkaloids isolated from the stems and twigs of *Strychnos cathayensis* [J]. *Phytochemistry*, 2022, **203**: 113353.

[120] Xia GY, Fang DJ, Wang LY, *et al*. 13, 13a-seco-protoberberines from the tubers of *Corydalis yanhusuo* and their anti-inflammatory activity [J]. *Phytochemistry*, 2022, **194**: 113023.

[121] Qin F, Dai L, Zhang B, *et al*. (±)-Corysaxicolaine A: a pair of antitumor enantiomeric alkaloid dimers from *Corydalis saxicola* [J]. *Org Biomol Chem*, 2022, **20**(7): 1396-1400.

[122] He Q, Li X, Wang X, *et al*. Chemical constituents of *Dactylicapnos torulosa* and their antithrombotic activities [J]. *Phytochemistry Lett*, 2022, **49**: 12-20.

[123] Cao Z, Zhu S, Xue Z, *et al*. Isoquinoline alkaloids from *Hylomecon japonica* and their potential anti-breast cancer activities [J]. *Phytochemistry*, 2022, **202**: 113321.

[124] Wang AW, Liu YM, Zhu MM, *et al*. Isosteroidal alkaloids of *Fritillaria taipaiensis* and their implication to Alzheimer's disease: isolation, structural elucidation and biological activity [J]. *Phytochemistry*, 2022, **201**: 113279.

[125] Geng HC, Wang XS, Liao YJ, *et al*. Macathiohydantoins P-R, three new thiohydantoin derivatives from Maca (*Lepidium meyenii*) [J]. *Phytochemistry Lett*, 2022, **51**: 67-70.

[126] Lee CL, Hsu WY, Chen CJ, *et al*. Steroidal alkaloids from *Solanum erianthum* and their anti-breast cancer properties [J]. *Phytochemistry Lett*, 2022, **50**: 40-44.

[127] Zhang JH, Cao M, Zhang Y, *et al*. Scalemic myrionsumamide A, tetracyclic skeleton alkaloids from *Myrioneuron effusum* [J]. *RSC Advances*, 2022, **12**(43): 28147-28151.

[128] Zhang X, Cao Y, Pan D, *et al*. Antifibrotic pyridine-containing monoterpene alkaloids from *Caryopteris glutinosa* [J]. *Phytochemistry*, 2022, **203**: 113378.

[129] Chen FY, Geng CA, Chou CK, *et al*. Distepharinamide, a novel dimeric proaporphine alkaloid from *Diploclisia glaucescens*, inhibits the differentiation and proliferative expansion of $CD4^+$ $Foxp3^+$ regulatory T cells [J]. *Phytomedicine*, 2022, **107**: 154482.

[130] Zhang YH, Li L, Li YQ, *et al*. Oxalierpenes A and B, unusual indole-diterpenoid derivatives with antiviral activity from a marine-derived strain of the fungus *Penicillium oxalicum* [J]. *J Nat Prod*, 2022, **85**(7): 1880-1885.

[131] Zhong T, Li M, Wu H, *et al*. Novel Flavan-3, 4-diol vernicidin B from *Toxicodendron Vernicifluum* (Anacardiaceae) as potent antioxidant via IL-6/Nrf2 cross-talks pathways [J]. *Phytomedicine*, 2022, **100**: 154041.

[132] Ren G, Gan LS, Zhu LZ, *et al*. (+/-)-Heterocageflavone, anti-inflammatory isoprenylated flavonoids with a tricyclo[5.3.1.0(3, 8)] undecane moiety from *Artocarpus heterophyllus* [J]. *Bioorg Chem*, 2022, **123**: 105742.

[133] Wang L, Wang J, Ma M, *et al*. Prenylated flavonoids from *Morus nigra* and their insulin sensitizing activity [J]. *Phytochemistry*, 2022, **203**: 113398.

[134] Su GZ, Wang SY, Yang XY, *et al*. Dihydroflavonoid glycosides from *Viscum album* and their inhibitory effects on hepatic lipid accumulation and target identification [J]. *Phytochemistry*, 2022, **204**: 113458.

[135] He Q, Li S, Fan Y, *et al*. Complex flavanones from *Cryptocarya metcalfiana* and structural revision of oboflavanone A [J]. *J Nat Prod*, 2022, **85**(6): 1617-1625.

[136] Long HP, Liu J, Xu PS, *et al*. Hypoglycemic flavonoids from *Selaginella tamariscina* (P. Beauv.) Spring [J]. *Phytochemistry*, 2022, **195**: 113073.

[137] Li Y, Kumar PS, Tan S, *et al*. Anticancer and antibacterial flavonoids from the callus of *Ampelopsis grossedentata*; a new weapon to mitigate the proliferation of cancer cells and bacteria [J]. *RSC Adv*, 2022, **12**(37): 24130-24138.

[138] Sun X, Pang X, Liang H, *et al*. New prenylated flavonoid glycosides derived from *Epimedium wushanense* by beta-glucosidase hydrolysis and their testosterone production-promoting effects [J]. *Chin J Nat Med*, 2022, **20**(9): 712-720.

[139] Zhao Y, Zhang X, Yang W, *et al*. New anti-pulmonary fibrosis prenylflavonoid glycosides from *Epimedium koreanum* [J]. *Chin J Nat Med*, 2022, **20**(3): 221-228.

[140] Wu SL, Zhang CC, Chen JJ, *et al.* Oligostilbenes from the seeds of *Paeonia lactiflora* as potent GLP-1 secretagogues targeting TGR5 receptor[J]. *Fitoterapia*, 2022, **163**: 105336.

[141] Shen W, Hu XL, Li SY, *et al.* Pyranochromones with anti-inflammatory activities in arthritis from *Calophyllum membranaceum* [J]. *J Nat Prod*, 2022, **85**(5): 1374-1387.

[142] Wu ZL, Sun ZS, Li JY, *et al.* Gerberdriasins A-F, six undescribed coumarin derivatives from *Gerbera anandria* (Linn) Sch-Bip and their protective effects on scopolamine-induced injury in PC12 cells[J]. *RSC Adv*, 2022, **12**(32): 20771-20777.

[143] Liu H, Zhang Y, Chen Y, *et al.* Pyrone and isocoumarin derivatives from the endophytic fungus *Cytospora rhizophorae*[J]. *Org Biomol Chem*, 2022, **20**(24): 4900-4904.

[144] Yang B, Su JC, Huang L, *et al.* Hyperispirones A and B, spiro-bridged polycyclic polyprenylated acylphloroglucinols with anti-angiogenesis activity from *Hypericum beanii*[J]. *Org Chem Front*, 2022, **9**(13): 3460-3466.

[145] Yang B, Qi C, Yao Z, *et al.* Hybeanones A and B, two highly modified polycyclic polyprenylated acylphloroglucinols from *Hypericum beanii*[J]. *Chin J Chem*, 2022, **40**(1): 53-58.

[146] Li YW, Lu WJ, Zhou X, *et al.* Diverse polycyclic polyprenylated acylphloroglucinols with anti-neuroinflammatory activity from *Hypericum beanii*[J]. *Bioorg Chem*, 2022, **127**: 106005.

[147] Lu W, Zhang Y, Li Y, *et al.* Hyperbenzones A and B, two 1, 2-seco and rearranged polycyclic polyprenylated acylphloroglucinols from *Hypericum beanii*[J]. *Chin Chem Lett*, 2022, **33**(8): 4121-4125.

[148] Huang L, Zhang ZZ, Li YN, *et al.* Hypersampones A-C, three nor-polycyclic polyprenylated acylphloroglucinols with lipid-lowering activity from *Hypericum sampsonii*[J]. *Org Lett*, 2022, **24**(32): 5967-5971.

[149] Huang J-C, Sheng L, Zong J-F, *et al.* Enantiomeric pairs of meroterpenoids with 11/5/6 spiro-heterocyclic systems from *Hypericum kouytchense*[J]. *Org Chem Front*, 2022, **9**(23): 6475-6483.

[150] Tian WJ, Zhou M, Qiu DR, *et al.* Seco-polyprenylated acylphloroglucinols from *Hypericum elodeoides* induced cell cycle arrest and apoptosis in MCF-7 cells via oxidative DNA damage[J]. *Bioorg Chem*, 2022, **128**: 106088.

[151] Shi Z, Hu H, Guo Y, *et al.* Discovery of 13, 15-nor-polycyclic polyprenylated acylphloroglucinols from *Hypericum longistylum* with anti-inflammatory activity[J]. *Org Biomol Chem*, 2022, **20**(6): 1284-1291.

[152] Duan Y, Bu P, Guo Y, *et al.* (+/-)-Walskiiglucinol A, a pair of rearranged acylphloroglucinol derivative enantiomers from *Hypericum przewalskii* [J]. *Org Biomol Chem*, 2022, **20**(24): 4970-4975.

[153] Duan Y, Guo Y, Deng Y, *et al.* Norprzewalsone a, a rearranged polycyclic polyprenylated acylphloroglucinol with a spiro[cyclopentane-1, 3′-tricyclo[7.4.0.0(1, 6)]tridecane] core from *Hypericum przewalskii* [J]. *J Org Chem*, 2022, **87**(10): 6824-6831.

[154] Ye YS, Liu R, Jiang NN, *et al.* Caged polycyclic polyprenylated acylphloroglucinols as Ca(v)3.2 low voltage-gated Ca^{2+} channel inhibitors from *Hypericum curvisepalum* [J]. *Chem Commun (Camb)*, 2022, **58**(94): 13135-13138.

[155] Shi Z, Tan X, Hu H, *et al.* Discovery of undescribed monoterpenoid polyprenylated acylphloroglucinols with immunosuppressive activities from *Hypericum longistylum*[J]. *Phytochemistry*, 2022, **198**: 113173.

[156] Ruan JH, Li J, Adili G, *et al.* Phenolic compounds and bioactivities from *Pomegranate* (Punica granatum L.) peels[J]. *J Agric Food Chem*, 2022, **70**(12): 3678-3686.

[157] Zheng X, Wen R, Liu Y, *et al.* Nitric oxide inhibitory phenolic constituents isolated from the roots and rhizomes of *Notopterygium incisum*[J]. *Bioorg Chem*, 2022, **128**: 106060.

[158] Yang J, Du J, Yu F, *et al.* Two new compounds from the aerial parts of *Elsholtzia densa* [J]. *Phytochemistry Lett*, 2022, **52**: 104-108.

[159] Jiang JS, Gu QC, Feng ZM, *et al.* The phenolic acids from the plant of *Salvia miltiorrhiza*[J]. *Fitoterapia*, 2022, **159**: 105180.

[160] Ruan JY, Cao HN, Jiang HY, *et al.* Structural characterization of phenolic constituents from the rhizome of *Imperata cylindrica* var. major and their anti-inflammatory activity [J]. *Phytochemistry*, 2022, **196**: 113076.

[161] Zhou M, Yuan F, Ruan H, *et al.* HPLC-PDA-Guided isolation of glucosyloxybenzyl 2-isobutylmalates from the pseudobulbs of *Bletilla striata* with neuroprotective and antimicrobial activities [J]. *Phytochemistry*, 2022, **201**: 113287.

[162] Liang XX, Zhang XJ, Zhao YX, *et al.* Aspulvins A-H, Aspulvinone Analogues with SARS-CoV-2 M(pro) inhibitory and anti-inflammatory activities from an endophytic *Cladosporium* sp[J]. *J Nat Prod*, 2022, **85**(4): 878-887.

[163] Li Q, Li JJ, Bao XH, *et al.* Unusual sesquilignans with anti-inflammatory activities from the resin of *Ferula sinkiangensis*[J]. *Bioorg Chem*, 2022, **127**: 105986.

[164] Meng F, Ma Y, Zhan H, *et al.* Lignans from the seeds of *Herpetospermum pedunculosum* and their farnesoid X receptor-activating effect[J]. *Phytochemistry*, 2022, **193**.

[165] Xin BS, Zhao P, Qin SY, *et al.* Lignans with neuroprotective activity from the fruits of *Crataegus pinnatifida*[J]. *Fitoterapia*, 2022, **160**: 105216.

[166] Hu B, Li H, Tang C, *et al.* Withaphysalins from medicinal and edible *Physalis minima* and their anti-inflammatory activities[J]. *J Agric Food Chem*, 2022, **70**(18): 5595-5609.

[167] Wu JT, Liu Y, Jiang YK, *et al.* Datinolides E-I, five new withanolides with anti-inflammatory activity from the leaves of *Datura inoxia* Mill[J]. *Fitoterapia*, 2022, **159**: 105204.

[168] Liu B, Li B, Chen G, *et al.* Spirostane saponins with a rearranged A/B ring system isolated from the rhizomes of *Ophiopogon japonicus*[J]. *Phytochemistry*, 2022, **193**: 112975.

[169] Yang HY, Chen YX, Luo S, *et al.* Cardiac glycosides from *Digitalis lanata* and their cytotoxic activities[J]. *RSC Adv*, 2022, **12**(36): 23240-23251.

[170] Yan H, Ni W, Yu L, *et al.* Parisvaniosides A-E, five new steroidal saponins from *Paris vaniotii*[J]. *Steroids*, 2022, **177**: 108949.

[171] Jiang H, Cai R, Zang Z, *et al.* Azaphilone derivatives with anti-inflammatory activity from the mangrove endophytic fungus *Penicillium sclerotiorum* ZJHJJ-18[J]. *Bioorg Chem*, 2022, **122**: 105721.

[172] Liu YP, Xie Z, Guan RQ, *et al.* Syzysamalactone, an unusual 11-carbon delta-lactone derivative from the fresh ripe fruits of *Syzygium samarangense* (Wax Apple)[J]. *J Nat Prod*, 2022, **85**(8): 2100-2103.

[173] Lu S, Zhou T, Fukaya K, *et al.* Krasilnikolides A and B and detalosylkrasilnikolide A, cytotoxic 20-membered macrolides from the genus Krasilnikovia: assignment of anomeric configuration by J-based configuration analysis[J]. *J Nat Prod*, 2022, **85**(12): 2796-2803.

[174] Li YH, Yang SQ, Li XM, *et al.* Cyclopiumolides A and B, unusual 13-membered macrolides from the deep sea-sourced fungus *Penicillium cyclopium* SD-413 with antiproliferative activities[J]. *Bioorg Chem*, 2022, **128**: 106104.

[175] Ma R, Cheng S, Sun J, *et al.* Antibacterial gilvocarcin-type aryl-C-glycosides from a soil-derived streptomyces species[J]. *J Nat Prod*, 2022, **85**(10): 2282-2289.

[176] Jiang M, Zhang Y, Zhang Y, *et al.* Suncheonosides E-M and benzothioate derivatives from the marine-derived *Streptomyces* sp. ZSN77[J]. *J Nat Prod*, 2022, **85**(7): 1771-1778.

[177] Lv KQ, Ji HY, Du GX, *et al.* Calysepins I-VII, hexasaccharide resin glycosides from *Calystegia sepium* and their cytotoxic evaluation[J]. *J Nat Prod*, 2022, **85**(5): 1294-1303.

[178] Cheng X, Ma FP, Yan YM, *et al.* Aspertaichunol a, an immunomodulatory polyketide with an uncommon scaffold from the insect-derived endophytic *Aspergillus taichungensis* SMU01[J]. *Org Lett*, 2022, **24**(40): 7405-7409.

[179] Peng X, Zhou S, Liu J, *et al.* (+/-)-Usphenethylones A-C, three pairs of heterodimeric polyketide enantiomers from *Aspergillus ustus* 3.3904[J]. *Org Biomol Chem*, 2022, **20**(3): 694-700.

[180] Qiao Y, Tan X, Xu Q, *et al.* Asperosin a, a [4+2] diels-alder cycloaddition polyketide dimer from *Aspergillus rugulosa* with immunosuppressive activity[J]. *Org Chem Front*, 2022, **9**(9): 2477-2485.

[181] Leshchenko EV, Antonov AS, Dyshlovoy SA, *et al.* Meroantarctines A-C, meroterpenoids with rearranged skeletons from the alga-derived fungus *Penicillium antarcticum* KMM 4685 with potent p-glycoprotein inhibitory activity[J]. *J Nat Prod*, 2022, **85**(12): 2746-2752.

[182] Li X, Chen HP, Zhou L, *et al.* Cordycicadins A-D, antifeedant polyketides from the entomopathogenic fungus *Cordyceps cicadae* JXCH1[J]. *Org Lett*, 2022, **24**(47): 8627-8632.

[183] Lin S, Huang J, Zeng H, *et al.* Distachydrimanes A-F, phenylspirodrimane dimers and hybrids with cytotoxic activity from the coral-derived fungus *Stachybotrys chartarum*[J]. *Chin Chem Lett*, 2022, **33**(10): 4587-4594.

[184] Feng L, Zhang AX, Shang RR, *et al.* Trichopsistides A and B: two highly oxygenated pentacyclic polyketides with promising inhibitory effects on the nf-kappab signaling pathway from the fungus *Trichoderma koningiopsis* WZ-196[J]. *J Org Chem*, 2022, **87**(21): 14058-14067.

[185] Wu C, Tang J, Limlingan Malit JJ, *et al.* Bathiapeptides: polythiazole-containing peptides from a marine biofilm-derived *Bacillus* sp [J]. *J Nat Prod*, 2022, **85**(7): 1751-1762.

[186] Xu X, Jiang N, Liu S, *et al.* Moroidin, a cyclopeptide from the seeds of *Celosia cristata* that induces apoptosis in A549 human lung cancer cells[J]. *J Nat Prod*, 2022, **85**(8): 1918-1927.

[187] Karim F, Liang X and Qi SH. Bioassay-guided isolation of antifungal cyclopeptides from the deep-sea-derived fungus *Simplicillium obclavatum* EIODSF 020[J]. *Phytochemistry Lett*, 2022, **48**: 68-71.

[188] Wang LY, Li WY, Zhou HF, *et al.* Spiroligustolides A and B: two pairs of enantiomeric spiro-orthoester-containing phthalide dimers as Ca(v)3.1 calcium channel inhibitors from *Ligusticum Chuanxiong Hort*[J]. *Bioorg Chem*, 2022, **123**: 105749.

[189] Hong W, Liu D, Zhao P, *et al.* UV-guided isolation of enantiomeric polyacetylenes from *Bupleurum scorzonerifolium* Willd. with inhibitory effects against LPS-induced NO release in BV-2 microglial cells[J]. *Bioorg Chem*, 2022, **119**: 105521.

[190] Yu M, Wang S-J, Li H, *et al.* Xanthones from the stems of *Calophyllum membranaceum* Gardn. et Champ. and their anti-inflammatory activity[J]. *Phytochemistry*, 2022, **200**: 113246.

[191] He XF, Wu SL, Chen JJ, *et al.* New diarylheptanoid dimers as GLP-1 secretagogues and multiple-enzyme inhibitors from *Alpinia katsumadai*[J]. *Bioorg Chem*, 2022, **120**: 105653.

[192] Tie FF, Fu YY, Hu N, *et al.* Isolation of oligostilbenes from *Iris lactea* Pall. *var.* chinensis (Fisch.) Koidz and their anti-inflammatory activities[J]. *RSC Adv*, 2022, **12**(51): 32912-32922.

[193] Su JH, Wang MQ, Li YZ, *et al.* Rare cytochalasans isolated from the mangrove endophytic fungus *Xylaria arbuscula*[J]. *Fitoterapia*, 2022, **157**: 105124.

[194] Peng X, Chang J, Gao Y, *et al.* Thiocytochalasins A-D, four sulfur-containing cytochalasans from an endophytic fungus *Phoma multirostrata* XJ-2-1[J]. *Chin Chem Lett*, 2022, **33**(10): 4572-4576.

[195] Zhang X, Wu Z, Bao A, *et al.* Asperflavipines C-E and aspermichalasine A: three cytochalasan heterotetramers and an unusual cytochalasan monomer from *Aspergillus micronesiensis*[J]. *Org Chem Front*, 2022, **9**(10): 2585-2592.

[196] Duan F, Gao Y, Peng X, *et al.* [11]-chaetoglobosins with cytotoxic activities from *Pseudeurotium bakeri*[J]. *Bioorg Chem*, 2022, **127**: 106011.

[197] Liu N, Song M, Zhang Q, *et al.* GKK1032B from *Endophytic penicillium citrinum* induces the apoptosis of human osteosarcoma MG63 cells through caspase pathway activation[J]. *Chin J Nat Med*, 2022, **20**(1): 67-73.

[198] Wang Z, He X, Niu C, *et al.* Induction of funitatin A, a new polyketide from the yellow river wetland-derived fungus *Talaromyces* funiculosus[J]. *Phytochemistry Lett*, 2022, **47**: 42-45.

[199] Fu XZ, Zhang SM, Wang GF, *et al.* Atypical angucyclinones with ring expansion and cleavage from a marine *Streptomyces* sp[J]. *J Org Chem*, 2022, **87**(23): 15998-16010.

[200] Zhang G, Tang X, Luo L, *et al.* Subergorgines A-E, five new suberosanone-purine hybrids from the South China Sea gorgonian *Subergorgia suberosa*[J]. *Bioorg Chem*, 2022, **128**: 106040.

我国抗感染药物研究进展

毕思举，周伟澄

（中国医药工业研究总院上海医药工业研究院创新药物与制药工艺国家重点实验室、
上海市抗感染药物重点实验室，上海 201203）

摘要　抗感染药物在临床的应用十分广泛，本文以我国学者2021—2022年在国内外发表的文献为素材，总结我国在抗感染药物领域的主要研究进展，包括抗病毒新药、抗菌新药和抗真菌新药的发现及抗病毒药物、抗菌药物和抗真菌药物的合成工艺改进等。

抗感染类药物是基础性用药，在细菌感染、真菌感染、衣原体感染、病毒感染等各类感染病症以及其他疾病带来的并发症治疗中均有广泛应用。抗感染药物是与感染性疾病作斗争的有力武器，特别是新型冠状病毒感染疫情以来，我国加速了抗感染类药物的研发与应用。

在新药研究方面，以RNA依赖的RNA聚合酶和病毒复制过程中依赖的3C样蛋白酶等为靶点或围绕氟喹诺酮类、噁唑烷酮类、唑类等结构类型，发现了许多抗病毒、抗菌和抗真菌活性较好且结构新颖的化合物；在中国原创新药研制方面，近两年收获颇丰：3个抗COVID-19药物（氢溴酸氘瑞米德韦、先诺特韦和阿兹夫定）和1个抗菌药物（康替唑胺）上市；在制药工艺方面，对洛匹那韦、艾拉普林和艾沙康唑等品种的合成方法进行了优化改进，显示了良好的产业化前景。

1　抗病毒药物

1.1　抗冠状病毒药物

新型冠状病毒感染（corona virus disease 2019，COVID-19）的病原体是一种名为严重急性呼吸综合征冠状病毒2（severe acute respiratory syndrome coronavirus 2，SARS-CoV-2）的新型冠状病毒，具有高传染性和致病性。为了应对新冠病毒感染危机，我国学者一直积极寻找有效的抗SARS-CoV-2感染的抗病毒药物。

1.1.1　靶向RNA依赖的RNA聚合酶的抑制剂　GS-441524是一种1′-氰基取代的腺苷类似物，对多个病毒家族具有广谱抗病毒活性，但其口服生物利用度较差，阻碍了其作为口服药物的进一步发展。瑞德西韦是美国吉利德公司开发的一种GS-441524的单磷酸酰胺类前药，最初用于抗埃博拉病毒和马尔堡病毒，后于2020年10月经美国食品药品管理局批准用于治疗新型冠状病毒感染，临床需静脉给药。

我国学者以GS-441524为先导化合物，通过在吡咯并三嗪碱的7位氘代或者引入其他基团（卤素、羟基或氰基），6位氨基转换为羟基，核糖片段的1′和2′位进行修饰以及核糖片段的2′、3′和5′位引入单酯、双酯或三酯，合成了17个核苷类化合物。抗病毒活性研究表明，化合物**1**～**4**对Vero E6细胞中SARS-CoV-2表现出良好的抗病毒活性，其中化合物**4**的EC_{50}值为0.35 μmol/L，其氢溴酸盐（VV116）表现出良好的化学稳定性，口服生物利用度显著提高，其作用机制是靶向RNA依赖的RNA聚合酶（RNA-dependent RNA polymerase，RdRp）。国家药监局于2023年1月附条件批准VV116（氢溴酸氘瑞米德韦）上市，用于治疗轻中度新型冠状病毒感染的成年患者[1]。另有学者通过用短链脂肪酸或氨基酸来掩盖极性羟基或氨基，合成了21个GS-441524的酯类前药，其中ATV006（**5**）在抑制Delta和Omicron变异株复制方面的效力比瑞德西韦分别提高了4倍和12倍，EC_{50}值分别达到0.349 μmol/L和0.106 μmol/L，其作用机制也是靶向RdRp[2]。

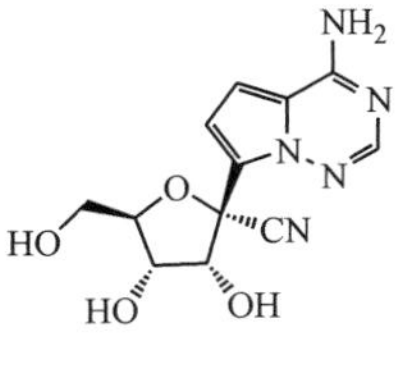

GS-441524 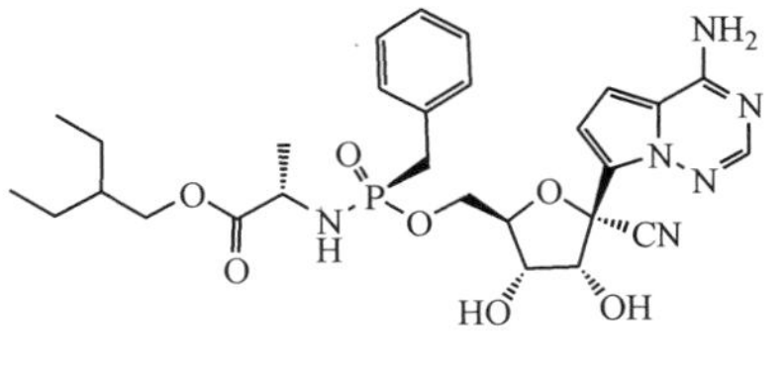　　瑞德西韦

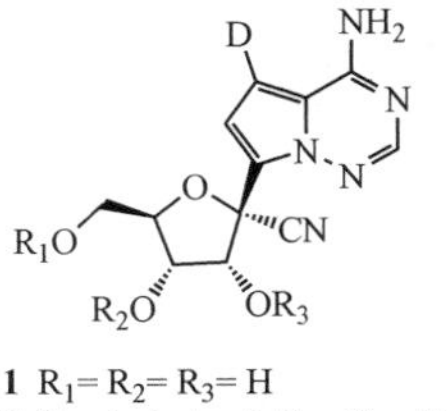

1 $R_1=R_2=R_3=H$
2 R_1= isobutyryl, $R_2=R_3=H$
3 R_2= isobutyryl, $R_1=R_3=H$
4 $R_1=R_2=R_3$= isobutyryl
4 hydrobromide(**VV116**)

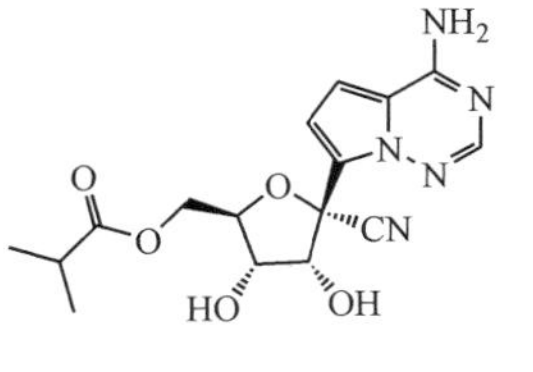

5

阿兹夫定（**6**）为HIV-1RdRp抑制剂，最初作为抗HIV药物于2021年7月在国内上市。我国学者发现口服阿兹夫定可使药物以活性形式大量集中在胸腺内，有效抑制SARS-CoV-2在体内复制，保持胸腺免疫功能，快速治愈COVID-19患者。国家药监局于2022年7月附条件批准阿兹夫定增加新冠肺炎治疗适应证的注册申请[3]。

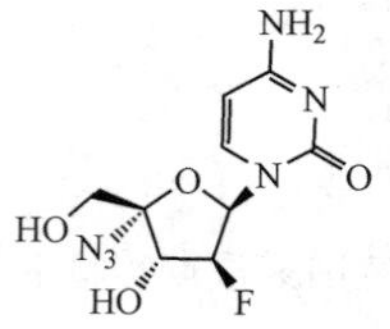

6

1.1.2 *靶向病毒复制过程的抑制剂* SARS-CoV-2 进入细胞后完成基因组复制的关键步骤是多聚蛋白的裂解，这个过程依赖主蛋白酶（mainprotease，M^{pro}）也称作 3C 样蛋白酶（3-chymotrypsin-like protease，$3CL^{pro}$）和木瓜样蛋白酶（papain-like protease，PL^{pro}），因此这些病毒蛋白酶是重要的抗病毒靶点。

先诺特韦（simnotrevir，**7**）是由先声药业研发，具备自主知识产权的 $3CL^{pro}$ 抑制剂，与美国辉瑞公司的奈玛特韦的分子结构非常相似，是将奈玛特韦结构式中刚性的氮杂双环从并环改为螺环。先诺特韦于 2023 年 1 月经国家药监局附条件批准上市，用于治疗轻中度新型冠状病毒感染（COVID-19）的成年患者。

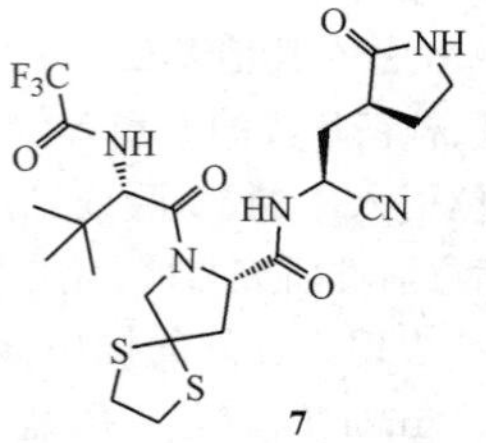

7

我国学者基于已报道的 SARS-CoV-2 M^{pro} 晶体结构，结合已上市 M^{pro} 抑制剂 boceprevir 和 telaprevir 的优势片段，设计并合成了 32 种新的含双环脯氨酸的化合物，所有化合物体外均能抑制 SARS-CoV-2 M^{pro} 活性，IC_{50} 值为 7.6～748.5 nmol/L，其中化合物 **8** 和 **9** 在 Vero E6 细胞中抑制 SARS-CoV-2 复制的 EC_{50} 值分别为 0.86 μmol/L 和 1.1 μmol/L，同时在 SARS-CoV-2 感染的转基因小鼠模型中，口服或腹腔注射化合物 **8** 或 **9** 可显著降低肺部病毒载量和肺部病变[4]。

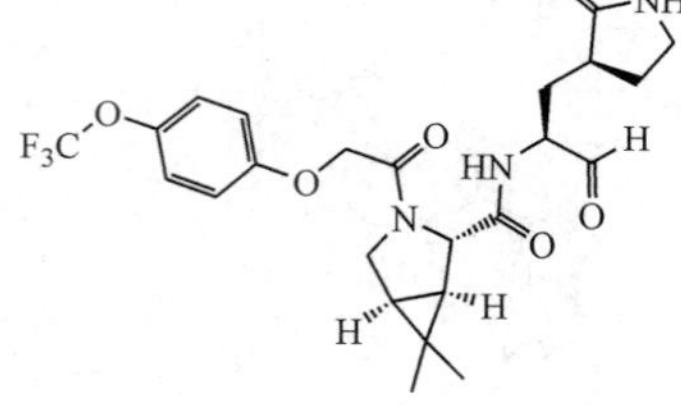

8

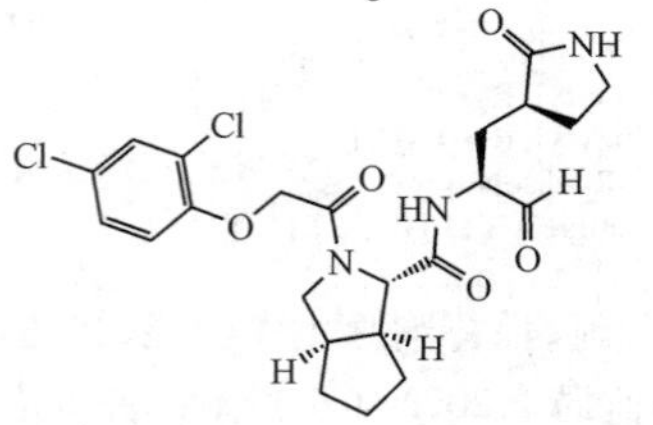

9

以 $3CL^{pro}$ 为靶点，首先筛选蛋白酶抑制剂库，得到对 SARS-CoV-2 有弱抑制作用的化合物并测定其与蛋白酶的共晶结构后，基于此结构设计并合成了一系列含有内酰胺环的拟肽类化合，其中化合物 **10** 对 SARS-CoV-2 $3CL^{pro}$ 具有出色的抑制活性，IC_{50} 值为 0.374 μmol/L，对 SARS-CoV-2 具有出色的抗病毒能力，EC_{50} 值为 1.1 μmol/L[5]。

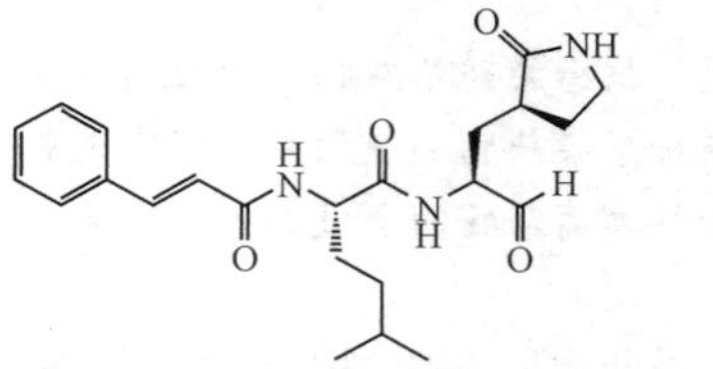

10

对 M^{pro} 和 PL^{pro} 两种酶进行结构分析，结果显示两种蛋白酶的活性位点在结构和化学性质上具有一定的相似性，表明有可能鉴定出共同药效团并开发针对这两种酶的双重抑制剂。用基于结构的共药效团筛选方法，开发了 13 种新型双靶点抑制剂。用等温滴定量热法证实了化合物 **11** 与 M^{pro} 和 PL^{pro} 的结合，动力学和热力学数据表明化合物 **11** 是对 M^{pro} 和 PL^{pro} 都有效的共价抑制剂。使用细胞计数试剂盒，评估用 **11** 处理的 SARS-CoV-2 感染的 Vero E6 细胞的活力，显示病毒核蛋白水平显著降低；通过实时聚合酶链式反应测定，IC_{50} 值为 3.9 μmol/L。在毒性研究中，小鼠和大鼠均具有良好的耐受性[6]。

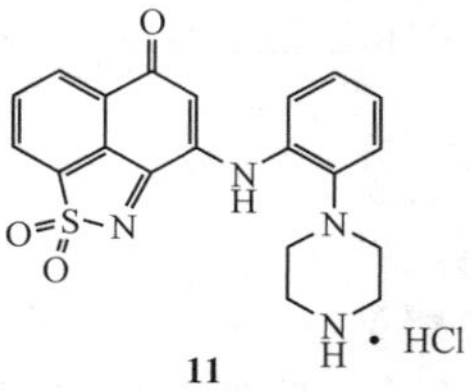

11

另有学者采用深度强化学习和传统的计算机辅助药物设计方法，设计了共 4428 个 M^{pro}/PL^{pro} 双靶点共价抑制剂，然后通过分子对接和动力学模拟筛选，获得了 105 个能在 M^{pro} 和 PL^{pro} 活性位点与半胱氨酸共价结合的小分子，其中综合得分前三名的为化合物 **12**、**13** 和 **14**[7]。

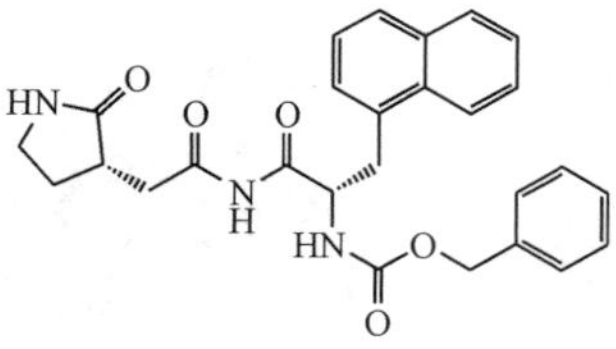

12

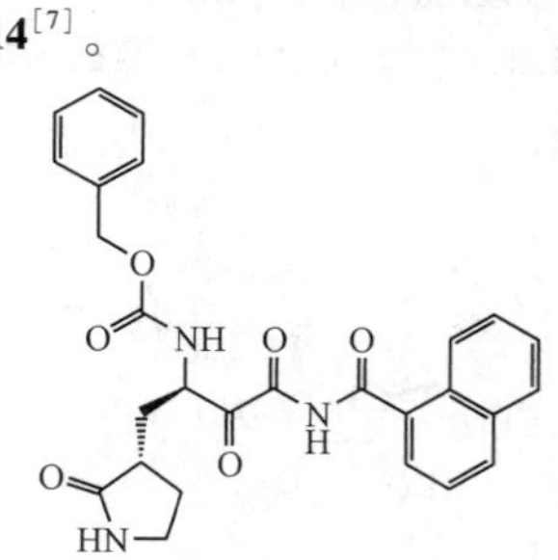

13

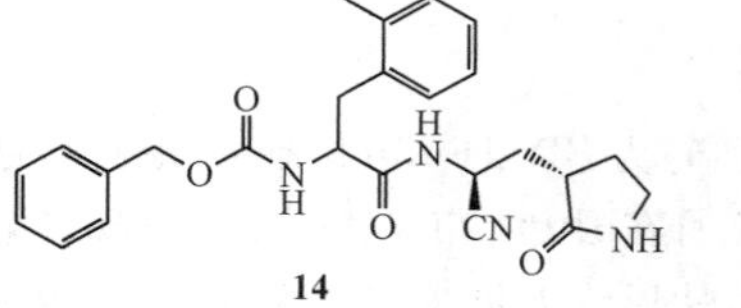

14

肽-药物偶联物(peptide-drug conjugates,PDCs)是一类用于传递药物载荷的新型分子,包含多肽、连接子以及具有细胞毒性的小分子。我国学者设计并合成了一系列新型的靶向 SARS-CoV-2 PL^{pro}的 PDCs,PDCs 中具有抗病毒活性的小分子 GRL0617 与衍生自 PL^{pro}特异性底物的磺系肽相连。结果显示,没有 GRL0617 的磺系肽不能有效抑制 SARS-CoV-2 PL^{pro},而磺系肽偶联物 GRL0617 具有更好的抑制能力,其中偶联物 **15** 的体外 IC_{50}为 7.40μmol/L,并且偶联物显著降低了 GRL0617 的细胞毒性。该结果首次尝试设计由稳定肽抑制剂和 GRL0617 组成的 PDCs 来抑制 PL^{pro},这些新型 PDCs 为抗病毒药物的设计提供了很好的思路[8]。

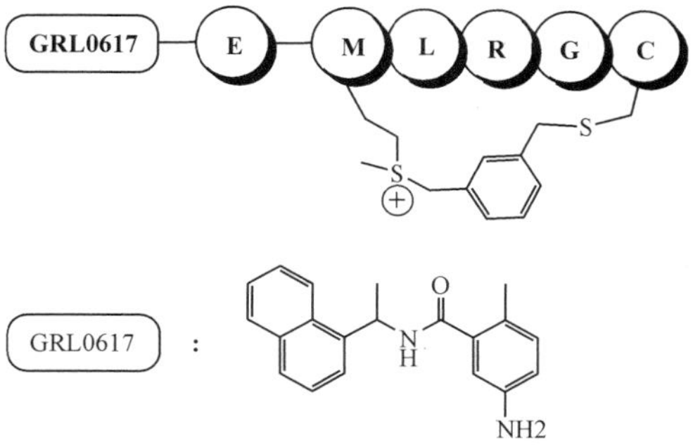

15

1.2 其他抗病毒药物

芦平曲韦是一种用于抗人类鼻病毒(humanrhinoviruses,HRV)感染的鼻病毒 3C 蛋白酶(3C protease,$3C^{pro}$)抑制剂。通过分析芦平曲韦肠病毒 71(enterovirus 71,EV71)的晶体结构后,提取芦平曲韦中(*S*)-γ-内酰胺环等关键药效团片段,引入杂环或引入缬氨酸部分以保持与芦平曲韦相似的链长,设计合成了 22 个拟酞醛类化合物。其中,化合物 **16** 不仅对 $3C^{pro}$和 EV71 具有较高的抑制活性($3C^{pro}$:IC_{50} = 2.36 μmol/L,EV71:EC_{50} = 0.03 μmol/L),而且显示出强大的广谱抗病毒活性。进一步测试化合物 **16** 抑制 $3CL^{pro}$和 SARS-CoV-2 复制的活性,显示化合物 **16** 也表现出良好的抑制活性(IC_{50} = 0.034 μmol/L,EC_{50} = 0.29 μmol/L)[9]。

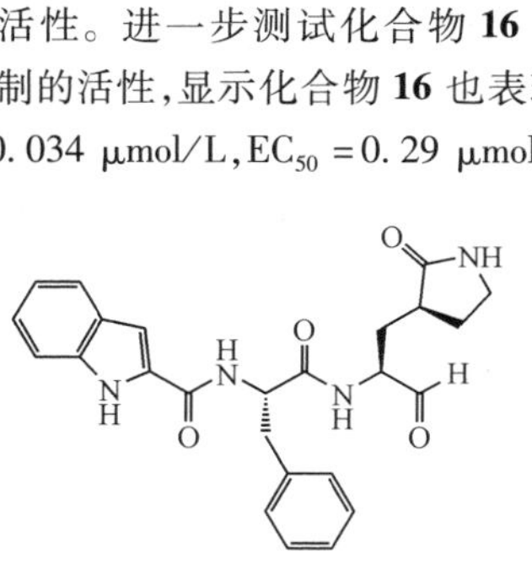

16

奥司他韦是一种神经氨酸酶(euraminidase,NA)抑制剂,我国学者在奥司他韦的化学修饰方面做出了有益尝试,设计并合成了一系列含有肼片段的奥司他韦衍生物。其中,化合物 **17** 对 H_5N_1、H_1N_1、H_5N_1-H274Y 和 H_1N_1-H274Y 的 IC_{50}值分别为 26.8 nmol/L、11.9 nmol/L、19.5 nmol/L 和 133 nmol/L,活性分别为奥司他韦的 8.77 倍、4.12 倍、203 倍和 6.23 倍。同时,化合物 **17** 在体外代谢稳定性较好[10]。另有学者对奥司他韦的 C5 位氨基进行修饰得到一系列新型奥司他韦衍生物,其中含 4-(3-甲氧基苄氧基)苄基的化合物 **18** 对 H_1N_1、H_5N_1 和 H_5N_1-H274Y 的 IC_{50}值分别为 0.28 μmol/L、0.089 μmol/L 和 0.33 μmol/L[11]。

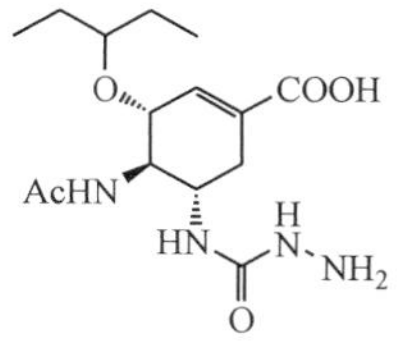

17 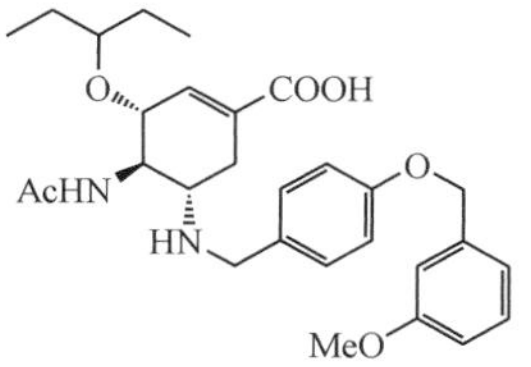 **18**

受现有结构生物学信息的启发,利用骨架跃迁和分子杂交策略,合理设计了一系列具有哌啶-4-基氨基或对氰基苯胺类似物的新型二氢硫代吡喃并[4,3-d]嘧啶衍生物,所有化合物在低纳摩尔浓度下对野生型 HIV-1 和突变 HIV-1 株均表现出良好的效力。其中,化合物 **19** 的 EC_{50}值为 4.44 ~ 54.5 nmol/L,与依曲韦林(EC_{50} = 3.14 ~ 42.5 nmol/L)相当,高于依法韦仑(EC_{50} = 5.12 ~ 207 nmol/L)和利匹韦林(EC_{50} = 1.00 ~ 81.6 nmol/L),同时提高了代谢稳定性,半衰期延长[12]。

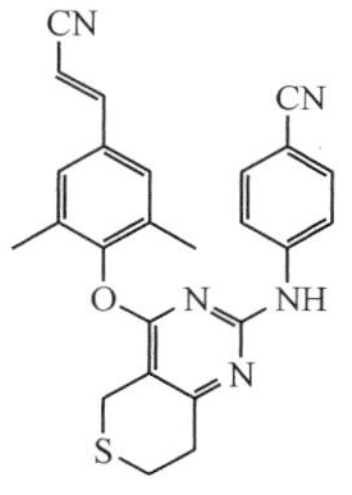

19

二芳基嘧啶(diarylpyrimidine,DAPY)是非核苷逆转录酶抑制剂的骨架结构。我国学者通过基于片段的替代策略,在联苯部分以五元或六元芳香杂环作为苯腈的生物电子等排体,设计并合成了 23 个新型的二氟联苯-二芳基嘧啶类化合物,这些化合物在纳米摩尔范围内具有良好的 HIV-1 抑制活性,其中含有 4-吡啶基的化合物 **20** 的活性最强,EC_{50}值为 1nmol/L,对 E138K 突变株也表现出优势活性,EC_{50}值为 4 nmol/L。进一步实验表明,化合物 **20** 盐酸盐的溶解度显著提高,肝脏微粒体稳定性良好,口服生物利用度(F = 126%)适宜,表现出比依曲韦林和利匹韦林更好的可成药性[13]。

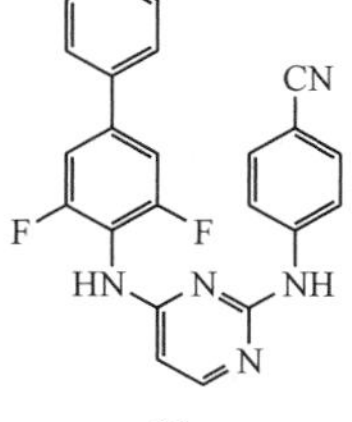

20

设计和合成了 33 个新型的替诺福韦 *O*-(取代苄基)磷酸酰胺前药,用于治疗乙型肝炎病毒(hepatitis B virus,HBV)感染。抑制 HBV DNA 复制的结果显示,有 13 个前药具有亚微摩尔的 EC_{50}值,其中含有 *O*-甲基苄基的化合物 **21** 具有最有效的体外抗 HBV 活性,EC_{50}值为 24 nmol/L,该前药通过灌胃给药,在 KM 小鼠中具有良好的耐受性,剂量可达 1.5 g/kg[14]。

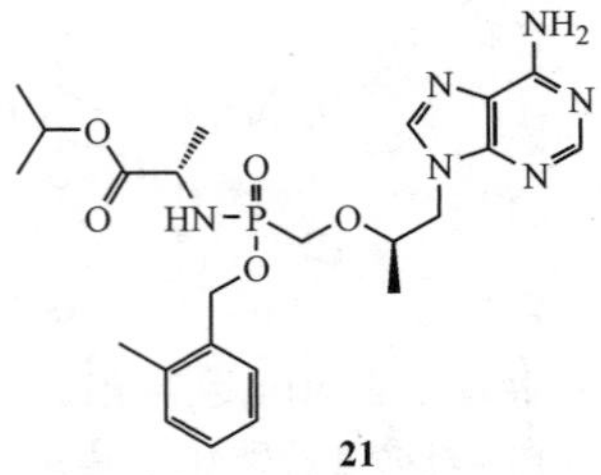

21

发现了一种 2-((4-双芳基甲基-哌嗪-1-基)甲基)苯甲腈作为抗丙型肝炎病毒(hepatitis C virus,HCV)的新型骨架结构,其衍生物 **22** 和 **23** 在低纳摩尔浓度下表现出较好的体外抗 HCV 活性,EC_{50}值分别为 2.89 nmol/L 和 3.33 nmol/L,优于 HCV NS5B 抑制剂索非布韦(EC_{50} = 128.66 nmol/L)。进一步的生物学研究表明,这些 2-((4-双芳基甲基-哌嗪-1-基)甲基)苯甲腈骨架衍生物主要作用于 HCV 生命周期的病毒进入阶段,而不是抑制 HCV 的复制[15]。

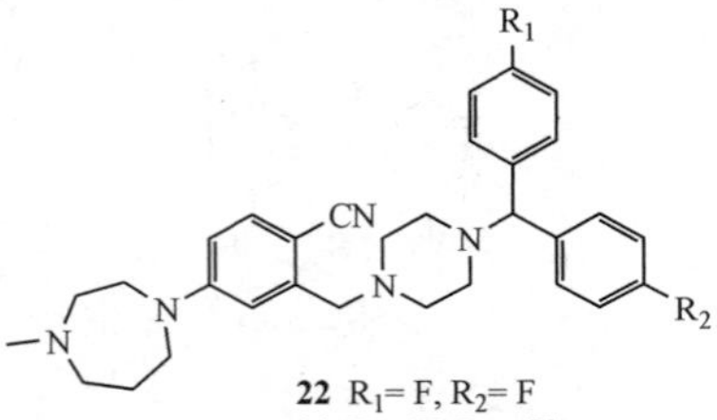

22 R_1= F, R_2= F
23 R_1= H, R_2= Cl

1.3 工艺研究

洛匹那韦是英国雅培制药研发的第一个上市的复合型蛋白酶抑制剂,作为抗免疫缺陷病毒的一线和二线治疗药物。以[(1*S*,3*S*,4*S*)-4-氨基-3-羟基-5-苯基-1-(苯甲基)戊基]氨基甲酸叔丁酯为起始原料,经缩合、脱 Boc 和缩合制得洛匹那韦,优化后的工艺操作简便,产品质量稳定可控,总收率 63%[16]。

法匹拉韦是日本富士胶片集团富山化学工业株式会社开发的新型 RdRp 抑制剂,属于广谱抗流感病毒药物。以廉价易得的丙二酸二乙酯为起始原料,依次经溴代、氨基取代、环合、硝化、催化氢化、重氮化、引入氟原子等反应合成法匹拉韦,总收率为 27.5%。该原料经济、易得,工艺安全可行,适于工业化生产[17]。

玛巴洛沙韦是一种新型 Cap 依赖型核酸内切酶抑制剂。以 3-苄氧基-4-氧代-4*H*-吡喃-2-羧酸为原料,经酯化和肼解反应得到中间体 3-苄氧基-1-[(叔丁氧基羰基)氨基]-4-氧代-1,4-二氢吡啶-2-羧酸甲酯;以 *N*-羟乙基邻苯二甲酰亚胺为原料,经取代和脱保护得到中间体 2-(2-氨基乙氧基)-1,1-二甲氧基乙烷;两个中间体经胺酯交换、关环、手性拆分、水解、缩合、脱保护和取代反应制得玛巴洛沙韦,总收率 15.7%。优化后的合成路线纯化操作简便,反应条件温和,生产成本低,更利于大规模生产[18]。

比特拉韦(bictegravir)是美国吉利德公司研发的一类新型整合酶抑制剂,用于治疗 HIV-1 型病毒感染。(1*R*,3*S*)-3-氨基环戊醇盐酸盐是合成比特拉韦的关键手性中间体,以 *N*-叔丁氧羰基-*D*-丙氨酸为起始原料,经缩合、Diels-Alder 和催化氢化得到未见文献报道的中间体[(*R*)-1-[(1*S*,4*R*)-2-氧杂-3-氮杂双环[2.2.1]庚-3-基]-1-氧代丙基-2-基]氨基甲酸叔丁酯,再经水解、Boc 保护、催化氢化和脱保护成盐制得比特拉韦关键中间体(1*R*,3*S*)-3-氨基环戊醇盐酸盐,总收率 43%。本路线中 *N*-叔丁氧羰基-*D*-丙氨酸作为手性辅基对于 Diels-Alder 反应表现出很好的底物诱导作用,实现了不对称合成;反应条件温和,避免了原研工艺中危险试剂的使用[19]。

2 抗菌药物

2.1 新药设计

氟喹诺酮类药物是临床常用的全合成抗菌药,7 位一直是氟喹诺酮结构修饰的重点。我国学者通过 Mannich 反应,在诺氟沙星 7 位引入不同取代的 1,2,4-三唑衍生物,设计并合成了一系列氟喹诺酮衍生物,其中化合物 **24 ~ 27** 对革兰氏阳性菌和革兰氏阴性菌的抗菌活性比诺氟沙星均有提高,其中化合物 **27** 活性最强,对大肠埃希菌、铜绿假单胞菌和金黄色葡萄球菌的 MIC 值分别为 < 0.125 μg/mL、0.25 μg/mL 和 0.25 μg/mL,优于诺氟沙星[20]。

嘧啶母核广泛存在于磺胺类抗菌药物中,在抗菌活性方面发挥着重要作用,在氟喹诺酮母核的 7 位引入不同取代的嘧啶类化合物,设计并合成了 17 个偶联嘧啶的新型氟喹诺酮类化合物,对耐甲氧西林金黄色葡萄球菌,化合物 **28 ~ 31** 的抗菌活性与诺氟沙星(MIC = 8 μg/mL)和环丙沙星(MIC = 2 μg/mL)相当或更好。化合物 **29** 对粪肠球菌有显著的抑制作用,MIC 值为 0.25 μg/mL,分别是诺氟沙星和环丙沙星的 16 倍和 4 倍,化合物 **29** 也对革兰氏阴性菌株具有抗菌效力,对铜绿假单胞菌的活性分别是诺氟沙星和环丙沙星的 16 倍和 2 倍,对克雷伯杆菌分别是诺氟沙星和环丙沙星的 8 倍和 4 倍[21]。

将 1,3,4-噁二唑衍生物引入到环丙沙星或诺氟沙星的 7 位,合成了一系列新型的氟喹诺酮衍生物,体外抑菌结果表明含有 1,3,4-噁二唑的衍生物对革兰氏阴性菌的活性降低,但对革兰氏阳性菌的活性提高,其中化合物 **32 ~ 34** 抑制金黄色葡萄球菌的活性比诺氟沙星和环丙沙星提高了至少 4 倍,化合物 **32 ~ 34** 也表现出对耐甲氧西林金黄色葡萄球菌的抑制活性,其中 **33** 的抑制活性最强,MIC 值为 32 μg/mL,是环丙沙星的 4 倍[22]。

在环丙沙星的 7 位引入含脎酰基,合理设计并合成了

12 种新型氟喹诺酮衍生物，化合物 **35** 对金黄色葡萄球菌的抑菌效果是环丙沙星的 4 倍以上，MIC≤0.125 μg/mL，化合物 **36** 对耐甲氧西林金黄色葡萄球菌的 MIC 值为 32 μg/mL，优于环丙沙星[23]。

将烷基、芳香族、乙酰基、部分氨基酸基团和杂环取代基如三唑分别引入到巴洛沙星、莫西沙星或帕珠沙星，得到 22 个 7 位修饰的氟喹诺酮衍生物，化合物 **37** ~ **39** 对耐甲氧西林金黄色葡萄球菌和铜绿假单胞菌的抑制活性均优于巴洛沙星，其中 **37** 对耐甲氧西林金黄色葡萄球菌表现出较强的抑菌活性，MIC 值为 0.0195 μg/mL，比巴洛沙星提高 4 倍[24]。

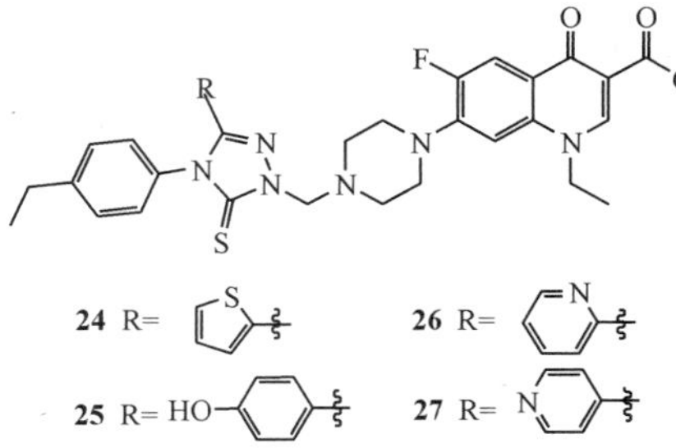

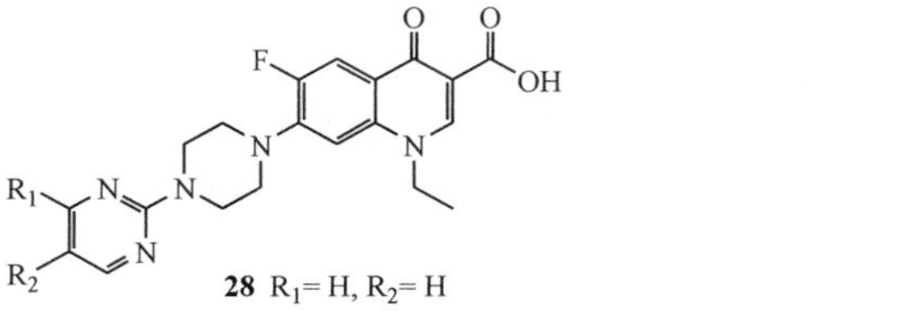

24 R= **25** R= HO- **26** R= **27** R=

28 R_1= H, R_2= H
29 R_1= NH_2, R_2= H
30 R_1= H, R_2= C_2H_5
31 R_1= H, R_2= OCH_3

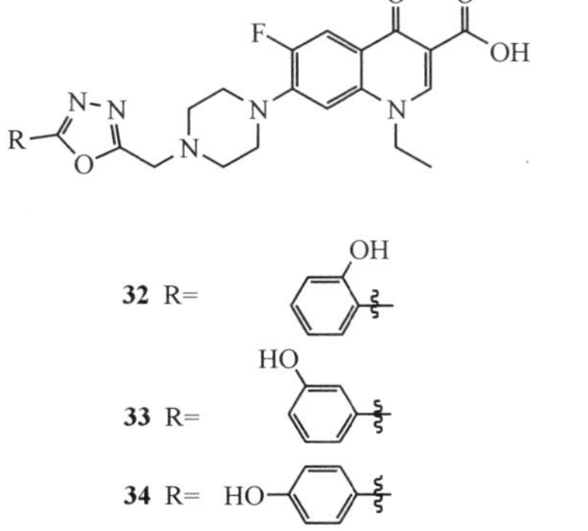

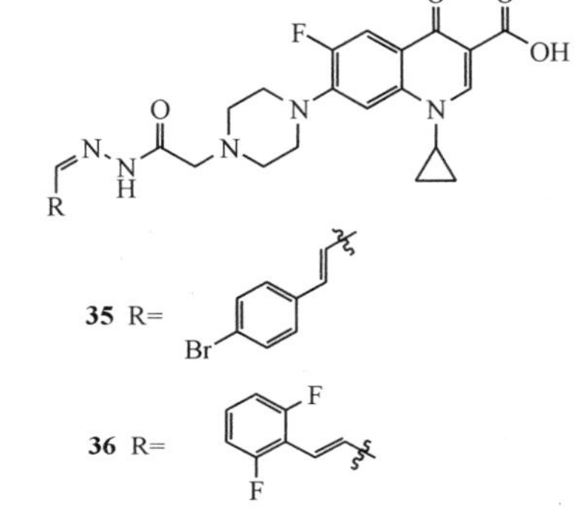

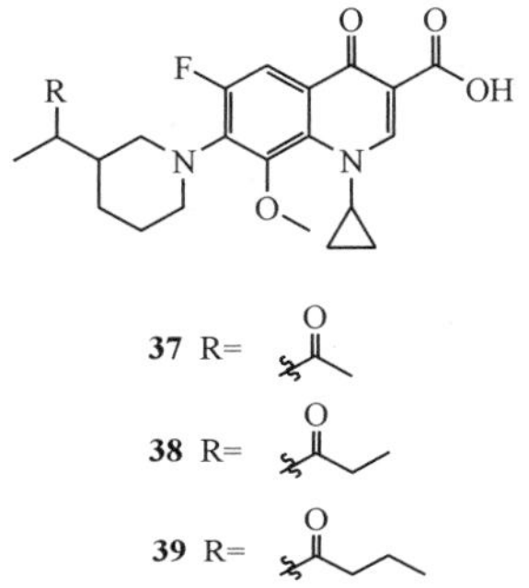

32 R= **33** R= **34** R= HO- **35** R= **36** R= **37** R= **38** R= **39** R=

以利奈唑胺为代表的噁唑烷酮类抗菌药是继磺胺类和氟喹诺酮类之后的第三大类全合成抗菌药，具有良好的抗耐药革兰阳性菌活性。康替唑胺是上海盟科药业股份有限公司自主研发的新一代噁唑烷酮类抗菌药，其抗菌谱主要覆盖革兰氏阳性菌，包括耐甲氧西林金黄色葡萄球菌、青霉素不敏感肺炎链球菌和耐万古霉素肠球菌，2021 年 6 月经国家药监局批准，用于治疗对本品敏感的金黄色葡萄球菌（甲氧西林敏感和耐药菌株）、化脓性链球菌和无乳链球菌引起的复杂性皮肤和软组织感染。

将利奈唑胺的 C 环改造为携有含氮稠杂环的联芳基，设计合成了 8 个噁唑烷酮衍生物，多数对革兰阳性菌表现出与利奈唑胺相当的有效活性，化合物 **40** 抗菌活性最强，对金黄色葡萄球菌、耐甲氧西林金黄色葡萄球菌和甲氧西林敏感金黄色葡萄球菌的抑制活性是利奈唑胺的 2 倍，对耐利奈唑胺肠球菌和耐万古霉素肠球菌的抑制活性分别是利奈唑胺的 32 倍和 4 倍[25]。

用吡啶取代利奈唑胺的 B 环，并对 A 环 5-氨基侧链进行修饰，设计合成了 30 个新型 3-(吡啶-3-基)-2-噁唑烷酮衍生物，其中化合物 **41** 对金黄色葡萄球菌、肺炎链球菌、肠球菌、枯草芽孢杆菌和木糖葡萄球菌的抑制活性与利奈唑胺相当[26]。

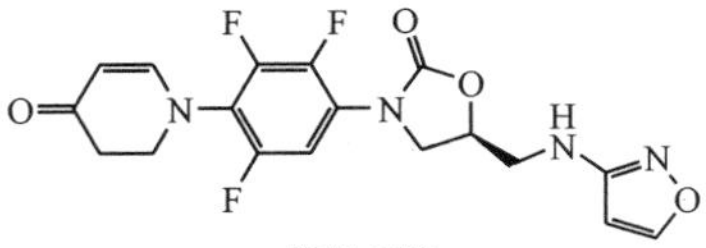

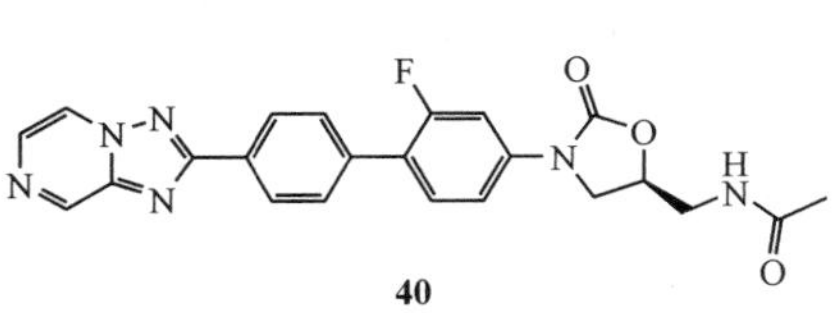

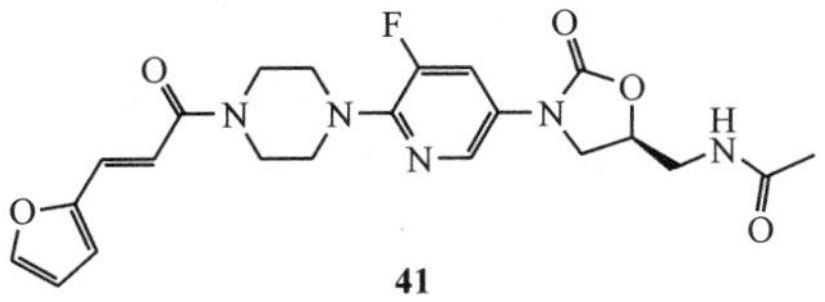

设计并合成了一系列含有苯并[*e*]噁唑[4,3-b]-[1,3]噁嗪-1-酮骨架的新型三苯并[1,3]噁嗪噁唑烷酮类化合物，其中化合物 **42** 对金黄色葡萄球菌和枯草芽孢杆菌表现出与利奈唑胺相当的抑制活性，对耐甲氧西林金黄色葡萄球菌（MIC = 0.25 ~ 0.5 μg/mL）、耐甲氧西林表皮葡萄球菌（MIC = 1 μg/mL）、万古霉素中度耐药金黄色葡萄球菌（MIC = 0.25 μg/mL）和耐万古霉素肠球菌（MIC = 0.25 μg/mL）表现出良好的抗菌活性，特别是对药敏结核杆菌（MIC =

康替唑胺

40

41

0.48～0.82 μg/mL）也有良好的抑制活性，但对耐利奈唑胺结核杆菌的活性降低了[27]。

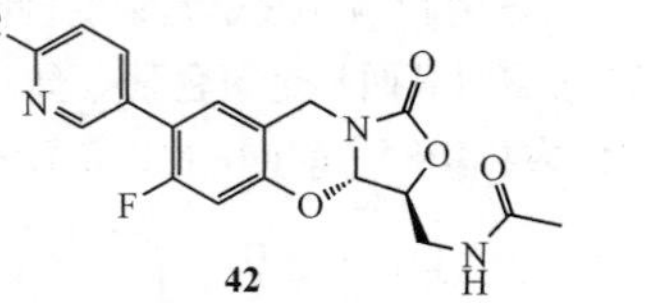

42

以泰利霉素为代表的第三代大环内酯类抗生素抗菌谱广，对大环内酯敏感菌和耐药呼吸道致病菌（如肺炎链球菌、金黄色葡萄球菌、流感嗜血杆菌、黏膜炎莫拉菌和肺炎支原体等）均具有很好的活性。在泰利霉素的11，12位环氨基甲酸酯的环氮原子上接入喹诺酮类化合物，设计合成了一系列桥接喹诺酮的新型大环内酯类化合物。其中，具有比泰利霉素更长刚性侧链的化合物**43**具有更高的代谢稳定性，对肺炎链球菌、大环内酯-林可酰胺-链霉素B交叉耐药的链球菌和耐甲氧西林金黄色葡萄球菌的抑制活性与泰利霉素相当，优于克拉霉素。此外，**43**对A2058和A2059突变的肺炎支原体的抑制活性是泰利霉素的38倍[28]。

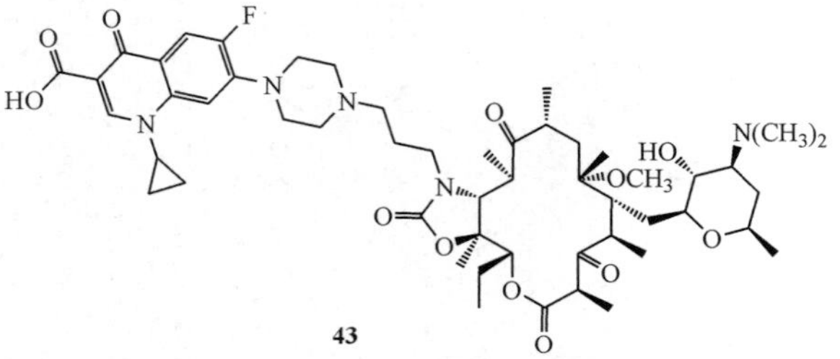

43

细菌DNA促旋酶B亚基（bacterial DNA gyrase subunit B，GyrB）是DNA促旋酶（A2B2）不可或缺的组成部分，其在ATP酶域与ATP结合，催化ATP水解，是一个有望打破金黄色葡萄球菌耐药性的靶点。首先利用4-羟基-2-喹诺酮片段检索Specs数据库中潜在的GyrB抑制剂，进一步通过在4-氧喹唑啉片段的苯环上引入供电子基团或吸电子取代基和在4-氧喹唑啉片段2位用其他烷基取代戊基，设计并合成了两个系列的16个衍生物。其中化合物**44**对金黄色葡萄球菌GyrB的IC_{50}值为1.21μmol/L，对甲氧西林敏感的金黄色葡萄球菌、耐甲氧西林金黄色葡萄球菌和万古霉素中度耐药性金黄色葡萄球菌的MIC值为4～8μg/mL[29]。

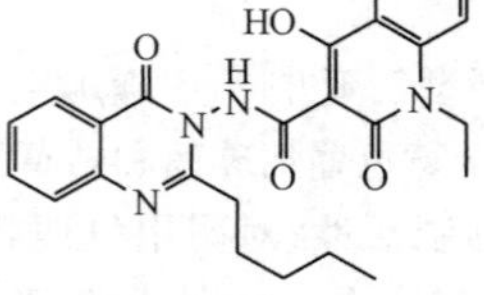

44

Trius Therapeutics公司发现的嘧啶［4，5-b］吲哚衍生物GP-1表现出涵盖鲍曼不动杆菌、铜绿假单胞菌和克雷伯氏菌的优良广谱抗菌活性。以GP-1为先导化合物，结合阿克拉沙星的C-7部分，在GP-1嘧啶吲哚支架的C-2、C-4、C-5和C-8位进行修饰，设计和合成了在多个位置具有不同取代基的嘧啶［4，5-b］吲哚衍生物，发现对革兰阴性菌表现出优异的抑制作用，低hERG抑制，其中化合物**45**对大肠埃希菌、克雷伯氏菌、鲍曼不动杆菌和铜绿假单胞菌的MIC值分别为0.5～1μg/mL、2～4μg/mL、0.25～0.5μg/mL和4～16μg/mL，优于或相当于左氧氟沙星的8～16μg/mL、32～64μg/mL、4～32μg/mL和4～16μg/mL，在体内的杀菌效果呈剂量反应趋势，在30mg/kg时杀菌效果与相同剂量的左氧氟沙星相当[30]。

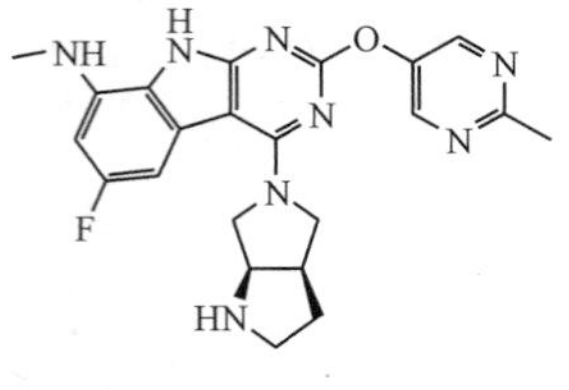

GP-1 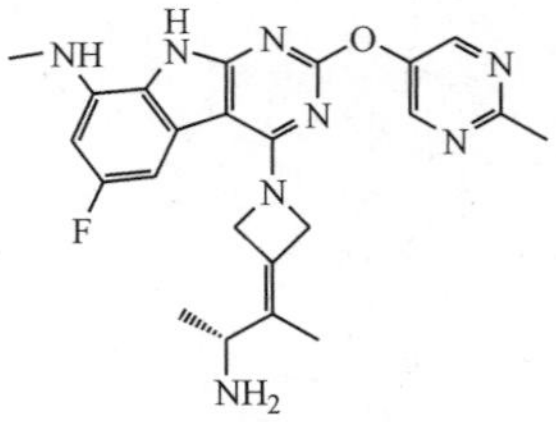　　45

亮氨酰tRNA合成酶（Leucyl-tRNA synthetase，LeuRS）负责催L-亮氨酸与$tRNA^{Leu}$的连接，在蛋白质翻译中起重要作用，被认为是一个有吸引力的抗菌靶点。基于对先导化合物的x射线共晶体结构的分析，对其苯环进行了广泛的修饰，设计并合成了44个二苯基甲醇-氧杂硼杂环戊烯衍生物，其中化合物**46**和**47**对肺炎链球菌LeuRS表现出微摩尔的抑制效力，IC_{50}值分别为0.369μmol/L和0.950μmol/L[31]。

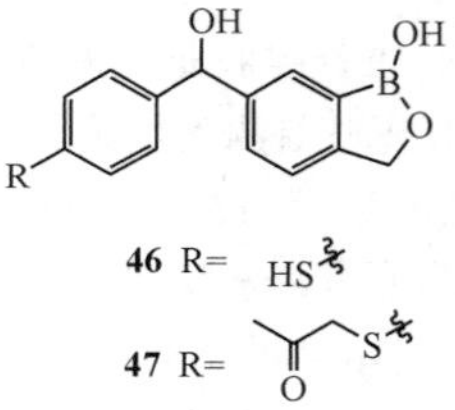

46 R=　HS

47 R=

研究发现，多激酶抑制剂索拉非尼对鼠伤寒沙门菌、耐甲氧西林金黄色葡萄球菌、耐万古霉素肠球菌等中表现抗菌活性，这些化合物的抗菌活性可能是由于Ⅰ型信号肽酶（type Ⅰ signal peptidase，SpsB）的激活，然后刺激其蛋白水解所致。以索拉非尼为先导化合物，在P1和P3位分别引入各种功能取代基，并（或）尿素骨架被咪唑烷-2-酮或1，1-氨甲酰-2-咪唑烷酮取代，合成了22个化合物，其中化合物**48**～**53**表现出更宽的耐菌谱，对耐甲氧西林金黄色葡萄球菌、耐甲氧西林表皮葡萄球菌和万古霉素中度耐药金黄色葡萄球菌的MIC值为0.30～2.72μmol/L，优于左氧氟沙星（MIC＝1.38～22.14μmol/L），特别是化合物**53**，对耐甲氧西林金黄色葡萄球菌、耐甲氧西林表皮葡萄球菌和万古霉素中度耐药金黄色葡萄球菌的体外活性比左氧氟沙星分别提高了4倍、17倍和71倍[32]。

48 R_1= H, R_2= H, R_3= $OCHF_2$, R_4=H
49 R_1= F, R_2= H, R_3= H, R_4= Cl
50 R_1= H, R_2= H, R_3= Cl, R_4=F
51 R_1= F, R_2= H, R_3= F, R_4=Cl
52 R_1= Cl, R_2= H, R_3= F, R_4=F
53 R_1= F, R_2= F, R_3= F, R_4=F

2.2 工艺研究

艾拉普林是一种二氢叶酸还原酶抑制剂,用于治疗急性细菌性皮肤与皮肤结构感染与医院获得性细菌性肺炎。基于已报道的艾拉普林的合成路线,开发出了一条新的合成路线,以廉价易得的甲氧苄啶为原料,经"一锅法"保护氨基和傅克乙酰化反应、脱保护基、选择性脱甲基、环合反应、还原反应和消除反应共计6步反应合成艾拉普林,总收率21%,是原研路线且为粗品的总收率的5倍。新路线原料易得,所有的中间体均为未见文献报道的新化合物。新工艺中所有中间体均采用重结晶的方法纯化,操作简单,易于工业化生产[33]。

马波沙星是一种新型的氟喹诺酮类抗菌药,对革兰氏阴性菌、革兰氏阳性菌和支原体均有抗菌作用。以6,7,8-三氟-1,4-二氢-1-(*N*-甲基甲酰氨基)-4-氧代-3-喹啉羧酸乙酯为起始原料,经过偶联、脱醛、Eschweiler-Clarke 甲基化环合制备得到马波沙星。该工艺路线原料易得,工艺安全环保[34]。

Asperheptatides A 和 B 是我国学者从珊瑚衍生真菌杂色曲霉中分离的新型环七肽,具有一定的抗结核分枝杆菌 H37Ra 活性。我国学者首次报道了两者的全合成方法:通过 Fmoc 固相合成法,以2-氯三苯基氯树脂为载体、Fmoc-Phe-OH 为起始原料、1-羟基苯并三唑/*N*,*N*′-二异丙基碳二亚胺为缩合体系,在树脂上得到直链肽后于液相中实现环合,再利用三氟乙酸脱掉环肽侧链保护基,经制备型 HPLC 纯化,分别得到纯度为97%的 asperheptatides A(总收率为7.29%)以及纯度为95%的抗结核药环七肽 asperheptatides B(总收率为6.57%)[35]。

3 抗真菌药物

3.1 新药设计

三唑类抗真菌药作为真菌细胞色素 P450 抑制剂,是目前用于治疗真菌感染应用最广泛的药物之一。我国学者通过 click 反应合成了41个新型三唑类化合物,大部分化合物对三种人类病原真菌表现出中等至优良的体外抗真菌活性,其中,活性最高的化合物 **54** 对白色念珠菌、新型隐球菌菌和烟曲霉菌的 MIC 值分别为0.031 3μg/mL、0.062 5μg/mL 和1.0μg/mL,分别比氟康唑提高了15倍、8倍和64倍,重要的是,化合物 **54** 对耐药念珠菌也有活性,并且具有良好的口服生物利用度和半衰期[35]。另有学者将硒醚结构引入到氟康唑中,用苯基硒醚或苄基硒醚替换三唑环,设计并合成了18个含硒疏水侧链的三唑衍生物,这些化合物均具有较好的抗真菌活性和广谱抗真菌活性,其中化合物 **55** 和 **56** 和对白色念珠菌、光滑念珠菌、近平滑念珠菌、克柔念珠菌、热带念珠菌、新型隐球菌和烟曲霉菌的抑制活性分别比氟康唑提高了8~64倍和4~128倍[37]。用异噁唑替换雷夫康唑的噻唑环,并延长侧链的长度,设计并合成了32个含有1,2,3-三唑-甲氧基侧链的新型三唑类化合物,大部分目标化合物对白色念珠菌和光滑念珠菌表现出良好的体外抗真菌活性(MIC≤0.125μg/mL),与雷夫康唑相当,优于氟康唑,5个化合物对新型隐球菌有较高的抑制活性,MIC≤0.125μg/mL,是氟康唑的4~16倍,其中化合物 **57** 和 **58** 能够抑制耐氟康唑白色念珠菌的酵母-菌丝形态转化[38]。

54

55 *n* = 0, R= 4-OCH_3
56 *n* = 1, R= 2-Br

57 R= 2-F
58 R= 2, 4-diCl

由几丁质合成酶(chitin synthase, CHS)催化合成的几丁质是真菌细胞壁的重要成分。抑制 CHS 的催化活性可中断几丁质的合成,从而导致真菌细胞渗透稳定性改变、形态异常和生长阻滞。因此,CHS 是一个有吸引力的开发新型抗真菌药物的靶点。将螺[苯并噁嗪-哌啶]-酮作为骨架,用4个不同的连接子和各种取代芳胺进行组装,设计并合成了4个系列的共21个螺[苯并噁嗪-哌啶]-酮衍生物,21个化合物中有8个对 CHS 表现出良好的抑制活性,其中化合物 **59**~**61** 抑制 CHS 的活性与多氧霉素 B 相当,IC_{50} 值分别为0.14 mmol/L、0.10 mmol/L 和0.16 mmol/L,体外实验表明化合物 **59**~**61** 具有广谱体外抗真菌活性,抗真菌活性与氟康唑和多毒素 B 相当,化合物 **59** 对耐氟康唑白色念珠菌和耐氟康唑新型隐球菌也表现出良好的抗真菌活性,分别比氟康唑提高了8倍和4倍[39]。另有学者将螺[吡咯烷-2,3′-喹啉]-2′-酮骨架与取代苯胺片段结合,设计并合成了17个新型螺基喹啉酮类衍生物,所有化合物均对 CHS 有抑制作用,其中5个化合物抑制 CHS 的活性与多氧霉素 B 相当,体外抗真菌活性实验表明,化合物 **62** 和 **63** 对白色念珠菌的抑制活性比氟康唑提高2倍,化合物 **62** 对黄曲霉菌的抑制活性比氟康唑提高了2倍[40]。

59 R= 4-溴苯基　60 R= 2-甲氧基-4-硝基苯基　61 R= 3-氯-4-氟苯基　62 R= 4-氯-3-氟苯基　63 R= 3-硝基苯基

利用骨架跃迁原理，设计并合成了 40 个二氢噁唑衍生物，二氢噁唑环上以 4-苯基取代的化合物对白色念珠菌、热带念珠菌和克柔念珠菌表现出较好的抗菌活性，MIC 值为 0. 030 ~ 0. 25mg/mL，其中化合物 **64** 具有良好的药代动力学特性，生物利用度为 77. 69%，半衰期（静脉给药）为 9. 35h[41]。

64

在咪唑并[2,1-b][1,3,4]噻二唑基团的芳环 5 位引入不同取代基并对 6 位进行结构修饰，设计并合成了 21 个新的咪唑[2,1-b][1,3,4]噻二唑类似物，其中化合物 **65** 对白色念珠菌的活性最高，MIC_{50} 值为 0. 16μg/mL，分别是加替沙星（MIC_{50} = 2. 1μg/mL）和氟康唑（MIC_{50} = 0. 5μg/mL）的 13 倍和 3 倍[42]。

65

3. 2　工艺研究

艾沙康唑是由瑞士巴塞利来和日本安斯泰来公司共同研发的三唑类广谱抗真菌药，用于治疗侵袭性曲霉病和侵袭性毛霉菌病。以化合物（*R*）-1-（2,5-二氟苯基）-2-[（2-四氢吡喃基）氧基-1-丙酮为起始原料，经环氧化、亲核取代、脱保护、分子内取代关环、氰基化取代、硫代、缩合等反应步骤，以 44% 的总收率制备了艾沙康唑，HPLC 纯度为 98%。优化后的工艺避免了剧毒品、危化品的使用，多步反应中间体无需纯化，直接用于后续反应，操作更简便，反应条件温和，有较好的工业化基础[43]。

卢立康唑是新型咪唑类抗真菌药物，用于治疗由红色毛藓菌或絮状表皮菌引起的足癣、股癣、体癣和甲癣。（*S*）-2-氯-1-（2,4-二氯苯基）乙醇和 2-（1*H*-咪唑-1-基）乙腈是合成卢立康唑的两个关键中间体。采用金属不对称催化还原策略，在钌试剂催化下，以水为溶剂、*β*-环糊精为相转移物、甲酸钠为还原剂将 2,2′,4-三氯苯乙酮还原成 S 构型关键中间体（*S*）-2-氯-1-（2,4-二氯苯基）乙醇，同时还原物和 *β*-环糊精一同析出，过滤后可将产物溶解到烃类溶剂中结晶纯化，不溶的 β-环糊精可过滤回收套用；以乙腈为溶剂、碳酸钾和氢氧化钾混合物为碱，咪唑和氯乙腈进行偶联，再经盐析、游离和低温结晶得到关键中间体 2-（1*H*-咪唑-1-基）乙腈，整个操作均在有机相中进行，能有效去除无机碱和盐，避免水洗导致物料的损失。整个工艺操作简便、转化率高、手性选择性好、绿色环保，适于工业化生产[44]。

参考文献

[1] Xie YC, Yin WC, Zhang YM, *et al*. Design and development of an oral remdesivir derivative VV116 against SARS-CoV-2[J]. *Cell Res*, 2021, 31: 1212-1214.

[2] Cao L, Li YJ, Yang SD, *et al*. The adenosine analog prodrug ATV006 is orally bioavailable and has preclinical efficacy against parental SARS-CoV-2 and variants[J]. *Sci Transl Med*, 2022, 14: 1-16.

[3] Zhang JL, Li YH, Wang LL, *et al*. Azvudine is a thymus-homing anti-SARS-CoV-2 drug effective in treating COVID-19 patients[J]. *Signal Transduct Target Ther*, 2021, 6: 414.

[4] Qiao JX, Li YS, Zeng R, *et al*. SARS-CoV-2 M^{pro} inhibitors with antiviral activity in a transgenic mouse model[J]. *Science*, 2021, 371: 1374-1378.

[5] Wang H, Pei RJ, Li X, *et al*. The structure-based design of peptidomimetic inhibitors against SARS-CoV-2 3C like protease as potent anti-viral drug candidate[J]. *Eur J Med Chem*, 2022, 238: 114458.

[6] Yu WY, Zhao YC, Ye H, *et al*. Structure-based design of a dual-targeted covalent inhibitor against papain-like and main proteases of SARS-CoV-2[J]. J *Med Chem*, 2022, 65: 16252-16267.

[7] Zhang LC, Zhao HL, Liu J, *et al*. Design of SARS-CoV-2 M^{pro}, PL^{pro} dual-target inhibitors based on deep reinforcement learning and virtual screening[J]. *Future Med Chem*, 2022, 14: 393-405.

[8] Liu N, Zhang YC, Lei YS, *et al*. Design and evaluation of a novel peptide-drug conjugate covalently targeting SARS-CoV-2 papain-like protease[J]. *J Med Chem*, 2022, 65: 876-884.

[9] Dai WH, Jochmans D, Xie H, *et al*. Design, synthesis, and biological evaluation of peptidomimetic aldehydes as broad-spectrum inhibitors against enterovirus and SARS-CoV-2[J]. *J Med Chem*, 2022, 65: 2794-2808.

[10] Zhao HQ, Jiang SY, Ye ZF, *et al*. Discovery of hydrazide-containing oseltamivir analogues as potent inhibitors of influenza A neuraminidase[J]. *Eur J Med Chem*, 2021, 221: 113567.

[11] Jia RF, Zhang J, Bertagnin C, *et al*. Discovery of highly potent and selective influenza virus neuraminidase inhibitors targeting 150-cavity[J]. *Eur J Med Chem*, 2021, 212: 113097.

[12] Wan FZ, Zalloum W, Wang W, *et al*. Discovery of novel dihydro-

thiopyrano[4,3d]pyrimidine derivatives as potent HIV1 NNRTIs with significantly reduced hERG inhibitory activity and improved resistance profiles[J]. *J Med Chem*,2021,64:13658-13675.

[13] Ding L,Pannecouque C,Zhuang CL,*et al.* Improving druggability of novel diarylpyrimidine NNRTIs by a fragment-based replacement strategy: from biphenyl-DAPYs to heteroaromatic-biphenyl-DAPYs [J]. *J Med Chem*,2021,64:10297-10311.

[14] Zhang QQ,Peng YM,Hou J,*et al.* An *O*-benzyl phosphonamidate prodrug of tenofovir for the treatment of hepatitis B virus infection [J]. *J Med Chem*,2022,65:9493-9505.

[15] Wang YX,Li JR,Tan JL,*et al.* Design, synthesis, and biological evaluation of 2-[(4-Bisarylmethylpiperazin-1-yl)methyl] benzonitrile derivatives as HCV entry inhibitors[J]. *J Med Chem*,2022, 65:2107-2121.

[16] 何茶生,翟自然,周阳,等. 洛匹那韦的合成工艺优化[J]. 中国医药工业杂志,2021,52(2):198-202.

[17] 魏天航,徐明杰,郭建超,等. 法匹拉韦的合成工艺研究[J]. 中南药学,2021,19(8):1548-1551.

[18] 戴宇豪,罗凯弘,李国靖,等. 抗流感病毒药物玛巴洛沙韦的合成工艺研究[J]. 中国药物化学杂志,2022,32(4):293-299.

[19] 于立国,孙光祥,张云然,等. 比特拉韦关键中间体的合成工艺改进[J]. 中国医药工业杂志,2021,52(2):203-206.

[20] Yang P,Luo JB,Wang ZZ,*et al.* Synthesis, molecular docking, and evaluation of antibacterial activity of 1,2,4-triazole-norfloxacin hybrids[J]. *Bioorg Chem*,2021,115:105270.

[21] Tan YM,Li D,Li FF,*et al.* Pyrimidine-conjugated fluoroquinolones as new potential broad-spectrum antibacterial agents[J]. *Bioorg Med Chem Lett*,2022,73:128885.

[22] Yang P,Liu JB,Zhang LL,*et al.* Design, synthesis and antibacterial studies of 1,3,4-oxadiazole-fluoroquinolone hybrids and their molecular docking studies [J]. *ChemistrySelect*, 2021, 6: 13209-13214.

[23] Yang P,Liu JB,Wang ZZ,*et al.* synthesis and *in vitro* antibacterial activity of *N*-acylarylhydrazone-ciprofloxacin hybrids as novel fluoroquinolone derivatives[J]. *J Mol Struct*,2022,1262:133007.

[24] Hong G,Li WT,Mao LN,*et al.* Synthesis and antibacterial activity evaluation of N (7) position-modified balofloxacins [J]. *Front Chem*,2022,10:963442.

[25] Jiang J,Hou YL,Duan MB,*et al.* Design, synthesis and antibacterial evaluation of novel oxazolidinone derivatives nitrogen-containing fused heterocyclic moiety [J]. *Bioorg Med Chem Lett*, 2021, 32:127660.

[26] Jin B,Wang T,Chen JY,*et al.* Synthesis and biological evaluation of 3-(pyridine-3-yl)-2-oxazolidinone derivatives as antibacterial agents[J]. *Front Chem*,2022,10:949813.

[27] Wu YQ,Wang B,Lu HJ,*et al.* Identification of novel tricyclic benzo [1,3] oxazinyloxazolidinones as potent antibacterial agents with excellent pharmacokinetic profiles against drug-resistant pathogens[J]. *J Med Chem*,2021,64:3234-3248.

[28] Liu XP,Lv W,Zhao F,*et al.* Design and synthesis of novel macrolones bridged with linkers from 11,12-positions of macrolides[J]. *Bioorg Med Chem Lett*,2022,68:128761.

[29] Xie WJ,Wang YL,Lian X,*et al.* Discovery of *N*-quinazolinone-4-hydroxy-2-quinolone-3-carboxamides as DNA gyrase Btargeted antibacterial agents [J]. *J Enzym Inhib Med Chem*, 2022, 37: 1620-1631.

[30] Kong QD,Pan W,Xu H,*et al.* Design, synthesis, and biological evaluation of aovel pyrimido[4,5-b] indole derivatives against gram-negative multidrug-resistant pathogens [J]. *J Med Chem*, 2021,64:8644-8665.

[31] Hao GY,Li H,Yang F,*et al.* Discovery of benzhydrol-oxaborole derivatives as *Streptococcus pneumoniae* leucyl-tRNA synthetase inhibitors[J]. *Bioorg Med Chem*,2021,29:115871.

[32] Du XN,Wang MH,Hu XX,*et al.* Synthesis and biological evaluation of novel *N*, *N'*-diarylurea derivatives as potent antibacterial agents against MRSA [J]. *Bioorg Med Chem Lett*, 2022, 75:128975.

[33] Liu WY,Chen L,Pan J,*et al.* A novel and practical synthesis of iclaprim[J]. *Synthetic Commun*,2021,51:410-418.

[34] 张玲侠. 马波沙星合成工艺的改进[J]. 化工管理,2021,17(2):158-159.

[35] 姜亚楠,李林吉,李翔,等. 抗结核环七肽 asperheptatides A 和 B 的化学全合成[J]. 中国医药工业杂志,2022,53(3):317-323.

[36] Ni TJH,Xie F,Hao YM,*et al.* Discovery of novel orally bioavailable triazoles with potent and broad-spectrum antifungal activity *in vitro* and *in vivo*[J]. *J Med Chem*,2022,65:16665-16678.

[37] Guo MB,Yan ZZ,Wang X,*et al.* Design, synthesis and antifungal activities of novel triazole derivatives with selenium-containing hydrophobic side chains [J]. *Bioorg Med Chem Lett*, 2022, 78:129044.

[38] Xie F,Hao YM,Bao JH,*et al.* Design, synthesis, and *in vitro* evaluation of novel antifungal triazoles containing substituted 1,2,3-triazole-methoxyl side chains[J]. *Bioorg Chem*,2022,129:106216.

[39] Xu YJ,Shen YL,Du CB,*et al.* Spiro[benzoxazine-piperidin]-one derivatives as chitin synthase inhibitors and antifungal agents: design, synthesis and biological evaluation[J]. *Eur J Med Chem*, 2022,243:114723.

[40] Wu H,Du CB,Xu YJ,*et al.* Design, synthesis, and biological evaluation of novel spiro[pyrrolidine-2,30-quinolin]-20-one derivatives as potential chitin synthase inhibitors and antifungal agents[J]. *Eur J Med Chem*,2022,233:114208.

[41] Zhao LY,Yin WB,Sun Y,*et al.* Improving the metabolic stability of antifungal compounds based on a scaffold hopping strategy: design, synthesis, and structure-activity relationship studies of dihydrooxazole derivatives[J]. *Eur J Med Chem*,2021,224:113715.

[42] Guo FY,Zheng CJ,Wang MY,*et al.* Synthesis and antimicrobial activity evaluation of imidazole-fused imidazo[2,1-b][1,3,4] thiadiazole analogues[J]. *Chem Med Chem*,2021,6:2354-2365.

[43] 陆宏龙,陈海燕,覃艺群. 艾沙康唑合成工艺的优化[J]. 华西药学杂志,2021,36(4):375-377.

[44] 苏奇峰,王猛. 卢立康唑关键中间体绿色高效合成工艺[J]. 中国药物化学杂志,2022,32(11):849-853.

我国药物作用靶点研究进展

江振洲[1,2],黄小菲[1],刘晓云[1],俞沁玮[1],张陆勇[1,2,3]

(1. 中国药科大学新药筛选中心,南京 210009;2. 中国药科大学江苏省药效研究与评价服务中心,南京 210009;
3. 广东药科大学新药研发中心,广州 510006)

摘要 通过对我国学者2021—2022年在国内外发表的研究论文进行检索和整理,分类综述针对神经退行性疾病、精神障碍性疾病、心脑血管疾病、自身免疫性疾病、代谢性疾病、感染性疾病、肿瘤等多种重大疾病治疗靶点研究的新进展,为创新药物的发现与研究提供参考。

随着我国经济的快速发展、人民生活方式和生活环境的改变以及人口老龄化等社会问题的加剧,"十四五"国家重点研发计划大力鼓励和推动针对重大疾病的创新药物研发,而寻找重大疾病的治疗靶点是新药开发前期的重要工作之一。本文检索和选取2021—2022年我国学者在恶性肿瘤、神经退行性疾病及心脑血管疾病等疾病的作用靶点研究方面的重要文献进行分类综述,为推动重大疾病的药物治疗靶点研究和新药开发提供思路和线索。

1 神经退行性疾病作用靶点

神经退行性疾病是一种非代谢或毒性疾病造成的选择性脆弱神经元群体渐进性退化疾病,如阿尔茨海默病、帕金森病或运动神经元疾病等,由于致病原因复杂,尚未有明确的靶向治疗药物。阿尔茨海默病(Alzheimer's disease,AD)是一种具有特殊神经病理学特征且与年龄高度相关的认知和功能衰退性疾病。CAP1是环化酶相关蛋白(cyclase associated protein,CAP)家族中的一员,可在海马体神经元中表达。有研究表明,神经系统损伤可显著上调CAP1的表达,且CAP1与ERK通路关系密切,而ERK通路可以通过影响细胞自噬或细胞凋亡而改善AD,实现对神经系统疾病的调控[1]。因此,CAP1可能是AD的潜在靶点之一。

2 精神障碍性疾病作用靶点

精神障碍性疾病以个体认知、情感或意志行为障碍为特征,是影响情绪、思维和行为的一类疾病,包括精神分裂症、双相情感障碍、抑郁症等,近年来我国抑郁症患者占比逐年上升,针对抑郁症作用靶点的研究比较丰富,主要靶点研究如下。

2.1 Dlg1

小胶质细胞所介导的神经炎症已被普遍认为是导致包括抑郁症在内的多种神经系统疾病和精神障碍的一个重要因素。研究表明,敲除Dlg1可抑制小胶质细胞中NF-kB和MAPK信号途径的活化,进而抑制小胶质细胞的激活和促炎细胞因子的释放。此外,小胶质细胞Dlg1的缺失可减轻小鼠炎症反应诱导的抑郁样症状[2]。因此,Dlg1在小胶质细胞的活化中起着重要作用,Dlg1可能为抑郁症的潜在治疗靶点。

2.2 哺乳动物STE20样激酶1

研究显示,CUMS模型小鼠的海马中哺乳动物STE20样激酶1(mammalian STE20-like kinase 1,MST1)磷酸化水平明显升高,MST1过度表达的小鼠表现出抑郁样行为。通过敲除MST1,CUMS诱导的认知功能损伤和海马突触可塑性显著改善。此外,MST1敲除可抑制CUMS诱导的小胶质细胞活化,减少炎性细胞因子的异常表达,并阻碍p38的活化[3]。因此,海马MST1作为一种重要的应激调节器,可能是未来抗抑郁药物开发的理想靶点。

2.3 甘油-3-磷酸酰基转移酶4

研究发现,高脂饮食小鼠海马中甘油-3-磷酸酰基转移酶4(glycerol-3-phosphate acyltransferases 4,GPAT4)mRNA表达显著上调,且其水平与体重显著相关。此外,高脂饮食显著上调海马中IL-1b、IL-6、TNF-a和NF-kB的表达,同时下调海马和下丘脑腹侧的BDNF表达,该效应与AMP活化蛋白激酶(AMP-activated protein kinase,AMPK)和CREB有关。海马GPAT4可能通过AMPK/CREB/BDNF途径参与高脂饮食诱导的抑郁,提示GPAT4可能为肥胖相关抑郁的潜在治疗靶点[4]。

2.4 程序性死亡细胞因子4

研究发现,慢性束缚应激(chronic restraint stress,CRS)通过降低mTORC1介导的蛋白酶体降解途径,使海马程序性死亡细胞因子4(programmed cell death 4,Pdcd4)的表达增加。在非应激条件下,海马中Pdcd4的过度表达触发了小鼠自发的抑郁样行为,而系统性或神经元特异性敲除Pdcd4可逆转CRS诱导的抑郁样行为[5-6]。因此,通过阻断Pdcd4在抑郁症中的功能可促进BDNF的表达,Pdcd4可能是抑郁症治疗的一个新的靶点。

3 心血管疾病作用靶点

心血管疾病(cardiovascular disease,CVD)的种类多种多样,常见的有高血压、心律失常、心衰等。2021年世界卫生组织统计报告显示,心血管疾病在全球非传染疾病死亡中位居第一,且流行率和病死率均不断上升。

3.1 心力衰竭作用靶点

3.1.1 分选连接蛋白3 分选连接蛋白3(sorting nexins 3,

SNX3)是逆转录酶相关的结合蛋白,信号传感器和转录激活剂3(signal transducer and activator of transcription 3,STAT3)是转录激活因子。研究表明,药物抑制或下调STAT3可逆转SNX3过表达引起的心肌损伤,SNX3逆转录子促进α3介导的STAT3核转运,会导致心脏损伤[7]。SNX3可能是心衰的潜在治疗靶点。

3.1.2 Rap1 GTP酶激活蛋白 Rap1 GTP酶激活蛋白(Rap1 GTPase-activating protein,Rap1GAP)通过调节AMPK/AKT/mTOR信号通路,调节心脏自噬、氧化应激和细胞凋亡,是血管紧张素(angiotensin II,AngII)诱导心肌细胞肥大的介导因子。Rap1GAP通过调节AMP活化蛋白激酶(AMP-activated protein kinase,AMPK)磷酸化来提高AKT和mTOR的磷酸化水平,降低mTOR下游靶点p70s6k的磷酸化水平,最终抑制心肌细胞的自噬[8]。Rap1GAP可能是治疗心力衰竭的潜在治疗靶点。

3.2 冠心病与心肌梗死作用靶点

冠心病是动脉内膜一些类似粥样的脂类物质堆积成白色斑块引起血管狭窄、堵塞导致心肌缺血、缺氧或坏死而导致的心脏病,其最严重的临床表现是心肌梗死和猝死。冠心病与心肌梗死威胁生命健康,其防治的靶点是研究热点。

心肌梗死后蛋白质P16ink4a的表达量增加,尤其在心梗区更丰富,最新研究阐明了其在心肌梗死后纤维化中的作用。研究中,过表达P16ink4a的小鼠在心肌梗死后纤维化面积有所减小,新生小鼠心脏成纤维细胞(neonatal mouse cardiac fibroblast,NMCFs)增殖和迁移减少,I型胶原和α-平滑肌肌动蛋白水平升高。研究进一步发现,P16ink4a过表达则细胞周期蛋白依赖性激酶4(cyclin-dependent kinase 4,CDK4)的表达量升高,但其只在细胞质中水平升高,而在细胞核中水平是下降的,原因是P16ink4a抑制了CDK4核入口,使得CDK4沉积在细胞质中。因此,P16ink4a通过P16ink4a/CDK4信号通路,缓解心梗后纤维化,发挥保护心血管的功能[9]。因此,抑制P16ink4a表达是治疗心肌心梗后纤维化的潜在靶点。

3.3 动脉粥样硬化作用靶点

动脉粥样硬化(atherosclerosis,AS)是冠心病、脑梗死、外周血管病的主要原因,其特点是一般先有脂质和复合糖类积聚、出血及血栓形成、纤维组织增生及钙质沉着,一旦发展到足以阻塞动脉腔,则该动脉所供应的组织或器官将缺血或坏死,由于动脉内膜积聚的脂质外观呈黄色粥样,因此称为动脉粥样硬化。SLFN4(Schlafen4)是一种生长调节基因,在机体免疫中发挥调节胸腺发育和T细胞活性的作用。研究表明,SLFN4缺失降低氧化应激,SLFN4的缺乏可降低Jnk1/2、P38MAPK、Erk1/2的磷酸化水平,进而负向调节MAPK3信号通路相关表达。总的来说,SLFN4缺乏可以减少斑块内的炎症细胞限制其病程发展,抑制炎症因子和ROS的表达,减少细胞凋亡[10]。因此,降低SLFN4的表达是防治动脉粥样硬化的潜在靶点。

4 抗肿瘤作用靶点

恶性肿瘤是一种严重危害大众健康的常见病和多发病,目前尚无满意的治疗措施,传统癌症治疗包括放疗、化疗、手术等,常伴有副作用且效果不佳,因此抗肿瘤药物的作用靶点研究尤为重要。

4.1 结直肠癌

结直肠癌(colorectal cancer,CRC)是全球最常见的恶性肿瘤之一。CRC的高死亡率部分因为未能早期发现有效的癌症标志物,且多数治疗方法对晚期CRC患者不完全有效,因此迫切需要寻找新的有效的CRC治疗靶点。

4.1.1 锌金属蛋白酶 锌金属蛋白酶(zince metalloproteinase,OMA1)是一种位于线粒体内膜的ATP非依赖性锌金属蛋白酶。研究发现,OMA1在CRC组织中上调,并通过促进Warburg效应来促进CRC的发展。当缺氧上调OMA1水平,OMA1-OPA1轴被缺氧激活,增加线粒体ROS以稳定缺氧诱导因子-1α(hypoxia inducible factor-1α,HIF-1α),从而促进结直肠癌细胞的糖酵解[11]。因此,OMA1可作为CRC治疗的潜在靶点。

4.1.2 自噬相关蛋白9B和肌球蛋白-9 自噬相关蛋白9B(autophagy-related protein 9B,ATG9B)是一种多跨膜蛋白,参与哺乳动物细胞中自噬体的形成和自噬的启动,肌球蛋白-9(Myosin-9,MYH9)是ATG9B功能的关键相互作用蛋白。研究发现,ATG9B通过自噬独立方式促进CRC侵袭。ATG9B是CRC的上调蛋白,并在MYH9的辅助下增强局灶性粘连(FAs)的组装来促进CRC转移[12]。因此,ATG9B和MYH9可能是CRC的潜在治疗靶点。

4.1.3 NLPYD结构域的蛋白7 NLPYD结构域的蛋白7(NLPYD domain-containing protein 7,NLRP7)是NOD样受体家族成员,NLRP7蛋白水平在CRC中上调。研究发现,NLRP7在体内和体外促进了肿瘤细胞的增殖和转移,并与泛素特异性蛋白酶10相互作用,后者在CRC细胞中催化了其去泛素化[13]。因此,NLRP7可能是治疗CRC的潜在靶点。

4.1.4 去泛素化酶2 去泛素化酶2(deubiquitinase,OTUB2)是去泛素化酶家族OTU家族成员,在CRC中被上调。研究发现,OTUB2通过调节有氧糖酵解加剧CRC的进展,OTUB2直接与丙酮酸激酶M2(pyruvate kinase M2,PKM2)相互作用,从而增强PKM2活性并促进糖酵解,为CRC细胞提供了代谢优势,而OTUB2敲除的CRC细胞表现出增殖和迁移减弱,凋亡水平升高,对化疗药物的敏感性增加[14]。因此,OTUB2可能是治疗CRC的潜在靶点。

4.1.5 F-box和富含亮氨酸重复序列蛋白6 F-box和富含亮氨酸重复序列蛋白6(F-box and leucine-rich repeat protein6,FBXL6)是一种特征较差的F-box蛋白,在人类CRC患者中被扩增、过度表达,并且与不良预后高度相关。研究发现,FBXL6缺失通过诱导细胞周期阻滞和凋亡抑制p53野生型(WT)CRC细胞的增殖[15]。因此,FBXL6可能是CRC治疗的潜在治疗靶点。

4.1.6 溶质载体家族5胆碱转运蛋白成员7 溶质载体家族5胆碱转运蛋白成员7(solute carrier family 5 choline transporter member 7,SLC5A7)是溶质载体(SLC)超家族的成员。研究发现,SLC5A7下调与CRC患者的良好预后相关,在野生型p53 CRC细胞中的p53直接相互作用促进p53蛋白的表达[16]。因此,SLC5A7为CRC提供了新的潜在治疗靶点。

4.2 肾细胞癌

肾细胞癌(renal cell carcinoma,RCC)是最常见的成人肾癌,起源于肾小管上皮细胞,透明细胞RCC(ccRCC)是RCC最常见的组织学亚型,肾癌的发病机制和分子机制尚不清楚。

4.2.1 菱形结构域蛋白1 菱形结构域蛋白1(rhomboid domaincontaining protein 1,RHBDD1)是一种丝氨酸蛋白酶,在RCC细胞系中RHBDD1表达水平显著上调。RHBDD1的敲除抑制了细胞增殖、迁移、侵袭和上皮-间质转化,RHBDD1可能通过调节EGFR/AKT信号通路而成为RCC的关键调节因子[17]。因此,RHBDD1可能是RCC的潜在治疗靶点。

4.2.2 哺乳动物雷帕霉素靶蛋白相关蛋白 哺乳动物雷帕霉素靶蛋白相关蛋白(mammalian target of rapamycin associated protein,MLST8)是TCGA数据库和ccRCC临床标本中的致癌蛋白。研究发现,MLST8的上调在ccRCC进展中起决定性作用,MLST8是F-框和WD重复域-包含7(F-box and WD repeat domain-containing 7,FBXW7)失活诱导肿瘤生长、迁移和侵袭的重要介质[18]。因此,MLST8可能是ccRCC的潜在治疗靶点。

4.2.3 核蛋白1 核蛋白1(nuclear protein 1,NUPR1),是一种碱性螺旋-环螺旋染色质蛋白。研究发现,肿瘤组织中NUPR1表达上调,NUPR1过度表达与侵袭性表型相关,并预测不良预后。NUPR1的耗竭抑制肿瘤发生,并使细胞对索拉非尼治疗敏感[19]。因此,NUPR1可作为治疗RCC的新潜在治疗靶点。

4.2.4 连接斑株蛋白 连接斑株蛋白(junction plakoglobin,JUP)在体内外过度表达会抑制RCC的致瘤性。研究发现肿瘤抑制因子JUP与ccRCC细胞中HIF2α转录因子相互作用,JUP下调触发HIF2α稳定性和转录活性的异常上调,从而影响ccRCC的肿瘤发生发展[20]。因此,PRMT1可能是一个有前景的JUP治疗干预的靶点。

4.2.5 甲基转移酶样13 甲基转移酶样13(methyltransferase like 13,METTL13)在多种癌症中异常高表达。研究发现与正常肾组织相比,METTL13在ccRCC组织中表达不足。体内实验证明,METTL13的敲除会导致ccRCC细胞的增殖、活力、迁移能力和侵袭性以及EMT的增加,说明METTL13对ccRCC细胞的生长和转移具有抑制作用[21]。因此,METTL13可能是一个有前景的ccRCC治疗干预的靶点。

4.2.6 类泛素修饰物活化酶2 类泛素修饰物活化酶2(ubiquitin-like modifier-activating enzyme 2,UBA2)在调控肿瘤细胞增殖、凋亡、肺癌和结直肠癌的转移中发挥重要作用。研究发现,在ccRCC中UBA2的mRNA和蛋白表达水平均高于正常肾组织,并与肿瘤大小、Fuhrman分级和肿瘤分期显著相关[22]。因此,UBA2可能是一个有前景的ccRCC治疗干预的靶点。

4.2.7 分拣微管连接蛋白5 分拣微管连接蛋白5(sorting nexin 5,SNX5)的异常表达可导致多种人类癌症的肿瘤发生、侵袭和转移。研究发现,SNX5过度表达阻断了ccRCC细胞中CD44的内化和细胞内转运,抑制了TGF-b诱导的ccRCC细胞迁移、侵袭和EMT[23]。因此,SNX5可能是ccRCC治疗干预的一个有前景的靶点。

4.2.8 富亮氨酸重复激酶2 富亮氨酸重复激酶2(leucine-rich repeat kinase 2,LRRK2)的生物学功能包括蛋白质翻译、自噬调节和α-突触核蛋白诱导的轴突变性,在ccRCC组织中显著上调,并与ccRCC中的DNA甲基化密切相关。其表达水平与ccRCC患者的病理分级、分期和转移状态有关[24]。因此,LRRK2可能是一个新的ccRCC治疗的潜在靶点。

4.2.9 甲基转移酶样蛋白7B 甲基转移酶样蛋白7B(methyltransferase-like 7B,METTL7B)通过调节多种信号通路在遗传疾病、癌症和代谢疾病的发展中发挥核心作用。研究发现METTL7B在ccRCC组织中的表达显著上调,与ccRCC患者的TNM分级、肿瘤大小、淋巴结转移和不良预后显著相关[25]。因此,METTL7B可能是潜在的ccRCC治疗靶点。

4.3 肝癌

肝癌是第五大最常见的癌症类型,占癌症相关死亡人数的第二高。肝细胞癌(hepatic cell carcinoma,HCC)是最主要的肝癌组织学类型,约占所有肝癌的80%。目前肝癌早期治疗手段主要包括切除、化疗或肝移植。然而,临床诊断往往被延迟,晚期肝细胞癌占诊断病例的大多数,由于缺乏有效的治疗药物,生存率较低。因此,有必要确定敏感的生物标志物,为开发新的治疗策略提供信息。

4.3.1 醛酮还原酶 醛酮还原酶(aldo-ketoreductase,AKR1C3)是一种属于醛酮还原酶家族的酶,在HCC中显著上调。研究发现AKR1C3在体内外对HCC细胞增殖和转移具有积极的调节作用,通过调节TRAF6并诱导其在HCC细胞中的自身泛素化来调节NF-κB活性,释放促炎因子,促进STAT3的磷酸化并增加HCC的增殖和侵袭[26]。因此,AKR1C3可能是治疗肝癌的潜在靶点。

4.3.2 m7G甲基转移酶WD重复结构域4 m7G甲基转移酶WD重复结构域4(m7G methyltransferase WD repeat domain 4,WDR4)在HCC中的高表达,上调的WDR4表达增加了HCC中m7G甲基化水平。研究发现,WDR4通过诱导G2/M细胞周期转变和抑制细胞凋亡来促进HCC细胞增殖,并通过上皮-间充质转化(EMT)增强转移和索拉非尼抗性,并且WDR4促进CCNB1 mRNA的稳定性和翻译以增强HCC进展[27]。因此,WDR4可能是治疗肝癌的潜在靶点。

4.3.3 核苷二磷酸激酶7 核苷二磷酸激酶7(nucleoside diphosphate kinase7,NME7)是Wnt/β-catenin信号传导的正

调节因子。研究发现敲除 NME7 在体外和体内抑制 HCC 生长,而过表达 NME7 与 c-Myc 协同驱动肿瘤发生并促进肿瘤衍生类器官的生长[28]。因此,NME7 可能是治疗肝癌的潜在靶点。

4.3.4 溶质载体家族 41 成员 3 溶质载体家族 41 成员 3(solute carrier family 41 member3,SLC41A3)是溶质载体家族的成员。研究发现,在溶质载体家族 41 中只有 SLC41A3 在肝细胞癌中显著上调,沉默 SLC41A3 在体外阻碍肝细胞癌细胞的增殖、迁移和侵袭。SLC41A3 通过各种生物学过程和途径,尤其是与 RNA 相关的过程和途径参与肝细胞癌发病机制[29]。因此,SLC41A3 可能是治疗肝癌的潜在靶点。

4.3.5 髓系衍生生长因子 髓系衍生生长因子(myeloid derived growth factor,MYDGF)是一种分泌蛋白,在 HCC 中显著上调。研究发现,MYDGF 通过增强肝脏 CSC 自我更新的机制促进体内外细胞增殖。此外,MYDGF 还可以促进肿瘤血管生成,诱导巨噬细胞向肿瘤组织趋化,然后释放各种炎性细胞因子,最终加剧肿瘤微环境的炎症,加速 HCC 的进展[30]。因此,MYDGF 可能是治疗肝癌的潜在靶点。

4.4 食管鳞状细胞癌

食管鳞状细胞癌(esophageal squamous cell carcinoma,ESCC)是食管癌中主要组织病理类型,约占食管癌的 90% 以上,是世界上最常见和最具侵袭性的肿瘤。目前,主要的治疗方式为手术及放化疗等措施,但现有的五年生存率仍然较差。因此,识别新治疗靶点进而开发具有高选择性的食管癌治疗药物是临床亟需解决的重大问题。

4.4.1 整联蛋白 α2 整联蛋白 α2(integrin alpha 2,ITGA2)是整联蛋白 α 亚基之一,在 ESCC 发展进程中,ITGA2 过表达可能通过促进 FAK/AKT 磷酸化上调 EMT 表型,进而促进 ESCC 的增殖、侵袭、迁移,抑制其凋亡[31]。因此 ITGA2 可能是 ESCC 中重要的癌基因和潜在的靶向靶点。

4.4.2 驱动蛋白超家族 4A 驱动蛋白超家族 4A(kinesin superfamily member 4A,KIF4A)是驱动蛋白 4 亚族的一员,在有丝分裂过程中起着调节细胞周期的作用。研究发现,KIF4A 在 ESCC 组织和细胞系中过表达,在体内外会促进 ESCC 的增殖、细胞周期、迁移和侵袭[32],并可能通过 Hippo 信号通路调节 ESCC 细胞的生物学功能,从而促进 ESCC 细胞增殖和迁移[33]。此外,在人体 ESCC 组织中 KIF4A 与 Yes 相关蛋白(Yes - associated protein,YAP)的表达成正相关,当 KIF4A 敲低会显著抑制 YAP 过表达诱导的细胞生长[34]。因此,推测 KIF4A 靶向药物或联合 YAP 抑制剂可能是 ESCC 的一种新治疗策略。

4.4.3 X 染色体耦联锌指蛋白

X 染色体耦联锌指蛋白(zinc finger X-chromosomal protein,ZFX)是哺乳动物-雄性动物 X 染色体的产物,在多种恶性肿瘤中过表达。研究发现,ZFX 在 ESCC 组织中比在癌旁组织中表达更高,敲低 ESCC 细胞系中 ZFX 会抑制细胞生长和诱导细胞凋亡,并且 ZFX 可能通过激活 ESCC 细胞中的 MEK/ERK/通路增强 p-糖蛋白介导的化疗耐药[35]。因此,ZFX 可作为 ESCC 的预后生物标志物和治疗靶点。

4.4.4 独立生长因子 1 独立生长因子(growth factor-independent 1,GFI1)是锌指蛋白家族中重要的转录抑制子,其主要通过与染色质修饰分子结合从而抑制靶基因转录,并与造血细胞发生、免疫细胞分化和恶性肿瘤进展密切相关。研究发现,GFI1 在 ESCC 组织中表达上调,并且 GFI1 通过抑制细胞因子信号传导抑制因子 1(SOCS1)表达和增强 NF-κB 和 STAT5 活性来促进 ESCC 细胞增殖和迁移[36]。因此,GFI1 可能是 ESCC 治疗的一个有价值的靶点。

4.4.5 细胞因子信号家族成员 4 的抑制因子 细胞因子信号家族成员 4 的抑制因子(suppressors of cytokine signaling family member 4,SOCS4)是细胞因子和生长因子信号传导的负调节因子。研究发现,在人类 ESCC 组织中,SOCS4 表达上调,且与肿瘤大小和淋巴结转移相关,下调 SOCS4 可抑制 ESCC 细胞的生长,并且 SOCS4 的表达抑制了 NF-κB 信号转导,降低了 ESCC 细胞的迁移潜能[37]。因此,抑制 SOCS4 可能是 ESCC 一种有前途的治疗策略。

4.4.6 瞬时受体电位离子通道 M 亚族成员 2 瞬时受体电位离子通道 M 亚族成员 2(transient receptor potential cation channel subfamily M,member 2,TRPM2)是一个钙渗透性的非选择性阳离子通道,是肿瘤发生、细胞增殖、凋亡和治疗反应的重要调节因子。研究发现,TRPM2 可以介导 $Ca2^+$ 信号通路从而抑制细胞增殖,增加细胞凋亡[38]。因此,TRPM2 可能是 ESCC 一个潜在的治疗靶点。

4.5 宫颈癌

宫颈癌(cervical cancer,CC)是女性癌症死亡的主要原因之一。CC 常用的治疗方法有手术、化学疗法、放射疗法等,但晚期 CC 患者的预后往往很差,CC 患者的生存率仍然较低。为改善 CC 患者的预后,需要开发更有前景的治疗靶点。

4.5.1 蛋白酪氨酸磷酸酶 B 型受体 蛋白酪氨酸磷酸酶 B 型受体(protein tyrosine phosphatase,receptor type B,PTPRB)属于蛋白酪氨酸磷酸酶家族,它的失调与多种肿瘤的发展相关。研究发现,CC 组织和细胞中 PTPRB 的水平明显上调。PTPRB 敲除通过减少细胞增殖和转移以及诱导细胞凋亡来抑制肿瘤。PTPRB 在 CC 中高表达,能有效地促进肿瘤细胞的增殖、迁移和上皮-间质转化过程[39]。因此,PTPRB 可作为宫颈癌治疗的潜在靶点。

4.5.2 远端上游元件结合蛋白 1 远端上游元件结合蛋白 1(TNPO1-mediated nuclear import of FUBP1,FUBP1)是转录和翻译的重要调节因子,通过与远上游元件结合来发挥其功能。研究发现,FUBP1 在 CC 中过表达,并与预后不良相关。敲除 FUBP1 会显著降低 CC 细胞中神经纤毛蛋白-1(NRP1)的表达,抑制 CC 细胞的增殖和迁移。FUBP1 的核定位通过调节神经纤毛蛋白-1 的表达而有助于肿瘤免疫逃逸[40]。因此,FUBP1 可能是限制肿瘤进展的潜在治疗靶点。

4.5.3 脂肪细胞膜相关蛋白 脂肪细胞膜相关蛋白(adipocyte plasma membrane associated protein,APMAP)是一种糖基Ⅱ型跨膜蛋白。研究发现,APMAP在宫颈癌组织中高表达,患者预后较差。APMAP敲除显著抑制宫颈癌细胞的迁移能力,但对细胞凋亡影响不大。APMAP通过激活Wnt/β-catenin途径促进宫颈癌细胞迁移和上皮-间充质转化[41]。因此,APMAP可作为CC的潜在治疗靶点。

4.6 胰腺癌

胰腺癌(pancreas cancer,PC)是一种常见的恶性消化道肿瘤,PC的发病率和死亡率逐年增加。由于缺乏筛查和早期诊断方法,大多数患者在确诊时已处于晚期,PC患者的五年生存率低于10%。因此,迫切需要更好地理解PC进展的分子机制,并探索潜在的治疗靶点。

4.6.1 碱性亮氨酸拉链蛋白BZW1 碱性亮氨酸拉链蛋白BZW1(basic leucine zipper and W2 domains1,BZW1)是一种参与肿瘤发生发展的eIF5模拟蛋白。BZW1在PDAC的糖酵解中起着关键作用,通过促进氧-葡萄糖剥夺条件下的糖酵解,促进小鼠异种移植模型和PDAC衍生类器官的细胞增殖并抑制细胞凋亡[42]。因此,BZW1可能是治疗PC的潜在靶点。

4.6.2 蛋白质二硫异构酶家族A成员6 蛋白质二硫异构酶家族A成员6(protein disulfide isomerase family a member 6,PDIA6)是一种内质网蛋白,研究发现,PDIA6的敲低会损害PC细胞的恶性肿瘤,抑制细胞增殖、侵袭、迁移、顺铂抗性和异种移植瘤生长[43]。因此,PDIA6可能是治疗PC的潜在靶点。

4.6.3 肿瘤坏死因子超家族成员9 肿瘤坏死因子超家族成员9(tumor necrosis factor superfamily member 9,TNFSF9)是肿瘤坏死因子超家族的成员。研究发现,TNFSF9在体内外促进PC转移,并且通过Wnt/Snail信号通路调节胰腺癌细胞中细胞因子IL-10和转化生长因子-β(TGF-β)的释放,以诱导巨噬细胞的M2极化并促进PC细胞的迁移[44]。因此,TNFSF9可能是治疗PC的潜在靶点。

4.6.4 泛素羧基末端水解酶L3 泛素羧基末端水解酶L3(ubiquitin carboxyl-terminal hydrolase L3,UCHL3)属于UCH家族。研究发现,敲低UCHL3显著抑制胰腺癌细胞活力和有氧糖酵解,UCHL3通过促进PC中的有氧糖酵解而发挥致癌作用[45]。因此,UCHL3可能是治疗PC的潜在靶点。

4.7 胃癌

胃癌(gastric carcinoma,GC)起源于胃上皮细胞,是最常见的恶性肿瘤之一。GC的发生和发展受多种基因和因素控制,胃黏膜遗传和环境因素之间的相互作用是导致GC的主要因素。提高早期诊断水平,探索胃癌侵袭的分子机制,对胃癌的诊断和治疗具有重要意义。

4.7.1 Pja2 Pja2(praja ring finger ubiquitin ligase 2)是RING E3连接酶家族的成员,参与多种癌症的多细胞信号传导。研究发现,Pja2的过度表达抑制了人胃癌细胞的增殖、迁移和侵袭,Pja2能够促进Ras激酶抑制剂1(KSR1)的泛素化和降解,通过MEK-ERK轴抑制了GC细胞的生长和侵袭[46]。因此,Pja2有可能成为胃癌治疗的新靶点。

4.7.2 着丝粒蛋白K 着丝粒蛋白K(centromere protein K,CENPK)是着丝粒蛋白家族成员之一,在维持着丝粒的功能和有丝分裂过程中可以起到重要的作用。研究发现,CENPK沉默通过促进细胞凋亡和阻断G1期细胞周期,在体内和体外抑制GC细胞增殖[47]。因此,CENPK有可能成为胃癌治疗的新靶点。

4.7.3 小管间质性肾炎抗原样1 小管间质性肾炎抗原样1(tubulointerstitial nephritis antigen-like 1,TINAGL1)在体外显著促进GC细胞增殖和迁移,并在体内促进GC肿瘤生长和转移。TINAGL1通过与结构基质蛋白(如纤维连接蛋白)和细胞表面受体相互作用促进细胞黏附和迁移[48]。因此,TINAGL可能作为GC的治疗靶点。

4.7.4 CDC42效应蛋白3 CDC42效应蛋白3(CDC42 effector protein 3,CDC42EP3)是CDC42的效应蛋白,调节多种细胞功能,如细胞分裂、细胞骨架重塑和细胞极性。研究发现,CDC42EP3在肿瘤组织中的表达水平上调并与晚期的肿瘤分级呈正相关。CDC42EP3基因敲除抑制细胞增殖和迁移,促进细胞凋亡,抑制肿瘤生长[49]。因此,CDC42EP3可能作为GC的潜在治疗靶点。

4.8 乳腺癌

乳腺癌是女性最常见的癌症,是一种涉及遗传和环境因素的异质性疾病,根据组织学特征分为激素受体阳性、人表皮生长因子受体-2过表达(HER2+)和三阴性乳腺癌(TNBC)。目前,手术、新辅助化疗、靶向治疗、内分泌治疗和放疗等。其中靶向治疗提高了乳腺癌患者的生存率,可从根本上起到抑制肿瘤细胞生长的作用,且减小了对正常细胞的损伤。同时,需要继续寻找乳腺癌转移的新治疗靶点。

4.8.1 蛋白酶体26S亚单位ATP酶2和纤溶酶原激活物尿激酶 蛋白酶体26S亚单位ATP酶2(proteasome 26S subunit ATPase2,PSMC2)是26S蛋白酶体19S调节亚基的关键成员,纤溶酶原激活物尿激酶(plasminogen activator urokinase,PLAU)是一种广泛存在于动物体内的丝氨酸蛋白水解酶。研究发现,PSMC2通过与PLAU相互作用促进乳腺癌的进展。敲低PSMC2可增强泛素化蛋白和泛素化PLAU的表达,PLAU过表达可以通过加速细胞增殖和集落形成、抑制细胞凋亡和抑制细胞迁移促进乳腺癌的发展[50]。因此,PSMC2和PSMC2可能是治疗BC的潜在靶点。

4.8.2 泛素特异性蛋白酶35 泛素特异性蛋白酶35(ubiquitin specific proteinase35,USP35)是位于11q14.1的去泛素酶,在ER+乳腺癌中显著过表达。研究发现,高达70%的乳腺癌由雌激素受体α(ERα)驱动,USP35通过增强ERα的稳定性和转录活性促进ER+乳腺癌的发生,并增加ER+乳腺癌细胞对内分泌治疗的耐药性[51]。因此,USP35可能为治疗BC的潜在靶点。

4.8.3 泛素特异性蛋白酶12 泛素特异性蛋白酶12(ubiquitin-specific protease12,USP12)是乳腺癌转移的关键去泛素酶,USP12通过去泛素化和稳定MDK(Midkine)蛋白来促进血管生成加速乳腺癌转移。USP12可以直接与MDK相互作用,降低其多泛素化,提高其在细胞中的蛋白质稳定性[52]。因此,USP12可能是治疗BC的潜在靶点。

4.9 肺癌

肺癌(lung cancer,LC)居于恶性肿瘤发病率首位,按照病理分类可将肺癌分为小细胞肺癌(small cell lung cancer,SCLC)和非小细胞肺癌(non-small cell lung cancer,NSCLC)。其中,约85%为非小细胞肺癌,主要包括肺腺癌(lung adenocarcinoma,LUAD)、肺鳞状细胞癌和大细胞肺癌,其中以肺腺癌占比最高。目前,尽管治疗方式(包括手术、化疗和放疗)方面取得了很多进展,但肺癌病人的生存率仍然较低,NSCLC的五年生存率不到20%。因此,寻找新的肺癌治疗靶点仍然迫切。

4.9.1 DNAJ热休克蛋白12 DNAJ热休克蛋白家族成员12(DNAJ heat shock protein family member c12,DNAJC12)是热休克蛋白的一种,与复杂的组装、蛋白质折叠和输出有关。研究发现,与非肺癌组织相比,肺癌组织中的DNAJC12表达水平显著上调。敲除DNAJC12可抑制肺癌细胞的增殖、集落形成、迁移和侵袭。DNAJC12可能通过激活β-连环蛋白促进肺癌的发展和转移特征[53]。因此,DNAJC12可能是治疗肺癌的新靶点。

4.9.2 跨膜蛋白229A 跨膜蛋白229A(transmembrane protein 229A,TMEM229A)是TMEM家族的成员。研究发现,TMEM229A在人NSCLC组织和多个细胞系中的表达显著下调。TMEM229A的过度表达降低了磷酸化细胞外调节蛋白激酶和磷酸化蛋白激酶B的表达水平,通过失活ERK信号通路抑制细胞增殖、迁移和侵袭[54]。因此,TMEM229A可能是治疗NSCLC的新靶点。

4.9.3 KLHL38 KLHL38(kelch-like family member 38)是KLHL家族的成员,其表达水平与肿瘤大小、淋巴结转移和病理性肿瘤淋巴结转移分期呈正相关。研究发现,KLHL38通过蛋白激酶B信号通路激活促进NSCLC进展[55]。因此,KLHL38可能是治疗NSCLC的新靶点。

4.9.4 锌指蛋白655 锌指蛋白655(zinc finger protein 655,ZNF655)属于Cys2/His2型锌指蛋白,在非小细胞肺癌中的表达水平异常丰富。研究发现ZNF656通过PI3K/Akt和p53信号通路调节NSCLC细胞的凋亡[56]。因此,ZNF655可能是治疗NSCLC的新靶点。

4.9.5 TBC1D23 TBC1D23(Tre2-Bub2-Cdc16 domain family member 23)是TBC/RABGAP家族的成员,在人体组织中广泛表达,影响神经元生长、大脑发育和自身免疫。研究发现,TBC1D23通过激活β1 integrin/FAK/ERK信号通路以促进NSCLC[57]。因此,TBC1D23可能是治疗NSCLC的新潜在靶点。

4.9.6 细胞质动力蛋白1重链1 细胞质动力蛋白1重链1(dynein cytoplasmic 1 heavy chain 1,DYNC1H1)属于细胞质动力蛋白重链家族,在许多细胞过程中发挥作用,包括囊泡的运输,高尔基体的功能,核定位以及纺锤体的形成和功能。研究发现,DYNC1H1功能丧失导致细胞活力和细胞增殖能力显著降低,抑制细胞周期,并促进体外迁移潜能和侵袭潜能[58]。因此,DYNC1H1可作为治疗NSCLC的新潜在靶点。

4.9.7 线粒体肌酸激酶1 线粒体肌酸激酶1(mitochondrial creatine kinase 1,CKMT1)负责将线粒体ATP的磷酸基团转移到肌酸。研究发现,低氧诱导HIF-1α积累,上调CKMT1表达,促进NSCLC细胞的生物学功能[59]。因此,CKMT1可作为治疗NSCLC的新靶点。

4.9.8 羊毛硫氨酸合成酶C样蛋白2 羊毛硫氨酸合成酶C样蛋白2(lanthionine synthetase C-like 2,LANCL2)已被确定为Akt20的新激活物。表皮生长因子受体基因(epidermal growth factor receptor, EGFR)是肺腺癌的关键癌基因。LANCL22通过促进EGFR突变导致肺腺癌细胞的致瘤增殖,抑制凋亡[60]。因此,LANCL22可能是治疗EGFR突变导致肺腺癌的一个有前途的新靶点。

4.9.9 人RecQ解旋酶样蛋白5 人RecQ解旋酶样蛋白5(RecQ like helicase 5,RECQL 5)是RecQ解旋酶家族的一员,参与转录伸长、DNA损伤反应和DNA复制的调节。研究发现,RECQL5可能通过激活PI3K/Akt信号通路激活上皮-间质转化过程,进而促进NSCLC细胞的侵袭性[61]。因此,RECQL 5可作为治疗非小细胞肺癌的新靶点。

4.9.10 ATP酶蛋白酶体26S亚基6 ATP酶蛋白酶体26S亚基6(proteasome 26S subunit,ATPase 6,PSMC6)是一种多催化蛋白酶复合物。研究发现,PSMC6的沉默可以显著抑制肺癌细胞系中的细胞生长、迁移和侵袭[62]。因此,PSMC6是LUAD治疗的一个新的潜在靶点。

5 自身免疫性疾病

自身免疫性疾病的种类多种多样,主要包括类风湿关节炎(rheumatoid anti-nuclea antigen,RA)、多发性硬化(multiple sclerosis,MS)、系统性红斑狼疮(systemic lupus erythematosus,SLE)和其他疾病(银屑病、干燥综合征、原发性免疫性血小板减少症)等[63]。

5.1 类风湿关节炎

类风湿关节炎(rheumatoid anti-nuclea antigen,RA)是一种慢性自身免疫性疾病,其特征是滑膜炎症和关节破坏[64]。肽酰精氨酸脱亚氨酶(peptidylarginine deiminase,PAD)在不同的免疫细胞群和淋巴器官中表达。PAD抑制后,关节内炎症细胞浸润及促炎细胞因子IL-6和TNFα的表达明显降低[65]。因此PAD有潜力成为RA的治疗靶点。

5.2 银屑病

银屑病(psoriasis)是一种丘疹鳞状疾病,具有不同的形态、分布、严重程度和病程。标志是持续的炎症,导致不受控制的角质形成细胞增殖和功能失调的分化[66]。

5.2.1 自噬相关蛋白1 自噬对于皮肤分化，发育和生存至关重要[67]。研究发现，自噬相关蛋白1（autophagy associated protein 1，ULK1）作为关键的自噬引发蛋白，在局部应用选择性ULK1抑制剂SBI0206965后能显著减弱表皮增生、中性粒细胞浸润以及银屑病相关标志物的转录，ULK1可能是治疗银屑病的潜在靶点[68]。

5.2.2 NEDD4-binding 蛋白1 NEDD4-binding 蛋白1（NEDD4-binding protein 1，N4BP1）是一种免疫调节剂主要在角质形成细胞中表达。研究发现，N4BP1通过特异性调节mRNA靶标在角质形成细胞和嗜中性粒细胞中起关键作用，N4BP1可以作为银屑病治疗的靶标[69]。

6 感染性疾病

6.1 细菌感染相关靶点

6.1.1 铜绿假单胞菌 铜绿假单胞菌（*Pseudomonas aeruginosa*）是社区获得性肺炎病因的主要细菌病原体之一。Toll样受体（Toll like receptor，TLR）在免疫应答中扮演不可或缺的角色。研究发现，$TLR7^{-/-}$小鼠在感染铜绿假单胞菌后则表现出存活率显著提高、细菌清除能力提高、肺部炎症减少。TLR7的缺失在铜绿假单胞菌肺炎中提供了保护作用，表现出巨噬细胞功能改善、促炎细胞因子降低、抗炎细胞因子产生升高、肺损伤和细菌负荷减轻，提示TLR7可作为一个新型免疫靶点[70]。

6.1.2 猪链球菌 猪链球菌（*Streptococcus suis* serotype 2）是导致猝死，脓毒性休克和脑膜炎的猪和人类病原体，其特征在于全身性和中枢神经系统感染的炎症家具。研究表明，膜联蛋白A1（annexin A1，AnxA1）抑制中性粒细胞的黏附，通过Fpr2/p38/COX-2途径降低IL-6表达，促进猪链球菌诱导的脑膜炎小鼠中的细菌清除，从而为猪链球菌脑膜炎治疗提供了新的治疗靶点[71]。

6.1.3 肺炎克雷伯氏菌 碳青霉烯耐药肺炎克雷伯氏菌（carbapenem-resistant *Klebsiella pneumonia*，CRKP）肺部感染显著增加肺炎的发病率和死亡率。近年研究表明，杆状病毒IAP重复-3（baculoviral IAP repeat-containing 3，Birc3）在肺炎的预防和治疗中具有重要作用。CRKP处理的Raw264.7细胞巨噬细胞吞噬能力下降，细胞因子风暴增强。Birc3可与Toll样受体4（Toll-like receptor 4，TLR4）和髓样分化因子88（myeloid differentiation factor 88，Myd88）相互作用。因此，Birc3可作为CRKP诱导的肺炎细菌感染和肺部炎症的治疗靶点[72]。

6.1.4 幽门螺杆菌 幽门螺旋杆菌（*Helicobacter pylori*，H. pylori）是革兰阴性菌之一，幽门螺杆菌感染与几种胃肠疾病有关，包括胃炎、消化性溃疡和胃癌，是一系列胃病理改变的重要危险因素。胃细胞中Ⅲ类组蛋白去乙酰化酶（sirtuin 1，SIRT1）在mRNA和蛋白水平均被幽门螺杆菌感染下调，SIRT1促进胃细胞自噬通量，激活SIRT1可恢复幽门螺杆菌感染抑制的自噬通量，因此猜测SIRT1可作为根除幽门螺旋杆菌感染的治疗靶点[73]。临床标本显示，幽门螺旋杆菌感染患者胃黏膜Jagged1（+）巨噬细胞数量明显高于健康对照组，Jagged1过表达增强了巨噬细胞对幽门螺旋杆菌的杀菌活性，而siRNA-Jagged1则相反；外源性Jagged1的加入促进了巨噬细胞对抗幽门螺旋杆菌的促炎介质，提示Jagged1可能是巨噬细胞对抗幽门螺杆菌新靶点[74]。

6.2 病毒感染相关靶点

6.2.1 严重急性呼吸综合征冠状病毒2型 当前新型冠状病毒感染（COVID-19）大流行带来了全球公共卫生挑战。严重急性呼吸综合征冠状病毒2型（severe acute respiratory syndrome coronavirus 2，SARS-CoV-2）是COVID-19的病原体。COVID-19的典型临床症状是发热、咳嗽、肌痛和呼吸困难，严重患者会出现急性呼吸窘迫综合征（acute respiratory distress syndrome，ARDS）和急性肺损伤，并伴有称为“细胞因子风暴”的强烈炎症反应、淋巴细胞减少和多器官损伤的症状。

6.2.1.1 酪氨酸蛋白激酶受体UFO SARS-CoV-2通过其刺突（S）糖蛋白与宿主受体血管紧张素转换酶2（angiotensin-converting enzyme 2，ACE2）结合，介导膜融合和病毒进入。研究表明，酪氨酸蛋白激酶受体UFO（AXL）特异性地与SARS-CoV-2 S的N端结构域相互作用，过表达的AXL促进SARS-CoV-2进入与ACE2过表达一样有效。因此，AXL是SARS-CoV-2的新型候选受体，是未来临床干预的潜在靶点[75]。

6.2.1.2 血管紧张素转换酶2 ACE2在多种人体组织中表达极低，尤其是在气道中，宿主细胞表面的其他共受体和（或）辅因子可能有助于SARS-CoV-2感染。研究发现，发现非肌肌球蛋白重链ⅡA（nonmuscle myosin heavy chain ⅡA，MYH9）是SARS-CoV-2感染人肺细胞的重要宿主因子，MYH9与SARS-CoV-2 S共域，通过其c端域（称为PRA）通过S2子基和S1-NTD（n端域）直接与SARS-CoV-2 S相互作用。MYH9促进了SARS-CoV-2的内吞作用。因此，MYH9以ACE2依赖的方式介导病毒通过内吞进入宿主细胞，并可能作为未来临床干预策略的潜在靶点[76]。

6.2.1.3 RBM15 RBM15（m6A甲基转移酶）显著升高，并与疾病严重程度呈正相。研究表明，SARS-CoV-2感染会改变淋巴细胞的m6A表观转录组，尤其是在重症患者的情况下。RBM15通过提升多靶点基因的m6A修饰来调节宿主对SARS-CoV-2的免疫反应，表明RBM15可作为治疗COVID-19的靶标[77]。

6.2.2 人类免疫缺陷病毒 人类免疫缺陷病毒（human immunodeficiency virus 1，HIV）分离株目前分为两种类型，HIV-1型（HIV-1）和HIV-2型（HIV-2）。艾滋病毒是逆转录病毒科慢病毒属的基因相关成员。慢病毒感染通常表现为慢性病程，临床潜伏期长，病毒持续复制，累及中枢神经系统，泛素化在HIV-1感染中起重要作用。研究表明，DUB USP21通过特异性靶向Tat蛋白抑制HIV的产生，而不影响Vif、Vpr、Vpx、Vpu功能，USP特异性减少Tat表达，导致HIV-1 LTR反式激活缺陷，最终抑制HIV-1的产生。因此，USP21可能是针对 HIV-1 的药物开发或新治疗策略的重要靶点[78]。

6.2.3 甲型流感病毒 甲型流感病毒（influenza A virus，IAV）是一种包膜负链 RNA 病毒，其感染会导致呼吸道和身体反应，如寒战、头痛、发热和全身疼痛。甲型流感病毒引起的急性呼吸道感染广泛传播，导致发病率和死亡率升高。鸟苷酸结合蛋白 7（guanylate-binding protein 7，GBP7）属于 GBP 家族，在介导细胞内病原体的先天免疫应答中起着关键作用。研究显示，在 IAV 感染期间，人外周血单核细胞（PBMCs）和 A549 细胞中 GBP7 表达显著上调。GBP7 敲除可以通过增强 IAV 诱导的 IFN、Ⅲ型 IFN 和促炎细胞因子的表达来抑制 IAV 复制。此外，GBP7 通过 NF-κB 和 JAK-STAT 信号通路抑制 IAV 感染的先天免疫应答，提示 GBP7 可作为控制 IAV 感染的治疗靶点[79]。

6.2.4 肠道病毒 肠道病毒（enteroviruses，Evs）属于小核糖核酸病毒科的肠道病毒属，是阳性的单链 RNA 病毒 3C 蛋白抑制类视黄酸诱导基因 I（RIG-I）介导的 Ⅰ 型干扰素（IFN）反应。研究证明，EVs 的 3C 蛋白不仅通过蛋白酶切割活性降低 RIG-I 的表达，还通过蛋白酶切割活性降低 TRIM25 的表达。

6.2.5 黄病毒 黄病毒是一组具有阳性单链 RNA 基因组的包膜病毒。常见的黄病毒属，包括登革热病毒（Dengue virus，DENV）、寨卡病毒（Zika virus，ZIKV）、日本脑炎病毒（Japanese Encephalitis virus，JEV）和黄热病病毒（Yellow Fever virus，YFV）。研究表明，NLRP12 在 DENV 或其他黄病毒（JEV、YFV、ZIKV）感染后的人巨噬细胞中受到抑制。此外，NLRP12 抑制 DENV 和其他黄病毒（JEV、YFV、ZIKV）复制，这依赖于其 NACHT 结构域的保守核苷酸结合结构。NLRP12 在 DENV 和其他黄病毒（JEV、YFV、ZIKV）感染中发挥抗病毒特性的新机制，为治疗 DENV 感染提供了潜在的靶点[80]。

6.2.6 伪狂犬病病毒 伪狂犬病病毒（pseudorabies virus，PRV）是一种可在潜伏周期和裂解周期之间转换的大型 DNA 病毒，可引起神经性脑炎、呼吸系统疾病和生殖衰竭。过氧化物还原蛋白 1（PRDX1）通过增强 TBK1/IKKε 介导的 IFN-β 信号传导来下调 PRV 复制，增强抗病毒免疫力。揭示了 PRDX1 在 IFN 通路中的作用，可能作为控制 PRV 感染的潜在靶点[81]。

6.2.7 人类呼吸道合胞病毒 人类呼吸道合胞病毒（respiratory syncytial virus，RSV）是幼儿呼吸道感染的主要原因。Rab 家族蛋白中的 Rab5a 是 RSV 感染所必需的，Rab5a 在 RSV a2 感染的 A549 细胞和 RSV a2 攻击的 BALB/c 小鼠气道上皮细胞感染早期均上调。敲低 Rab5a 通过刺激内源性呼吸道上皮抗病毒免疫来抑制 RSV 感染，这提示 Rab5a 是一个潜在的抗 RSV 感染的新治疗靶点[82]。

6.3 真菌感染相关靶点

犬小孢子菌（*Microsporum canis*）是一种常见的致病性皮肤真菌，可引起人类和动物的皮肤癣菌病。缺锌可能对犬支原体的基因表达和生物代谢途径产生负面影响，犬小孢子菌感染模型体内的锌反应性转录激活子（zinc-responsiveness transcriptional activator，ZafA）基因显著上调，与 Zap1 具有同源性。因此，ZafA 基因可能是调节犬支原体锌稳态的主要转录因子。ATMT 可以成功地转化犬支原体的 ZafA 基因，并获得稳定的 ZafA 基因敲除。切断锌吸收途径可作为预防和控制犬支原体感染的一种方式[83]。

6.4 寄生虫感染相关靶点

6.4.1 旋毛虫组织蛋白酶 L 旋毛虫（*Trichinella spiralis*）是一种能够感染哺乳动物的组织寄生线虫。旋毛虫感染对公众健康和动物食品安全构成严重威胁。研究发现，旋毛虫组织蛋白酶 L（cathepsin L from *Trichinella spiralis*，TsCL）在幼虫入侵、发育和雌性繁殖中起着重要作用，是旋毛虫生命周期中一种必需的蛋白酶。因此，TsCL 可以作为抗旋毛虫感染的潜在候选疫苗或药物靶点[84]。

6.4.2 旋毛虫谷胱甘肽 S-转移酶 研究发现，旋毛虫谷胱甘肽 S-转移酶（*Trichinella spiralis* glutathione S-transferase，TsGST）在旋毛虫生命周期中起着重要作用，利用 RNA 干扰技术显著降低 TsGST 的表达和酶活性，抑制了幼虫的入侵和发育，降低了雌性的繁殖力。因此，TsGST 可能是抗旋毛虫感染的潜在分子靶点[85]。

7 代谢类疾病

7.1 肥胖症与血脂异常相关靶点

肥胖和血脂异常是当今世界面临的最重要的健康问题之一。肥胖与许多慢性疾病密切相关，如高血压、冠心病、2 型糖尿病等。血脂异常是心血管疾病的重要危险因素。

7.1.1 妊娠带蛋白 妊娠带蛋白（pregnancy zone protein，PZP）是 α-巨球蛋白家族的一员。研究表明，PZP 在间歇性禁食的喂养阶段被显著诱导，通过激活棕色脂肪组织促进饮食诱导的产热，循环 PZP 与细胞表面 78 kDa 的葡萄糖调节蛋白结合，通过 p38 MAPK-ATF2 信号通路促进解偶联蛋白的表达。因此，PZP 成为治疗肥胖和糖尿病的有效治疗靶点[86]。

7.1.2 CD146 CD146 是一种多功能细胞黏附分子。研究表明，CD146 作为血管生成素样蛋白 2（adipose receptor for angiopoietin-like protein 2，ANGPTL2）的一种新的脂肪受体，ANGPTL2 与 CD146 结合激活 cAMP 反应元件结合蛋白（cAMP response element-binding protein，CREB），然后在脂肪形成和脂肪炎症过程中上调 CD146。在前脂肪细胞中，CD146 的消融抑制了脂肪的形成，而在成熟脂肪细胞中 CD146 的缺失则抑制了脂质积累。抗 CD146 抗体通过破坏 CD146 与其配体之间的相互作用来抑制肥胖，表明 CD146 可能是治疗肥胖的潜在靶点[87]。

7.1.3 组蛋白赖氨酸去甲基化酶 组蛋白赖氨酸去甲基化酶 6a（histone lysine demethylase 6a，Kdm6a）可以去除组蛋白 H3 赖氨酸 27 上的三甲基化（the trimethylation on histone H3 lysine 27, H3k27me3)。研究发现,Kdm6a 通过去除 H3k27me3 对饮食诱导的肥胖小鼠下丘脑隐色素 1(crytochrome 1,Cry1)的表达进行调节。抑制 Kdm6a 可以减少 Cry1 的表达,并使瘦素信号变得敏感,从而对抗肥胖相关疾病[88]。因此,Kdm6 是治疗肥胖和代谢障碍的药物靶点。

8 其他疾病作用靶点

8.1 肌萎缩侧索硬化症

肌萎缩侧索硬化症(amyotrophic lateral sclerosis,ALS)是一种以运动神经元(MN)进行性丧失为特征的致命神经退行性疾病。神经炎症一直被认为与肌萎缩性侧索硬化症(ALS)的发展和进展有关。研究发现,ALS 小鼠的腰脊髓前角(AHLSC)中骨髓基质细胞抗原 2(bone marrow stromalcell antigen 2,BST2)明显高于野生型小鼠,BST2 主要表达于 ALS 小鼠 AHLSC 中的小胶质细胞[89]。提示,BST2 可能是改善小胶质细胞介导的 ALS 的潜在靶点。

8.2 血友病

血友病(hemophilia)A 和 B 是由促凝血因子Ⅷ或Ⅸ缺乏引起的先天性出血疾病,可通过抗凝血酶下调治疗。研究发现,Cullin 2 和泛素特异性蛋白酶 2(ubiquitin specific peptidase 2,USP2)是通过调节抗凝血酶泛素化作用的新型抗凝血酶表达调节剂,抑制蛋白酶体导致 HepG2 和 SMMC7721 细胞中抗凝血酶及其泛素化形式的积累,USP2 过表达抑制抗凝血酶的泛素化和蛋白酶体清除,Cullin 2 E3 泛素连接酶和 USP2 协同调控抗凝血酶泛素化和降解[90]。因此,靶向 Cullin 2 和 USP2 可能是治疗血友病的一种潜在策略。

8.3 肝豆状核变性

肝豆状核变性又称“威尔逊氏病”(Wilson's disease,WD),是一种遗传性疾病。研究发现,TX 小鼠大脑区域中炎症小体适配分子凋亡相关斑点样蛋白的蛋白水平上调,TX 小鼠大脑中 NOD 样受体热蛋白结构域相关蛋白 3(NLR family pyrin domain containing 3,NLRP3)炎性小体被激活,在阻断 NLRP3 炎症小体的激活后,减少了 IL-1β 和 IL-18 的产生,从而有效地缓解了 TX 小鼠的认知衰退、运动行为障碍和神经退行性病变[91]。因此,阻断 NLRP3 炎症小体激活可能是 WD 的一个潜在的治疗策略。

8.4 亨廷顿病

亨廷顿病(Huntington's disease,HD)是一种遗传性、进行性和致死性神经退行性疾病。研究发现,用表达 HD 基因外显子 1 片段的大鼠嗜铬细胞瘤诱导的 PC12 细胞后,甘油醛-3-磷酸脱氢酶(GAPDH)和 DNM3OS 在 HD PC12 细胞中表达上调,上调 DNM3OS 可通过海绵作用降低 miR-196b-5p 的表达,GAPDH 是 miR-196b-5p 的直接靶点,在 HD 细胞模型中对聚集物的形成起重要的致病作用,提示 DNM3OS/miR-196b-5p/GAPDH 通路可能是 HD 治疗的一个潜在的靶点[92]。

8.5 特发性肺纤维化

特发性肺纤维化(idiopathic pulmonary interstitial fibrosis, IPF)是一种致死率高但治疗有限的严重呼吸道疾病。研究发现,睾丸特异性丝氨酸激酶 4(testis-specific serine/threonine-protein kinase 4,TSSK4)在肺泡Ⅱ型(AT-II)上皮细胞中选择性表达,TSSK4 可以磷酸化热休克蛋白-蛋白激酶 B(HSP90-AKT)底物上的 HSP90β,抑制 HSP90β 的 ATP 酶活性,降低其在 AKT 上的分子伴侣功能,从而降低 AKT 的激酶活性,通过线粒体死亡机制促进 AT-II 细胞凋亡[93]。因此,TSSK4 及其调节机制是治疗 IPF 的有潜力的靶点。

8.6 视网膜母细胞瘤肿瘤

视网膜母细胞瘤(retinoblastoma,RB)是儿童视网膜发育过程中最常见的原发性眼内癌。神经突起导向因子 1(Netrin-1)是一种可扩散的层粘连蛋白相关蛋白,在神经发生过程中充当指导信号。研究发现,抑制 RB 细胞系中的 Netrin-1 显著降低了它们对血管生成的影响,而不影响细胞生长,在体内抑制 Netrin-1 的表达可抑制 RB 的生长,这种作用可通过共表达 VEGF-A 来消除[94]。提示 Netrin-1 可能为 RB 患者提供一个新的治疗靶点。

8.7 脊髓性肌萎缩疾病

脊髓性肌萎缩症(spinal muscular atrophy,SMA)是一种退行性运动神经元疾病,由 SMN1 基因突变导致功能性存活运动神经元(SMN)蛋白丢失导致。研究发现,SUMO 特异性蛋白酶 2(SUMO/sentrin-specific protease 2,SENP2)缺陷的小鼠发展出显著的 SMA 样病理表型,促进 SMN 的 SUMO 化降低了 SMN 的蛋白水平,SMN 被带有 E3PIAS2α 的 SUMO2 修饰,并被 SENP2 去结合,SMN 的 SUMO 化作用通过泛素-蛋白酶体降解途径与泛素样修饰物激活酶 1(E1UBA1)和 E3ITCH 加速其降解,最终导致 SMA 样表型[95]。因此,SENP2 可能是 SMA 的一种新的治疗靶点。

参考文献

[1] 张林,方德宇,柳春,等. 基于蛋白质组学研究葛根素逆转 Aβ1-42 损伤 SH-SY5Y 细胞的机制[J]. 中国中药杂志,2021,46(14):3650-3659.

[2] Peng Z,LI X,Li J,*et al.* Dlg1 knockout inhibits microglial activation and alleviates lipopolysaccharide-induced depression-like behavior in mice[J]. *Neurosci Bull*,2021,37(12):1671-1682.

[3] Yan Y,Xu X,Chen R,*et al.* Down-regulation of MST1 in hippocampus protects against stress-induced depression-like behaviours and synaptic plasticity impairments[J]. *Brain Behav Immun*,2021,94:196-209.

[4] Huang YQ,Wang Y,Hu K,*et al.* Hippocampal glycerol-3-phosphate acyltransferases 4 and BDNF in the progress of obesity-induced depression[J]. *Front Endocrinol (Lausanne)*,2021,12:667773.

[5] Li Y,Jia Y,Wang D,*et al.* Programmed cell death 4 as an endogenous suppressor of BDNF translation is involved in stress-induced depression[J]. *Mol Psychiatry*,2021,26(6):2316-2333.

[6] Jia Y,Zhuang X,Zhang Y,*et al.* The brain targeted delivery of pro-

grammed cell death 4 specific siRNA protects mice from CRS-induced depressive behavior [J]. *Cell Death Dis*, 2021, 12 (11):1077.

[7] Lu J, Xu SW, Huo YQ, *et al.* Sorting nexin 3 induces heart failure via promoting retromer-dependent nuclear trafficking of STAT3[J]. *Cell Death Differ*, 2021, 28(10):2871-2887.

[8] Gao Y, Zhao D, Xie W Z, *et al.* Rap1GAP mediates angiotensin II-induced cardiomyocyte hypertrophy by inhibiting autophagy and increasing oxidative stress[J]. *Oxid Med Cell Longev*, 2021, 2021.

[9] Shi JZ, Sun JT, Liu L, *et al.* P16ink4a overexpression ameliorates cardiac remodeling of mouse following myocardial infarction via CDK4/pRb pathway [J]. *Biochem Biophys Res Commun*, 2022, 595:62-68.

[10] Zheng QQ, Duan LW, Lou YW, *et al.* Slfn4 deficiency improves MAPK-mediated inflammation, oxidative stress, apoptosis and abates atherosclerosis progression in apolipoprotein E-deficient mice [J]. *Atherosclerosis*, 2021, 337:42-52.

[11] Wu Z, Zuo M, Zeng L, *et al.* OMA1 reprograms metabolism under hypoxia to promote colorectal cancer development[J]. *EMBO Rep*, 2021, 22(1):e50827.

[12] Zhong Y, Long T, Gu CS, *et al.* MYH9-dependent polarization of ATG9B promotes colorectal cancer metastasis by accelerating focal adhesion assembly[J]. *Cell Death Differ*, 2021, 28(12):3251-69.

[13] Li B, Qi Z P, He D L, *et al.* NLRP7 deubiquitination by USP10 promotes tumor progression and tumor-associated macrophage polarization in colorectal cancer[J]. *J Exp Clin Cancer Res*, 2021, 40(1):126.

[14] Yu S, Zang W, Qiu Y, *et al.* Deubiquitinase OTUB2 exacerbates the progression of colorectal cancer by promoting PKM2 activity and glycolysis[J]. *Oncogene*, 2022, 41(1):46-56.

[15] Li Y, Cui K, Zhang Q, *et al.* FBXL6 degrades phosphorylated p53 to promote tumor growth [J]. *Cell Death Differ*, 2021, 28 (7): 2112-2125.

[16] Yin Y, Jiang Z, Fu J, *et al.* Choline-induced SLC5A7 impairs colorectal cancer growth by stabilizing p53 protein[J]. *Cancer Lett*, 2022, 525:55-66.

[17] Li M, Cai L, Wang X, *et al.* RHBDD1 promotes proliferation, migration, invasion and EMT in renal cell carcinoma via the EGFR/AKT signaling pathway[J]. *Oxid Med Cell Longev* 2021, 24(6).

[18] Zhang E, Chen S, Tang H, *et al.* CDK1/FBXW7 facilitates degradation and ubiquitination of MLST8 to inhibit progression of renal cell carcinoma[J]. *Cancer Sci*, 2022, 113(1):91-108.

[19] He W, Cheng F, Zheng B, *et al.* NUPR1 is a novel potential biomarker and confers resistance to sorafenib in clear cell renal cell carcinoma by increasing stemness and targeting the PTEN/AKT/mTOR pathway[J]. *Aging*, 2021, 13(10):14015-14038.

[20] Chen K, Zeng J, Sun Y, *et al.* Junction plakoglobin regulates and destabilizes HIF2alpha to inhibit tumorigenesis of renal cell carcinoma[J]. *Cancer Commun (Lond)*, 2021, 41(4):316-32.

[21] Liu Z, Sun T, Piao C, *et al.* METTL13 inhibits progression of clear cell renal cell carcinoma with repression on PI3K/AKT/mTOR/HIF-1alpha pathway and c-Myc expression [J]. *J Transl Med*, 2021, 19(1):209.

[22] Zhang G, Zou J, Shi J, *et al.* Knockdown of ubiquitin-like modifier-activating enzyme 2 promotes apoptosis of clear cell renal cell carcinoma cells[J]. *Cell Death Dis*, 2021, 12(11):1067.

[23] Zhou Q, Li J, Ge C, *et al.* SNX5 suppresses clear cell renal cell carcinoma progression by inducing CD44 internalization and epithelial-to-mesenchymal transition [J]. *Mol Ther Oncolytics*, 2022, 24: 87-100.

[24] Yang C, Pang J, Xu J, *et al.* LRRK2 is a candidate prognostic biomarker for clear cell renal cell carcinoma [J]. *Cancer Cell Int*, 2021, 21(1):343.

[25] Xu D, Li S, Wang L, *et al.* TAK1 inhibition improves myoblast differentiation and alleviates fibrosis in a mouse model of Duchenne muscular dystrophy [J]. *J Cachexia Sarcopenia Muscle*, 2021, 12 (1):192-208.

[26] Zhou Q, Tian W, Jiang Z, *et al.* A positive feedback loop of AKR1C3-mediated activation of NF-kappaB and STAT3 facilitates proliferation and metastasis in hepatocellular carcinoma[J]. *Cancer Res*, 2021, 81(5):1361-74.

[27] Xia P, Zhang H, Xu K, *et al.* MYC-targeted WDR4 promotes proliferation, metastasis, and sorafenib resistance by inducing CCNB1 translation in hepatocellular carcinoma[J]. *Cell Death Dis*, 2021, 12(7):691.

[28] Ren X, Rong Z, Liu X, *et al.* The protein kinase activity of NME7 activates Wnt/beta-catenin signaling to promote One-carbon metabolism in hepatocellular carcinoma[J]. *Cancer Res*, 2022, 82 (1): 60-74.

[29] Chang Q, Xu Y, Wang J, *et al.* SLC41A3 Exhibits as a carcinoma biomarker and promoter in liver hepatocellular carcinoma[J]. *Comput Math Methods Med*, 2021, 2021:8556888.

[30] Wang X, Mao J, Zhou T, *et al.* Hypoxia-induced myeloid derived growth factor promotes hepatocellular carcinoma progression through remodeling tumor microenvironment [J]. *Theranostics*, 2021, 11 (1):209-221.

[31] Huang W, Zhu J, Shi H, *et al.* ITGA2 overexpression promotes esophageal squamous cell carcinoma aggression via FAK/AKT signaling pathway[J]. *Onco Targets Ther*, 2021, 14:3583-3596.

[32] Wang L, Liu G, Bolor-Erdene E, *et al.* Identification of KIF4A as a prognostic biomarker for esophageal squamous cell carcinoma[J]. *Aging-Us*, 2021, 13(21):24050-24070.

[33] Sun X, Chen P, Chen X, *et al.* KIF4A enhanced cell proliferation and migration via Hippo signaling and predicted a poor prognosis in esophageal squamous cell carcinoma[J]. *Thorac Cancer*, 2021, 12 (4):512-524.

[34] Li Y, Zhu X, Yang M, *et al.* YAP/TEAD4-induced KIF4A contributes to the progression and worse prognosis of esophageal squamous cell carcinoma[J]. *Mol Carcinog*, 2021, 60(7):440-454.

[35] Wu J, Zhou Y, Wang T, *et al.* ZFX promotes tumorigenesis and confers chemotherapy resistance in esophageal squamous cell carcinoma[J]. *Clin Res Hepatol Gastroenterol*, 2021, 45(5):101586.

[36] Huang Y, Ruan R, Fang Y, *et al.* GFI1 promotes the proliferation and migration of esophageal squamous cell carcinoma cells through the inhibition of SOCS1 expression [J]. *Int J Mol Med*, 2021, 48 (4): 184.

[37] Ying J, Huang HH, Zhang MM, *et al.* Up-regulation of SOCS4 promotes cell proliferation and migration in esophageal squamous cell carcinoma[J]. *Transl Cancer Res*, 2021, 10(5): 2416-2427.

[38] Wang X, Xiao Y, Huang M, *et al.* Effect of TRPM2-mediated calcium signaling on cell proliferation and apoptosis in esophageal squamous cell carcinoma [J]. *Technol Cancer Res Treat*, 2021, 20: 15330338211045213.

[39] Jiang M, Qi L, Jin K, *et al.* eEF2K as a novel metastatic and prognostic biomarker in gastric cancer patients[J]. *Pathol Res Pract*, 2021, 225: 153568.

[40] Yang B, Chen J, Teng Y. TNPO1-mediated nuclear import of FUBP1 contributes to tumor immune evasion by increasing NRP1 expression in cervical cancer [J]. *J Immunol Res*, 2021, 2021: 9994004.

[41] Zhu X, Xiang Z, Zou L, *et al.* APMAP promotes epithelial-mesenchymal transition and metastasis of cervical cancer cells by activating the Wnt/β-catenin pathway [J]. *J Cancer*, 2021, 12 (20): 6265-6273.

[42] Li Z, Ge Y, Dong J, *et al.* BZW1 facilitates glycolysis and promotes tumor growth in pancreatic ductal adenocarcinoma through potentiating eIF2alpha phosphorylation [J]. *Gastroenterology*, 2022, 162 (4): 1256-71 e14.

[43] Ma Y, Xia P, Wang Z, *et al.* PDIA6 promotes pancreatic cancer progression and immune escape through CSN5-mediated deubiquitination of beta-catenin and PD-L1 [J]. *Neoplasia*, 2021, 23 (9): 912-928.

[44] Wu J, Wang Y, Yang Y, *et al.* TNFSF9 promotes metastasis of pancreatic cancer through Wnt/Snail signaling and M2 polarization of macrophages [J]. *Aging (Albany NY)*, 2021, 13 (17): 21571-21586.

[45] Fan Y, Hu D, Li D, *et al.* UCHL3 promotes aerobic glycolysis of pancreatic cancer through upregulating LDHA expression[J]. *Clin Transl Oncol*, 2021, 23(8): 1637-1645.

[46] Zhao Z, Zhu L, Xing Y, *et al.* Praja2 suppresses the growth of gastric cancer by ubiquitylation of KSR1 and inhibiting MEK-ERK signal pathways[J]. *Aging*, 2021, 13(3): 3886-3897.

[47] Wu S, Cao L, Ke L, *et al.* Knockdown of CENPK inhibits cell growth and facilitates apoptosis via PTEN-PI3K-AKT signalling pathway in gastric cancer [J]. *J Cell Mol Med*, 2021, 25 (18): 8890-8903.

[48] Shan Z G, Sun ZW, Zhao LQ, *et al.* Upregulation of tubulointerstitial nephritis antigen like 1 promotes gastric cancer growth and metastasis by regulating multiple matrix metallopeptidase expression [J]. *J Gastroenterol Hepatol*, 2021, 36(1): 196-203.

[49] Chen W, Zhu Y, Zhang W, *et al.* CDC42EP3 is a key promoter involved in the development and progression of gastric cancer[J]. *Carcinogenesis*, 2021, 42(9): 1179-1188.

[50] Wang Y, Zhu M, Li J, *et al.* Overexpression of PSMC2 promotes the tumorigenesis and development of human breast cancer via regulating plasminogen activator urokinase (PLAU) [J]. *Cell Death Dis*, 2021, 12(7): 690.

[51] Cao J, Wu D, Wu G, *et al.* USP35, regulated by estrogen and AKT, promotes breast tumorigenesis by stabilizing and enhancing transcriptional activity of estrogen receptor alpha[J]. *Cell Death Dis*, 2021, 12(6): 619.

[52] Sheng B, Wei Z, Wu X, *et al.* USP12 promotes breast cancer angiogenesis by maintaining midkine stability[J]. *Cell Death Dis*, 2021, 12(11): 1074.

[53] Zhu Y, Zhang R, Zhang Y, *et al.* NUDT21 promotes tumor growth and metastasis through modulating SGPP2 in human gastric cancer [J]. *Front Oncol*, 2021, 11: 670353.

[54] Zou D, Li Z, Lv F, *et al.* Pan-cancer analysis of NOS3 identifies its expression and clinical relevance in gastric cancer [J]. *Front Oncol*, 2021, 11: 592761.

[55] Xu Y, Wang C, Jiang X, *et al.* KLHL38 involvement in non-small cell lung cancer progression via activation of the Akt signaling pathway[J]. *Cell Death Dis*, 2021, 12(6): 556.

[56] Teng Z, Yao J, Zhu L, *et al.* ZNF655 is involved in development and progression of non-small-cell lung cancer[J]. *Life Sci*, 2021, 280: 119727.

[57] Zhang Y, Su H, Wudu M, *et al.* TBC1 domain family member 23 interacts with Ras-related protein Rab-11A to promote poor prognosis of non-small-cell lung cancer via β1-integrin[J]. *J Cell Mol Med*, 2021, 25(18): 8821-8835.

[58] Li FN, Zhang QY, Li O, *et al.* ESRRA promotes gastric cancer development by regulating the CDC25C/CDK1/CyclinB1 pathway via DSN1[J]. *Int J Biol Sci*, 2021, 17(8): 1909-1924.

[59] Dai XM, Zhang YH, Lin XH, *et al.* SIK2 represses AKT/GSK3beta/beta-catenin signaling and suppresses gastric cancer by inhibiting autophagic degradation of protein phosphatases[J]. *Mol Oncol*, 2021, 15(1): 228-245.

[60] Lou Y, Xu J, Zhang Y, *et al.* Akt kinase LANCL2 functions as a key driver in EGFR-mutant lung adenocarcinoma tumorigenesis [J]. *Cell Death Dis*, 2021, 12(2): 170.

[61] Xia HW, Zhang ZQ, Yuan J, *et al.* Human RECQL5 promotes metastasis and resistance to cisplatin in non-small cell lung cancer [J]. *Life Sci*, 2021, 265: 118768.

[62] Zhang JY, Shi KZ, Liao XY, *et al.* The silence of PSMC6 inhibits cell growth and metastasis in lung adenocarcinoma[J]. *Bio Med Res Int*, 2021, 2021: 9922185.

[63] Fugger L, Jensen LT, Rossjohn J. Challenges, progress, and prospects of developing therapies to treat autoimmune diseases [J]. *Cell*, 2020, 181(1): 63-80.

[64] Smith MH, Berman JR. What is rheumatoid arthritis? [J]. *JAMA*, 2022, 327(12): 1194.

[65] Bruggeman Y, Sodre FM C, Buitinga M, *et al.* Targeting citrullination in autoimmunity: insights learned from preclinical mouse models[J]. *Expert Opin Ther Targets*, 2021, 25(4): 269-81.

[66] Rendon A, Schakel K. Psoriasis Pathogenesis and Treatment[J]. *Int J Mol Sci*, 2019, 20(6).

[67] Qiang L, Sample A, Shea CR, *et al.* Autophagy gene ATG7 regulates ultraviolet radiation-induced inflammation and skin tumorigenesis [J]. *Autophagy*, 2017, 13(12): 2086-103.

[68] Qiu X, Zheng L, Liu X, *et al.* ULK1 Inhibition as a targeted therapeutic strategy for psoriasis by regulating keratinocytes and their crosstalk with neutrophils[J]. *Front Immunol*, 2021, 12: 714274.

[69] Gou C, Ni W, Ma P, *et al.* The endoribonuclease N4BP1 prevents psoriasis by controlling both keratinocytes proliferation and neutrophil infiltration[J]. *Cell Death Dis*, 2021, 12(5): 488.

[70] XU H F, HUANG L L, LUO Q, *et al.* Absence of toll-like receptor 7 protects mice against *Pseudomonas aeruginosa* pneumonia[J]. *Int Immunopharmacol*, 2021, 96: 10.

[71] Ni CP, Gao S, Zheng YL, *et al.* Annexin A1 attenuates neutrophil migration and IL-6 expression through Fpr2 in a mouse model of streptococcus suis-induced meningitis[J]. *Infect Immun*, 2021, 89 (3): 15.

[72] Li SJ, Yang P, Xu LJ, *et al.* Blocking of Birc3/TLR4/Myd88 signaling protects carbapenem-resistant *Klebsiella pneumonia* in a mouse model of infection[J]. *Transpl Immunol*, 2021, 69: 9.

[73] Hsu CY, Yeh JY, Chen CY, *et al.* Helicobacter pylori cholesterol-alpha-glucosyltransferase manipulates cholesterol for bacterial adherence to gastric epithelial cells[J]. *Virulence*, 2021, 12(1): 2341-2351.

[74] Wen JJ, Chen CX, Luo MQ, *et al.* Notch signaling ligand Jagged1 enhances macrophage-mediated response to helicobacter pylori[J]. *Front Microbiol*, 2021, 12: 16.

[75] Wang S, Qiu ZY, Hou YN, *et al.* AXL is a candidate receptor for SARS-CoV-2 that promotes infection of pulmonary and bronchial epithelial cells[J]. *Cell Res*, 2021, 31(2): 126-40.

[76] Chen J, Fan J, Chen ZL, *et al.* Nonmuscle myosin heavy chain IIA facilitates SARS-CoV-2 infection in human pulmonary cells[J]. *Proc Natl Acad Sci U S A*, 2021, 118(50): 9.

[77] Meng YT, Zhang Q, Wang KH, *et al.* RBM15-mediated N6-methyladenosine modification affects COVID-19 severity by regulating the expression of multitarget genes[J]. *Cell Death Dis*, 2021, 12(8): 10.

[78] Gao WY, Li GQ, Zhao SM, *et al.* Deubiquitinating enzyme USP21 inhibits HIV-1 replication by downregulating tat expression[J]. *J Virol*, 2021, 95(13): 16.

[79] Feng MK, Zhang Q, Wu WJ, *et al.* Inducible guanylate-binding protein 7 facilitates influenza A virus replication by suppressing innate immunity via NF-kappa B and JAK-STAT signaling pathways[J]. *J Virol*, 2021, 95(6): 16.

[80] Li XY, Dong Z, Liu Y, *et al.* A novel role for the regulatory nod-like receptor NLRP12 in anti-dengue virus response[J]. *Front Immunol*, 2021, 12: 15.

[81] Lv L, Bai J, Gao YN, *et al.* Peroxiredoxin 1 interacts with TBK1/IKK epsilon and negatively regulates pseudorabies virus propagation by promoting innate immunity[J]. *J Virol*, 2021, 95(19): 16.

[82] Mo S, Tang W, Xie J, *et al.* Respiratory syncytial virus activates Rab5a to suppress IRF1-dependent lambda interferon production, subverting the antiviral defense of airway epithelial cells[J]. *J Virol*, 2021, 95(8): 15.

[83] Dai PX, Lv YG, Gong XW, *et al.* RNA-Seq analysis of the effect of zinc deficiency on microsporum canis, ZafA gene is important for growth and pathogenicity[J]. *Front Cell Infect Microbiol*, 2021, 11: 12.

[84] Bai Y, Ma KN, Sun XY, *et al.* Molecular characterization of a novel cathepsin L from Trichinella spiralis and its participation in invasion, development and reproduction [J]. *Acta Trop*, 2021, 224: 106112.

[85] Yang DQ, Liu F, Bai Y, *et al.* Functional characterization of a glutathione S-transferase in Trichinella spiralis invasion, development and reproduction[J]. *Vet Parasitol*, 2021, 297: 109128.

[86] Lin J, Jiang X, Dong M, *et al.* Hepatokine pregnancy zone protein governs the diet-induced thermogenesis through activating brown adipose tissue[J]. *Adv Sci (Weinh)*, 2021, 8(21): e2101991.

[87] Wu Z, Liu J, Chen G, *et al.* CD146 is a novel ANGPTL2 receptor that promotes obesity by manipulating lipid metabolism and energy expenditure[J]. *Adv Sci (Weinh)*, 2021, 8(6): 2004032.

[88] Wei Y, Chen J, Xu X, *et al.* Restoration of H3k27me3 modification epigenetically silences Cry1 expression and sensitizes leptin signaling to reduce obesity-related properties[J]. *Adv Sci (Weinh)*, 2021, 8(14): 2004319.

[89] Xu X, Zhang J, Li S, *et al.* Bone marrow stromal cell antigen 2: is a potential neuroinflammation biomarker of SOD1 (G93A) mouse model of amyotrophic lateral sclerosis in pre-symptomatic stage[J]. *Front Neurosci*, 2021, 15: 788730.

[90] Xu D, Wu J, Chen J, *et al.* Cullin 2-RBX1 E3 ligase and USP2 regulate antithrombin ubiquitination and stability[J]. *FASEB J*, 2021, 35(8): e21800.

[91] Dong J, Wang X, Xu C, *et al.* Inhibiting NLRP3 inflammasome activation prevents copper-induced neuropathology in a murine model of Wilson's disease[J]. *Cell Death Dis*, 2021, 12(1): 87.

[92] Dong X, Cong S. DNM3OS regulates GAPDH expression and influences the molecular pathogenesis of Huntington's disease[J]. *J Cell Mol Med*, 2021, 25(18): 9066-9071.

[93] Chen H, He A, Li H, *et al.* TSSK4 upregulation in alveolar epithelial type-II cells facilitates pulmonary fibrosis through HSP90-AKT signaling restriction and AT-II apoptosis[J]. *Cell Death Dis*, 2021, 12 (10): 938.

[94] Yang X, Sun H, Tang T, *et al.* Netrin-1 promotes retinoblastoma-associated angiogenesis[J]. *Ann Transl Med*, 2021, 9(22): 1683.

[95] Zhang Y, Chen X, Wang Q, *et al.* Hyper-SUMOylation of SMN induced by SENP2 deficiency decreases its stability and leads to spinal muscular atrophy-like pathology[J]. *J Mol Med (Berl)*, 2021, 99(12): 1797-1813.

我国先进递药系统研究与新药研发进展

罗　聪[1]，张晓君[2]，王淑君[1]，张继稳[1,3]

（1. 沈阳药科大学，沈阳 110016；2. 北京抗创联生物制药技术研究有限公司，北京 102600；
3. 中国科学院上海药物研究所，上海 201210）

摘要　让人民用到更加经济、安全、有效的药物是医药领域的重点课题，以纳米药物为代表的先进递药系统是药剂学领域持续的研究热点和难点，对于降低药物不良反应、提高药物疗效、保障用药安全性具有重要意义。本文回顾了 2021～2022 年我国先进递药系统相关领域的重要进展，其中包括先进递药系统的新理论与新材料、新方法和重大新产品等。

目前，我国药物研发已逐渐进入制剂创新时代，先进递药系统的基础和应用研究成为药物创新的关注热点。相较于传统剂型，先进递药系统更具临床优势，能够显著降低药物毒副作用，提高疗效。随着我国工业化、人口老龄化进程的加快，同时面对新冠肺炎大流行和肿瘤、呼吸系统疾病、心脑血管疾病等诸多挑战，用药需求持续增加，亟需开发改良型新药以实现更好的临床治疗效果。开发先进递药系统，实现药物的增效、减毒并降低药物研发成本，对于满足人民健康需求具有重要意义。近年来，我国在先进递药系统的新理论、新方法、新材料和新产品等方面，取得了突破性进展。

1　先进递药系统的新理论、新材料

随着先进递药系统的发展，药物递送的新理论及新材料的不断涌现推动着药剂学的发展，进一步提高了药物递送的高效性、精确性和安全性。基于新理论与新材料的先进递药系统的设计，使得递药系统具有更好的生物相容性、靶向性和特异性释放等优势，不仅能实现药物的高效载运和靶向递送，还能够针对病灶微环境进行响应性释药。我国学者在聚合物纳米递药系统、脂质纳米递药系统、仿生纳米递药系统、无载体纳米递药系统、水凝胶递药系统和微针递药系统取得了诸多研究新进展。

1.1　聚合物纳米递药系统

聚合物纳米递药系统由药物分子、聚合物载体材料构成，可实现难溶性药物在体内的控释及降低药物的毒副作用。

透明质酸（HA）能够靶向肿瘤细胞过表达的 CD44 受体，且具有良好的生物相容性与可降解性。莫然团队合成了一种硝基咪唑改性的透明质酸-草酸酯-喜树碱共轭物（n-HA-oxa-CPT），并进一步封装全反式维甲酸（ATRT）和喜树碱（CPT），制备了 ATRA/CPT-NPs[1]。该纳米粒能够诱导肿瘤干细胞（CSC）分化，然后释放 CPT 杀死 CSC，从而降低与干性相关的耐药性，增强化疗反应，抑制肿瘤的生长，并防止手术后肿瘤的复发与转移。此外，通过合理设计聚合物材料，能够有效提高药物在血液循环中的稳定性，并实现在胞内的特异性按需释药。例如，巩长旸团队通过将多功能共聚物涂覆于氨基酸修饰的阳离子上，制备一种 Nano-CRISPR 架构，共递送 CRISPR/dCas9 质粒和顺铂以触发强大的抗肿瘤免疫反应[2]。

pH 是生命体的一个重要的生理因素，根据 pH 的变化构建 pH 超敏感的聚合物载体材料，对于药物的特异性递释具有重要意义[3]。汪贻广团队创新性地将不具有 pH 响应性的非离子化单体引入 pH 敏感聚合物的结构设计中，创建了一类新型 pH 超敏感纳米体系，将纳米药物精准靶向递送至特定阶段的内吞细胞器，揭示了内吞体成熟过程对活性氧（ROS）应激所诱导的信号通路及细胞杀伤效应的影响[4]。

聚合物纳米递药系统在炎症治疗以及胰岛素口服递送方面也存在多种优势。例如，龚涛团队开发了一种针对炎性巨噬细胞和破骨细胞的双重靶向纳米粒子，其设计基于对基质金属蛋白酶 9（MMP9）的响应，并利用 RGD 肽作为靶向配体。这一纳米粒还成功地装载雷公藤红素，能够有效抑制模型大鼠病灶关节的滑膜炎，并逆转了骨侵蚀[5]。甘勇团队与魏刚团队联合设计了一种表面配体可转换的多功能纳米载体（Pep/Gal-PNP），用于胰岛素的口服递送，该纳米载体能够高效跨过肠黏膜屏障，并将胰岛素特异性地递送至肝脏发挥作用[6]。

1.2　脂质纳米递药系统

脂质纳米粒（LNPs）是脂质递药系统中的重要技术之一，已成为寡核苷酸药物递送的主要载体[7]。封装在 LNPs 中的寡核苷酸在递送过程中受到保护，能够减少酶降解，并高效递送至靶细胞中。

面对新出现的严重急性呼吸综合征冠状病毒 2（SARS-CoV-2）的免疫逃逸，迫切需要开发更有效的 mRNA 疫苗。基于此，宋相容团队设计了一种含有锰离子的脂质纳米递药系统，用于递送 mRNA 疫苗来对抗 SARS-CoV-2 的变异株[8]。LNPs 能够有效地包装和保护 mRNA 分子，使其在体内更稳定，并提高其进入细胞的能力。该疫苗在动物实验中表现出了显著的免疫原性和抗原特异性，为疫苗设计和开发提供了新的策略。

LNPs 用于高脂血症的 RNAi 治疗也取得了一定的成果。

黄渊余团队设计了热稳定性离子化脂质样(iLAND)纳米颗粒,提高RNAi药物的递送效率和治疗效果。iLAND纳米颗粒通过离子化作用,能够有效地包装和保护RNAi药物,使其在体内更稳定,改善了纳米颗粒的高温不稳定性[9]。

1.3 仿生纳米递药系统

随着生物医学的发展,细胞仿生类载体逐渐进入研究人员的视野。这类载体具有较高的生物相容性、较低的免疫原性;在纳米载体设计上具有可调控性、多功能性,有望实现纳米技术在疾病靶向治疗上的新突破[10-13]。

免疫治疗被看作是肿瘤治疗的第三次革命,研究发现肿瘤内Ⅰ型干扰素(IFN)水平的上调有利于肿瘤治疗,但如何靶向给药并避免免疫逃逸成为难题。基于此,李亚平团队利用T淋巴细胞膜修饰IFN表观遗传纳米诱导剂,制得纳米囊泡,能够选择性地提高瘤内IFN等免疫分子水平,并同时克服其诱导的免疫耐受,在一定程度上提升了肿瘤免疫治疗的疗效。在静脉注射纳米囊泡后,它能特异性地靶向肿瘤,进而高效诱导瘤内IFN分泌,在动物模型上有效抑制三阴性乳腺癌、黑色素瘤及结肠癌的生长[13]。

仿生纳米药物递送系统在炎症的治疗上也显示出明显的优势。例如,平渊团队利用巨噬细胞膜修饰负载dsCas9核酸酶的质粒DNA,再将具有疏水尾巴的ROS响应性前体分子(BAM-TK-TMP)通过脂质融合锚定在巨噬细胞外膜上,其中表达的dsCas9仅在被ROS信号激活并释放的TMP存在下稳定并发挥作用[14]。

1.4 无载体纳米递药系统

传统的纳米载体与药物的亲和力差,导致制剂的载药量低(通常少于10%)、稳定性差、药物易渗漏。近年来研究发现,一些疏水性小分子化学药物或小分子前药,能够自组装或与其他药物分子共组装成均匀稳定的纳米粒。这些无载体纳米组装体通常具有优异的载药能力,甚至超过50%[15-17]。例如,孙进团队设计了氧化还原双敏感的硫碲硫键(-STeS-)和硫硒硫键(-SSeS-)桥连的多西他赛二聚体前药,并自组装成稳定的纳米粒。硫属杂化键通过提供强的分子间作用力和足够的空间位阻,有效地提高了纳米粒的自组装稳定性和肿瘤蓄积能力。更重要的是,硫碲硫键桥连的二聚体对氧化和还原环境均表现出超高的双重敏感性,能有效响应异质性肿瘤微环境[18]。

小分子共组装纳米递药系统在血栓治疗方面显示出独特的优势。罗聪团队以光热光敏剂DiR和血小板抑制剂替卡格雷构建了新型无载体"一体双药"小分子共组装纳米递药系统,实现了两药的高效稳定共载、剂量灵活可调、体内同步递送、自示踪血栓靶向、光热促渗透和协同溶栓[19]。

1.5 水凝胶递药系统

水凝胶作为一种具有独特性质和应用潜力的药物递送平台,在肿瘤免疫治疗领域受到广泛关注。水凝胶具有的许多重要特性,使其成为一种理想的药物递送技术[20]。首先,通过调整水凝胶的成分和物理性质,来实现药物的高效封装和稳定性。例如,姜新义团队利用水凝胶作为载体,成功地将CAR基因递送至肿瘤内的巨噬细胞/微胶质细胞中,从而生成了针对肿瘤干细胞的特异性CAR细胞[21]。其次,水凝胶可以基于溶胀、扩散、机械形变、化学或其他环境刺激,控制药物的释放,长时间维持局部的高药物浓度,以优化治疗效果。例如,顾臻团队以水凝胶为储存库,释放CAR-T细胞和与抗PD-L1结合的血小板,实现了肿瘤免疫治疗的联合应用,抑制了肿瘤的复发[22]。此外,水凝胶还可以提供一种可控的药物释放平台,以适应不同治疗阶段和需求的变化。例如,研究人员设计了一种可注射的水凝胶系统,通过释放免疫性细胞纳米调节剂和趋化性细胞因子,诱导持续的T细胞浸润,从而刺激肿瘤杀伤性免疫应答,有效地抑制手术后恶性胶质瘤的复发[23]。

水凝胶在肿瘤免疫治疗中展现了巨大的潜力[24]。通过调控制剂学特性,可改进水凝胶的生物相容性和稳定性,保证其在体内的安全性和长期效果;还可以对水凝胶的结构和成分进行精确设计,以实现精准的药物释放和控制,满足个体化治疗的需求。另外,通过功能性修饰和组装水凝胶,将多种药物、生物分子或细胞组合在一起,实现多重治疗策略的协同效应。例如,将免疫刺激剂、抗肿瘤细胞药物和抑制免疫抑制通路的药物结合在水凝胶中,以提高治疗效果和克服免疫抑制。此外,将具有特定靶向性的纳米颗粒或细胞膜包覆在水凝胶中,以实现靶向递送和增强治疗效果。

1.6 微针递药系统

作为一种物理增强技术,微针递药技术近年来在治疗炎症性皮肤疾病方面显示出巨大的潜力和优势[25-26]。微针贴片可以穿透皮肤屏障,直接将治疗剂递送到皮肤内部,提高药物的局部浓度和疗效。平渊团队提出了一种利用微针贴片进行基因编辑和糖皮质激素联合治疗的方法[27]。该研究利用微针贴片将CRISPR-Cas9基因编辑系统和糖皮质激素同时递送到皮肤内,实现对炎症性皮肤疾病中NLRP3基因的靶向治疗。研究结果表明,通过微针递药技术,可以有效地破坏皮下细胞内的NLRP3炎症小体,从而减轻皮肤炎症,并增强糖皮质激素治疗的敏感性。

近年来,无机材料因存在潜在毒性、缺乏靶向性和稳定性差等问题一直备受争议,致使其临床应用受到限制。为克服这一局限,顾臻团队巧妙地开发了一种简单而坚固的生物正交催化微针装置[28]。该装置采用聚乙烯醇(PVA)基质制成,其中包含以二氧化钛纳米片为载体的钯纳米颗粒(Pd-TNSs)。引入Pd-TNSs增强了干燥状态下微针的机械性能,使其能够以微创方式穿透皮肤。在水环境中,微针转变为肿胀的水凝胶状态,并形成多孔结构。这种三维针阵列、每个针基质内的微孔和网络中高度暴露的Pd-TNSs表面的三层结构层次促进了封闭分子与Pd纳米颗粒接触,从而促进了它们的活化。

微针递药技术的研究不仅展示了对炎症性皮肤疾病治疗的新思路，也为其他皮肤相关疾病的治疗提供了启示[29-30]。例如，微针递药技术可以用于递送抗菌药物、抗真菌药物和抗肿瘤药物，以治疗细菌感染、真菌感染和皮肤肿瘤等疾病。微针递药技术与纳米递药技术的联合应用，能够进一步提高治疗效果；微针递药技术还可以结合其他治疗方法，如光疗、热疗和物理疗法等，实现多重治疗效应，提高治疗的综合效果。

2 递药系统评价新方法

近年来，我国在同步辐射光源大科学装置、人工智能（AI）技术等药剂学应用上取得重要进展。我国率先开展制剂3D结构研究，进行缓控释制剂的释药结构机制研究，在难溶性药物缓控释制剂三维立体释药机制、药物制剂的定量结构及其对药物释放的控制等结构药剂学理论与应用研究上取得进展。澳门大学欧阳德方等团队在AI技术用于先进给药系统研究的软件、方法与应用上取得显著成果。

2.1 基于3D结构的制剂评价技术

过去，制剂创新主要从宏观结构或释药机制进行剂型创新，如多层片、膜控或骨架型缓控释微丸、渗透泵制剂等，但难以直接观测到上述制剂的微观水平结构及制剂内的精细结构。其中，亚微米至毫米尺度的制剂结构是制剂定量研究中缺失的一环；因制剂内部结构不规则，进行3D结构定量研究极具挑战性。结构药剂学方法不仅有助于确定仿制制剂与原研药之间的结构一致性，解决产品发展和评价技术等产业现实问题，还推动了定量表征辅料、药物在剂型内的物质分布和物质转移的探索，有助于阐明制剂结构与药物释放机制的关系。同时，结构药剂学新技术在创新药物的制剂设计和深度评价上也有重要的应用价值。中国科学院上海药物研究所张继稳团队应用同步辐射光源大科学装置开展制剂3D结构研究，提出以精细的内部结构为主要对象的结构药剂学理论，并在静态和动态结构等方面开展制剂结构研究，初步形成了科学完整的制剂结构研究方法[31]。

2.1.1 实现制剂体内、体外结构的桥接 利用同步辐射X射线断层显微成像技术（SR-μCT），首次获取了埃索美拉唑镁肠溶微丸和奥美拉唑镁肠溶微丸在人工介质和大鼠消化道内的三维结构信息及定量参数[2]。从仿生角度出发，优选体外溶出测定条件参数，使所测得的微丸体外结构及其定量参数与其动物体内的制剂结构特征一致，从而桥接微丸制剂的体外与体内结构特征，为把制剂结构作为重要的质量属性纳入药品质量监管提供了新颖的方法和科学基础。

2.1.2 重新定义渗透泵制剂的药物释放机制 基于SR-μCT技术首次获得多沙唑嗪双层渗透泵片的3D静态结构和溶出过程中的动态结构信息。该研究聚焦溶出过程中双层渗透泵片的内部微细结构的变化，在释放过程中观测到片芯边缘具有高流动性，推动层中心区域倾向于向片芯边缘移动，提出了“地下河系统”的药物释放模型，颠覆了以往“推拉”模型的认知，深化了渗透泵片释放机制的研究，为渗透泵制剂的创新与质量控制提供了新的视角与方法[32]。

2.1.3 仿制与原研药品的结构一致性评价 使用微型计算机断层扫描（Micro-CT）技术，比较了仿制药布洛芬缓释微丸（IBU）及原研药微丸的表面和内部3D结构在球形度、微丸体积、丸芯体积等方面的差异，确定了微丸体外结构特征、人体内生物利用度的关系。研究结果表明，仿制IBU缓释微丸和原研微丸的静态结构保持一定相似，而动态结构有其独特特征；两者含药层的结构一致，具有相同的释放曲线和生物等效性[33-34]。

2.2 基于人工智能的制剂技术

药物制剂的设计往往是经过多轮的试错来筛选和决定的，由此带来了药物研发的高成本、长周期的现实问题。提高药物制剂的研发效率，关键在于产品的合理化设计。通过整合分析长期积累的实验结果，总结制剂的一般规律，为设计提供思路，这个过程可以利用多种计算机模拟手段来实现，由此“计算药剂学”[35]这一研究领域逐渐形成并在近年迅猛发展。

AI和机器学习算法在近十年飞速发展，作为数据分析的手段已应用于药剂学领域，挖掘多种制剂处方与其性质的关系[36-37]。在先进给药系统AI研究上，我国取得了系列成果，构建的网络平台PharmSD[38]得到显著的发展，该平台基于随机森林、XGBoost、LightGBM等多种AI模型，预测固体分散体的物理稳定性以及溶出曲线。相似的模型以及残差神经网络用于预测PLGA微球的溶出曲线[39]。微球是缓释制剂，而用AI模型预测溶出可以节约大量的实验时间。近几年热度颇高的PROTAC递送体系[40]，其研发也可应用AI技术，所报道的模型专用于生成PROTAC分子的连接链片段。该模型的建立首先是学习了大量类PROTAC分子的结构规律，再用少数真PROTAC分子的结构微调得到生成模型，最后用强化学习的方法诱导模型，可生成使分子具有理想药代动力学特征的连接链片段。

2020年初，新冠肺炎（COVID-19）在全世界爆发了大流行，而在年末2款mRNA疫苗的问世标志着mRNA-脂质纳米粒（LNP）递送体系的成功。AI模型也被迅速地用于相关药物的研究。LNP处方优化模型建立了特定的mRNA疫苗处方、免疫计划及所诱导的时间-抗体滴度间的关系[41]。通过找寻引起高水平抗体表达的处方组合，该模型可提示在LNP中适合使用的可电离脂质种类。

药物中的非活性成分潜在的生理作用是一个重要但容易被忽视的问题，而近期发表的ACDINA数据库[42]弥补了这一缺憾。它不仅是一个可查询非活性成分与蛋白相互作用的数据库，并且还嵌入了AI模型用以预测新的药物非活性成分可能产生的生理作用。

除了AI模型以外，分子动力学（MD）模拟和基于生理的药代动力学(PBPK)模型是另外两种常用于药物制剂的计算机模型。MD着眼于微观机制的模拟,而PBPK是一种药物体内转运的机制性模型。实际上,它们与AI可组合成一种多尺度的模拟方法,从多角度为制剂的设计提供思路。多尺度模拟的可行性在固体分散体[43]和环糊精三元体系[44]的案例中得到了验证。

3 先进递药系统的新药

纳米药物递送系统在创新药研发中取得了重大进展。纳米药物递送系统不仅表现为可改善药物的溶解度和稳定性、增加药物的选择性、以响应的方式调节药物的可控释放,也可用于多药协同给药、提高药物的生物利用度、增强疗效和减少不良反应。

国家药品监督管理局(NMPA)于2021、2022年批准了多款国产创新药,化药、生物药、中药均有涉及,其中抗肿瘤药物数量位居第一,治疗新冠药物位居第二。国产创新药2022年迎来新的突破,为多种疾病提供了全新的疗法和更多的治疗选择。制剂改良是国内改良型新药的主阵地,以规模型药企及拥有核心制剂工艺平台的创新型企业为主;脂质体、纳米粒、微球、缓控释等高端复杂制剂正成为国内制剂突破的重点方向。其中,纳米药物递送系统的研发取得了重大进展,包括脂质体及基于脂质的纳米颗粒、抗体-药物缀合物、聚合物-药物/蛋白质缀合物和聚合物纳米颗粒,纳米制剂将为许多疾病提供全新的诊疗方式。

3.1 新冠mRNA疫苗(度恩泰®)研发

石药集团自主研发的新冠mRNA疫苗(度恩泰®),涵盖了奥密克戎的核心突变位点,对奥密克戎毒株如BA.5、BF.7、XBB等都有较好的交叉保护效果,2022年4月获批中国临床许可,2023年3月在中国纳入紧急使用,用于预防新型冠状病毒(SARS-CoV-2)感染。

该疫苗抗原序列涵盖了BA.5的核心突变位点(D614G、L425R、E484Q),在中和抗体方面有很好的交叉中和作用;保留了与细胞免疫相关的关键抗原递呈肽段序列,可以持续诱导针对不同毒株的特异性T细胞免疫;选用全长Spike蛋白,避免突变引发效力下降。将mRNA中的尿苷进行碱基修饰后,提高mRNA产物的体内稳定性;采用更先进的一步法转录加帽技术,显著提高了加帽效率和产品纯度,加帽率>90%,纯度>90%;通过两段式polyA尾的构建,引入杂合polyA尾设计提高mRNA产物的稳定性;采用更先进的分离纯化技术,基本没有双链RNA(<0.1%),双链RNA与发热相关。利用上述技术,保证了产品纯度、提高mRNA产物的稳定性、减少mRNA的体内/体外降解和杂质产生,从而降低免疫识别相关的免疫毒性和不良反应。

脂质尤其是阳离子脂质的用量减少能够显著降低非特异性不良反应,如发热、注射部位疼痛。度恩泰的LNP技术特点是在处方上降低了脂质用量,减小了不良反应的发生率,总脂质用量比辉瑞的疫苗少14%,比莫德纳的少70%。在工艺上,发明了微孔道混合装置和连续流生产工艺,生产能力更强,工艺重现性更好,有利于实现放大和规模化生产。新的制备工艺,使得几乎所有的LNP都包裹mRNA。而传统工艺制备的LNP至少有50%是空载,空载LNP无法用来递送mRNA进入细胞,只会引起不良反应,如强烈的炎症反应。产品包封率大于90%,mRNA基本都被包裹在LNP中,可以被有效递送,也可以降低mRNA的副反应。产品粒径100nm且均一稳定,该尺度的粒子容易被免疫系统摄取,递送效率高,产生更高的体液免疫和细胞免疫,且不容易进入循环系统和心脏等脏器,减少系统性不良反应,降低心肌副反应。

该疫苗所用的关键原料及辅料,如核心脂质及mRNA制备用的帽子类似物等由石药集团生产,其他辅料均国产化,供应链上突破了被国外卡脖子的难题,获得国家工信部"基于新型递送系统的核酸类药物及关键物料设备项目"支持。

3.2 肿瘤诊断示踪用新药盐酸米托蒽醌注射液(复他舒®)获批上市

示踪用盐酸米托蒽醌注射液是由沈阳药科大学王淑君研究团队研发的原创二类新药。2021年6月,示踪用盐酸米托蒽醌注射液(华润三九:复他舒®)取得生产批件,入选国家"十三五"重大新药创制科技重大专项,是国内首个正式批准用于甲状腺手术区域淋巴结和乳腺癌前哨淋巴结的示踪产品,处于国际领先水平,填补了国内淋巴示踪的空白。

示踪用盐酸米托蒽醌注射液为深蓝色的澄明液体,应用独特的自主装纳米晶技术,在局部注射示踪后,在生理条件下药物分子通过非共价相互作用自发形成球形纳米晶体,分布均匀且表面光滑。由于纳米晶的直径(约100 nm)大于毛细血管内皮细胞间隙(30~50 nm)、小于毛细淋巴管内皮细胞间隙(120~500 nm),因此其可选择性进入毛细淋巴管内,注射后能够靶向区域淋巴结,并被淋巴结中的巨噬细胞捕获,在淋巴结中驻留,达到淋巴结染色示踪效果,同时渗透压调节机制能加快药物回流至淋巴循环,因此具备示踪效果好、不弥散、染色快、代谢彻底的优点。

经临床验证,示踪用盐酸米托蒽醌注射液具有良好的安全性及淋巴示踪效果,可显著降低甲状旁腺误切率,具有重要的临床价值。

3.3 肿瘤治疗新药盐酸米托蒽醌脂质体注射液(多恩达®)获批上市

盐酸米托蒽醌脂质体注射液(多恩达®)于2022年1月获批上市,用于既往至少经过一线标准治疗的复发或难治的外周T细胞淋巴瘤(PTCL)的治疗。目前,PTCL尚无统一治疗标准,多恩达的上市开启了治疗复发/难治PTCL的新格局,是全球首个上市的米托蒽醌脂质体。

米托蒽醌为细胞周期非特异性药物,通过与DNA分子结合,抑制核酸合成而导致细胞死亡,临床适用于急性白血病、淋巴瘤、乳腺癌、前列腺癌等,但有骨髓抑制等不良反应。

为开发米托蒽醌的临床应用价值，制药企业一直探索高效递送的途径，先是美国 Neopharm 公司采用心磷脂方式制造米托蒽醌脂质体，但因其在体内快速释放，引起偶发性感染；接着加拿大 Inex 公司采用柠檬酸梯度法载药，因药物无法释放不能发挥疗效，最终放弃。

石药集团借助其脂质体技术平台，从处方和工艺两方面进行优化，成功开发了米托蒽醌脂质体。处方中选择氢化大豆磷脂和胆固醇为脂质体的磷脂双分子层，刚性的脂膜结构提高了制剂稳定性。工艺上采用硫酸铵梯度法载药，药物在脂质体内水相以沉淀形式存在，释放时受沉淀溶解和膜通透性双重控制，使包载的药物不会在循环系统中过早释放。脂质体的表面包裹聚乙二醇，避开免疫系统对粒子的摄取，从而更好地将药物递送至肿瘤组织，触发释放。脂质体粒径为 60 nm，该粒径下的脂质体呈正球形，能有效避免纳米粒子形状聚集引起的不良反应，因此该粒径也被叫作“黄金粒径”。

在临床研究中，盐酸米托蒽醌脂质体注射液的血液学毒性、心脏毒性以及非血液学毒性发生率都显著低于普通制剂。脂质体药物常见的不良反应为黏膜炎以及手足综合征，在盐酸米托蒽醌脂质体注射液治疗的随访过程中也未发生。

3.4 注射用两性霉素 B 胆固醇硫酸酯复合物（安复利克®）获颁药品注册批件

注射于两性霉素 B 胆固醇硫酸酯复合物（安复利克®）于 2021 年 3 月获颁药品注册批件，2021 年 12 月被纳入国家医保目录。该药适用于深部真菌感染的患者、因肾损伤或药物毒性而不能使用有效剂量的两性霉素 B 的患者或已经接受过两性霉素 B 治疗无效的患者的治疗，为目前全球独家两性霉素 B 胆固醇硫酸酯复合物。

真菌感染在第三世界会导致 60% ~70% 的死亡率，有的国家甚至达到 90%。Three River 公司开发的注射用两性霉素 B 脂质体（Amphotec®）1994 年全球首次上市，2000 年在中国上市，用于深部真菌感染的患者治疗。但 2011 年该产品在美国 Ben Venue Laboratories 的生产场地因在 GMP 检查中发现无菌灌装过程质量管理存在缺陷而被关闭，此后该产品没有恢复生产，在全球断货。

石药集团开发的安复利克具有独特的摄取释放机制，可在一些特殊部位有效富集，穿透血-脑屏障。生物等效性和组织分布对照试验及桥接研究均显示，与原研药特性基本一致，被列为重大新药创制“十三五”科技重大专项，被国家工信部和卫健委联合推荐作为“临床急需，市场短缺”的品种，优先审批上市。

4 结 语

应对重大疾病的挑战，离不开先进给药系统的创新和应用，推动先进递药系统的研究和开发，对于应对疫情挑战、保障人民用药安全具有重要意义。随着我国先进递药系统的基础研究、应用转化的不断推进，多学科领域的合作不断加强，先进给药系统的发展将具有更加广泛的临床应用。

参考文献

[1] Shen S, Xu X, Lin S, *et al.* A nanotherapeutic strategy to overcome chemotherapeutic resistance of cancer stem-like cells [J]. *Nat Nanotechnol*, 2021, 16(1): 104-113.

[2] Wang N, Liu C, Li Y, *et al.* A cooperative nano-CRISPR scaffold potentiates immunotherapy via activation of tumour-intrinsic pyroptosis[J]. *Nat Commun*, 2023, 14(1): 779.

[3] Yin Q, Pan A, Chen B, *et al.* Quantitative imaging of intracellular nanoparticle exposure enables prediction of nanotherapeutic efficacy [J]. *Nat Commun*, 2021, 12(1): 2385.

[4] Chen B, Yan Y, Yang Y, *et al.* A pyroptosisnanotuner for cancer therapy[J]. *Nat Nanotechnol*, 2022, 17(7): 788-798.

[5] Deng C, Zhang Q, He P, *et al.* Targeted apoptosis of macrophages and osteoclasts in arthritic joints is effective against advanced inflammatory arthritis[J]. *Nat Commun*, 2021, 12(1): 2174.

[6] Yang T, Wang A, Nie D, *et al.* Ligand-switchable nanoparticles resembling viral surface for sequential drug delivery and improved oral insulin therapy[J]. *Nat Commun*, 2022, 13(1): 6649.

[7] Yan Y, Liu XY, Lu A, *et al.* Non-viral vectors for RNA delivery [J]. *J Control Release*, 2022, 342: 241-279.

[8] Fan N, Chen K, Zhu R, *et al.* Manganese-coordinated mRNA vaccines with enhanced mRNA expression and immunogenicity induce robust immune responses against SARS-CoV-2 variants [J]. *Sci Adv*, 2022, 8(51): 3500.

[9] Hu B, Li B, Li K, *et al.* Thermostable ionizable lipid-like nanoparticle (iLAND) for RNAi treatment of hyperlipidemia[J]. *Sci Adv*, 2022, 8(7): 1418.

[10] Li J, Wu Y, Wang J, *et al.* Macrophage membrane-coated nano-gemcitabine promotes lymphocyte infiltration and synergizes antiPD-L1 to restore the tumoricidal function[J]. *ACS Nano*, 2022, 17(1): 322-336.

[11] Wang H, Alarcón CN, Liu B, *et al.* Genetically engineered and enucleated human mesenchymal stromal cells for the targeted delivery of therapeutics to diseased tissue[J]. *Nat Biomed Eng*, 2022, 6(7): 882-897.

[12] Yin T, Fan Q, Hu F, *et al.* Engineered macrophage-membrane-coated nanoparticles with enhanced PD-1 expression induce immunomodulation for a synergistic and targeted antiglioblastoma activity [J]. *Nano Lett*, 2022, 22(16): 6606-6614.

[13] Zhai Y, Wang J, Lang T, *et al.* T lymphocyte membrane-decorated epigenetic nanoinducer of interferons for cancer immunotherapy [J]. *Nat Nanotechnol*, 2021, 16(11): 1271-1280.

[14] Yan X, Pan Q, Xin H, *et al.* Genome-editing prodrug: targeted delivery and conditional stabilization of CRISPR-Cas9 for precision therapy of inflammatory disease[J]. *Sci Adv*, 2021, 7(50): 0624.

[15] Dong S, Zhang Y, Guo X, *et al.* Glutathione pulse therapy: promote

spatiotemporal delivery of reduction-sensitive nanoparticles at the "cellular level" and synergize PD-1 blockade therapy[J]. *Adv Sci*, 2022, 9(27): 2202744.

[16] Yang Y, Zuo S, Zhang J, *et al.* Prodrug nanoassemblies bridged by Mono-/Di-/Tri-sulfide bonds: exploration is for going further[J]. *Nano Today*, 2022, 44: 101480.

[17] Zhao D, Tao W, Li S, *et al.* Apoptotic body-mediated intercellular delivery for enhanced drug penetration and whole tumor destruction[J]. *Sci Adv*, 2021, 7(16): 0880.

[18] Liu T, Li L, Wang S, *et al.* Hybrid chalcogen bonds in prodrug nanoassemblies provides dual redox-responsivity in the tumor microenvironment[J]. *Nat Commun*, 2022, 13(1): 7228.

[19] Zhao Z, Zhang X, Zhang H, *et al.* Elaborately engineering a self-indicating dual-drug nanoassemblyfor site-specific photothermal-potentiated thrombus penetration and thrombolysis[J]. *Adv Sci*, 2022, 9(4): 2104264.

[20] Gao S, Yang X, Xu J, *et al.* Nanotechnology for boosting cancer immunotherapy and remodeling tumor microenvironment: the horizons in cancer treatment[J]. *ACS Nano*, 2021, 15(8): 12567-12603.

[21] Chen C, Jing W, Chen Y, *et al.* Intracavity generation of glioma stem cell-specific CAR macrophages primes locoregional immunity for postoperative glioblastoma therapy[J]. *Sci Transl Med*, 2022, 14(656): 1128.

[22] Hu Q, Li H, Archibong E, *et al.* Inhibition of post-surgery tumor recurrence via a hydrogel releasing CAR-T cells and anti-PDL1-conjugated platelets[J]. *Nat Biomed Eng*, 2021, 5(9): 1038-1047.

[23] Zhang J, Chen C, Li A, *et al.* Immunostimulant hydrogel for the inhibition of malignant glioma relapse post-resection[J]. *Nat Nanotechnol*, 2021, 16(5): 538-548.

[24] Lei L, Huang D, Gao H, *et al.* Hydrogel-guided strategies to stimulate an effective immune response for vaccine-based cancer immunotherapy[J]. *Sci Adv*, 2022, 8(47): 8738.

[25] Bian Q, Huang L, Xu Y, *et al.* A facile low-dose photosensitizer-incorporated dissolving microneedles-based composite system for eliciting antitumor immunity and the abscopal effect[J]. *ACS Nano*, 2021, 15(12): 19468-19479.

[26] Chang H, Chew SWT, Zheng M, *et al.* Cryomicroneedles for transdermal cell delivery[J]. *Nat Biomed Eng*, 2021, 5(9): 1008-1018.

[27] Wan T, Pan Q, Ping Y. Microneedle-assisted genome editing: a transdermal strategy of targeting NLRP3 by CRISPR-Cas9 for synergistic therapy of inflammatory skin disorders[J]. *Sci Adv*, 2021, 7(11): 2888.

[28] Chen Z, Li H, Bian Y, *et al.* Bioorthogonal catalytic patch[J]. *Nate Nanotechnol*, 2021, 16(8): 933-941.

[29] Chen Q, Xiao Z, Wang C, *et al.* Microneedle patches loaded with nanovesicles for glucose transporter-mediated insulin delivery[J]. *ACS Nano*, 2022, 16(11): 18223-18231.

[30] Yin M, Wu J, Deng M, *et al.* Multifunctional magnesium organic framework-based microneedle patch for accelerating diabetic wound healing[J]. *ACS Nano*, 2021, 15(11): 17842-17853.

[31] Zhang J, Meng F, Xiao T, *et al.* Structure-based strategy for consistency evaluation of dosage forms[J]. *Acta Pharm Sin B*, 2017, 52: 659-666.

[32] Sun H, He S, Wu L, *et al.* Bridging the structure gap between pellets in artificial dissolution media and in gastro-intestinal tract in rats[J]. *Acta Pharm Sin B*, 2021, 12(1): 326-338.

[33] Maharjan A, Sun H, Cao Z, *et al.* Redefinition to bilayer osmotic pump tablets as subterranean river system within mini-earth via three-dimensional structure mechanism[J]. *Acta Pharm Sin B*, 2022, 12(5): 2568-2577.

[34] Cao Z, Sun N, Sun H, *et al.* The structural diversity of ibuprofen sustained-release pellets on the same goal of bioequivalence consistency[J]. *Mater Design*, 2022, 217: 110583.

[35] Wang W, Ye Z, Gao H, *et al.* Computational pharmaceutics—a new paradigm of drug delivery[J]. *J Control Release*, 2021, 338: 119-136.

[36] Bannigan P, Aldeghi M, Bao Z, *et al.* Machine learning directed drug formulation development[J]. *Adv Drug Deliver Rev*, 2021, 175: 113806.

[37] He S, Leanse G, Feng Y, *et al.* Artificial intelligence and machine learning assisted drug delivery for effective treatment of infectious diseases[J]. *Adv Drug Deliver Rev*, 2021, 178: 113922.

[38] Dong J, Gao H, Ouyang D, *et al.* Pharm SD: anovel AI-based computational platform for solid dispersion formulation design[J]. *Int J Pharm*, 2021, 604: 120705.

[39] Deng J, Ye Z, Zheng W, *et al.* Machine learning in accelerating microsphere formulation development[J]. *Drug Deliv Transl Res*, 2023, 13(4): 966-982.

[40] Zheng S, Tan Y, Wang Z, *et al.* Accelerated rational PROTAC design via deep learning and molecular simulations[J]. *Nat Mach Intell*, 2022, 4(9): 739-748.

[41] Wang W, Feng S, Ye Z, *et al.* Prediction of lipid nanoparticles for MRNA vaccines by the machine learning algorithm[J]. *Acta Pharm Sin B*, 2022, 12(6): 2950-2962.

[42] Zhang C, Mou M, Zhou Y, *et al.* Biologicalactivities of drug inactive ingredients[J]. *Brief Bioinf*, 2022, 23(5): 160.

[43] Gao H, Wang W, Dong J, *et al.* An integrated computational methodology with data-driven machine learning, molecular modeling and PBPK modeling to accelerate solid dispersion formulation design[J]. *Eur J Pharm Biopharm*, 2021, 158: 336-346.

[44] Gao H, Su Y, Wang W, *et al.* Integrated computer-aided formulation design: acase study of andrographolide/cyclodextrin ternary formulation[J]. *Asian J Pharm Sci*, 2021, 16(4): 494-507.

我国合成生物学研究进展

王淑珍，黎燕珊，宋昊昕

（中国药科大学生命科学与技术学院，南京 211198）

摘要 随着DNA测序和合成成本的不断下降、基因工程相关技术与研究的飞速进步，以及对基因组结构与功能的深入了解，我国合成生物学领域快速发展。本文通过检索2021—2022年间我国科研工作者发表的合成生物学相关研究性论文，对我国在该领域所取得的代表性成果及研究新进展进行综述。

合成生物学是一门新兴的交叉学科，采用工程学原理将生物元件与模块（如启动子、蛋白、RNA、支架蛋白等）及基因线路（如逻辑门、振荡器、核糖开关等）在适配的底盘细胞（如大肠埃希菌、放线菌、酵母等）中进行组装、测试和优化，高效精准地实现人工设计新生物系统的功能[1]。随着DNA测序和合成成本的不断下降、基因工程相关技术与研究的飞速进步，以及对基因组结构与功能的深入了解，合成生物学领域不断取得新突破，给我国医药、化工、食品、农业、环境等领域的发展带来了重要影响[2-4]。本文通过检索2021—2022年间我国科研工作者发表的合成生物学相关研究论文，对我国在合成生物学的研究与应用方面所取得的主要代表性成果进行综述。

1 合成生物学与临床诊断和治疗

疾病病因的快速诊断、筛查与实时监测，对疾病的预防、后期治疗和控制具有重要意义。CRISPR-Cas系统是RNA介导的细菌防御系统，经改造后已成为在体内外水平进行基因组操纵的有效工具[5]。近年来，华南师范大学周晓明团队在基于CRISPR-Cas系统的核酸检测技术领域取得了系列进展，先后报道了基于CRISPR-Cas12a和Cas13a的免核酸扩增的单分子定量检测技术[6-7]、基于CRISPR-Cas9介导的侧向流核酸试纸条[8]以及基于快速微波加热的一步法DNA/RNA修饰纳米金颗粒核酸标记技术[9]，还通过引入光响应技术实现了一管法CRISPR核酸检测[10]，并利用上述技术对新型冠状病毒SARS-CoV-2、猪瘟病毒、人类疱疹病毒等进行了检测，展现出较好的应用潜力。与CRISPR-Cas系统相比，基因编辑酶Argonaute可依靠特异性向导DNA序列精准识别多个靶标基因，实现单酶多基因靶向剪切，更适合于核酸检测[11]。上海交通大学冯雁团队利用高温菌Argonaute酶的级联剪切机制，结合快速等温扩增，建立了新型多重快速核酸检测系统，实现了新冠病毒及流感病毒样本的高灵敏度、高特异性、快速便携式检测[12]。

采用合成生物学策略对哺乳动物或微生物细胞等底盘进行理性设计，可以构建出满足各种实际临床需求的“工程化活体药物”，实现药物在时间、病灶部位和剂量上的精准控制。嵌合抗原受体（chimeric antigen receptor，CAR）工程化T细胞是合成生物学临床应用最成功的例子之一，在治疗晚期血液系统恶性肿瘤方面取得了巨大成功[13]。北京大学肿瘤医院沈琳团队与郑州大学第一附属医院以及上海科济生物医药合作，证明了国际上首个靶向Claudin18.2的CAR-T细胞产品（CT041）在消化系统肿瘤中的疗效和安全性，是CAR-T细胞治疗实体瘤的突破性进展[14]。湖南大学聂舟团队和中国科学院深圳先进技术研究院魏平团队合作开发了一种多功能嵌合抗体-DNA T细胞衔接复合体技术平台，实现了可编程化精准靶向肿瘤细胞的新型合成生物学免疫疗法[15]。中国科学院深圳先进技术研究院马迎飞团队开发了基于CRISPR-Cas9的迭代噬菌体基因组简化方法，在鉴定噬菌体非必需基因的同时，还可高通量制备侵染能力更强、基因组更简化的底盘噬菌体，在噬菌体治疗中具有巨大的潜在价值[16]。益生菌大肠埃希菌Nissle 1917（EcN）因其遗传操作简单是设计合成治疗性工程益生菌的首选底盘，清华大学陈国强团队在其基因组中引入外源性酮体（*R*）-3-羟基丁酸（3HB）合成途径后获得了一株新型重组益生菌EcNL4[17]。EcNL4可以在肠道定植并持续释放3HB，提高肠道短链脂肪酸的水平，从而改善肠道微生物群。EcNL4药效远比EcN和3HB单独作用时更强，在治疗结肠炎时展现了协同增效的作用。

响应特定信号的基因表达调控工具的开发，极大地推动了合成生物学的发展与应用。华东师范大学叶海峰团队开发了一种利用葡萄酒活性成分白藜芦醇调控的基因表达开关，并将其率先应用于可控肿瘤免疫治疗中，实现了工程化T细胞活性的精准控制[18]。该团队还开发了一种可用于哺乳动物的小而高度敏感的红/远红光遗传开关，实现了基因表达的光精准控制[19]。此外，该团队与北京大学刘涛团队合作，通过在胰岛素基因上引入琥珀密码子，并将氨酰tRNA合成酶和（tRNA）一同整合到哺乳动物细胞基因组中，构建了基于基因密码子扩展技术的细胞治疗系统NATS，利用非天然氨基酸快速调控胰岛素的基因表达[20]。中国科学院深圳先进技术研究院严飞团队与南华大学附属第一医院陈智毅团队合作开发了一种基于聚焦超声调控细菌基因表达免疫治疗肿瘤的新方法，通过设计超声响应性基因表达线路，并将其导入肿瘤靶向细菌，获得了具有超声响应性的工程化细菌，成功实现了乳腺癌皮下移植瘤以及肝癌原位移植瘤的免疫治疗应用,取得了良好的效果[21]。

2 合成生物学与药物研究和开发

基因挖掘、比较基因组学等相关技术的发展和应用,促进了天然产物生物合成新基因簇或关键酶的发现。中国科学院天津工业生物技术研究所江会锋团队与西北工业大学、深圳华大生命科学研究院合作完成了红豆杉染色体水平基因组测序,并揭示了天然抗癌药物紫杉醇合成途径的起源与进化机制[22],四川大学张阳团队完整解析了药用植物紫锥菊的主要活性成分菊苣酸的生物合成途径[23]。中国科学院微生物研究所尹文兵团队从植物内生真菌中鉴定了一个新的真菌 NRPS-PKS 杂合酶,能催化对香豆酸或对羟基苯甲酸为底物直接合成柚皮素,为微生物高效生产具有抗氧化、抗炎、抗肿瘤等多种药理活性的黄酮类化合物提供了新途径[24]。

天然产物生物合成途径及关键酶催化机制的解析[25]为进一步利用合成生物学手段开发具有新颖结构或活性的衍生物奠定了基础,将成为新药发现的重要源泉。南京大学谭仁祥和葛惠明团队发现了一种具有多糖基化修饰的新型四环素 hainancycline[26],福建农林大学高江涛和复旦大学张琪团队合作发现了一个新型的羊毛硫肽化合物 cypepeptin[27],中国药科大学陈依军团队报道了首个含硒唑人工天然产物的合成生物学创制[28]。南京大学王欢团队和中国科学院深圳先进技术研究院司同团队合作,首次报道了 S8 家族丝氨酸肽酶可以参与Ⅲ型羊毛硫肽的生物合成过程,并获得了一种窄谱羊毛硫肽抗生素 amylopeptin (Ⅰ)[29]。

合成生物学还为来源有限、天然含量低或组分复杂的天然产物产量的提高提供了有效手段。武汉大学药学院刘天罡团队开发了“基因簇功能元件理性可控重组”策略,实现了丝状真菌萜类沉默基因簇的批量挖掘及高效合成,有效解决了困扰该研究领域的研究通量低、产物集中度低和产量低的瓶颈,显著提升了新萜类化合物的发现效率[30]。清华大学/北京理工大学李春团队在酿酒酵母中构建了人工双糖基化途径,实现了人参皂苷 Ro 的高效从头合成,产量较之前报道的提高了374 000 倍[31]。中国科学院分子植物科学卓越创新中心周志华团队通过创建酵母细胞工厂实现了人参皂苷 Rg1 及三七皂苷 R1、R2 的从头生物合成,产量分别为 1.95 g/L、1.62 g/L 和 1.25 g/L[32]。中国科学院天津工业生物技术研究所张学礼研究团队则采用重建酶反应区室的策略将酵母底盘中人参皂苷 CK 的产量提升至 5 g/L[33]。此外,我国学者还实现了其他药用天然产物如黄芩素[34]、三七素[35]、肝素[36]和非动物硫酸软骨素[37]的从头合成,建立了大黄素甲醚[38]和Ⅱ型灵芝酸[39]等天然产物的微生物细胞工厂,为可持续和低成本药用天然产物的工业规模制备提供了思路。

合成生物学技术在工程化药物递送材料方面也有广泛应用。对蛋白质进行克隆和改造使其能够自组装形成纳米颗粒,可用于延长药物半衰期。例如,清华大学刘凯团队利用基因工程化的 IL-1 受体拮抗剂(IL1ra)蛋白复合物构建了一种新型纳米治疗配方,显著改善了 IL1ra 的半衰期和治疗效果,有望有效提高类风湿关节炎患者治疗的依从性[40]。第三军医大学罗高兴、邓君团队与中国科学院北京纳米能源与系统研究所李舟团队合作开发了一种包含活乳球菌的肝素-泊洛沙姆水凝胶,这种细菌活化多功能水凝胶系统可以生物工程化改造受损组织微环境,增强血管生成促进糖尿病伤口快速愈合[41]。

3 合成生物学与代谢途径改造

一些高价值天然产物或化学品在微生物异源生物合成时产量较低,可利用合成生物学理念并结合其代谢途径特点进行设计与改造从而提高产量。

如果产量较低是由于其在生物体内被进一步代谢为其他产物造成的,可通过阻断或削弱相关代谢途径提高其在底盘细胞中的积累。例如,视黄醛具有较高的药用价值,但在微生物体内会被进一步转化为视黄醇和视黄酸,不易制备。厦门大学袁吉锋团队和东北林业大学薛哲勇团队合作,通过失活酿酒酵母中冗余的乙醇脱氢酶和乙醛脱氢酶使其具有了积累视黄醛的能力,通过对 β-胡萝卜素合成途径进一步优化后实现了高纯度视黄醛(纯度 >99%)的生物基合成[42]。

酶底物抑制效应也会造成目标产物产量较低,可通过解除酶底物抑制的代谢工程策略提高其异源合成。例如,中国农业科学院黄三文团队与美国麻省理工学院科研团队合作,以解脂耶氏酵母异源生物合成 β-胡萝卜素,通过蛋白质工程获得了完全解除底物抑制且不降低酶活性的番茄红素环化酶突变体,还通过限制底物番茄红素合成速率的策略,构建了高效异源生物合成类胡萝卜素的细胞工厂[43]。

辅因子参与多种代谢过程,是调控酶催化反应效率及目标化学品产量的关键因素之一。中国科学院微生物研究所陈义华团队创建了一条从分支酸到 NAD^+ 的从头合成途径——C3N 途径,可在大肠埃希菌中独立高效地合成 NAD(H),并开发了一种利用该人工设计新途径制备手性胺的全细胞生物转化系统[44]。烟酰胺胞嘧啶二核苷酸(nicotinamide cytosine dinucleotide,NCD)是参与氧化还原反应的一种非天然辅因子,通常需要在培养基中添加外源 NCD 以满足细胞生长需要。针对该问题,中国科学院大连化学物理研究所赵宗保团队研制出了 NCD 合成酶和 NCD 自给型微生物细胞,并成功用于构建高选择性物质代谢途径[45]。中国科学院天津工业生物技术研究所朱之光团队开发了一种用于合成聚 3-羟基丁酸酯的光动力体外生物系统,可利用类囊体膜作为绿色引擎再生 ATP 和 NADPH 驱动五酶级联反应[46]。

在复杂的底盘细胞中特异性地募集多酶分子,可以促进相关代谢酶的聚集与协同反应,有效地提高人工设计合成途径的代谢通量。大连理工大学薛闯团队与美国肯尼索州立大学李博团队合作,发现球状蛋白笼可以作为构建多酶复合物的理想支架，不仅在体外还可在活细胞中增强酶的级联反应，他们在大肠埃希菌中将番茄红素生物合成相关的三种酶共定位于该支架表面，通过调控其生物合成的代谢通量，使番茄红素产量增加了8.5倍，这种多功能系统为合成生物学与代谢工程中酶的空间组织提供了强大的工具[47]。中国科学院深圳先进技术研究院马田团队、武汉大学刘天罡团队与邓子新院士团队合作，模拟天然模块聚酮合酶的有序组装，开发的mPKSeal策略能够有效提高人工细胞工厂的合成效率[48]。

对底盘细胞代谢网络进行设计与重构，还为脂质等高价值储能化合物的高效生物合成提供了可能。中国科学院大连化学物理研究所周雍进团队在甲醇酵母中，通过适应性进化与理性代谢工程改造相结合的方式，借助多组学测序分析，缓解甲醇代谢压力，实现了甲醇生物转化高效合成脂肪酸[49]。中国科学院深圳先进技术研究院于涛团队通过理性设计重排还原代谢，组合磷酸戊糖循环、转氢循环和外部呼吸链三个模块，在酿酒酵母细胞内构建了一个新型合成能量系统，其可以支持细胞生长和高还原性化合物的生产，并实现40%的自由脂肪酸产率[50]。

4 合成生物学与生物基化学品制造

合成生物学策略在生物基化学品合成中的成功应用，将能显著促进节能减排，助力我国“碳达峰，碳中和”战略目标的实现。西北大学陈希团队与华中科技大学吴钰周、钟芳锐团队合作开发了用于非天然产物手性合成的“三重态光酶”，不仅极大地拓展了酶催化的反应类型，也为非天然有机化学品的生物催化合成提供了手段[51]。浙江工业大学郑裕国、柳志强团队通过定向基因挖掘获得了一株新型卤醇脱卤酶，建立了生物硝化过程精准控制新策略，实现了手性β-硝基醇高化学选择性、高区域选择性和高立体选择性的高效制备[52]。中国科学院微生物研究所吴边团队以源自芽孢杆菌的高特异性氢胺化酶为研究对象，在原子尺度阐明了该酶催化氢胺化碳氮成键的反应机理与高度专一性机制，通过重构酶活性中心，成功创造出超广谱微生物氢胺化反应路径，实现了数十种非天然氨基酸的绿色合成[53]。江南大学周哲敏团队构建了一种三酶系统，可以低成本、高效率地绿色合成*L*-丙氨酸，其工艺的成本效益可与目前工业上*L*-丙氨酸的生产相媲美[54]。中国科学院天津工业生物技术研究所科研人员通过计算设计、关键酶改造、底盘基因组编辑等手段利用微生物平台成功合成了*N*-取代1,2-氨基醇[55]、多种手性氮/氧杂环化合物[56]、甲基酮[57]、γ-氨基丁酸[58]和*L*-脯氨酸[59]等化合物，在开发高效、绿色生物基化学品合成方面产生了一系列创新成果。

5 合成生物学与食品工程

淀粉是人类食物的主要成分，一般由农作物通过光合作用产生，大约需要60个代谢反应和复杂的生理调节。中国科学院天津工业生物技术研究所马延和团队从头设计，在一种无细胞的化学-生物化学杂合系统中构建了具有11步核心生化反应的非天然人工淀粉合成代谢途径，在国际上首次实现了利用二氧化碳和氢气从头合成淀粉，其合成速率是玉米淀粉合成速率的8.5倍，为未来通过工业生物生产淀粉提供了新的技术路线[60]。此外，我国学者还通过电催化结合生物合成的方式，成功将二氧化碳人工合成葡萄糖和脂肪酸，开辟了电化学结合酵母发酵催化制备葡萄糖等粮食产物的新策略[61]。

随着人们对健康越来越重视，对可持续性、安全性和天然产品的需求也日益增长。食品添加剂广泛应用于食品工业，甜味剂是食品添加剂的主要门类之一，主要来源于植物提取、化学合成或微生物发酵，微生物发酵法因具有环境友好、可规模化生产等优势受到较多关注。江南大学陈坚团队在酿酒酵母底盘细胞中重构了天然甜味剂甜茶苷和莱鲍迪苷的从头合成途径[62]，中国药科大学陈依军、吴旭日团队成功建立了罗汉果赛门苷Ⅰ的全细胞合成体系，获得了甜度显著提高的罗汉果苷类似物[63-64]。

6 合成生物学与农业应用

传统化学农药的生产和大规模应用会带来环境污染和食品安全问题，绿色生物农药是现代化农业的发展趋势。中国农业科学院植物保护研究所杨青团队采用前沿生物技术解析大豆疫霉菌几丁质合成酶的三维结构，阐明了几丁质生物合成机制，为开发靶向几丁质合成的新型绿色农药奠定了基础[65]。草甘膦是一种广泛使用的除草剂，生产过程涉及许多有毒的化合物、试剂和废物，福建农林大学高江涛团队利用合成生物学策略实现了草甘膦的绿色合成，为绿色合成其他化学农药提供了借鉴[66]。莎斯托明是一类具有良好活性的新型天然除草剂，但在原始产生菌中产量较低，制约了其推广应用。西南大学牛国清团队运用组合代谢工程策略构建了莎斯托明高产工程菌株，为其工业化生产及应用奠定了基础[67]。

7 合成生物学与环境与生态保护

传统塑料制品在自然界中很难被降解，造成严重的环境污染，生物降解处理塑料废弃物具有可持续性、绿色环保等优势。西湖大学鞠峰团队从草地贪夜蛾幼虫的肠道中分离出一株能够以聚氯乙烯(polyvinyl chloride，PVC)塑料为唯一碳源生长的降解细菌，并鉴定了可能参与PVC降解的关键酶，揭示了PVC可能的生物降解途径，对聚烯烃类塑料的生物降解研究具有重要的指导意义[68]。中国科学院天津工业生物技术研究所刘卫东团队和德国格拉夫斯瓦尔德大学合作，对来源于宏基因组的两种塑料水解酶的蛋白结构和分子改造进行了研究，为进一步推进聚对苯二甲酸乙二醇酯(polyethylene terephthalate，PET)塑料的绿色降解提供了重要支撑[69]。用来制作可乐瓶、矿泉水瓶等食品级容器属于高结晶度 PET (highly crystallized PET, hcPET)塑料,较难降解。天津大学王泽方团队构建了一种工程化的全细胞酵母催化系统,将 PET 降解酶作为降解模块、疏水蛋白 HFBI 作为吸附模块共同展示在毕赤酵母细胞表面,实现了吸附和降解这两个步骤的有机统一,实现了 hcPET 塑料的高效降解[70]。

8 合成生物学与信息存储利用

随着信息时代的发展,亟需开发具备长期稳定以及更高储存密度特征的储存介质,而 DNA 分子则是能满足当前数字信息存储需要的一种新型替代材料,DNA 信息存储已成为合成生物学研究的一个重要发展方向。2021 年,天津大学元英进团队通过在细胞内组装编码的人工染色体的数据存储策略,从头设计并合成了一条长 254 kb 的酵母人工染色体,用于储存 37.8 kb 的两张图片和一段视频数据,染色体在复制 100 代后,仍能稳定可靠地读出数据[71]。东南大学刘宏团队基于电化学原理,开发出单电极 DNA 合成和测序法,为未来的高通量自动化 DNA 存储系统打下基础[72]。

9 结 语

近年来,世界各国对合成生物学高度重视,极大地推动了合成生物学的发展。随着合成生物学技术的不断成熟,其应用范围也将不断扩大,对于促进人类社会的可持续发展具有重要的战略意义。我国各级政府和科技部门充分认识到合成生物学发展的重要性,自 2011 年起启动国家基础研究计划"合成生物学"专项项目,我国在合成生物学的基础研究方面涌现出一系列原创成果,展现出广阔的应用前景。

参考文献

[1] Cameron D, Bashor C, Collins J. A brief history of synthetic biology [J]. *Nat Rev Microbiol*, 2014, 12(5): 381-390.

[2] Yan X, Liu X, Zhao C, *et al*. Applications of synthetic biology in medical and pharmaceutical fields [J]. *Signal Transduct Target Ther*, 2023, 8(1): 199.

[3] Zhao N, Song Y, Xie X, *et al*. Synthetic biology-inspired cell engineering in diagnosis, treatment, and drug development [J]. *Signal Transduct Target Ther*, 2023, 8(1): 112.

[4] Wang Y, Demirer G. Synthetic biology for plant genetic engineering and molecular farming [J]. *Trends Biotechnol*, 2023, 1: S0167-7799(23)00088-4.

[5] Doudna J. The promise and challenge of therapeutic genome editing [J]. *Nature*, 2020, 578(7794): 229-236.

[6] Yue H, Shu B, Tian T, *et al*. Droplet Cas12a assay enables DNA quantification from unamplified samples at the single-molecule level [J]. *Nano Lett*, 2021, 21(11): 4643-4653.

[7] Tian T, Shu B, Jiang Y, *et al*. An Ultralocalized Cas13a assay enables universal and nucleic acid amplification-free single-molecule RNA diagnostics [J]. *ACS Nano*, 2021, 15(1): 1167-1178.

[8] Xiong E, Jiang L, Tian T, *et al*. Simultaneous dual-gene diagnosis of SARS-CoV-2 based on CRISPR/Cas9-mediated lateral flow assay [J]. *Angew Chem Int Ed Engl*, 2021, 60(10): 5307-5315.

[9] Huang M, Xiong E, Wang Y, *et al*. Fast microwave heating-based one-step synthesis of DNA and RNA modified gold nanoparticles [J]. *Nat Commun*, 2022, 13(1): 968.

[10] Hu M, Qiu Z, Bi Z, *et al*. Photocontrolled crRNA activation enables robust CRISPR-Cas12a diagnostics [J]. *Proc Natl Acad Sci U S A*, 2022, 119(26): e2202034119.

[11] Hegge J, Swarts D, van der Oost J. Prokaryotic argonaute proteins: novel genome-editing tools? [J]. *Nat Rev Microbiol*, 2018, 16(1): 5-11.

[12] Ye X, Zhou H, Guo X, *et al*. Argonaute-integrated isothermal amplification for rapid, portable, multiplex detection of SARS-CoV-2 and influenza viruses [J]. *Biosens Bioelectron*, 2022, 207: 114169.

[13] Bashor CJ, Hilton IB, Bandukwala H, *et al*. Engineering the next generation of cell-based therapeutics [J]. *Nat Rev Drug Discov*, 2022, 21(9): 655-675.

[14] Qi C, Gong J, Li J, *et al*. Claudin18.2-specific CAR T cells in gastrointestinal cancers: phase 1 trial interim results [J]. *Nat Med*, 2022, 28(6): 1189-1198.

[15] Tang R, Fu Y, Gong B, *et al*. A chimeric conjugate of antibody and programmable DNA nanoassembly smartly activates T cells for precise cancer cell targeting [J]. *Angew Chem Int Ed Engl*, 2022, 61(36): e202205902.

[16] Yuan S, Shi J, Jiang J, *et al*. Genome-scale top-down strategy to generate viable genome-reduced phages [J]. *Nucleic Acids Res*, 2022, 50(22): 13183-13197.

[17] Yan X, Liu X, Zhang D, *et al*. Construction of a sustainable 3-hydroxybutyrate-producing probiotic Escherichia coli for treatment of colitis [J]. *Cell Mol Immunol*, 2021, 18(10): 2344-2357.

[18] Yang L, Yin J, Wu J, *et al*. Engineering genetic devices for *in vivo* control of therapeutic T cell activity triggered by the dietary molecule resveratrol [J]. *Proc Natl Acad Sci U S A*, 2021, 118(34): e2106612118.

[19] Zhou Y, Kong D, Wang X, *et al*. A small and highly sensitive red/far-red optogenetic switch for applications in mammals [J]. *Nat Biotechnol*, 2022, 40(2): 262-272.

[20] Chen C, Yu G, Huang Y, *et al*. Genetic-code-expanded cell-based therapy for treating diabetes in mice [J]. *Nat Chem Biol*, 2022, 18(1): 47-55.

[21] Chen Y, Du M, Yuan Z, *et al*. Spatiotemporal control of engineered bacteria to express interferon-γ by focused ultrasound for tumor immunotherapy [J]. *Nat Commun*, 2022, 13(1): 4468.

[22] Cheng J, Wang X, Liu X, *et al*. Chromosome-level genome of Himalayan yew provides insights into the origin and evolution of the paclitaxel biosynthetic pathway [J]. *Mol Plant*, 2021, 14(7): 1199-1209.

[23] Fu R, Zhang P, Jin G, *et al*. Versatility in acyltransferase activity completes chicoric acid biosynthesis in purple coneflower [J]. *Nat Commun*, 2021, 12(1): 1563.

[24] Hang H, Li Z, Zhou S, *et al*. A fungal NRPS-PKS enzyme catalyses the formation of the flavonoid naringenin [J]. *Nat Commun*, 2022,

13(1):6361.

[25] Zhao C, Sheng W, Wang Y, *et al*. Conformational remodeling enhances activity of lanthipeptide zinc-metallopeptidases[J]. *Nat Chem Biol*,2022,18(7):724-732.

[26] Li L,Hu Y,Sun J,*et al*. Resistance and phylogeny guided discovery reveals structural novelty of tetracycline antibiotics[J]. *Chem Sci*, 2022,13(43):12892-12898.

[27] Chu L, Cheng J, Zhou C, *et al*. Hijacking a linaridin biosynthetic intermediate for lanthipeptide production[J]. *ACS Chem Biol*, 2022,17(11):3198-3206.

[28] Tan Y,Wang M,Chen Y. Reprogramming the biosynthesis of precursor peptide to create a selenazole-containing nosiheptide analogue[J]. *ACS Synth Biol*,2022,11(1):85-91.

[29] Zhang Y,Hong Z,Zhou L,*et al*. Biosynthesis of gut-microbiota-derived lantibiotics reveals a subgroup of S8 family proteases for class III leader removal[J]. *Angew Chem Int Ed Engl*,2022,61(6):e202114414.

[30] Yuan Y,Cheng S,Bian G,*et al*. Efficient exploration of terpenoid biosynthetic gene cluster in filamentous fungi[J]. *Nature Catalysis*, 2022,5(4):277-287.

[31] Ren S,Sun Q,Zhang L,*et al*. Sustainable production of rare oleanane-type ginsenoside Ro with an artificial glycosylation pathway in Saccharomyces cerevisiae[J]. *Green Chem*, 2022, 24(21): 8302-8313.

[32] Li X,Wang Y,Fan Z,*et al*. High-level sustainable production of the characteristic protopanaxatriol-type saponins from Panax species in engineered Saccharomyces cerevisia[J]. *Metabolic Engineering*, 2021,66:87-97.

[33] Shi Y,Wang D,Li R,*et al*. Engineering yeast subcellular compartments for increased production of the lipophilic natural products ginsenosides[J]. *Metab Eng*,2021,67:104-111.

[34] Ji D,Li J,Xu F,*et al*. Improve the biosynthesis of baicalein and scutellarein via manufacturing self-assembly enzyme reactor *in vivo*[J]. *ACS Synth Biol*,2021,10(5):1087-1094.

[35] Li W,Zhou Z,Li X,*et al*. Biosynthesis of plant hemostatic dencichine in Escherichia coli[J]. *Nat Commun*,2022,13(1):5492.

[36] Zhang Y,Wang Y,Zhou Z,*et al*. Synthesis of bioengineered heparin by recombinant yeast Pichia pastoris[J]. *Green Chem*,2022,24(8):3180-3192.

[37] Jin X,Zhang W,Wang Y,*et al*. Biosynthesis of non-animal chondroitin sulfate from methanol using genetically engineered Pichia pastoris[J]. *Green Chem*,2021,23(12):4365-4374.

[38] Qi F,Zhang W,Xue Y,*et al*. Microbial production of the plant-derived fungicide physcion[J]. *Metab Eng*,2022,74:130-138.

[39] Yuan W,Jiang C,Wang Q,*et al*. Biosynthesis of mushroom-derived type II ganoderic acids by engineered yeast[J]. *Nat Commun*, 2022,13(1):7740.

[40] Ma C,Li B,Zhang J,*et al*. Significantly Improving the Bioefficacy for Rheumatoid Arthritis with Supramolecular Nanoformulations[J]. *Adv Mater*,2021,33(16):e2100098.

[41] Lu Y,Li H,Wang,J,*et al*. Engineering bacteria-activated multifunctionalized hydrogel for promoting diabetic wound healing[J]. *Adv Funct Mater*,2021,31:2105749.

[42] Mo Q,Song W,Xue Z,*et al*. Multi-level engineering of Saccharomyces cerevisiae for the synthesis and accumulation of retinal[J]. *Green Chem*,2022,24:8259-8263.

[43] Ma Y,Liu N,Greisen P,*et al*. Removal of lycopene substrate inhibition enables high carotenoid productivity in Yarrowia lipolytica[J]. *Nat Commun*,2022,13(1):572.

[44] Ding Y,Li X,Horsman GP,*et al*. Construction of an alternative NAD+ de novo biosynthesis pathway[J]. *Adv Sci (Weinh)*,2021,8(9):2004632.

[45] Wang X,Feng Y,Guo X,*et al*. Creating enzymes and self-sufficient cells for biosynthesis of the non-natural cofactor nicotinamide cytosine dinucleotide[J]. *Nat Commun*,2021,12(1):1-9.

[46] Li F,Wei X,Zhang L,*et al*. Installing a green engine to drive an enzyme cascade: a light-powered *in vitro* biosystem for poly(3-hydroxybutyrate) synthesis[J]. *Angew Chem Int Ed Engl*,2022,61(1):e202111054.

[47] Kang W,Ma X,Kakarla D,*et al*. Organizing enzymes on self-assembled protein cages for cascade reactions[J]. *Angew Chem Int Ed Engl*,2022,61(52):e202214001.

[48] Sun X,Yuan Y,Chen Q,*et al*. Metabolic pathway assembly using docking domains from type I cis-AT polyketide synthases[J]. *Nat Commun*,2022,13(1):5541.

[49] Gao J,Li Y,Yu W,*et al*. Rescuing yeast from cell death enables overproduction of fatty acids from sole methanol[J]. *Nat Metab*, 2022,4(7):932-943.

[50] Yu T,Liu Q,Wang X,et al. Metabolic reconfiguration enables synthetic reductive metabolism in yeast[J]. *Nat Metab*,2022,4(11):1551-1559.

[51] Sun N,Huang J,Qian J,*et al*. Enantioselective [2+2]-cycloadditions with triplet photoenzymes[J]. *Nature*, 2022, 611(7937): 715-720.

[52] Wang H,Wan N,Miao R,*et al*. Identification and structure analysis of an unusual halohydrin dehalogenase for highly chemo-,regio- and enantioselective bio-nitration of epoxides[J]. *Angew Chem Int Ed Engl*,2022,61(37):e202205790.

[53] Cui Y,Wang Y,Tian W,*et al*. Development of a versatile and efficient C-N lyase platform for asymmetric hydroamination via computational enzyme redesign[J]. *Nature Catalysis*, 2021, 4(5): 364-373.

[54] Cui R,Liu Z,Yu P,*et al*. Biosynthesis of l-alanine from cis-butenedioic anhydride catalyzed by a triple-enzyme cascade via a genetically modified strain[J]. *Green Chem*,2021,23:7290-7298.

[55] Chen X,Wang Z,Lou Y,*et al*. Intramolecular stereoselective stetter reaction catalyzed by benzaldehyde lyase[J]. *Angew Chem Int Ed Engl*,2021,60(17):9326-9329.

[56] Li JK,Qu G,Li X,*et al*. Rational enzyme design for enabling biocatalytic Baldwin cyclization and asymmetric synthesis of chiral heterocycles[J]. *Nat Commun*,2022,13(1):7813.

[57] Zhang G,Zhang C,Wang Z,*et al*. Dual β-oxidation pathway and transcription factor engineering for methyl ketones production in Saccharomyces cerevisiae[J]. *Metab Eng*,2022,73:225-234.

[58] Wei L,Zhao J,Wang Y,*et al*. Engineering of Corynebacterium glutamicum for high-level γ-aminobutyric acid production from glycerol

by dynamic metabolic control[J]. *Metab Eng*,2022,69:134-146.

[59] Liu J,Liu M,Shi T,*et al*. CRISPR-assisted rational flux-tuning and arrayed CRISPRi screening of an L-proline exporter for L-proline hyperproduction[J]. *Nat Commun*,2022,13(1):891.

[60] Cai T,Sun H,Qiao J,*et al*. Cell-free chemoenzymatic starch synthesis from carbon dioxide [J]. *Science*, 2021, 373 (6562): 1523-1527.

[61] Zheng T,Zhang M,Wu L,*et al*. Upcycling CO_2 into energy-rich long-chain compounds via electrochemical and metabolic engineering[J]. *Nat Catal*,2022,5:388-396.

[62] Xu Y,Wang X,Zhang C,*et al*. De novo biosynthesis of rubusoside and rebaudiosides in engineered yeasts[J]. *Nat Commun*,2022,13(1):3040.

[63] Xu Y,Zhao L,Chen L,*et al*. Selective enzymatic α-1,6- monoglucosylation of mogroside IIIE for the bio-creation of α-siamenoside I, a potential high-intensity sweetener [J]. *Food Chem*, 2021, 359:129938.

[64] Su Y,Li Z,Zhao Y,*et al*. Enzymatic hydrolyzation of mogrosides in Luo Han Guo extract by NKA-adsorbed snailase improves its sensory profile[J]. *Food Chem*,2022,390:133205.

[65] Chen W,Cao P,Liu Y,*et al*. Structural basis for directional chitin biosynthesis[J]. *Nature*,2022,610(7931):402-408.

[66] Chu L, Luo X, Zhu T, *et al*. Harnessing phosphonate antibiotics argolaphos biosynthesis enables a synthetic biology-based green synthesis of glyphosate[J]. *Nat Commun*,2022,13(1):1736.

[67] Li Z,Huang P,Wang M,*et al*. Stepwise increase of thaxtomins production in Streptomyces albidoflavus J1074 through combinatorial metabolic engineering[J]. *Metab Eng*,2021,68:187-198.

[68] Zhang Z,Peng H,Yang D,*et al*. Polyvinyl chloride degradation by a bacterium isolated from the gut of insect larvae[J]. *Nat Commun*, 2022,13(1):5360.

[69] Von Haugwitz G, Han X, Pfaff L, *et al*. Structural Insights into (Tere) phthalate-Ester Hydrolysis by a Carboxylesterase and Its Role in Promoting PET Depolymerization[J]. *ACS Catal*,2022,12(24):15259-15270.

[70] Chen Z,Duan R,Xiao Y,*et al*. Biodegradation of highly crystallized poly(ethylene terephthalate) through cell surface codisplay of bacterial PETase and hydrophobin [J]. *Nat Commun*, 2022, 13(1):7138.

[71] Chen W,Han M,Zhou J,*et al*. An artificial chromosome for data storage[J]. *Natl Sci Rev*,2021,8(5):nwab028.

[72] Xu C, Ma B, Gao Z, *et al*. Electrochemical DNA synthesis and sequencing on a single electrode with scalability for integrated data storage[J]. *Sci Adv*,2021,7(46):eabk0100.

我国中药质量标志物研究进展

张洪兵,张铁军

(天津药物研究院中药研发中心,天津 300462)

摘要 质量标志物是中药质量控制的新概念,其针对中药生物属性、制造过程及配伍理论等自身医药体系的特点,密切中药有效性-物质基础-质量控制标志性成分的关联度,开创了中药质量研究新模式。本文综述了近年来我国中药质量标志物研究的路径方法及药材、复方研究实践,探讨其在中药质量追溯系统及产业监管中的应用,为质量标志物的深入研究提供借鉴,提高我国中药全程质量控制水平。

中药质量是中药临床疗效的保障,是中药产业发展的生命线。由于中药材多来源、多产地等复杂情况,使得中药产品的质量差异悬殊,特别是多味药的复方制剂[1-2]。中药的质量控制是制约中药现代化的关键因素,也是医药界和社会关注的热点问题。

长期以来,我国中药质量控制存在缺乏系统思路的统领,研究工作碎片化的现象。2016 年,刘昌孝院士创造性地提出中药质量标志物(Q-marker)的概念[3-5],密切中药有效性-物质基础-质量控制标志性成分的关联度,开创了中药质量研究的新模式。

中药质量标志物着眼于全过程的物质基础特有、差异、动态变化和质量传递性、溯源性,有利于建立中药全程质量控制与质量溯源体系,促进中药质量的科学监管。本文基于中药质量标志物的定义及理论内涵,综述了近年来质量标志物研究的路径方法及药材、复方的研究实践,总结探讨其在中药质量追溯系统与产业监管中的应用,以促进中药的全程质量控制与标准化建设。

1 中药质量标志物的定义及内涵

中药含有多类化学成分,且结构具有复杂的多样性,如生物碱、黄酮、萜类、醌类、苯丙素类、甾体类化合物等,与中药的有效性和安全性密切相关。中药 Q-marker 是存在于中药材和中药产品(如中药饮片、中药煎剂、中药提取物、中成药制剂等)中固有的或加工制备过程中形成的,与中药的功能属性密切相关的化学物质。作为反映中药质量的标示性物质,Q-marker 具备以下基本条件:①存在于中药材和中药产品中固有的次生代谢物,或加工制备过程中形成的化学物质;②来源药材特有的而非来源于其他药材的化学物质;③

有明确的化学结构和生物活性;④可进行定性鉴别和定量测定;⑤按中医配伍组成的方剂“君”药首选原则,兼顾“臣”“佐”“使”药的代表性物质。

中药质量标志物聚焦于中药质量属性的本质特征以及质量评价与控制的最终目的,其核心内容是“有效”“特有”“传递与溯源”“可测”“处方配伍”的五要素,以“有效”和“特有”反映质量评价体系与有效性关联和专有性特点;以“传递与溯源”贯穿药材-中间产品-成药的全程质量控制;以“可测”呈现中药质量的物质属性全貌;以“配伍环境”体现中药临床作用的实质[6-8]。基于“五要素”原则的质量标志物研究,既反映与有效性和安全性的关联关系,又体现了中药成分的专属性、差异性特征,特别是基于方-证对应的配伍环境使质量研究回归中医药理论,有利于克服现有质量标准的不足,规范中药的质量研究和标准建立,提高质量的一致性与可控性。

2 中药质量标志物的研究路径方法

2.1 基于成分特有性的质量标志物研究

中药化学成分是来源于药用植物的次生代谢产物,不同药材含有相同成分的情况十分多见,如绿原酸、芦丁等,它们难以反映不同药材各自特有的质量特点,也给掺假和掺伪留有可乘之机。“特有性”作为体现同一类药材的特征性成分和不同种药材之间的差异性成分,能够反映质量标准对特定药材的“针对性”和“专属性”,是中药鉴别、质量评价和质量控制的重要条件。许多中药的基原亲缘接近,或为同一植物不同部位,其药性及药效既有联系又有差异,可能反映在成分种类、含量或相对比例的不同,因此分析成分的特有性尤为重要。

姜黄与郁金、莪术均来源于姜科姜黄属植物,含有许多相同的化学成分,十分容易混淆。采用 GC-MS 分析发现[9-11],姜黄与莪术所含化学成分相差较大,姜黄酮、姜黄素、姜黄烯、姜黄醇等成分为姜黄特有,在莪术中未检测到;而姜黄与郁金来源于同一植物的不同入药部位,前者为根茎,后者为块根,二者中挥发油成分种类相差不大,但含量有明显差异,根茎中的挥发性代谢物总含量高于块根,因此可选取姜黄素、姜黄酮、姜黄新酮、姜黄醇等作为姜黄的质量标志物。

2.2 基于成分有效性的质量标志物研究

“有效性”是质量标志物的核心要素,是中药质量控制的主要依据和根本目的。传统中医药理论认为,“药性”与“药效”是中药传统功效的基本内涵,可反映中药有效性的本质特征,并作为临证治法、遣药组方的依据。“药性”和“药效”是从不同侧面、不同角度对中药治疗疾病性能的客观描述,体现了中药“物质基础”作用于人体疾病主体的不同生物效应表达形式,二者呈现复杂的离合关系[12]。因此,“药性”和“药效”反映中药有效性的完整表达,也是确定质量标志物的重要依据。

以中药延胡索为例,张铁军等[13-15]在辨识明确化学物质组的基础上,通过整体动物、器官、细胞、受体及网络药理学等多角度研究发现,延胡索中的生物碱类成分通过作用于中枢镇痛相关蛋白、平滑肌相关受体蛋白及血栓素、血管紧张素等靶点蛋白,调节下游生物信号转导通路,从而发挥止痛、理气、活血等功效,其中延胡索乙素、巴马汀、D-海罂粟碱、原阿片碱为主要药效物质基础,而延胡索乙素和原阿片碱可作用于与辛、苦味相关功能受体,为主要的药性物质基础,为延胡索质量标志物确定提供了依据。

2.3 基于传递与溯源的质量标志物研究

中药不同于化学药物,其药效物质基础复杂且形成过程产业链长,药物成分经历了药材采收、加工炮制、提取纯化、制剂成型、药物传输及体内代谢等多环节的传递与变化,最终体内“效应成分”与原料中“原有成分”的构成已大不相同。质量标志物的核心价值在于建立全程质量控制体系,其研究着眼于中药形成的全过程,系统解析药材-饮片-制剂-体内等各环节的化学物质组,厘清其传递、变化过程,明确质量的传递与溯源。

丹红化瘀口服液是由丹参、当归、川芎、桃仁、红花、柴胡、枳壳等 7 味药材组成中成药制剂,用于气滞血瘀引起的视物不清、突然不见症,视网膜中央静脉阻塞症的吸收期见上述证候者。Zhang 等[16]采用 UPLC-Q/TOF-MS 法,全面分析了原料药材、口服液制剂和给药大鼠血浆中的化学成分,7 味药材共 134 个化学成分,其中 55 个成分经制备工艺转移到制剂中,26 个成分被吸收到血液中并代谢产生 11 种代谢物,明确了丹红化瘀口服液组方的“药材成分组-制剂成分组-血行成分组”的质量传递-转化过程。

2.4 基于配伍环境的质量标志物研究

中药多以复方形式进行临床运用,中药配伍理论是中医药理论的核心内容。同一药材在不同复方中发挥的作用及其药效物质基础不同,如当归具有补血活血作用,主要含多糖、阿魏酸、藁本内酯等,其在当归补血汤中主要活性成分可能是具有影响造血功能和免疫作用的多糖类成分,而在舒脑欣滴丸中有效成分可能是具有活血止痛作用的藁本内酯和阿魏酸。中药质量研究必须延伸到中药临床运用的层面,从处方配伍环境出发,基于其临床功效表达形式及最终效应成分,确定质量标志物。

元胡止痛方由延胡索和白芷组成,二药配伍可用于气滞血瘀的胃痛、胁痛、头痛及月经痛等。Zhang 等[17-20]研究发现,生物碱和香豆素类成分是元胡止痛方的物质基础,其中延胡索甲素、延胡索乙素、原阿片碱、欧前胡素及异欧前胡素是体内吸收的主要药效成分,进一步多成分药代动力学表明,白芷香豆素能显著增加延胡索生物碱的体内吸收程度和脑组织分布,二者存在明显的动力学相互作用,明确了元胡止痛方的配伍合理性,为其质量标志物的确定提供重要依据。

2.5 基于成分可测性的质量标志物研究

中药化学成分复杂,许多成分虽然具有一定的生物活性，但含量很低达不到检测限度，或缺乏合适的测定方法，或难以满足专属性要求，这些成分均不宜作为质量标志物。作为中药的质量评价和质量控制指标，质量标志物须满足在现有技术方法条件下能够定量或定性测定的要求方可纳入质量标准，"可测性"是质量标志物的必要条件。

焦栀子是栀子的炮制加工品，其生产过程中通常以颜色变化作为炮制终点判断的依据，不同厂家之间焦栀子饮片质量差异较大。张雪等[21]利用 HPLC 指纹图谱对焦栀子炒制过程样品的共有成分指认和相对峰面积计算，并通过多元统计学方法与外观颜色变化进行关联分析，筛选出 10 个成分在炒制过程中含量变化显著，其中羟异栀子苷、西红花苷-I 和西红花苷-Ⅱ与外观颜色变化高度相关，随炒制颜色加深呈含量下降趋势，可作为焦栀子质量控制的质量标志物。

3 中药质量标志物的研究实践

3.1 药材与饮片质量标志物研究

中药材主要来源于天然的植物、动物、矿物等资源，其质量受到基原、产地、种植养殖、采收加工和包装贮藏等环节的影响，且经炮制后形成饮片可起到减毒、增效、改变药性、利于成分溶出等作用，质量波动较大，直接关系到临床用药的安全性和有效性。研究寻找能够表征药材与饮片质量，用于评价真伪、优劣的 Q-Marker，建立客观准确有效的质量评价方法，是质量控制和质量标准建立的关键。在药材和饮片的质量标志物研究方面，目前已对莪术、薏苡仁、何首乌、泽泻、茯苓、蒲黄、麻黄、了哥王、杜仲、桔梗、川芎等进行了深入研究（表 1）。

表 1　药材和饮片质量标志物研究示例

药材	加工方法	质量标志物	文献
薏苡仁	生品	PPOL、PPO、PS、OP、LP、OO、OL	22
何首乌	生品	反式-2,3,5,4′-四羟基二苯乙烯-2-O-β-D 葡萄糖苷、儿茶素	23
泽泻	生品	泽泻醇 A、泽泻醇 B、23-乙酰泽泻醇 A、23-乙酰泽泻醇 B、24-乙酰泽泻醇 A	24
茯苓	生品	去氢土莫酸、土莫酸、茯苓新酸 B、3-表-(3′-羟基-3′-甲基戊二氧基)-去氢土莫酸、松苓新酸、25-羟基茯苓新酸 C、茯苓新酸 A	25
蒲黄	生品、炒炭	紫云英苷、山奈酚、伞形酮、异鼠李素-3-O-新橙皮苷、异鼠李素-3-O-(2G-α-L-鼠李糖基)-芦丁	26
麻黄	生品、炒制、蜜炒	总多糖、生物碱	27
了哥王	生品、汗渍法	YH-10、YH-12、YH-15	28
杜仲	生品、盐炒	京尼平苷酸、新绿原酸、绿原酸、咖啡酸、栀子苷、京尼平、松脂醇二葡萄糖苷、丁香脂醇二葡萄糖苷、异绿原酸 A、松脂醇葡萄糖苷、异绿原酸 C	29
桔梗	生品、蜜炒	没食子酸、新绿原酸、绿原酸、咖啡酸、隐绿原酸、3,4-二咖啡酰奎宁酸、羟脯氨酸、芦丁、4,5-二咖啡酰奎宁酸、山奈酚-3-O-芸香糖苷、槲皮素、山奈酚、款冬酮	30
川芎	炒制、蒸制	阿魏酸、洋川芎内酯 I、H、A、Z-藁本内酯、欧当归内酯 A	31

莪术为姜科植物蓬莪术 *Curcuma phaeocaulis* Val.、广西莪术 *C. kwangsiensis* S. G. Lee et C. F. Liang 或温郁金 *C. wengyujin* Y. H. Chen et C. Ling 的干燥根茎。莪术饮片经炮制后功效发生明显变化，生莪术长于行气止痛，醋莪术长于破血化瘀，炮制前后物质基础亦发生一定变化。郝敏等[32-36]采用 UPLC-Q/TOF-MS 结合多元统计方法，对莪术炮制前后的化学物质组进行表征辨识及差异分析；通过多种病症动物模型和细胞模型对生、醋莪术饮片的药效进行比较研究，结合代谢组学、信号通路等深入探索了莪术醋制增效的作用机制，并运用双位点微透析、荧光成像示踪技术比较主要活性成分的药动学差异；进一步综合考虑成分的可测性，最终确定以莪术二酮、莪术醇、吉马酮、呋喃二烯和 β-榄香烯作为生、醋莪术饮片的质量标志物，并建立了 5 个成分的 UPLC 含量测定方法及指纹图谱。

3.2 中药复方的质量标志物研究

中药复方是中医临床防病治病的主要形式，是中医辨证论治理论的具体体现。"药有个性之特长，方有合群之妙用"，中药复方药物间的相互配伍是发挥疗效的关键。单味中药通过合理的配伍，可以增强或改变原有功用，调其偏性，制其毒性，消除或减缓对人体的不利因素，从而使各具特性的药物发挥综合治疗作用。质量标志物"五要素"中基于方-证对应的配伍环境，强调要使质量研究回归到中医药理论和中药临床运用的层面，针对具体疾病的病因病机和治法治则，结合处方配伍和临床功效表达进行中药 Q-Marker 研究。在中药复方质量标志物方面，分别从不同角度，已对疏风解毒胶囊、黄芩汤、银蓝胶囊、冠心康泰方、大承气汤、茵陈蒿汤、培元通脑胶囊、开心散、小金片、生脉注射液、四君子汤等进行了研究（表 2）。

以疏风解毒胶囊为例，由虎杖、连翘、板蓝根、柴胡、败酱草、马鞭草、芦根、甘草 8 味药材组成，具有疏风清热、解毒利咽的功效，用于急性上呼吸道感染属风热症，症见发热、恶风、咽痛、头痛、鼻塞、流浊涕、咳嗽等。张铁军等[47-54]首先采用液-质联用技术对疏风解毒胶囊处方药材、制剂及血中移行成分进行系统研究，辨识出 8 味药材共 174 个、制剂 94 个和血浆中 46 个化合物，并分析了芪类、蒽醌类、木脂素类、环烯醚萜类和三萜皂苷类等主要成分的生物合成途径；通过谱效分析、网络药理学、基因组学、仿生模型及功能受体结合等开展成分-药性和成分-药效关联研究，并根据疏风解毒胶囊“疏风清热、解毒利咽”的功能主治进行药味拆方研究，明确了其配伍协同增效作用；进一步基于 14 批疏风解毒胶囊样品进行 HPLC 指纹图谱和多指标成分含量测定，确定虎杖苷、大黄素、连翘酯苷 A、戟叶马鞭草苷、马鞭草苷、毛蕊花糖苷及甘草酸等可作为疏风解毒胶囊的质量标志物。

表 2　中药复方质量标志物研究示例

复方名称	成分	质量标志物	文献
黄芩汤	黄芩、甘草、白芍、酸枣仁	芍药苷、黄芩苷、野黄芩素、甘草素、去甲汉黄芩素、黄芩素、甘草酸、汉黄芩素、千层纸素 A	37
银蓝胶囊	化橘红、银杏叶、绞股蓝、蜂胶	羽扇豆醇、人参皂苷 Rb3	38
冠心康泰方	人参、三七、毛冬青	人参皂苷 Rg1，Rb1，Rh1，Rc、毛冬青皂苷甲、竹节人参皂苷 IVA	39
大承气汤	大黄、枳实、厚朴、硫黄	大黄素、大黄素甲醚、芦荟大黄素、大黄酸、大黄酚、没食子酸、厚朴酚、和厚朴酚、柚皮素、桔皮素、川陈皮素	40
茵陈蒿汤	茵陈、栀子、大黄	2-乙基-2-己烯醛、异喹皮啶、2，5-二甲基-7-羟基色酮、6，7-二甲氧基香豆素，栀子苷、茵陈色原酮、新绿原酸、梅笠草醌、异鼠李素-3-葡萄糖苷	41
培元通脑胶囊	何首乌、熟地黄、天冬、龟甲等	柠檬酸、Rehmannside D、松果菊苷、芍药苷、毛蕊花糖苷、甘草苷、2，3，5，4′-四羟基二苯乙烯-2-O-β-D-葡萄糖苷、肉桂醛、甘草酸、大黄素	42
开心散	人参、茯苓、远志、石菖蒲	人参皂苷 Rf、人参皂苷 F1、20-O-吡喃葡萄糖基人参皂苷 Rf、脱氢茯苓酸、E-3，4，5-三甲氧基肉桂酸	43
小金片	麝香、木鳖子、制草乌、枫香脂等	原儿茶酸、β-乳香酸、欧当归内酯 A	44
生脉注射液	人参、五味子、麦冬	人参皂苷 Rg1，Rb1，Re，Rd、五味子醇甲、D-果糖	45
四君子汤	人参、白术、茯苓、甘草	丙二酰人参皂苷 Rb2、人参皂苷 Ro、去氢土莫酸、二羟基羊毛甾烯-三烯-21-酸、甘草酸、异光果甘草内酯、甘草次酸、白术内酯 II	46

4　质量标志物的应用

4.1　中药质量追溯系统建设

从中药材、饮片到中成药，中药质量受到多种复杂因素影响，包括品种来源、栽培技术、采收时间、炮制方法、储运条件、提取分离、制药工艺及配伍变化等。药材、饮片、中间体到制剂的全过程中，各个环节、过程紧密联系和相互影响，源头药材的质量决定了后续饮片及制剂的质量，工艺决定了有效物质能否稳定传递，确定的制剂标准也会影响对药材的质量要求。因此，必须把握中药材-饮片-中成药三大环节的关联性和溯源性，从源头满足制剂质量控制的需要。

中药 Q-Marker 研究强调质量的传递与溯源，其是在中药生产过程中从药材到成药每个阶段建立质量标准和控制体系的基础。刘昌孝等[55-56]从中药资源、产业的角度，提出基于质量标志物的中药质量追溯系统建设，通过从药材源头到成品全过程的质量、标准和控制研究，建立从药材、饮片、中间产物到制剂的符合中药特点的质量标准体系，构建全程可溯源质量控制方案，是保证中药质量和产业全程控制的关键，有利于促进中药标准化。

4.2　中药产业监管

药品监管科学是近十几年发展形成的，受到世界科学界和管理界的重视。传统中药经过历代临床实践形成，需要传承、创新、发展，必须开展科学研究以“去粗取精、去伪存真”。中药在药材源头种植（或养殖）、中药中间产品（药材、饮片、提取物）、成药制剂至消费者使用的全产业过程，与农、林、工、商等多部门关联，全过程监管难度大、成本高。中药“药材-饮片-成药”全过程监管的“复杂性”和“变异性”，使其“安全性、有效性、质量一致性”的科学监管更有难度。

中药各个生产环节的生产质量管理规范与中药制剂的质量关系极大，监管的重点在中药材的来源监管、饮片加工炮制规范、成药制剂工艺过程风险控制的科学性和适用性。基于“质量源于设计”的理念，开展中药材、中药饮片和中成药的质量标志物研究，明确药物关键质量属性在产业链不同环节之间的量质传递过程，对关键环节和风险控制点加强控制，制定科学规范的中药质量标准体系、评价指导原则及技术指南，能够有效地推进中药产业的科学监管与健康发展[57-59]。

5　结论

长期以来，我国中药科技工作者对中药的质量研究做了大量工作[60-66]，使中药质量控制水平有了长足的进步。质量标志物概念的提出，以物质-功能为核心，着眼于中药材、饮片、中成药全过程物质基础的特有、差异、动态变化和质量的传递性、溯源性，有利于建立中药全程质量控制与质量溯源体系。质量标志物本质上既是整合的理论，又是开放的理论，需要利用多学科的技术与方法不断加以丰富和完善[67-68]。

参考文献

［1］杨燕，田成旺. 现代中药发展的几个关键问题［J］. 中草药，2016，47（18）：3346-3350.

［2］佘一鸣，胡永慧，韩立云，等. 中药质量控制的研究进展［J］. 中草药，2017，48（12）：2557-2563.

［3］刘昌孝，陈士林，肖小河，等. 中药质量标志物（Q-Marker）：中药产品质量控制的新概念［J］. 中草药，2016，47（09）：1443-1457.

［4］刘昌孝. 从中药资源-质量-质量标志物认识中药产业的健康发展［J］. 中草药，2016，47（18）：3149-3154.

[5] Liu C, Cheng Y, Guo D, *et al*. A new concept on quality marker for quality assessment and process control of Chinese medicines[J]. *Chin Herbal Med*, 2017, 9(1): 3-13.

[6] 张铁军,白钢,刘昌孝. 中药质量标志物的概念、核心理论与研究方法[J]. 药学学报, 2019, 54(02): 187-196 + 186.

[7] Zhang TJ, Bai G, Han YQ *et al*. The method of quality marker research and quality evaluation of traditional Chinese medicine based on drug properties and effect characteristics. [J]. *Phytomedicine*, 2018, 44: 204-211.

[8] 张铁军,王杰,陈常青,等. 基于中药属性和作用特点的中药质量标志物研究与质量评价路径[J]. 中草药, 2017, 48(06): 1051-1060.

[9] 魏杰,李忠,黄静,等. SFME-GC-MS 法分析云南产姜黄和蓬莪术的挥发性成分[J]. 云南大学学报(自然科学版), 2014, 36(03): 405-411.

[10] Nuriza R, 甘彦雄,郑勇凤,等. 基于 GC-MS 对比分析印尼姜黄、姜黄、蓬莪术挥发油中的化学成分[J]. 中药与临床, 2016, 7(02): 20-22.

[11] 孙敬茹,卜俊玲,赵欢,等. 四种姜黄属药用植物根茎和块根挥发性代谢物的多元数据比较分析[J]. 药学学报, 2018, 53(08): 1215-1224.

[12] 张铁军,许浚,申秀萍,等. 基于中药质量标志物(Q-marker)的元胡止痛滴丸的"性-效-物"三元关系和作用机制研究[J]. 中草药, 2016, 47(13): 2199-2211.

[13] 马文凤,许浚,韩彦琪,等. 仿生技术在中药五味辨识研究中的进展与实践[J]. 中草药, 2018, 49(05): 993-1001.

[14] 韩彦琪,许浚,龚苏晓,等. 基于 HPLC-QTOF/MS 及 G 蛋白偶联受体分析的延胡索物质基础及作用机制研究[J]. 药学学报, 2016, 51(08): 1302-1308.

[15] 张铁军,许浚,韩彦琪,等. 中药质量标志物(Q-marker)研究:延胡索质量评价及质量标准研究[J]. 中草药, 2016, 47(09): 1458-1467.

[16] Zhang HB, Wu X, Liu XY, *et al*. Quality transitivity of Danhong Huayu Koufuye: A study on chemical profiles of medicinal herbs, compound preparation and dosed rat plasma using ultra-performance liquid chromatography-quadrupole time-of-flight mass spectrometry[J]. *Biomed Chromatogr*, 2020, 34: e4813.

[17] 韩彦琪,许浚,龚苏晓,等. HPLC-QTOF/MS 方法分析元胡止痛方的化学成分[J]. 药学学报, 2017, 52(01): 132-138.

[18] Zhang HB, Zhang TJ, Xu J, *et al*. Rapid analysis and identification of absorbed components and their metabolites in rat plasma and brain tissue after oral administration of Yuan-Hu-Zhi-Tong dropping pill using UPLC-Q-TOF/MS based multivariate statistical analysis [J]. *Chin Herbal Med*, 2016, 8(2): 154-163.

[19] ZHANG HB, WU X, XU J, *et al*. The comparative pharmacokinetic study of Yuanhu Zhitong prescription based on five quality-markers [J]. *Phytomedicine*, 2018, 44: 148-154.

[20] 武欣,张洪兵,许浚,等. 基于质量标志物的元胡止痛方配伍大鼠脑组织分布研究[J]. 中草药, 2018(1): 45-49.

[21] 张雪,李晓庆,王云,等. 焦栀子炒制过程中 HPLC 图谱变化与外观颜色的动态关联研究[J]. 中草药, 2018, 49(17): 4029-4037.

[22] Hou JJ, Cao CM, Xu YW, *et al*. Exploring lipid markers of the quality of coix seeds with different geographical origins using supercritical fluid chromatography mass spectrometry and chemometrics. [J]. *Phytomedicine*, 2018, 45: 1-7.

[23] Li CY, Tu C, Che YI, *et al*. Bioassay based screening for the antiplatelet aggregation quality markers of *Polygonum multiflorum* with UPLC and chemometrics. [J]. *J Pharm Biomed Anal*, 2019, 166: 264-272.

[24] Liao ML, Shang HH, Li YZ, *et al*. An integrated approach to uncover quality marker underlying the effects of *Alisma orientale* on lipid metabolism, using chemical analysis and network pharmacology. [J]. *Phytomedicine*, 2018, 45: 93-104.

[25] 孙宇飞,甄晓宇,刘天舒,刘舒,刘忠英,宋凤瑞,刘志强. 基于"体外-体内"多维化学物质组关联网络的茯苓质量标志物发现及质量评价研究[J]. 中草药, 2019, 50(19): 4562-4568.

[26] Ding MY, Jiang Y, Yu XA, *et al*. Screening of combinatorial quality markers for natural products by metabolomics coupled with chemometrics. A case study on *Pollen Typhae*. [J]. *Front Pharmacol*, 2018, 9: 691.

[27] Dai YT, Li Q, Tong JY, *et al*. Quality marker identification based on standard decoction of differently processed materials of *Ephedrae Herba*. [J]. *J Ethnopharmacol*, 2019, 237: 47-54.

[28] Feng G, Chen YL, Li W, *et al*. Exploring the Q-marker of "sweat soaking method" processed radix *Wikstroemia indica*: Based on the "effect-toxicity-chemicals" study. [J]. *Phytomedicine*, 2018, 45: 49-58.

[29] Guo JD, Li J, Yang XJ, *et al*. A metabolomics coupled with chemometrics strategy to filter combinatorial discriminatory quality markers of crude and salt-fired *Eucommiae Cortex*. [J]. *Front Pharmacol*, 2020, 11: 838.

[30] Yang L, Jiang H, Hou AJ, *et al*. Simultaneous determination of thirteen Q-markers in raw and processed *Tussilago farfaraL*. by UPLC-QQQ-MS/MS coupled with chemometrics. [J]. *Molecules*, 2019, 24.

[31] Yi T, Fang JY, Zhu L, *et al*. The variation in the majorconstituents of the dried rhizome of Ligusticumchuanxiong (Chuanxiong) after herbal processing[J]. *Chin Med*, 2016, 11: 26-34.

[32] 郝敏,童黄锦,张季,等. 中药饮片质量标志物(Q-marker)研究:莪术饮片质量评价研究及质量标准探讨[J]. 中草药, 2019, 50(19): 4673-4682.

[33] Hao M, Ji D, Li L, *et al*. Metabolic profiling analysis of three processed rhizomes of Curcuma wenyujin Y. H. Chen et C. Ling by ultra-performance liquid chromatography/time-of-flight mass spectrometry[J]. *Pharmacogn Mag*, 2019, 15(60): 164-171.

[34] Hao M, Ji D, Li L, *et al*. Curcuma wenyujin mechanism of rhizoma on acute blood stasis in rats based on a UPLC-Q/TOF-MS metabolomics and network approach[J]. *Molecules*, 2018, 24: 82.

[35] Li JC, Mao CQ, Li L, *et al*. Pharmacokinetics and liver distribution study of unbound curdione and curcumol in rats by microdialysis coupled with rapid resolution liquid chromatography (RRLC) and tandem mass spectrometry[J]. *J Pharm Biomed Anal*, 2014, 95:

146-150.

[36] 郝敏,陆兔林,毛春芹,等.3 种温郁金根茎炮制品的 UPLC 指纹图谱与多成分含量测定研究[J]. 中国中药杂志,2018,43(11):2288-2294.

[37] Dai XM,Cui DN,Wang J,*et al.* Systems pharmacology based strategy for Q-markers discovery of HuangQin decoction to attenuate intestinal damage[J]. *Front Pharmacol*,2018,9:236.

[38] Chen Z,Sun DM,Bi XL,*et al.* Selection and evaluation of quality markers from Yinlan capsule and its LXRα-mediated therapy for hyperlipidemia[J]. *Phytomedicine*,2019,59:152896.

[39] Chen TB,Zuo YH,Dong GT,*et al.* An integrated strategy for rapid discovery and identification of quality markers in Guanxin Kangtai preparation using UHPLC-TOF/MS and multivariate statistical analysis[J]. *Phytomedicine*,2018,44:239-246.

[40] Li DT,Lyu B,Wang D,*et al.* Network pharmacology and bioactive equivalence assessment integrated strategy driven Q-markers discovery for Da-Cheng-Qi decoction to attenuate intestinal obstruction [J]. *Phytomedicine*,2020,72:153236.

[41] Sun H,Zhang AH,Yang L,*et al.* High-throughput chinmedomics strategy for discovering the quality-markers and potential targets for Yinchenhao decoction. [J]. *Phytomedicine*,2019,54:328-338.

[42] Wang CX,Feng KY,Fu ZF,*et al.* Systematic quality evaluation of Peiyuan Tongnao capsule by offline two-dimensional liquid chromatography/quadrupole-orbitrap mass spectrometry and adjusted parallel reaction monitoring of quality markers[J]. Anal Bioanal Chem,2019,411:7747-7760.

[43] Wang XJ,Zhang AH,Kong L,*et al.* Rapid discovery of quality-markers from Kaixin San using chinmedomics analysis approach [J]. *Phytomedicine*,2019,54:371-381.

[44] Xiong X,He YN,Feng B,*et al.* Screening for the anti-inflammation quality markers of Xiaojin Pills based on HPLC-MS/MS method, COX-2 inhibition test and protein interaction network[J]. *Sci Rep*, 2018,8:7454.

[45] Zhao CX,Liu H,Miao PQ,*et al.* A strategy for selecting "Q-markers" of Chinese medical preparation via components transfer process analysis with application to the quality control of Shengmai injection[J]. *Molecules*,2019,24.

[46] Zhao QQ,Gao X,Yan GL,*et al.* Chinmedomics facilitated quality-marker discovery of Sijunzi decoction to treat spleen qi deficiency syndrome[J]. *Front Med*,2020,14:335-356.

[47] 张铁军,白钢,陈常青,等.基于"五原则"的复方中药质量标志物(Q-marker)研究路径[J]. 中草药,2018,49(01):1-13.

[48] 韩彦琪,曹勇,董亚楠,等.疏风解毒胶囊疏风解表的谱效关系研究[J]. 中草药,2019,50(15):3534-3540.

[49] 韩彦琪,曹勇,董亚楠,等.基于神经网络分析的疏风解毒胶囊抗炎作用谱效关系研究[J]. 中草药,2019,50(15):3526-3533.

[50] Liu XY,Zhang HB,Xu J,*et al.* Identification of absorbed components and their metabolites in rat plasma after oral administration of Shufeng Jiedu capsule using ultra-performance liquid chromatography/quadrupole time-of-flight mass spectrometry[J]. *Rapid Commun Mass Spectrom*,2019,33:1494-1501.

[51] 张铁军,朱月信,刘岱琳,等.疏风解毒胶囊药效物质基础及作用机制研究[J]. 中草药,2016,47(12):2019-2026.

[52] Tao ZG,Meng X,Han YQ,*et al.* Therapeutic mechanistic studies of ShuFengJieDu capsule in an acute lung injury animal model using quantitative proteomics technology[J]. *J Proteome Res*,2017,16:4009-4019.

[53] 韩彦琪,朱强,董亚楠,等.基于网络药理学的疏风解毒胶囊配伍合理性研究[J]. 中草药,2019,50(15):3547-3554.

[54] 张铁军,朱月信,刘素香,等.疏风解毒胶囊的系统质量标准提升研究[J]. 中草药,2016,47(12):2027-2033.

[55] Liu CX,Guo DA,Liu L. Quality transitivity and traceability system of herbal medicine products based on quality markers[J]. *Phytomedicine*,2018,44:247-257.

[56] 刘昌孝.基于中药质量标志物的中药质量追溯系统建设[J]. 中草药,2017,48(18):3669-3676.

[57] 阳长明,杨平,刘乐环,等.中药质量标志物(Q-marker)研究进展及对中药质量研究的思考[J]. 中草药,2021,52(09):2519-2526.

[58] 刘昌孝,张铁军,黄璐琦,等.发展监管科学,促进中药产业传承创新[J]. 药物评价研究,2019,42(10):1901-1912.

[59] 白钢,张铁军,刘昌孝.基于监管科学的中药质量评价方法的整合研究思路和发展方向[J]. 中草药,2022,53(20):6313-6318.

[60] 白钢,丁国钰,侯媛媛,等.引进近红外技术用于中药材品质的快速评价[J]. 中国中药杂志,2016,41(19):3501-3505.

[61] 江振作,王跃飞.基于"药材基原-物质基础-质量标志物-质控方法"层级递进的中药质量标准模式研究[J]. 中草药,2016,47(23):4127-4133.

[62] Ding GY,Li BQ,Han YQ,*et al.* A rapid integrated bioactivity evaluation system based on near-infrared spectroscopy for quality control of *Flos Chrysanthemi*[J]. *J Pharm Biomed Anal*,2016,131:391-399.

[63] Huo HX,Liu Y,Liu WJ,*et al.* A full solution for multi-component quantification-oriented quality assessment of herbal medicines, Chinese agarwood as a case[J]. *J Chromatogr A*,2018,1558:37-49.

[64] Wu X,Zhang HB,Fan SS,*et al.* Quality markers based on biological activity: A new strategy for the quality control of traditional Chinese medicine[J]. *Phytomedicine*,2018,44:103-108.

[65] Wang LL,Chen H,Jiang YH,*et al.* Simultaneous determination of 11 high-polarity components from *Fructus Corni*: A quantitative LC-MS/MS method for improved quality control[J]. *J Chromatogr Sci*, 2018,56:56-64.

[66] Yang ZZ, Shao Q, Ge ZW, *et al.* A bioactive chemical markers based strategy for quality assessment of botanical drugs: Xuesaitong injection as a case study[J]. *Sci Rep*,2017,7:2410.

[67] Liu CX. Quality study needs innovation[J]. *Chin Herb Med*,2021, 13:1.

[68] He M,Zhou Y. How to identify "Material basis-Quality markers" more accurately in Chinese herbal medicines from modern chromatography-mass spectrometry data-sets: Opportunities and challenges of chemometric tools[J]. *Chin Herb Med*,2021,13:2-16.

我国 CAR-T 治疗的应用与研究进展

李 谦，彭正康，黄育婷，任 瑞

（中国药科大学生命科学与技术学院，南京 210009）

摘要 近年来，嵌合抗原受体 T 细胞（chimeric antigen receptor T-cell，CAR-T）技术在肿瘤治疗领域取得了很好的效果。CAR-T 细胞治疗通过体外对 T 细胞进行修饰转基因扩增后输入人体，经过特异性识别对肿瘤进行杀伤。作为一种非常有前景的新型精准靶向疗法，CAR-T 疗法在血液瘤治疗中表现出显著的疗效，但在实体瘤的治疗中仍在探索。本文整理近年来国内学者在 CAR-T 细胞治疗领域的最新进展，总结我国为提高 CAR-T 细胞治疗在血液瘤及实体瘤中的效果所做的研究工作。

嵌合抗原受体 T 细胞（chimeric antigen receptor T-cell，CAR-T）技术是一种新兴的免疫治疗方法。CAR-T 疗法通过体外对 T 细胞进行修饰转基因扩增后输入人体，经过特异性识别对肿瘤进行杀伤。近年来通过优化改良，CAR-T 细胞治疗在血液瘤治疗中展现出了令人欣喜的疗效，显示出广阔的肿瘤治疗应用前景。

嵌合抗原受体（CAR）概念最早于 1989 年提出，G Gross 等[1]设计了一个由 TCR 恒定域和抗体可变域组成的嵌合 T 细胞受体基因，并将其转染到细胞毒性 T 细胞中，赋予这些 T 细胞抗体样特异性。嵌合 TCR 在和相应靶抗原结合后，T 细胞被激活发出信号并执行其效应功能。总的来说，嵌合抗原受体是由三个主要成分组成的人工蛋白质：细胞外肿瘤特异性结合域、跨膜结构域、细胞内信号基序[2]。

随着研究的不断深入，嵌合抗原受体在结构上出现了新的变化，目前已经发展到第 5 代[3]。目前，全球已有 8 款 CAR-T 药物上市实现商业化，适应证集中在少数几种血液肿瘤，并且靶点局限在 CD19 与 BCMA 两种（表 1）。

表 1 全球上市的 CAR-T 产品表

CAR-T 产品	靶点	研发药企	获批时间	定价	批准机构
Kymriah（tisagenlecleucel）	CD19	诺华	2017.08	45.5 万美元	FDA
Yescarta（axicabtagene ciloleucel）	CD19	吉利德	2017.01	37.3 万美元	FDA
Tecartus（brexucabtagene autholeucel）	CD19	吉利德	2020.07	37.3 万美元	FDA
Breyanzi（lisocabtagenne maraleucel）	CD19	BMS	2021.02	41 万美元	FDA
Abecma（idecabtagene vicleuscel）	BCMA	BMS	2021.03	42 万美元	FDA
奕凯达（阿基仑赛注射液）	CD19	复星凯特	2021.06	120 万元	NMPA
倍诺达（瑞吉奥伦赛注射液）	CD19	药明巨诺	2021.09	129 万元	NMPA
Carvykti（西达基奥仑赛）	BCMA	传奇生物	2022.02	46.5 万美元	FDA

我国在 2021 年实现了 2 款靶向 CD19 的 CAR-T 产品上市，均为海外产品引入后转化。目前，驯鹿生物/信达生物的 BCMA CAR-T 伊基仑赛于 2022 年 6 月向国家药监局递交新药申请，科济药业的 BCMA CAR-T 泽沃基奥仑赛（CT053）于 2022 年 10 月申报上市获受理，为第二款申报上市的国产 BCMA CAR-T 产品；合源生物的 CD19 CAR-T 赫基仑赛（CNCT19）于 2022 年 10 月宣布其关键临床达到主要研究终点，即将递交上市申请；传奇生物的 BCMA CAR-T 西达基奥仑赛于 2022 年 11 月公布了其针对中国患者的关键 2 期临床数据；艺妙神州也将具有自主知识产权的首款 CAR-T 细胞治疗产品 IM19 加快进入新药生产上市申报。

本文通过检索整理近年来我国学者在 CAR-T 细胞治疗领域的最新进展，为提高 CAR-T 在肿瘤领域的疗效采取的手段主要包括开发新的特异性的靶抗原分子、利用多靶点来避免肿瘤逃逸的问题、为解决安全性以及治疗费用问题开发定点整合和通用型 CAR-T、为解决实体瘤疗效不佳的问题开发抗体药物、纳米生物技术药物、溶瘤病毒及疫苗等联用。

1 CAR-T 技术在血液瘤治疗的应用

血液瘤主要包括各类白血病、多发性骨髓瘤及恶性淋巴瘤。据 2022 年最新肿瘤细胞治疗领域统计[4]，临床试验中血液瘤试验有 1018 项，占比为 57%，其中 CAR-T 细胞疗法在血液瘤和实体瘤有 568 项。

在复发/难治性非霍奇金淋巴瘤（R/R NHL）中，Tong 等[5]针对 CD19、CD20 靶点，设计了一系列的串联双靶点 CAR-T 来降低肿瘤细胞逃避抗原的可能性，其中顺序构建的抗 CD20 的 V_H-V_L 加连接 linker（EKKA）$_3$ 加抗 CD19 的 V_L-V_H 的 TanCAR7-T 能形成优越稳定的突触结构，在 NSG 小鼠异种移植淋巴瘤模型中，其抗肿瘤作用优于单靶点 CAR-T；在接受治疗的 28 名 R/R NHL 患者中，14% 发生 3 级 CRS

（细胞因子释放综合征），总有效率为79%，完全有效率为71%，12个月时无进展生存率为64%；该创新疗法在患者中起到了有效且持久的抗肿瘤反应。Wang等[6]利用亚精胺在免疫方面的天然优势，利用亚精胺处理CAR-T细胞，发现中央记忆T细胞(T_{CM})在CAR-T细胞群中占主导地位，且在相应抗原刺激下，分泌的抗肿瘤细胞因子增加。Zhang等[7]利用CRISPR-Cas9技术生成非病毒、基因特异性靶向的CAR-T细胞，在临床前试验中将CD19-CAR插入人类基因组AAVS1（腺相关病毒位点1）安全位点，证明了可行性；进一步通过电转方式将CD19-CAR整合到PD-1位点，开发了一种具有PD-1整合的创新型CD19CAR-T细胞，并在异种移植模型中显示出卓越的根除肿瘤细胞的能力。在临床试验的复发/难治性的侵袭性B细胞非霍奇金淋巴瘤的过继治疗中，在12个月的中位观察期内，8名患者中有7名（87.5%）实现了完全缓解，没有出现严重的不良事件。通过单细胞测序分析，电穿孔法导致输注的T细胞中记忆T细胞比例较高，定点整合而导致的PD-1表达干扰增强了抗肿瘤免疫功能，进一步验证了非病毒、PD-1整合CAR-T细胞的优势。

在治疗白血病方面，Fan等[8]设计了靶向B7-H3的CAR-T来治疗B7-H3阳性的AML肿瘤细胞，结果在体内外模型中都能起到疗效。为减轻非肿瘤靶向毒性问题，研究人员构建了靶向CD13可切换的CAR系统[9]，该系统通过施用由可控肿瘤相关抗原（TAA）特异性抗体组成的开关来激活，以调节CAR-T细胞以剂量和时间可控的方式进行活动，在脐带来源的人造血干细胞移植的人源化免疫系统小鼠模型中，低剂量转换治疗仅导致骨髓细胞轻度减少和T细胞适度增加。Shi等[10]分离了一种低亲和力CD99抗体，其能特异性识别白血病细胞，且无血细胞毒性，在体外细胞模型和体内小鼠模型中能特异性识别并清除CD99+白血病细胞。在寻找新的靶点分子方面，研究人员发现GRP78[11]、CD7[12]、CD70[13]等在临床前模型都有很好的治疗效果。

在多发性骨髓瘤（MM）治疗中，为解决单靶点免疫治疗存在的原发性耐药和复发的问题，Mei等[14]设计了顺序连接的全人源化BCMA、降低了亲和力的CD38单链抗体组合的串联双靶点CAR-T，在异种移植小鼠模型和Ⅰ期临床试验中表现出良好的安全性和显著的有效性。Peng等[15]研究了全反式维甲酸（ATRA）在MM细胞中上调CD38表达的机制，发现NSD2与全反式维甲酸（ATRA）受体RARα相互作用，并保护其免于降解。同时，NSD2增强RARα的核缩合并修饰CD38启动子上第36位赖氨酸的组蛋白H3二甲基化，该研究扩大了ATRA在改善MM患者CD38免疫治疗方面的临床潜力。其他新疗法包括分泌IL-7、CCL19的第四代CAR-T技术[16]及其他靶点包括BCMA/CD19[17]、BCMA/CS1[18]、GPRC5D[19]等。

2 CAR-T技术在实体瘤治疗中的应用

在治疗实体瘤方面，因其独特的免疫抑制微环境、异常的脉管系统及肿瘤抗原的异质性等因素造成了CAR-T疗法不佳。目前CAR-T临床研究较多的实体瘤通用靶点有Claudin18.2、GPC3、MSLN、EGFR等。

Claudin是一种紧密连接蛋白，主要参与细胞迁移；Claudin18.2（CLDN 18.2）是紧密连接蛋白家族成员Claudin18的一种异构体，参与肿瘤细胞的增殖、分化和迁移，在正常组织中表达有限，在各种原发性恶性肿瘤的发生发展过程中常出现异常表达。在CLDN 18.2阳性37名消化系统癌症患者中[20]，进行了一期临床试验，94.6%的患者出现1级或2级细胞因子释放综合征（CRS），总有效率（ORR）和疾病控制率（DCR）分别达到48.6%和73.0%。肿瘤微环境中丰富的肿瘤相关成纤维细胞（CAF）是阻碍CAR-T在实体瘤疗效中的关键因素，成纤维细胞活化蛋白（FAP）是CAF的一个重要特征。通过FAP靶向和CLDN18.2靶向CAR-T细胞的序贯治疗可以重塑肿瘤微环境并提高在胰腺导管腺癌（PDAC）模型鼠中的疗效[21]。

GPC3又称磷脂酰肌醇蛋白聚糖3，研究发现GPC3在肝细胞肿瘤（HCC）组织中特异性高表达。为解决CAR-T在实体瘤中浸润性差的问题，用携带有CCL19基因的重组腺相关病毒2（AAV2）亚型对肿瘤组织进行预处理使其持续表达CCL19，随后用靶向GPC3的CAR-T在肝细胞癌小鼠模型中显著提高了其生存时间[22]。在实体瘤肿瘤微环境中，由于PD-1升高，并和配体PD-L1相互作用，导致CAR-T细胞功能失调。为此，有研究者采用双特异性GPC3/PD-1CAR-T细胞用于治疗HCC，结果显示在异种移植小鼠模型中相较单靶点治疗有更强的肿瘤抑制效果，并延长了小鼠的生存期[23]。

EGFR是表皮生长因子受体家族成员之一，EGFR信号通路对细胞的生长、增殖和分化等生理过程发挥重要的作用。为增加CAR-T在实体瘤的浸润和迁移能力，Wang等[24]设计了表达趋化因子受体CCR6并分泌PD-1阻断单链抗体片段（E27）的EGFR CAR-T以增强其抗肿瘤作用，与传统的EGFR CAR-T细胞相比，在构建的非小细胞肺癌（NSCLC）细胞系衍生的异种移植模型中，活体成像表明EGFR CAR-E27-CCR6 T细胞表现出优异的抗肿瘤功能。为提高CAR-T在三阴性乳腺癌（TNBC）的疗效[25]，利用EGFR CAR-T细胞疗法与放射疗法相结合，增加了$CD8^+$T和NK细胞在肿瘤组织中的浸润，在具有免疫活性及缺陷原位TNBC小鼠上增强了抗肿瘤效果。从机制上讲，辐射通过激活核因子κB（NF-κB）信号显著增加TNBC细胞上细胞间黏附分子-1（ICAM-1）的表达，从而促进CAR-T细胞浸润和杀伤。

MSLN是一种糖基磷脂酰肌醇锚定的膜糖蛋白，在许多恶性肿瘤中高度表达，包括间皮瘤、非小细胞肺癌、胰腺癌和卵巢癌等，但在正常组织中表达有限。由于实体瘤异质性的问题，单靶点CAR-T治疗往往疗效不佳且易于复发。为解决单靶点带来的这些问题，Liang等[26]设计了靶向FOLR1

（叶酸受体1）和MSLN并能分泌IL-12的CAR-T，其可以在体外有效地裂解抗原阳性卵巢癌（OV）细胞，并比单靶点CAR-T细胞分泌更高水平的细胞因子；体内实验表明能显著减少肿瘤的体积，增强抗肿瘤活性和延长小鼠的生存时间。为了抵抗TGF-β在实体瘤微环境中的免疫抑制作用，通过制备共表达显性阴性TGF-β受体Ⅱ型和抗MSLN的CAR-T；在临床前模型治疗中发现对TGF-β的抑制具有抵抗作用，在TGF-β存在的情况下改善了CAR-T细胞的功能，并在小鼠模型中增强了CAR-T的功效[27]。

3 CAR-T联用新技术疗法

新型CAR-T联用疗法主要有CAR-T联合抗体药物、CAR-T联合生物纳米相容材料、CAR-T联合肿瘤疫苗及溶瘤病毒等。

3.1 CAR-T联合抗体药物

抗体药物具有特异性、多样性及制备定向性等特点，按其作用机制可分为细胞毒性作用、调节细胞激活及相互间的作用、抑制细胞的生长和繁殖、调节自身免疫系统等。实体瘤微环境中因存在各类免疫检查点分子而造成CAR-T疗效不佳，通过CAR-T联用免疫检查点抑制剂是一种解决办法。胶质母细胞瘤（GBM）是一种常见的原发性脑肿瘤，临床预后较差，尽管CAR-T疗法已被试验用于治疗GBM，但可能由于T细胞耗尽和危及生命的神经毒性，结果并不理想。Zhang等[28]通过靶向GD2 CAR-T疗法联合纳武单抗（Nivolumab，一种靶向PD-1的阻断抗体）来治疗GBM，体外实验中，添加Nivolumab可以增强GD2 CAR-T细胞毒性的持久性。动物研究表明，GD2 CAR-T可有效渗入肿瘤组织并显著阻碍肿瘤进展。其他还有靶向跨膜肿瘤坏死因子α（tmTNF-α）的CAR-T[29]联用PD-1单克隆抗体阻断PD-L1/PD-1通路来增强三阴性乳腺癌（TNBC）的体内外的抗肿瘤疗效，并有增加CAR-T细胞疗法抗肿瘤转移作用的趋势。

3.2 CAR-T联合生物纳米药物

生物纳米药物是指由生物纳米材料（1～100 nm）构成的药物递送系统，因具有超微小尺寸和超大比表面积等特点，从而使得形成的纳米药物区别于传统的药物。纳米免疫治疗[30]可通过三种不同的方法实现：①靶向癌症细胞；②靶向肿瘤免疫微环境（TME）；③靶向外周免疫系统。但是纳米药物的缺陷在于其靶向性较弱，而CAR-T的靶向性极强，因此通过两者结合能起到非常完美的搭档。

TGF-β广泛存在于肿瘤微环境中，参与肿瘤发生过程，包括血管生成、癌相关成纤维细胞（CAF）增殖和免疫抑制，并抑制T细胞的活化、增殖、迁移和分化，从而导致CAR-T对肿瘤的治疗效果有限。为在肿瘤部位阻断TGF-β[31]，基于羟乙基淀粉-聚己内酯（HES-PCL）的两亲性，将TGF-β抑制剂（LY）和光敏剂吲哚菁绿（ICG）共同负载到HES-PCL中，得到LY/ICG@HES-PCL纳米粒子。通过体外淋巴瘤Raji细胞和体内植入Raji细胞的小鼠模型中发现CAR-T受益于LY/ICG@HES-PCL的存在而增强了杀伤能力。LY被定向输送到肿瘤部位，并通过温和的ICG光热加速释放，该联合治疗在15天和11天内分别达到了比单独使用CAR-T高2.4倍的抗肿瘤活性和高2.7倍的复发抑制率。利用纳米酶表现出调节肿瘤环境免疫抑制的优点[32]，通过纳米酶和B7-H3 CAR-T联合用于实体瘤的治疗，双重光热-纳米催化特性的纳米酶通过破坏其致密结构来重塑TME，在非小细胞肺癌小鼠模型中，这种纳米酶的应用促进了CAR-T的治疗效果。重要的是，发现这些变化改变了免疫敌对癌症环境，导致B7-H3 CAR-T细胞的活化和浸润增强。

由于实体瘤存在异质性，而足够的抗原是CAR-T细胞识别和攻击肿瘤细胞的基石。研究人员[33]建立了靶向重定向的通用CAR-T（TRUE CAR-T）细胞治疗模式，将外源性抗原加载到融合纳米颗粒上，实现实体瘤细胞膜的原位修饰，为后续的CAR-T细胞治疗提供靶点，将有融合抗原的纳米粒子（F-AgNPs）介导的原位抗原修饰与相应的CAR-T细胞疗法相配合，并通过免疫功能实验评估其抗肿瘤功效，并在不同的肿瘤模型中进一步研究。F-AgNPs和CAR-T细胞疗法的联合治疗成功地抑制了皮下和腹膜播散肿瘤模型中的肿瘤增殖并延长了生存期。该疗法建立了一种具有普遍应用和价值的新型TRUE CAR-T细胞治疗模式。该联合治疗具有实体瘤疗法转化的潜力。实体瘤在手术切除后会存在少量残余问题，Li等[34]尝试使用一种多孔微针（PMN）贴片，该贴片可容纳CAR-T细胞，并在植入肿瘤床或术后切除腔时允许原位穿透介导的CAR-T细胞播种，且以均匀分散的方式被递送到肿瘤中而不失去活性。与直接的瘤内注射相比，这种微针介导的局部传递增强了CAR-T细胞的浸润和免疫刺激。

CAR-T在体内给药后，大部分患者会出现细胞因子释放综合征（CRS）等不良事件，严重的患者甚至会死亡。为此有研究者[35]构建了一个表面经过CD3抗体修饰的脂质纳米颗粒系统，加载了含有白介素6短发夹RNA（IL-6 shRNA）和CD19-CAR（AntiCD3-LNP/CAR19 + shIL6）组合基因的质粒。该系统通过CD3抗体介导靶向T细胞，稳定转染T细胞，将其转化为敲低IL-6的CAR-T细胞，从而杀死CD19高表达的白血病肿瘤细胞，减少IL-6引起的CRS。体内实验证明在90天内可稳定转染T细胞并产生CAR-T杀死肿瘤，显著延长了白血病模型小鼠的存活时间，并证明制备的LNP与体外制备的传统CAR-T细胞具有相同的抗肿瘤作用。其他还有利用纳米修饰开关诱导CAR-T细胞对实体瘤的精确和适度激活，从而解决CAR-T治疗的安全问题[36]。

3.3 CAR-T联合溶瘤病毒及疫苗

CAR-T在治疗实体瘤中疗效不佳的其中一方面原因是肿瘤独特的微环境所导致。用于肿瘤治疗领域的溶瘤病毒主要包括腺病毒、单纯疱疹病毒及麻疹病毒等，是一类能选择性地在肿瘤细胞内复制增殖的病毒，其通过直接裂解肿瘤细胞，导致可溶性抗原等释放，进一步启动人体免疫系统来杀伤肿瘤[37-38]。

Liu 等[39]将溶瘤单纯疱疹病毒(oHSV)T7011 工程化，以驱动 CD19 和 BCMA 抗原的胞外结构域在实体瘤细胞表面的异位表达，从而被设计的 CAR T 细胞靶向。此外，还设计了包括多种免疫调节剂，CCL5、IL-12 和抗 PD-1 抗体来调节 TME。疗效研究表明，T7011 和 CD19-CAR-T 或 BCMA-CAR-T 的组合在几种实体瘤模型中显示出显著的协同抗肿瘤反应。Ma 等[40]生成了一种基于单纯疱疹病毒 1 的 OV 表达人 IL15/IL15Rα 寿司域融合蛋白(命名为 OV-IL15C)和离体 EGFR-CAR NK 细胞，并研究了它们的单药和联合疗效在体内外中的作用；体外 OV-IL15C 感染的 GBM 细胞分泌可溶性 IL15/IL15Rα 复合物，促进 GBM 细胞毒性，提高 NK 和 $CD8^+$ T 细胞的存活率；体内，OV-IL15C 和 EGFR-CAR NK 细胞协同抑制肿瘤生长，与单药治疗相比显著提高生存率。Wang 等[41]用趋化因子 CXCL11 武装溶瘤腺病毒(oAds)，以增加 CAR-T 细胞的浸润并重新编程免疫抑制性微环境，从而提高其治疗效果。在免疫缺陷和免疫功能正常的原位 GBM 小鼠模型中，发现 B7H3 靶向 CAR-T 细胞单独不能抑制 GBM 生长，但当与 CXCL11 武装的 oAd 的肿瘤内给药相结合时，它实现了持久的抗肿瘤反应。

肿瘤疫苗的作用原理是针对肿瘤特异性抗原(TSA)或肿瘤相关抗原(TAA)而设计出细胞、核酸及多肽疫苗等来激活自身免疫系统特异性反应从而阻止肿瘤进展，最终达到消除肿瘤的目的[42]。Wang 等[43]利用树突状细胞(DC)疫苗可以呈递肿瘤抗原的特性，将其和 MSLN CAR-T 细胞共培养，结果显示 DC 疫苗显著增强了 MSLN CAR-T 细胞的体外增殖潜能并且增加了 CAR-T 细胞的浸润；在体内模型中增加了 CAR-T 在实体瘤中的持久性。CAR-T 联合溶瘤病毒或疫苗的方式有望打破实体瘤因独特的微环境而治疗不佳的障碍，为未来实体瘤的治疗中提供新的策略。

参考文献

[1] Gross G, Waks T, Eshhar Z Expression of immunoglobulin-T-cell receptor chimeric molecules as functional receptors with antibody-type specificity[J]. *PNAS*, 1989, 86(24): 10024-10028.

[2] Grupp SA, Kalos M, Barrett D, *et al.* Chimeric antigen receptor-modified T cells for acute lymphoid leukemia[J]. *N Engl J Med*, 2013, 368(16): 1509-1518.

[3] Hiltensperger M, Krackhardt A M. Current and future concepts for the generation and application of genetically engineered CAR-T and TCR-T cells[J]. *Front Immunol*, 2023, 14: 1121030.

[4] Saez-Iba? ez AR, Upadhaya S, Partridge T, *et al.* Landscape of cancer cell therapies: trends and real-world data[J]. *Nat Rev Drug Discov*, 2022, 21(9): 631-632.

[5] Tong C, Zhang YJ, Liu Y, *et al.* Optimized tandem CD19/CD20 CAR-engineered T cells in refractory/relapsed B-cell lymphoma [J]. *Blood*, 2020, 136(14): 1632-1644.

[6] Wang H, Jiang D, Liu L, *et al.* Spermidine promotes Nb CAR-T mediated cytotoxicity to lymphoma cells through elevating proliferation and memory[J]. *Onco Targets Ther*, 2022, 15: 1229-1243.

[7] Zhang J, Hu Y, Yang J, *et al.* Non-viral, specifically targeted CAR-T cells achieve high safety and efficacy in B-NHL[J]. *Nature*, 2022, 609(7926): 369-374.

[8] Fan S, Wang T, You F, *et al.* B7-H3 chimeric antigen receptor-modified T cell shows potential for targeted treatment of acute myeloid leukaemia[J]. *Eur J Med Res*, 2023, 28(1): 129.

[9] He X, Feng ZJ, Ma J, *et al.* CAR T cells targeting CD13 controllably induce eradication of acute myeloid leukemia with a single domain antibody switch[J]. *Leukemia*, 2021, 35(11): 3309-3313.

[10] Shi JZ, Zhang ZJ, Cen H, *et al.* Current and future concepts for the generation and application of genetically engineered CAR-T and TCR-T cells[J]. *J Hematol Oncol*, 2021, 14(1): 162.

[11] Yu W, Zhang H, Yuan Y, *et al.* Chimeric antigen receptor T cells targeting cell surface GRP78 to eradicate acute myeloid leukemia [J]. *Front Cell Dev Biol*, 2022, 10: 928140.

[12] Lu Y, Liu Y, Wen SP, *et al.* Naturally selected CD7 CAR-T therapy without genetic editing demonstrates significant antitumour efficacy against relapsed and refractory acute myeloid leukaemia (R/R-AML)[J]. *J Transl Med*, 2022, 20(1): 600-613.

[13] Wu GQ, Guo SS, Luo Q, *et al.* Preclinical evaluation of CD70-specific CAR T cells targeting acute myeloid leukemia[J]. *Front Immunol*, 2023, 14: 1093750.

[14] Mei H, Li CG, Jiang HW, *et al.* A bispecific CAR-T cell therapy targeting BCMA and CD38 in relapsed or refractory multiple myeloma[J]. *J Hematol Oncol*, 2021, 14(1): 161.

[15] Peng ZY, Wang JY, Guo J, *et al.* All-trans retinoic acid improves NSD2-mediated RARα phase separation and efficacy of anti-CD38 CAR T-cell therapy in multiple myeloma[J]. *J Immunother Cancer*, 2023, 11(3): e006325.

[16] Duan DM, Wang KK, Wei C, *et al.* The BCMA-targeted fourth-generation CAR-T cells secreting IL-7 and CCL19 for therapy of refractory/recurrent nultiple myeloma [J]. *Front Immunol*, 2021, 12: 609421.

[17] Shi XL, Yan LZ, Shang JJ, *et al.* Anti-CD19 and anti-BCMA CAR T cell therapy followed by lenalidomide maintenance after autologous stem-cell transplantation for high-risk newly diagnosed multiple myeloma[J]. *Am J Hematol*, 2022, 97(5): 537-547.

[18] Golubovskaya V, Zhou H, Li F, *et al.* Novel CS1 CAR-T cells and bispecific CS1-BCMA CAR-T cells effectively target multiple myeloma[J]. *Biomedicines*, 2021, 9(10): 1422.

[19] Zhang MM, Wei GP, Zhou LH, *et al.* GPRC5D CAR T cells (OriCAR-017) in patients with relapsed or refractory multiple myeloma (POLARIS): a first-in-human, single-centre, single-arm, phase 1 trial[J]. *Lancet Haematol*, 2023, 10(2): e107-e116.

[20] Qi CS, Gong JF, Li J, *et al.* Claudin18. 2-specific CAR T cells in

中国药学年鉴 CHINESE PHARMACEUTICAL YEARBOOK 2022

gastrointestinal cancers: phase 1 trial interim results[J]. *Nat Med*, 2022, 28(6): 1189-1198.

[21] Liu YF, Sun YS, Wang P, *et al.* FAP-targeted CAR-T suppresses MDSCs recruitment to improve the antitumor efficacy of claudin18.2-targeted CAR-T against pancreatic cancer[J]. *J Transl Med*, 2023, 21(1): 255.

[22] Meng M, Wu YC. Combination of AAV-CCL19 and GPC3 CAR-T cells in the treatment of hepatocellular carcinoma[J]. *J Immunol Res*, 2021, 2021: 1782728.

[23] Li D, Qin J, Zhou T, *et al.* Bispecific GPC3/PD-1 CAR-T cells for the treatment of HCC[J]. *Int J Oncol*, 2023, 62(4): 1-11.

[24] Wang J, Wang Y, Pan H, *et al.* Chemokine receptors CCR6 and PD1 blocking scFv E27 enhances anti-EGFR CAR-T therapeutic efficacy in a preclinical model of human non-small cell lung xarcinoma[J]. *Int J Mol Sci*, 2023, 24(6):

[25] Zhou M, Chen MH, Shi BZ, *et al.* Radiation enhances the efficacy of EGFR-targeted CAR-T cells against triple-negative breast cancer by activating NF-κB/Icam1 signaling[J]. *Mol Ther*, 2022, 30(11): 3379-3393.

[26] Liang Z, Dong J, Yang N, *et al.* Tandem CAR-T cells targeting FOLR1 and MSLN enhance the antitumor effects in ovarian cancer[J]. *Int J Biol Sci*, 2021, 17(15): 4365-4376.

[27] Chen J, Hu J, Gu L, *et al.* Tandem CAR-T cells targeting FOLR1 and MSLN enhance the antitumor effects in ovarian cancer[J]. *Cancer Immunol Immunother*, 2023, 72(2): 409-425.

[28] Zhang G, Zhao Y, Liu Z, *et al.* GD2 CAR-T cells in combination with Nivolumab exhibit enhanced antitumor efficacy[J]. *Transl Oncol*, 2023, 32: 101663.

[29] Ba H, Dai Z, Zhang Z, *et al.* Antitumor effect of CAR-T cells targeting transmembrane tumor necrosis factor alpha combined with PD-1 mAb on breast cancers[J]. *J Immunother Cancer*, 2023, 11(1): e003837.

[30] Shi Y, Lammers T. Combining nanomedicine and immunotherapy[J]. *Acc Chem Res*, 2019, 52(6): 1543-1554.

[31] Tang Y, Yao W, Hang H, *et al.* TGF-β blocking combined with photothermal therapy promote tumor targeted migration and long-term antitumor activity of CAR-T cells[J]. *Mater Today Bio*, 2023, 20: 100615.

[32] Zhu L, Liu J, Zhou G, *et al.* Remodeling of tumor microenvironment by tumor-targeting nanozymes enhances immune activation of CAR T cells for combination therapy[J]. *Small*, 2021, 17(43): e2102624.

[33] Sun Z, Li R, Shen Y, *et al.* In situ antigen modification-based target-redirected universal chimeric antigen receptor T (TRUE CAR-T) cell therapy in solid tumors[J]. *J Hematol Oncol*, 2022, 15(1): 29.

[34] Li HJ, Wang ZJ, Ogunnaike EA, *et al.* Scattered seeding of CAR T cells in solid tumors augments anticancer efficacy[J]. *Natl Sci Rev*, 2022, 9(3): 38-47.

[35] Zhou JE, Sun L, Jia Y, *et al.* Lipid nanoparticles produce chimeric antigen receptor T cells with interleukin-6 knockdown *in vivo*[J]. *J Control Release*, 2022, 350: 298-307.

[36] Wang XY, Meng FY, LI X, *et al.* Nanomodified switch induced precise and moderate activation of CAR-T cells for solid tumors[J]. *Adv Sci*, 2023: e2205044.

[37] Mondal M, Guo J, He P, *et al.* Recent advances of oncolytic virus in cancer therapy[J]. *Hum Vaccin Immunother*, 2020, 16(10): 2389-2402.

[38] Kaufman H L, Kohlhapp FJ, Zloza A. Oncolytic viruses: a new class of immunotherapy drugs[J]. *Nat Rev Drug Discov*, 2016, 15(9): 660.

[39] Liu Y, Zheng Y, DenG T, *et al.* Oncolytic herpes simplex virus delivery of dual CAR targets of CD19 and BCMA as well as immunomodulators to enhance therapeutic efficacy in solid tumors combined with CAR T cell therapy[J]. *Front Oncol*, 2022, 12: 1037934.

[40] Ma R, Lu T, Li Z, *et al.* An oncolytic virus expressing IL15/IL15Rα combined with off-the-Shelf EGFR-CAR NK cellstargets glioblastoma[J]. *Cancer Res*, 2021, 81(13): 3635-3648.

[41] Wang G, Zhang Z, Zhong K, *et al.* CXCL11-armed oncolytic adenoviruses enhance CAR-T cell therapeutic efficacy and reprogram tumor microenvironment in glioblastoma[J]. *Mol Ther*, 2023, 31(1): 134-153.

[42] Peng M, Mo YZ, Wang Y, *et al.* Neoantigen vaccine: an emerging tumor immunotherapy[J]. *Mol Cancer*, 2019, 18(1): 128.

[43] Zhang M, Wang Y, Chen X, *et al.* DC vaccine enhances CAR-T cell antitumor activity by overcoming T cell exhaustion and promoting T cell infiltration in solid tumors[J]. *Clin Transl Oncol*, 2023.

我国药事管理研究进展

贺梦娇,柳鹏程

(中国药科大学国际医药商学院,南京 211198)

摘要 药事管理学科运用管理学、法学、经济学、行为学、心理学及社会科学的原理和方法对药学事业有关活动进行研究,进而指导和推动药学事业的健康发展。本文对近年来我国药事管理学在教育教学、理论研究、研究热点等方面所取得的成果及研究文献进行归纳总结介绍,反映我国药事管理学科的发展新进展。

药事管理学科是药学的分支学科,具有社会科学性质。该学科是研究药事管理活动的基本规律和一般方法的应用学科,其应用药学、社会学、法学、经济学、管理学与行为科学等多学科的理论与方法,对药品研制、生产、经营、使用等管理活动或过程进行研究,总结其基本规律,指导药学事业健康发展。药事管理学以药品质量管理为重点,在宏观层面上研究国家药物政府、涉药的法律法规制度建设,以及依法对药品活动实施监督管理;在微观层面上,研究企业或机构从事药事活动的管理。

随着药学科学与社会实践发展而形成的药事管理学,同时也推动和促进着药学科学和社会实践的发展进步,通过立法将整个药学事业置于严格的规范化、标准化、程序化的科学管理之中,已成为当今世界对药品进行监督管理的基本理念。

1 教学研究成果

经过三十余年的发展,我国药事管理学科逐渐完善,目前已形成较为丰富的课程体系,培养的学生包括本科、硕士和博士层次,药事管理学科的主干课程也逐渐融入全部药学类专业的教学活动中,成为药学类专业学生必备的基本知识。

1.1 规划教材建设

随着药事管理学科的发展,药事管理学科的教材建设取得了长足进步,出版数量逐年增多,近年来规划教材的出版情况见表 1。其中,最具代表性的是人民卫生出版社出版的全国高等药学专业系列教材,作为高等教育国家级规划教材具有广泛的影响力。截至 2022 年 8 月,人卫版《药事管理学》规划教材共 7 版,共计印刷 51 次,总印数达 82.6 万册。

表 1 近年药事管理规划教材出版情况

年度	教材名称	主编	出版社	教材信息
2018	《药事管理学(第 2 版)》	何宁、胡明	中国医药科技出版社	全国普通高等中医药院校药学类专业“十三五”规划教材
2019	《药事管理学(第 6 版)》	杨世民	中国医药科技出版社	全国高等医药院校药学类专业第五轮规划教材
2019	《中国药事法理论与实务(第 3 版)》	邵蓉	中国医药科技出版社	全国高等医药院校药学类专业第五轮规划教材
2021	《药事管理学》(新世纪第 2 版)	刘红宁	中国中医药出版社	全国中医药行业高等教育“十四五”规划教材
2021	《药事管理与法规(第 3 版)》	杨世民	高等教育出版社	高等学校制药工程专业系列教材
2021	《药事管理与法规》	谢明、田侃	人民卫生出版社	国家卫生健康委员会“十三五”规划教材
2022	《药事管理学(第 7 版)》	冯变玲	人民卫生出版社	全国高等学校药学专业第九轮规划教材

1.2 精品课程涌现

药事管理课程是药学科学与药学实践的重要组成部分,在我国医药人才的培养中发挥着重要作用,为我国药学事业的发展和药品质量与安全整体水平的提高做出了重要贡献,也是国家执业药师资格考试的必备科目。

药事管理学科地位明显提高。多数医药类本科院校开设有药事管理专业,药事管理课程细分为药事管理与法规、药品生产质量管理、药品经营管理、中国药事法规、国际药事法规、国家医药政策等课程。在本科院校开设的药事管理、工商管理(医药方向)等专业,以及在高职院校开设的食品药品监督管理、药品经营与管理等专业中,药事管理均为骨干课程。胡明等[1]2008 年对药事管理学科课程体系调研中显示,421 个药学类专业点中,药事管理学科课程的覆盖率仅为 58.2%;而许倩等[2]2018 年的调查中显示,130 个药学类专业点,11 个管理类专业点中均设置药事管理或相关课程,共计 30 门课程,362 个课程点,覆盖率为 100%,平均每个专业点设置药事管理类课程 3.1 门次。

药事管理课程体系已趋于完善。许倩等[2]2018 年的调查结果显示,药事管理学科体系不再仅重视《药事管理学》一门单独的课程,系中还同时开设药品生产质量管理、行政法规、药品知识产权、医药市场营销学等相关课程,用以补充药事管理的细节知识。

西安交通大学《药事管理学》课程 2007 年被评为陕西省级精品课程,2014 年被评为陕西省精品共享课程,2023 年入选国家级一流本科课程。

中国药科大学《药事法规》课程 2008 年被评为国家级精

品课程，《中国药事法规》课程2020年被评为首批国家级一流本科课程。

1.3 药事管理实验室建设

中国药科大学于2013年成立国家药物政策与医药产业研究中心（the Research Center of National Drug Policy & Ecosystem，NDPE）。NDPE自成立以来，对国家药物政策立法、药品管理法修订、药品上市许可人（MAH）制度建立、国家药品应急体系建设等重要理论及实践问题开展了多方位研究，多个咨询报告被省部级以上政府职能部门采纳，在促进学术界与政府、产业界的畅通合作及为国家提供战略咨询方面作出了突出贡献。

2021年，中国药科大学"药品监管创新与评价重点实验室"入选国家药品监督管理局重点实验室。作为国家药监局药品监管科学研究基地，该实验室积极对标国家药品监管科学研究急需，面向药品监管科学研究前沿，围绕药品创新发展和监管科学的战略需求，在药品监管技术支撑领域开展原创性研究和科技攻关，解决基础性、关键性、前沿性、战略性的技术问题，同时积极探索药品科学监管的新技术、新工具、新方法。

1.4 教改课题

高等教育学会医学教育专业委员会药学教育研究会2008年起开展药学教育改革研究课题的立项工作。近年来，与药事管理研究相关的项目共计13项；研究人员来自北京大学、复旦大学、中国药科大学、沈阳药科大学、中华医学会医学教育分会、中国高等教育学会医学教育专业委员会、上海市教育委员会等；研究角度主要有临床药学人才培养、高等药学教育质量保证体系、课程建设、学生能力培养等方面，见表2。

表2 药事管理研究相关的教改课题

年度	类型	课程名称	承办单位	负责人
2019	重点	以学为中心的课程设计与实施：临床药学技能与实践	复旦大学	马 国
2019	重点	高层次临床药学人才培养模式创新与实践	中华医学会医学教育分会；中国高等教育学会医学教育专业委员会	马 国
2019	一般	基于健康中国需求的高层次临床药学人才创新培养模式的探索与实践	上海市教育委员会	马 国
2019	一般	以学为中心，以学习成效为导向的《临床药学技能与实践》课程学习活动设计与实施	复旦大学	马 国
2021	重中之重	全国药学类专业认证与"中国特色、世界水平"高等药学教育质量保证体系的研究	中国药科大学	姚文兵
2021	重点	大产业视角下产教融合育人机制研究——以医药工商管理高阶人才培养为例	中国药科大学	茅宁莹
2021	重点	中药类"一流专业"协同共建模式研究与实践——以中药资源与开发专业创新改革为例	中国药科大学	张朝凤
2021	一般	中国药科大学与莫纳什大学药学专业之比较	中国药科大学	秦 晓
2021	一般	《公共管理系》混合式课程建设及其教学改革实践	中国药科大学	董田甜
2021	一般	解析复杂制药工程问题内涵，构建多层次实践教学体系	中国药科大学	黄德春
2021	一般	临床药学专业课程调整与大学生就业能力——基于雇主视角下的可雇佣性调查研究	中国药科大学	宋建飞
2021	一般	"新医科"背景下的药学一流专业建设研究与实践	沈阳药科大学	杨静玉
2022	一般	药物治疗管理教学模式在临床药学教学中的应用研究	北京大学	陈 頔

2 理论研究

作为药学与社会科学的交叉学科，药事管理学科的科研向纵深发展，一方面结合政府部门、企事业机构需要，开展横向科研，提供决策支持服务；另一方面体现在高水平纵向科研基金的申请和立项。近年来，药事管理研究人员承担的科研课题无论是数量，还是基金级别上都有了很大程度的提升，并且其他专业背景的研究者也在药事研究领域有所涉猎。

2.1 基金项目课题

2.1.1 国家自然科学基金

通过国家自然科学基金网站查询[3]，近年来药事管理领域获得国家自然科学基金共计16项，内容涉及药物治疗管理、药品不良反应主动监测、药品合理使用、医疗大数据、基本药物制度、药品监管等方向。药事管理研究领域获得国家自然科学基金的课题统计，见表3。

2.1.2 国家社会科学基金

通过中国高校人文社会科学信息网站查询[4]，近年来药事管理领域的学者获得国家社会科学基金共计12项，内容涉及药品安全监测、药品专利、药品供给保障、药品研发、医疗服务、分级诊疗、药物资源配置等方面。药事管理研究领域获得国家社会科学基金的课题统计，见表4。

2.1.3 教育部人文社会科学项目

通过中国高校人文社会科学信息网站的"查询全国高校人文社科研究项目"平台[5]，查询近年获得教育部人文社会科学项目的药事管理相关课题10余项，主要集中在中药专利审查标准、创新药研发、分级诊疗、互联网医疗等方面，见表5。

表3　近年药事管理研究领域获得国家自然科学基金资助项目情况

年度	项目名称	依托单位	负责人	金额(万元)
2018	医联体COPD患者药物治疗管理(MTM)服务模式构建及质量评价研究	南京大学	吴秋惠	18
2018	基于交叉补贴理论的基本药物全额保障制度评价与优化研究	北京大学	管晓东	46
2018	促进我国农村地区抗菌药物合理使用的卫生体系干预评价研究	山东大学	孙　强	46
2018	循证构建中国儿童基本药物目录:遴选药物品种的方法学研究	四川大学	张　川	18
2018	药品不良反应监测中多重性检验和低频数膨胀问题的研究	中国人民解放军第二军医大学	郭晓晶	20
2019	基于自然语言处理的内分泌常用药物不良反应监测数据库的构建	中国医学科学院北京协和医院	张化冰	43
2019	城乡医保、医疗供给方行为与居民医疗费用不合理增长研究:量化分解与影响机制分析	中国药科大学	陈在余	42
2019	真实世界大数据驱动的全景式健康医疗管理与服务模式研究	复旦大学	金　力	700
2019	基于价值与风险系统评估的区域健康医疗大数据共享应用体系研究	上海交通大学	于广军	47
2020	药品不良反应主动监测模式建立及时依性混杂控制方法研究	中国人民解放军第二军医大学	贺　佳	53
2020	上市后药品严重罕见不良反应快速循证评价的关键方法研究	四川大学	李　玲	20.5
2020	基于新疆医疗大数据的结核流行病学、风险预警和疾病转归模型的研究	新疆医科大学	王　晶	35
2022	儿童药品不良反应主动监测中时序处理策略的方法学研究	首都医科大学	聂晓璐	30
2022	基于处方序列对称分析的常见急性药品不良反应主动监测与预警模型研究	北京大学	程吟楚	19.5
2022	基于真实世界医疗大数据的中西药联用严重不良反应监测与评价关键方法研究	四川大学	李　玲	52
2022	基于医保大数据的药品合理使用监管决策创新方法研究	北京大学	史录文	47

表4　近年药事管理研究领域获得国家社会科学基金资助项目情况

年度	项目名称	依托单位	负责人	项目类别
2018	健康中国战略背景下上市后药品安全监测质量评价及相关因素研究	西安交通大学	冯变玲	西部项目
2018	专利到期药物仿制上市法律保障机制研究	中南林业科技大学	胡潇潇	一般项目
2018	健康中国战略下企业创新药研发激励与政策优化研	天津理工大学	张新鑫	一般项目
2018	“健康中国”背景下的药品专利期限补偿制度研究	中南财经政法大学	何　华	一般项目
2019	我国网络药品安全风险防控对策研究	中共重庆市委党校	刘　琳	青年项目
2019	“医联体”内健康服务协同供给机制及其医保激励策略研究	南京中医药大学	彭　翔	青年项目
2019	国家监管治理视角下中国抗癌药供给保障与安全防控机制研究	暨南大学	李丹阳	一般项目
2019	基于分级诊疗制度的居民就医行为形成机制及引导路径研究	徐州医科大学	苗春霞	一般项目
2019	以人为本的医疗服务控费机制研究	武汉大学	杨　玲	一般项目
2020	多主体协同视角下药品安全质量监管影响因素、演化机制与监管对策研究	山东师范大学	朱立龙	一般项目
2020	药品专利领域反垄断规制研究	福州大学	杨莉萍	青年项目
2021	健康中国战略下平台企业主导医药物流资源配置的激励相容及其实现机制研究	湖北经济学院	毕　娅	一般项目

表5　近年药事管理研究领域教育部人文社会科学项目情况

年度	项目名称	依托单位	负责人	项目类别
2018	我国社会共治型药品监管模式的实现路径研究	北京中医药大学	马韶青	青年基金项目
2018	基于利益医联体的病种限治分级诊疗体系实施路径研究	首都医科大学	高广颖	规划基金项目
2018	基于中药创新主体保护需求的中药专利审查标准研究	北京中医药大学	刘　伟	青年基金项目
2018	考虑溢出效应的新药研发政府补贴策略研究	青年基金项目	黄　哲	沈阳药科大学
2019	城乡居民基本医保制度并轨的福利效应及政策优化研究	中央财经大学	陈　华	规划基金项目
2019	公益性导向下医疗服务定价与药品供应链协调契约研究	重庆邮电大学	李诗杨	青年基金项目
2019	城乡医保统筹制度对流动老人医疗保障水平的影响研究	福建农林大学	卢素兰	青年基金项目
2019	分级诊疗背景下供给侧资源结构、居民就诊选择及政策优化研究	宁夏医科大学	苏　源	青年基金项目
2019	基于文本挖掘方法的医改政策创新扩散案例研究	复旦大学	杨肖光	青年基金项目
2020	基于患者自我报告的乳腺癌患者症状痛苦分级及高风险群体预警模型的构建与评价研究	复旦大学	黄青梅	青年基金项目
2020	基于国际经验的全民免费医疗在中国的理论框架与模式选择	潍坊医学院	蔡伟芹	青年基金项目
2021	公共突发事件背景下医疗卫生系统可靠性形成机制与对策研究	厦门大学	付　悦	规划基金项目
2021	基于全民健康覆盖目标的基层医疗卫生服务能力提升策略研究	徐州医科大学	许建强	青年基金项目
2021	传染病防控视域下基层卫生应急管理者领导力影响因素与提升路径研究	徐州医科大学	朱丽丽	青年基金项目
2022	社区老年糖尿病患者衰弱风险预警模型及风险分级管理策略研究	重庆医科大学	孔令娜	规划基金项目
2022	医患视角下仿制药替代政策优化路径研究——基于政策“偏好-效果”模拟模型	中国药科大学	颜建周	规划基金项目
2022	医疗改革背景下互联网医疗沟通质量的综合评价与提升路径研究	成都理工大学	赵梦丹	青年基金项目
2022	长三角区域城市公共卫生体系的协调程度及其影响因素研究	复旦大学	周庆誉	青年基金项目

2.2　研究论文

检索国内药事管理研究人员近三年以第一作者或通讯作者发表在SCI/SSCI期刊的文章以管窥我国药事管理研究的水平,发现其内容主要涉及药品公平可及与合理使用、基本药物制度、药品价格、国内药学教育、医保报销决策等方面,部分典型成果见表6。

表 6 中国药事管理研究人员发表在 SCI/SSCI 收录期刊的论文统计(部分)

论文题目	作者单位	刊登杂志	年,卷:页码
Evidence of clinical benefit of WHO essential anticancer medicines for children,2011-2021	北京大学	e Clinical Medicine	2023,59:101966
Evaluation of clinical trial designs for novel anticancer drugs in China:a cohort study of drugs approved between 2015 and 2021	清华大学	Drug Discovery Today	2023,31:103578
Cost-benefit analysis of vaccination strategies to prevent mother-to-child transmission of the hepatitis B virus using a Markov model decision tree	四川大学	Front Public Health	2022,10:662442
Use of health technology assessment in drug reimbursement decisions in China	复旦大学	British Medical Journal	2023,381:p1427
The effects of a new public medicine procurement policy on medicine price in Shaanxi province,western China:An interrupted time series analysis	西安交通大学	Frontiers in Pharmacology	2019,10:950
Pharmacoeconomic evaluation of different doses of Curosurf for treating neonatal acute respiratory distress syndrome	华中科技大学	Pakistan Journal of Pharmaceutical Sciences	2020,33(3):1139-1146
Determinants of non-prescription antibiotic dispensing in Chinese community pharmacies from socio-ecological and health system perspectives	浙江大学	Social Science & Medicine	2020,256:113035
Using economic evaluations to support acupuncture reimbursement decisions:current evidence and gaps	中国药科大学	British Medical Journal	2022; 376:e067477.
A brief introduction of clinical Chinese pharmacy education,training and practice in China	北京中医药大学	ResearchGate	2021,55(1):26-35
A nationwide survey exploring physicians' and pharmacists' knowledge, awareness and perceptions regarding generic medicines in China	中国医学科学院北京协和医院	BMC Health Services Research	2022,22(1):1068

2.3 研究报告

中国药品监督管理研究会药品使用监管研究专业委员会组织编写了《药品使用风险管理实用手册》系列丛书[6],由中国健康传媒集团中国医药科技出版社于2022年出版发行。本套丛书共分6册,详细说明了药品在医疗机构使用过程中各环节存在的风险因素,并提出相应的管理措施,给予临床医师、药师、护士必要的用药指导,以预防和降低用药风险,保障患者用药安全。药品使用风险管理作为一门新兴学科,是我国药品科学监管领域的重要课题,是药物警戒的重要组成部分,涵盖了药品研究、生产、流通、使用的全过程,是公众用药安全的重要保障,也是我国药品科学监管领域的重要课题。在使用过程中,每个环节的风险都会影响到药品的疗效和不良反应,该系列丛书的出版很大程度上降低了药品使用风险,为药品合理使用提供了保障。

3 研究热点

3.1 药物警戒

"药物警戒(pharmacovigilance,PV)"一词最早于1974年由法国科学家提出,定义为监视、守卫,针对药物的安全性时刻准备应付可能来自于药物的危害。我国在2004年首届药物警戒和药物流行病学研讨会上提出药物警戒。2019年,新修订的《中华人民共和国药品管理法》第十二条明确规定国家建立药物警戒制度,对药品不良反应及其他与用药有关的有害反应进行监测、识别、评估和控制,也是首次从法律层面提出国家建立药物警戒制度。2021年5月,《药物警戒质量管理规范》(GVP)正式出台,为持有人建立并持续完善药物警戒体系、规范开展药物警戒活动提供了全方位的指导。

据世界卫生组织(WHO)界定,药物警戒的范围不仅包括药品不良反应,还涉及用药错误、假冒伪劣药品、药物效力缺失、药物滥用、药物间相互作用等。既往药物警戒制度的研究成果主要聚焦于药品不良反应监测方面,也有部分学者探索了药物警戒制度与追溯管理、风险管理等的相互关系。近年来,王丹等[7]提出药物警戒是一种药品风险管理;沈洁等[8]建议构建药物警戒全生命周期管理体系;侯永芳等[9]提出利用真实世界电子诊疗数据开展主动监测;柳鹏程等[10-11]基于真实世界数据开展信号检测工作,为药品安全风险的识别与评估打下基础;胡骏[12]分析了药品质量管理的政府主导、企业主体责任和第三方等社会共治路径;王广平等[13]提出药物警戒信息分类分级管理、药物警戒受权人制度和发挥专业协会沟通作用等建议;林志健等[14]提出我国药物警戒制度知识体系建立需要重点突出中药、特药和免疫规划疫苗的药物警戒体系特征。

3.2 医疗保险

2020年2月印发的《关于深化医疗保障制度改革的意见》提出,到2030年,我国要全面建成以基本医疗保险为主体,医疗救助为托底,补充医疗保险、商业健康保险、慈善捐赠、医疗互助共同发展的多层次医疗保障制度体系。近年来关于医疗保险的研究不断增加。通过中国知网数据库,以"医疗保险"作为主题进行检索,共搜索到1986年—2023年的96 986篇文献,医疗保险已成为药事管理研究的一大热点问题

史录文等[15]提出科学化、动态化、精细化遴选国家基本药物目录;杨悦[16]建议完善创新药的国家医保准入制度,激励创新药产业的研发;刘国恩等[17]对比国外医疗保险制度,

以期为我国的医保改革制度创新拓宽思路；韩晟[18]等基于全社会视角，研究灯盏生脉胶囊的经济性；陈文等[19]建议进一步提高卫生技术评估证据的质量，加强卫生技术评估能力，实现医保基金的战略性购买功能，支撑医保药品报销决策；邵蓉等[20]从医药分业制度、药价基准制度以及非处方用药管理三个方面研究日本药品费用控制概况，为我国医保控费提出建议；丁锦希等[21]聚焦新型抗肿瘤药物医保准入政策，多角度分析其政策效应，对我国抗肿瘤药物医保准入管理制度发展趋势进行预测；常峰等[22]明确药品集中带量采购的核心要素及相关理论，优化我国医药采购制度；马爱霞等[23]借鉴国外经验，为我国医保支付制定及经济学评价流程的规范提出合理建议。

3.3 互联网药品销售

近年来我国不断出台相关法律法规认推动互联网药品销售行业的快速发展。2019 年《药品管理法》修订，促进和完善了线上购买处方药的审核流程。2021 年 4 月，国务院办公厅印发《关于服务“六稳”“六保”进一步做好“放管服”改革有关工作的意见》，明确支持网络销售除特殊管理药品之外的普通处方药品。2022 年 8 月，国家药监局发布《药品网络销售监督管理办法》，规范药品网络销售和药品网络交易平台服务活动，保障公众用药安全。

研究发现，互联网药品销售的发展大致经历了四个时期[24]：在启动期（2005—2012 年），2004 年《互联网药品信息服务管理办法》颁布，允许互联网提供药品信息服务，2005 年《互联网药品交易服务审批暂行规定》颁布，开启了网上售药时代；进入发展期（2013—2016 年），期间诞生了健客网、康爱多网上药店等大批 B2C 模式医药电商企业；随后步入快速发展期（2017—2019 年），医药电子商务伴随着网络购物的兴盛中高速发展，以 B2B、B2C、O2O 销售模式构成的医药电商产业链格局形成；目前进入了成熟整合期（2020—2021 年），新冠感染疫情使得许多实体医药零售企业将 O2O 模式融入门店经营，将业务向线上拓展。

4 结语

随着我国经济快速发展，人民群众对健康生活质量以及医药卫生服务的要求越来越高，对我国的药事管理工作提出了新的更高要求。当前，我国医改进程不断推进，医药行业经济的迅速发展，药事管理在确保公众安全、及时、有效、经济地使用药品的同时，还将在社会保障、药品监督管理、卫生行政管理、药品价格管理、工商行政等领域发挥越来越重要的作用。

参考文献

[1] 胡明，蒲剑，蒋学华，等. 我国高等药学院校药事管理学科本科课程体系调查[J]. 中国药房，2008(22)：1683-1687.

[2] 许倩，袁菀忆，胡明，等. 我国高等院校药事管理学科专业和课程设置状况调查[C]//2018 年中国药学会药事管理专业委员会年会暨学术研讨会论文集. 中国药学会药事管理专业委员会，2018：967-977.

[3] 国家自然科学基金大数据知识管理服务门户[EB/OL]. [2023-09-04]. https://kd. nsfc. gov. cn/.

[4] 国家社科基金项目数据库[EB]. [2023-09-04]. http://fz. people. com. cn/skygb/sk/index. php/index/seach/4? xmname = %E6%80%A7%E5%88%AB.

[5] 社科网[EB]. [2023-09-04]. https://www. sinoss. net/.

[6]《药品使用风险管理实用手册》系列丛书[EB/OL]. [2023-09-04]. http://book. cppinfo. cn/Encyclopedias/home/index? id =4471810.

[7] 王丹，彭丽丽，刘翠丽，等. 药物警戒解析及与药品不良反应监测的区别[J]. 中国药物警戒，2017，14(3)：150-152 + 157.

[8] 沈洁，蒋蓉，邵蓉. 抗体类生物类似药命名管理及其影响分析[J]. 中国现代应用药学，2019，36(20)：2589-2592.

[9] 侯永芳，宋海波，刘红亮，等. 基于中国医院药物警戒系统开展主动监测的实践与探讨[J]. 中国药物警戒，2019，16(4)：212-214.

[10] Liu P，He M，Xu X，*et al*. Real-world safety of Lacosamide：A pharmacovigilance study based on spontaneous reports in the FDA adverse event reporting system[J]. Seizure，2023，110：203-211.

[11] Liu P，Zhang Y，Xu X，*et al*. Mining and analysis of adverse drug reactions associated with perampanel based on FAERS database [J]. Epilepsy & Behavior：E&B，2023，145：109283.

[12] 胡骏. 构建基于社会共治的药品质量管理路径的思考[J]. 中国食品药品监管，2019(6)：36-40.

[13] 王广平，胡骏，丁静. 药物警戒制度的信息机制分析[J]. 中国医药导刊，2020，22(10)：709-713.

[14] 林志健，王笑，张冰. 中药临床应用的适当性探索[J]. 中国现代应用药学，2020，37(10)：1233-1238.

[15] 史录文，王建影. 基药目录调整需数据支撑[N]. 健康报，2023-07-05：005.

[16] 清华大学药学院杨悦：应完善创新药进医保制度，考虑给予早期产品价格保护[EB/OL]. (2023-05-12) [2023-09-04]. https://baijiahao. baidu. com/s? id = 1765694694906353793&wfr = spider&for = pc.

[17] 刘国恩，葛楠，石菊. 医疗保险政策国际比较[J]. 中国药物经济学，2017，12(7)：29-31.

[18] 李薇，朱晓晨，朱贺，等. 灯盏生脉胶囊用于缺血性脑卒中二级预防的成本效用分析[J]. 中国新药杂志，2021，30(5)：474-480.

[19] Use of health technology assessment in drug reimbursement decisions in China[J]. *The BMJ*，2023，381：p1427.

[20] 邵蓉，席晓宇，裴佩，等. 日本药品费用控制的措施与借鉴[J]. 中国医疗保险，2020(1)：78-80.

[21] 丁锦希，吴玲君，李伟，等. 新型抗肿瘤药物医保准入政策评析及趋势展望[J]. 上海医药，2022，43(S2)：106-115.

[22] 常峰. 药品带量采购的核心要素分析[J]. 中国卫生资源，2021，24(1)：15-19.

[23] 马爱霞，张籍元，钱焊森，等. 医保支付价背景下药物经济学评价的应用探索[J]. 中国卫生经济，2018，37(2)：74-76.

[24] 谭霓霓. 互联网药品销售中存在的问题及对策研究[J]. 企业科技与发展，2022(2)：181-183.

药学研究

Pharmaceutical Research

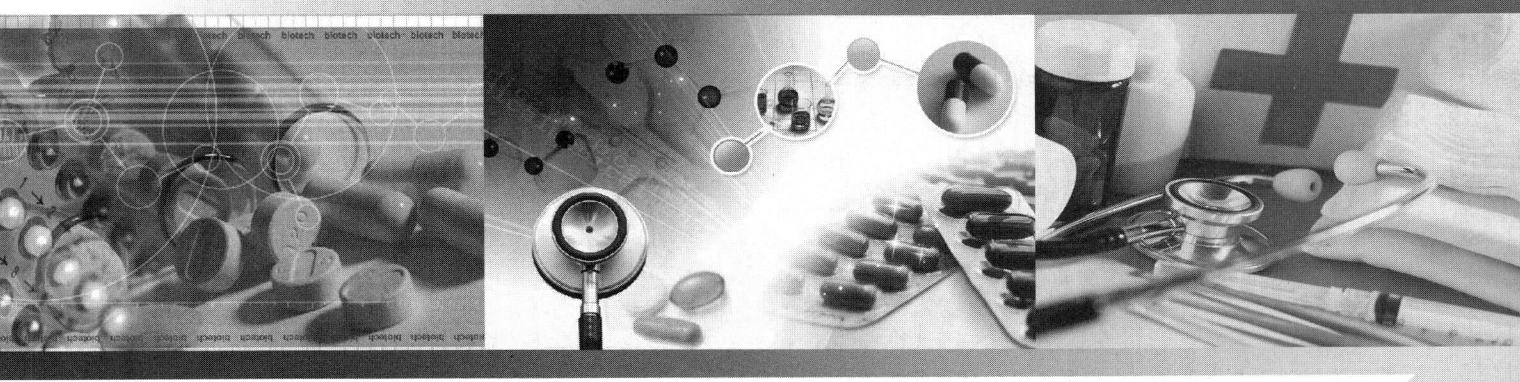

科研成果获奖项目

2021年度中华中医药学会科学技术奖

一等奖

中医药治疗提高重症肝病疗效的创新技术建立及推广应用

首都医科大学附属北京地坛医院

王宪波　王融冰　杨志云　江宇泳　刘慧敏　高方媛　冯　颖　侯艺鑫　曾　辉　陈佳良　朱镠娈　刘　遥　孙　乐　万　钢　杨　雪

基于“五脏相关”理论的中医药治疗慢性肾脏病基础研究与临床应用

中日友好医院　西北大学　广东省中医院（广州中医药大学第二附属医院）　西安世纪盛康药业有限公司

李　平　赵英永　刘旭生　苗　华　吴　芳　严美花　陈丹倩　邹　川　赵婷婷　张浩军　彭　亮　赵海玲　张　鹏　卢富华　苏国彬

基于虫类创新中药研发与上市后再评价的关键技术体系创建与应用

牡丹江友搏药业有限责任公司　天津中医药大学　中国医学科学院药用植物研究所　中国医学科学院药物研究所　九芝堂股份有限公司

李振国　孙晓波　胡利民　务勇圣　倪开岭　张金兰　韩立峰　郑顺亮　周剑波

眼科活血利水法的研究与推广应用

湖南中医药大学　湖南中医药大学第一附属医院

彭清华　姚小磊　彭　俊　李建超　曾志成　龙　达　喻　娟　蒋鹏飞　欧阳云　周亚莎　吴权龙　魏　为　朱志容　李文杰　刘晓清

中医药临床循证评价与证据转化关键技术创建及应用

天津中医药大学　四川大学华西医院　兰州大学　河南中医药大学第一附属医院　陕西摩美得气血和制药有限公司　广西梧州制药（集团）股份有限公司　天津天士力之骄药业有限公司　正大青春宝药业有限公司　神威药业集团有限公司

张俊华　李幼平　田金徽　黄宇虹　郑文科　王　辉　李春晓　王保安　刘春香　杨丰文

冠心病“阳微阴弦”病机的现代内涵及辨治方案研究

天津中医药大学第一附属医院

毛静远　王贤良　毕颖斐　张　磊　朱明军　李应东　郭冬梅　袁天慧　戴小华　万　强　邓　悦　林　谦　薛一涛　牛天福　赵英强

基于整合策略的活血化瘀代表方剂复杂作用解析研究

中国中医科学院中药研究所　中国中医科学院医学实验中心　山东丹红制药有限公司　陕西步长制药有限公司　漳州片仔癀药业股份有限公司

杨洪军　吴宏伟　张晶晶　卫军营　郭非非　唐仕欢　张方博　郭　娜　李贤煜　王益民　张旻昱　卢　朋　张　毅　刘　峰　于　娟

中药材商品规格等级标准体系的构建研究及其应用

中国中医科学院中药研究所　中国中药有限公司　河北中医学院　广西壮族自治区药用植物园　中国医学科学院药用植物研究所海南分所　湖北中医药大学　北京联合大学　皖西学院　江西中医药大学　康美药业股份有限公司

黄璐琦　詹志来　康利平　郭兰萍　杨　健　周海燕　郑玉光　缪剑华　刘洋洋　刘大会　康传志　张　元　韩邦兴　杨　光　乐智勇

精神分裂症痰瘀交互理论的构建及中医药干预关键技术的研究与应用

黑龙江神志医院

赵永厚　柴剑波　赵玉萍　于　明　曲秀杰　白　冰　徐　飞　贺　苏　高　潇　王万宇

补肾除湿法结合软骨修复技术治疗早期膝骨关节炎的临床应用及基础研究

中国中医科学院望京医院

张洪美　荆　琳　何名江　秦伟凯　董永丽　王秀均　单鹏程　艾　奇　潘　丽　刘兴兴

航天中医药学基础构建及应用实践

中国航天员科研训练中心　天津中医药大学　上海中医药大学　中国中医科学院中药研究所

李勇枝　郭　义　黄伟芬　徐　冲　高建义　许家佗　郭立国　石宏志　刘军莲　王佳平　刘　宇　杨　庆　范全春　赵　爽　王绵之

皖药资源保护与持续利用体系构建及产业化应用

安徽中医药大学　皖西学院　九仙尊霍山石斛股份有限公司　霍山县长冲中药材开发有限公司　金寨森沣农业科技开发有限公司　亳州市皖北药业有限责任公司　宣城市金泉生态农业有限责任公司

彭代银　陈乃富　俞年军　彭　灿　韩　岚　吴德玲
韩荣春　桂双英　陈存武　彭华胜　戴亚峰　何祥林
李　雷　张雨雷　姚　勇

二等奖

中医药文献传承创新体系构建与应用

中国中医科学院中医药信息研究所　中国民族医药学会
中国中医科学院中医临床基础医学研究所
曹洪欣　崔　蒙　张华敏　李鸿涛　郑金生　诸国本
张伟娜　李　兵　佟　琳　刘思鸿

中医药名家现代研究型传承范式的构建与应用

中国中医科学院中医基础理论研究所　中国中医科学院
中国中医药国际合作中心　北京市朝阳区中医协会
北京科技大学　首都医科大学附属北京中医医院　中国中医科学院广安门医院
胡镜清　徐春波　顾东黎　秦　谊　谢　琪　张德政
顾晓静　陶有青　王玉光　张润顺

“益髓醒神”综合康复方案治疗卒中后失语的多模评价与推广应用

北京中医药大学东直门医院　北京师范大学　中国康复研究中心　北京大学第三医院　河南省中医院
常静玲　高　颖　张占军　张庆苏　张　华　周　莉
李　馨　王　军　霍则军　关东升

基于“疏泄理论”防治糖尿病及代谢综合征的系列研究

厦门大学附属第一医院
杨叔禹　赵能江　刘素媛　闫　冰　王丽英　郭艺娟
苏伟娟　黄献钟　邵志宇

寒热为纲辨治尪痹(类风湿关节炎)的科学内涵与临床应用研究

中日友好医院　辽宁上药好护士药业(集团)有限公司
中国中医科学院中医临床基础医学研究所
陶庆文　阎小萍　徐　愿　肖　诚　郑继宇　王建明
罗　静　王金平　张英泽　孔维萍

筋骨三针疗法松解十四经筋区带筋结点治疗筋伤疼痛病的临床应用

北京世针联中医微创针法研究院　河南中医药大学第三附属医院　河南省中医药研究院附属医院
吴汉卿　吴军尚　吴军瑞　傅立新　胡　斌　周　鹏
薛爱荣　王庆波　乔新惠　赵紫昊

基于调控胃内微环境阻断慢性胃炎“炎癌转化”的中医药研究模式及创新应用

北京中医药大学　中国科学技术大学　南京中医药大学附属医院
丁　霞　姚雪彪　沈　洪　苏泽琦　单兆伟　陈润花
张　露　李　园　褚福浩　李　萍

针刺百会、足三里穴多靶点调控缺血性脑卒中的机制研究

中国医学科学院北京协和医院
孙　华　徐　虹　陈素辉　张亚敏　司英奎　王环愿

山东当代名老中医口述史研究

山东中医药大学　济宁医学院
张成博　李玉清　马　婷　何　永　艾　邸　王　欣
黄海量　范　磊　赵衍刚　刘志梅

基于肾主生殖探究雷公藤致卵巢早衰发病机制和补肾调冲中药干预

承德医学院附属医院　天津中医药大学第一附属医院
高　慧　刘玉兰　夏　天　曹秀梅　马瑞红　徐鸿雁
吴松柏　曲洪彬

针刀松解治疗颈椎病技术创新体系构建及关键技术研究与应用

山东第一医科大学第一附属医院(山东省千佛山医院)
济南市民族医院　淄博前沿医疗器械有限公司　山东健美医疗科技有限公司
刘方铭　王寿兰　孙钦然　刘　垒　刘维菊　杨文龙
崔文强　郭保生　于　慧　尹　聪

腧穴配伍创新理论与应用研究

长春中医药大学　湖南中医药大学　山东大学齐鲁医院
王之虹　王富春　李　铁　岳增辉　杜广中　哈丽娟
刘晓娜　蒋海琳　赵晋莹　王洪峰

全国名中医白长川三纲二化四期辨证新观构建及推广应用

大连市中医医院　辽宁中医药大学附属第二医院　大连市妇幼保健院
白长川　李国信　庞　敏　张有民　李吉彦　吕冠华
马跃海　王宝成　高　静　李　浩

针刀松解法治疗膝骨关节炎的临床应用及机理研究

北京中医药大学　中日友好医院　北京水利医院　北京大学人民医院
郭长青　李石良　朱汉章　张　义　葛恒清　王　彤
郭　妍　胡　波　梁楚西　郭长青

中医推拿优效干预慢性疲劳综合征研究与应用

上海中医药大学　上海中医药大学附属岳阳中西医结合医院

姚　斐　郭光昕　房　敏　朱清广　赵　毅　安光辉　程艳彬　方磊　吴志伟　徐善达

中医治未病理论指导下针刺调控中枢能量代谢防治肥胖的机制研究和临床应用

湖北中医药大学　华中科技大学同济医学院附属协和医院　武汉大学　中南医院　武汉市中心医院

梁凤霞　陈　瑞　王　华　吴　松　李　佳　陈　丽　舒　晴　王静芝　刘建民　黄　琪

“虚瘀致毒”论骨痿及自拟强骨饮及其单体对原发Ⅰ型骨质疏松症的实验与临床研究

浙江中医药大学附属第二医院　南京中医药大学

刘　康　马　勇　梁博程　余　阳　吴连国　史晓林　唐彬彬　黄俊俊　王　申　王均华

中医药“从经验到循证”整体证据方法体系的创建与示范性应用

广东省中医院（广州中医药大学第二附属医院）　北京中医药大学

卢传坚　刘建平　吕玉波　郭新峰　李　慧　吴大嵘　陈　薇　张海波　刘少南　谢秀丽

中医药防治慢性乙型肝炎-肝硬化-肝癌的临床实践

上海中医药大学附属曙光医院

高月求　孙学华　李　曼　余　卓　张　鑫　周振华　朱晓骏　张景豪　纪龙珊　黄凌鹰

《读故事知中医·中学生读本——中医药文化进校园科普读物》

湖南中医药大学　南京市中西医结合医院

何清湖　刘富林　张　明　孙相如　魏一苇

三等奖

补肾法治疗男性不育症的临床和实验

北京中医药大学东直门医院

李海松　王　彬　李曰庆　王继升　代恒恒　党　进

慢性肾脏病“肾虚湿瘀”核心病机创新研究和临床应用

江苏省中医院

孙　伟　陈继红　赵　静　何伟明　高　坤　张　露　刘利华　刘　琼

基于电化学生物传感技术的中药质量控制方法研究

江西中医药大学

樊　浩　张　晶　崔汉峰　韦国兵　程　林　洪　年

肾髓同治骨质疏松症的基础研究和临床应用

浙江中医药大学附属第一医院　浙江中医药大学　绍兴市中医院

金红婷　吴承亮　徐涛涛　王萍儿　何帮剑　应　俊　谷满仓　胡松峰

归肺经中药升降浮沉药性辨识方法的构建与转化

北京中医药大学　中国人民解放军总医院第六医学中心　中国中医科学院中医临床基础医学研究所　中国人民解放军总医院第三医学中心　乌鲁木齐市中医医院

翟华强　欧　敏　史楠楠　王燕平　闫赋琴　张硕峰　邓德强　李丝雨

冠心病心绞痛联合用药中活血化瘀药改善阿司匹林抵抗的疗效及机制

中国中医科学院中医临床基础医学研究所　中国中医科学院西苑医院　中国中医科学院广安门医院　广东省中医院　中国人民解放军总医院第七医学中心

王连心　谢雁鸣　陈可冀　曹俊岭　薛　梅　吕渭辉　李　军　李俊峡

基于“肾主骨生髓”探讨中医药治疗骨质疏松的应用基础研究

广州中医药大学第一附属医院

江晓兵　任　辉　梁　德　沈耿杨　尚　奇　余富勇　张志达　招文华

面向糖尿病足中医精准治疗的病理采样微针芯片技术

清华大学　首都医科大学附属北京中医医院

刘　冉　徐旭英　张杨羽晨　王广宇　王可微　王　雨

滋肾降糖丸防治糖尿病骨质疏松的机制及临床应用

深圳市中医院

李惠林　赵恒侠　刘德亮　楚淑芳　陈剑平　李增英　李茂生　刘雪梅

髋痹病的临床治疗关键技术问题

河南省洛阳正骨医院（河南省骨科医院）　广州中医药大学第三附属医院

刘又文　张　颖　魏秋实　何　伟　范亚楠　孙瑞波　贾宇东　李培峰

牛蒡的质量规范化生态适宜性及产业化开发

辽宁中医药大学

康廷国　窦德强　许　亮　何　凡　陈桂荣　王　巍
邢艳萍　韩雪莹

血管性痴呆的中医证候规律及针刺疗法的疗效与细胞免疫学机制

天津中医药大学第一附属医院　天津医学高等专科学校

张雪竹　于　涛　沈　鹏　贾玉洁　石江伟　韩景献

督脉经穴电针通过 NT-3 介导移植的成体干细胞修复脊髓损伤的研究

中山大学

曾园山　丁　英　阮经文　刘　洲　李文杰　陈雅云
曾　湘　李晓滨

基于"窠囊"理论探讨小檗碱防治多囊卵巢综合征的应用研究

黑龙江中医药大学　哈尔滨工业大学医院

韩凤娟　谢梁震　宋长红　张跃辉　刘逸超　郭　滢
李　佳　刘芳媛

方药量-效关系发现及规律

江西中医药大学　中国中医科学院中药研究所

徐国良　王跃生　饶　毅　章常华　刘玉晖　张启云
李冰涛　赵　益

新外来中药药性研究与应用

北京中医药大学　新时代健康产业(集团)有限公司

王林元　张建军　王　淳　李爱民　高学敏　朱映黎
贺　成　王景霞

顾氏外科清消法治疗肉芽肿性乳腺炎的临床研究及诊疗规范形成

上海中医药大学附属龙华医院　山东中医药大学附属医院

刘　胜　陆德铭　唐汉钧　孙霎平　周细秋　张晓云
刘晓菲　陈莉颖

基于药效成分群质量控制新技术体系构建及在复方阿胶浆中的应用

东阿阿胶股份有限公司　浙江大学

张　淹　田守生　刘海滨　瞿海斌　王春艳　钱　景
段小波　王延涛

基于新病机理论的子宫内膜异位症长期管理关键技术临床及应用研究

江西中医药大学第二附属医院　北京中医药大学东直门医院　江西中医药大学附属医院　香港中文大学医学院　重庆市中医院

梁瑞宁　刘雁峰　徐　玲　李佩双　黄志超　夏　敏
彭佳华　彭雪梅

祛邪扶正法治疗支气管哮喘的临床应用和作用机制

上海中医药大学附属龙华医院

吴银根　方　泓　唐斌擎　邹　璐　唐　凌　吴雨沁
喻　晓　倪　伟

武维屏肺科学术思想及应用发挥

北京中医药大学东直门医院　北京大学人民医院　北京中医药大学第三附属医院　北京大学国际医院　北京中医药大学东方医院

武维屏　冯淬灵　崔红生　张立山　姚小芹　王　琦
任传云　孟玉凤

背部推拿法调节机体免疫功能的临床及作用机制研究

长春中医药大学

刘明军　张　欣　陈邵涛　尚　坤　仲崇文　于明超
卓　越　徐小茹

复杂性肛瘘精准诊疗技术研究与应用

上海中医药大学附属曙光医院

杨　巍　郑　德　詹松华　汪庆明　杨烁慧　陆　宏
瞿　胤　仇　菲

基于物联网智慧医疗智能煎药系统

北京东华原医疗设备有限责任公司

南　龙　姜黎滨　南　原　邵忠武　李建省　高太益
黄　凯

中药外敷剂穴位贴敷治疗肝硬化腹水的临床应用及疗效机制

上海市中医医院　上海中医药大学附属曙光医院

祝峻峰　王灵台　高司成　戴瑶瑶　赵　钢　钱平安

清热化湿祛瘀法抗肾脏纤维化的免疫炎症机制研究及其临床应用

安徽中医药大学第一附属医院

王亿平　金　华　张　磊　吕　勇　胡顺金　王　东
任克军　茅燕萍

针刺治疗功能性肠病的双向调节效应机制及临床应用研究

陕西中医药大学　陕西省中医医院　陕西中医药大学附属医院　西安医学院　西安航天总医院
王　渊　刘思洋　刘　龙　周　锋　刘智斌　苏同生　王卫刚　王　斌

膜性肾病"肾络瘀阻"理论的构建及益肾通络法的研究与应用
河北省中医院
檀金川　杨凤文　陈素枝　任美芳　潘　莉　左建娇　袁国栋　赵玉庸

慢性脊柱软组织损伤疾病中医时相性辨证的理论实质及临床应用研究
天津中医药大学第一附属医院　长春中医药大学附属医院　新疆医科大学附属中医医院　天津市中医药研究院附属医院　云南省昭通市中医医院
王金贵　李华南　董　桦　丛德毓　王新军　赵　强　房　纬　黄开云

基于毒邪理论的蝮蛇咬伤中医治疗体系的构建及临床应用
江西中医药大学附属医院　江西中医药大学
王万春　严张仁　喻文球　董德刚　朱卫丰　易　军　陈丽华　毛文丽

治疗直肠脱垂重建盆底支持系统的方法及其疗效评价
中国中医科学院广安门医院
李华山　王晓锋　贝绍生　崔国策　李宇飞　李嘉俊　马树梅

基于肝脾理论应用针药干预动脉粥样硬化系列危险因素的临床研究
河北省中医院　开封市中医院　石家庄市中医院　河北医科大学
王艳君　庞国明　梁　燕　尹清波　何红涛　薛维华　连建伦

"卧-坐-立"序贯八段锦在急性心肌梗死患者 PCI 术后心脏康复的研究应用
广东省中医院
张晓璇　陈名桂　孔丽丽　王芳芳　梁雪妃　王晶晶　黄丽霞　赖惠梅

"因痹致瘘"病机指导下前列腺疾病的研究
中国中医科学院研究生院　北京市和平里医院　中国中医科学院西苑医院　成都中医药大学附属医院　上海中医药大学附属龙华医院
赵家有　宋春生　张　颖　王　福　郭　军　张培海　郁　超　黄星儒

银黄清肺胶囊产业化关键技术研究及再评价
湖南中医药大学　湖南安邦制药股份有限公司
王　炜　秦裕辉　高　尚　陈飞豹　张水寒　彭彩云　谭　超　李　斌

《胃靠养，肠靠清》
首都医科大学附属北京中医医院
李　博　王　宏　陈朝霞　冯　硕　李　萍　胡　晶　张会娜　王天园

《一本书读懂骨关节疾病》
深圳市中医院
张剑勇

2021 年度中华中医药学会科学技术奖·政策研究奖

基于医疗成果的岗位绩效考核管理项目
中国中医科学院西苑医院　北京西马远东医疗投资管理有限公司　德宏州中医医院　澄江市人民医院九江市濂溪区人民医院　河北北方学院附属第二医院
张允岭　张　璐　陆旷奇　鲁　嵒　徐洪波　杨保强　杜玉萍　王新杰　石玉宝

长三角中医药一体化高质量发展战略研究
上海中医药大学
徐建光　胡鸿毅　张怀琼　朱　岷　曹启峰　董明培　舒　静　赵海磊　戴运良　谢国建　肖　锋　徐红梅　苏锦英　查建林

2021 年度中华中医药学会科学技术奖·学术著作奖

一等奖

《实用中医内科学(第二版)》
王永炎　严世芸　张伯礼　田金洲　冼绍祥

《中华脾胃病学》
张声生　王垂杰　钦丹萍　唐旭东　赵鲁卿

《中医临床肺脏病学》
李建生　崔应珉　宋建平　李素云　王明航

《恽铁樵学派代表人物著作全集》

蔡定芳　向　军　张　雯　项忆瑾　厉天瑜

《平乐正骨系列丛书》

郭艳幸　郭珈宜　李　峰　宋永伟　李东升

二等奖

《“古方临证新用”丛书》

蒋　健　周　华　蔡　淦　朱蕾蕾　孙玄厷

《脾瘅新论——代谢综合征的中医认识及治疗》

仝小林　逄　冰　林轶群　杨映映　魏　燕

《肿瘤绿色治疗学》

胡凯文

《燕京韦氏眼科学术传承与临床实践》

韦企平　孙艳红　周　剑　王慧博

《中西医结合生殖医学》

连　方　杜惠兰　陆　华　谈　勇　黄荷凤

《韩明向杏林耕耘60年》

韩明向　韩　辉　陈　炜　吴丽敏　胡　蝶

《安徽国医名师临证精粹》

周宜轩　李泽庚　李济仁　徐经世　李业甫

《中医学——一个隐喻的世界》

贾春华　王庆国　郭　瑨　朱丽颖　杨晓媛

《中医治则学》

周超凡　于智敏　杜　松　卢红蓉

《中国傣药志》

马小军　张丽霞　林艳芳　张忠廉　李海涛

三等奖

《名中医经方时方治肿瘤》

花宝金　侯　炜　鲍艳举　郑红刚

《便秘古代医方荟萃》

于永铎　尹玲慧　姚秋园　陈　萌　张斯瑶

《脾胃肝胆病医案精选》

李　鲜

《贾六金中医儿科经验集》

贾六金　薛　征　刘小渭　秦艳虹　贾晓鸿

《小儿抽动障碍-中西医基础与临床》

王素梅　郝宏文　崔　霞　卫　利　陈自佳

《现代中医肛肠病治疗学》

陈少明　陈　侃　张振勇　曹　波　高记华

《中医膏滋方临床应用荟萃》

虞鹤鸣

《楼氏乳痈辑要》

赵　虹　沃立科　楼丽华

《针康法治疗中风病》

唐　强

《脊柱关节肌骨病红外热成像彩色图谱》

王　平　吴　思　苏　瑾　张君涛　刘爱峰

《经典心悟与临床发微》

王邦才

《临床状态医学》

虢周科　王建军　魏　佳　郑浩涛　桂　丹

《诊余心悟——江淮名医方朝晖临证感悟》

方朝晖　赵进东　王燕俐　胡　秀　赵　静

《名老中医魏执真心血管病经验发挥》

魏执真　刘红旭　易京红　戴　梅　韩　垚

《彭静山眼针疗法研究》

王鹏琴　邵　妍　鞠庆波

《何晓晖论治脾胃病》

何晓晖　葛来安　徐春娟　付　勇　吕国雄

《内行血脉流注针法-子午流注法的秘密》

黄伯灵　向　谊　赵小寅　庞　俊　黄　伸

《亚健康辨治思路与方法》

尹　艳

《古今中医名家皮肤病医案荟萃》

韩世荣

《近代山西医学史——中医体制化历程》

刘 洋

《黄帝内经百年研究大成》

王庆其 周国琪 陈 晓 邹纯朴

《中医药调控肝再生基础与临床》

李瀚旻

《朱权医学全书》

叶明花 蒋力生

《张贻芳医案集》

张贻芳 赵兰才 龙霖梓 李旭鹏 高 宇

《中国脊柱推拿手法全书》

李义凯

《河北省本草图鉴》

付正良

《中药材"毒"古今研究概评》

杜冠华 李 莉 杨秀颖 王月华 方莲花

《中药注射剂临床应用系统评价研究》

吴嘉瑞 张 冰 商洪才 梁爱华 张 科

《樟树药帮中药传统炮制法经验集成及饮片图鉴》

范崔生 谌瑞林 吴蜀瑶 吴志瑰 李 洋

2021 年度中国中西医结合学会科学技术奖(药学相关项目选录)

一等奖

创新中医药临床疗效评价关键技术与转化作用

中国中医科学院西苑医院 天津中医药大学 北京中医药大学 北京大学公共卫生学院 中国中医科学院医学实验中心 正大青春宝药业有限公司

夏 誉 孙司楠 王木兰 刘 捷

二等奖

基于整合大数据的中药上市后再评价关键技术与应用

北京中医药大学 广东药科大学 电子科技大学 中国中医科学院西苑医院 兰州大学 北京振动光明药物研究院有限公司

吴嘉瑞 张 冰 商洪才 蔡永铭 刘勇国 付长庚 田金徽 方双桑 游蓉丽 林志健 张晓朦 周 唯 刘鑫馗

中药制剂藤菔降压片治疗高血压病的临床疗效、作用机制及转化应用

山东中医药大学 山东中医药大学附属医院

李运伦 蒋海强 李 超 王小明 齐冬梅 杨雯晴 姜 枫 李 洁 吕文海

中药多途径抗肺纤维化机制与临床应用

山东中医药大学附属医院

张 伟 朱 雪 刘 学 阎小燕 何 荣 张兴彩 贾新华 张心月 韩 健 刘晓明 臧国栋 张 阳

丹参酮ⅡA 磺酸钠稳定动脉粥样硬化斑块干预冠心病的抗炎机制研究

中国中医科学院西苑医院

徐 浩 陈 卓 李思铭 尚青华 罗 静 鞠建庆 李金根 于美丽 焦 阳 邱 禹

基于"补肾活血法"的柚皮苷抗骨质疏松与促进骨折愈合的作用机制

天津市天津医院 天津市中西医结合骨科研究所

马信龙 孙晓雷 马剑雄 田爱现 徐卫国 王 涛 万春友 邢国胜 李风波 吕建伟 赵志虎 孙 磊 王 颖 卢 斌 王 岩 巩树伟 董本超 柏豪豪 李 岩 靳洪震

大数据智能环境下中医药科技知识组织体系构建与应用

中国中医科学院中医药信息研究所 中国标准化研究院 北京万方数据股份有限公司 浙江省华卫智慧医疗研究院

李海燕 崔 蒙 刘 静 贾李蓉 朱 彦 刘丽红 高 博 任冠华 聂 莹 朱 玲 董 燕 杨 硕 亢 力 于 彤 张秀梅 陈 超 徐建武

三等奖

柴胡皂苷 d 类雌激素样作用的发现及其抗纤维化机制的研究

上海市中医医院

李 勇 阙任烨 林柳兵 祝峻峰 陈懿榕 张克慧 张 娜 周蒙恩 刘晓琳 钱春美

基于复合磷脂脂质体的中药高效给药系统构建及其作用机制研究

南京中医药大学　广东省中医院珠海医院　南京大学医学院附属鼓楼医院

陈　军　蔡宝昌　林爱华　董　洁　瞿叶清　顾　薇　刘奕明　陆珊珊　姚俊宏

肝疏泄失常新病症、新动物模型与新药新理论创建及应用

山东中医药大学　山东第一医科大学附属省立医院（山东省立医院）　扬子江药业集团四川海蓉药业有限公司

乔明琦　武继彪　高冬梅　王杰琼　王海军　高　杰　郭英慧　孙文君　王少莲　巩　涛　褚金哲　高明周　薛　玲

中医药改善高龄IVF结局的核心机制及疗效评价研究

山东中医药大学附属医院

孙振高　连　方　宋景艳　刘　卓　赵　帅　相　珊　于　艺　郭　颖　韩乐天　庞聪慧

民族特色用药资源雪峰虫草生物特性与物质基础的系统研究

湖南省中医药研究院

张水寒　金　剑　秦　优　刘　浩　钟　灿　陈　林　谢　景

基于干细胞－外泌体的中药心肌缺血保护作用的关键技术建立及应用

上海中医药大学附属曙光医院

王肖龙　阮小芬　李益萍　陈铁军　张春伶　高俊杰　林文勇

2021年中华医学科技奖（药学相关项目选录）

二等奖

新疆地产中药民族药安全性评价技术建立及应用

新疆维吾尔自治区维吾尔医药研究所　新疆维吾尔药业有限责任公司　新疆银朵兰药业股份有限公司

李治建　闫　明　窦　勤　斯拉甫·艾白　尤力都孜·买买提　霍仕霞　希尔艾力·吐尔逊　李　俊

三等奖

基于功能性辅料纳米制剂用于肿瘤化疗和靶向治疗的研究及应用

中国医学科学院生物医学工程研究所　清华大学深圳国际研究生院

梅　林　曾小伟　朱敦皖　刘　赣　张琳华　程　伟　王丽君　张锦翹

药用鼠尾草活性成分代谢特征与药理作用的系统研究

首都医科大学　香港中文大学

薛　明　周雪林　李晓蓉　关耀华　李郁伟　肇玉明　汪明明　戴海学

青年科技奖

细胞程序性死亡中创新药物靶点发现及其手性药物先导物制备关键技术研究

四川大学　成都中医药大学　成都大学　西南交通大学

何　谷　刘　博　韩　波　蒋　献　李俊龙　彭　芙　符雷蕾　陈　亿

第十七届中国药学会科学技术奖

一等奖

国家1类新药安罗替尼研发技术创新和临床突破性应用

正大天晴药业集团股份有限公司　上海市胸科医院　中国科学院上海药物研究所　南京爱德程医药科技有限公司　连云港润众制药有限公司

张喜全　韩宝惠　任　进　李　凯　王训强　高　勇　赵　锐　董　平　田　心　杨　玲　陈智林　刘　飞　于　鼎　徐宏江　何雄雄

新发突发大流行类传染病疫苗研发和产业化技术体系构建及应用

中国生物技术股份有限公司　北京生物制品研究所有限责任公司　中国食品药品检定研究院　武汉生物制品研究所有限责任公司

杨晓明　王　辉　李长贵　张云涛　段　凯　赵玉秀　张　晋　李　娜　梁宏阳　于守智　张家友　徐康维　赵　巍　张　颖　朱秀娟

中药外源性有害残留物检测技术　风险评估及标准体系的建立和应用

中国食品药品检定研究院　国家药典委员会　国家食品安全风险评估中心　广州市药品检验所　四川省药品检验研究院　河北省药品检验研究院　中国医学科学院药用植物研究所

马双成　金红宇　张　磊　顾利红　荀　琰　薛　健　刘永利　左甜甜　林　彤　王　莹　刘丽娜　申明睿　石上梅　魏　锋　于健东

二等奖

药物非临床安全性评价前沿技术方法的建立与应用

中国食品药品检定研究院

李　波　耿兴超　周晓冰　文海若　黄　瑛　王三龙

林　志　苗玉发　王　欣　屈　哲　霍　艳　张河战
张颖丽　潘东升　侯田田

靶向糖脂代谢关键酶的原创候选新药发现和药理学研究
复旦大学　上海交通大学医学院　上海中医药大学
周　璐　沈　瑛　朱　亮　沈柏用　陈红专　叶德泳
陆熊熊

药物晶体学创新技术群及其产业化应用
中国药科大学　浙江永宁药业有限公司　浙江震元制药有限公司　江苏福邦药业有限公司　常州寅盛药业有限公司
张建军　高　缘　钱　帅　魏元锋　叶天健　蒋　卫
黄金友　陶　鑫　衡伟利　庞遵霆

基于复合超分子的脂质纳米载体提高天然药物成药性关键技术及应用
中国医学科学院药物研究所　北京五和博澳药业股份有限公司
刘玉玲　夏学军　叶　军　杨艳芳　王洪亮　刘志华
季　鸣　高丽丽　高　越　孟盈盈　邹媛媛　金毅群
王玉洁　陈晓光

三等奖

基于局部时效研究的眼科特色药物研发产业化关键技术建立与应用
上海昊海生物科技股份有限公司
张军东　刘　璐　吴剑英　江　奇　周晓惠　孙　蓉
唐秋洁　徐静博　韩　超　田　平　何丽娟

中药单体注射液临床精准用药关键技术和体系建设
复旦大学附属华山医院　上海上药第一生化药业有限公司
王　斌　覃韦苇　丁金国　董　莹　戚玮琳　王　俐
钟明康　焦　正　施海明　付文焕

基于特征标记物的药品质量关键监控技术体系构建及应用
山东省食品药品检验研究院　中国食品药品检定研究院
石　峰　许明哲　王维剑　巩丽萍　咸瑞卿　王　琰
程春雷　杭宝建　薛维丽　张乃斌

油脂类药用辅料国家标准体系的构建与应用
上海市食品药品检验研究院　国家药典委员会　湖北葛店人福药用辅料有限责任公司
郑璐侠　吕　晶　陈　蕾　方欣欣　胡川梅　张阳洋
严翠霞　王　彦　邵　泓　徐明明　史卓维　陈　钢
冉文华　孙　珍　张　颖

可注射金属-有机骨架/温敏水凝胶共载药体系用于口腔肿瘤的治疗
南方医科大学南方医院
任　非　李亦蕾　谭国柱　杨琳琳　钟颖涛

2021年度中国民族医药学会科学技术奖

一等奖

藏成药整体质量控制与安全风险研究及应用
青海省药品检验检测院
海　平　骆桂法　韩晓萍　杨凤梅　张　炜　宋　霞
范莹莹　逯雯洁　张幸福　武嘉庚　卜晨琛　马青青
魏文芝　李永鹏　焦兴莘

肝衰竭中医/壮医诊疗方案构建及临床应用推广
广西中医药大学第一附属医院　广西中医药大学
张荣臻　毛德文　王明刚　刘　茵　王秀峰　龙富立
柏文婕　陈月桥　邱　华　黄鸿娜　王　娜　石清兰
唐秋媛　王挺帅　叶倩伶

半夏泻心汤调理中焦气机法诱导HO-1表达调控炎症反应改善脓毒症大鼠肠道机械屏障功能的机制研究
山东中医药大学附属医院
孔　立　郝　浩　李国臣　张飞虎　郝苗清　王为为
刘委宏

基于“治未病”理论的病证结合慢病风险预测模型构建与推广应用
中国中医科学院望京医院　中国中医科学院中医临床基础医学研究所　中国中医科学院西苑医院　首都医科大学附属北京中医医院　北京中医药大学东方医院　北京市丰台区长辛店镇社区卫生服务中心
魏　戎　刘光宇　章轶立　申　浩　许爱丽　支英杰
王桂倩　孙　凯　陈　明　高　阳　高景华　董永丽
张兴平　方圣杰　姜俊杰

眼科活血利水法的系列研究与应用
湖南中医药大学　湖南中医药大学第一附属医院
彭清华　姚小磊　彭　俊　李建超　曾志成　龙　达
喻　娟　蒋鹏飞　欧阳云　周亚莎　吴权龙　魏　为
朱志容　李文杰　刘晓清

基于玄府理论新视角辨治银屑病及分子机制探索

中国中医科学院　中国中医科学院广安门医院　河南省中医院　山西省中西医结合医院
宋　坪　刘爱民　张英栋　张步鑫　张益生　尹秀平　张晓彤　代　丹　邓诗航　王　烁　何春燕　张乃月

中医药临床实践指南制订与评价的模式研究
中国中医科学院中医临床基础医学研究所　兰州大学　香港浸会大学中医药学院　武汉大学医院管理研究所
史楠楠　刘孟宇　梁　宁　王燕平　韩学杰　陈耀龙　钟丽丹　林丽开　王丽颖　马艳芳　王晓辉　王晶亚　李慧珍　焦丽雯　刘　斌

维药菊苣的基础研究与应用
北京中医药大学
张　冰　林志健　刘小青　王　雨　李文静　黄　晶　褚梦真　黄胜男　边　猛　朱春胜

基于中药及民族药物库和活性导向的药效物质高效发现策略及应用
中南民族大学　青海民族大学　广西中医药大学　武汉药谷科技开发有限公司
杨新洲　宋　萍　卢汝梅　吴　宁　赵　平　袁经权　林亲雄　舒广文

糖尿病肾病蒙医证型标准及蒙药早期干预治疗规范化研究
内蒙古民族大学附属医院
刘萨仁　包布仁白乙拉　张青山　张春花　佟玉清　吴国华

壮医三道两路病防治的创新研究与应用
广西中医药大学　广西中医药大学制药厂　广西中医药大学第一附属医院　广西中医药大学附属瑞康医院　防城港市中医医院
庞宇舟　方　刚　陈洪涛　蒋祖玲　罗宇东　黄　安　张青槐　李仁锋　陈　攀　李海元　梁明坤　赵　权　邢沙沙　李建颖　徐　晶

嘎日迪-13味治疗萨病（脑梗死）恢复期疗效评价研究
内蒙古自治区国际蒙医医院
特木其乐　秀布松　萨茹拉　满　达　敖其尔　白玉亮　希　如　乌吉斯古冷　白曙明　勿日嘎　初　拉　孟　珍　苏龙嘎　阿茹娜　巴拉吉玛

蒙药含重金属经典制剂孟根乌苏（水银）-18味丸的安全性评价研究
北京中医药大学　内蒙古医科大学　内蒙古自治区国际蒙医医院　中南民族大学　呼和浩特市蒙医中医医院　阜新蒙古族自治县蒙医医院
佟海英　那生桑　高钰思　武慧超　呼和木仁　包勒朝鲁　黄先菊　乌云斯日古楞　格日乐　乌仁托雅　塔　娜　海　潭　乌吉斯古冷　李　婧　崔竟文

壮医针灸的传承创新研究与应用
广西中医药大学　广西中医药大学第一附属医院　广西国际壮医医院　桂林市中医医院
林　辰　范小婷　陈　攀　李晶晶　黎玉宣　张洪瑞　谢玉华　李永亮　陈晓丽　陈　斌　刘　姣　方　刚　李陈玲　钟　江　唐子惠

中药潜在肝毒性范例研究
北京中医药大学　中国中医科学院眼科医院
王　停　荆　鲁　涂　灿　徐砚通　张晶璇　范琼尹　徐子瑛　苏泽琦　张　林　王春国　王伟玲　林红梅　杨　颂　江　媚　李　品

中风病防治制剂应用与推广湖南金侨医院
湖南中医药大学
任开益　任浩师　任浩恬　刘金玲　戴应林　罗志庚　罗　强　周凤莲　王永湘　言文兵　杨美林　傅秋兰　杨　剑　罗　衍　王　念

傣医传统特色疗法研究及推广应用
西双版纳傣族自治州民族医药研究所
林艳芳　岩罕单　玉腊波　刀会仙　赵应红　王孝蓉　岩温龙　玉波罕　玉罕阶　苏　洁　罕华珍　马　勇　王肖飞　谭志刚　朱晓娟

二等奖

天山假狼毒化学成分及药理活性研究
新疆维吾尔自治区中药民族药研究所　中国医学科学院药用植物研究所　新疆医科大学附属中医医院
石磊岭　马国需　魏鸿雁　陈　良　宋海龙　贾月梅　马晓玲　贾晓光　徐晓琴　关永强

青海省中藏药资源监测分析与应用
青海省中医院
贾守宁　陈文娟　赵国福　徐智玮　王双玺　马春花　李生洪　窦　萱　刘　静　杨得毅

血管性痴呆的针刺证治规律及相关细胞免疫学机制
天津中医药大学第一附属医院
张雪竹　于　涛　贾玉洁　石江伟　王　瑶　韩景献

壮医经筋疗法诊治痛证的关键技术及临床应用

广西国际壮医医院

韦英才　梁树勇　梁子茂　吕计宝　王凤德　吴　飞　蓝毓营　庞国栋　罗珊珊　张　云

甲骨文中的医学史料研究

北京中医药大学　中国中医科学院西苑医院　中国中医科学院中国医史文献研究所

李良松　陈可冀　刘学春　郭洪涛　梁玲君　李亚靖

新型鹿角胶-脱蛋白骨组织修复支架的仿生构建与应用

山东省中医药研究院

王　平　侯立静　张丽美　高　燕　周胜红　于宗渊　侯文静

彝医治疗技术整理及推广应用

楚雄州中医医院

许嘉鹏　展　平　耿文中　严成龙　李育红　李晓倩　杨国卉　杨鑫滢

血管老化中细胞骨架与超微结构改变的机制研究及益气活血药的干预

中国中医科学院医学实验中心　中国中医科学院望京医院

雷　燕　杨　静　王　强　修成奎　王　雪　胡艳红　刘逸南　王佳丽

缺血性眼病相关病因分析及中医药疗效分析

河北省眼科医院

石慧君

清金化浊法早期干预提高慢性阻塞性肺疾病急性加重临床疗效的研究

中国中医科学院望京医院

高　峰　王　彬　吴　蔚　汪　伟　董永丽　刘惠梅　李　珊　来　薛　张立春　高英静

旋转手法对不稳定型脑动脉粥样斑块及脑血流动力学的影响

南方医科大学中医药学院

李义凯　谌祖江　祁　冀　张少群　黄学成　林蔚莘　张　磊　李　定

蒙药糖尿乐治疗糖尿病的作用机制与临床疗效研究

阿拉善盟蒙医医院(阿拉善盟蒙医药研究所)

马秀兰　哈斯图雅　阿拉嘎　斯钦特古斯　陈苏依勒　哈斯巴特尔　陈哈斯　孟克巴图　李图雅　陈乌云

民族药研究与产业化示范基地的构建与推广——以蕉芋RS3抗性淀粉为例

北京中医药大学　中国中医科学院　北京联合大学　贵州中药大学第二附属医院　贵州伊利泰生物科技有限公司　贵州本草和膳食品有限公司

王学勇　荆志伟　张　元　赵保胜　张　驰　游绍伟　张彩娟　邱敏懿　赵方圆

基于抗氧化应激作用的中药防治老年性疾病的研究

中国中医科学院医学实验中心　北京中医药大学东直门医院　南阳医学高等专科学校

欧阳竞锋　林美娇　周小琳　韩华刚　雷洪涛　王添全　胡金涛　刘　蔚　尹梦霞　崔拓拓

西南少数民族医药文献抢救性发掘整理及信息化研究

成都中医药大学　电子科技大学　黔东南州民族医药研究院　云南省中医中药研究院　凉山彝族自治州中西医结合医院

张　艺　温川飙　刘勇国　袁涛忠　赖先荣　郭世民　沙学忠　杨尚明　聂　佳　泽翁拥忠

针药人工周期疗法干预多囊卵巢综合征胰岛素抵抗关键技术推广应用

福建省妇幼保健院(福建省妇儿医院)　福建中医药大学

许金榜　林　莺　杨　娟　顿晶晶　张俊新　林秋平　游秀密　纪　峰　邱佳慧　李宛静

福建畲药资源调查及特色药材基础研究与转化应用

福建中医药大学　福州市望心生物科技有限公司　福建咸康药业有限公司

徐　伟　许　文　叶　淼　范世明　黄泽豪　徐惠龙　王晓颖　陈　丹　许少华　于虹敏

哈萨克医医疗技术操作规范

阿勒泰地区哈萨克医医院　新疆维吾尔自治区哈萨克医药研究所　新疆伊犁州哈萨克医药研究所　新疆塔城地区托里县哈萨克医医院　新疆阿勒泰地区哈巴河县哈萨克医医院

叶尔江·达哈尔　邓永健　马尔江·马迪提汗　古丽努尔·阿哈提　梅花·尼合买提　木尼热阿·卡马里　巴合提别克·胡马尔哈吉　马合萨提·乌木提　库力木汗·铁留汗　热斯古丽·热合木　赛武烈·艾买

蒙医传统药浴治疗慢性荨麻疹的疗效观察

内蒙古民族大学
乌　云　乌日根白乙拉　萨茹拉

中国—东盟民族药研究国际合作技术平台建设与应用
广西中医药大学　广西大海阳光药业有限公司　广西泰和制药有限公司
侯小涛　邓家刚　郝二伟　杜正彩　易湘茜　覃文慧
郭宇航　黄大权　甘铁汉　和顺利

蒙医分期辨证治疗血管阻塞性眼底血症的疗效
内蒙古自治区国际蒙医医院
李红霞　云丽娜　鲍红艳　胡龙堂

瑶医基础理论及临床诊疗技术标准化建设及应用
广西中医药大学
李　彤　闫国跃　符标芳　谢阳姣　李耀燕　马　艳
白燕远　杜俊芳　覃　枫　文　嵚

逍遥散从中枢免疫-奖赏环路对抑郁症作用机制的研究
中国中医科学院中医基础理论研究所
梁　媛　岳广欣　郑　齐　杨　威　于　峥　李玉波
杜　松　贾海骅　卢红蓉　郝改梅

毒攻疗法减毒增效及强直性脊柱炎的临床应用研究
宁夏秦杨中医医院
杨仓良　杨涛硕　杨佳睿　张智斌　曹艳玲　刘丽红

蒙医舌诊规范化研究
内蒙古民族大学
包晓华　春　香　斯琴格日乐　吴七十三
邰巴达拉胡　吴东兴　那日苏

应对突发疫情经典方药的人用数据研究——"疫病史鉴"研究与编撰
中国中医科学院中国医史文献研究所
梁　峻　郑　蓉　张　磊　孟庆云　张志斌　孙灵芝
崔京艳　王　勇　孔令青　单联喆

溃疡性结肠炎的信号转导通路及其中药干预作用与临床研究
华中科技大学同济医学院附属协和医院
范　恒　段雪云　张丽娟　杨　佳　刘星星　唐　庆
寿折星　刘与进　左冬梅　王文竹

基于整合素信号通路探讨补肾填精法治疗慢性再生障碍性贫血的分子机制
黑龙江中医药大学
王金环　刘丽波　郝　晶　赵　伟　雍彦礼　田　飞
王小东　罗正凯　贾春晖

十种维吾尔医常用药材的物质基础研究
江西师范大学　伊犁师范大学　浙江大学　中国药科大学
袁　涛　刘　伟　韩建欣　刘玉霜

高血压病中医证候分布规律及诊疗规范研究
中国中医科学院中医临床基础医学研究所　中国中医科学院　北京中医药大学
王丽颖　陈仁波　梁碧颜　刘大胜　韩学杰　盖国忠
白卫国　李　元　董晓佳　王　凤

朝医方防治糖尿病肾病及其作用机制研究和应用
延边大学
郭建鹏　李　镐　王瑜玲　林长青　左阿龙　金明玉
邵美玲　蒋世翠　郑　妍　刘莹莹

朝医太极针刺法操作规范
延边朝医医院
许成豪　朴昭衍　夏菱悦

名老蒙医阿古拉教授治疗肢体白脉病学术思想的整理与传承
内蒙古自治区国际蒙医医院
敖其尔　特木其乐　乌兰图雅　王洪亮　白香辉
乌云曹都　白塔娜

中医"六位一体"整合模式防治恶性肿瘤关键技术研究与应用
重庆大学附属肿瘤医院
王　维　刘绍永　杨　红　陈　红　肖彩芝　杨　双
张仲妍　张黎丹　夏冬琴　田丽娅

中药区划研究及应用示范
中国中医科学院中药资源中心　内蒙古中医药研究所
甘肃中医药大学　贵州中医药大学　南京中医药大学
中国科学院地理科学与资源研究所
张小波　史婷婷　王　慧　郭兰萍　李旻辉　晋　玲
周　涛　康传志　严　辉　徐成东

民族医药中何首乌应用分析及其致肝损伤物质基础和作用机制解析
中国中医科学院中药研究所　北京中医药大学　中央民

族大学　卢沟桥社区卫生服务中心
林龙飞　李　慧　倪　健　李志勇　闫　磊　尹兴斌
曲昌海　刘宇灵　林红梅　董晓旭

基于“形神合一”理论的中医心身同治方案治疗更年期综合征的系列研究与推广应用
广州中医药大学第二附属医院　成都中医药大学附属医院　佛山禅城中心医院
王小云　黄旭春　杨洪艳　曹晓静　刘　建　聂广宁
温泽淮　魏绍斌　成芳平　黎霄羽

丁樱教授治疗小儿肾病临床经验传承研究
河南中医药大学第一附属医院
张　霞　闫永彬　任献青　张　博　郑贵珍　王　龙
高　敏　邸家琪

国医大师韦贵康脊柱相关疾病独特学术经验继承创新与应用
北海市中医医院
刘建航　韦贵康　韦　坚　祁　文　高根平　麦敏军
章　恒

中医辨证分期内外合治儿童肺炎的临床研究
北京中医药大学东方医院
吴力群　陈海鹏　霍婧伟　郝宏文　陈自佳　尹英敏
薛小娜　王　红　李　静　张宁宁

三等奖

健脾化湿清热通络法治疗痛风性关节炎的创新研究及临床应用
安徽中医药大学第一附属医院
刘　健　孙广瀚　文建庭　忻　凌　方妍妍　宋　倩
黄传兵

刺血疗法配合针刺调控炎症因子治疗急性期 Bell 麻痹伴疼痛的作用研究
济宁市中医院
王乐荣　王海龙　宋永红　卢加庆　董升红　徐　琳
薛　雁

蒙医排泄疗法对血清胆固醇影响研究
锡林郭勒盟蒙医医院
旭仁其木格　吉林巴雅尔　白松林　哈斯图雅　包英姝
哈登其其格　萨仁通拉嘎

蒙药红花及地上部分保肝作用实验研究
内蒙古民族大学
白梅荣　陈玉花　肖田梅　刘鑫　韩晓静　特日格乐
乌日汉

二黄益肾汤延缓早期 CKD 肾脏纤维化研究
济宁市中医院
王祥生　刘志华　董　彬　李冬冬　于　斌　黄秀贞
任鲁颖

埋线针刀技术操作规范
兰州大学第一医院东岗院区
杨才德　李登科　包金莲　杨永香　杨建宇

基于云南名老中医学术思想治疗老年心血管及内分泌代谢病体系的构建与应用
云南省中医院　云南中医院药大学第一附属医院
温伟波　赵　荣　吕光荣　罗　铨　李　晓　杜义斌
童晓云

通癃启闭汤治疗良性前列腺增生的临床研究应用及推广
深圳市宝安区中医院
李其信　傅　伟　游旭军　张　清　远庚彦　丁　劲
曹丽萍

全经针刺法治疗中风病的临床与机理研究
南方医科大学中西医结合医院
周国平　许秀洪　李求实　杨　路　詹珠莲　冯毅慧
王　娇

慢性萎缩性胃炎藏医临床证型分类研究
青海大学藏医学院　青海大学计算机技术与应用系
青海省藏医院
仁青东主　祝小兰　华青措　洛桑东智　尕藏多吉
周加太　多杰措

补肾化痰祛瘀序贯治疗 PCOS 的基础研究与临床应用
广东省中医院
黎小斌　徐　珉　骆赞韵　梁洁莎　孟　君　钟秀驰
胡向丹

三步五法治疗急性踝关节扭伤临床疗效研究
长春中医药大学附属第三临床医院
李　海　刘玉欢　段长伟　张瀚元　盖大圣　李晓敏
吕　佳

壮医药治疗带状疱疹后遗神经痛的研究与推广
广西中医药大学第一附属医院　广西国际壮医医院

广西中医药大学
李美康　黄贵华　秦祖杰　黄瑾明　韩海涛　李　婕
赖菁菁

散装中药饮片智能调剂系统
北京东华原医疗设备有限责任公司
南　龙　姜黎滨　袁铭鸿　南　原　高太益

畲族医药(福安)发掘传承
福安市畲医药研究发展中心
钟隐芳　王玉华　钟幼雄　洪永强　钟林清　吴先辉
兰　刃

五倍子瘢痕膏防治瘢痕疙瘩的临床及基础研究
上海市第七人民医院　徐州市中医院　徐州市第一人民医院
翟晓翔　唐志铭　丁继存　易宣慧　荆梦晴

黄连解毒汤辅助治疗肿瘤的基础及临床研究
济宁市食品药品检验检测中心　济宁市第一人民医院
济宁市中医院　山东省中医药研究院
孔令洋　韩　勇　蔡　群　颜廷龙　侯保珍　李冬冬
盖　辉

基于根结理论辨经选穴针刺治疗偏头痛多中心随机对照研究
北京中医药大学东直门医院
王　军　宫媛媛　张佳佳　陈　晟　张　帆　贾菁楠
宋婷婷

蒙药孟根乌森乌日勒临床应用关键技术研究
内蒙古民族大学附属医院
巴图德力根　韩志强　乌　云　青　玉　安　达
塔　娜　徐艳华

壮药材多维评价及关键技术研究
广西中医药大学
朱　华　梁子宁　张　淼　黎　理　谢凤凤　蔡　毅
王孝勋

《中医治未病技术操作规范耳穴》标准发布
佛山市中医院
刘继洪　老锦雄　朱东方　黄志庆　钟伟泉　陈诗慧
李东彩

蒙医护理干预对危重患者胃肠功能维护的效果研究
内蒙古自治区国际蒙医医院
黄树青　巴特金　魏国富　商　蕾　赵　彤

蒙药“哈如拉齐”熏蒸法结合康复技术治疗腰椎管狭窄症的临床研究
包头市蒙医中医医院
阿日亚　阿如罕　齐坛娜　周青梅　王乌日娜　王艳红
石巴特尔

蒙医萨病文献整理挖掘研究
内蒙古自治区国际蒙医医院
满　达　特木其乐　木其尔　白明慧　黄树青　何和平

巴尔虎民间疗法的挖掘整理研究
扎兰屯市中蒙医院
恩　杰　乌云高娃

特色畲药药效物质研究及临床应用
丽水市中医院　浙江省中医药研究院
陈礼平　张晓芹　王娜妮　潘　铨　许平翠　袁宙新
凌　军

结直肠癌筛查和早诊的基础研究及中西医结合疗法在进展期结直肠癌中的临床应用
河北北方学院附属第一医院
薛　军　武雪亮　郭　飞　肖红媛　梁　峰　屈　明
韩　磊

若干壮药的有效成分体内过程及作用机制研究
中央民族大学　广西国际壮医医院　北京大学
朴香兰　黄国东　徐　风　邢韶芳　崔伟业　刘　慧
谢　鹏

畲药树参抗类风湿关节炎的物质基础及作用机制研究
江西中医药大学
杨　丽　何军伟　刘荣华　邵　峰

中药毒害物资检测新技术及其在马兜铃蜜炙减毒研究中的应用
江西中医药大学　湖南大学
袁金斌　曹　岚　任　刚　严志宏　罗习珍　杨武亮

全国名中医林天东融合黎医药特色治疗男科妇科病的临床研究与推广
海南省中医院　中国医学科学院药用植物研究所海南分所　海南睿天名医传承中医有限公司　海南崇原药物开发有限公司　万宁市中医院　海口卫协医疗服务中心　澄迈县中医院　澄迈县永发镇中心卫生院　海南国瑞中医院
林天东　卓进盛　唐　菲　刘洋洋　邢益涛　林学英
吴维炎

益气滋阴法调控 CaN/NFAT 信号通路诱导免疫性血小板减少症中调节性 T 细胞生成的机制研究

浙江省中医院

张　宇　高雁婷　周郁鸿

藏医白脉疗法对缺血性脑血管病大鼠神经血管单元的调节作用机制研究

西藏藏医药大学　北京中医药大学

仁青加　任小巧　毛　萌　洛桑罗布　祝日荣　郑丽娟　李龙梅

蒙药"苏龙嘎-4 汤"对腹泻幼鼠黏膜屏障的影响

内蒙古自治区国际蒙医医院　内蒙古农业大学兽医学院

白玉华　齐旺梅　乌　兰　毕力格　关宝柱　金　凤　罗木仁

政策研究奖

健康中国战略视角下的中医治未病政策机制创新——以新都为实证

成都市新都区中医医院

谭天林　周帮旻　何宇生　马　萍　黄　永　石学敏　许志仁　袁菱梅　邹先福　王超群

2021—2022 年中国中医药研究促进会科技进步奖

一等奖

中药干预 COVID-19 恢复期临床研究及应用

中国中医科学院广安门医院　湖北省中医院　武汉市中西医结合医院　武汉市第三医院　武汉市七医院　湖北省鄂州市中医医院　孝感市中医医院　四川济生堂药业有限公司

连凤梅　巴元明　夏　平　彭　波　严佑琴　汪卫华　杨桂平　张　清　肖明中　陶军秀　安学冬　李　莉　朱　虹　张月红　柯　潇

基于"治未病"思想对重大公共卫生疾病近视防治的系列研究及应用

中国中医科学院眼科医院　深圳市眼科医院　北京星辰万有科技有限公司　广州市华蓝佳声计算机科技有限公司　杭州迅琪电子科技有限公司　上海市第三康复医院

亢泽峰　吴宁玲　宿蕾艳　邓宏伟　苏振宇　张丽霞　张祖均　杨金良　刘　登　尹连荣　张　红　侯昕玥　王健全　刘彦江　陶方方

补肾活血汤联合虚拟现实技术引导下的截骨术治疗股骨头坏死的研究

江苏省中医院

沈计荣　张　超　夏天卫　刘金柱　张长昊　邱　越　林才渊

IBS 肝郁脾虚证的规范化及综合治疗方案的研究

辽宁中医药大学附属第三医院

柳越冬　陶弘武　金　岩　田振国　于永铎　龙再菊　陈晓杨　张　威　赵　仑　李　畅　李昕哲　许博佳　臧思源　吴宪澍　赵海静

股骨头坏死的中医系统化研究体系构建及应用

河南省洛阳正骨医院(河南省骨科医院)

刘又文　朱英杰　范亚楠　王会超　贾宇东　张　颖　岳　辰　马向浩　张蕾蕾　陈献韬　郭宸豪　孙墨渊　杨光耀

针刺治疗脑出血模式构建及神经重塑炎症拮抗和自噬稳态调控研究

黑龙江中医药大学

邹　伟　孔　莹　戴晓红　李明月　滕　伟　于薇薇　刘晓莹　李　丹　王　珑　马慧慧　陈秋欣　刘　鹏　孙晓伟　郑　蕾　匡炳霖

补肾生精丸治疗少精症网络药理学研究

长垣中西医结合医院

张景祖　王一硕　顿琪明

基于"肝心和合"理论的动脉粥样硬化性疾病病机演变及推广应用

辽宁中医药大学

于　睿　张　艳　陈文娜　卢秉久　于　游　张　颖　王　莹　张　欢　宋　囡　高钰林　孙晓宁　宋婷婷

温散酊经动力温控经皮给药系统治疗肺系疾病的效应评价基础

中国中医科学院广安门医院　中国医学科学院北京协和医院　中国医学科学院医药生物技术研究所　北京神州汉方医药科技有限公司

李光熙　徐凯峰　夏宏盛　姚晓燕　李　亮　刘志国　杨响光　刘世刚　荣　毅　赵元辰　唐菁菁　王师菡　王梅林

中医药治疗视网膜静脉阻塞的临床疗效与效应机制

中国中医科学院眼科医院

谢立科　郝晓凤　黄少兰　陆秉文　金　琪　孙　梅　秦　睿　祁怡馨　李　萱　罗　傑　李晓宇　张小艳　罗金花　胥　静

二等奖

视网膜色素变性中医病证特点及补虚活血法治疗的基础与临床研究

湖南中医药大学　湖南中医药大学第一附属医院

彭清华　李传课　杨毅敬　徐　剑　彭　俊　颜家朝　蒋鹏飞　宋厚盼　王　英　欧　晨　朱惠安　李　波　刘家琪　田　野　姚　震

围塌陷期股骨头坏死证候循证与非手术保髋技术推广

广州中医药大学第三附属医院　广州中医药大学髋关节研究中心　广州中医药大学第一附属医院　广西中医药大学第一附属医院　福建省泉州市正骨医院

何　伟　张庆文　魏秋实　陈镇秋　陈雷雷　曾　平　庄至坤　何敏聪　李子祺　袁颖嘉　何晓铭　洪志楠　林天烨

科尔沁蒙古族蒙药资源调查与品种整理质量评价

内蒙古民族大学蒙医药学院

鲍布日额　陈香梅　吴七十三　勤　勤　星　星

证候类新药黄连解毒丸治疗“实热上火”证候临床生物标志物研究

中国中医科学院中药研究所

周严严　王宏洁　司　南　赵海誉　罗珂珂　边宝林　顾欣如

基于石氏伤科筋骨气血理论诊治骨关节炎的辨证创新与临床应用

上海中医药大学附属曙光医院

曹月龙　郑昱新　庞　坚　陈　博　石　瑛　王　翔　郭海玲　陈元川　王学宗　杜国庆　吴玉云　赵咏芳　詹红生　石印玉

中西医结合治疗肛肠良性疾病的微创诊疗方案优化研究及临床推广

上海中医药大学附属岳阳中西医结合医院

王振宜　孙建华　杨豪杰　陈新静　刘　华　高凌卉　金　炜　吴　炯　韩昌鹏　李　盈　金　磊

腰椎退行性疾病脊柱功能重建的中西医结合诊疗技术创新及临床应用

临床张家港市中医医院

王志荣　肖　龙　王素春　汪志芳　陆爱清　冯骋骋　朱丽科

养肝解毒散结治疗肝癌作用及肿瘤生物学基础

上海中医药大学附属龙华医院

胡　兵　安红梅　沈克平　杜　琴　邓　珊　王双双　郑佳露　闫　霞　黄晓伟　李　淼　陈　雷　彭　骁

苗医“通筋散血”法治疗膝骨关节炎的相关研究

贵州中医药大学　云岩区人民医院

唐　芳　肖丽娜　马武开　周　静　蒋　总　黄　昆　曹跃朋

活血清热利湿法直肠给药治疗慢性盆腔痛的临床及基础研究

上海中医药大学附属龙华医院　上海市静安区静安寺街道社区卫生服务中心　上海中医药大学附属市中医医院

付金荣　郑　锦　沈宇凤　李俊箐　王隆卉　唐　虹　王珍贞　张俊洁　张　琼

“调气治神”针法治疗中风后遗症临床疗效与机制的系列研究

上海中医药大学附属曙光医院

沈卫东　马　文　李一婧　童秋瑜　高　垣　王观涛　李　嘉　蔡　娲　张　堃　高　行　雍　玥　魏翔宇

血脂异常(血浊)的临床治疗研究及中医诊疗标准构建

北京大学第一医院

张学智　丰胜利　张月苗　殷梦梅　王化虹　于　靖　王文利　刘　彬

冠心病心肌缺血保护作用的中医药研究平台建立及推广应用

上海中医药大学附属曙光医院

阮小芬　王肖龙　李益萍　陈铁军　张春伶　林文勇

首届全国名中医张发荣消渴病防治学术思想的传承创新及应用

成都中医药大学附属医院

陈　秋　谢春光　岳仁宋　张晓冉　殷丽平　刘　桠　袁海波　孙丽莎　洪佩佩　刘美汐　田雨婷　文　青

基于“活血通督”治法的中西医协同治疗脊柱脊髓病研究与应用

山东中医药大学　山东中医药大学附属医院

王卫国　徐展望　刘　巍　王建国　刘　江　丁　亮　赵明华　陈德强　吕文学　邹富琴　毕建平　孔　鹏　辛　健　于　宁　张城铭

通淋方治疗良性前列腺增生症的研究与应用

上海中医药大学附属第七人民医院

孙建明　毛剑敏　刘　鹏　韩文均

益气养阴"舒心饮"系列方治疗冠心病的临床应用及机制研究

上海中医药大学附属龙华医院

汤　诺　沈　琳　邓　兵　林钟香　周忠焱　肖　颖
孙丽华　王　杰　唐靖一　魏　娜　高继梅　陈　明

虚瘀毒理论下内外兼治干预膝骨关节炎的创新体系和临床应用

湖南中医药大学第一附属医院

卢　敏　严　可　邝高艳　龚志贤　王林华　谭旭仪
谭开云　刘　勇　聂　颖　刘　鑫　许晓彤　易南星
欧　粱　张永辉

中医药防控骨质疏松症社区平台建设及中医综合方案延缓骨量丢失的临床应用

山东中医药大学附属医院

高　毅　师　伟　王　舒　管　琳　曾令青　张　涛
陈小雪　肖　菲　王　晶

基于 KDD 技术对中国古代抑郁症医案的系统研究

黑龙江中医药大学

刘雅芳　郭宏伟　李　丹　陈婷婷　杨玉赫　程　伟
闫朝升

三等奖

低强度脉冲超声协同威灵仙及其有效组分促进软骨损伤修复的效应及机制

南京中医药大学　无锡市中医医院

潘娅岚　张亚峰　郭　杨　尹　恒　马　勇　黄桂成
王建伟　刘孟敏　王礼宁　涂鹏程

基于多靶点发现金荞麦治疗腹泻型肠道疾病的物质基础及作用机制

海安市中医院　江苏省中医院　南京中医药大学

葛　飞　刘丽娜　康　安　严　晶　朱时林　田祖成
代海峰

RKIP 介导的神经细胞自噬调节对脑卒中的保护作用及机制

上海大学转化医学研究院　苏州市相城区第三人民医院
南京医科大学药学院　苏州市中医医院

苏　笠　陆　青　张　宇　郭　欢　邢春蕾　张晨曦
沈晓峰　吕　娟　卞慧慧

面瘫病中医临床诊疗体系的构建与实践

贵州中医药大学第一附属医院

熊芳丽　肖淦辰　杨　华　曾曼杰　方志聪　吴晓勇
吕　岑

眶骨骨折围手术期中西医结合诊疗方案研究

河北省沧州中西医结合医院

张沧霞　孟　辉　郑艳霞　黄　明　黄玉江　王庆金
张红顺　王义军　杨来庆

基于"项七针"疗法的中风预防诊疗技术研究及推广应用

山东中医药大学第二附属医院

贾红玲　张永臣　王　琦　邢淑珍　井　静　候志会
王浩然

中药复方养荣润肠舒对慢传输型便秘大鼠的治疗作用机理研究

辽宁中医药大学附属第三医院

张虹玺　王　莉　隋　楠　陈　萌　石　宇　张　洋
庄　继　苑　博　张　悦　孔祥瑞　康宏旭　鞠博峤
王安琪　程　钰　侯福红

《针刀医学临床基础用语通用要求》团体标准发布

江苏省中医药研究院(中国中医科学院江苏分院)

葛恒清

推拿按法起效机制及临床应用研究

湖南中医药大学

李　武　李江山　蒋全睿　刘小卫　艾　坤　张宇星
危　威　冯　祥

基于太赫兹光谱技术的中药新技术检测系统的建立和应用

北京中医药大学东直门医院　首都师范大学　大恒新纪元科技股份有限公司

刘尚建　张存林　刘　凯　李　凯　张振伟　张卓勇
张　翼　王婷婷

"卅"形头穴透刺治疗肾精亏虚型耳鸣的临床疗效观察

三亚市中医院　海南热带海洋学院

刘建浩　徐云升　黄文灵　潘嘉欣　王天磊　樊　伟
褚江海　莫燕丽　陈书俞　李兰竹

基于临床疗效经皮颅-耳电刺激治疗轻中度抑郁症的方案优化研究

中国中医科学院广安门医院

许凤全　郑　瑀　谢乾梅　李　健　施　蕾　许琳洁
翟靓帆　陈晶晶　冯子芹　王彩凤　青雪梅　刘　超
张　成　张　莹

基于神经敏化思路敏化脱敏针法治疗肩周炎的临床应用

大连大学附属新华医院

高　月　孙丽艳　王　为　赵　蒙　孙庆权　陈广滨

“八会穴”为主埋线治疗膝骨性关节炎临床研究以及对患者生存质量的影响

兰州大学第一医院东岗院区　酒泉钢铁集团有限责任公司兰泰医院　北京中针埋线医学研究院

赵　达　杨才德　包金莲　于灵芝　李登科　杨建宇

中医超声药透电疗仪

江西晋瑞医疗器械有限公司

张晋瑞　吴永健　张金海　张　程　范文华

基于中医文化建设的盐城市中医院科教管理的探索与实践

盐城市中医院

崔国静　顾月星　唐荣芳　刘　芬

蒙医熏鼻疗法治疗过敏性鼻炎临床疗效研究

乌拉特前旗中蒙医院第三门诊部

董萨那巴特尔　恩格尔　姜　霞

整体疗法在慢性鼻鼻窦炎中的治疗应用

河南马丹阳健康科技有限公司

樊海燕　曹玉琴

针药结合对脓毒症脏器损伤的临床评价与应用基础研究

上海中医药大学附属第七人民医院

雷　鸣　孙芳园　金　珠　许开亮　张　涛　游丽娇　朱雅迪　杨小芳　耿　欢

温经化瘀止痛法治疗原发性痛经的基础研究及临床应用

山东中医药大学附属医院

王东梅　张丽娟　魏　然　曹卫平　蔡平平　王　丽　王丹丹　郭　强　翟凤婷　马　青　杨　洁　戴元权　丁萍萍　吴美玲　孙建一

膝骨关节炎中医临床诊疗体系的构建与实践

贵州百灵企业集团制药股份有限公司　福建省漳州市中医院

姜　伟　陈定家　曾曼杰

徐学义全国名老中医药专家学术思想和临床经验的研究

贵州中医药大学第一附属医院

颜　勤　刘誉华　刘　明　王　敏　曾曼杰　彭　勇

促愈熏洗方外治技术的规范化研究与推广应用

上海中医药大学附属曙光医院

杨　巍　郑　德　瞿　胤　仇　菲　陆　宏　张志君　彭云花　芦亚峰　汪庆明　张　巍　黄志坚　韩　晔　马燕玲　杜培欣　王　坚

养肺控瘤方治疗晚期非小细胞肺癌的疗效及作用机制研究

南通市中医院　南通市第三人民医院

沈水杰　王玉贤　姜水菊　顾小侠　徐玲俊　陈秋峰

养阴清热活血利水法在糖尿病视网膜病变激光术后的应用

湖南中医药大学

陈向东　刘志敏　聂辅娇　何林忠　付美林　彭　俊　欧阳红波　蒲玟伶　宋　焰　覃艮艳　廉艺童　江婕妤

基于中医结扎法的高悬低切术式治疗混合痔的临床研究

中国中医科学院西苑医院　北京市肛肠医院（北京市二龙路医院）　中国人民解放军空军航空医学研究所附属医院　濮阳市中医医院

贾小强　贾　山　曹威巍　权隆芳　程　芳　冯六泉　魏旭凤　赵卫兵　谢振年　徐春艳　崔春辉　王　栋

“提拿手法”治疗腰痛的临床研究

甘肃省中医院

孙其斌　陈国栋　高敬辉　冀全谋　潘陇霞　王天宝　李艳萍

“和解少阳，养肝活血法”治疗类风湿关节炎临床研究

临汾市中心医院（原临汾市第四人民医院）中医科

王　进　贾飞宇　刘　芳　郭华丽　侯华伟　刘晓娟

名老中医传承王氏化癥灌肠液治疗卵巢囊肿（痰湿凝滞型）的临床及机制

晋中市中医院

王金权　成海红　王乾平　刘小英　弓福利　王坤芳

中医三阶梯疗法治疗Ⅲ型前列腺炎的临床研究

深圳市宝安区中医院（广州中医药大学第七临床医学院）

李其信　傅　伟　游旭军　张　清　远庚彦　丁　劲　吴丽通　车祖钊　陈树超

2021—2022年中国中医药研究促进会技术发明奖

一等奖

一次性直肠脱垂注射窥器

北京马应龙长青肛肠医院

韩　宝

扇疗：古中医疗法

国开园中医药技术开发服务中心

武　仕　吴丛蓉　周天炙　朱超平　余金节　陆　玮　洪丽煌

二等奖

刺骨术联合拔针治疗 2 型糖尿病

南京新中医学研究院　中国人民解放军总医院第三医学中心　成都锦江泰三堂同仁济世中医医院　甘肃中医药大学第三附属医院(白银市第一人民医院)

王自平　李占武　王理康　刘学财　寇德刚　马保兴　吴泽伟　贺得祥　刘文郁　王永宏

顾氏外科治疗复杂性窦瘘类疾病的特色疗法的技术创新与应用

上海中医药大学附属龙华医院

王　琛　陆金根　曹永清　梁宏涛　姚一博　董青军

埋线针刀疗法

兰州大学第一医院东岗院区　酒泉钢铁集团有限责任公司兰泰医院　甘肃中医药学　北京中针埋线医学研究院　甘肃百仕达科技有限公司

杨才德　包金莲　杨泽林　李登科　于灵芝

中医脉象采集与远程复现设备

北京脉之语科技有限公司　中国中医科学院广安门医院　北京慈方医院管理有限公司　北京新兴阳升科技有限公司

李俊峰　吴鸣剑　贾海忠　李海霞　俞梦孙　俞　海　费璟昊　王　涛　卢福成　关　静　姜　敏　胡为松　刘　冰　刘　震

一种具有通便排毒　减肥消脂功能的复合益生元植物饮料及制备方法

北京国医堂中医院　国医堂(北京)小儿推拿医院　北京儿研康复研究所　北京康复国际实业集团有限公司

张运杰　杨建宇　王文才　解志飞　李　扬　傅世彤　任　燕　李小成　王　玲　马　月　王子超　谭丽婷

三等奖

基于脊柱内牵引理论对脊柱退行性病变的治疗

首都医科大学附属北京友谊医院

唐　海

多功能套针皮下套管针灸针

北京世界针联套针中医研究院

侯国文　杨金生　王启才　杨建宇　周　祎　朱庆文　陈英华　张晓阳　宋曼萍　郭学军　李淑珍　樊金灼　雷大彬　侯广智　侯雨田

慢性唇炎中医药新理论与防治新策略

上海中医药大学附属岳阳中西医结合医院　上海市第七人民医院

李福伦　郭冬婕　郭婉军　段彦娟　刘　欣　华　亮　王　怡　杨滢瑶　李　苏　连　侃　马　天　吴闻枫

"云中医平台"互联网诊疗平台的开发与应用

贵州云中医院有限公司　贵州云中医院

徐齐辉　曾曼杰

心脏康复扶阳导引养生功

中国中医科学院广安门医院

李海霞　肖战说　赵丰润　王　鑫　陈寅萤　李梓宁　焦　倩　孙　迪　马　婧　李姗姗　梁　辰　于　欣　傅建平

中医封包治疗技术的研发及产业化项目

湖南省健缘医疗科技有限公司

金之剑

2021—2022 年中国中医药研究促进会学术成果奖

一等奖

姜黄素对去卵巢大鼠肠道微生物多样性的影响

中国中医科学院中医基础理论研究所

张治国　胡镜清　陈彦静　向丽华　王　震

中医药传承创新发展的理论及政策保障研究

湖南中医药大学

夏新斌　李　玲　李红文

《便秘古代医方荟萃》

辽宁中医药大学附属医院　广西中医药大学第一附属医院　辽宁中医药大学附属第三医院　河北省中医院　解放军 117 医院　贵州中医药大学第一附属医院肛肠病医院　福建中医药大学附属人民医院

于永铎　尹玲慧　姚秋园　陈　萌　张斯瑶　李明哲　张虹玺　柳越冬　隋　楠　刘铁龙　高记华　鲁明良　曹　波　石　荣　满　如

神经敏化思路敏化脱敏针法治疗内八字脚外八字脚的临床疗效观察

大连大学附属新华医院

高　月　高嘉文　高　明

二等奖

Conservative Treatment for Giant Lumbar Disc Herniation：Clinical Study in 409 Cases

苏州市中医医院

马智佳　俞鹏飞　刘锦涛　李晓春　姜　宏

功能单元网络药理学:清肺排毒汤通过抗病毒　抗炎及代谢编程对新冠肺炎损伤的保护作用

上海中医药大学

陈　健　曹永兵　曹烨民　梁志强

Banxia Xiexin decoction, a traditional Chinese medicine, alleviates colon cancer in nude mice

苏州市中医医院

颜　帅

通脉汤治疗心梗后心力衰竭患者 82 例临床观察

北京市昌平区中医医院

王居新

《中医学》(第 4、5、6 版)及其第 5 版、第 6 版辅导读物《中医学实训及学习指导》

遵义医药高等专科学校

潘年松　丁　斗　简亚平　郭文娟　周少林　温茂兴　林国清　王世勋　周红军　王　旭　谢明夫

《冠心病舌象图谱及病案分析》

中国中医科学院广安门医院

李海霞　赵志宏　杨建宇　商秀洋　陈寅萤　傅建平　李梓宁　焦　倩　孙　迪　马　婧　李姗姗

鸢尾素对高血糖处理心肌细胞缺氧-复氧损伤的保护作用:AMPK 通路和线粒体保护作用

临汾市中心医院

范甲卯　朱　瑜　朱　青　苗鹏飞　丁　娇　吴振华

硬脑膜淋巴管清除蛛网膜下腔出血后的红细胞

上海中医药大学

梁倩倩　王拥军　陈锦漫　王临梅　徐　浩　庄紫欣　郑扬康　李雪菲　王沁筠　陈绍华

《玄府学说》

西南医科大学附属中医医院

王明杰　罗再琼　刘　渊　江　花　叶俏波　江　玉　金　钊

《神农本草经药物解读——从形味性效到临床》(1~5 集)

祝之友　杨建宇　张德鸿　严雪梅　祝庆明　李　杨　郑　倩　李领娥　赵玉珍　马希林

《兰室秘藏》(校注)

北京中医药大学

谷建军

《华佗中藏经》

北京中医药大学

孙光荣　杨建宇　李　杨　王景铎　刘从明　吴　敏　邹万生　鲁□坪　徐江雁　赵文金　向传模　孙广铭　汪卉林　朱庆文　姜丽娟

早期康复治疗对创伤性骨折患者预后的影响探析

贵阳市第二人民医院

毕　宇

四级基地建设是穴位埋线技术推广的新模式

兰州大学第一医院东岗院区

李登科　杨才德　包金莲

三等奖

乳腺癌的诊治与临床实践

三峡大学

鲁明骞　孔庆志　卢宏达

国医大师孙光荣临证学验集萃——国医大师孙光荣中和医派研究与传扬

北京中医药大学

朱庆文　郭海燕　杨建宇　李　杨　曹柏龙　刘应科　孙文正　薛武更

中医药国际标准化研究系列论文

上海中医药大学附属曙光医院

桑　珍　徐晓婷　黄虞枫　石燕红　周　华　李　静　黄奕然　沈远东　叶欣欣

《黄帝内经素问》隐喻研究

山东中医药大学

陈　战

《历代名医医案选读》

湖南中医药大学

胡方林　叶　瑜　张明锐　戴　铭　刘桂荣　李成年　李成文

《跟名医做临床》

上海市中医文献馆

黄素英

Loading of AgNPs onto the surface of boron nitride nanosheets for determination of scopoletin in Atractylodes macrocephala

苏州市中医医院
乐音子　颜　帅

Impact and Molecular Mechanism Research of Pomegranate Seed oil on Cartilage Metabolism in Rats with Osteoarthritis
包头医学院
张　涛　刘雄伟　邵　国　刘明吉　王　志　郑丽娜
许文胜

《中国古代精神医学研究》
黑龙江中医药大学
刘雅芳

《中西医结合传染病学》
河南中医药大学第一附属医院
郭会军　刘志斌　陈莉华　李鹏宇　王丹妮　李政伟
吴　涛　陈秀敏　张晓伟

Melatonin suppresses epithelial-to-mesenchymal transition in the MG-63 cell line
内蒙古科技大学包头医学院第一附属医院
陈永军　张　涛　刘雄伟　李增艳　周东明　许文胜

《医方约说》
山东中医药大学
刘巨海

山东中医药大学九大名医经验录系列——张志远
山东中医药大学
刘桂荣　阎兆君

《荆楚历代名医学术菁华》
湖北中医药大学
李成年　杨云松

和调督任法针刺治疗广泛性焦虑症 56 例
黑龙江中医药大学附属第一医院
陈英华　杨建宇　孙　玮　孙兴华　李俊峰　王浩宇
秦瑞琦　苏晓庆　苗　悦　吴　琳

注射固脱＋肛门成形术治疗直肠脱垂的体会
西安东大肛肠医院
马俊磊　贺向东

《中医泰斗专科专病丛书》
云南省中医院
陈燕溪　徐莉娅　姜丽娟　杨建宇　马建国　温伟波
叶建州　李　杨　张广中　李　青　王　鹏　方　琴
王聪梅　肖元宇　杨勇英

《元气神机——先秦中医之道》《元气的力量——中医元气神机法医案与医理》
北京中医药大学
张　东　张芳芬　张　萍　姜玉娟　于志勇　宋宜宁
杨虹婕　李　斌　张　默　黄　琰

《中医治未病养生有道全图解》
河南中医药大学
周运峰　杨建宇　郭现辉　王光安　张　丽　王单一
严晓慧　王玉霞

《颈肩肘腰腿疾病推拿与运动疗法图解》
瑞安市中医院
郑润杰

五运六气系列论文
北京中医药大学
杨必安

《神农本草经十家注》
河南中医药大学
李成文　相宏杰

中和医派防治糖尿病及其并发症经验概述
国医大师孙光荣传承工作室　中国中医药现代远程教育杂志社　中医杂志社
庞丹丹　李　杨　杨建宇　王秀阁　郭宏昌　魏素丽
穆俊平　李伯武

《抗癌中草药(第 3 版)》《抗癌秘验方(第 3 版)》《抗癌食疗药膳方(第 3 版)》丛书
广西中医药大学第一附属医院
林才志　杨建宇　陈文英　陈文忠　赵鸿润　陈鑫源
林泽华

第 22 届中国专利奖(药学相关项目选录)

金奖

抗 PD-1 抗体及其应用
上海君实生物医药科技股份有限公司　上海君实生物工程有限公司
陈　博　武　海

PD-1 抗体
信达生物制药(苏州)有限公司
H. 巴鲁亚　陈　乘　刘晓林　曾竣玮　俞德超

银奖

PD-l 抗体其抗原结合片段及其医药用途

江苏恒瑞医药股份有限公司　苏州盛迪亚生物医药有限公司　上海恒瑞医药有限公司

袁纪军　屈向东　林菊芳　叶　鑫　曹国庆　陶维康　张连山　张　蕾　扬　莉

穿心莲内酯衍生物及其3,19酯化物在制备抗肝纤维化药物中的应用

郑州大学

戴桂馥　杨　卫　马翠云　徐海伟　赵　进　巫凤娟　王亚可　高小雪　胡洋洋　沈鹏鹏　蒋坤坤

优秀奖

一种治疗胃病的中药及其制备工艺

南昌弘益科技有限公司

刘孝乐　朱　丹

一种治疗痹症的药物

国药集团同济堂(贵州)制药有限公司

赵新环　伍胜利　刘正月　朱召留

一种治疗脑梗塞急性期恢复早期中药组合物及制备方法

山东凤凰制药股份有限公司

商桂春

红色诺卡氏菌细胞壁骨架在制备抗人乳头瘤病毒药物的用途

辽宁格瑞仕特生物制药有限公司

张　策　张　轶　洪晓明　张国英　赵　健

一种抗流感病毒的中药有效部位及其制备方法

广州白云山星群(药业)股份有限公司

詹华强　董婷霞

全自动送丸机

广州白云山陈李济药厂有限公司

石洪超　谢承勇　杜伟明　谢秋录　罗　芬

一种提取靶核酸并进行 PCR 扩增检测的方法

圣湘生物科技股份有限公司

戴立忠　罗　艳　熊晓燕

一种药物组合物及其制备方法

昆药集团股份有限公司

张国丽　王子妨　杨兆祥

一种治疗肝炎的中药复方制剂

广西梧州制药(集团)股份有限公司

许淑清

一种具有药用活性的新化合物灯盏细辛酸乙酯

云南生物谷药业股份有限公司

杜　江　林艳和　林炎海

1-(取代苄基)-5-三氟甲基-2-(1H)吡啶酮化合物及其盐,其制备方法及其用途

中南大学

胡高云　陶立坚　陈　军

化验检测判定设备及方法

广州万孚生物技术股份有限公司

王继华　罗诗耀

冬虫夏草中国被毛孢合成代谢甘露醇相关酶基因及应用

浙江工业大学　杭州中美华东制药有限公司

郑裕国　李邦良　吴　晖　柳志强　许　静　袁水金　许　峰　陈丽芳　薛亚平　沈寅初

一种阿加曲班注射液及其制备方法

山东新时代药业有限公司

赵志全　赵震震　石其德

具有抑菌吸湿和贡献钙离子的伤口敷料

佛山市优特医疗科技有限公司　南方医科大学珠江医院

王晓东　张大伟　史福军

一种盐酸伊立替康化合物及其药物组合物

海南锦瑞制药有限公司

钟正明　马鹰军

高光学纯度反式-右旋奥沙利铂冻干粉针剂及其制备方法

齐鲁制药(海南)有限公司

王晶翼　谭永利　杨清敏　张明会

一种突变型 Taq 酶及其制备方法

广东菲鹏生物有限公司　菲鹏生物股份有限公司

范凌云　李泓彦　邓艳华　林育佳

一种美罗培南原料药其制备方法及包含其的药物组合物

深圳市海滨制药有限公司　新乡海滨药业有限公司

任　鹏　管曙光　谭汉梯　唐南湘　唐秋停　向斌波

一种甘氨双唑钠组合物及其制备方法

山东绿叶制药有限公司

王君莲　李　菊　范艳丽　张婷婷　孙启泉　衣瑞玲

一种可利霉素片及其制备方法
沈阳同联集团有限公司
姜 洋 杨生武 赵小峰

金属管药剂夯实机
珠海安生凤凰制药有限公司 辽宁东方人药业有限公司
林景栋 吴 旭 游佳川 王 雪 程森林 廖孝勇 杨 乐 周宏波

一株高效底改芽孢杆菌及其制成的复合底改菌剂和应用
江南大学 泰州绿圣元生物科技有限公司 江苏大有生物科技发展有限公司
张 梁 石孔泉 唐旭彪

一株能降低抗药性的嗜酸乳杆菌及其制备的生物制剂
鹤山市新的生物制品有限公司 广东省新的生物工程研究所有限公司
杨 雄

一种护肝刺参中药口服液及其制备方法
山东好当家海洋发展股份有限公司
孙 玥 袁文鹏 胡 炜 孙永军 王志伟 张洋池 王昌伟 邹志海 鞠文明 唐晓波

一种左旋甲基多巴中间体的回收方法及应用
浙江野风药业股份有限公司
周卫国 张拥军 曹铭红 唐国军 朱勇华 胡伟强 吴国英

化合物尾孢酰胺在制备免疫增强剂中的用途
上海菲禾生物科技有限公司 广东丸美生物技术股份有限公司
陈峰阳 叶益萍 李晓誉 王丽薇 章初龙 林福呈 冯晓晓

一种制备缓释醋酸亮丙瑞林微球的制备方法
丽珠医药集团股份有限公司
陆文岐 王燕清 孔祥生 徐 朋 刘智慧 蔡诗敏 高田宇 陈 斌

一种三维多孔复合支架及其制备方法
广州贝奥吉因生物科技股份有限公司 广州创赛生物医用材料有限公司
郭 瑞 蓝 咏 刘 玉

一株产二甲苯单加氧酶的菌株 Arthrobacter woluwensis 及其应用
迪沙药业集团有限公司 迪嘉药业集团有限公司
高永吉 李广生 杨 涛 刘炳朋 万刚强 曲欣欣

一种改进的抗 VEGFR-2 单克隆抗体
北京东方百泰生物科技股份有限公司
周海平 谷香果 白 义

抗原或抗体包被磁微粒的方法 应用及试剂盒
迈克生物股份有限公司
蔡云瑶 林梦杰 许芹萍 田君喜 龙腾镶 吴国平

一种聚氨酯泡沫敷料及其制备方法
广州润虹医药科技股份有限公司
张 聪 赵 澎 车七石 刘少辉

用于治疗眼内压增高的滴眼水性溶液
中山万远新药研发有限公司 中山万汉制药有限公司
杜志博 何 星 朱成波 杨衍秋 彭 韪

外观设计银奖

核酸检测分析仪
圣湘生物科技股份有限公司
卓红俞 戴立忠 范 旭 傅 国 昌 雄

（盛或欣）

国家自然科学基金资助项目

2021 年面上项目(药学相关项目选录)

项目编号	项目名称	负责人	依托单位
82173890	IL6/STAT3 调控胱硫醚 γ 裂解酶 CTH 与 P-gp 高表达型细胞耐药的分子机理	阿基业	中国药科大学
82173834	c-Met 候选新药 SCC244 重塑肿瘤微环境、调节肠道菌群个性化特征与调控机制研究	艾　菁	中国科学院上海药物研究所
82174086	3D 仿生心肌炎症损伤器官芯片模型构建及其用于心可舒药效物质和作用机制研究	艾晓妮	北京大学
82173655	氧代两面针碱类 TDP1 抑制剂的结构优化、抗耐药肿瘤活性及其作用机制研究	安林坤	中山大学
82173864	嵌合模式识别受体 Dectin-1 的 T 细胞衔接器抗侵袭性念珠菌感染研究	安毛毛	同济大学
82173990	基于“去腐生肌”策略构建智能响应纳米凝胶用于糖尿病溃疡修复的研究	白　洁	北京中医药大学
82173721	多组分制霉素中多真菌素 B 的单体化改造及分子创新	白利平	中国医学科学院医药生物技术研究所
82173800	钠钾 ATP 酶与帕金森病的相关性及靶向其 DR 区域治疗帕金森病的机制研究	卞劲松	南方科技大学
82074022	以山茱萸酒制前后配伍黄芪治疗糖尿病肾病为例探究炮制和药对协同增效的物质基础及作用机制	蔡　皓	南京中医药大学
82173838	新型溶瘤病毒 M1 的去抵抗策略:靶向肿瘤相关髓系细胞和 PI3K-γ	蔡　静	中山大学
82173755	影响肠道葡萄糖转运体药物转运能力的主要生物因素初探	蔡　铮	南方医科大学
82173944	基于 POMC 神经元自噬探究贞术调脂方糖脂同调的关键活性成分及作用机制研究	蔡金艳	广东药科大学
82173968	基于黄酮“显效形式”的中药土茯苓质量评价新模式构建	蔡少青	北京大学
82173892	nab-PTX 与 PD-1 抗体联用抗肿瘤增效作用及其机制的研究	蔡卫民	复旦大学
82173723	基于溶酶体分选肽的新型抗体偶联药物(ADC)构建策略研究	蔡晓青	中山大学
82074107	从膀胱神经元(BNs)和巨噬细胞(Macs)的互作探讨缩泉丸对 OAB 膀胱神经稳态的调控机制	操红缨	广州中医药大学
82173662	维甲酸类肝癌干细胞靶向药物研究及对肝癌驱动基因转录调控的探索	曹　鑫	复旦大学
82174092	基于表面等离子共振的中药药效物质多靶点辨识新技术研究	曹　岩	海军军医大学
82073983	中药卷柏 GPR54 拮抗剂的发现及干预子宫内膜异位症的作用机理研究	曹　园	南京中医药大学
82074075	蔓荆子总黄酮通过调控 DNMT1 和 miR-342 相互作用靶向 E2F1 抑制肝癌干性的机制研究	曹建国	湖南师范大学
82173886	基于肠道菌群-代谢重构的溃疡性结肠炎干预策略	曹丽娟	中国药科大学
82073957	WRKY 转录因子在茅苍术“起霜”型倍半萜中的调控作用研究	查良平	安徽中医药大学
82173637	基于 PMT-HAPA-TTM 健康行为理论的个体化移动戒烟干预研究	常　春	北京大学
82173622	竞争风险存在下基于风险率的替代指标-限制平均损失时间的统计方法研究	陈　征	南方医科大学
82174002	海马齿状回 GLP-1-PACAP 信号级联调控越鞠丸快速抗抑郁机制研究	陈　刚	暨南大学
82074028	双频超声遥控的中药配伍共晶-微霰弹枪递送系统克服耳生理屏障抗中耳感染的研究	陈　钢	广东药科大学
82174082	低雌激素环境下壮药鸡血藤中毛蕊异黄酮通过 ERα30 新剪切体保护内皮细胞的实验研究	陈　健	桂林医学院
82173923	新疆高山冰缘带两种药用植物主要药用成分累积相关核心微生物组研究	陈　娟	中国医学科学院药用植物研究所
82173994	基于倍半萜角质层贮库效应的辛味中药挥发油透皮促渗“热者易效”机制研究	陈　军	南京中医药大学
82174100	基于代谢流分析技术研究丹参酮 IIA 抗肺纤维化的谷氨酰胺代谢重塑机制	陈　君	中国药科大学
82073982	苦参调控内环境动态平衡抗溃疡性结肠炎物质基础与机制研究	陈　磊	广东药科大学
82173906	普萘洛尔通过调控 STAT3-ISGs 通路抑制抗病毒免疫促进溶瘤病毒瘤内复制的机制研究	陈　鸰	中南大学
82074119	基于 RIP1/RIP3 介导的程序性坏死致肝损伤假说研究翼首草“小毒”物质基础及其机制	陈　敏	西南大学
82074125	超分子化学角度研究麻杏石甘汤中多元组装体的形成及其抗病毒性肺炎机制	陈　瑞	南京中医药大学
82173728	VHL/DVL-2 介导线粒体稳态调控的机制及其在防治 PD 中的研究	陈　松	中国药科大学
82173985	可调控 TILs 功能水平的中药组分 Fe 基 MOF 纳米给药系统的构建及其协同 PD-1 抑制剂抗肝癌增效研究	陈　彦	南京中医药大学
82173652	改善认知障碍新策略:以高选择性 BChE 抑制剂调控 BChE-ghrelin-GHSR1α/胆碱能双信号轴	陈　瑶	南京中医药大学
82074103	基于“功效菌-肠脑轴”调控的戊己丸治疗肠易激综合征作用机制研究	陈　颖	中国中医科学院中药研究所
82173691	基于细胞周期检查点 Cdc20/Cdk1 双功能抑制剂的研究	陈　卓	中南大学
82173744	基于上转换发光纳米探针的食管鳞癌早期检测及光动力学治疗	陈　卓	中国科学院福建物质结构研究所
82173852	基于 TDO-Kyn-AhR 和跨损伤 DNA 合成的新型四价铂配合物对人口腔鳞癌的抗肿瘤耐药作用及机制研究	陈飞虹	东南大学

（续表）

项目编号	项目名称	负责人	依托单位
82074123	基于多成分多靶点双向垂钓研究绵头雪莲治疗类风湿性关节炎的活性物质及作用机制	陈虎彪	香港浸会大学深圳研究院
82173909	KLF15/P300/LRP5 通路的表观遗传编程介导孕期地塞米松暴露所致成年子代肺纤维化易感	陈慧君	武汉大学
82173668	靶向 PD-L1&CXCL12 双功能小分子的设计、合成及作为癌症双免疫疗法的研究	陈建军	南方医科大学
82173665	基于 KX01 晶体结构指导下的 tubulin/Src 双靶点抑制剂的设计、合成、作用机制及抗肿瘤生物活性评价	陈俐娟	四川大学
82173813	AMP 化修饰双加氧酶 IDO1 生成线粒体单线态氧诱导血管内皮细胞核自噬介导 apelin-13/APJ 促单核细胞-血管内皮细胞粘附	陈临溪	南华大学
82074081	从 TRPV4 感知痛风微环境变化和介导 NLRP3 活化探讨菝葜抗痛风的机制	陈旅翼	中南民族大学
82173931	基于磷转运蛋白的丛枝菌根提高栽培丹参有效成分积累的分子机理研究	陈美兰	中国中医科学院中药研究所
82174087	中药抗寨卡病毒活性成分的高效分离-结构鉴定-NS2B-NS3-荧光检测系统的建立及作用机制研究	陈世忠	北京大学
82074074	硫化砷通过激活 UPR-XBP1u 促进伊立替康抑制胃癌作用的机制	陈思宇	上海交通大学附属新华医院
82173651	以细菌 FpvA 为靶标新型羟基吡啶酮铁载体偶联抗生素研究与铁木马策略机制探讨	陈卫民	暨南大学
82173907	PSMA2 基因多态性对缺血性心脑血管疾病患者氯吡格雷反应性的影响及机制研究	陈小平	中南大学
82173848	基于小分子 2-甲氧基-6-乙醯基-7-甲基胡桃酮激活程序性坏死抑制奥希替尼耐药的非小细胞肺癌作用与机制研究	陈修平	珠海澳大科技研究院
82174028	中药雷丸蛋白 pPeOp 经 miR-30b-5p 负调控 Rac1/Cdc42-GTP 活性抗胃癌作用机制研究	陈宜涛	浙江中医药大学
82173992	煅自然铜有益金属离子成分群多肽凝胶递释系统促进骨缺损愈合研究	陈志鹏	南京中医药大学
82173919	非经典倍半萜烯底盘菌的从头构建、优化及在 β-榄香烯同系物生物合成的研究	谌　容	杭州师范大学
82074046	P53/TUG1 通路调控小胶质细胞糖代谢重编程的机制及阿司匹林姜黄素酯的靶向抗炎作用研究	成绍武	湖南中医药大学
82074071	基于外泌体介导的 Galectin-3/ITGB1/FAK 通路探讨丹参酮干预胰腺星状细胞活化改善胰腺癌间质纤维化的功能研究	程汝滨	浙江中医药大学
82074053	“清心除热”中药莲子心介导白三烯代谢 LTB4DH/12-oxo-LTB4/SH-PTP1 轴抗心肌纤维化分子机制	程媛媛	广州中医药大学
82173967	基于薄层自显影谱效关系-生物定量法的板蓝根抗流感病毒活性成分辨识与质量控制研究	程志红	复旦大学
82173930	中国药用植物特有种保护格局的系统分析及优化研究	池秀莲	中国中医科学院中药研究所
82174062	基于 Pulsed-dc-ESI-MS 的细胞药动学和 PfATP6 酶活抑制的 SCIAaL 遏制疟原虫耐药机制研究	仇　峰	首都医科大学
82073979	基于多维筛选和代谢组学的决明子治疗代谢综合征药效物质及整合作用机制研究	楚　楚	浙江工业大学
82074044	25 人参皂苷 Rg1 通过抑制 CKLF1 调控小胶质细胞功能变化治疗脑中风的机制研究	楚世峰	中国医学科学院药物研究所
82173984	利用功能性“死细胞”构建中西药逐级递药系统及用于急性髓性白血病的化学免疫治疗	慈天元	上海中医药大学
82173853	靶向肿瘤相关巨噬细胞 TRIB3 抑制乳腺肿瘤干性的作用与分子机制	崔　冰	中国医学科学院药物研究所
82174014	调控肠源性脂多糖经由骨桥蛋白介导的血管平滑肌细胞增殖：丹皮酚“从毒论治”动脉粥样硬化新机制	戴　敏	安徽中医药大学
82173789	海马谷氨酸能神经元 HDAC9 在抑郁样行为发生中的作用机制研究	戴海斌	浙江大学
82174098	甘桔汤通过调控肺肠轴“酪氨酸-对羟基苯丙酸”代谢重构治疗 RSV 肺炎的机制研究	单进军	南京中医药大学
82074045	基于脱碘酶介导“脑-甲状腺”功能轴研究黄芩防治糖尿病脑病的作用机制	邓雪阳	中国药科大学
82174055	紫草素抑制新型冠状病毒的体内外药效学及作用机制研究	邓永强	解放军军事科学院军事医学研究院
82074024	融合技术修饰外泌体介导丹参两类活性成分精准脑靶向递送研究	狄留庆	南京中医药大学
82074007	基于寡糖“化学成分-指纹图谱-生物效应”巴戟天质量标志物发现与确证的研究	丁　平	广州中医药大学
82173818	YAP/TAZ 在血小板激活、血栓形成中的作用及机制	丁忠仁	天津医科大学
82173676	基于靶向雌激素受体 β 降解策略的小分子降解剂的设计合成及抗肺癌活性研究	董春娥	武汉大学
82173898	基于肺巨核细胞 eIF2α/ATF4/ISRmt 通路的利奈唑胺致血小板减少机制研究	董海燕	西安交通大学
82073993	从活性关联的靶标发现分析温郁金减轻视网膜血管退化的有效成分及机制	董建勇	温州医科大学
82173660	新型去泛素化酶 USP10 抑制剂的发现、构效关系和抗肝癌机制研究	董晓武	浙江大学
82073985	黑参、红参和生晒参大补元气功效机制差别及物质基础研究	窦德强	辽宁中医药大学
82173667	GPR120 受体的小分子配体研究	杜吕佩	山东大学
82173809	TMEM16A 促进血管内皮衰老的作用及机制研究	杜艳华	中山大学
82074059	基于 circDnajc1/miR-27a-5p/C1qc 信号轴探讨小胶质细胞活化在缺血性中风神经元凋亡中的作用及桃红四物汤调控机制	段贤春	安徽中医药大学

（续表）

项目编号	项目名称	负责人	依托单位
82173807	肝脏 NgBR 通过调控脂质代谢防治动脉粥样硬化的作用和机制研究	段亚君	中国科学技术大学
82174047	基于 IRF5-IRF4 轴调控小胶质细胞 M1/M2 型活化探讨利水渗湿中药改善 tPA 导致脑出血转化损伤的作用及机制	范　祥	浙江中医药大学
82173794	星形胶质细胞 E3 泛素连接酶 c-Cbl 对帕金森病中神经炎症的调节及机制研究	范　征	首都医科大学
82173733	定向发掘深海真菌 Spiromastix sp 中潜在合成新型抗菌产物的沉默基因簇	范爱丽	北京大学
82074116	维药苦豆草喹诺里西啶类生物碱成分抗溃疡性结肠炎的作用机制研究	范春林	暨南大学
82173638	甲状腺癌多组学预测性生物标志物的识别及其受高碘暴露影响的研究	范丽珺	哈尔滨医科大学
82073984	基于肠道微生物-肠道-脑轴机制研究润肠中药火麻仁苯丙酰胺抗 AD 作用	范培红	山东大学
82173725	生物酶的定向改造及其联合抗菌药对铜绿假单胞菌生物膜的抑制作用研究	范新炯	安徽医科大学
82174051	白芍总苷及组分调控肠黏膜免疫 CD4 + Th17 细胞分化与迁移治疗干燥综合征的作用及机制研究	方伟蓉	中国药科大学
82174040	京尼平龙胆双糖苷靶向 IRAK4 抑制肝脏巨噬细胞 NLRP3 炎症小体活性缓解非酒精性脂肪性肝炎炎症的机制研究	冯　琴	上海中医药大学
82173945	杏香兔耳风总酚酸靶向调控“PGE2/COX2/IDO1-丝聚蛋白”轴治疗宫颈炎的作用机制研究	冯育林	江西中医药大学
82173765	靶向脑内牙龈卟啉单胞菌的智能逐级递药系统的构建及其防治阿尔茨海默症的机制研究	付　强	沈阳药科大学
82173701	蝎毒镇痛肽的结构表征、药理作用及机制研究	付宏征	北京大学
82174026	中国被毛孢菌粉调控 Notch1/T-bet 信号抑制终末耗竭 T 细胞分化提高肿瘤免疫检查点效应的作用机制	傅惠英	浙江中医药大学
82173788	基于生理环境的聚酯微球降解机制研究及释药模型构建	高　静	解放军军事科学院军事医学研究院
82173868	脂肪细胞 TRPM7 调控脂肪组织炎症促进肥胖诱导的胰岛素抵抗的机制研究	高　旻	中山大学
82074029	中药复杂组分共晶及共无定形新物质基础的设计构建及科学内涵的探索	高　缘	中国药科大学
82173762	肿瘤微环境多重响应性形状变化递药系统同时递送多个药物用于肿瘤原位瘤及脑转移化疗和免疫联合治疗	高会乐	四川大学
82173966	重楼 F26G 酶促呋甾皂苷向螺甾皂苷转化与其品质提升的关联研究	高慧敏	中国中医科学院中药研究所
82074055	糖尿病心肌病能量代谢-自噬稳态失衡及肉桂多酚类有效部位调控和机制的研究	高建平	上海中医药大学
82173929	泛青藏高原地区海拔升高过程中大黄野生资源分布与药效变化规律研究	高文远	天津大学
82174099	基于“异病同治”的柴胡调节昼夜节律紊乱作用与机制研究	高晓霞	山西大学
82173889	CYP2E1 作为炎症靶点通过调控 ROS/Nrf2/HO-1 通路促进类风湿性关节炎的发生发展	郜　娜	郑州大学
82174063	四逆散通过肠肝胆汁酸轴调控肝纤维化进程	葛朝亮	安徽医科大学
82074117	基于效应成分原位表征融合小分子探针技术的地菍鞣花单宁“收敛止血”药效物质基础及作用机制研究	葛跃伟	广东药科大学
82173718	中药砂仁和草豆蔻作用于多靶标的降血糖活性成分及分子机制研究	耿长安	中国科学院昆明植物研究所
82173913	肠-肝-肾多器官芯片仿生体系构建及其在人参皂苷 Rg3 多器官保护作用研究中的应用	弓晓杰	大连民族大学
82173758	棕榈酸化 BSA 纳米粒靶向激活巨噬细胞治疗类风湿性关节炎	龚　涛	四川大学
82074083	基于“肠道菌群-色氨酸代谢-吲哚-PXR”通路研究祛湿化瘀方保护非酒精性脂肪肝肠黏膜屏障的机制	苟小军	上海中医药大学
82073962	RLP23-SOBIR1 复合体介导连作地黄免疫应答紊乱的分子机制	古　力	福建农林大学
82173657	衰老血管近红外 II 区荧光探针的构建及其在动脉粥样硬化早期诊断中的应用	古险峰	复旦大学
82073958	生态因子对泽泻功效物质 23-乙酰泽泻醇 B 及其衍生物生物合成的影响与调控机制研究	谷　巍	南京中医药大学
82173849	蟾毒灵基于 AIMP1/ANP32A 信号通路靶向多发性骨髓瘤细胞增殖和破骨细胞分化作用及机制研究	顾春艳	南京中医药大学
82174083	藏药波棱瓜子活性成分诱导多能干细胞改善肝损伤及协同作用研究	顾　健	西南民族大学
82074001	基于“毒损脑络”病机学说和四位一体方法研究大黄蒽醌治疗阿尔茨海默症的药效物质和作用机理	关　君	北京中医药大学
82173764	可诱导高效黏膜免疫应答的新冠病毒 mRNA 疫苗递送系统及机理研究	关　山	陆军军医大学
82173986	基于“黄芪-莪术”药对抗肿瘤活性探究类外泌体促进中药有效成分吸收及提高活性作用	关世侠	广州中医药大学
82173880	小分子别构调节转运体 OATP1B1/1B3 分子机制的研究	贵春山	苏州大学
82074063	欧前胡素特异性抑制 STAT3 介导蛋白降解改善肿瘤恶病质骨骼肌萎缩的作用机制研究	郭　澄	上海交通大学

（续表）

项目编号	项目名称	负责人	依托单位
82074060	痰瘀同治方基于 TGF-β 信号通路维持血管稳态治疗小鼠动脉粥样硬化的作用研究	郭　浩	中国中医科学院西苑医院
82173636	长尾效应：儿童创伤后应激障碍的转归机制及干预策略	郭　静	北京大学
82173781	基于微阵列芯片与模拟细胞膜亲和富集的近线超微分离策略高内涵筛选抗微生物肽的研究	郭嘉亮	佛山科学技术学院
82173847	基于溶酶体依赖性凋亡及抗原呈递功能的 GL-V9 抗 AML 作用的研究	郭青龙	中国药科大学
82173673	基于靶标结构设计、合成高选择性 ALKBH5 抑制剂并探索其在肿瘤疾病中的应用	郭小可	中国药科大学
82174020	辣椒素经 AMPK 抑制上皮-间质转化逆转舌癌顺铂耐药的作用及分子机制	郭晓红	湖北中医药大学
82173617	基于 CT 影像特征和基因标志物构建恶性肺小结节精准诊断模型的方法学研究	郭秀花	首都医科大学
82173843	缺氧微环境中肿瘤相关巨噬细胞代谢重编程促进乳腺癌转移的机制及治疗策略研究	郭秀丽	山东大学
82173997	基于群药合煎液中新生物质的载药释药递药行为解析“酸-碱”中药配伍减毒增效机制：以甘草-马钱子为例	郭玉岩	黑龙江中医药大学
82073998	山茱萸环烯醚萜调控自噬-炎症相互作用治疗糖尿病肾病的机制和多维构效关系	韩　波	成都中医药大学
82174075	基于等效成分群-靶点钩钓策略分析“光炮制”补骨脂治疗白癜风的物质基础和作用机制	韩　博	石河子大学
82173946	基于核受体 FXR 调控的西南獐牙菜抗胆汁淤积性肝损伤的药效物质基础及作用机理研究	韩　涵	上海中医药大学
82173663	基于 XenGLP-1 的 GLP-1/Y2 受体双重激动剂的发现、优化及抗肥胖合并 2 型糖尿病活性研究	韩　京	江苏师范大学
82074076	ecDNA 中 MYC/WWP1 信号轴调控与卵巢癌耐药和转移的桂枝茯苓丸干预研究	韩　立	南阳理工学院
82173976	基于“原生靛-两菌/酶-转化靛”逐级启动研究青黛炮制过程药效成分及其前体物质的涨落变化与富集规律	韩　丽	成都中医药大学
82174091	基于“植物微环境-靶向组分-关键性状”的多组学关联分析解析西红花品质形成机制	韩　婷	海军军医大学
82174097	基于“肿瘤微环境-线粒体-PD-1/PD-L1 轴”效应的中药多成分纳米递药系统的构建及其协同抗肺癌作用机制研究	韩翠艳	齐齐哈尔医学院
82173648	基于集成学习算法的急性大血管闭塞性脑卒中诊断模型构建与应用研究	韩丽媛	中国科学院大学宁波华美医院
82173948	GP2 调控的黄芪多糖经 M 细胞转运激活淋巴系统免疫反应的作用机制研究	韩全斌	香港浸会大学深圳研究院
82074062	蒲公英通过 CUEDC2 调节肿瘤细胞与 TAMs 的交互作用重塑三阴乳腺癌免疫微环境	韩淑燕	北京大学
82174090	基于靶蛋白共价修饰的何首乌效-毒同源组分效-毒双向协同作用分子机制研究	韩疏影	南京中医药大学
82173714	基于基因组信息的鼠妇共生真菌 SF09 代谢产物多样性的挖掘及神经营养和保护功能研究	韩文博	西北农林科技大学
82174016	温肾壮骨方调控外泌体 integrin/Src/MAPK 信号轴干预乳腺癌骨转移前龛形成的药效物质及作用机制研究	韩向晖	上海中医药大学
82173761	基于激活肿瘤引流淋巴结免疫细胞自噬的“分步搭船”纳米递药系统的研究	何　勤	四川大学
82173640	维生素 D 受体在血吸虫感染诱导的 Th2 型免疫应答中的作用及其机制	何　兴	海军军医大学
82173870	RORα/γ 激动剂——川陈皮素治疗非酒精性脂肪性肝病的分子机制研究	何宝坤	上海交通大学
82173698	海芋中基于 JAK-STAT 信号通路抑制的生物碱类抗鼻咽癌多药耐药活性成分研究	何祥久	广东药科大学
82173766	构建淋巴转运肿瘤细胞激活的类甘油三酯口服前药的几个科学问题	何仲贵	沈阳药科大学
82173769	抑制脑胶质瘤术后复发的多功能外泌体-温敏凝胶原位药物递释系统研究	贺慧宁	天津医科大学
82173729	bFGF 衍生肽对 FGFR 信号过度活化的抑制作用机制研究	洪　岸	暨南大学
82173805	外侧下丘脑 TGR5 在慢性应激诱导的抑郁样行为中的作用及环路机制	洪　浩	中国药科大学
82074087	玉屏风散调控 ILC2 细胞的记忆及体内迁移从而干预过敏性哮喘复发的机制研究	洪　敏	南京中医药大学
82173777	基于表面等离子共振和质谱成像的中药 P-gp 调节剂的体外筛选-体内评价新体系的构建	洪战英	海军军医大学
82173615	基于自编码和组合学习算法的靶向药物筛选及分子作用预测方法研究	侯　艳	北京大学
82174076	傣药龙血竭抑制铁死亡治疗缺血性脑卒中的药效物质及作用机制研究	侯　悦	东北大学
82173801	急性低氧缺血/再灌注调节溶酶体相关膜蛋白 2A 介导神经损伤的分子机制研究	侯筱宇	中国药科大学
82173817	外泌体源性 LOX-1 介导低氧肺动脉高压肺血管重构作用及机制	胡长平	中南大学
82173647	基于生物标记物构建种植体周病的诊断-预后预测模型	胡文杰	北京大学
82173647	基于生物标记物构建种植体周病的诊断-预后预测模型	胡文杰	北京大学
82074072	基于细胞周期阻滞效应探讨中药龙血竭活性成分 DHMMF 抗肝癌作用及机制	胡仲冬	北京中医药大学
82173715	唐松草属新颖生物碱二聚体发现及抗肿瘤作用机制研究	华会明	沈阳药科大学
82173857	DHODH/Smad3 信号通路促进非小细胞肺癌恶性进展的作用机制研究	黄　瑾	华东理工大学
82173855	免疫抑制分子 VSIG4 结合 T 细胞膜受体 SPN 介导胰腺导管腺癌免疫逃逸的作用及干预策略	黄　萍	杭州医学院

（续表）

项目编号	项目名称	负责人	依托单位
82173859	间苯三酚类天然产物 Callistrilone E（CSE）通过激活 WalK 发挥抗菌作用的机制研究	黄　维	暨南大学
82073997	钩藤吲哚生物碱诱导线粒体自噬治疗 PD 的分子网络机制和立体异构效应研究	黄　维	成都中医药大学
82174072	基于 FXR 和内质网应激诠释雷公藤甲素致肾上腺毒性及机制	黄　鑫	中国药科大学
82173835	EZH2 与 NSD2 介导的组蛋白多位点修饰异常在肝癌中的作用机制及联合用药研究	黄　洵	中国科学院上海药物研究所
82173688	基于平板霉素的多重耐药菌脂肪酸合酶 FabB/F 抑制剂的设计、合成和生物学评价	黄　勇	中南大学
82073960	异质生境肉苁蓉与梭梭协同适应机理研究	黄林芳	中国医学科学院药用植物研究所
82074000	肠道菌群介导三七皂苷促凋亡抗结直肠癌药效物质及作用机制研究	黄卫华	中南大学
82173814	Sglt2 抑制剂达格列净减轻 NBCe1 诱导的心肌细胞钙稳态失衡和凋亡而改善心衰的机制研究	黄晓波	南方医科大学
82173681	联合降眼压和视神经保护作用的一氧化氮供体型抗青光眼药物研究	黄张建	中国药科大学
82074113	川楝素影响 PI3K 介导的自噬致肝细胞毒性的机制研究	黄芝瑛	中山大学
82173905	PM2.5 调控代谢相关脂肪性肝病 CYP 家族功能影响药物代谢及机制研究	黄志军	中南大学
82174101	多组学整合策略下动态解析桂枝汤解热/升温双向调节效应模式及其生物学和化学本质	霍海如	中国中医科学院中药研究所
82074084	基于炎性细胞-血管内皮 crosstalk 探讨绿原酸改善糖尿病视网膜病早期病变的作用机制	季莉莉	上海中医药大学
82074090	基于 NEK7/NLRP3 炎性小体介导的巨噬细胞极化探讨二妙散对类风湿关节炎的保护作用及机制	贾晓益	安徽中医药大学
82174018	重楼皂苷 I 通过 METTL3-YTHDF2 调控 SLC7A11 的 m6A 依赖性降解协同奥希替尼抗耐药肺癌的作用和机制	江　皓	浙江大学
82074126	泻心汤调控肠源性 SCFAs 介导“肠上皮细胞-Th 细胞”交互应答改善 T2DM 肠上皮紧密连接的作用机制	江　曙	南京中医药大学
82074114	雷公藤多苷增强肝脏对炎性刺激敏感性诱发肝损伤的机制研究	江振洲	中国药科大学
82073980	基于 17β-HSD2/CYP450s-GSTs 的补骨脂“效毒一体”物质基础及作用机制研究	姜　民	南开大学
82173949	靶点导向的米仔兰抗缺血性脑中风药效物质发现及作用机制研究	姜　勇	北京大学
82173763	基于纳米载体-水凝胶杂合系统的小胶质/巨噬细胞 CAR 结构编辑及其治疗术后脑胶质瘤免疫机制研究	姜新义	山东大学
82173881	PXR-CYP 通路介导圣约翰草增加对乙酰氨基酚肝毒性的药物相互作用及其机制研究	姜伊鸣	中山大学
82173680	基于底物结合关键特征发现泛素 E3 连接酶 Cbl-b 抑制剂及其在肿瘤免疫治疗中的应用探索	姜正羽	中国药科大学
82173645	探究医院重症病房空气微生物的动态多样性及演化与重症院内感染发生的关联及可能机制	蒋　超	浙江大学
82173790	小胶质细胞介导的突触剥离在帕金森病中对运动皮层兴奋性稳态的作用及机制研究	蒋　磊	浙江大学
82173928	基于“肠-脑轴”治疗偏头痛药效差异的白芷道地性科学内涵研究	蒋桂华	成都中医药大学
82173828	靶向 TGR5 介导的肿瘤相关巨噬细胞调控在非小细胞肺癌免疫治疗中的作用及机制	蒋捍东	上海交通大学
82073989	基于组织微环境-TRPA1 受体靶点的桔梗多维抗炎性肺损伤物质基础及作用机制研究	解军波	天津中医药大学
82074104	基于 TLR/NF-κB/L-精氨酸信号轴探讨阿胶调控肺泡巨噬细胞表型转化在慢性阻塞性肺疾病中的作用机制研究	靳洪涛	中国医学科学院药物研究所
82174059	基于“肠道菌-Trp-AhR”轴解析戊己丸修复 UC 肠黏膜屏障的作用机制	景王慧	西安交通大学
82173844	EVI1 和 GSTP1-1 在肿瘤细胞中相互作用和靶向药物的研究	景永奎	沈阳药科大学
82173980	光控式原位水凝胶“药库”视网膜自主递送大黄酸 & 黄芩苷协同治疗 AMD 研究	瞿　鼎	南京中医药大学
82073963	SmAPK1-SmARZ1 模块介导脱落酸高效调控丹参酮和酚酸类生物合成的分子机制	开国银	浙江中医药大学
82173845	抗肿瘤小分子 JK11 促 β-catenin 类泛素修饰的机制研究	柯细松	上海中医药大学
82074099	黄芪-葛根药对配伍广陈皮激活 SIRT6-PPARα 信号通路改善 NAFLD 的机制研究	柯雪红	广州中医药大学
82174004	基于“结合-扰动”策略的人参皂苷 Rd 抗热性惊厥作用的靶点鉴定及机制研究	孔德志	河北医科大学
82074048	黄芪甲苷配伍川芎嗪靶向 NETosis 治疗缺血性脑卒中的机制研究	孔祥英	中国中医科学院中药研究所
82074058	生脉制剂及其活性成分干预 ROCK/MLC/NMMHCIIA-actin 环路改善缺血性脑卒中的分子机制研究	寇俊萍	中国药科大学
82173751	具有超声波响应性的化疗药物纳米制剂用于激活强效的抗肿瘤 T 细胞应答	蒯　锐	清华大学
82074108	真武汤脾肾互济调控线粒体能量代谢抑制肾小管上皮细胞衰老防治慢性肾功能衰竭的机制研究	腊　蕾	南方医科大学
82173854	细胞因子受体 IL6α-STAT3 信号通路介导的 HDAC 抑制剂耐药机制研究及其应用	来芳芳	中国医学科学院药物研究所
82074012	基于附子药对煎煮机理揭示复方中药质量标志物的研究	赖长江生	中国中医科学院中药研究所
82174001	基于 TGF-β 通路研究红景天苷调控缺血性脑卒中小胶质细胞和神经细胞 crosstalk 对轴突发芽的影响	赖文芳	福建中医药大学
82173734	一类巯基环肽类 HDAC 抑制剂的前药设计、合成与生物活性研究	雷新胜	复旦大学
82173903	肠道菌群介导奥氮平诱导胰岛素抵抗的作用与机制研究	黎维勇	华中科技大学

（续表）

项目编号	项目名称	负责人	依托单位
82174058	三点金草黄酮碳苷靶向 USP4 干预肺纤维化 EMT 作用机制研究	李　傲	广东医科大学
82074122	土家药血筒总三萜抗类风湿性关节炎及 NLPR3-caspase-1-GSDMD 通路调控的细胞焦亡作用机制研究	李　斌	湖南中医药大学
82173964	基于微流控芯片和“多成分-多酶叠加效应”的定量表征模式探究南北五味子的保肝等效机制	李　化	中国中医科学院中药研究所
82173654	抗冠状病毒大环类 3CL 蛋白酶抑制剂的发现与活性研究	李　建	中国科学院上海药物研究所
82174015	益气活血方药（双参宁心胶囊）调控 Piezo1 机械敏感性离子通道保护冠脉微循环障碍的机制研究	李　磊	中国中医科学院西苑医院
82173771	基于蠕虫状聚合物纳米纤维的肿瘤疫苗高效级联递送系统研究	李　曼	四川大学
82173830	生长分化因子 15 诱导 CD8 + 耗竭 T 细胞分化导致肝癌免疫抑制的功能及分子机制研究	李　萌	空军军医大学
82074064	白花地胆草单体 EM12 靶向 MDM2/p53 负反馈环抗肿瘤作用及其分子机制	李　强	暨南大学
82073994	基于“肝脾同治”论研究莶烯缀合姜黄素类抗 ALD 的体内药效物质和“肝-肠”协同作用机制	李　锐	成都中医药大学
82173650	新型高选择性 JAK3 抑制剂的开发及其在 T-ALL 治疗中的应用	李　姗	暨南大学
82174080	蒙药尖叶假龙胆有效成分雏菊叶龙胆酮阻断 BRD4-SOX9 正反馈环路逆转心肌纤维化的表观遗传学机制	李爱英	河北中医学院
82173851	FOXO3/YAP 信号轴调控肝细胞癌代谢重编程及新化合物 6H2L 的干预研究	李成林	徐州医科大学
82174071	基于“三因致毒”假说的仙灵骨葆致特异质肝损伤机制研究	李春雨	中国医学科学院肿瘤医院
82074027	基于动脉粥样硬化病理微环境的“生物力靶向”触发水蛭素/TIMP-3 融合蛋白释药系统的构建、体内外评价及机制研究	李范珠	浙江中医药大学
82174070	中药雌激素样作用物质致胆汁淤积性肝损伤共性作用靶点及机制研究	李会军	中国药科大学
82173753	中性粒细胞膜伪装普鲁士蓝基纳米载体的仿生脑靶向递药系统设计及其抑制术后脑胶质瘤复发研究	李淼晶	成都医学院
82074093	VitminD/VDR 调控染色质空间构象抗乙肝纤维化及其黄芪总黄酮干预的分子机制研究	李明乾	浙江省中医药研究院
82173650	新型高选择性 JAK3 抑制剂的开发及其在 T-ALL 治疗中的应用	李　姗	暨南大学
82173690	靶向 RSK4 的新型抗食管鳞状细胞癌抑制剂的设计、合成与生物活性研究	李诗良	华东理工大学
82173738	血红蛋白 T 态与 R 态变构药物在防治急性高原病中的作用及机制研究	李文斌	解放军联勤保障部队第九四〇医院
82173911	氧化三甲胺（TMAO）促进曲妥珠单抗心脏毒性的作用及机制研究	李文群	中南大学
82173858	L2HGDH 在肿瘤相关巨噬细胞表型极化中的作用及机制研究	李娴静	中国药科大学
82173939	罗汉果肺肠同治的功效物质及作用机制研究	李晓波	上海交通大学
82173825	靶向抑制巨噬细胞 SDC1 干扰骨免疫信号对破骨细胞分化和相关疾病的影响	李晓娟	南方医科大学
82173689	老药二次研发：靶向 PfHDAC1 的新型多时期抗耐药疟疾候选药物发现	李晓康	华东理工大学
82174048	白头翁皂苷 B4 调节肠道菌群和粘膜免疫治疗 UC 的分子机理研究	李艳红	华南理工大学
82173702	热稳定抗真菌因子稠环体系合成的分子机制	李瑶瑶	山东大学
82174054	清肝泻肺方调节肺巨噬细胞 endosome 磷脂氧化治疗流感病毒性肺炎的作用研究	李怡芳	暨南大学
82074030	基于细胞/肿瘤微环境双靶标的 pH/温度响应型中药莪术组分纳米凝胶递药体系的构建与评价	李英鹏	天津中医药大学
82173778	基于双极电致化学发光技术的纸基传感阵列用于血液肿瘤治疗中的多元化监测	李迎春	哈尔滨工业大学
82174052	藏茵陈总苦苷有效部位治疗慢性胆囊炎的作用机制研究	李玉林	中国科学院西北高原生物研究所
82074047	基于双重抑制 NLRP3 炎症小体研究白杨素抗抑郁作用的分子机制	李志鹏	滨州医学院
82174044	白芍总苷介导 Treg 细胞与肠道干细胞互作促进炎性肠病黏膜屏障重建的研究	力　弘	复旦大学
82074039	人参滋阴药性成分人参二醇皂苷组分基于神经化学稳态标本兼治帕金森氏病的研究	连晓媛	浙江大学
82074095	芪多酚介导中性粒细胞胞外诱捕网（NETs）的形成干预银屑病的作用与机制研究	廉丽花	延边大学
82174073	基于活性蛋白质组分析技术（ABPP）和点击化学反应策略研究细辛及其主要马兜铃酸类（AA-IVa、AL-I）的肾毒性和致癌性及毒性作用靶标	梁爱华	中国中医科学院中药研究所
82173799	梁氏情境应激箱对小鼠抑郁和焦虑样行为的诱导作用及机制研究	梁建辉	北京大学
82173837	新型溶瘤病毒 M1 激活树突状细胞的机制：双向抑制免疫检查点 CD47-SIRPα	梁剑开	中山大学
82173671	新型 CSF1R 小分子抑制剂的发现及其调节肿瘤微环境巨噬细胞功能的机制初探	梁小飞	中国科学院合肥物质科学研究院
82173983	中药注射液的肺部生物药剂学评价及其适宜肺部吸入制剂技术研究	廖永红	中国医学科学院药用植物研究所
82073978	元胡配伍白芍镇痛药效物质及其有效组分配伍协同增效作用机制的研究	林　生	北京中医药大学
82173960	基于 TLR2-MyD88-MAPK/NF-κB 信号通路的高良姜抗 H. pylori 胃炎药效物质及作用机制研究	刘　丹	湖北中医药大学

（续表）

项目编号	项目名称	负责人	依托单位
82174009	黄芩-人参药对连锁调节脂肪和心肌 GRK2 干预心肌纤维重塑的作用与分子机制	刘　康	中国药科大学
82173884	肝损伤引起肠、肝、肾和脑有机阳离子转运体功能与表达差异性改变及其在脑硫胺素缺乏中作用	刘　李	中国药科大学
82074023	中药组分甘草黄酮凝胶成型、释药、渗透皮肤的分子机制研究	刘　强	南方医科大学
82174036	人参-黄连药对通过促进脂肪酸 β-氧化及酮体生成抑制肝糖异生的作用机制研究	刘　群	中国药科大学
82173806	lncRNA GAS5 竞争调控 miR-23b-3p 信号环路影响 AD 病变的机制及干预研究	刘　睿	中国医学科学院医药生物技术研究所
82173917	根系分泌物介导的连作丹参根际特异微生物群落构建及其致害机理研究	刘　伟	齐鲁工业大学
82173820	和厚朴酚靶向激活磷酸酶 SHP2 的分子机制及其在炎症相关疾病治疗中的意义	刘　雯	南京大学
82173774	利用荧光报告病毒与微流控技术的抗病毒药物单细胞分析方法开发	刘　武	山东大学
82173922	肉苁蓉松果菊苷特征性寡糖酯结构生物合成关键酶的功能鉴定及催化分子机制研究	刘　晓	北京中医药大学
82173891	EZH2 调控 histone 甲基化在 PIK3CA 突变内分泌耐药乳腺癌中的作用机制研究	刘　艳	上海交通大学
82173988	药对联合口服生理屏障级联响应纳米粒共调控 M1/M2 巨噬细胞极化和糖代谢失衡抗乳腺癌转移	刘　颖	上海中医药大学
82174032	基于 NR6A1-PPARα 信号探讨白花蛇舌草抗代谢相关脂肪性肝病机制的研究	刘昌辉	广州中医药大学
82173921	基于“同功内生菌群”合成甘草苷另类新途径解析野生甘草优质特性的形成机制	刘春生	北京中医药大学
82173895	基于胎盘 P-gp 调控及其妊娠动力学的地塞米松孕妇定量系统药理学研究	刘东阳	北京大学
82173912	自闭症相关受体 CASPR2 功能失调和药理学干预的机制研究	刘合力	北京大学
82174069	基于机体免疫应答差异的中药注射剂安全性评价与风险防控对策和方法研究	刘红宇	湖南中医药大学
82173641	基于 TSHR/cAMP 通路及钠碘转运体的高碘致甲状腺细胞恶变机制研究	刘洪亮	天津医科大学
82173882	基于类器官药代动力学模型的 pH 响应型纳米制剂在实体瘤内靶向递送和释药规律的研究	刘嘉莉	中国药科大学
82074089	威灵仙总皂苷重塑 α-KG/2-HG 代谢轴-表观遗传修饰抑制结肠炎-癌转化的作用机制研究	刘丽芳	中国药科大学
82174085	基于外泌体 EHCC 新途径的白脉散活性成分群 PECG 跨 BBB 促内源性神经干细胞增殖的分子机制研究	刘庆山	中央民族大学
82173684	新型金类 TrxR 抑制剂的设计合成及其诱导肝癌免疫原性细胞死亡机制研究	刘武昆	南京中医药大学
82173999	木香烃内酯靶向脊髓小胶质细胞突触清除功能治疗神经痛的机制研究	刘晓东	香港中文大学深圳研究院
82173970	基于“功效成分群”筛选策略的贯叶金丝桃质量等级智能评价模型建立研究	刘妍如	陕西中医药大学
82074018	肠道菌群介导的苍术炒焦增强“固肠止泻”效应机制研究	刘艳菊	湖北中医药大学
82173756	细胞-纳米杂合系统“多效编辑”树突状细胞制备强效疫苗制剂用于肿瘤的个性化治疗	刘永军	山东大学
82073988	基于线粒体-肠道菌群交互作用研究小建中汤温中补虚作用的配伍规律和物质基础	刘月涛	山西大学
82173901	eIF3a 通过自噬溶酶体途径影响 FGL1 单克隆抗体疗效的机制研究	刘昭前	中南大学
82073981	麝香保心丸作用于“肠道菌群-代谢-免疫”轴抗动脉粥样硬化的药效物质基础及作用机制研究	柳润辉	海军军医大学
82173954	钠钾 ATP 酶/Src 信号通路调控类风湿关节炎骨修复机制及黑骨藤效应成分协同作用研究	柳文媛	中国药科大学
82173703	靶向线粒体和氧化还原平衡双功能苔藓二萜化合物的发现及抗真菌耐药研究	娄红祥	山东大学
82174024	bl 调控 GPX4 降解探究银杏叶双黄酮类诱导铁死亡抗非小细胞肺癌的作用机制	楼剑书	杭州师范大学
82173775	基于 3D 动态血脑屏障模型的响应型递药系统入脑行为全程式分析	卢　闻	西安交通大学
82173940	柽柳多糖-黄酮缀合物治疗病毒性肺炎的构效关系与协同作用机制	卢　燕	复旦大学
82074057	金盏花苷 E 靶向调控 CLIC1 介导的氯离子外流抑制血管内皮细胞焦亡防治动脉粥样硬化的研究	卢德赵	浙江中医药大学
82173797	circRNA-MTND5 对 DA 神经元线粒体自噬的调控及其在帕金森病发生中的作用	鲁　明	南京医科大学
82173692	以“瞬时抑制”为特征的高选择性和高活性 CDK9 抑制剂的发现、结构优化及生物活性研究	陆　涛	中国药科大学
82173989	基于中医阴阳理论构建“蟾酥-牛黄”药对有效成分粒径可变纳米递药系统并联合光动力调控肿瘤免疫微环境的探索和实践	陆　洋	北京中医药大学
82173862	抗耐药结核新药吡法齐明与贝达喹啉、吡嗪酰胺的组合方案疗效及协同作用机制研究	陆　宇	首都医科大学
82173975	基于整合证据链的郁金醋制增强疏肝止痛作用机制研究	陆兔林	南京中医药大学
82173808	GPLD1 经 SNX3 分选转运及介导 GPI 锚定蛋白释放在心肌肥大中的作用机制研究	路　静	中山大学
82074054	益母草水苏碱抑制 Nox2/ROS 减轻心肌细胞兴奋-收缩脱耦联的机制研究	吕　嵘	上海中医药大学
82174064	基于“肠道菌群-肠-肝”轴代谢酶调控的中药干预伊立替康肠毒性研究	吕　侠	大连医科大学
82173914	青藤碱的生物合成途径解析及途径中关键酶 SaSalSyn 的催化机制研究	吕海宁	中国中医科学院中药研究所
82173752	基因重组 PDL1 靶向性外泌体制剂及其治疗免疫耐药性肿瘤的研究	吕万良	北京大学

（续表）

项目编号	项目名称	负责人	依托单位
82173875	MLKL 参与肺泡 II 型上皮细胞磷脂代谢调控肺损伤后肺泡再生	吕晓希	中国医学科学院药物研究所
82173846	靶蛋白溶酶体降解嵌合体策略降解 CTGF 抑制三阴性乳腺癌的作用机制	栾　鑫	上海中医药大学
82173642	IL-17 通过 NLRP3 介导肝实质细胞焦亡/自噬平衡紊乱在砷致肝纤维化中的作用及 BTN2A2 干预研究	罗　鹏	贵州医科大学
82174034	基于多模态成像技术和 Epac1/AMPK 信号通路探讨三七皂苷 R1 对早期糖尿病视网膜病变的保护作用及分子机制	罗　云	中国医学科学院药用植物研究所
82173893	克唑替尼阻断心肌细胞内 MET 自噬降解诱发心脏毒性的作用机制研究	罗沛华	浙江大学
82173861	色瑞替尼衍生物构效关系及抗结核靶点鉴定研究	罗有福	四川大学
82173910	基于三维整体动物质谱成像技术的泰利霉素潜在肝毒性物质基础及机制的空间代谢组学研究	罗志刚	中国医学科学院药物研究所
82074009	矿物药朱砂中汞体内外存在形态、转化规律及配伍必要性研究	骆骄阳	中国医学科学院药用植物研究所
82074109	基于 LXR/FXR 调控 SGLT1/2-GLUT2 介导葡萄糖转运的黄芪降糖机制与药效物质基础研究	马　国	复旦大学
82074020	基于“多靶-配体垂钓”的制水蛭破血逐瘀的物质基础与炮制机理研究	马　莉	首都医科大学
82174046	两色金鸡菊总黄酮通过选择性调控 IL-6 通路改善脑白质变性的作用及机制	马　培	中国医学科学院药用植物研究所
82173927	黄芪异黄酮类化合物生物合成关键酶基因挖掘和功能研究	马　伟	黑龙江中医药大学
82074008	基于离子淌度质谱碰撞截面 CCS 值和特征成分库的中药液质鉴定新策略	马百平	解放军军事科学院军事医学研究院
82073975	基于多肽组和生物亲和性的蟾酥毒肽抗肿瘤构-效-毒关系及分子机制研究	马宏跃	南京中医药大学
82174065	基于中医小儿脐疗的复方蜘蛛香贴理气止痛物质基础及其脐部经皮吸收机制研究	马云淑	云南中医药大学
82074015	基于传质过程的中药润制传统经验科学内涵研究	马志国	暨南大学
82173697	3-OH-K252c 类 ROCK2 抑制剂及其抗乳腺癌转移作用	马忠俊	浙江大学
82074069	重楼皂苷作用于 STAT3 信号通路的抗肝癌机制研究	满淑丽	天津科技大学
82173832	组蛋白甲基转移酶 EZH2 介导食管鳞癌对 PI3K 抑制剂耐受的机制及克服策略研究	蒙凌华	中国科学院上海药物研究所
82173973	基于凝血-炎症级联 PI3K-Akt/MAPK 通路融合微流控三相层流芯片技术的牡丹皮炭炮制机理的研究	孟　江	广东药科大学
82074105	中药锁阳/黄柏联用抑制雌/雄激素诱导的良性前列腺增生并下尿路症状的作用和机制研究	苗　琳	天津中医药大学
82074038	基于体表神经-内分泌-免疫网络的白芷外治黄褐斑分子机制研究	苗明三	河南中医药大学
82173782	基于 Endo-CC 突变体转糖基反应糖链相对定量新方法的构建及应用	闵俊哲	延边大学
82173743	肿瘤免疫治疗药物小分子 CD73 抑制剂的优化设计和作用机制研究	缪震元	海军军医大学
82173678	新型超短序列抗菌肽的设计及其抗耐药活性与其序列与物理特性变化相关性研究	倪京满	兰州大学
82073959	基于生物地理学及品质导向的粗茎秦艽道地性形成机制研究	倪梁红	上海中医药大学
82173661	抑制自噬相关蛋白相互作用的自噬诱导剂的设计、合成及抗三阴性乳腺癌的活性研究	欧田苗	中山大学
82174000	抑制星形胶质细胞 TXNIP 转录的黄连抗抑郁生物碱成分的发现与机制研究	潘　颖	南京大学
82173878	肝纤维化逆向扰动 MSC 外泌体肝细胞群药代动力学特征的机制研究	潘国宇	中国科学院上海药物研究所
82173643	BMSCs 外泌体通过传递效应 miRNA 调控成骨/破骨细胞分化在氟骨症中的作用及干预研究	潘雪莉	贵州医科大学
82174010	基于 CBFβ/RUNX1 介导的调节性 T 细胞生成研究丹参干预神经免疫抗脑缺血的活性成分及作用机制	庞　涛	中国药科大学
82173815	SPATA2/CYLD 通路介导阿霉素促心肌细胞调节性坏死作用及药物干预研究	彭　军	中南大学
82174057	基于促炎型巨噬细胞和自然杀伤细胞关系研究丹参调节 NLRP3/IL-1R/MAPK 信号通路抗肝纤维化的作用机制	彭　渊	上海中医药大学
82074006	中药注射剂过敏性休克（风暴）的类过敏叠加反应机制与质量控制	彭国平	南京中医药大学
82173877	美氟尼酮通过丙酮酸羧化酶治疗糖尿病肾病的机制研究	彭张哲	中南大学
82173872	17β-HSD7 介导己酮可可碱调控巨噬细胞极化以改善非酒精性脂肪肝的机制研究	平　洁	武汉大学
82173709	来源于四株海洋真菌的新型 PTPs 抑制剂的发现与结构优化	漆淑华	中国科学院南海海洋研究所
82074091	基于先天与获得性免疫研究化湿败毒方对 COVID-19 细胞因子风暴的作用与机制	齐　云	中国医学科学院药用植物研究所
82173821	IL-33/ST2 诱导 FoxP1 表达介导巨噬细胞耐受和继发性细菌性肺炎的机制研究及潜在药靶鉴定	钱　峰	上海交通大学
82173674	基于抗体的新型抗原靶向肽及其药物偶联物的构建、抗肿瘤活性及作用机制研究	钱　海	中国药科大学
82173950	基于 S-RBD 和 3CLPro 的连花清瘟胶囊抗新冠病毒药效物质研究	乔　雪	北京大学
82074034	基于化学组分拆分的 3 味山姜属中药性效物质基础研究	秦华珍	广西中医药大学
82074077	鞣花鞣质代谢物 urolithin A 调控肝细胞脂代谢重编程与线粒体自噬抑制 NAFLD 相关肝癌发生的作用机制研究	邱振鹏	湖北中医药大学

（续表）

项目编号	项目名称	负责人	依托单位
82173841	偏向型配体 S1P-FBAL 激活 G 蛋白偶联受体 S1PR2 上调二氢嘧啶脱氢酶(DPD)导致结直肠癌 5-FU 耐药性机制研究	曲显俊	首都医科大学
82173747	基于“捆绑-滑移”策略定向构建可溶微针递药系统及其高效治疗病理性瘢痕的机制研究	权桂兰	暨南大学
82174017	重楼皂苷Ⅶ通过诱导休眠的播散肿瘤细胞凋亡抗肺癌转移的作用及机制	阙祖俊	上海中医药大学
82074061	基于“溶酶体-线粒体-脂质”代谢轴和 mTOR 信号网络探究活血化瘀促癌悖论科学内涵	饶本强	首都医科大学
82074106	应用秀丽线虫研究补肾活血方通过提高蛋白质稳态改善卵巢生育功能的药理机制	阮秦莉	南京中医药大学
82074017	基于 $CD4^+$ T 细胞介导的黏膜免疫和肠道菌群调节的蜜炙黄芪多糖补气作用机制研究	芮　雯	广东药科大学
82173916	miR165/166 介导 HD-ZipIII 转录因子调控金线莲杂交胚发育分子机制研究	邵清松	浙江农林大学
82173831	BRD4 抑制剂个体化治疗相关敏感预测及疗效监控标志物研究	沈爱军	中国科学院上海药物研究所
82173704	新型天然产物红波罗花碱 A(Delavatine A)治疗缺血性脑损伤的作用机制及构效关系研究	沈云亨	海军军医大学
82173811	TIGAR 调节内质网-线粒体-核通讯在脑缺血中产生神经保护的作用及机制	盛　瑞	苏州大学
82173902	$CD4^+$ T 细胞“转运体-代谢酶互作”调控他克莫司靶细胞处置与靶酶活性的分子机制	师少军	华中科技大学
82174041	青蒿琥酯阻断 EZH2-H3K27 三甲基化抑制干燥综合征 B 淋巴细胞异常活化的作用机制	石　欢	上海交通大学
82173712	天麻蒸煮应用中潜藏的药物化学研究	石建功	中国医学科学院药物研究所
82173982	基于微环境调控的丹参外泌体微针透皮给药系统构建及抑制瘢痕增生作用评价	时　军	广东药科大学
82174093	红曲霉/人参双向发酵菌质的“发酵配伍”特性研究	史新元	北京中医药大学
82074097	基于雌激素受体 α-肝细胞核因子 4 异二聚化抑制乙肝病毒转录通路研究黄芩苷协同增强核苷类药物的抗病毒作用及分子机制	史训龙	复旦大学
82174043	酸浆苦素 B 通过靶向调控 ERβ 抑制 HIF-1α 低氧炎症通路改善急性肺损伤作用的分子机制研究	舒尊鹏	广东药科大学
82173804	DKK-LRP1 蛋白复合物及其靶向小分子抑制剂在阿尔茨海默病中的作用研究	司马健	中国药科大学
82174038	黄蜀葵在烫伤治疗中介导 Nrf2 调节线粒体抗氧化作用的机制	宋　英	浙江工业大学
82173952	基于“中药-菌群-宿主”互作网络的多维组学关联分析策略研究蒺藜防治糖尿病及其并发症的物质基础及作用机制	宋凤瑞	中国科学院长春应用化学研究所
82074042	基于转录因子 TFEB 调控自噬溶酶体通路研究异鼠李素治疗帕金森病的疗效与分子机制	宋聚先	广州中医药大学
82174019	基于靶向 GDF15/SREBPs/HMGCR 信号通路的青蒿素 B 诱导结直肠癌细胞铁死亡作用机制研究	宋丽艳	暨南大学
82173780	基于 flap 核酸内切酶驱动 DNA 步行器技术的高灵敏高特异循环肿瘤 DNA 传感器研究	宋沁馨	中国药科大学
82173653	靶向天然免疫关键信号分子 STING 的新型抑制剂的设计、合成及免疫抑制活性研究	宋子兰	中国科学院上海药物研究所
82074014	基于五环三萜皂苷成分的肝脏作用双重性探讨柴胡醋炙疏肝解郁的减毒增效机制	苏　丹	江西中医药大学
82074019	豨莶草酒炙调控“TLR4 和 Notch1 信号 crosstalk”增强抗类风湿性关节炎的物质基础和分子机制研究	苏　桃	广州中医药大学
82174042	基于 HIF-1α/AhR 失衡调控探索青蒿琥酯改善来氟米特对类风湿关节炎低应答的作用和机制	苏晓慧	中国中医科学院中药研究所
82074082	基于红细胞代谢与靶向激活 HO-1 探讨黄连生物碱抗代谢综合征的效应机制	苏子仁	广州中医药大学
82173998	TRPV1 通道参与的辛热(温)中药调节机体热稳态的耦合序贯效应模式和多部位/多靶点整合机制研究	隋　峰	中国中医科学院中药研究所
82073961	基于混杂底物测试与基因组编辑技术的丹参酮骨架修饰酶的功能鉴定研究	孙　超	中国医学科学院药用植物研究所
82173932	基于多组学技术研究穿心莲内酯合成相关 CYP450 和 2OGD 基因功能研究	孙　伟	中国中医科学院中药研究所
82174012	三七皂苷调控脂联素信号受损抑制脂毒性抗糖尿病心肌病的关键分子机制及构效关系研究	孙桂波	中国医学科学院药用植物研究所
82173810	转录因子 Nkx2-5 经核心转录调控环路靶向超级增强子驱动的 lncRNA Snhg7 介导铁死亡参与心肌肥厚的作用及机制	孙宏丽	哈尔滨医科大学
82074127	基于“定向成分-效应靶点-时序代谢”网络的补肾壮骨汤调控骨形成机制研究	孙佳明	长春中医药大学
82173708	白花丹醌类靶向 STAT3 降解的 macroPROTACs 的构建及抗乳腺癌活性研究	孙建博	中国药科大学
82173737	单环刺螠多肽通过干预 ATP7A/7B 参与的顺铂囊泡转移影响肝癌细胞耐药的机制	孙坤来	浙江海洋大学
82074115	肠神经元芳香烃受体/乙酰胆碱酯酶信号通路介导的青黛肠道不良反应研究	孙丽新	中国药科大学
82173705	靶向 PKCθ 木质素类抑制剂的发现与结构优化及治疗自身免疫性肝炎活性研究	孙伟光	华中科技大学
82074003	抗脑缺血藏医经典方有效成分调控干细胞分化的神经修复研究	谭　锐	西南交通大学
82173772	基于衍生化同步磁富集的宽覆盖类二十烷酸分析新方法联合 poly-PK 和光交联探针发掘中药抗心衰活性成分和作用靶点	谭光国	空军军医大学

（续表）

项目编号	项目名称	负责人	依托单位
82173711	四株植物内生真菌中抗 MRSA 活性成分的发现、构效关系及药理机制研究	谭海波	中国科学院华南植物园
82173699	基于天然产物 Oblongifolin C 结构的新型 c-MET 抑制剂的设计、合成及活性研究	谭红胜	上海交通大学
82173953	中药石膏中微量金属元素与肠道菌群互助调控肺热证小鼠黏膜免疫的药效物质及机理研究	汤庆发	南方医科大学
82173822	cAMP/PKA 信号转导调控肠神经胶质细胞参与溃疡性结肠炎的机制研究	唐　炜	中国科学院上海药物研究所
82173746	基于网络药理学的人工智能辅助抗阿尔茨海默病药物设计研究	唐　赟	华东理工大学
82173993	补骨脂"性本大燥"的化学生物学实质及其在安全合理用药中的意义	唐进法	河南中医药大学
82174031	LncRNA LOC102549726/EGF/FOXO 调控糖尿病肾病足细胞凋亡及小檗碱的作用研究	唐丽琴	中国科学技术大学
82173719	膜海鞘素类天然药物的异源生产和改造	唐啸宇	深圳湾实验室
82173710	双靶向降解 HSP90AB1/PGK1 的楤木皂苷 PROTAC 分子的构建及抗动脉粥样硬化活性研究	田　瑜	中国医学科学院药用植物研究所
82173938	基于高通量-配体垂钓组合策略的中药抗流感活性组分群筛选及物质基础研究	田海妍	暨南大学
82173802	PDE4 在脑缺血再灌注过程中通过 FoxO3a 介导的铁自噬促进神经元铁死亡的作用及机制研究	汪海涛	南方医科大学
82174084	基于"治未病"理念的木尼孜其调控脊髓小胶质细胞极化失衡防治带状疱疹后遗神经痛的机制研究	王　超	中国中医科学院中药研究所
82173694	双靶点抑制蛋白-蛋白互作的 TGF-β 抑制剂设计、合成及抗特发性肺纤维化研究	王　昊	中央民族大学
82173978	基于生物利用度提高和信号通路对话机制的胆黄连治疗 2 型糖尿病炮制增效原理研究	王　瑾	成都中医药大学
82173741	基于共伴侣蛋白 PP5 的磷酸酶募集嵌合体（PhoRCs）的分子设计及其抗肿瘤活性研究	王　磊	中国药科大学
82174068	基于靶点"钩钓"技术的朱砂靶蛋白发现和神经药理/毒理机制研究	王　旗	北京大学
82173934	基于比较基因组分析和稳定同位素标记探索紫草素生物合成途径的分子进化机制	王　升	中国中医科学院中药研究所
82173860	靶向非结构蛋白 NS1 的海洋吲哚生物碱衍生物抗甲型流感病毒作用机制研究	王　伟	中国海洋大学
	瑶药黑老虎抗 RA 药效物质基础及 IL-17/RANKL/NF-κB 通路介导的作用机制研究	王　炜	湖南中医药大学
82173795	莫诺苷复合脑深部电刺激诱发内源性神经干细胞增殖分化改善脑梗后运动功能作用及机制研究	王　文	首都医科大学
82073954	蒸制介导的天麻中巴利森苷化学行为对其品质形成的调控机制研究	王　晓	齐鲁工业大学
82174033	穿心莲内酯通过抑制 FABP4 介导的脂毒性对抗类风湿性关节炎的作用机制研究	王　言	中国科学院深圳先进技术研究院
82173888	基于下调肠道菌"胆碱-TMA-TMAO"代谢通路的小檗碱改善动脉粥样硬化的分子机制	王　琰	中国医学科学院药物研究所
82173941	基于多模态成像的丹参-川芎调控血管稳态的药效物质及作用机制研究	王　毅	浙江大学
82173803	AS-EXO 通过 sigma-1 受体介导的线粒体转移发挥快速抗抑郁作用的机制研究	王　允	徐州医科大学
82073995	基于黄酮类与木脂素类成分协同作用的黑水缬草抗老年痴呆的药效物质基础及作用机理研究	王长福	广东药科大学
82173885	基于中枢神经递质转运体、代谢酶和受体相互作用的内源性 harmine 和 harmane 的潜在神经递质特性及机制研究	王长虹	上海中医药大学
82073976	基于 1-磷酸鞘氨醇受体的冬虫夏草免疫抑制药效物质基础及作用机制研究	王传喜	暨南大学
82074112	基于 HLA-B * 35:01 的何首乌致肝损伤易感成分发现和机制研究	王伽伯	解放军总医院
82173695	靶向血凝素蛋白的新颖鳞毛蕨杂萜的发现及其抗流感病毒分子机制和构效关系	王国才	暨南大学
82173833	m1A 甲基化调控肿瘤细胞糖酵解的作用机制及化学干预	王红胜	中山大学
82173962	基于 3D 细胞球模型与动态质量重置技术的中药抗三阴性乳腺癌药效物质研究	王纪霞	中国科学院大连化学物理研究所
82074098	基于靶点"垂钓"与细胞热转变分析策略的青蒿素抗疟及耐药机制研究	王继刚	中国中医科学院中药研究所
82073955	一氧化氮调控竹黄菌生产竹红菌素类光敏剂的研究	王剑文	苏州大学
82174006	六味地黄苷糖调控脑内 O-GlcNAc 糖基化修饰对记忆再巩固的作用及机制研究	王健辉	解放军军事科学院军事医学研究院
82173987	AP-BL 高效定向转运的中药脂溶性组分口服胶束的构建及跨胞转运机制研究	王金铃	北京中医药大学
82074036	基于调节"环核苷酸-内分泌-细胞因子网络系统"研究白芍养肝阴的物质基础与作用机制	王景霞	北京中医药大学
82074037	基于 miR-122/PKM2/Akt/mTOR 信号通路调控自噬探索"金钱草杀雷公藤毒"发挥相杀减毒的分子机制	王君明	河南中医药大学
82173664	基于肿瘤相关巨噬细胞的新型 CSF-1R 抑制剂的设计、合成及抗结直肠癌活性研究	王均伟	南京中医药大学
82173707	作用于 KRAS 基因启动子 DNA G-四链体靶点的抗癌生物碱类成分研究	王凯波	中国药科大学
82074111	endo-β-1,4-mannanase 和 MR 介导的铁皮石斛多糖胃肠道药代动力学机制研究	王凯平	华中科技大学
82173732	聚醚类海洋生物毒素的天然核酸适配体鉴定及其应用探索	王梁华	海军军医大学
82173995	基于性效相关研究灵芝孢子归脾经药性及健脾益气扶正固本抗肿瘤作用机制	王林元	北京中医药大学

（续表）

项目编号	项目名称	负责人	依托单位
82073974	基于弱键诱导的超分子体系探究黄连解毒汤调节糖脂代谢紊乱的物质基础和药效机制	王鹏龙	北京中医药大学
82173773	基于模拟肽配体群识别技术的体内抗体药 PTMs 动态追踪分析新方法研究	王启钦	暨南大学
82173739	构建评测蛋白-配体相互作用打分函数的先进方法体系	王任小	复旦大学
82173616	基于动态贝叶斯网络和迁移学习处理药品不良反应预测中时依性变量的策略与实证研究	王胜锋	北京大学
82074052	基于活性成分-核心靶标-关键通路关联模式的半夏白术天麻汤治疗痰湿壅盛型高血压的作用机制研究	王淑玲	杭州师范大学
82173972	肠道微生态调节融合空间代谢组学研究大黄“生熟异用”干预缺血性脑中风“脑病肠治”的作用机制	王淑美	广东药科大学
82173730	基于整合质谱策略的海绵环肽类新型 RXRα 拮抗剂的发现	王淑萍	上海交通大学
82174060	基于肺炎支原体毒素 CARDS TX-ADP 核糖基化途径的芩百清肺浓缩丸改善支原体肺炎干咳作用机制研究	王伟明	南方医科大学
82173713	B 淋巴细胞免疫抑制活性细胞松弛素的多样性挖掘和结构修饰	王文宣	中南大学
82074067	基于 SUMO 化修饰调控的中药石蝉草裂木脂素抗 KRAS 突变型肿瘤的作用机制研究	王欣之	南京中医药大学
82173900	肾移植受者外周血单个核细胞内他克莫司药动个体内变异诱导 dnDSA 的产生及潜在干预研究	王学彬	海军军医大学
82174030	瑞香狼毒调控自噬-Nrf2 通路“crosstalk”抗乳腺癌 MDR 的研究	王娅杰	中国中医科学院中药研究所
82074025	基于基质微结构-递药特性-拔截作用增益相关性解析黑膏药剂型科学内涵	王艳宏	黑龙江中医药大学
82173996	基于自噬-氧化应激“交叉对话”动态关联“毒效差异”的益母草调控急性肾损伤“异证异理”的机制	王英豪	福建中医药大学
82074021	基于微区脂筏核受体的千金子炮制减毒机理研究	王英姿	北京中医药大学
82173933	桑寄生寄生过程及与寄主相互响应机制研究	韦树根	广西壮族自治区药用植物园
82173682	构建硝基还原酶响应型前药 Pro-PROTAC 用于“化学敲除”己糖激酶 2 及其抗乳腺癌骨转移研究	卫高菲	西北工业大学
82173824	选择性 TRAF2-TRADD 结合阻断剂抑制类风湿关节炎滑膜细胞异常活化的分子机制	魏　伟	安徽医科大学
82173965	菊花多元组分通过调控肠道菌群结构及内源性代谢改善年龄相关性黄斑变性作用机制研究	魏丹丹	南京中医药大学
82174027	基于线粒体自噬探讨黄芩治疗原发性肝癌的药理作用及机制	魏立彬	中国药科大学
82174067	基于 PXR/CAR/TNFR1 相关通路研究栀子“自解毒”效应的物质基础及其分子机制	魏玉辉	兰州大学第一医院
82173943	基于脑肠共治多途径研究荜茇总生物碱联合左旋多巴对帕金森病协同增效的物质基础及机制	吴　霞	首都医科大学
82073986	基于内质网应激-自噬途径的广东紫珠防治宫颈癌药效物质基础和作用机制	吴爱芝	广州中医药大学
82173779	基于智能质谱数据处理和多维组合衍生化探究土鳖虫药效物质及其作用机制	吴彩胜	厦门大学
82074128	3D 生物打印多器官芯片的构建及其在中药毒性多维评价中的应用	吴春勇	中国药科大学
82074129	基于 TNFα/ERK/NF-E2 非经典途径研究地榆酚酸 DMAG 促进巨核细胞末期分化与成熟的分子机制	吴建明	西南医科大学
82173731	海洋双吲哚化合物介于 uPAR 诱导纤溶酶原活化溶解血栓的调控机制研究	吴文惠	上海海洋大学
82074043	黄芪皂苷激活 $CD4^+$ T 细胞 Egr-1-Foxp3 通路促 Treg 介导的多发性硬化症髓鞘保护作用机制研究	吴晓俊	上海中医药大学
82173871	Annexin A5 重塑肝脏巨噬细胞改善非酒精性脂肪性肝炎的新机制	吴旭东	南京大学
82174089	贯叶连翘中金丝桃素的生物合成研究	吴薛明	南京中医药大学
82173823	血红素靶向钾离子通道抑制 NLRP3 炎症小体活化的新功能及机制研究	吴言为	中国科学院上海药物研究所
82173750	POSS 基杂化温敏水凝胶剂型用于中重度干眼长效治疗的研究	吴云龙	厦门大学
82173621	基于多组学数据癌症分型的增量深度集成学习整合方法及分析策略研究	伍亚舟	陆军军医大学
82173683	基于 NQO1 激活的单组分纳米荧光前药的设计、合成、生物成像评价及其抗 HCC 活性研究	武利强	新乡医学院
82173842	吩嗪类化合物 CXT-A3 对乳腺癌干细胞的抑制作用及机制研究	奚　涛	中国药科大学
82174011	基于 AMPK-Src/Tensin-整合素 αⅡbβ3 双向信号通路探讨莪术二酮调控血小板活化作用机制	夏　泉	安徽医科大学
82074085	土茯苓总黄酮通过 ROS 介导的 MAPK/ERK 通路调控中性粒细胞胞外诱捕网的抗痛风机制研究	夏道宗	浙江中医药大学
82174049	牛蒡子抗溃疡性结肠炎活性成分加速上皮细胞迁移促进肠黏膜愈合的机制研究	夏玉凤	中国药科大学
82074120	藏药川西獐牙菜呫吨酮类化合物在浮萍中的异源生物合成研究	向蓓蓓	天津中医药大学
82173759	内外兼修剿灭肿瘤：CaO_2-PROTAC 纳米粒降解 EGFR 协同克服肺癌耐药的实验研究	项光亚	华中科技大学

（续表）

项目编号	项目名称	负责人	依托单位
82173669	氘代天然抗肿瘤药物的电化学精准合成及活性和代谢研究	项金宝	吉林大学
82173957	基于质谱成像的大川芎药物成分脑区时空分布及对 VEGF/R-Ras/Akt 调控的“通络”作用研究	肖红斌	北京中医药大学
82074070	防己诺林碱通过阻滞自噬流增效肺癌化疗的作用及其分子机制	肖建勇	广州中医药大学
82173873	肝脏 FXR-CYP8B1——胆酸代谢轴跨器官调控肠上皮损伤修复和加重肠道炎症的机制研究	谢　岑	中国科学院上海药物研究所
82073952	基于辨状论质理论的地黄块根“菊花心”表型特征形成的分子机理研究	谢彩侠	河南中医药大学
82173819	己糖激酶 2 作为新靶点调控肺巨噬细胞治疗 COPD 炎症免疫作用与机制的研究	谢诒诚	浙江大学
82174045	基于 IL-22/IL-22BP 调控轴探讨鸦胆子“止痢”药效物质改善 IBD 肠粘膜损伤的作用及机制	谢友良	广州中医药大学
82173942	“功能代谢物组-效应靶标网络”动态关联研究灯盏生脉方抗脑缺血再灌注损伤的药效物质基础	谢媛媛	广东药科大学
82174079	哈萨克药物啤酒花中异黄酮及代表性成分黄腐酚介导 Aβ-自噬关联互作维持骨稳态机制研究	辛海量	海军军医大学
82173740	靶向 PI3Kδ 保守 Lys 残基的新型共价抑制剂的发现及其抗血液瘤活性研究	辛敏行	西安交通大学
82173829	靶向抑制周期蛋白依赖性激酶 4/6 促进溶瘤病毒抗恶性胶质瘤的效应及其机制研究	邢　帆	中山大学
82173658	RNA-m6A 阅读蛋白 YTHDFs 的肿瘤免疫相关性研究及其探针分子发现与优化	熊　兵	中国科学院上海药物研究所
82173866	基于新型环己烯结构骨架的长效神经氨酸酶抑制剂抗 H274Y 和 R292K 多重耐药流感毒株作用机制研究	熊　平	华南农业大学
82174095	脂肪细胞源性 CCL2 为桥梁构建中药联合 aPD-L1 治疗三阴性乳腺癌的体内外相关性混合数学模型	熊　阳	浙江中医药大学
82074033	模型驱动的中药片剂处方和成型工艺协同设计方法研究	徐　冰	北京中医药大学
82173958	脉络宁口服液通过激活 PPARα 信号通路改善非酒精性脂肪肝的作用机制及药效物质基础研究	徐　红	上海中医药大学
82074100	氧化苦参碱通过调控肝脏脂质代谢和“肠-肝轴”改善非酒精性脂肪性肝病的机制研究	徐　虹	浙江中医药大学
82173865	埃博拉病毒 VP30 作为抗病毒新靶点的确证——从其小分子抑制剂的发现、抗病毒活性到结构药理学机制	徐　伟	南方医科大学
82174003	异甘草素通过小胶质细胞调节 vCA1 区 PV 阳性中间神经元兴奋性改善 AD 早期突触功能紊乱的机制研究	徐　颖	上海中医药大学
82173693	基于结构和结合动力学发现新型 PARP2 选择性抑制剂	徐柏玲	中国医学科学院药物研究所
82173796	Caspase-1 介导的海马下托异常兴奋性神经环路在耐药性癫痫形成中的作用及机制研究	徐层林	浙江中医药大学
82173700	Nrf2 抑制剂枳椇属三萜皂苷类成分及其对非小细胞肺癌化疗增敏作用	徐方方	广州中医药大学
82173798	M1 胆碱受体 SUMO 化修饰增强 Gαq 偶联并促进受体运输的分子动力学和认知改善效应研究	徐见容	上海中医药大学
82173679	基于微管蛋白聚合抑制剂与生物正交剪切策略的前药分子设计研究	徐进宜	中国药科大学
82174056	大黄调节结肠杯状细胞内质网应激 Xbp1/CHOP 缓解便秘重建肠黏膜稳态的机制研究	徐敬东	首都医科大学
82173675	干扰 NEK7-NLRP3 炎症小体复合物形成的新型抑制剂的筛选、设计、合成及其用于急慢性炎症相关疾病的治疗研究	徐莉莉	中国药科大学
82173672	基于 ALK 靶点的蛋白降解剂的设计、合成与作用机制研究	徐盛涛	中国药科大学
82173925	蛋白激酶 SnRK1 和 E3 泛素连接酶 RING3 介导 WRKY44 降解调控沉香倍半萜合成的分子机制	徐艳红	中国医学科学院药用植物研究所
82173827	ERα 赋予肿瘤翻译调控因子底物选择性的分子基础及其药物靶标属性	徐易尘	浙江大学
82074013	基于免疫通路-肠菌/SCFAs 代谢的六神曲发酵后健脾作用增强机制研究	许　枬	辽宁中医药大学
82173745	靶向 RORγ 的小分子降解剂的设计、合成及生物活性评价研究	许　永	中国科学院广州生物医药与健康研究院
82174094	基于便携式电化学发光传感阵列的中药真菌毒素多组分同时检测研究	许林茹	中国药科大学
82174005	从内嗅-海马神经通路研究解毒祛瘀滋阴方对狼疮脑病癫痫的“既病防变”作用及其 γ 干扰素相关机制	许正浩	浙江中医药大学
82173956	基于 IDO1 介导的炎癌转化“代谢-免疫”交互网络探讨三七总皂苷的物质基础和作用机制	严　方	中国药科大学
82073956	基于多向功效快速预测的白芍资源品质评价与高效利用研究	严斌俊	浙江中医药大学
82173867	基于高效转座子插入突变菌库的协同杀耐药真菌先导物作用靶点研究	阎　澜	海军军医大学
82173644	肠道菌群代谢物 TMAO 调控 ROS/自噬通路在砷氟联合暴露致心肌损伤中的机理研究	阎小艳	山西医科大学
82173961	五味子调控机体内源性大麻素系统参与“肠脑对话”的抗抑郁物质基础与作用机制研究	颜廷旭	沈阳药科大学

（续表）

项目编号	项目名称	负责人	依托单位
82074016	基于Tf-TfR介导的脑内递药系统研究孟河医派特色炮制猪心血丹参脑靶向作用机制	颜晓静	南京中医药大学
82173717	基于“虫类通络”的土鳖虫抗肾脏纤维化药效物质与作用机制研究	晏永明	深圳大学
82173727	死亡受体DR5六聚体激动剂的定制及其抗肿瘤作用研究	杨　浩	四川大学
82173963	黄芪-丹参药对抗心力衰竭的“配伍增效成分组合”发现及其整合作用研究	杨　华	中国药科大学
82173937	中成药中水蛭的新型生物标志物的发现与解析及其专属性鉴定研究	杨　欢	江苏大学
82074032	小檗碱仿生菌膜脂质纳米颗粒能通过膜融合机制治疗多重耐药肺结核的机制研究	杨　剑	天津中医药大学
82074080	山绿茶三萜组分激活AMPK阻断CRTC2核转位同步抑制肝糖异生和脂质新生的机制研究	杨　杰	中国药科大学
82074011	人参皂苷立体异构成分快速辨识与绿色分离系统构建及在质量控制中的应用	杨　莉	上海中医药大学
82074026	中药精油的陈化规律与催陈机理研究	杨　明	江西中医药大学
82074073	肝纤维化-肝癌发生发展进程中YAP/TAZ和pSmad3C/3L-ERK/JNK/p38交互作用及丹酚酸B干预的机制	杨　雁	安徽医科大学
82074040	山茱萸环烯醚萜苷通过IRE1α/XBP1/FOXO1调控“内质网应激-自噬交互作用”减少tau蛋白聚集的研究	杨翠翠	首都医科大学
82174066	基于脑-心轴TWEAK-Fn14通路研究丹参红花主要组分动态整体对脑心综合征的保护机制	杨洁红	浙江中医药大学
82074056	基于calpain1-calcineurin-TFEB通路介导的神经元ALP障碍研究西洋参拟人参皂苷F11抗脑缺血作用机制	杨静玉	沈阳药科大学
82173793	LncRNA-MALAT1/miR-211-5p内源性靶向COX-2表达调控缺血再灌注致神经元损伤的分子机制	杨俊卿	重庆医科大学
82173971	基于“TF-AuNCs-NFsM”微集成自净化免疫传感新技术用于中药材中新烟碱类农药多残留快速检测研究	杨美华	中国医学科学院药用植物研究所
82074065	Notch通路介导砒霜主要成分三氧化二砷对肺腺癌肿瘤微环境免疫抑制状态的逆转作用	杨勐航	同济大学
82173768	RNAi抑制MUC5AC粘蛋白过度分泌治疗气道高反应性哮喘的基础理论与关键技术研究	杨明世	沈阳药科大学
82074066	基于“肠道菌群及其代谢产物-TAK1/NF-kB”探讨白花蛇舌草多糖抑制炎症反应调控肺腺癌细胞侵袭迁移的分子机制研究	杨培民	山东中医药大学
82173977	基于RANKL-VEGF-IDO调控盐炙杜仲丸安胎增效作用及机制研究	杨小林	上海中医药大学
82174053	基于中药单体连翘苷抗新冠活性发现靶向病毒生命周期蛋白及其免疫炎症调控机制研究	杨子峰	广州医科大学
82173754	基于“铁死亡激活-菌群消融”纳米药物用于乳腺癌肿瘤-微生物共生链阻断治疗的研究	姚　静	中国药科大学
82074088	基于肺脏IL-17D+成纤维细胞调控CXCR3+淋巴细胞募集研究桔梗引经增效的免疫药理机制	姚成芳	山东第一医科大学
82173783	肝保护天然药物原态结合靶标的时空全景分辨及关联分析	叶　慧	中国药科大学
82074110	基于“肠道菌群调控CYP3A4酶活性”研究抑郁诱发钩吻神经毒性的作用及机制	叶　玲	南方医科大学
82074035	以HIF-1α为核心研究黄芪-莪术配伍重塑肿瘤缺氧微环境的效用机制	尹　刚	南京中医药大学
82173918	SmMPK4介导转录因子磷酸化修饰参与丹酚酸生物合成的作用机制研究	尹小建	中国药科大学
82073990	马齿苋经CMPK2/NLRP3/Caspase-1通路抑制IL-1β治疗慢性溃疡性结肠炎的作用机制及药效物质研究	英锡相	辽宁中医药大学
82174050	基于STING通路探讨衢枳壳有效成分组QFAEE1治疗病毒性肺炎的机制	由振强	杭州医学院
82073991	白芍靶向调控肠道菌群-FXR信号通路抗抑郁成分及作用机制研究	于　猛	中国医学科学院药用植物研究所
82173812	青藤碱靶向α7nAChR抗细胞焦亡减轻心肌缺血再灌注损伤及其机制研究	于剑光	上海交通大学
82173785	基于3D打印-类器官-微流控芯片技术的抗中风中药筛选模型构建及其应用	余江南	江苏大学
82074005	基于可调控金属有机框架材料-毛细管电泳联用技术的动物药蛋白多肽成分质量控制体系构建	余丽双	福建中医药大学
82173722	改善糖尿病的肠道有益菌发现及其作用机制研究	余利岩	中国医学科学院医药生物技术研究所
82174037	基于“线粒体-脂质代谢网络”研究黄精丸干预代谢相关脂肪性肝病作用机制	俞　捷	云南中医药大学
82173879	Bacteroides-GUDCA-FXR轴在胆汁酸差异代谢介导氟喹诺酮类药物诱发血糖紊乱差异中的作用及机制	俞蕴莉	苏州大学
82173791	TRPV1维持AD小胶质细胞免疫稳态的调控机制研究	虞志华	上海交通大学
82174029	基于miR-142-3p/FAM98A通路研究槐花散抗结直肠癌的机制	禹志领	香港浸会大学深圳研究院
82173926	野生变家种西洋参根型变异的分子机制	袁　媛	中国中医科学院中药研究所
82174035	从ATMs源的外泌体miR690-NADK信号途径研究竹节参总皂苷改善高脂诱导脂肪细胞胰岛素抵抗的机制	袁成福	三峡大学

（续表）

项目编号	项目名称	负责人	依托单位
82174074	基于纳米粒自识别系统的藏药波棱瓜子木脂素成分吸收转运机制研究	袁海龙	空军军医大学
82173955	基于差异肽组和分子模拟研究滑石粉烫水蛭增效的物质基础和作用机制	袁瑞娟	北京中医药大学
82173770	复合型载药仿生水凝胶三维材料促进体积性肌肉缺损再生及其机制研究	袁伟恩	上海交通大学
82173920	木霉细胞外囊泡 miRNA 跨域调控致病菌防治白术根腐病的分子机制研究	袁小凤	浙江中医药大学
82173850	以一种 CDK 抑制剂重编程克服癌细胞 TRAIL 耐药性的分子机制研究	袁正强	广东工业大学
82173624	两样本孟德尔随机化中候选工具变量多重效应自适应定位的联合似然统计方法研究	袁中尚	山东大学
82173839	天然小分子衍生物靶向 VPS18 增敏耐药前列腺癌免疫治疗及作用机制研究	苑辉卿	山东大学
82074094	基于“温通心阳”功效桂枝抗非菌性炎症反应的 DAMPs-NLRP3/GSDMD 通路机制研究	曾　南	成都中医药大学
82174008	基于靶点“钩钓”策略的淫羊藿抗脑缺血直接靶点发现及分子机制研究	曾克武	北京大学
82173685	基于变构调节的靶向 DOT1L 抑制剂的合理设计、合成及抗肺癌分子机制研究	翟　鑫	沈阳药科大学
82173677	靶向 HIV-1 衣壳蛋白亚基界面新位点的小分子调控剂的设计、合成与活性评价	展　鹏	山东大学
82173979	黄芩栀子炮制配伍增强“宁肺火”“止血热”科学内涵研究	张　村	中国中医科学院中药研究所
82173874	白术内酯 III 通过孤核受体 Nur77 调控肝细胞酮体生成抗肝纤维化的作用与机制	张　峰	南京中医药大学
82074068	锦灯笼酸浆苦素调控 LIX1L 重塑肿瘤微环境的抗肝癌机制研究	张　浩	中国药科大学
82174023	中药苦荞头有效成分 Tatariside F 靶向 MZF1/lncRNA HClnc1/ODC1 通路抗肝癌的分子机制研究	张　宏	上海中医药大学
82074101	扶正化瘀片调控 c-Jun/miR-27a/Wnt/β-catenin 信号通路抑制肝星状细胞活化的抗肝纤维化机制研究	张　辉	上海中医药大学
82173935	中药通关藤“味苦回甜者为佳”传统鉴定标准的科学内涵研究	张　慧	辽宁中医药大学
82173742	基于活性分子的血管正常化新靶标 EphrinB2 确证及自组装降解剂的发现	张　杰	西安交通大学
82173666	双靶向 SIRT3/PAK1 抗糖酵解依赖亚型三阴性乳腺癌小分子化合物的设计合成及作用机制研究	张　瑾	深圳大学
82173826	EZH2 抑制剂治疗 FH 缺陷型肾细胞癌作用机制研究	张　进	上海交通大学
82173896	黏菌素联合舒巴坦抑制广泛耐药鲍曼不动杆菌细胞被膜合成的协同机制研究	张　菁	复旦大学
82074041	14-3-3η 介导自噬在小柴胡汤促神经发生抗抑郁中的作用及机制	张　阔	沈阳药科大学
82174013	黄连解毒汤抑制 Neu1 介导的胚胎基因转录激活改善心肌肥厚的作用机制研究	张　蕾	中国药科大学
82174025	大苞藤黄中 Neobractatin 通过 Tom20/GSDME 调控食管癌细胞焦亡的作用机制研究	张　莉	上海中医药大学
82173959	基于 Rig-I/MAVS 介导线粒体自噬稳态平衡的太子参抗糖尿病心肌病药效物质与作用机制研究	张　玲	浙江中医药大学
82173757	基于“清障-增信-促攻”理念构建凝胶“航母”多点出击促进肿瘤免疫治疗	张　娜	山东大学
82174007	蓝斑海马 NE 能神经环路介导的二至丸促海马脑糖原代谢改善 AD 小鼠认知障碍的作用机制	张　宁	黑龙江中医药大学
82173659	靶向 DNMT1 穿膜小分子荧光探针的设计、合成及其在监测宫颈癌前病变演进过程中的应用	张　倩	复旦大学
82074010	地胆草药材的抗炎物质基础及其品质相关性研究	张　涛	中国医学科学院药用植物研究所
82074049	人参皂苷 Rb1 抗心肌肥大的免疫相关-外泌体源性-非编码 RNA 调控机制研究	张　腾	上海中医药大学
82173639	内皮祖细胞在砷和高脂联合致血管内皮功能障碍中的作用及其机制研究	张　微	哈尔滨医科大学
82173936	ITS2“分类阈值”的构建及其在混合中药材高通量鉴定中的应用基础	张　伟	山东大学
82173735	海洋来源新型神经元自发钙振荡调节剂的发现及作用机制研究	张　文	同济大学
82074118	基于肠道菌代谢产物研究蒙药尖叶假龙胆治疗溃疡性结肠炎的药效物质	张　祎	天津中医药大学
82173816	Pre-mRNA 可变剪接导致 Zn^{2+} 失稳态在腹主动脉瘤发病中的作用和机制	张　政	中南大学
82173749	基于双功能短链抗体片段的蛋白冠主动精准调控及生物学效应	张　醉	复旦大学
82173724	腺相关病毒衣壳精准化学修饰介导的环境“刺激-响应”靶向可控基因递送载体研究	张传领	北京大学
82173786	基于活细胞特异荧光探针检测的真菌 CYP51 抑制剂实时原位构效关系探索及其作为抗真菌药物发现新方法研究	张大志	海军军医大学
82173991	基于药物内核-掩味涂层-表面引物精细组装多层核壳粒子的中药口腔速溶散设计原理研究	张定堃	成都中医药大学
82173784	基于“纳米空间效应”的 PD-L1 阳性肿瘤外泌体单颗粒分析新方法研究	张红岭	郑州大学
82173720	链霉菌新型调控蛋白 OvmZ-OvmW 激活抗生素生物合成的分子机制	张集慧	中国科学院微生物研究所
82174039	肠道菌群介导的黄芪发酵菌质干预肠道尿酸代谢治疗高尿酸血症的作用机制研究	张加余	滨州医学院
82173887	慢性乙肝感染病程中肝脏磷酸戊糖通路异常对替诺福韦酯代谢活化的影响及机制	张经纬	中国药科大学
82173951	基于“药效作用-体内成分-药源成分”的多基原中药钩藤对比研究	张庆英	北京大学
82173767	基于疟原虫代谢转运通道的逐级靶向纳米递药系统的构建及其抗青蒿素耐药机制研究	张淑秋	山西医科大学

（续表）

项目编号	项目名称	负责人	依托单位
82173792	迟发性小胶质细胞 Caspase-1 激活对进展性缺血性脑卒中的作用及机制研究	张翔南	浙江大学
82173908	IL-6/STAT3/CCL2 信号通路在多壁碳纳米管诱导的睾丸免疫微环境重塑中的作用	张晓芳	海军军医大学
82074102	基于 AMPK 调节 mTORC1/mTORC2 信号探讨薯蓣皂苷影响巨噬细胞极化和治疗 UC 的机制	张晓君	广州中医药大学
82173787	CRISPR/Cas 介导的 SARS-CoV-2 抗体快速体外进化策略	张晓鹏	解放军军事科学院军事医学研究院
82173974	甘草制远志缓解肠动力障碍重塑肠道黏膜屏障功能降低肠毒性机制研究	张学兰	山东中医药大学
82174088	固定化单构象态受体亲和色谱的建立及止喘灵方平喘功效物质研究	张亚军	西北大学
82173876	气道上皮细胞 MD2/TLR4 调控铁死亡参与香烟烟雾所致 COPD 的作用机制研究	张亚利	温州医科大学
82073996	基于系统中药学的丹参中药功效标志物发现研究	张燕玲	北京中医药大学
82074124	基于 LC-MS/MS 分子网络对诃子类藏药中抗糖尿病活性成分的定向挖掘及其作用机制研究	张颖君	中国科学院昆明植物研究所
82074031	基于"药物转运-靶蛋白/代谢通路-外泌体信号"效应轴探索 pH 触发式释药水凝胶微针脐部给药的效应机制	张永太	上海中医药大学
82173760	中性粒细胞凋亡小体介导的"御敌、策反、歼敌"策略在 ARDS 治疗中的研究	张志平	华中科技大学
82173947	基于 STAT3/CPT 介导线粒体酰基肉碱调控脂代谢的大柴胡汤"肝肠同治"核心物质基础和共性作用机制研究	张尊建	中国药科大学
82173620	基于真实世界数据的个体处理效应估计方法研究	赵　杨	南京医科大学
82174021	隐丹参酮调控 BECN1-SLC7A11 复合物介导的铁死亡逆转乳腺癌他莫昔芬耐药的分子机制研究	赵　虹	浙江中医药大学
82173646	复合外泌体早期干预保护神经环路降低残疾的卒中二级预防策略研究	赵　静	复旦大学
82174077	基于氨基酸转运调控 AMPK/mTOR 信号通路抑制 NLRP3 炎性小体活化探究民族药地锦草治疗炎症性肠病(IBD)的物质基础及作用机制	赵　旻	四川大学
82173897	炎症指标在儿童急性淋巴细胞白血病患者中作为抗感染一线治疗药物的个体化剂量预测因子的机制研究和量效分析	赵　维	山东大学
82074086	醋柴胡多糖靶向枯否细胞抑制肝移植免疫排斥作用基础及机制	赵　亚	广州中医药大学
82173840	多靶点免疫调控嵌合抗原受体 T 细胞治疗高危神经母细胞瘤效果及机制的研究	赵　宇	首都医科大学
82173856	DHHC9 调控 NSCLC 的作用机制及其作为治疗新靶点的研究	赵承光	温州医科大学
82173748	基于Ⅱ型幽门螺旋杆菌为载体的胃癌光动力-免疫治疗及免疫微环境重塑	赵春顺	中山大学
82173894	整合代谢酶-转运体-肠道微生物多因素研究巯嘌呤治疗 ALL 中活性代谢产物 TGNs 的调控及巯嘌呤纳米粒的干预	赵立波	北京大学
82173687	靶向 Bcl-2/Mcl-1 双功能分子的设计合成与抗 AML 活性研究	赵临襄	沈阳药科大学
82173716	基于 GSK-3β/DYRK1A 双靶点的 β-咔波啉类生物碱抗 AD 活性成分的发现与机制研究	赵庆春	解放军北部战区总医院
82173981	基于醋柴胡多糖的门控肝靶向功能辅料分子基础	赵瑞芝	广州中医药大学
82173924	重建外源迷迭香酸途径的工程酵母合成丹酚酸 B 的分子机制与定向改造	赵淑娟	上海中医药大学
82074130	基于"协同增效"复合芳香精油拮抗黄曲霉污染中药的分子作用机制研究	赵祥升	中国医学科学院药用植物研究所
82173904	右美托咪定通过 TFAP4 调控脑出血后自噬和凋亡平衡的研究	赵晓春	中国医科大学
82073999	益气活血类中药药效物质多模态辨识方法研究	赵筱萍	浙江中医药大学
82074002	车前子调控肠道色氨酸代谢介导的 AHR/NF-κB/Nrf2 信号通路抗肾纤维化的物质基础及机制研究	赵英永	西北大学
82074051	参归三圣散通过调控 VIP/VIPRs 通路减缓缺血性脑卒中延迟 tPA 溶栓所致血脑屏障加重损害的研究	赵永华	珠海澳大科技研究院
82073987	基于肠道菌群介导的胆汁酸代谢调控探讨救必应降血脂的药效物质基础及作用机制	赵钟祥	广州中医药大学
82074121	基于"肠道微生态移植——致病因素拆分"滇白珠抗类风湿关节炎活性部位作用机制研究	折改梅	北京中医药大学
82173686	肝内激活型氢过硫化物前药的设计及其对脂毒性损伤的干预作用	甄　乐	中国药科大学
82074050	紫堇药效成分木兰花碱调控 AMPKα 改善高脂血症的分子机制研究	郑　姣	北京中医药大学
82173670	新型醛脱氢酶 2 小分子变构激动剂的发现和心肌梗死缺血再灌注损伤治疗活性研究	郑灿辉	海军军医大学
82174081	金线兰属植物中靶向 p65/Keap1-Nrf2 通路的抗类风湿性关节炎活性多糖及其作用机制	郑承剑	海军军医大学
82174096	光热驱动马达微针经皮-关节腔递送雷公藤多苷治疗类风湿关节炎的研究	郑杭生	浙江中医药大学
82073977	基于胰岛 B 细胞保护的中药凉粉草抗糖尿病药效物质及作用机制研究	郑俊霞	广东工业大学
82173635	融合专业视角与吸烟者观点的智能信息推荐系统:机器学习在戒烟干预中的应用与评价	郑频频	复旦大学

（续表）

项目编号	项目名称	负责人	依托单位
82173776	基于高效液相色谱-电喷雾质谱联用中响应漂移发生机制的药物定量分析校正策略	钟国平	中山大学
82074092	大黄牡丹汤及其组分通过 TL1A-ILC3 修复肠黏膜损伤治疗 IBD 的实验研究	周　联	广州中医药大学
82173656	靶向 TFEB 介导溶酶体生成的化合物设计、合成及抗 AD 先导化合物发现研究	周　宇	中国科学院上海药物研究所
82074078	基于肠道菌 Akkermansia muciniphila/SCFAs/GPR43 通路研究金丝桃苷改善非酒精性脂肪肝的作用及其机制	周本杰	中山大学
82173863	基于 MCR-1 修饰 LPS 介导的细菌免疫逃逸探讨新结构多肽 MSI-1 抗多黏菌素耐药感染的机制	周长林	中国药科大学
82173619	X 染色体偏倚失活系数的稳健估计及不同失活模式下有效的复杂疾病易感基因定位的统计方法研究	周基元	南方医科大学
82174061	S1PR4 介导 RhoA/ROCK 通路调控慢性肾小球肾炎系膜细胞炎症的分子机制及真武汤对其干预作用研究	周玖瑶	广州中医药大学
82173869	雷公藤红素靶向 ChREBP/TXNIP 轴抗 2 型糖尿病作用及机制研究	周维英	重庆医科大学
82173623	FROC 框架下的诊断精确度评估的统计方法	周晓华	北京大学
82174022	中药吴茱萸活性成分 DeHE 抑制胰腺癌细胞干性的抗肿瘤机制	周兴旺	中山大学
82173883	YY1-UGT2B7-雌激素代谢轴调控乳腺肿瘤炎性微环境介导他莫昔芬耐药的作用与机制	周雪妍	徐州医科大学
82173836	JOSD2/KRAS 正反馈环路促进结肠癌细胞恶性增殖的作用及机制研究	朱　虹	浙江大学
82173618	基于灵活状态到达半 Markov 模型的慢性病决策分析中状态转移概率研究——以脑卒中为例	朱彩蓉	四川大学
82074096	基于中枢小胶质细胞 TNFα 表达调控的双氢青蒿素缓解神经病理性疼痛共情绪障碍作用靶点和途径研究	朱春燕	中国中医科学院中药研究所
82173706	三株篮状菌来源新颖壳梭菌素二萜及其 IKKβ 抑制活性和作用机制研究	朱虎成	华中科技大学
82173649	基于器官芯片和合成人类胚胎技术建立致畸物筛选新模型	朱江波	海军军医大学
82173969	共价键合协同分子印迹共驱动增强识别的机制及黄曲霉毒素绿色快速检测应用	朱全红	南方医科大学
82173736	靶向钠离子通道的新型芋螺毒素的发现及作用机制研究	朱晓鹏	广西大学
82173726	基于体内红细胞“顺风车”式递送的“血栓形成微环境”响应性水蛭素前药	朱元军	北京大学
82074079	丹酚酸 A 调控 SIRT3/PKM2 介导的糖代谢重编程抑制血管内皮细胞焦亡防治糖尿病动脉粥样硬化的研究	祝　骥	浙江中医药大学
82073953	基于自组织特征映射神经网络和合成生物学技术鉴定和表征狼毒大戟中松香烷型二萜生物合成途径的细胞色素 P450 酶	訾佳辰	暨南大学
82173899	基于多特征融合和机器学习的急性脑梗死后脑出血风险的预测模型	邹建军	南京医科大学
82073992	基于“生熟异用”的生白术健脾通便物质基础及作用机制研究	邹忠梅	中国医学科学院药用植物研究所

2021 年重点项目（药学相关项目选录）

项目编号	项目名称	负责人	依托单位
82130103	新型核苷化合物的合成及抗新冠病毒（SARS-CoV-2）的活性研究	常俊标	河南师范大学
82130109	基于神经炎症失调的抑郁症治疗新靶标星型胶质细胞缝隙连接功能的确证与创新药物发现	陈乃宏	中国医学科学院药物研究所
82130111	以通心络胶囊和半夏泻心汤为载体的中药复方质量评价方法及关键技术研究	果德安	中国科学院上海药物研究所
82130106	巨噬细胞装载减毒沙门氏菌肿瘤靶向性递送及其时空特异性肿瘤免疫治疗干预的效应及机制	华子春	常州南京大学高新技术研究院
82130099	糖靶向 RNAi 递药系统的模式动物评价	李　佳	中国科学院上海药物研究所
82130114	基于“四级构成关系”的中药复方质量评价方法与关键技术研究	李　萍	中国药科大学
82130101	靶向病毒 S 蛋白膜融合区的抗新冠药物发现、结构改造及其作用机制研究	刘叔文	南方医科大学
82130105	多维度抗冠状病毒先导化合物发现与作用机制研究	柳　红	中国科学院上海药物研究所
82130108	SNX10 介导巨噬细胞与肠道干细胞互作对炎性肠病黏膜愈合的影响及其靶标属性研究	沈晓燕	复旦大学
82130115	基于质量源于设计理念的“同方异制”生脉、复方丹参方质量评价新策略	王峥涛	上海中医药大学
82130116	蒙药巴格-塔日努（京大戟）等 3 种大戟属常用有毒药炮制减毒增效的共性机制研究	吴　皓	南京中医药大学
82130112	关联临床疗效的中药复方质量评价方法学研究	鄢　丹	首都医科大学
82130104	针对新冠病毒四种非结构蛋白靶标的先导化合物发现及其成药性优化	杨胜勇	四川大学
82130102	活细胞递药系统的体内药物时空分布及免疫联合治疗作用	张　灿	中国药科大学
82130100	基于流感病毒结构和功能仿生基础的生物技术药物研究	周德敏	北京大学
82130107	介导小胶质细胞活化和神经炎症的关键危险识别受体发现、疾病机制及干预策略研究	周荣斌	中国科学技术大学

2021 年重大研究计划(药学相关项目选录)

项目编号	项目名称	负责人	依托单位
92168119	Cyclin L1“相分离”调控心肌细胞增殖在心梗后心脏再生修复中的作用及机制研究	蔡本志	哈尔滨医科大学
92169102	新冠病毒 T 细胞抗原表位变异的免疫逃逸机制研究	陈国兵	暨南大学
92169104	新冠疫苗接种诱导的保护性抗体及表位动态变化机制研究	陈耀庆	中山大学
92169211	CD147-S 蛋白新冠病毒感染新路径和疾病模型及其免疫应答与调控	陈志南	空军军医大学
92168113	持续交感激活抑制微血管新生导致心脏损伤修复障碍的机制	董尔丹	北京大学
92168115	Sox2 基因的增强子依赖性时空网络信号调控参与耳蜗感觉上皮细胞分化命运决定和损伤后再生过程的作用机制研究	董耀东	中国医科大学
92169114	新冠病毒感染导致获得性 ACE2 下调在肺损伤和血栓并发症中的作用	方　超	华中科技大学
92169209	冠状病毒组装释放机制及其受天然免疫调控机理	高光侠	中国科学院生物物理研究所
92168205	心脏损伤修复的多组学时空图谱解析	高绍荣	同济大学
92169202	包膜蛋白 E 作为抗冠状病毒广谱靶点的可行性研究及候选药物发现	高召兵	中国科学院上海药物研究所
92169115	冠状病毒-免疫球蛋白受体互作机理和新型抗体药物创制研究	胡　适	海军军医大学
92168202	基于非平衡稳态动力学模型对细胞属性转换在肝损伤再生和肝癌形成的研究	惠利健	中国科学院分子细胞科学卓越创新中心
92169112	冠状病毒 S 蛋白 S2 亚单位中广谱抗冠状病毒药物靶点的研究	姜世勃	复旦大学
92168116	Hippo 信号通路调控胃粘膜损伤修复的细胞与分子机制	焦　石	复旦大学
92168206	血管损伤微环境中 Circ-Amotl1 通过 RNA 互作网络促进血管修复的机制研究	荆　清	中国科学院上海营养与健康研究所
92168118	小分子化合物诱导的肝脏再生及其机制	李文林	海军军医大学
92169110	脂代谢相关因子促进新冠病毒复制的分子机理研究	刘　超	中山大学
92169105	新冠病毒感染康复患者及疫苗接种者特异性 T 细胞应答远期特征研究及精准评估体系的建立	刘　嘉	华中科技大学
92168201	衰老调控组织损伤修复的机制解析	刘光慧	中国科学院动物研究所
92169210	SARS-CoV-2 特异性免疫应答与记忆的时相特征及抗感染保护研究	刘江宁	中国医学科学院医学实验动物研究所
92169101	新冠肺炎治疗新策略:细胞微颗粒递送病毒进入肺泡巨噬细胞降解	刘玉英	中国医学科学院基础医学研究所
92169119	新冠病毒诱导 IL-6/NF-KB 炎症信号通路的激活及干预策略研究	卢洪洲	复旦大学
92168204	中枢神经系统调控外周关节软骨再生的机制研究	罗　剑	同济大学
92168121	双化合物诱导细胞谱系示踪系统(DISC)的建立及其在骨损伤修复中的应用	罗凤涛	陆军军医大学
92169208	冠状病毒广谱抑制剂的开发及其对长效免疫记忆的影响	齐建勋	中国科学院微生物研究所
92168203	心肌梗死再生修复的有序调控与复合干预策略	沈振亚	苏州大学
92169118	多维全景空间组学研究重症新冠肺炎患者的固有免疫应答及其损伤机制	孙　成	中国科学技术大学
92169000	冠状病毒-宿主免疫互作的全景动态机制与干预策略	田志刚	中国科学技术大学
92168120	巨噬细胞的代谢和表观遗传调控在糖尿病伤口修复中的作用及机制研究	铁　璐	北京大学
92169117	ACE2 基因变异及环境在新型冠状病毒肺炎发生与预后中的作用与机制研究	童叶青	湖北省疾病预防控制中心
92169116	老年个体免疫细胞的乳酸代谢及蛋白修饰特点在病毒感染免疫损伤中的作用机制研究	王　品	海军军医大学
92169113	新型冠状病毒感染的黏膜免疫细胞特征与动态调控机制	王　硕	中国科学院微生物研究所
92168207	脂肪肝边缘供肝移植后肝再生障碍信息解码及其风险预测研究	王韫芳	清华大学
92169106	新冠病毒灭活疫苗接种者免疫效果的动态监控和系统评价	吴爱平	苏州系统医学研究所
92169122	基于 ACE2 转录后调控机制的研究和冠状病毒拮抗策略的研发	谢　枫	苏州大学
92169103	滤泡辅助性 T 细胞调节新冠病毒特异性抗体产生及型别转换的作用研究	邢少军	深圳大学
92169206	新冠疫苗活化免疫应答及其保护效力研究	徐建青	复旦大学
92169109	抗新冠病毒蛋白质 tetherin 抑制病毒的分子机理及病毒的拮抗机制的研究	杨海涛	上海科技大学
92169203	多种人类冠状病毒调节宿主免疫的共性和特性及干预靶点研究	于晓方	浙江大学
92169111	冠状病毒程序性-1 位核糖体移码的机制研究及减活突变体筛选	曾福星	南方科技大学
92169201	蛋白质去泛素化参与调控抗新冠病毒体液免疫反应的机理研究	张　辉	中山大学
92168114	CaMKII-δ9 在心脏缺血/再灌损伤及其修复中的作用与机制研究	张　岩	北京大学
92169204	抗新型冠状病毒体液免疫应答规律及调控机制	张　政	南方科技大学
92169107	重症新冠免疫损伤致病机制及预警标志物的研究	张定宇	武汉市金银潭医院
92169207	SARS-CoV-2 感染诱导的免疫损伤及其动态致病机制	张纪岩	解放军军事科学院军事医学研究院

（续表）

项目编号	项目名称	负责人	依托单位
92169205	抗新冠病毒抗体反应的全景动态机制与干预策略研究	张林琦	清华大学
92169212	新冠 DNA 疫苗受试者免疫应答相关因素及机制研究	张文宏	复旦大学
92169120	利用单细胞测序技术绘制新冠病毒 mRNA 疫苗受试者免疫反应全景图谱	赵　慧	解放军军事科学院军事医学研究院
92168112	中性粒细胞/单核细胞介导的药物输送系统靶向肾小管间质序贯修复急性肾损伤	赵晓智	南京大学
92169121	新型冠状病毒感染及疫苗接种后中和抗体不同程度衰减队列人群体内分子标志物的发现和临床应用	郑　昕	华中科技大学
92168117	Elabela 通过调控 CMG2/Akt/GPX4 铁死亡信号在高血压血管纤维化及血管损伤修复中作用机制研究	钟久昌	首都医科大学

2021 年国际（地区）合作与交流项目（药学相关项目选录）

项目编号	项目名称	负责人	依托单位
82161160342	降钙素基因相关肽（CGRP）在骨关节炎疼痛和病理中的不同作用	Di Chen	中国科学院深圳先进技术研究院
82111530201	针对神经活动测量的扩散磁共振成像技术研究	白瑞良	浙江大学
82111540275	纳米制剂递送核酸药物治疗乳腺癌	蔡　宇	暨南大学
82161148013	抗 SARS-CoV-2 新型核苷类药物的分子作用机制研究	柴继杰	清华大学
82111530200	NIR-II 荧光成像技术示踪软骨祖细胞在软骨缺损愈合过程中的迁移模式	陈　俊	复旦大学
82120108017	仿生拓扑结构代谢重编程调控巨噬细胞功能及其在脊髓损伤的作用和机制研究	陈　亮	苏州大学
82161160313	FGFR2 和 ATP11B 作为 BRCA1 相关乳腺肿瘤发生和转移的驱动因子及其抑制策略的研究	陈　林	陆军军医大学
82181340279	2021 牙颌发育中韩双边学术会议	陈　智	武汉大学
82161138023	血红素氧合酶-1 在诱导性多能干细胞分化的人心肌和血管内皮细胞与心室梗死区结构及功能整合中的作用	陈思锋	复旦大学
82161138017	针对抗菌素耐药性的新型诊断和预防技术开发	陈卫华	华中科技大学
82161148007	基于靶点设计筛选抗 SARS-CoV-2（和其他病毒感染）的唑并嗪类衍生物和其他小分子化合物及其结构优化、生物活性评价和分子机制研究	杜伟杰	哈尔滨医科大学
82111530099	结直肠癌化疗敏感性的代谢相关调控机制	方乐堃	中山大学
82111530058	低氧适应中阿片与腺苷信号对线粒体功能的调节	付　锋	空军军医大学
82120108011	母胎界面免疫微环境 T 细胞亚群对分娩启动和早产的调控作用及机制研究	高　路	海军军医大学
82111530074	学龄期儿童久坐时间和肌肉载荷水平的相关性研究	高　莹	浙江大学
82120108015	基于巨噬细胞分子成像评价糖尿病心肌炎性损伤及靶向干预机制研究	郭应坤	四川大学
82111530209	抗新型冠状病毒多肽化合物的生物合成与近红外二区应用	洪学传	武汉大学
82161138003	SARS-CoV-2 感染的免疫介导机制：新途径和新挑战	胡德胜	华中科技大学
82111530101	特定 Chemerin 亚型促进肾透明细胞癌肺转移的作用及机制研究	黄　浩	赣南医学院
82161138019	新型斑马鱼 PDX 模型在诊断肿瘤转移及预测免疫治疗疗效中的研究与应用	黄　萍	杭州医学院
82120108018	长期运动通过影响肠道菌群及其脂肪酸代谢进而促进颅脑外伤后神经康复的机制与机理研究	季　晶	南京医科大学
82161138002	靶向 SARS-CoV-2 棘突蛋白 S2 亚单位上 HR1 区的小分子类广谱冠状病毒融合抑制剂的研究	姜世勃	复旦大学
82181220077	中国-芬兰围孕产期微生物组学与母婴健康学术交流会议	蒋　泓	复旦大学
82161138005	全新 2′-O-甲基转移酶抑制剂：设计、合成及其抗新冠病毒的活性评价	蒋　晟	中国药科大学
82111530157	基于生物 3D 打印的具有分级血管网络的工程化骨组织构建	李　斌	苏州大学
82111530213	基于超构表面增强红外光谱的新冠病毒快速高灵敏检测技术研究	李　佳	深圳技术大学
82161138020	中国农村与德国农场环境对儿童哮喘保护作用的研究——树突状细胞和调节性 B 细胞在免疫成熟过程中的重要作用	李　靖	广州医科大学
82161138021	抗精神病药治疗精神分裂症的西方与中国临床研究证据：建立联合数据库及运用网状 meta 分析方法	李春波	上海市精神卫生中心
82161160341	基于高密度肌电信号宏观与微观特征解码的运动意图识别与自然控制神经假肢	李光林	中国科学院深圳先进技术研究院
82111540277	T 细胞中 RNA m1A 修饰的功能和机制研究	李华兵	上海交通大学
82161148009	金砖五国新冠病毒基因组变异监测	李明锟	中国科学院北京基因组研究所（国家生物信息中心）
82120108013	免疫检查点分子调控致病性 $CD8^+$ T 细胞在原发性胆汁性胆管炎中的作用探究	廉哲雄	华南理工大学
82120108004	PlGF 及其生长因子家族参与动脉粥样硬化病变内皮损伤后修复的机制研究	梁　春	海军军医大学
82120108006	TRPV6 基因在慢性胰腺炎中的遗传致病机制及精准防治策略研究	廖　专	海军军医大学

（续表）

项目编号	项目名称	负责人	依托单位
82161148008	基于壳聚糖载体的肺靶向抗新型冠状病毒纳米药物的研发	刘　军	中国疾病预防控制中心病毒病预防控制所
82161138016	冷冻保存与再移植女性癌症患者卵巢组织的个体化诊断、预测和优化研究	刘　奎	香港大学深圳医院
82161138024	RNA 解旋酶 DHX15 促急性 T 淋巴细胞白血病的机制和功能研究	刘胡丹	武汉大学
82111530210	基于 pistol 核酶的靶向新冠病毒基因的核酸药物设计	刘艺锦	南开大学
82161138001	基于肠道腺病毒载体平台 COVID-19 黏膜疫苗的设计与筛选	鲁茁壮	中国疾病预防控制中心病毒病预防控制所
82120108008	生命早期营养缺乏继成年后营养过剩“两次打击”糖脂代谢紊乱新风险机制研究	陆颖理	上海交通大学
82120108014	精神分裂症影像新亚型的多组学生物机制研究	吕　粟	四川大学
82161138029	磁控连续介质软体机器人精准递送前药纳米组装体用于肿瘤化疗-免疫协同治疗的研究	罗　聪	沈阳药科大学
82161128015	全喷墨打印的高灵敏度 COVID-19 双检测 FET 传感器	罗　钰	西安交通大学
82120108009	骨细胞外泌体促进下丘脑神经干细胞巢炎症及其在老年代谢病中的作用研究	罗湘杭	中南大学
82111530242	性别/社会经济地位在体力活动与轻度认知障碍向痴呆转变关系中的修饰作用	马　菲	天津医科大学
82111530212	肺类器官芯片筛选药物调控新型冠状病毒肺炎的炎症反应	马少华	清华大学
82111530202	贝伐单抗-帕比司他同轴静电纺丝缓释载体联合电渗流和肿瘤治疗电场局部时序性治疗胶质母细胞瘤及其机制研究	倪石磊	山东大学
82181340280	中韩糖尿病并发症中医药临床及实验研究进展研讨会	朴元林	中国医学科学院北京协和医院
82120108019	MEF2D 介导的肝脏免疫微环境重塑在炎症诱导肝癌发生中的作用及机制研究	钱　程	重庆大学
82111530156	基于星形胶质细胞研究山茱萸环烯醚萜苷（CIG）调控小鼠脑缺血再灌注损伤的效应	乔博灵	西北大学
82111530100	梯次双靶向治疗与 LMHSs 光热消融的协同抗肿瘤作用研究	邵海波	中国医科大学
82111530302	基于 H5N6 和 H1N1 流感病毒神经氨酸酶和血凝素保护表位的多肽疫苗的分子设计和免疫效果研究	沈晨光	南方医科大学
82120108005	VEGF-A/TGFβ1 纳米颗粒载药心包补片在促进血管移植物快速体内适应中的作用及机制研究	舒　畅	中国医学科学院阜外医院
82161138028	细胞因子分泌型 CAR-T 细胞的开发及其抗耗竭机制研究	孙　洁	浙江大学
82120108012	乙肝及 NASH 相关肝癌 PD-（L）1 抑制剂免疫治疗反应性差异的机制研究	孙倍成	南京大学
82111540276	前列腺癌发生发展相关蛋白修饰的系统研究	谭敏佳	中国科学院上海药物研究所
82161148012	COVID-19 疫情的多尺度传播建模及其预警与控制研究	唐　明	华东师范大学
82120108002	创伤后应激障碍与阻塞性睡眠呼吸暂停共病对动态血压的影响及其机制研究	唐向东	四川大学
82120108001	机械敏感性离子通道蛋白 Piezo1 在肺动脉高压肺血管炎症中的作用及机制研究	王　健	广州医科大学
82111540166	功能基因导向的海洋微生物来源活性天然产物的挖掘	王　乂	中国海洋大学
82131430174	用于阿尔茨海默症早期成像诊断的分子复合材料构建	王　卓	北京化工大学
82111530060	中俄不同血清型肾综合征出血热 miRNA 表达谱分析及预警平台的建立	王国庆	吉林大学
82161148011	新冠肺炎大流行定量分析多层次框架：数学建模方法研究	王静远	北京航空航天大学
82120108010	阿尔茨海默病早期发生过程中血液脑源性囊泡转录组和蛋白组学研究	王延江	陆军军医大学
82111530203	整合时间和空间的大脑组学揭示卒中复发机制	王拥军	首都医科大学
82120108020	HIC1 促进胃肠间质瘤恶性进展的分子机制及靶向干预	王跃祥	中国科学院上海营养与健康研究所
82161160343	粤港澳大湾区外来生物——藁杆双脐螺的种群基因组学及其传播输入性血吸虫病的风险评估研究	吴忠道	中山大学
82161148006	靶向病毒膜蛋白抗新冠及流感病毒进入的新型二萜及三萜衍生物的合成、活性及机制研究	肖苏龙	北京大学
82120108007	局灶节段肾小球硬化新致病基因定位及功能研究	谢静远	上海交通大学
82161148010	SARS-CoV-2 基因组测序及 COVID-19 流行病学和数学建模研究	辛玉华	中国科学院微生物研究所
82161138026	不同部位、类型及年龄的脂肪组织在调控代谢、心血管功能中的作用机理及临床意义	徐爱民	香港大学深圳研究院
82111530204	磁共振多维扩散成像新技术在脑肿瘤异质性无创诊断的应用研究	徐海波	武汉大学
82161138004	基于离心式微流控的新冠病毒高灵敏度、快速侧向流检测技术	徐友春	清华大学
82120108003	巨噬细胞核受体 Nr4a3 在心梗后心肌损伤和重构中的作用机制和干预研究	闫小响	上海交通大学
82161138027	应用智能压力反射器治疗多系统萎缩的直立性低血压	杨志伟	中国医学科学院医学实验动物研究所
82111530059	西方饮食对大脑神经元-胶质细胞的交互作用	余曙光	成都中医药大学
82161128014	开发 PI3K 抑制剂以控制新型冠状病毒肺炎中的细胞因子风暴	岳剑波	香港城市大学深圳研究院
82161138025	神经发育障碍小鼠模型中超声发声介导的社会情感交流：Neurexins，Neuroligins，及其在小清蛋白中间神经元中的作用机制	张　勃	深圳湾实验室

（续表）

项目编号	项目名称	负责人	依托单位
82120108016	构建智能响应型 NIR-II 区光声成像探针用于肿瘤免疫微环境实时动态监测	张瑞平	山西医科大学
82161138018	呼吸系统感染与宿主反应特征标识筛查及快速检测方法研究	张文宏	复旦大学
82111530241	基于“白蛋白搭便车”理念精准靶向递送 ICD 诱导剂和 TLR7/8 激动剂逆转肿瘤免疫抑制微环境用于结直肠癌治疗的研究	张志岳	山东大学
82111330075	建立新型脑卒中生物标志物的大规模平台	赵传胜	中国医科大学
82111530211	新冠肺炎合并感染的临床研究：聚焦精准诊断	郑　波	北京大学
82131430172	肠道微生物组在 IgA 肾病中的致病机制研究	周绪杰	北京大学
82131430173	单细胞研究解析急性髓系白血病表观克隆演化	朱　平	中国医学科学院血液病医院（中国医学科学院血液学研究所）
82161138022	转录共调节因子 NCOA3 在系统性硬化症多重促纤维化网络中的作用与机制	邹和建	复旦大学

2021 年联合基金项目（药学相关项目选录）

项目编号	项目名称	负责人	依托单位
U21A20297	三螺旋多糖链的可控组装、靶向载药体系构建与免疫抗肿瘤机制研究	蔡　超	中国海洋大学
U21A20418	组胺 H3 受体介导的摄食神经网络在肥胖症中的作用及机制研究	陈　忠	浙江中医药大学
U21A20194	中国地鼠自发性 2 型糖尿病动物模型的建立及关键基因功能研究	陈朝阳	山西医科大学
U21A20278	药用长春胺类生物碱的高效不对称合成	陈芬儿	四川大学
U21A2042	超高强韧钛合金的高通量实验与模拟及强韧化机制	陈瑞润	哈尔滨工业大学
U21A20362	ApoE4-星形胶质细胞在阿尔茨海默病相关性认知障碍中的作用机制	陈晓春	福建医科大学
U21A20372	基于多组学整合分析的食管下段癌分子分型及不同亚型调控机制的研究	崔永萍	山西医科大学
U21A20415	多组学联合研究探讨中药复方和单体逆转上消化道癌前病变的功效与机理	单保恩	河北医科大学
U21A20200	PTPN11 突变诱导 MerTK 异位表达的恶性 JMML 新型细胞免疫药物 ProTAC-MerTK 的设计、功能评价和机制研究	董　磊	北京理工大学
U21A20359	外周感觉神经节 GABA/DBI 系统对疼痛的精细门控及潜在疼痛治疗意义	杜肖娜	河北医科大学
U21A20408	基于“肝-眼轴”的枸杞子及其复方防治青少年近视与年龄相关性黄斑变性的功效物质与生物学机制研究	段金廒	南京中医药大学
U21A20421	循环肿瘤细胞的类器官培养实现常见实体肿瘤化疗药物个体化的研究	符立梧	中山大学
U21A20360	急性缺血性脑卒中后继发血栓形成的 T 细胞免疫机制及干预研究	付　莹	福建医科大学
U21A20409	动物药大品种康复新液关键质量属性制剂传递规律及动态质控模式研究	傅超美	成都中医药大学
U21A20309	仿生纳米淋巴系统强化抗肿瘤药物瘤内传递和协同治疗的基础研究	高大威	燕山大学
U21A20407	大黄逆转神经炎症反应药效物质及作用机制研究	高晓燕	北京中医药大学
U21A20340	遗传变异与金属暴露对广西地区冠心病发病的危害效应及风险预测	顾爱华	南京医科大学
U21A20406	安徽道地药材桐桔梗品质形成及品质评价研究	桂双英	安徽中医药大学
U21A20401	基于“炎症-线粒体损伤”介导的脑-肠-微生物轴失衡研究肝郁脾虚型抑郁症的生物学机制及逍遥散的干预机理	郭蓉娟	北京中医药大学
U21A20523	产前先天性心脏病多模态数据及知识不确定性下的规范化影像导航与疾病细化分型推理研究	何怡华	首都医科大学
U21A20410	黄芪调控神经血管偶联在补阳还五汤改善慢性脑缺血中的作用确证与机制探索	贺文彬	山西中医药大学
U2102201	强活性、高选择性的 NLRP3 炎症小体活化抑制剂去氢木香烃内酯的作用机制及其构效关系研	胡立宏	南京中医药大学
U21A20414	金线莲调控代谢机制及其在老年痴呆症防治中的作用和应用研究	华　茜	北京中医药大学
U21A20343	丙酮酸脱氢酶 α1 在同型半胱氨酸引起易损斑块形成中的作用及调控机制	姜怡邓	宁夏医科大学
U21A20380	尿素循环缺陷诱导脂肪酸代谢重编程促进肝癌恶性表型、机制及其药物干预研究	阚全程	郑州大学
U2102218	外来有害植物美洲商陆入侵成灾及对乡土药用植物商陆影响的机理研究	李　博	复旦大学
U21A20413	肠道菌群-胆汁酸代谢失衡参与非酒精性脂肪性肝病形成的机制与中医药的干预作用研究	李后开	上海中医药大学
U21A20355	OXCT1 调控的胆固醇代谢重编程：原发性醛固酮增多症发病的新机制	李启富	重庆医科大学
U21A20243	五加科林药植物离体繁殖过程中三萜皂苷合成的分子调控机制	李玉花	东北林业大学
U21A20404	基于巨噬细胞-细胞焦亡-交感重塑网络研究针刺治疗内脏痛的抗炎镇痛机制	梁繁荣	成都中医药大学
U21A20416	HDAC6 及 SHP2 对食管癌免疫逃逸的表观遗传调控及其靶向小分子抑制剂干预研究	刘宏民	郑州大学
U21A20419	藏丹参提取物治疗缺血性脑卒中的药效评价及活性成分作用机制研究	刘培庆	中山大学
U21A20387	基于超快成像的多模态超声影像组学精准诊断冠状动脉微血管疾病的方法研究	马春燕	中国医科大学

（续表）

项目编号	项目名称	负责人	依托单位
U21A20422	HIF-2α 驱动脑低氧瓮胶质瘤细胞干性重塑新机制与靶向新药研究	朴浩哲	中国医科大学
U21A20346	西南不同海拔地区子痫前期发生机制异同与靶向干预策略	漆洪波	重庆医科大学
U21A20417	用于胃肠道肿瘤术中的化疗药物/水凝胶新型药物复合递送系统研究	钱志勇	四川大学
U21A20173	促心肌修复离子导电水凝胶的仿生构筑及其功能化研究	邱小忠	南方医科大学
U21A20179	抗生素废水处理过程中耐药病原菌的筛查、传播及控制	沈锦优	南京理工大学
U21A20345	内质网应激蛋白 MANF 通过与过氧化还原酶 6 相互作用调节肝细胞的谱系定型及恶性转化研究	沈玉先	安徽医科大学
U21A20370	重建脓毒症时中性粒细胞稳态在促进程序性炎症消退中的作用及机制研究	孙炳伟	南京医科大学
U21A20398	基于营养暴露组学的 2 型糖尿病精准营养干预研究	孙长颢	哈尔滨医科大学
U21A20371	鼻咽癌树鼩模型的创建及发病机理的研究	唐安洲	广西医科大学
U21A20391	基于 IVUS-OCT 同步成像技术研究寒冷刺激动脉粥样硬化进展机制与无创干预策略	田进伟	哈尔滨医科大学
U21A20375	p21 缺失通过调节肿瘤免疫微环境促进肝癌发生的机制研究	王　华	安徽医科大学
U21A20412	基于通腑泄热的大黄治疗重症酒精性肝炎的物质基础和作用机制研究	王伽伯	首都医科大学
U21A20257	四川猪鸡产业链中重要病原细菌基因组学溯源及交叉耐药新基因传播机制	王红宁	四川大学
U21A20400	基于河间学派火热论的黄连解毒汤及其有效组分调控“中枢-外周”免疫互作治疗急性缺血性中风的多组学联动研究	王庆国	北京中医药大学
U21A20353	TSP-1、Ihh 和 HDAC4 在关节软骨退变发生机制中的作用及其在膝 OA 早期诊断和治疗中的应用	卫小春	山西医科大学
U21A20402	解毒祛瘀滋阴方调节肠道菌群-代谢-免疫治疗系统性红斑狼疮的作用机制研究	温成平	浙江中医药大学
U21A20395	拉曼流式 AML 初诊快速分型、疗效预测及耐药机制研究	吴一辉	中国科学院长春光学精密机械与物理研究所
U21A20424	基于转运体筛选评价肾小管分泌和重吸收功能的内源性标志物并构建准确预测药物肾排泄能力的 PBPK 模型	武新安	兰州大学第一医院
U21A20384	基于 PROTAC 技术靶向降解 SARS-CoV-2 Mpro 蛋白的新型广谱抗冠状病毒药物的研发	夏赞贤	中南大学
U21A20196	融合寒地高发恶性肿瘤组学数据识别癌症演化早期重要驱动因子	肖　云	哈尔滨医科大学
U21A20399	纤维状微纳米塑料标准品可控制备及哺乳动物毒理学研究	闫灵均	中国医科大学
U21A20420	泛素修饰酶介导结直肠癌 β-catenin 持续激活的调控机制和干预策略研究	杨　波	浙江大学
U21A20339	长链非编码 RNAs 与其互作蛋白——心源性猝死的关键分子网络	杨宝峰	哈尔滨医科大学
U21A20411	基于多组学和菌药互作研究糖尿病肾病“肠-肾”轴调控机制及“脾不散精、毒损肾络”论治中药的干预作用	喻　嵘	湖南中医药大学
U21A20386	多组学融合智能影像新技术在脑胶质瘤精准诊疗的研究	张　辉	山西医科大学
U21A20262	利用宁夏道地中药防治奶牛隐性乳房炎的组方筛选及机制研究	张　勇	甘肃农业大学
U21A20378	基于新型复合式多功能钇-90 栓塞微球的肝癌程序化精准治疗及其机制研究	钟红珊	中国医科大学
U21A20423	靶向病毒 RNAi 抑制子的抗病毒药物临床前研究	周　溪	中国科学院武汉病毒研究所

2021 年青年科学基金项目（药学相关项目选录）

项目编号	项目名称	负责人	依托单位
82104017	条斑钳蝎多肽药效物质基础及其抗白癜风作用研究	艾合米丁·外力	中国科学院新疆理化技术研究所
82104037	地胆草属吉玛烷型倍半萜内酯的精准导向分离及调控 Hsp90α 发挥抗肝癌作用的研究	白　明	沈阳药科大学
82104169	ASAP1 基于 YTHDF2 m6A 甲基化修饰介导巨噬细胞自噬调控 AS 作用和机制的研究	白　雪	海南大学
82104470	基于肠道菌群探讨复幼制剂治疗性早熟的机制研究	白国良	首都医科大学
82104057	芋螺毒素 GeXIVA 对乳腺癌细胞 α9 烟碱型乙酰胆碱受体的抑制作用与调控机制	鲍娇琳	海南大学
82104463	云芝乙酰化多糖基于极化 TAMs 表型并抑制其 PD-L1 表达的免疫抗肿瘤作用研究	毕思学	滨州医学院
82104168	心肌缺血再灌注损伤新机制——YTHDF2 修饰环状 RNA 甲基化加重心肌细胞铁死亡	卞　宇	哈尔滨医科大学
82104122	干血斑全血样本中新冠中和抗体快速光生物传感检测的研究	卞素敏	西湖大学
82104125	基于定位修饰的高灵敏度细胞膜药物筛选材料的制备及其应用研究	卜羽思	西安交通大学
82104561	基于 Prx-3 调控 PTEN 氧化修饰介导的肺成纤维细胞活化探讨金水缓纤方抗肺纤维化的机制	蔡邦荣	河南中医药大学
82104362	基于人工智能神经网络策略的葛根丹参药对物质基础及作用机制研究	曹纪亮	深圳技术大学
82104023	红千层新型间苯三酚衍生物抗耐药细菌的构效关系和作用机制研究	曹佳青	暨南大学
82104099	中药皂苷促进大分子药物胞内高效释放增强其活性的分子机制	曹雪玮	华东理工大学

（续表）

项目编号	项目名称	负责人	依托单位
82103987	基于 F691 位点突变设计的新型选择性 FLT3 共价抑制剂的合成及抗肿瘤活性研究	常 亮	南京中医药大学
82104111	Caspase 1 响应型“纳米诊疗器”调节 II 型肺泡上皮细胞稳态平衡逆转早期肺纤维化治疗机制研究	常 鑫	锦州医科大学
82104047	基于可视化质谱技术从特境真菌中发掘新型抗 CRAB 活性分子	常珊珊	中国医学科学院医药生物技术研究所
82104200	新型 EZH2 不可逆抑制剂在前列腺癌中的作用及分子机制研究	陈 程	中国科学院合肥物质科学研究院
82104514	肠道菌影响当归补血汤促造血成分群吸收机制研究	陈 俊	广东药科大学
82104554	黄芪-葶苈子药对调控分子马达 MYO6 影响自噬流进程干预心衰的作用机制研究	陈 倩	山东中医药大学
82104196	甲羟戊酸代谢途径增强肾细胞癌 PD-L1 mRNA 稳定性研究	陈 羲	浙江大学
82104537	具有仿生表面的纳米复合乳负载艳山姜挥发油用于防治糖尿病血管内皮损伤的研究	陈 艺	贵州医科大学
82104205	适配体药物 AS1411 下调星形胶质细胞外泌体 MiRNA-27a 靶向 INPP4B 抑制脑胶质瘤增殖的机制研究	陈 茁	湖北医药学院
82104382	中性粒细胞 Proteinase 3 靶向的溪黄草干预 NASH 肝纤维化药效物质基础和作用机制研究	陈阿丽	广东药科大学
82104189	JAK3 选择性抑制剂抗类风湿性关节炎的作用及其分子机制	陈成娟	中国医学科学院药物研究所
82104511	茯苓酸 A 作用于 Sirt3 调控 β-catenin 去乙酰化抗肾间质纤维化的机制研究	陈丹倩	中日友好医院
82104399	乳铁蛋白修饰海藻酸锌纳米凝胶滴丸剂控释淫羊藿苷治疗帕金森病研究	陈昳冰	天津中医药大学
82104312	孕期地塞米松暴露通过调控子代睾丸支持细胞 Tbx2/Cx43 参与精子发生异常	陈光辉	武汉大学
82103999	靶向 MyD88 的 PROTACs 的发现及其在急性肺损伤中的作用研究	陈凌峰	杭州医学院
82104287	细胞内胆固醇水平的系统调控对非小细胞肺癌 EGFR-TKI 耐药的影响及机制研究	陈秋芳	厦门大学
82103981	新型 WDR5 蛋白 Win site 抑制剂的合理设计、合成及其抗肿瘤活性研究	陈维琳	南京医科大学
82104235	利奈唑胺恢复红霉素耐药肠球菌对红霉素敏感性的机制研究	陈伟东	汕头大学
82104144	胆固醇衍生物 CS3 通过抑制 RIPK1 激酶减轻实验性脑梗死的免疫调节机制研究	陈文礼	中山大学
82104354	基于组效关系和代谢组学的麦冬抗帕金森病的药效物质辨识和作用机制研究	陈肖家	珠海澳大科技研究院
82104536	基于尤斯灌流系统的诃子特征化学成分抗溃疡性结肠炎活性及机制研究	陈玉欣	湖北工业大学
82104236	金属 β-内酰胺酶 MAB_1483 在脓肿分枝杆菌对氯法齐明耐药中的作用及机制研究	陈园园	浙江大学
82104497	基于 MSP/RON 通路探讨桂皮醛抑制破骨细胞活化干预类风湿性关节骨破坏的作用机制研究	成文翔	中国科学院深圳先进技术研究院
82104138	内侧隔核胆碱能神经元中组胺 H1 受体在恐惧记忆中的作用及其机制研究	程 立	浙江中医药大学
82104019	天然间苯三酚-环聚酮类加合物抗骨肉瘤的构效关系与作用机制研究	程民井	暨南大学
82104035	银线草中逆转骨肉瘤化疗耐药的新颖倍半萜聚合物定向发现及作用机制研究	池 军	河南中医药大学
82104293	YB-1 调控肠道 P-gp 对达比加群酯在高龄人群中的药代动力学影响及机制研究	崔 诚	北京大学
82104524	基于“crosstalk”策略探究山胡椒中抗类风湿性关节炎的物质基础及作用机制	崔 辉	广州中医药大学
82104452	基于 FASN-ERK1/2 通路探讨水飞蓟宾诱导细胞失巢凋亡抑制结直肠癌肝转移的机制	崔春雪	河北中医学院
82104009	基于结构设计合成新型 Pin1 共价结合小分子抑制剂	崔国楠	中国医学科学院药物研究所
82104002	AdipoR 小分子激动剂的设计、合成、靶标确证及抗 NASH（非酒精性脂肪性肝炎）活性研究	戴 量	中国药科大学
82104527	基于整体蛋白功能视角的二十五味珍珠丸治疗缺血性脑卒中药效机制研究	戴建业	兰州大学
82104184	间充质干细胞药物来源的 IL4I1 代谢调控银屑病免疫平衡的机理研究	单云龙	中国药科大学
82104557	青少期应激抑郁下前额叶皮质兴奋/抑制性失衡介导中缝背核环路谷氨酸投射机制及调肝治法干预作用研究	邓 迪	广州中医药大学
82104492	基于周细胞功能探究过山枫活性成分抗类风湿关节炎滑膜血管新生的作用	邓秋狄	广州医科大学
82104246	QesC 受体靶向型 NMD-1 抑制剂 Thanatin 纳米抗菌药物的构建及其抗菌活性研究	邓晓军	空军军医大学
82104110	“内外兼治”策略逆转慢性炎症促进糖尿病足溃疡创面愈合	东 梅	南京中医药大学
82104214	β-榄香烯调控环状 RNA-circBPTF 抑制肝细胞癌的机制研究	董 衡	杭州师范大学
82104288	MCP-1 介导的巨噬细胞招募下调在伊布替尼心脏毒性中的作用机制研究	董 蓉	浙江大学
82104024	利用分子装订二硫键新策略优化改造 α-芋螺毒素的研究	董 帅	海南大学
82103967	硫代 α-萘黄酮类 CYP1B1/ABCB1 双靶点抑制剂及其偶联药物的设计、合成与抗肿瘤细胞耐药研究	董金云	浙江省肿瘤医院
82104510	基于 TAS2Rs/ROCK 通路探究苦味中药黄芩抑制气道刚度防治哮喘的机制研究	董守金	成都中医药大学
82104412	艾片通过 Mfsd2a 重塑血脑屏障转运功能治疗缺血性脑卒中表达“开窍醒神”的机制研究	董泰玮	陕西中医药大学
82104212	抗黑色素瘤 MAPK 靶向耐药的天然化合物筛选与药物作用机理研究	杜佩芯	四川大学
82104134	基于活体示踪模型和体内筛选策略的新型中药抗流感活性发现	杜瑞坤	山东中医药大学

（续表）

项目编号	项目名称	负责人	依托单位
82104202	新型微管抑制剂 S-40 通过调控 STAT3 通路改善肿瘤免疫微环境的分子机制研究	杜婷婷	中国医学科学院药物研究所
82104490	基于 ceRNA 调控网络研究青蒿素调节 Cuprizone 小鼠小胶质细胞极化的分子机制	段晨帆	华中科技大学
82104208	局部麻醉药抑制胶质母细胞瘤干细胞增殖及肿瘤生长的棕榈酰化调控机理研究	凡小庆	中国科学技术大学
82104051	周细胞靶向重组 TNFα 促进肿瘤血管正常化对肺癌放射治疗的增敏作用及机制研究	樊　庆	山东第一医科大学
82104013	环化小檗碱类抗 MRSA 活性探针构建及直接靶标确证	范田运	中国医学科学院医药生物技术研究所
82104444	microRNA199a-5p/VEGF/MMP9 信号轴在脑缺血急性期血脑屏障紧密连接损伤中的作用及益气活血方剂对其影响的研究	范晓迪	中国中医科学院西苑医院
82104210	靶向 Gli3 processing 调控 Shh 信号通路的新型抑制剂治疗儿童髓母细胞瘤及相关作用机制研究	丰　涛	苏州大学
82104493	雷公藤甲素通过 miR-19a/CYLD 信号通路保护多巴胺能神经元治疗帕金森病的机制研究	丰　杨	解放军总医院
82104358	基于 NMR 代谢组学与分子对接技术的栀子豉汤抗 PMOP 药效物质基础及作用机制研究	冯　薇	河北中医学院
82104337	丹参迷迭香酸合酶底物口袋的定向进化及其催化机制研究	冯　岳	浙江中医药大学
82104209	基于 PINK1-Parkin 介导的线粒体自噬研究 Nujiangexanthone A 抑制宫颈癌细胞增殖的机制	冯极灵	上海中医药大学
82104446	基于 SIRT6 介导有氧糖酵解-ROS-自噬信号轴探讨枳实多甲氧基黄酮逆转结肠癌耐药的机制研究	冯森玲	广州医科大学
82104279	LSD1 调控 Sp1/DPD 促进 5-FU 代谢失活诱导 5-FU 胃癌耐药的机制研究	冯思琦	郑州大学
82104409	基于肠道菌群胆汁酸代谢途径的附子调控能量代谢的作用机理研究	冯五文	成都中医药大学
82104237	基于乙肝病毒 X 蛋白与高迁移率族蛋白 1 互作靶点抗乙肝病毒药物的设计、生物活性评价及其作用机制研究	付　沙	浙江大学
82104440	从"肠源性色氨酸代谢-中枢小胶质细胞极化"角度揭示通腑中药大黄治疗缺血性中风的科学内涵	高　健	北京中医药大学
82104300	基于 TFEB 谷胱甘肽化修饰研究黄芪甲苷改善他克莫司慢性肾毒性的机制	高　萍	华中科技大学
82104349	基于靶向垂钓策略探讨广枣抗冠心病药效物质基础及作用机制	高　珣	江苏海洋大学
82104438	麦冬皂苷通过干预 NMMHCⅡA-GRP78 的解离改善缺血性脑卒中的机制研究	宫帅帅	中国药科大学
82104227	基于 HDAC3 蛋白降解探讨甘草次酸衍生物 AH3 抗三阴性乳腺癌的研究	龚　萍	沈阳药科大学
82104268	新颖 IRAK4 小分子抑制剂 Decarine 的抗 UC 活性及作用机制研究	贡潘偏抽	中国科学院西双版纳热带植物园
82104178	FAK 抑制剂对 ICAM-1 介导的炎症反应中的作用	顾　玮	蚌埠医学院
82104100	高效抑制 VCAM-1 的仿生杂合 NO 前药自组装纳米粒用于乳腺癌及肺转移的治疗研究	顾国龙	盐城师范学院
82104014	松红梅中杂萜类成分抗神经炎症的构效关系和作用机制研究	顾继洪	广州中医药大学
82104378	基于 TMT 蛋白质组学的知母抗癫痫的皂苷类成分发现及作用机制研究	管　伟	黑龙江中医药大学
82104194	双靶向多烯紫杉醇纳米药物节拍式化疗介导肿瘤微环境中 TSP-1 分泌增加实现 TNBC 化疗增敏作用机制研究	管滢芸	上海交通大学
82104156	RGS4 介导 m6A 甲基化修饰调控心肌纤维化的机制研究	郭　静	北京大学
82104085	基质细胞衍生因子-1 喷雾凝胶构建"诱杀陷阱"捕获转移型肿瘤细胞的作用机制研究	郭　羚	中山大学
82104224	络石苷类似物抑制 TMEM16A 调控肺腺癌发展的分子机制研究	郭　帅	河北大学
82104391	基于色氨酸-生物碱代谢路径的双重动态关联模式揭示霜桑叶长于散风的科学内涵	郭　威	山东省中医药研究院
82104309	Linc00312 通过 SRSF1 调节 S6K1 可变剪切影响鼻咽癌化疗敏感性研究	郭　臻	长沙医学院
82104292	CSDE1 在肿瘤缺氧微环境下通过调控 HIF-1α 影响 PD-1 抑制剂治疗 NSCLC 的疗效及机制研究	郭傲翔	中山大学
82104328	基于 LiP/iTRAQ 靶蛋白鉴定技术解析 HSYA 生物合成途径羟化酶的功能机制	郭丹丹	海军军医大学
82104073	功能性活体细菌药物的构建及脑胶质瘤靶向联合治疗研究	郭海燕	上海交通大学
82104254	靶向肠道菌短链脂肪酸治疗糖脂代谢紊乱的新型天然药物发现及机制研究	郭慧慧	中国医学科学院药物研究所
82104043	醒目裸胞壳中新颖 DprE1 抑制剂的发现及其抗结核作用研究	郭洁茹	华中科技大学
82104480	甘草及其主要活性成分甘草酸通过调节 CYP2/CYP3A4 缓解雷公藤多苷片所致肝损伤的作用机制研究	郭秋岩	中国中医科学院中药研究所
82104078	智能响应型棒状纳米载体的构建及其用于结直肠癌诊疗一体化的研究	郭仕艳	中国科学院上海药物研究所
82104398	基于"炮制转化-血清药物化学-代谢组学"整合分析闹羊花酒蒸减毒存效作用机制	郭小红	重庆市中医院
82104253	靶向肝脏 nSMase2 调控外泌体介导的肝脏细胞间通讯改善非酒精性脂肪肝炎机制研究	郭小珍	中国科学院上海药物研究所
82104081	基于肠道淋巴转运的药物级联递送系统用于动脉粥样硬化靶向治疗的研究	国梦然	四川大学
82104455	基于 α5-nAChR/STAT3 信号通路探讨蝎毒多肽抑制肝癌细胞 EMT 的分子机制研究	韩　琛	山东第一医科大学

（续表）

项目编号	项目名称	负责人	依托单位
82104394	山茱萸高压酒蒸调控 AMPK/SIRT3/Caspase6 信号通路介导线粒体代谢抗肝纤维化增效的物质基础及机制研究	韩　欣	浙江中医药大学
82104187	GRK2 介导 JAK1-STAT3 信号转导的抑制改善类风湿关节炎成纤维样滑膜细胞异常增殖的机制	韩陈陈	安徽医科大学
82104519	基于 RhoA/ROCK 信号通路的参麦注射液及成分致不良反应机制研究	韩佳寅	中国中医科学院中药研究所
82104065	肿瘤细胞代谢新靶点 PFKFB4 选择性先导化合物设计优化及其生物活性评价	韩新亚	安徽工业大学
82104131	靶向 TRPV3 离子通道的吖啶酮类化合物抗瘙痒功能及机制研究	韩亚蓝	中国科学院昆明动物研究所
82103995	ROS/AKR1B1 双靶点抑制剂的分子构建及抗糖尿病并发症活性研究	韩忠飞	盐城工学院
82104102	T 细胞与化药联用的递药系统用于恶性黑色素瘤的协同治疗及作用机制研究	郝玫茜	中国药科大学
82104082	应用新型极性敏感荧光探针探索脂质递药系统体内过程的研究	何海生	复旦大学
82104526	三叶青黄酮类成分调控节律基因-糖酵解途径逆转 NSCLC 获得性 EGFR-TKIs 耐药的机制研究	何佳奇	浙江中医药大学
82104540	基于复杂生物网络和肝细胞图谱的中药肝毒性研究:以补骨脂为例	何帅兵	湖州师范学院
82104040	南牡蒿和白莲蒿中新颖抗肝癌活性倍半萜二聚体的发现和作用机制研究	何小凤	中国科学院昆明植物研究所
82104086	用于肺癌术后“防复发、抗血栓”的双重功能靶向递药系统研究	何亚平	郑州大学
82104302	miRNA-375 调控 OCT2 介导 NASH 所致肾排泄障碍的机制研究	贺雯茜	华中科技大学
82104226	基于 H-Ras/ERK/DRP1 信号通路探讨桑根酮 C 靶向 Galectin-1 抑制胃癌细胞生长的分子机制研究	洪　盼	滨州医学院
82104423	从组蛋白乙酰化研究肠-脑轴调节秀丽线虫回避行为的分子机制以及中药复方逍遥散的作用机制	洪春兰	浙江中医药大学
82104262	基于铁死亡引发肾小球滤过屏障损伤研究丹酚酸 A 抗糖尿病肾病的作用及机制	侯碧玉	中国医学科学院药物研究所
82104505	MEK 激活 HIF1α 介导的上皮-间充质转化在术后腹腔粘连中的新机制及常通口服液的干预研究	侯楚祺	南方医科大学
82104502	基于 PINK1/Parkin 介导的线粒体自噬动态平衡在痰热清干预慢阻肺的机制研究	侯红平	中国中医科学院中药研究所
82104190	基于线粒体自噬研究硫化氢缓释供体对小胶质细胞介导的帕金森病炎症的调控作用	侯晓鸥	苏州大学
82104280	基于菌群色氨酸代谢调控肠干细胞功能的伊立替康肠道毒性机制研究	侯园龙	深圳大学
82104005	嘧啶并双环类新型 PLK1/BRD4 双重抑制剂的设计、合成及抗 AML 活性研究	侯云雷	沈阳药科大学
82104230	基于 ATM-p53-RAD51 信号轴研究光活化金丝桃素联合奥拉帕尼协同抑制 BRCA1 野生型乳腺癌的作用及分子机制	胡锦航	陕西中医药大学
82104397	基于“蛋白质/肽组学-修饰组学”的僵蚕“粉末饮片”的炮制原理研究	胡美变	山西中医药大学
82104320	雷公藤倍半萜生物碱母核形成的关键酶基因挖掘及其功能研究	胡添源	杭州师范大学
82104136	次级视觉皮层内侧谷氨酸能神经元在神经病理性疼痛中的作用及环路机制研究	胡婷婷	浙江中医药大学
82104022	花生衣原花青素类化合物 JAK2 激活构效关系及作用机制研究	胡晓龙	中国药科大学
82104485	积雪草苷通过调控巨噬细胞炎症功能治疗瘢痕疙瘩的作用及机制研究	黄　佳	复旦大学
82104473	补肾中药通过抑制 RANKL-NF-κB 正向通路消除抗骨吸收治疗所致新骨形成障碍的机制及应用研究	黄丹娥	广州中医药大学
82104088	巨噬细胞脂质代谢驱动的胞内外递送系统的构建及在动脉粥样硬化治疗中的应用研究	黄海琴	南通大学
82104432	基于 Mul1/Mfn2 通路调控线粒体动力学-能量稳态的人参皂苷 CK 抗脑缺血再灌注损伤作用机制研究	黄清霞	长春中医药大学
82104133	构建我国抗癌药单臂试验适宜性评价体系	黄亚芳	首都医科大学
82104308	恩格列净通过 SIRT1/AMPK 通路增强葡萄糖 TCA 循环代谢改善心衰的机制研究	黄艳杰	广东省人民医院
82104077	工程化光响应巨噬细胞靶向激活原位疫苗联合肿瘤微环境重塑抗乳腺癌骨转移的作用及机制	黄艳娟	中山大学
82104068	抗心衰组合药物计算预测新技术开发、药效验证和协同机制研究	黄运远	华东理工大学
82104509	穿心莲内酯通过调控 Nrf2-PGC-1α 信号通路促进肝星状细胞线粒体生成改善肝纤维化的机制研究	黄镇林	上海中医药大学
82104070	基于“限域-分凝”策略的多肽药物吸入气雾剂的构建及其稳定性调控机制探究	黄郑炜	暨南大学
82104174	Keap1/Nrf2 调控小胶质细胞焦亡在阿尔茨海默症中的作用及机制研究	吉　敬	江苏海洋大学
82104272	AT1R-G 蛋白/β-arrestins 通路偏好性激活在急性肾损伤中的作用及其机制	贾英丽	北京大学
82104458	岩大戟内酯 B 调控脂肪酸代谢重编程抑制胃癌生长的作用及机制	简白羽	齐齐哈尔医学院
82104402	基于配位组装-仿生重组策略的丹参-红花药对多成分共递送系统构建及其“药辅合一”协同抗动脉粥样硬化研究	江翠平	南方医科大学
82104263	炎症因子 Galectin-3 抑制胰岛素分泌作用及机制研究	姜　茜	中国医学科学院药物研究所
82104383	基于真实世界证据的中药注射剂过敏反应关键质量属性辨识方法研究	蒋　程	浙江省中医药研究院

（续表）

项目编号	项目名称	负责人	依托单位
82104055	基于 HCSs 基因探针的海绵放线菌中新颖 AT-less 聚酮的发现及活性评价	蒋　林	上海交通大学
82104433	p53 乳酸化修饰水平异常致糖尿病心肌病中心肌损伤的机制及黄芩苷的干预作用研究	蒋　园	中山大学
82104049	硫酸化乌贼墨多糖与 EGFR 结合结构域的确证及与 EGFR-TKIs 协同抗肿瘤作用与机制研究	蒋文洁	山东大学
82104154	FZD7 在阿尔茨海默病中的作用机制及作为潜在药物新靶点的研究	蒋晓文	沈阳药科大学
82103990	新型异烟酰胺类 AChE/GSK3β 抑制剂的设计及其抗阿尔茨海默症的评价	蒋学阳	中国药科大学
82104528	基于 Akt1/Bad 信号通路探索独一味总黄酮治疗“真布病”的作用机制及药效物质基础	蒋运斌	西南大学
82104360	矮地茶抗溃疡性结肠炎药效物质基础表征及整合作用机制研究	蒋政萌	中国药科大学
82104239	新型 PfPI4K 抑制剂在红内期疟原虫中的作用机制研究	蒋宗儒	中国科学院合肥物质科学研究院
82104197	一氧化碳通过调控线粒体动力学抑制膀胱癌细胞生长的机制研究	金　晶	嘉兴学院
82104075	一种磁热响应性、定向肿瘤递释紫杉醇的 C 形双层管状植入剂及其抗气管肿瘤和恶性狭窄的研究	金　竹	上海交通大学
82104106	菊粉修饰的口服紫杉醇复合纳米粒的构建及其对结肠癌原位模型的评价和机理研究	金明姬	中国医学科学院药物研究所
82104067	靶向 NDM-1 锌离子或氨基酸残基的分子集设计合成及其逆转超级细菌耐药性研究	金文彬	云南中医药大学
82104229	新型化合物 W-1-32 靶向 XIAP 蛋白调控食管鳞癌侵袭转移的作用及机制研究	金煜翔	海军军医大学
82104270	WSTF-RPB1 介导的急性髓细胞白血病靶向治疗耐药的分子机制及治疗策略研究	康　迪	南京中医药大学
82104447	硫化砷诱导泛素应激抑制 DNA 修复协同拓扑异构酶抑制剂杀伤胃癌的机制	康　婷	上海交通大学
82104389	百合科中药材共有硫熏标志物的挖掘及其安全风险评估	康传志	中国中医科学院中药研究所
82104437	ALDH1A3 在心衰血瘀证血管内皮损伤中的关键功能及丹参-红花调控机制研究	赖　琼	中国药科大学
82104018	基于抗体偶联化学的新型 cryptophycin-52 类似物的设计、合成与抗肿瘤活性研究	赖钦淮	四川大学
82104367	基于防治糖尿病的多基原车前子药效物质基础及品质评价研究	兰继平	上海中医药大学
82104445	IKKβ-NF-κb-CA9-Alkaliptosis 通路介导淫羊藿苷干预奥沙利铂诱导的骨髓造血功能抑制的机制研究	蓝欢荣	浙江大学
82104188	芦丁介导 PI3Kγ 高表达调节脓毒症相关性脑病小胶质细胞极化、迁移及吞噬功能的作用机制研究	郎广平	遵义医科大学
82104264	新型 PLK4 抑制剂 YLT-11 抗结直肠癌作用及机制研究	雷　倩	四川大学
82104434	基于靶点垂钓技术的丹参酚酸抗心肌纤维化分子机制研究	雷　伟	天津中医药大学
82104201	Gli1 调控非小细胞肺癌肝转移前微环境形成的作用机制与靶向治疗策略研究	雷雪萍	广州医科大学
82104003	具有肝靶向作用的 Autotaxin 变构抑制剂的发现与抗纤维化研究	类红瑞	沈阳药科大学
82104552	肠道菌群源性代谢物 TMAO 驱动 PERK/FOXO1 轴调控 HDL 代谢对脾失健运膏脂转输障碍的影响及机制	冷　雪	辽宁中医药大学
82104182	假马齿苋皂苷 I 靶向 SOCS1 调节 Th17/Treg 平衡治疗 RA 的作用及机制研究	黎　丽	中山大学
82104420	基于“肝肾同养”治法探讨中药复方神得安保护多巴胺神经元的作用机制	黎　赛	南方医科大学
82104456	龙葵生物碱通过调控 SigmaR1 介导的“内质网-线粒体钙离子转运”抑制肺癌侵袭迁移的机制研究	黎金华	南方医科大学
82104285	lncRNA HNF1α-AS1 和 PXR 正反馈环路调控 ABCB1 介导紫杉醇抗 NSCLC 的研究	黎玉华	南昌大学
82104477	基于 SIRT3 介导的代谢重编程探讨小檗碱双向调控 ATMs 表型极化抗 IR 的作用机制	李　丹	成都中医药大学
82104424	淫羊藿苷调节泛素化修饰降低内体淀粉样前体蛋白的新机制	李　菲	遵义医科大学
82104238	生物钟调控单纯疱疹病毒性脑炎及作用机制研究	李　凤	暨南大学
82104216	基于 Smurf1 靶向抑制的抗骨肉瘤作用和机制研究	李　杰	北京大学
82104559	基于 CCL25-CCR9 信号通路调节肠淋巴细胞归巢探讨健脾益气方干预 HIV/AIDS 肠黏膜免疫屏障的作用机制	李　杰	河南中医药大学
82104151	中性粒细胞胞外陷阱在奥氮平引发药源性高血糖中的作用及机制研究	李　金	上海市精神卫生中心
82104114	手性介孔硅纳米粒的手性化口服递送非手性难溶药物研究	李　静	沈阳医学院
82104103	基于网状交联“肿瘤转移-免疫抑制”节点分子的级联靶向治疗	李　炼	四川大学
82104311	自噬小体-溶酶体融合障碍介导的小胶质细胞 NLRP3 炎症小体活化在纳米银长期低剂量暴露致慢性神经毒性中的作用及机制研究	李　琳	浙江大学
82104426	黄芪甲苷调控 PPARγ/NF-κB 通路诱导小胶质细胞 M2 极化促进脑缺血损伤修复的机制研究	李　琳	浙江中医药大学
82104127	基于靶向代谢组学结合肽指纹谱非标记药物靶标分析新方法的紫草素抑制白念珠菌生物被膜作用机制研究	李　玲	海军军医大学
82104222	格列美脲克服肺癌 EGFR TKI 获得性耐药的作用及机制研究	李　羚	山东第一医科大学
82104479	基于“肠道菌群-苯乙酸-CREBZF-SREBPs”信号通路探讨降脂颗粒治疗非酒精性脂肪性肝炎的作用机制	李　萌	上海中医药大学

（续表）

项目编号	项目名称	负责人	依托单位
82104386	基于“谱-效-代”关联的北葶苈子抗心衰质量标志物研究	李　孟	河南中医药大学
82104062	银杏花中靶向铁死亡抗微波辐射活性成分筛选及机制研究	李　敏	解放军军事科学院军事医学研究院
82104027	基于肿瘤微环境高浓度 ROS 设计、合成硼酸/酯类雷公藤红素抗癌前药	李　娜	中国药科大学
82104469	6-姜酚靶向结合 PRKACG 调节 PKA 活性改善代谢相关脂肪性肝病的分子机制	李　盼	重庆医科大学
82104028	细疣篮状菌抗 mcr-1 阳性耐药菌新颖聚酮类活性成分研究	李　琴	华中科技大学
82104146	外周感染通过 GSDMD 蛋白促进帕金森病发生的机制研究	李　晟	南京医科大学
82104020	中药续随子中核受体 PXR 激动剂的发现、结构修饰及构效关系研究	李　威	中山大学
82104095	转铁蛋白受体介导的主动靶向纳米胶束体内命运及其对肺癌治疗的增效作用和机制研究	李　烨	中山大学
82104560	精制清开灵对缺血性中风后胶质瘢痕的形成及星形胶质细胞 EGFR/PLCγ/PKC 信号通路的干预机制研究	李长香	北京中医药大学
82104374	基于“肠道菌群-短链脂肪酸”轴研究广藿香促进小胶质细胞 M2 表型极化抗抑郁的药效物质和作用机制	李楚文	广州医科大学
82104096	双靶向阻断 PD-L1 联合奥沙利铂的纳米给药系统用于增强免疫疗法的研究	李昊欢	四川农业大学
82104501	基于 miR-29a 靶向 PTEN 调控 Treg 细胞稳态探讨美洲大蠊提取物治疗溃疡性结肠炎的作用机制	李辉标	广州中医药大学
82104289	质子泵抑制剂对肿瘤 PD-L1 免疫检查点调控的机制研究及临床意义	李晶晶	潍坊医学院
82104462	甘草次酸调控肿瘤血管正常化介导“免疫刺激-瘤内递送”协同阿霉素抗乳腺癌作用机制研究	李晶晶	成都中医药大学
82104163	基于 MEF2D 的 SUMO/去 SUMO 化修饰调节探讨 SENP3 促进病理性心肌肥大的作用及机制研究	李景艳	广州中医药大学
82104488	基于 C1GALT1/Cosmc/IgA 糖基化通路调控肠道菌群探讨雷公藤治疗溃疡性结肠炎的机制	李君仪	华中科技大学
82104203	新型 MDSC 和 TAM 双靶向抑制剂 Delica 双黄酮增强 CD8 + T 细胞抗肿瘤免疫应答的机制研究	李莉君	福建医科大学
82104387	基于化瘀止血活性成分群的莲房质量评价模式研究	李梦宁	中国药科大学
82104489	当归多糖通过铁代谢途径调控巨噬细胞极化治疗类风湿关节炎的机制研究	李明明	华中科技大学
82104353	基于“活性-成分-靶点”探讨桑螵蛸缓解慢性肾损伤的肽类药效分子及作用机制	李姗姗	南京医科大学
82104325	赤霉素通路的核心转录因子 SmGRAS5-SmDELLA 复合体调控丹参酮合成的分子机制	李雯瑞	陕西科技大学
82104400	基于“药载共济”构建花旗松素复合枸杞多糖修饰的手性硒纳米系统用于帕金森病治疗研究	李晓芳	河南中医药大学
82104314	铁死亡对丙戊酸引起肝毒性的作用机制研究	李晓娇	吉林大学
82103983	HDAC3 选择性变构抑制剂的设计、合成及对炎症性肠病的活性研究	李晓杨	中国海洋大学
82104449	三尖杉酯碱靶向 PARP-1 通过 METTL3 介导 TS 的甲基化修饰抑制肺癌血管新生的机制研究	李馨阳	中国医科大学
82104334	RpMYB62 调控掌叶大黄蒽醌类成分合成的作用机制研究	李依民	陕西中医药大学
82104087	纳米颗粒及淀粉样蛋白诱导内皮细胞渗漏的量化分析及机制探索	李玉环	复旦大学
82104092	人造肿瘤细胞疫苗的纳米化仿生构建及对胰腺癌的防治研究	李园珂	南开大学
82104252	FOXA3 抑制非酒精性脂肪肝炎(NASH)炎症与纤维化的机制研究与靶标验证	李媛媛	中国科学院上海药物研究所
82104464	槲皮素靶向上调 TLE4 阻断 Wnt/β-catenin 信号通路抑制宫颈癌细胞的迁移及侵袭	李媛媛	陕西中医药大学
82104347	基于微阵列双靶细胞膜二维色谱和 DARTS 技术的防风抗类风湿性关节炎“多成分-多靶点”调控机制研究	李悦悦	上海交通大学
82104359	基于 LSD1 调控 PI3K/AKT/mTOR 信号通路探究桑白皮抗肺癌的物质基础及作用机制	李终睿	南京医科大学
82104542	基于蛋白质基因组学的海洋中药海马基因结构注释方法研究	李紫薇	山东中医药大学
82104525	傣药猫须草多甲氧基黄酮防治 NASH 的药效分子定向筛选及作用机制研究	栗　政	江苏师范大学
82103998	基于卷积神经网络的 CDK2/4 双靶点抑制剂动态筛选及抗乳腺癌耐药的构效优化研究	梁经纬	中国医科大学
82103971	基于 PROTAC 策略抗 TNBC 全新靶标 ANXA3 选择性降解剂的研究	梁永喜	复旦大学
82104183	基于甲酰肽受体 2 的偏向别构调节探讨小胶质细胞的神经炎症和神经保护双重作用的机制	廖绮文	香港中文大学(深圳)
82104544	以“多成分-多靶点”模式构建双向筛选评价体系解析莪术-三棱药对抗肺癌的药效物质	林园园	杭州师范大学
82104326	光亲和标记荧光探针介导朝藿定 C 生物合成关键糖基转移酶的发现及功能研究	刘　畅	海军军医大学
82104377	粪箕笃抑制 MLCK1 恢复溃疡性结肠炎小鼠肠屏障功能的药效物质及分子机制	刘　辉	佛山科学技术学院
82104406	共载藤黄酸和顺铂的二硫化钼纳米输送系统构建及其用于肺癌诊疗一体化研究	刘　剑	福建中医药大学

（续表）

项目编号	项目名称	负责人	依托单位
82104093	聚合物囊泡组装体T细胞“背包”的功能化设计以及在实体瘤免疫治疗中的应用研究	刘　娟	中山大学
82104371	基于PTGFR-IP3/DAG-Ca^{2+}通路研究莪术油倍半萜治疗痛经的物质基础及作用机制	刘　娟	成都中医药大学
82104294	基于PBPK/PD/TD模型的阿法替尼治疗非小细胞肺癌的个体化用药研究	刘　维	北京大学
82104416	好忘方通过STIM1-Ca^{2+}/Calmodulin-eEF2信号通路治疗阿尔茨海默病的机制研究	刘　妍	暨南大学
82104079	生物粘附“蜘蛛网”状原位药物共递送系统应用于术后残余脑胶质瘤的治疗研究	刘　洋	中山大学
82104220	新型BRD4/HDAC双靶抑制剂13a在乳腺癌骨转移中的作用及其机制研究	刘　莹	上海大学
82104215	通过牻牛儿基牻牛儿基焦磷酸途径调控YAP/EGFR信号通路增强肺腺癌对吉非替尼靶向治疗敏感性的研究	刘毕胜	电子科技大学
82104234	虎乳灵芝多糖佐剂通过激活Dectin-1增强DC疫苗治疗肺癌的机制研究	刘超然	广东医科大学
82104495	基于PINK1/Parkin介导的线粒体自噬/焦亡途径探讨肿节风阻遏脓毒症心肌病的机制	刘春萍	广州中医药大学
82104504	苦木调控FXR-NF-κB/IL-6/STAT3通路干预结肠炎-癌转化的作用机制研究	刘方乐	广州中医药大学
82104363	成分谱-靶点谱-互作网络探究蒲公英治疗三阴乳腺癌的药效物质与作用机制	刘凤洁	中国药科大学
82104232	转录因子PLAGL2诱导肿瘤内干细胞样T细胞耗竭的作用及机制研究	刘桂来	中国药科大学
82104217	肠内酯通过靶向THBS1-3TSR抑制卵巢癌血管生成：效果与机制	刘慧迪	哈尔滨医科大学
82104233	异戊酰螺旋霉素Ⅰ以eEF1A为靶点的抗胰腺癌作用机理研究	刘娟娟	中国医学科学院医药生物技术研究所
82104481	黄芪皂苷抑制PHD3酶介导的HIF-1α/NF-κB信号途径调节骨髓巨噬细胞极化改善骨髓抑制微环境的作用及机制研究	刘俊秋	浙江中医药大学
82104468	基于菌群互作介导的$CD4^+$T细胞脊髓浸润、分化研究栀子苷防治糖尿病神经病理性疼痛的作用和机制	刘丽萍	江苏医药职业学院
82104033	新型组蛋白去乙酰化酶抑制剂调控Wnt信号通路抗EGFR-TKIs耐药非小细胞肺癌的作用机制研究	刘丽云	上海交通大学
82104132	基于微流控技术的胰岛素抵抗肝仿生模型构建及药物调节葡萄糖代谢研究	刘萌萌	福建医科大学
82104123	新型BRD4荧光探针的构建及其在乳腺癌成像分析中的应用研究	刘婷婷	山东第一医科大学
82104453	青蒿琥酯通过cdc20下调PD-L1抗黑色素瘤增殖分子机制研究	刘吴毅	陆军军医大学
82104260	基于ERβ/GLP-1激活肠脑迷走神经轴考察藏红花素改善围绝经期肥胖及胰岛素抵抗的作用与机制	刘晓玲	沈阳药科大学
82104291	伊马替尼所致药疹的多基因风险预测模型在胃肠道间质瘤中的个体化用药及机制研究	刘晓曼	中山大学
82104170	Brg1下调致cGAS/STING通路激活在糖尿病心肌DNA双链断裂修复障碍中的作用及机制研究	刘晓萍	广州医科大学
82104162	脑血管内皮源性Cdk5信号缺失参与介导癫痫后认知功能障碍机制与药物调控研究	刘秀秀	南京医科大学
82104261	绿原酸通过靶向调控罗伊氏乳杆菌内源代谢改善肥胖相关代谢紊乱的作用机制研究	刘雅萌	中国科学院上海药物研究所
82104149	钙激活氯通道ANO1作为潜在治疗骨转移癌痛新靶标的确证研究	刘雅妮	青岛大学
82104556	基于代谢物氨基己二酸研究肠道菌群介导的丹皮酚抗动脉粥样硬化血管炎症作用机制	刘雅蓉	安徽中医药大学
82104298	LncRNA-MEG3通过竞争性结合miR-93加强smad7负性信号抑制类风湿关节炎滑膜细胞过度增殖的研究	刘亚如	安徽医科大学
82104313	肠道瘤胃球菌介导心肌细胞焦亡在PD-1抑制剂心脏毒性中的作用及机制研究	刘妍灼	武汉大学
82103984	基于肾癌特异性寡糖抗原DSGb5的抗肿瘤疫苗的设计、合成与免疫活性研究	刘永辉	南开大学
82104547	基于“炮制转化-胃肠代谢-肠肺轴调控”的清半夏多糖“燥湿化痰”作用机制研究	刘玉杰	山西中医药大学
82104472	基于“生物碱载药红细胞肝靶向抑制NAMs促炎极化”探讨黄连治疗非酒精性脂肪肝炎效应机制	刘煜洪	广州中医药大学
82104221	USP14介导SREBP1去泛素化修饰在炎性结直肠癌脂质代谢重编程中的作用机制研究	刘赟心	中国药科大学
82104333	高效核壳双功能催化剂的构筑及其催化中药固体废弃物合成气转化成二甲醚的反应性能研究	龙　旭	陕西中医药大学
82104142	多奈哌齐通过调控ABCA1介导的胆固醇代谢治疗阿尔茨海默病的机制研究	卢　进	上海交通大学
82104025	琉球列岛来源稀有放线菌中新型抗肿瘤次生代谢产物的研究	卢　山	江苏大学
82104460	桂枝茯苓丸在抑制卵巢癌中与STAT3相关的分子调控机制解析	卢天公	北京中医药大学
82104484	抑制HSF1通路的小分子千金藤素对类风湿关节炎治疗敏感性的影响及机制研究	鲁晨阳	四川大学
82104521	搭建基于深度学习和警示结构的肾毒性风险评估模型并用于中药小分子肾毒性筛选及毒理机制研究	陆　冬	上海中医药大学
82104454	基于STATs磷酸化诱导TAMs重塑探究黄芪多糖协同卡博替尼抗胃肠间质瘤耐药机制	陆婷婷	安徽中医药大学
82104543	基于“肠-肝轴”策略的肉苁蓉抗酒精性肝病作用机制研究	逯颖媛	北京大学
82104431	基于TWEAK-Fn14介导脑-心轴研究银杏叶提取物治疗缺血性中风诱发脑心综合征的作用机制	吕　明	中国中医科学院中药研究所

（续表）

项目编号	项目名称	负责人	依托单位
82104335	白木香不同种质结香性能差异的分子调控机制研究	吕菲菲	中国医学科学院药用植物研究所
82104118	Avi-tag-MrgprX2 新型 CMC 固定相制备与中药注射剂中类过敏组分分析	吕艳妮	西安交通大学
82104130	弹性蛋白酶抑制剂 ShSPI 在博来霉素诱导的肺纤维化中的作用及机制研究	栾　宁	中国医学科学院医学生物学研究所
82104499	黄芩苷通过 AhR/NF-κB 信号通路调控巨噬细胞极化干预铜绿假单胞菌生物被膜感染的作用机制	罗　劲	广西医科大学
82104039	中药赤芝抗肾纤维化活性杂萜的挖掘及其作用机制研究	罗　奇	南方医科大学
82104482	基于 SPHK1/S1P/S1P1 通路调节 Th17 细胞迁移与鞘脂代谢探讨理肠汤治疗溃疡性结肠炎的机制	罗　爽	广州中医药大学
82104457	黄芪四君子汤表观调控 EZH2 抑制 Treg 辅助治疗 NSCLC 的机制研究	罗可望	南方医科大学
82104388	基于 FRET 新型比率计纳米荧光探针用于药食同源中药材黄曲霉毒素 B1 的可视化快速检测研究	罗维芳	陕西中医药大学
82104116	肝毒性弱紫外吸收吡咯里西啶类生物碱核酸适配体的筛选及可视化检测	罗荧萍	川北医学院
82104548	基于活性位点定向改造罗汉果糖基转移酶特异性合成赛门苷 I 的研究	罗祖良	中国医学科学院药用植物研究所
82103978	靶向 ESR1 突变体的 ERα 共价拮抗/降解双功能分子的发现及抗乳腺癌活性研究	骆国顺	中国药科大学
82104541	仿生纳米靶向载体共递送芫花酯甲和人参皂苷 Rh2 协同抗结直肠癌作用及逆转耐药机制研究	马　超	复旦大学
82104056	海洋真菌源 aspertetranones 杂萜生物合成及逆羟醛-羟醛反应的酶学机制研究	马　轲	北京大学
82104516	基于重组人代谢酶异源表达系统的青蒿素胞内代谢产物研究	马　悦	中国中医科学院中药研究所
82104355	青娥丸靶向肠道菌/IDO-犬尿氨酸通路抑制 NMDA 受体抗抑郁的物质基础研究	马程遥	南京中医药大学
82104419	淫羊藿苷抑制 RIPK3 介导的神经炎症反应改善缺血性脑白质病变的研究	马登磊	首都医科大学
82104518	基于雪貂模型的常山碱盐呕吐特点及致吐机制研究	马丽娜	中国中医科学院中药研究所
82104404	基于肿瘤“瘀毒炽盛”微环境雷公藤红素-光热剂共载线粒体靶向递药系统的构建及其抗肿瘤转移研究	马鹏凯	北京中医药大学
82104286	代谢-转运互作介导糖/脂代谢异常机体中丹参制剂调控阿托伐他汀药动学的分子机制	马银玲	河北省人民医院
82104467	从 GBA 交联的自噬溶酶体降解途径探索青蒿琥酯干预肝纤维化向肝癌恶性转化的作用和机制	毛　霞	中国中医科学院中药研究所
82104175	钙离子信号通路 IP3R1-VDAC1-mPTP 在 J147 治疗骨质疏松中的作用及机制研究	毛亦欣	温州医科大学
82104107	“乳源外泌体-骨架载体”复合型仿生 CRISPR 基因编辑工具递送系统及其高效递送机制	毛玉玲	沈阳药科大学
82104532	基于肝藏标志物的满药复方木鸡颗粒抗肝湿邪内蕴证的作用机制研究	门　磊	大连民族大学
82104546	基于 HPLC-MSn-SPE-CryoNMR 联用技术的中药道地性物质基础研究新方法及应用——以川产道地药材附子为例	蒙春旺	成都中医药大学
82103994	靶向雌激素受体突变耐药的新型 ER 抑制剂的设计、合成及作用机制研究	闵　鉴	湖北大学
82104113	多羟基/氨基聚合物自组装载体调控体内蛋白冠组成及药物递送的研究	缪云秋	中国科学院上海药物研究所
82104137	基于内质网稳态调节作用探讨人参皂苷 Rg1 改善小鼠帕金森样行为发生的作用及机制	牟　正	山东大学
82103991	新型广谱高效抗真菌苗头化合物 TJ33 的结构优化和作用机制研究	倪廷峻弘	同济大学
8210427	OAT3 寡聚状态及编码区非同义单核苷酸多态性对其转运功能影响研究	聂　晶	浙江大学
82104430	益母草碱调节 NETs 改善动脉粥样硬化内皮细胞损伤的作用机制研究	宁　可	上海中医药大学
82104323	BsPP2C27 通过 ABA 信号通路调控白及原球茎发生的分子机制研究	牛俊峰	陕西师范大学
82104390	以三七为例构建中药农药多残留精准筛查体系的研究	潘惠勤	上海市食品药品检验研究院
82104063	基于实验和临床研究的小分子药物特征的标准化数据库构建及其预测研究	潘建波	重庆医科大学
82104160	血小板 CFTR 氯通道对缺血性脑卒中血栓-炎症的作用及其机制研究	盘　妮	广州医科大学
82104401	中药复杂组分“凝胶化”机制及去“凝胶化”策略研究	庞遵霆	中国药科大学
82104071	基于透明质酸酶的“开源促渗”作用构建微针共递送系统及其增效机制	彭婷婷	暨南大学
82104405	“砒霜前药”多功能递送系统的构建及其原位激活用于肝癌联合治疗的研究	朴寄纲	浙江中医药大学
82104345	辨状论质理论指引下根瘤菌-红芪共生体影响红芪质量的机理研究	强正泽	甘肃中医药大学
82104045	萘并色烯骨架抗肿瘤化合物 Aspergiolides 的构效关系及其简化物成药性研究	乔　梁	赣南师范大学
82104191	基于 ERβ 和半乳糖代谢探索植物雌激素抗结直肠癌的作用及机制	乔思邈	南方医科大学
82104031	利用酿酒酵母底盘生物全合成扁萼苔大麻素宁扁萼苔烯酸	乔亚南	潍坊医学院
82104036	反柄紫芝改善胰岛素抵抗新型芳香杂萜的结构、活性与作用机制研究	秦付营	深圳大学
82104551	基于“毒损脑络”病机从 AGEs/RAGE/HIF-1α 信号轴探究桃核承气汤防治糖尿病脑病的作用及机制	秦婷婷	郑州大学
82104120	基于 FRET 和邻位氧化技术的靶向 GPX4 药物高通量筛选新方法	邱　雪	中国海洋大学

（续表）

项目编号	项目名称	负责人	依托单位
82104380	基于中药复方配伍机理原位质谱分析研究真武汤抗心衰药效物质与质量评价	邱子栋	中国中医科学院中药研究所
82104393	基于果胶自组装药物载体与肠道菌群相互作用的蜜制山楂抗心肌缺血增效机制研究	曲　杨	辽宁中医药大学
82104042	葫芦素类天然产物的集群合成、结构修饰及抗肿瘤构效关系研究	任　健	中国科学院昆明植物研究所
82104267	新型小分子化合物 FX12 靶向 RNF5 抑制 CFTR 降解在促进 COPD 气道粘液屏障重建中的作用及机制研究	阮晶晶	安徽医科大学
82104478	基于 SCFA 激活 GPR43-ERK 途径研究灵芝多糖调控能量代谢抵抗肥胖的分子机制	桑婷婷	浙江中医药大学
82104001	线粒体热休克蛋白 70(mtHsp70/Mortalin)抑制剂的设计、合成与抗癌活性研究	邵　豪	中南大学
82104179	HLA-B27 介导强直性脊柱炎骨病变的分子机制及潜在药靶发现	邵粉丽	南京大学
82104418	基于 Nurr1/NFκB/TNF-α 通路研究人参皂苷 Rg1 抗帕金森病的作用机制	邵千航	北京大学
82104090	“逐级差速”控释型共递药系统用于克服肿瘤免疫治疗耐受的研究	沈诗洋	中国药科大学
82104010	调控 Cyclin E 泛素-蛋白酶体降解小分子的发现及抗肿瘤作用研究	施耀杰	四川大学
82104304	E3 泛素连接酶 TRIM58 通过 Src/mTORC1 轴介导细胞自噬抑制肺癌顺铂耐药的机制研究	施远香	湖南师范大学
82103996	新型靶向 Skp2 抑制剂的设计、合成及其抗食管癌活性评价	石晓静	郑州大学
82104429	基于 RXFP1 靶点研究鹿角方抑制 EndMT 改善慢性心衰心脏纤维化的药效物质与作用机制	时潇丽	上海中医药大学
82104029	分子网络指导下南极真菌 Acrostalagmus sp. CH-6 新颖抑菌活性次级代谢产物及其表观遗传修饰研究	史　婷	山东大学
82104155	外源性 Omentin 调节 Caveolin1 和 NeuroD1 信号通路在小鼠脑缺血损伤后神经保护的作用及机制研究	史文珍	西北大学
82104016	利福霉素生物合成中关键后修饰反应机制研究	史晏榕	山东大学
82104204	ARHGAP9 通过激活 Rac1/β-catenin 信号通路促进晚期高风险视网膜母细胞瘤化疗耐药的机制研究	宋文凭	郑州大学
82104395	基于体内外化学物质和药效变化的相关性探讨黄精酒蒸增效机理	宋艺君	陕西中医药大学
82104281	查尔酮类化合物抑制人羧酸酯酶 2A 的构效关系及其机制研究	宋云清	上海中医药大学
82104307	FAF1 及其遗传变异对 2 型糖尿病胰岛素抵抗的影响及机制研究	孙　宝	中南大学
82104500	PINK-1/Parkin 调节 NLRP3 炎症小体过度激活在冠状病毒性肺炎中的作用及马鞭草苷的干预研究	孙　静	中国中医科学院中药研究所
82104249	肺炎克雷伯菌 Tol-Pal 系统介导多粘菌素耐药的作用机制	孙　琅	中国医学科学院医药生物技术研究所
82104413	基于 M2 巨噬细胞-心脏成纤维细胞串话效应探讨附子半夏配伍调控 cGMP/PKG 信号防治 HFpEF 的分子机制	孙凤姣	天津市医药科学研究所
82103982	促肿瘤微环境中性粒细胞 N1 转化的甲酰肽设计、优化及协同免疫检查点抑制剂的抗肿瘤活性与机制	孙海霞	中山大学
82104053	基于布拉迪酵母定植肠道特性重组多肽药物的口服递送技术及其作用机制	孙恒一	潍坊医学院
82104046	新型抗流感和冠状病毒活性化合物 omicsynin 的生物合成机制研究	孙红敏	中国医学科学院医药生物技术研究所
82104343	基于系统发育框架的南五味子属药用植物代谢产物的属内分布规律研究	孙嘉惠	中国中医科学院中药研究所
82104007	新型嘧啶酮类抗多药耐药结核(MDR-TB)化合物的设计、合成、构效关系研究及作用机制的初步探索	孙连奇	中国医学科学院医药生物技术研究所
82104332	转录因子 bHLH 对伤害诱导沉香色酮及倍半萜形成的正调控机制研究	孙佩文	中国医学科学院药用植物研究所
82103985	多发性骨髓瘤全新靶点 AHA1 的发现及其小分子抑制剂的研发	孙善亮	南京中医药大学
82103988	寡糖重建与点击化学构建抗体双药物偶联物及其抗多药耐药性研究	孙甜甜	海南大学
82104207	石斛有效组分毛兰素靶向 mTOR-S6K-CAD 调控的嘧啶代谢通路抗肺癌的分子机制研究	孙雪妮	杭州师范大学
82104152	5-羟色胺再摄取抑制剂对抑郁症模型小鼠星形胶质细胞丢失的调节作用及其机制研究	孙一鸣	蚌埠医学院
82104223	Caveolin 介导新型溶瘤病毒 M1 进入肿瘤细胞的动态过程及机制研究	谭亚倩	广州医科大学
82104496	千根草中伪愈创木内酯 6-OAP 靶向 c-Src 抑制 RA 骨破坏的分子机制研究	谭艳辉	广西师范大学
82104265	三氧化二砷靶向 GART 调控结直肠癌细胞增殖与迁移的作用及机制研究	唐　超	南京中医药大学
82104330	铁皮石斛候选 GDSL 脂酶 DcaGDSL2 和 DcaGDSL34 调控气孔外角质层边界形成的机理研究	唐　静	遵义医科大学
82104089	基于生物正交反应的新型组合纳米药物靶向中性粒细胞用于急性缺血性卒中治疗的研究	唐春明	南京医科大学
82104139	TIMP1 对 SOD1 突变导致 ALS 血脊屏障损伤的调节作用及机制研究	唐婧姝	中国医学科学院药物研究所

（续表）

项目编号	项目名称	负责人	依托单位
82104172	UCHL1 通过 IREB2/FTH 途径对缺血/再灌注大鼠心肌细胞铁死亡的负性调控机制及药物干预研究	唐励静	南华大学
82104219	ZNF207 调控色氨酸代谢介导肝癌细胞免疫逃逸的机制研究	唐昕莹	中国药科大学
82104158	ACAT1 调控脑缺血再灌注后铁死亡的机制及其靶点成药性研究	唐秀玲	空军军医大学
82104487	基于 IRAK1-MMP7 轴和 Th17/Treg 平衡探讨黄芪中毛蕊异黄酮抗溃疡性结肠炎作用机制	陶　羽	南京中医药大学
82104109	搭载类脂滴前药纳米粒的仿生脂肪细胞外泌体的构建及肝癌精准靶向递送的研究	田楚彤	沈阳药科大学
82104361	基于 CYP450 酶代谢激活的苦参毒性的物质基础与作用机制研究	田象阁	大连医科大学
82104283	基于 SVM 构建拉莫三嗪治疗儿童癫痫精准用药模型研究	仝淑花	华中科技大学
82104522	何首乌致肝损伤耐受性的免疫学特征及配伍减毒应用研究	涂　灿	北京中医药大学
82104498	基于 NRF2/SOD2 信号通路探讨金银花双黄酮增强巨噬细胞清除结核菌的作用机制及靶点	万浩强	暨南大学
82103997	新型 4-吲哚喹唑啉类肿瘤耐药逆转剂的设计、合成及活性机制研究	王　博	郑州大学
82104340	基于代谢组学与转录组学研究不同栽培品种陈皮品质差异形成机制	王　福	成都中医药大学
82104339	蚂蟥对水溶性气味分子的识别和降解机制研究	王　嘉	南京农业大学
82104112	溶酶体靶向的 ROS 响应性纳米给药系统克服肿瘤阿霉素耐药的研究	王　萌	山东理工大学
82104150	基于 SUMO1 和 nNOS 相互结合的新型干扰肽的设计及其神经保护作用机制研究	王　男	徐州医科大学
82104459	黄芪多糖活性成分靶向 TLR4 受体激活巨噬细胞抑制结直肠癌的分子机制研究	王　群	上海中医药大学
82104129	定向优化的海南沼蛙免疫肽通过调控小胶质细胞改善阿尔茨海默病认知功能障碍及其机制研究	王　蓉	海南大学
82104506	基于 Nrf2/ROS-mPTP 途径探讨白花蛇舌草调控肝细胞焦亡拮抗异烟肼致肝损伤的机制研究	王　信	山东中医药大学
82104255	胰岛素受体与 GLP-1 受体的直接相互作用及其信号转导的交互调节	王　燕	国家开放大学
82104318	同位素动态示踪 PD-L1/CD47 双抗免疫疗法介导 $CD8^+$ T 细胞肿瘤组织浸润及药效相关性研究	王　燕	苏州大学
82104366	基于类花生酸类物质代谢网络调控的蒺藜皂苷抗缺血性中风的作用机制研究	王　洋	长春中医药大学
82104273	HDACi 西达本胺调控 STAT1 提高 PD-1 抗体治疗 NHL 疗效的作用及机制研究	王　宇	中山大学
82104475	基于 ABCG2 靶向分子轴探讨尿酸盐肾沉积机制及中药干预研究	王　雨	北京中医药大学
82104128	肠-脑轴微流控芯片模型的构建及靶向肠-脑轴神经传导药物的筛选	王　玉	清华大学
82104344	滇黄精 PkSVP 基因响应低温调控初生根茎芽休眠的功能机制	王　月	山东省农业科学院
82104166	Metrnl 在类脑移植治疗脑创伤中神经营养作用及其机制的研究	王　治	海军军医大学
82104465	基于线粒体-溶酶体串扰探讨人参皂苷 R-Rg3 改善顺铂致肠黏膜损伤的分子机制	王　梓	吉林农业大学
82103976	针对小细胞肺癌的高选择性 ATR 激酶抑制剂的发现研究	王蓓蕾	中国科学院合肥物质科学研究院
82104296	CXCR2 通过 PI3K/AKT/mTOR 通路调控他克莫司诱导儿童肾毒性的机制研究	王栋栋	徐州医科大学
82104247	CYP1A1 阻遏单核→巨噬细胞分化负向调控机体抗细菌感染能力的分子机制	王芳杰	陆军军医大学
82104076	超分子前药水凝胶系统用于脑胶质瘤术后化疗-免疫治疗的研究	王飞虎	上海交通大学
82104147	GDNF 预处理递载丛蛋白 Plexin B2 细胞外囊泡在缺血性脑卒中神经损伤中的机制研究	王广天	哈尔滨医科大学
82104181	靶向 EED 调控巨噬细胞功能治疗多发性硬化症的分子机制研究	王佳佳	浙江大学
82104177	柴胡皂苷 D 抑制树突细胞成熟缓解多发性硬化症的分子机制研究	王佳颖	浙江大学
82104299	香菇多糖靶标 CD133 + 癌细胞发挥“特异性”直接抗结肠癌作用的机制研究	王静林	华中科技大学
82104030	靶向 AR-FL/AR-V7 的汉黄芩素衍生物的结构优化及其在去势抵抗性前列腺癌 CRPC 中的应用	王举波	中国药科大学
82104271	SIRT6 在斑马鱼 MDS/AML 中的作用机制及其新型靶向激活剂筛选的研究	王璐平	华南理工大学
82104435	基于 FUNDC1 介导的线粒体自噬研究山茱萸环烯醚萜苷对缺血性脑卒中的神经保护作用	王明洋	首都医科大学
82104050	共价纳米抗体克服非小细胞肺癌 EGFR-TKI 耐药的研究	王南溪	南京中医药大学
82104157	Parkin 通过对 SURF1 转录调节调控线粒体功能介导病理性心肌肥大的机制研究	王盼霞	中山大学
82104257	ORM-ROCK1 调控胰岛素敏感性的新机制研究	王鹏源	海军军医大学
82104517	基于“FXR-胆汁酸稳态”途径研究芍药苷治疗胆汁淤积的作用机理	王汝琳	安徽中医药大学
82104534	基于 PD-1/PD-L1 信号轴研究壮药苏铁（棵空）抑制肺癌免疫逃逸的药效物质基础和作用机制	王绍辉	成都中医药大学
82104058	基于改善宫颈局部免疫状态的褐藻多糖硫酸酯抗 HPV 作用机制研究	王世欣	中国海洋大学
82104206	转录因子 FOXM1 调控 PARP 抑制剂 olaparib 耐药性的分子机制研究	王淑平	中国药科大学
82104341	三酰甘油脂酶 FoTAGL 在尖孢镰刀菌对苍术致病中的作用机理研究	王铁霖	中国中医科学院中药研究所

（续表）

项目编号	项目名称	负责人	依托单位
82104327	北细辛内生真菌 A. h-Fs-1 降解马兜铃酸Ⅰ的分子机制	王潇晗	北京中医药大学
82104533	基于 TRPV4-HIF-1α-NLRP3 通路研究藏药红景天调控“肺-脑轴”防治高原缺氧脑血管炎症损伤机制	王小博	成都中医药大学
82104242	新型抗侵袭性念珠菌感染的高亲和力抗体保护作用研究	王晓娟	复旦大学
82104185	AT1R 通过 GRK2/β-arrestin2 信号调控骨髓源滑膜巨噬细胞 M1 极化促进类风湿关节炎的机制	王鑫铭	安徽医科大学
8210453	基于“肠道菌-脾-关节”轴机体免疫稳态调节的滇白珠抗类风湿关节炎作用机制研究	王秀环	北京中医药大学
82103992	微管蛋白抑制剂的抗癌抗菌双活性筛选及作用机理研究	王彦婷	海军军医大学
82103972	靶向脑血流改善的阿魏酸衍生物设计、合成及抗 AD 先导化合物发现研究	王一冰	中国科学院上海药物研究所
82104503	基于 Ca^{2+}-CaM/NLRP3 炎性小体通路多途径探讨白及 Phochinenin K 抗肺纤维化作用及机制	王永杰	山东大学
82104199	抑制 PI3K 克服受体酪氨酸激酶介导 KRas 突变细胞对 KRasG12C 抑制剂耐受的机制研究	王宇翔	中国科学院上海药物研究所
82104351	基于类器官高内涵成像的益气活血方药效物质及其血脑屏障保护与修复机制研究	王钰乐	浙江大学
82104443	SUMO 修饰 SIRT3/TFAM 信号轴介导拟黑多刺蚁减轻脑缺血再灌注内皮损伤的机制研究	韦　洁	广西壮族自治区中医药研究院
82104441	丹酚酸 B 激活 SIRT3 抑制氧化应激与炎症互作改善心肌再灌注损伤机制	卫晓红	北京中医药大学
82104303	整合肠道宏基因组与药物基因组多元标志物的肾病综合征患者利伐沙班个体化给药新模式研究	魏　萌	南京大学
82104269	Nur77 激动剂通过血栓调节蛋白/补体治疗脓毒症 DIC 高凝期的药理学机制研究	魏　昕	上海交通大学
82104474	尖叶假龙胆总呫酮改善缺氧引起的胰岛素抵抗作用研究	魏　颖	内蒙古医科大学
82104012	基于药效团叠合策略的乏氧靶向 wee1 激酶抑制剂的设计、合成及对胰腺癌放疗增敏活性研究	魏会强	中国医学科学院放射医学研究所
82104427	基于“治痰即治呆”理论探讨党参-茯苓配伍调控痴呆症脑水液代谢的作用机理	魏江平	重庆市中药研究院
82104385	基于“多模式质谱-关键成分群-红外定量模型”的多基原近缘中药质量评价方法研究	魏文龙	中国科学院上海药物研究所
82104195	新型靶向 HDAC6 抑制剂 5v 通过介导 Hedgehog 信号通路抗前列腺癌的分子机制研究	温　然	河北医科大学
82104153	特异性结合 Aβ 蛋白 N 端的环肽分子抑制 Aβ 焦谷氨酸化的分子机制及活性研究	温格思	广州医科大学
82104101	血脑屏障“再开放”介导的膜包被药物递释系统治疗脑胶质瘤研究	温丽娟	赣南医学院
82104231	新型 MDM2-p53 抑制剂激活 p53 募集 TLE3 抑制 GR 信号通路克服 CRPC 恩杂鲁胺耐药的作用和机制研究	吴　萌	北京医院
82104523	肠道菌群关联砷金属组学的牛黄解毒片配伍减毒机制研究	吴　骁	南京中医药大学
82104491	嘌呤能调节性“刹车”-巨噬细胞应答抑制：黄连-黄芩改善细胞因子风暴继发性肺损伤机制	吴嘉思	成都中医药大学
82104004	靶向缺血部位的亚硝酸根供体分子构建及抗脑卒中活性和作用机制研究	吴建兵	中国药科大学
82104369	基于“定点固定-配体捕获”策略的三七叶总皂苷中环氧合酶-2 抑制剂的快速识别及其抗炎作用机制研究	吴丽杰	天津中医药大学
82104135	创新药物 MN-08 改善毛细血管痉挛和微循环障碍治疗蛛网膜下腔出血的机制研究	吴良森	暨南大学
82104451	追毒方靶向 ROCK 和 MRCK 双信号通路抑制三阴性乳腺癌转移的作用机制研究	吴沁航	南京中医药大学
82104375	茯苓调控 RAGE 介导的肾脏微环境-炎症-肠道微生物改善糖尿病肾病的物质基础及机制研究	吴夏青	西北大学
82104352	基于配体垂钓策略研究地龙抗血栓物质基础、活性中心及作用机制	吴娅丽	河南中医药大学
82103975	针对成药性优化的新型 Akt-PROTACs 发现和构效关系研究	吴一哲	浙江大学
82104066	基于网络的 NADPH 代谢调控化合物发现研究	吴曾睿	华东理工大学
82104021	密克罗曲霉中新型 mero-aspochalasins 的发现及其对铂耐药肿瘤细胞的增敏作用机制研究	吴招娣	广州中医药大学
82104015	中药骆驼蓬子中新颖 β-咔波啉类生物碱成分的发现及其抗Ⅱ型单纯疱疹病毒作用机制研究	吴忠南	暨南大学
82104545	基于微流控芯片技术的复方脂质体-TAT/TD 生物促透给药系统的构建及作用机制研究——以藏药白脉软膏为例	武慧超	北京中医药大学
82104403	中药 2-苯基色原酮结构单体作为缓释辅料构建的纳米粒子在糖尿病中的应用及其机制研究	武俊紫	云南中医药大学
82104041	新颖抗血小板活性松香烷二萜的结构优化与作用机制研究	夏　凡	中国科学院昆明植物研究所
82104141	利用帕金森病模型小鼠时序性表达谱数据构建帕金森病早期诊断模型	夏　娴	南京中医药大学
82103974	针对 Hippo 信号通路的新型小分子激动剂的结构优化及作用靶点研究	夏安杰	四川大学

（续表）

项目编号	项目名称	负责人	依托单位
82104414	基于 Galectin-3/C/EBPβ/δ-Secretase 信号通路探讨钩藤碱抗阿尔茨海默病的作用及机制	冼彦芳	香港中文大学深圳研究院
82104507	基于 Adam8 介导的胞外微环境病变研究体外培育牛黄改善胆汁淤积性肝损伤的机制	向　东	华中科技大学
82104173	MTA3 对心肌纤维化中枢迷走神经反馈的影响及机制研究	肖　丹	齐齐哈尔医学院
82104301	YAP1/Runx2 介导地塞米松所致胎儿骨发育不良的软骨细胞-成骨细胞转分化机制	肖　浩	武汉大学
82104061	海洋棘孢曲霉中双吲哚类生物碱型小胶质细胞活化抑制剂的定向发掘	肖　姣	沈阳药科大学
82103979	基于同位素氚标记探针的抗焦虑药物布格呋喃的靶标发现与确证研究	肖　琼	中国医学科学院药物研究所
82104376	钩吻生物碱作用 HSP90 介导 PI3K/Akt/mTOR 通路调控肝癌细胞程序性死亡的作用机制与构效关系研究	谢　欣	成都中医药大学
82104306	基于干血纸片法与定量药理学模型的哌拉西林/他唑巴坦在 2 个月以下患儿中的合理用药研究	谢非凡	中南大学
82104105	基于 hnRNPA2B1 主动分选机制包载 mRNA 的工程化外泌体作为 COVID-19 疫苗的研究	邢昊楠	解放军军事科学院军事医学研究院
82104384	基于中药复方三七血伤宁配伍的濒危中药重楼质量标志物的发现及质量控制研究	熊　辉	承德医学院
82104411	基于 Beclin1-Bcl-2 介导的细胞自噬与凋亡探讨海藻甘草配伍抗甲状腺肿的作用机制	修琳琳	北京中医药大学
82104365	鳖甲调控巨噬细胞与肝星状细胞交互串话治疗肝纤维化的寡肽类物质基础与作用机制研究	徐　冰	北京中医药大学
82104356	基于胃肠道菌群的天麻多糖改善慢性萎缩性胃炎的物质基础及作用机制研究	徐　迪	南京理工大学
82104064	新型过氧化物氧化还原酶 1(PRDX1)特异性激动剂的发现及药效评价研究	徐　珩	国科大杭州高等研究院
82103989	新型“变构-共价”双功能 GLS1 抑制剂的设计、合成与抗肿瘤活性研究	徐　熙	中国药科大学
82104324	大肠杆菌利用葡萄糖从头合成中药药效物质青心酮的多元模块化代谢工程研究	徐德宏	湖南中医药大学
82104115	基于新型 polyHIPE 材料的类风湿性关节炎早期诊断标志物的富集方法研究	徐东升	暨南大学
82104466	白术内酯Ⅰ靶向免疫蛋白酶体促进抗原呈递与结直肠癌免疫治疗协同增效的作用机制研究	徐汉辰	上海中医药大学
82104297	CYP2C19 新突变体底物特异性的分子机制和功能研究	徐仁爱	温州医科大学
82103973	ZAP-70 选择性共价抑制剂及降解剂的设计合成和抗炎活性研究	徐石林	中国科学院上海药物研究所
82104558	葛根素调控 SIRT1/NLRP3/Caspase-1 信号通路抑制糖尿病肾病足细胞焦亡的作用及机制研究	徐小惠	广西医科大学
82104266	LncRNA Gm28382 竞争性结合 miR-326-3p 靶向 ChREBP 调控非酒精性脂肪肝病的分子机制研究	许丽娜	大连医科大学
82104321	绞股蓝皂苷糖基转移酶的高通量筛选及其合成人参皂苷的应用探索	许少华	福建中医药大学
82104171	杜鹃素靶向调控 GSK3β/Nrf2 介导的铁死亡改善血栓闭塞性脉管炎内皮损伤的机制研究	闫超群	山西医科大学
82104422	基于调控星形胶质细胞介导的谷氨酸-谷氨酰胺循环改善海马 niche 探讨楮实子促神经发生治疗 AD 的作用及机制	闫宇辉	江苏食品药品职业技术学院
82104336	高温介导下白木香重大害虫黄野螟生物控制剂暗黑赤眼蜂雄蜂性比调控的分子机制研究	严　珍	中国医学科学院药用植物研究所
82104193	靶向去泛素化酶 JOSD2 的小分子抑制剂抗胆管癌作用及机制研究	严芳洁	浙江大学
82104483	岩大戟内酯 B 通过调控 TWEAK/Fn14 介导通路治疗狼疮肾炎的作用机制研究	阎　雨	中日友好医院
82104315	DUSP6 介导的线粒体自噬在拉帕替尼肝脏毒性中的作用及机制研究	颜　皓	浙江大学
82104121	基于仿生材料的抗肿瘤药物比色-荧光双模态即时监测方法研究	杨　娇	哈尔滨工业大学
82103986	新型靶向降解 CD47 蛋白的 PROTAC 分子的设计、合成及生物活性评价	杨　杰	电子科技大学
82104198	针对弥漫大 B 细胞淋巴瘤中 EZH2-Y641 突变体选择性降解剂的发现及机制研究	杨　静	中国科学院合肥物质科学研究院
82104240	化合物 6517 抗乙型肝炎病毒的作用机制研究	杨　莉	中国科学院上海药物研究所
82104535	基于靶酶和靶细胞捕集法快速发现畲药枫荷梨抗 RA 的活性成分、构效关系及作用机制研究	杨　丽	江西中医药大学
82104425	毛蕊异黄酮激活 Egr-1 信号途径促 Treg 极化治疗多发性硬化症的作用机制研究	杨　柳	上海中医药大学
82104124	蛋白酶专属增敏分析新策略及其在易损斑块诊疗中的应用	杨　文	海军军医大学
82104256	基于多胺平衡改善高尿酸血症下的心肌脂质沉积	杨　阳	南方医科大学
82104243	靶向类异戊二烯生物合成途径角鲨烯合成酶 SQS 的抗感染策略研究	杨　洋	清华大学
82104098	基于免疫原性死亡的肿瘤细胞构建 DC 囊泡疫苗及其机制研究	杨丛莲	华中科技大学
82104329	水热交互调控北柴胡中柴胡皂苷合成积累的分子生态机制研究	杨林林	河南中医药大学
82104211	新型 HDACI/IIb 抑制剂甲磺酸普依司他联合抑制谷氨酰胺代谢治疗 TKIs 耐药 CML 的活性与机制研究	杨林玉	四川大学

（续表）

项目编号	项目名称	负责人	依托单位
82104167	左氧氟沙星通过靶向抑制 A-FABP 调控小鼠脑缺血再灌注后血脑屏障损伤和神经炎症的药理机制研究	杨时伦	中国科学院深圳先进技术研究院
82104539	基于 Th17/Treg 平衡探讨过岗龙抗 RA 的药效物质基础及作用机制	杨伟群	广州中医药大学
82104094	自产氧型仿生纳米平台协同肿瘤光疗/铁死亡激活作用并逆转免疫抑制微环境的研究	杨小叶	山东大学
82104074	病原菌靶向的仿生矿化外泌体介导化学-免疫联合疗法对抗胞内 MRSA 感染的研究	杨晓洪	中国科学院重庆绿色智能技术研究院
82104381	基于 PINK1/Parkin 配体垂钓的茯苓多组分双靶位抗 MAFLD 主效成分研究	杨兴鑫	云南中医药大学
82104251	胆汁酸-TGR5 轴介导 SGLT2 抑制剂改善糖脂代谢的机制研究	杨旭平	西南医科大学
82104494	基于透皮转运的三七皂苷 R1 对 RNA 甲基化调控紫外线皮肤损伤的修复作用机制研究	杨子钊	中国医学科学院药用植物研究所
82104370	基于分子模拟探究黄芪中干扰 Keap1-Nrf2 互作防护辐射性神经损伤活性分子的作用机制	姚　娟	甘肃中医药大学
82104508	王氏保赤丸通过 B pseudolongum PV8-2 代谢产物拮抗 ALD 脂质沉积的作用机制研究	叶　娟	南京中医药大学
82103977	钙敏感受体 CaSR 介导糖基化修饰 GP-12 肽诱导成骨细胞增殖分化的分子机制	叶孟亮	北京大学
82104553	基于网络药理学探究软坚止痛膏干预癌痛的分子机制研究	易　丹	天津中医药大学
82104538	基于 Biacore 分子互作的苗药百两金治疗胶质母细胞瘤的药效物质基础及作用机制研究	殷　鑫	贵州中医药大学
82104006	靶向 DNA Holliday junction 结构新配体的发现及抗非 BRCA 突变型三阴性乳腺癌的机制研究	殷齐坤	烟台大学
82104555	卵泡膜细胞来源 LOC100912181 编码多肽 PELTIC1 介导电针改善 PCOS 大鼠卵泡发育的机制研究	尹　萍	上海中医药大学
82104119	基于胎盘屏障-类脑多器官芯片的妊娠期药物安全评价新方法研究	尹方超	齐鲁工业大学
82104392	基于肠黏膜屏障改变探究白术泔制增强健脾止泻效应的物质基础及作用机制	于　欢	江西中医药大学
82104059	特异阻断 α3β4 烟碱型乙酰胆碱受体的 α-芋螺毒素［S9K］TxID 的受体结合分子机制与药效学研究	于津鹏	广西大学
82104080	清除铜绿假单胞菌生物被膜及分散细菌且防治并发症的自驱动微纳米马达递药系统的功能研究	于世慧	中山大学
82104228	TIGIT 抑制西妥昔单抗诱导的 NK 细胞 ADCC 的分子机制研究	余惠娟	广东省科学院动物研究所
82104276	CYP450 酶介导的含呋喃环化合物的代谢活化及对肝毒性影响的分子机制研究	余京华	中国科学院上海药物研究所
82104145	海马 CA3 锤体神经元 Galectin-3 调控海马突触可塑性发挥抗抑郁作用的机制研究	余旭奔	温州医科大学
82104357	基于“活性荧光指纹图谱”策略的中药整体药效物质发现与分析的新方法学研究	喻谢安	中国药科大学
82104192	DJ-1 调控的 XLF/XRCC4 异二聚体在戒酒药双硫仑增敏顺铂抗卵巢癌活性中的作用机制研究	袁　梦	浙江大学
82104186	胆红素氧化终产物抑制嗜中性粒细胞 ROS 释放在脓毒症中的作用机制及药靶鉴定	袁　尧	上海交通大学
82104032	苦豆子中具有肿瘤免疫逃逸抑制活性物质基础和先导物的发现	苑　祥	中国医学科学院药物研究所
82104164	槐定碱下调 PI3K/AKT 抑制血小板整合素 αIIbβ3 活化抗血栓机制研究	岳　明	浙江中医药大学
82104038	新型吡喃并吲哚生物碱的设计、合成及其抗缺血性脑卒中作用机制研究	臧应达	中国医学科学院药物研究所
82104439	基于干预 NAD^+ 再生探讨丹参-三七药对抑制心肌纤维化的协同作用及机制	曾　昊	中国药科大学
82104442	基于 Treg/IDO 轴探讨紫草素抗动脉粥样硬化的作用机制	曾巧煌	广州中医药大学
82104084	针对帕金森病的脑神经元靶向传递体递药系统研究	曾迎春	成都医学院
82104011	基于免疫微环境调控的全新 IDO1/TrxR1 小分子抑制剂的设计、合成和抗结直肠癌活性研究	张　超	皖南医学院
82104295	探索 Pa 的 Loop 编码异常对碳青霉烯类药物耐药性的影响及其给药方案优化	张　迪	西安交通大学
82103969	代谢型谷氨酸受体 mGluR2 正变构调节剂的发现及其抗焦虑活性研究	张　冬	中国科学院上海药物研究所
82104372	基于高分辨共晶技术的宣肺败毒方靶向新型冠状病毒蛋白水解酶的活性成分研究	张　敏	天津中医药大学
82104373	基于全基因组敲除文库融合网络药理学探索紫草治疗结直肠癌的药效物质基础和分子机制	张　楠	成都中医药大学
82104117	基于游离 N1-甲基腺苷溯源分析的非小细胞肺癌顺铂耐药机制研究	张　培	中国药科大学
82104143	蓝斑核-内侧前额叶皮层环路在帕金森病抑郁中的作用及机制研究	张　倩	南京中医药大学
82104126	对照品非依赖性的脂质组静动态代谢网络精准定量分析及其在肝细胞癌全进程中的动态监测研究	张　倩	沈阳药科大学
82104461	基于 SERCA2 介导的自噬流阻滞探讨毛酸浆内酯抗肝癌的作用机制	张　强	天津中医药大学
82104396	基于小肠微生态与免疫微环境的酒蒸缓和大黄“寒性”的作用机制研究	张　桥	陕西中医药大学
82104274	血小板 VPS33B 蛋白/Integrin IIbIIIa 轴调节脓毒症炎症反应的作用及机制研究	张　蕊	华中科技大学
82104428	人参皂苷 Rf 靶向 miR-34-Atg9-自噬流抑制 Tau 聚集神经毒性的机制研究	张　帅	长春中医药大学

（续表）

项目编号	项目名称	负责人	依托单位
82104408	黄芪、莪术配伍对肿瘤相关成纤维细胞介导的肝癌早期转移的调控机制	张　硕	南京中医药大学
82104218	去泛素化酶 USP1 调控 YAP 影响肝癌发生与索拉非尼耐药的机制研究	张　涛	山东大学
82104346	基于“质效合一”的鸡内金质量评价方法研究	张　恬	中国中医科学院中药研究所
82104310	基于人源胚胎干细胞模型评价恩替卡韦的发育神经毒性	张　杨	首都医科大学
82104140	星形胶质细胞自噬作用在 α-synuclein 诱导的 PD 模型中的影响以及相应的药物干预	张　玉	中国科学院上海药物研究所
82104278	藏红花素通过肠内分泌细胞 Olfr558 受体激活肠-迷走神经回路快速抗抑郁分子机理	张　悦	中国药科大学
82104512	沙棘总黄酮通过上调内源性硫化氢 S-巯基化修饰 Keap1/TGF-β1 改善肾脏纤维化机制	张　珍	陕西中医药大学
82104284	肾转运体介导替芬泰缓解替诺福韦酯肾毒性的药代动力学机制	张爱杰	中国医学科学院放射医学研究所
82104368	基于 BRD4 靶点研究顶花板凳果抗 NSCLC 药效物质及作用机制	张东东	陕西中医药大学
82104026	基于 NRPS 大数据分析的硫代多肽类天然产物分子多样性探索及定向基因挖掘	张凡忠	西湖大学
82104097	定向引流 Aβ 外排型仿脂蛋白给药系统的研究	张华清	中国药科大学
82104348	基于肠道菌群-TMAO/胆汁酸代谢的瓜蒌皮干预冠心病效应物质基础与作用机制研究	张黄琴	南京中医药大学
82104104	NK 细胞膜介导的蟾毒灵/紫杉醇纳米双前药靶向共传递促协同抗癌研究	张辉云	盐城工学院
8210453	壮药假蒟通过调控 BDNF-Rac1 信号通路改善抑郁致认知障碍的作用、机制和活性成分研究	张嘉宝	海军军医大学
82103993	新型三齿配体-铂-氮杂环卡宾化合物的设计合成及抗三阴乳腺癌机制研究	张晶晶	中国药科大学
82104108	用于重塑类风湿性关节炎病灶微环境的多功能靶向“自增敏型纳米反应器”的设计及评价	张九龙	沈阳药科大学
82104044	含肉桂酰基脂肽 WS9326A 的生物合成机制及其功能基因研究	张嵩亚	中国科学院深圳先进技术研究院
82103980	抗肺动脉高压吴茱萸碱类 PDE5 高选择性抑制剂的发现、结构优化和作用机制研究	张天华	韶关学院
82104421	基于 CacyBP/SIP 介导的 α-synuclein 自噬降解调控探讨虫草素对帕金森病早期嗅觉障碍的干预及其机制研究	张小玲	南通大学
82104241	DNA 结合/分化抑制因子 2 调控 HIV-1 潜伏感染活化过程的作用及机制研究	张萱萱	广东药科大学
82104072	基于模块化实时监控平台探究吸入粉雾剂载体对肺部药物递送过程的影响机制	张雪娟	暨南大学
82104513	ACSL4 介导铁死亡在子宫异常出血中机制以及桃红四物汤干预作用研究	张艳艳	安徽中医药大学
82104379	基于核受体 FXR/LXR 反馈调节肠肝轴的调肝实脾药对“五味子-人参”干预肝细胞癌“炎-癌”转化的药效物质与作用机制研究	张泽文	沈阳药科大学
82104054	海洋天然产物苔虫内酯诱导髓系白血病细胞分化的机制研究	张咏婷	上海交通大学
82104248	ML364 作为新型广谱细菌毒力因子抑制剂的药效学及机制研究	张友文	中国医学科学院医药生物技术研究所
82104364	大黄通过 NLRP3/IL-1β/p38-MAPK 轴调控小胶质细胞和神经元串扰治疗 AD 的药效物质及作用机制研究	张志新	北京中医药大学
82104486	基于 Nrf2 抗氧化通路探索三黄消炎方治疗糖尿病足的作用机制研究	章智慧	上海中医药大学
82104317	胱硫醚-β-合成酶介导小胶质细胞极化致糖皮质激素 CNS 毒性作用及机制研究	赵　瑛	华中科技大学
82104091	TROP2-aptamer/CD24-siRNA 靶向纳米药物构建及三阴性乳腺癌成像和免疫-化疗协同治疗研究	赵　震	河北工业大学
82104550	基于 NMDAR-CaMKII-CREB 通路介导脊髓背角中枢敏化探索元胡止痛方缓解神经病理性疼痛的机制	赵春晖	中国中医科学院中药研究所
82103970	基于代谢性质改善的新型 MmpL3 抑制剂的设计、合成及抗结核活性研究	赵红义	中国医学科学院药物研究所
82104250	取代吲哚类新型抗流感化合物作用机制的研究	赵建元	中国医学科学院医药生物技术研究所
82104159	丁基甜菜碱羟化酶（BBOX）在糖尿病心肌病中的保护作用及其干预策略	赵明明	北京大学
82104259	内质网钙通道 IP3R3 调控 β 细胞胰岛素分泌的作用和机制研究	赵其锦	中国医学科学院药物研究所
82104225	LncRNA CRNDE/HIF-1α 正反馈环路通过调控细胞自噬增强胶质母细胞瘤替莫唑胺耐药研究	赵子进	中南大学
82104342	丹参 ERF 全局调控 JAs 介导菌根共生及增益效应的研究	郑　汉	中国中医科学院中药研究所
82104165	内皮 Metrnl 对动脉粥样硬化的调控作用及机制	郑斯莉	海军军医大学
82104069	基于性质可控的食物来源膜仿生口服递药系统的构建及其跨膜转运机制的研究	郑雅娴	西南交通大学
82104549	基于 SPP1 诱导的 Th17 细胞分化探索龙芪降脂方治疗非酒精性脂肪性肝炎的药效机制	郑逸远	广州中医药大学
82104275	P2Y12 受体抑制剂立体选择性代谢机制以及与巯基甲基转移酶抑制剂联合用药研究	郑元东	中国科学院上海药物研究所
82104282	CR3 依赖性调控 β-glucans 在肝脏 Kupffer 细胞中代谢的机制研究	郑子明	华中科技大学
82104180	基于 M1/M2 型巨噬细胞平衡探索银椴苷抗溃疡性结肠炎的作用机制	钟　超	江西中医药大学
82104529	基于整体质-效关联的藏药翼首草质量标志物辨识研究	周　静	南京中医药大学
82104060	海洋真菌 SCSIO GtR01 梭链孢烷型抗感染先导物的定向挖掘及其内酯环形成机制研究	周　乐	中国科学院南海海洋研究所

（续表）

项目编号	项目名称	负责人	依托单位
82104316	TCF12 靶向 MAVS 诱导星形胶质细胞炎症促进化疗诱导神经病理性疼痛的机制研究	周　琳	南京大学
82104515	整合血清谱效学-PK/PD 模型-质谱成像代谢组学技术解析肾康注射液的药效物质及作用机制研究	周　霖	郑州大学
82104338	光降低“二段式”栽培番红花生殖生长期球茎物质消耗的生理生化机制	周　涛	成都中医药大学
82103968	结核菌呼吸链细胞色素 bd 氧化酶(Cyt-bd)抑制剂的设计、合成与生物活性研究	周　洋	暨南大学
82104052	新型免疫毒素 Anti-Trop2-LDM 的制备及其抗肺癌活性研究	周丹丹	中国医学科学院医药生物技术研究所
82104322	雷公藤内酯甲生物合成的分子机制研究	周家伟	浙江工业大学
82104083	基于 MPDA 的多功能纳米递药系统靶向诱导 DC 成熟抑制乳腺癌转移及其机制研究	周美玲	西南医科大学
82104417	单细胞测序技术研究开心散调控下丘脑功能障碍及神经-内分泌细胞信号网络抗抑郁的分子机制	周小江	解放军总医院
82104415	远志寡糖酯调控线粒体自噬-突触可塑性发挥抗抑郁作用的机制研究	周云丰	河南大学
82104520	线粒体损伤在千金子甾醇致肠道毒性中的作用及机制研究	朱　安	福建医科大学
82104213	斑蝥素调控 IL-2Rα 逆转皮肤 T 细胞淋巴瘤伏立诺他耐药作用研究	朱　曼	西安交通大学
82104258	PEX16 介导的脂质沉积在糖尿病肾病足细胞凋亡中的作用及机制研究	朱　霞	徐州医科大学
82104290	MOCOS 基因及其遗传变异与硫嘌呤类药物不良反应的相关性及机制研究	朱　霞	中山大学
82104244	新型融合肽 DRS-DP-2 抗耐甲氧西林金黄色葡萄球菌的多重效应及机制研究	朱浩浩	南京医科大学
82104048	新型冠状病毒刺突蛋白多靶点抑制肽体的设计与机制研究	朱俊生	西安交通大学
82104436	NOD1/RIP2 介导的线粒体稳态在太子参环肽 B 抗糖尿病心肌病中的作用机制研究	朱可扬	宁波大学
82104350	整合多组学和肠道微生态探究茯苓健脾渗湿功效物质基础及作用机制	朱利霞	中山大学
82104000	基于胞外 HSP90 配体的药物偶联物传递系统	朱书雷	华东师范大学
82104410	寒热机体状态下附子调控 NO/线粒体功能效毒多维机制研究	朱映黎	北京中医药大学
82104450	肝癌细胞中 P3H2 高表达增强蟾毒灵衍生物(RX108)敏感性的机制研究	朱真锋	复旦大学
82104448	华泽兰调控 FTH-NCOA4-LC3 信号轴诱导铁蛋白自噬性降解促进肝癌铁死亡作用及机制研究	朱智慧	浙江中医药大学

2021 年地区科学基金项目(药学相关项目选录)

项目编号	项目名称	负责人	依托单位
82160677	新型抗肝纤维化自毒素(ATX)抑制剂的设计、生物活性与作用机制研究	艾观华	江西省医学科学院
82160823	基于脑糖代谢和 tau 蛋白 O-GlcNAc 糖基化探讨蒙药三味豆蔻汤防治 AD 的作用及机理	安凤毛	内蒙古民族大学
82160814	蒙药沙蓬粗寡糖调控 miRNA-30c—PPARα 途径治疗糖尿病心肌病的分子机制研究	奥乌力吉	内蒙古民族大学
82160722	SmERF6 调控丹参药用有效成分生源合成的机制研究	白朕卿	延安大学
82160790	基于麻舌感的蒙药材草乌物质基础、量-效-毒关系及电子舌技术的相关性研究	包勒朝鲁	内蒙古医科大学
82160794	蒙药蓝盆花有效成分调控整合素 α11β1 阻断 ECM 机械力传导的抗肝纤维化机制研究	包立道	内蒙古医科大学
82160762	氯化两面针碱调控染色质开放状态下调 LPCAT1 抑制肝细胞癌侵袭的机制研究	陈　罡	广西医科大学
82160777	苦豆子靶向 PPARγ 促进糖尿病伤口愈合的作用机制和有效物质研究	陈　垒	赣南医学院
82160803	基于 GABA-T 靶向垂钓策略研究石菖蒲抗癫痫的物质基础及其“量-效-毒”关系	陈　亮	贵州中医药大学
82160768	莪术醇通过 NCL/EBNA1 调控 HIF-1α 抑制鼻咽癌血管拟态形成及侵袭转移的机制研究	陈　旭	桂林医学院
82160710	m6A 阅读子 HNRNPC 通过稳定 IRAK1 进而激活 MAPK 通路介导胶质瘤替莫唑胺耐药的机制研究	陈俊君	江西省肿瘤医院
82160752	基于核受体-药物代谢酶/P-糖蛋白研究白芍调控生物碱类成分转运机制	陈丽华	江西中医药大学
82160695	基于 miR-27a/Nrf2/NQO1 信号轴探讨蒲公英萜醇调控乳腺癌代谢微环境的机制研究	陈丽艳	延边大学
82160763	基于 LINC00355/miR-150/SGK1 ceRNA 效应探讨染料木黄酮抗结直肠癌的作用及分子机制	陈晓宇	广西壮族自治区人民医院
82160684	银杏内酯 B 抗心肌缺血损伤的作用靶点研究	崔国祯	遵义医科大学
82160729	基于催化发卡自组装策略构建非 PCR 仪依赖的电化学中药材基因鉴别传感器研究-以延胡索为例	崔汉峰	江西中医药大学
82160820	基于“肠道菌群-代谢组分-Nrf2/ARE 信号轴”探讨壮药锡叶藤总黄酮抗酒精性肝损伤的作用机制及药效物质基础	笪舫芳	贵州民族大学
82160799	灰黄青霉发酵栀子的抗帕金森病活性物质基础及其作用机制研究	邓　亮	昆明医科大学
82160703	前列腺素平衡调控 cAMP 导向 EPAC1 途径抑制 HSC 活化缓解肝纤维化的作用机制研究	董至恒	内蒙古医科大学
82160717	典型喀斯特地区仿野生岩缝附生栽培铁皮石斛品质与农业地质背景关系研究	杜光映	贵州中医药大学
82160769	基于 KLF5 调控造血干细胞粒系定向分化探究地榆皂苷Ⅱ治疗中性粒细胞减少症的作用机制	方海红	江西科技师范大学

（续表）

项目编号	项目名称	负责人	依托单位
82160663	基于ABPP技术探索川芎内酯类似物-川芎嗪李药的抗缺血性脑卒中的研究	房元英	江西中医药大学
82160747	基于“组分结构/移行成分-体内代谢-网络靶标”多维整合的炙甘草“炙用补中”质量标志物发现研究	付雪艳	宁夏医科大学
82160670	新冠病毒Mpro靶向抑制剂Stahybotrin杂萜类似物的基因组导向挖掘	高　路	云南民族大学
82160825	基于“超滤-亲和力质谱快速筛选技术”探索当归补血汤的抗抑郁活性物质	宫帼唯	遵义医科大学
82160756	淫羊藿次苷Ⅱ经PDE5抑制促进成年海马神经发生发挥抗阿尔茨海默病作用研究	龚其海	遵义医科大学
82160789	基于核受体PXR/CAR研究杜仲调控“双态”机体中CYP3A2和CYP2C11“同酶异性”的机制	巩仔鹏	贵州医科大学
82160800	藏药“巴鲁”延缓衰老的物质基础及多靶点作用机制研究	郭　肖	青海大学
82160737	基于“成分-药效-受体”的香附治疗原发性痛经的药效物质基础和作用机制研究	郭慧玲	江西中医药大学
82160743	九香虫抗癌肽CcPT1分子特征及其体内外抗胃癌机制研究	郭建军	贵州大学
82160806	SERS技术检测可溶性砷形态及探索雄黄炮制减毒机理的研究	韩斯琴高娃	内蒙古民族大学
82160685	ADMA/DDAHⅡ/eNOS/NO介导的阿霉素内皮毒性与铁死亡及葛根素干预机制	何　欢	南昌大学
82160707	基于[11C]RSV PET-CT分子影像和药代动力学技术多模态评价肝胆摄取与外排转运体表达和功能的探索研究	何佳珂	南昌大学
82160727	葫芦素生物合成关键短链脱氢酶的定向进化和催化机理研究	和四梅	云南农业大学
82160793	间充质干细胞来源外泌体传递LINC00957靶向调控WT1影响骨肉瘤细胞自噬及壮药鸡血藤提取单体毛蕊异黄酮的干预机制研究	贺聚良	广西医科大学
82160665	靶向R132C突变型异柠檬酸脱氢酶IDH1的变构共价抑制剂设计合成与抗纤维肉瘤活性研究	胡楚娇	贵州医科大学
82160805	基于HIF-1α调控细胞自噬探讨化合物Q-1抑制类风湿关节炎骨破坏机制	黄　聪	贵州中医药大学
82160784	基于HBV复制及宿主固有免疫应答研究苦豆子黄酮类有效成分抗HBV分子机制	黄　华	新疆维吾尔自治区药物研究所
82160808	苗药胆炎康通过协同调控AMPK/SIRT/PGC-1治疗非酒精性脂肪性肝病物质基础及作用机制研究	黄　磊	贵州医科大学
82160701	circHIPK3海绵吸附miR-29a-3p调控PIK3R1/GSK3β信号通路改善胰岛素抵抗及异槲皮苷的干预作用	黄桂红	桂林医学院
82160792	瑶药“铁钻”抗痛风药效物质和多靶点作用机制探究	黄慧莲	江西中医药大学
82160714	基于自毒物质和病原真菌根际互作的党参连作障碍分子机制研究	黄钰芳	甘肃中医药大学
82160767	ERβ介导的LncRNAEWSAT1/IGF-1R间接交互对话在刺芒柄花素抑制ER阳性乳腺癌生长中的作用	黄照权	桂林医学院
82160821	高良姜素通过ROS介导的NLRP3炎性小体途径减轻黑素细胞损伤的作用机制研究	霍仕霞	新疆维吾尔自治区维吾尔医医院
82160726	当归AsFT基因上游早薹触发机制的比较转录组研究	贾　贞	天水师范学院
82160664	4种南海大型药食海藻中高活性QSI的发现及其恢复抗生素药敏性的机理研究	贾爱群	海南大学
82160692	高三尖杉酯碱抑制CPSF6/RARG转录的分子机制及其在CPSF6/RARG阳性变异性APL治疗中的作用研究	江　梅	南昌大学
82160672	串联质谱分子网络化分析发掘宁夏“银北”平原盐碱微生物中潜在药用化合物的研究	江志波	北方民族大学
82160686	mtCx43/MCU在心肌缺血再灌注损伤所致线粒体自噬中的作用及其机制研究	蒋丽萍	南昌大学
82160666	基于NF-κB信号通路探讨长白瑞香、兴安白芷抗弓形虫病的物质基础及作用机制研究	金莉莉	延边大学
82160764	OSW-1介导miRNA/UCP2诱发肝癌细胞凋亡、自噬机制研究	金星林	延边大学
82160783	绿原酸通过控PI3K/Akt/mTOR自噬通路调控NETosis干预铜绿假单胞菌生物被膜感染的作用机制	孔晋亮	广西医科大学
82160662	基于序贯代谢理论反向锁定云南松松塔抗HIV-1活性物质基础	雷　婷	大理大学
82160688	GSS通过mTORC2调控线粒体分裂-VDAC1-mPTP轴防治血管性痴呆的作用机制	黎　晓	赣南医学院
82160719	ARF转录因子介导生长素调控丹参酚酸积累的分子机理研究	李　娟	贵州中医药大学
82160759	基于新型人类多细胞谱系3D大脑类器官的柴胡总皂苷抗老年痴呆作用机制研究	李　娟	宁夏医科大学
82160760	广西道地药材蛤蚧活性组分介于lncRNA/miRNA调节神经可塑性及抗抑郁作用机制的研究	李　力	广西壮族自治区中医药研究院
82160801	彝药美洲大蠊提取物粘糖氨酸通过circ_0057239调控miR-33a的抗肝纤维化作用及分子机制研究	李　武	昆明医科大学
82160696	乌药内酯通过激活肿瘤抑制因子BCL6B在治疗云南宣威肺癌中的作用和机制研究	李　娅	昆明医科大学
82160730	基于机械力化学效应的红芪“搓条”加工科学内涵研究	李成义	甘肃中医药大学
82160807	鲜用苗药马缨杜鹃中防治骨髓炎功效物质导向性挖掘及其作用机制研究	李齐激	贵州医科大学
82160818	醋炙甘青青兰靶向增强“清肝热”功效及干预酒精性肝损伤的机制研究	李晓东	甘肃省中医院

（续表）

项目编号	项目名称	负责人	依托单位
82160702	商陆皂苷甲通过 TIF1γ 介导的 TGF-β/Smad 信号通路抑制乳腺增生上皮间质转化的作用机制研究	李晓亮	海南医学院
82160754	不同药性寄主对桑寄生祛风湿功效影响评价及机制研究	李永华	广西中医药大学
82160826	基于"肠-肺"整体调节的胆木治疗急性肺损伤的物质基础与作用机制研究	李永辉	海南医学院
82160750	基于肠道菌群及短链脂肪酸代谢调节肠道黏膜免疫屏障探讨炙红芪健脾补气的作用机制	李越峰	甘肃中医药大学
82160771	基于 PI3K/Akt 通路研究龙眼叶配伍组分调节 2 型糖尿病糖脂代谢的作用及机制	梁　洁	广西中医药大学
82160778	牛大力黄酮经"通气道、水道"抗急性肺损伤作用机制的研究	梁秋云	桂林医学院
82160809	鸡血藤提取物鹰嘴豆芽素 A 抑制血浆膜微粒介导的破骨细胞活化治疗 Perthes 病的机制研究	廖世杰	广西医科大学
82160751	基于"白芷引经促吸收作用"的白芷药对组分共无定形系统的构建与制剂性能研究	廖正根	江西中医药大学
82160669	基于组合生物合成策略定向发掘 Neoantimycin 类新型抗肺癌环缩肽	林　霄	广西中医药大学
82160781	苍艾挥发油通过 ILC3s 干预银屑病的作用机制研究	林玉萍	云南中医药大学
82160704	膜联蛋白 A1 调控脂代谢重编程促进急性 B 淋巴细胞白血病化疗耐药的机制研究	刘　萍	贵州医科大学
82160693	蟾皮单体 Argentinogenin 通过 STAT3-CPT1B 介导肝癌细胞脂质代谢失衡抑制肿瘤转移的机制研究	刘　云	遵义医科大学
82160731	基于代谢组学与网络药理学的中药配方颗粒替用传统复方汤剂的适用性研究—以经典名方厚朴温中汤为例	刘建群	江西中医药大学
82160732	基于"功效成分群-网络靶标-蛋白组学"整合技术研究降香"一物多效"的生物学机制与质量标志物	刘荣华	江西中医药大学
82160713	连钱草定向栽培及其药用成分积累机制的研究	刘晓鹏	湖北民族大学
82160785	基于 PPARγ 对肠道菌群和炎症的双重调节研究两面针抗溃疡性结肠炎的作用机制	鲁　强	遵义医科大学
82160812	金钗石斛总生物碱通过综合调控核受体 PPARα、LXR、FXR 治疗代谢综合征的机制研究	鲁艳柳	遵义医科大学
82160824	基于肠道菌群转化和代谢组学的麝香抗心肌缺血再灌注损伤药效物质基础及作用机制研究	罗　云	江西中医药大学
82160779	青藤碱调控 IL-6 基因启动区甲基化干预类风湿性关节炎的机制	罗进芳	贵州中医药大学
82160746	基于特殊镇痛机制的云南重要伤科药材黄草乌不同基源的质量评价研究	马晓霞	云南中医药大学
82160705	肌酐通过 cGMP-PKG 促进肾小管 OATs-MRPs 通道分泌功能的机制研究	马彦荣	兰州大学第一医院
82160680	免疫调节肽 Atonp2 对皮肤光损伤的保护作用及分子机制研究	木丽仙	昆明医科大学
82160770	基于 p53/p21/Cyclin D/E 介导的细胞周期异常及 Bcl-2/Bax/Caspase-3/PARP 介导的凋亡途径研究积雪草苷 NO 凝胶激活糖化皮肤成纤维细胞再生促进 DM 皮肤创伤愈合的机制	聂绪强	遵义医科大学
82160716	氮素介导的谷氨酸代谢途径调控太子参环肽 B 合成机制研究	欧小宏	贵州中医药大学
82160796	维吾尔药黑桑枝作用于 GLUT4 靶点的抗糖尿病药效物质基础及其作用机制研究	庞克坚	石河子大学
82160689	基于组学及网络药理学的肝龙胶囊抗肝纤维化作用机理研究	彭　芳	大理大学
82160742	基于"肠道菌群-TLR4-MyD88-MAPK"轴介导的莴苣苦素防治肝纤维化作用及机制研究	秦冬梅	石河子大学
82160723	光照介导的 SsMYBs 转录因子调控鸡血藤儿茶素生物合成的分子机制研究	秦双双	广西壮族自治区药用植物园
82160791	基于肠道菌群-胆汁酸-SHP 途径的藏药绿萝花防治动脉粥样硬化作用的机制研究	裘　梁	江西中医药大学
82160733	基于分子印迹定向捕集与网络药理学策略探究中药降香抗绝经后骨质疏松新黄酮类成分及其作用机制研究	邵　峰	江西中医药大学
82160706	基于重塑肠道菌群功能的环烯醚萜苷改善胆汁淤积性肝损伤机制研究	石富国	遵义医科大学
82160668	资源普查项下的棒柄杯伞中苯并十元碳环活性成分的发现及其潜在的靶向 Survivin 蛋白抗胃癌作用机制研究	石磊岭	新疆维吾尔自治区中药民族药研究所
82160788	以黄芪多糖降解为 SCFAs 为例研究中药多糖利用菌"PULs 拟杆菌/产丁酸菌"参与及协同降解的机制	舒青龙	江西中医药大学
82160699	毛花苷 C 对 System Xc-复合体形成的调控及其对肝癌细胞铁凋亡的影响	谭　宁	桂林医学院
82160766	小剂量雷公藤多苷靶向 Keap1-Nrf2/ARE 信号通路诱导细胞铁死亡逆转卵巢癌耐药的作用及机制研究	谭布珍	南昌大学
82160765	雷公藤甲素通过 Sphk1/S1P 信号通路逆转 TAMs 极化在乳腺癌细胞中的作用及其机制研究	谭亲友	桂林医学院
82160795	基于调节肠道菌群和 Th17/Treg 平衡的黎药益智治疗溃疡性结肠炎物质基础及作用机制研究	谭银丰	海南医学院
82160739	新疆特色药材分心木减肥降脂的效应物质及作用机制研究	唐　辉	石河子大学
82160715	基于组学的巴戟天"紫肉"与优质形成的分子机制研究	田　慧	广西中医药大学

（续表）

项目编号	项目名称	负责人	依托单位
82160691	α-亚麻酸经 GPR120 调控 NLRP3 炎症小体/NF-κB 信号通路致多囊卵巢综合征炎症的机制研究	王　浩	宁夏医科大学
82160819	蒙药熊胆及熊去氧胆酸调节免疫性血小板减少性紫癜模型小鼠 Ly6Chigh/Ly6Clow 单核细胞稳态失衡的机制研究	王青春	内蒙古自治区国际蒙医医院
82160744	彝药斯赤列调节骨关节组织微环境稳态治疗骨关节炎的药效物质研究	王文静	云南中医药大学
82160776	基于"肠道菌群-SCFA-肝轴"研究蒙古黄芪多糖激活 AMPK-Nrf-2 途径改善 NAFLD 大鼠炎症和 IR 的机制研究	王玉珍	内蒙古农业大学
82160758	人参皂苷激活海马星形胶质细胞维持神经元微环境稳态的机制研究	王中立	九江学院
82160774	基于"肠道菌群-肠粘膜屏障-代谢组学"探讨羽扇豆酮防治 2 型糖尿病的作用机制	吴红梅	贵州中医药大学
82160687	SH3GL1 与血小板膜受体 GPVI 相互作用抑制动脉血栓形成的分子机制研究	吴倩倩	宁夏医科大学
82160676	新型 PCID2 抑制剂分子的设计及其阻滞肝癌细胞增殖的作用机制研究	席莉莉	兰州大学第一医院
82160708	人参炔三醇基于 PXR-CAR 交互对话上调 CYP3A4 表达的机制研究	夏春华	南昌大学
82160787	基于整合 PBPK-PD 的青阳参有效成分组多源归一相互作用机制研究	向　诚	昆明理工大学
82160815	基于红花醛通过 ASCL1 基因调控 IRS-PI3K-PDK1/2-AKT-BAD 通路抑制 VEGF 探讨西红花治疗早期糖尿病视网膜病变的机理研究	晓　琴	内蒙古民族大学
82160822	基于化学成分库构建和网络药理学研究凹纹胡蜂抗类风湿性关节炎物质基础及作用机制	肖　怀	大理大学
82160725	低温胁迫下茉莉酸信号通路调控川续断中川续断皂苷Ⅵ合成的分子机制研究	肖承鸿	贵州中医药大学
82160675	基于 CaN/NFAT 信号通路的红树林放线菌免疫抑制活性物质的发现与机制研究	徐　静	海南大学
82160667	以肝星状细胞活化为靶点探索苦蘵 withanolide 类成分抗肝纤维化的构效关系和作用机制	徐国波	贵州医科大学
82160745	基于"胃-血-骨关联追踪"的蒙药通拉嘎-5"清浊生华"质控新模式研究	薛培凤	内蒙古医科大学
82160709	基于 BCG 免疫性肝损伤大鼠模型 CYP450s 下调的转录调控和翻译后修饰，研究沙棘多糖保肝作用的药动学机制	薛永志	内蒙古科技大学包头医学院
82160827	基于微流控细胞芯片技术的痛泻要方治疗溃疡性结肠炎的配伍规律研究	严志宏	江西中医药大学
82160698	Twist1/Connexin32 复合体诱导小细胞肺癌上皮间充质转化促进依托泊苷耐药的作用机制研究	阳　洁	广西医科大学
82160804	土家药竹节参总皂苷通过调节肠道菌群-胆汁酸代谢轴改善肥胖小鼠糖脂代谢的药效物质及机制	杨　宝	湖北民族大学
82160813	基于 ROS/MAPK-Caspase-3/GSDME 通路介导的细胞焦亡探讨复方肺力咳胶囊调控三阴性乳腺癌肿瘤免疫的作用机制和活性物质基础	杨　珏	贵州医科大学
82160817	以虚拟筛选和 NLRP3 炎症小体为导向的彝药美洲大蠊中治疗溃疡性结肠炎多肽的定向挖掘及成药性改造	杨大松	大理大学
82160679	iNKT 介导的阳离子复合物 mRNA 肿瘤疫苗调控肿瘤免疫微环境 DCs 抑制作用及抗肿瘤免疫应答机制研究	杨建宏	宁夏医科大学
82160772	基于整合组学技术的肉苁蓉苯乙醇苷防治 DKD 靶点效应作用机制研究	杨建华	新疆医科大学
82160773	黔产有柄石韦有效成分坝巴酸利尿通淋作用机制研究	杨武德	贵州中医药大学
82160755	基于性-效-质-制的四维一体研究模式探索"三姜"温热药性的科学本质和差异表征	杨秀娟	甘肃中医药大学
82160735	蟾蜍内酰胺类化合物的抗前列腺癌活性及作用靶标研究	叶青美	海南医学院
82160674	高通量基因组挖掘特境放线菌中蕴含的聚酮类新天然产物	尹敏依	云南大学
82160749	基于 HPG 轴功能和离子微环境调控探究车前子盐炙改善肾阴虚水肿的物质基础及作用机制	于　欢	江西中医药大学
82160682	前额叶皮层乙酰胆碱神经元调控局部微环路在全身麻醉致意识改变中的作用机制研究	余守洋	遵义医科大学
82160683	黑质网状部-脚桥被盖网状核神经通路参与调控全身麻醉后意识消失及制动的机制研究	袁　杰	遵义医科大学
82160738	金耳葡糖醛酸-木甘聚糖基于 TLR4 调节免疫活性的结构基础及作用机制研究	袁清霞	广西中医药大学
82160736	基于血清药物化学与肠道菌转化的桔梗总皂苷抗 DILI 药效物质及作用机制阐释研究	曾金祥	江西中医药大学
82160690	二氢槲皮素通过 TREM2 调控小胶质细胞 NLRP3 炎症小体活化在抗帕金森病中的作用研究	张　锋	遵义医科大学
82160748	基于血清药源组分"谱-效-动"关联分析的茯苓质量标志物研究	张　美	云南中医药大学
82160761	降香新黄酮 latifolin 调控巨噬细胞向成纤维样细胞转化抗心肌梗死后过度纤维化的作用及机制研究	张　妮	江西中医药大学
82160712	miR-590/Wt1/Sf1 信号介导孕期咖啡因暴露所致睾丸发育毒性的宫内起源机制	张　棋	恩施土家族苗族自治州中心医院
82160782	过敏煎通过调控"Basophil-MC"轴缓解特应性瘙痒的作用机制研究	张　祎	云南中医药大学
82160741	长白山地区青楷槭基于微小 RNA-146a 靶点防治败血症的药效物质基础及作用机制研究	张昌浩	延边大学
82160798	基于小胶质细胞糖代谢重编程研究黄蜂激肽抗脑缺血的作用机制	张成桂	大理大学

（续表）

项目编号	项目名称	负责人	依托单位
82160810	蒙药芯芭治疗湿疹药效物质基础及作用机制研究	张春红	内蒙古科技大学包头医学院
82160721	基于降解自毒物质的内生菌缓解兰州百合连作障碍的潜力及机制研究	张恩和	甘肃农业大学
82160711	基于回肠 FXR-FGF15 信号通路探究吡哆醛异烟酰腙在异烟肼所致腹泻中的作用	张国强	兰州大学第一医院
82160811	壮药狗肝菜多糖(DCP)靶向 miR-9 调控 AMPK/Nrf2 信号通路改善肝脏糖脂代谢紊乱的作用机制研究	张可锋	桂林医学院
82160740	基于胆汁酸平衡动态蛋白互作网络的绞股蓝降血脂标志性成分研究	张倩茹	遵义医科大学
82160724	硅联合内生细菌 G5 促进干旱胁迫下甘草主要活性成分积累的潜力及机制研究	张新慧	宁夏医科大学
82160780	氧化苦参碱经“ICOS-PI3K-FOXO1/KLF2”通路调控 Tfr 细胞的增殖与分化抗 RA 的研究	张艳丽	宁夏医科大学
82160753	苗医弩药微乳多成分经皮给药治疗膝骨关节炎的 PK-PD 及机制研究	张永萍	贵州中医药大学
82160678	基于“初免-拉动”策略增强黏膜及系统双重免疫的疫苗递送系统构建及其调控机制研究	张远冬	遵义医科大学
82160700	去氢骆驼蓬碱衍生物靶向 EgREV1/EgRad50 抑制 DNA 修复杀灭细粒棘球蚴的分子机制研究	赵军依	新疆医科大学
82160775	基于 Nrf2/NF-κB/MAPK 信号通路对荔枝核皂苷治疗前列腺炎的作用机制研究	赵立春	广西中医药大学
82160673	三株稀有放线菌中抗耐药病原菌的活性新化合物挖掘	赵立兴	云南大学
82160816	基于 EphrinB2/EphB4/RASA1 通路探讨木香油方促进缺血性卒中后血管新生的机制	赵启鹏	宁夏医科大学
82160802	黄花倒水莲通过 SIRT1/PGC-1α 通路对糖尿病肾脏足细胞 DNA 损伤的保护作用及机制研究	赵士葳	桂林医学院
82160718	细胞膜脂代谢重组调控云南重楼种子休眠解除机制研究	郑国伟	云南中医药大学
82160681	新候选环状 RNA circTbc1d30 在阿尔茨海默病 tau 蛋白聚集中的作用及机制研究	钟振国	广西中医药大学
82160797	基于谱效关系和体内过程的壮药绞股蓝皂苷降血脂药效强化研究	周　能	玉林师范学院
82160728	基于太子参环肽形成的关键环化酶基因的鉴定和功能研究	周　涛	贵州中医药大学
82160786	桑葚多糖 MFP-1 抗酒精性肝损伤体内代谢过程及基于多组学整合分析的作用机制研究	周　欣	贵州师范大学
82160757	益智素通过上调 PSMB8 表达参与 α-突触核蛋白降解的分子机制研究	周鹤峰	遵义医科大学
82160697	抗血小板药物替格瑞洛靶向 PI3K 激酶抑制肿瘤细胞干性逆转乳腺癌多药耐药的研究	周宏宇	昆明医科大学
82160734	表观遗传修饰及代谢组学策略下老鼠簕内生真菌抗肿瘤活性次生代谢产物的发现及作用机制研究	朱　丹	广西医科大学
82160671	基因组信息驱动的内生小单孢菌 FORO54 中聚酮类抗生素的定向挖掘	朱　笃	江西科技师范大学
82160694	二甲双胍通过调控 miR-378a-3p/VEGFA/RGC-32 信号轴抑制上皮间质转化在胰腺癌治疗中的作用机制研究	朱　亮	南昌大学
82160720	ΔpolyS/T/V 型 DoDELLA 在铁皮石斛种子发育过程中的功能研究	邹　颉	贵州中医药大学

2021 年国家重大科研仪器研制项目(药学相关项目选录)

项目编号	项目名称	负责人	依托单位
82127803	慢性前列腺炎多模态超声/光声诊疗方法及仪器研制	陈亚青	上海交通大学
82127805	基于 CLI 多模态功能成像的肿瘤精准放疗实时监测评价系统研制	韩苏夏	西安交通大学
82127807	整环 SPECT/能谱 CT 一体化分子影像仪的研发	黄　钢	上海健康医学院
82127808	多器官拟在体联合灌注反应器	孔德领	南开大学
82127804	新型超声诊疗一体机及其产生的肿瘤血流增强效应	刘　政	陆军军医大学
82127806	基于深度学习的脑胶质瘤微浸润手术切除分子导航系统研制	卢光明	南京大学
82127802	脑部多核超灵敏 MRI 仪器研制	周　欣	中国科学院精密测量科学与技术创新研究院

2021 年专项项目(药学相关项目选录)

项目编号	项目名称	负责人	依托单位
82141111	横纹肌肉瘤(RMS)和骨骼肌分化中的 CENP-A 和 MAD2 的细胞器间信号传导	Yohei Niikura	南京大学
82150003	RNA 颗粒重编程消除神经细胞的疾病易损性	白　戈	浙江大学
82141118	线性泛素化 E3 酶 LUBAC 调控神经母细胞瘤增殖的分子机制及靶向干预研究	常　艳	首都医科大学
82141104	胰腺神经内分泌肿瘤复发转移病理分级时空异质性的多组学特征、靶点筛选及诊疗策略	陈　洁	复旦大学
82150117	固有免疫检查点 Sirpa 的功能机制研究	陈　俊	中山大学
82151308	视觉刺激提高脑内腺苷治疗睡觉障碍的新策略	陈江帆	温州医科大学

（续表）

项目编号	项目名称	负责人	依托单位
82141216	基于 Mpro 和 Furin 蛋白酶的莪术二苯庚烷及穿心莲二萜内酯协同抗新冠肺炎作用研究	陈丽霞	沈阳药科大学
82141206	基于呼吸道黏膜防御机制探讨中医药防治病毒性肺炎的现代生物学机制及药效物质基础	崔晓兰	中国中医科学院中药研究所
82151211	靶向宿主脂激酶 PIKfyve 的抗冠状病毒药物发现	邓贤明	厦门大学
82141210	三叶青多糖调控 IFN-γ-JAK/STAT1 通路抑制细胞因子风暴防治重症病毒性肺炎作用机制研究	丁志山	浙江中医药大学
82141204	基于达原饮有效成分组和靶点组研究的防治病毒性肺炎药物发现及治疗策略探索	杜冠华	中国医学科学院药物研究所
82150301	迷走神经传出纤维精准纳米磁刺激治疗类风湿关节炎的新策略	樊海明	西北大学
82150114	新免疫检查点鉴定、分子功能及机制和临床前应用研究	高　山	中国科学院苏州生物医学工程技术研究所
82141121	基于多组学-影像组融合技术预测胸腺上皮肿瘤免疫治疗获益及风险的研究	高　雯	南京医科大学
82141103	VHL 综合征肾癌的多组学特征及精准诊疗策略研究	龚　侃	北京大学
82151210	基于宿主靶点的创新药物 GR34 抗冠状病毒感染的药效及作用机制研究	郭姗姗	中国中医科学院中药研究所
82150104	新免疫检查点分子 VSTM1 在肿瘤免疫中作用及其调控机制	郭晓欢	清华大学
82141218	基于糖酵解通路防治重症新冠肺炎的中药成分和候选靶标发现	韩　露	解放军军事科学院军事医学研究院
82141115	功能性神经内分泌肿瘤肽类激素分泌机制研究	韩如来	上海交通大学
82150108	靶向糖鞘脂合成激发特异抗肿瘤免疫响应机制与临床研究	韩为东	解放军总医院
82150201	双重阻断新冠病毒膜融合的小分子有效拮抗剂筛选与发现	贺浪冲	西安交通大学
82150115	以 lncRNA 编码的功能小肽为代表的新型免疫检查点的筛选、作用机制及靶向策略研究	胡　颖	哈尔滨工业大学
82150105	肿瘤相关巨噬细胞 Regnase-1 作为潜在新免疫检查点的机制研究	胡小玉	清华大学
82150106	肿瘤内皮细胞免疫检查点的作用机制与精准免疫治疗策略	黄玉辉	苏州大学
82151305	百万级通道柔性植入式神经电刺激集成电路阵列	蒋　琛	清华大学
82151525	中国原创药物抗冠状病毒(临床阶段)的作用机制研究	蒋建东	中国医学科学院医药生物技术研究所
82151307	脑网络组图谱导航的个体化经颅磁刺激神经调控方法研究	蒋田仔	中国科学院自动化研究所
82150002	肾周脂肪-下丘脑神经稳态致慢性高胆固醇血症的机制研究	孔祥清	南京医科大学
82141108	MDM4 抑制 ΔNp63α 表达致失肌上皮分化促进腺样囊性癌恶性特征的机制研究	李　江	上海交通大学
82150001	靶向核周线粒体控制心力衰竭的机制研究	李　俊	上海交通大学
82141220	以病毒膜融合为靶的化湿败毒方广谱抗病毒药效物质与机制研究	李　宁	中国中医科学院中医基础理论研究所
82151221	靶向宿主 VPS34 蛋白的广谱抗冠状病毒机制及药物研究	李　霄	解放军军事科学院军事医学研究院
82151215	具有(类)催化特性的冠状病毒广谱型中和抗体的设计	李典范	中国科学院分子细胞科学卓越创新中心
82151319	低强度聚焦超声无创刺激神经/胰岛细胞与 2 型糖尿病血糖水平调控研究	李发琪	重庆医科大学
82150113	新免疫检查点 SH3BP1 开发	李国兵	陆军军医大学
82150208	可同时靶向宿主和病毒的抗新冠病毒先导化合物的发现及作用机制研究	李洪林	华东理工大学
82141130	基于多层次时空组学构建唾液腺导管癌驱动基因分子网络的发病机制研究	李龙江	四川大学
82151304	无创内源与外源协同脑节律调控技术	李小俚	北京师范大学
82150206	靶向冠状病毒 RNA 甲基化修饰的高效选择性小分子抑制剂的研发	李迎君	南方科技大学
82141209	基于 MOA 和 PBPK 的柴芩药对治疗病毒性肺炎的活性物质及配伍优化研究	李遇伯	天津中医药大学
82141119	儿童朗格汉斯组织细胞增生症的起源、分子水平改变与发展演进的干预研究	李志刚	首都医科大学
82151223	基于一类新型糖胺聚糖寡糖结构衍生物的 COVID-19 重症治疗新策略研究	李忠堂	北京大学
82150101	肿瘤特异免疫检查点分子 IGSF9 在肿瘤免疫逃避和免疫治疗中的作用机制及其靶向药物的研发	李尊岭	滨州医学院
82151313	基于柔性传感磁驱动技术的膀胱功能重建	凌　青	华中科技大学
82141202	金花清感颗粒调控病毒性肺炎细胞因子风暴的作用机制和物质基础研究	刘清泉	首都医科大学
82150107	基于对小胶质细胞靶向赋能的原位改造治疗神经胶质瘤的研究	刘瑞田	中国科学院过程工程研究所
82151306	基于不可逆电穿孔原理的心房颤动消融平台及消融电极的研究	龙德勇	首都医科大学
82150119	肿瘤调控下的代谢重塑在红系前体细胞形成及效应发挥中的作用及机制	龙海霞	陆军军医大学
82151309	MRI 引导下变频聚焦超声治疗 PD 的神经调控与重塑机制研究	娄　昕	解放军总医院
82151315	脑磁图引导下的靶向性脑电投射模型及其在神经调控中的应用	卢　青	东南大学

（续表）

项目编号	项目名称	负责人	依托单位
82150110	新型免疫细胞亚群的发现及其免疫检查点的调控有效治疗晚期肝癌的研究	闫　军	首都医科大学
82141123	卵巢透明细胞癌相关分泌蛋白质组及新的外周血生物标志谱的构建	吕讷男	首都医科大学
82141106	宫颈小细胞癌的多组学时空特征和靶向策略研究	马　丁	华中科技大学
82151302	颅骨植入式肿瘤电场治疗设备治疗胶质母细胞瘤的体内体外研究	马文斌	中国医学科学院北京协和医院
82151320	载地塞米松微泡超声介导靶向治疗特发性肾病综合征	毛慧娟	南京医科大学
82150109	脂代谢相关概念性新靶点 ABHD5 促进大肠癌免疫治疗敏感性分子机制研究及药物先导物筛选	欧娟娟	陆军军医大学
82141110	核心转录调控网络异常在神经母细胞瘤中的致病作用及机制研究	潘　健	苏州大学
82151218	新冠病毒膜融合中间态蛋白及其抗体的广谱抗病毒研究	庞　伟	中国科学院昆明动物研究所
82150204	NSP3 蛋白通过 NSP12 和 N 蛋白调节新型冠状病毒复制和转录机制的研究以及靶向 NSP3 蛋白药物的筛选	彭小雪	中山大学
82151311	脑神经核团谐振频率及其调控理论基础研究	钱志余	南京航空航天大学
82141129	ACSS2 表观调控“多不饱和脂肪酸代谢-铁死亡稳态”促进胰腺神经内分泌肿瘤复发转移的作用和机制研究	秦　毅	复旦大学
82151222	基于肺靶向 mRNA 抗体技术开发新冠病毒中和抗体	秦成峰	解放军军事科学院军事医学研究院
82141212	源于莪术抗病毒性肺炎药物分子的发现及作用机制研究	邱　峰	天津中医药大学
82151317	利用磁相关技术促进慢性难愈创面修复及机制研究	舒茂国	西安交通大学
82141211	基于病程时期-方药物质-生物效应相应性探究葛根芩连汤治疗不同病程时期流感病毒性肺炎的药效物质及作用机制	舒尊鹏	广东药科大学
82150103	肿瘤代谢微环境对中性粒细胞趋化、功能和代谢表型的影响以及相关机制探究	唐　科	华中科技大学
82151224	千金藤素抗新冠病毒作用机制研究	童贻刚	北京化工大学
82141001	青蒿素类化合物抗疟作用和耐药机理的深化研究	屠呦呦	中国中医科学院中药研究所
82141112	基于单细胞测序和空间转录组学解析成釉细胞瘤复发的关键调控机制	王　成	中山大学
82141113	POLE2 驱动脊索瘤发生发展的分子机制研究	王　亮	北京市神经外科研究所
82141205	清瘟止咳颗粒治疗病毒性肺炎作用机制及药效物质基础研究	王　停	北京中医药大学
82151303	猴-人跨物种研究神经调控干预物质成瘾的环路机制	王　征	北京大学
82150102	新的肿瘤免疫检查点研究	王晨辉	电子科技大学
82150008	第二极体参与双受精的遗传学分析及其在雌雄嵌合体发生中的生物学机制	王红艳	复旦大学
82151314	精神分裂症首次发作前预防性干预技术-皮层多靶点经颅磁刺激重塑海马亚区谷氨酸-GABA 平衡	王继军	上海市精神卫生中心
82141217	基于芳香药性的中药挥发油单体成分优化配伍治疗病毒性肺炎急性渗出期病理阶段的功效及作用机制研究	王林元	北京中医药大学
82141213	基于风温方药的抗病毒性肺炎活性物质发现及配伍协同作用机制研究	王小莹	天津中医药大学
82141122	SWI/SNF-NOTCH 通路在 CEBPA 双突变急性髓系白血病发病机制、精准诊疗中的作用研究	魏　辉	中国医学科学院血液病医院（中国医学科学院血液学研究所）
82141128	葡萄膜黑色素瘤肝转移调控网络绘制及机制研究	魏文斌	首都医科大学
82150118	FAAH 作为非经典免疫检查点分子的功能和机制以及在肿瘤免疫治疗中的应用研究	温龙平	广东省人民医院
82141215	基于智能质谱数据处理和生物色谱探究麻杏石甘汤治疗新冠肺炎的药效物质及其作用机制	吴彩胜	厦门大学
82141102	胰岛素瘤激素异常合成机制研究	吴文铭	中国医学科学院北京协和医院
82141114	TRIM65/TPIT 调控库欣病激素异常分泌的分子机制研究	吴哲褒	上海交通大学
82150005	基于微肿瘤模型开展肿瘤异质性分子机制研究	席建忠	北京大学
82150202	新型 C-核苷类 RdRp 抑制剂的设计、合成及抗冠状病毒活性研究	项金宝	吉林大学
82141105	基于多组学图谱的中国人群脊索瘤分子分型确立及临床价值研究	肖建如	海军军医大学
82151216	靶向 SARS 病毒 Nsp14 的原创药物发现与结构药理学研究	谢　伟	浙江大学
82141109	关键剪接因子 SF3B1 所诱导的 mRNA 剪接异常在泌乳素瘤发生发展中的作用及调控机制	谢微嫣	北京市神经外科研究所
82150209	一种用于多种类病毒高效杀伤的抗病毒药物 AntiV-SGN	徐　澍	中国药科大学
82151318	糖尿病足微环境智能感知及柔性声学探头与微针贴片复合系统调控末梢神经的作用及机制	徐辉雄	同济大学
82141208	多成分配伍研究中药防治病毒性肺炎的多靶点协同作用机制	徐培平	广州中医药大学
82150116	新的病毒源性肿瘤免疫检查点分子鉴定及其作用机制的研究	徐荣臻	浙江大学
82141214	清肺排毒汤差异调控 miRNA 靶向抑制冠状病毒复制研究	徐铁龙	江西中医药大学

（续表）

项目编号	项目名称	负责人	依托单位
82141120	骨肉瘤肺转移新靶点的多组学筛选及其调控机制研究	燕太强	北京大学
82151217	靶向冠状病毒S蛋白的非抗体支架蛋白药物研究	杨　帆	华中科技大学
82141126	协同拮抗HDM2/HDMX激活p53的自组装镜像微蛋白靶向治疗视网膜母细胞瘤的作用研究	姚　煜	西安交通大学
82141107	中国人群恶性胸膜间皮瘤特征性分子表达谱与发生发展相关分子机制研究	于江泳	北京医院
82141207	基于病毒性肺炎发病过程探讨中药复方多靶点协同防治的物质基础与作用机制	余伯阳	中国药科大学
82141221	凉膈散及其有效成分组方抗病毒感染致急性肺损伤作用及机制研究	余林中	南方医科大学
82150203	基于Mpro和PLpro设计双靶点抑制剂和PROTAC降解剂用于冠状病毒疾病的治疗	余文颖	中国药科大学
82151219	靶向新冠病毒3CLpro非拟肽类抑制剂研发	臧　奕	中国科学院上海药物研究所
82141125	T淋巴母细胞性淋巴瘤的起源及演进的分子机制研究	翟晓文	复旦大学
82151213	针对N-糖基化过程的冠状病毒治疗性靶标和新药研究	詹金彪	浙江大学
82151316	超声调控迷走神经干预胆碱能抗炎通路治疗心肌梗死的研究	张　丽	华中科技大学
82150205	靶向新冠病毒膜融合的广谱IgA中和抗体研究	张　绮	清华大学
82141124	基于多组学特征的MELK磷酸化SAC相关蛋白在驱动子宫平滑肌肉瘤染色体不稳定中的机制研究	张　青	山东大学
82150111	探索靶向糖基化修饰的肝细胞癌免疫治疗新策略	张　舒	复旦大学
82151214	靶向RNA m6A修饰的抗冠状病毒化合物药效学研究	张　婷	中国科学院昆明动物研究所
82151212	PLpro-RIPK1联合抑制剂对重症新冠肺炎的协同疗效及其机制	张　政	南方科技大学
82141201	宣肺败毒方阻断病毒性肺炎轻转重进程的物质基础及作用机制研究	张俊华	天津中医药大学
82150007	接触脑脊液神经核(第13对颅神经核)基因构筑、特异性标志物及其终末特性的研究	张励才	徐州医科大学
82141116	基于共价键抑制剂库发现骨肉瘤新的靶标蛋白及其生物学功能鉴定	张伟滨	上海交通大学
82141203	清肺排毒汤防治新冠病毒引发免疫性肺损伤的药效物质基础及作用机制研究	张卫东	海军军医大学
82141127	胃肠胰神经内分泌肿瘤的组学分析与生物学功能验证	赵　宏	中国医学科学院肿瘤医院
82141131	多组学方法联合解析H3K36M致癌组蛋白突变在软骨母细胞瘤的起源及发生发展演进中的作用机制	赵克温	上海交通大学
82151312	具有压电性能的PCL引导骨再生膜通过电压门控钙离子通道促进骨再生的实验研究	赵彦涛	解放军总医院
82150207	基于代谢命运抉择的抗冠状病毒核苷前药发现及药代动力学机制探索	甄　乐	中国药科大学
82150004	联合肝脏分隔和门静脉结扎的二步肝切除术(ALPPS)治疗肝癌中肝脏快速再生与肿瘤转移复发防治的机制研究	周　俭	复旦大学
82141101	肺部罕见肿瘤多组学分析及精准治疗研究	周彩存	同济大学
82151310	磁共振引导下激光间质热疗治疗脑胶质瘤的有效性和安全性评价研究	周大彪	首都医科大学
82150006	肥厚型梗阻性心肌病精准无创放疗(M-SBRT)方法学与机制研究	周胜华	中南大学
82150112	胃癌相关中性粒细胞免疫检查点的发现与功能机制研究	周兆才	复旦大学
82151220	以病毒自身为载体的多机制抗冠状病毒药物研究	朱成钢	浙江大学
82141219	宣白承气汤通过保护血管内皮屏障防治重症病毒性肺炎的机制与药效物质研究	朱海燕	复旦大学
82141117	肺大细胞神经内分泌癌的分子图谱构建及其驱动基因的功能鉴定	卓明磊	北京大学

（吴　进）

科研机构简介

药物制剂技术研究与评价重点实验室 药物制剂技术研究与评价重点实验室是山东大学联合山东省药学科学院、山东省食品药品检验研究院共同建设的实验室，重点实验室主任由臧恒昌教授担任。

具有"产、学、研、用"专业研究平台 药物制剂技术研究与评价重点实验室建筑面积总计 $3000m^2$，大型精密仪器及辅助配套设备仪器设备共计 6173.3 万余元。拥有药物制剂中试放大关键技术和完善的制剂中试平台，具有自动化和数字化的固体制剂设备。拥有液体制剂设备体系，如乳膏剂、冻干制剂中试设备。实验室坚持实行"开放、流动、联合、竞争"的运行机制，实行依托单位领导下的主任负责制。不断加强与各单位合作实现"产、学、研、用"紧密结合，通过技术转让，委托研究、技术咨询等方式，为创新药物制剂产业提供质量安全相关的应用技术服务，帮助监管部门提高监管的针对性和有效性。具有：药品上市前质量设计与评价研究平台，药品上市后质量研究平台，药品生命周期大数据连续性和完整性研究平台。

具有专业人才齐全的药物研究基地 本单位平台现设有成员 85 人，其中实验室主任 1 名，学术带头人 4 名，高级职称 55 人，高级职称占总人员 65%，中级职称以上占总人员 94%，博士研究生 5 人，研究方向广泛，所涉学科交叉，覆盖制药工程、药剂学、分析化学、药品检验等多领域。

具有坚实的药物制剂研究基础 近 5 年承担了国家级项目 7 项，包括盐酸曲美他嗪缓释片的研制，光栅型近红外分析仪及其共用模型开发和应用，构建三维-定促合一纳米凝胶用于实现基于肿瘤新生抗原特异性再标记理念的"制导集火"肿瘤免疫治疗，中药口服制剂先进制造关键技术与示范研究，中药口服制剂先进制药与信息化技术融合示范研究，凝血因子类新产品开发及产业化关键技术研究，2019 年酶法合成、微反应连续合成等化学原料药绿色制造技术项目。省部级及其他项目共 17 项，其中和缓控释制剂相关的主要有：缓释固体药物制剂过程智能控制关键技术，右兰索拉唑的合成及其缓释胶囊的制备，药物一致性评价共性关键技术研究，包芯片关键技术的研究与开发，芪龙胶囊生产过程疗效物质评价方法的技术研发，近红外光谱分析技术用于固体制剂设备的在线分析与应用等。

具有完善的药物制剂研究条件 其中包括生产车间，满足缓控释药品实验室及中试需要，配有混合、制粒、压片、包衣等设备；药物分析研究所可满足缓控释药品的分析检验和基础研究，有紫外分光光度计、溶出仪、崩解仪、脆碎度仪等仪器；分析测试中心拥有质谱仪、高效液相色谱仪、气相色谱仪和核磁波谱仪等设备，满足缓控释药品鉴别、分析检验的需要。同时该分析测试中心具备缓控释药品大数据分析所需要的软硬件设备和实验场所。药物制剂研究所，拥有压片机、溶出度仪，满足缓控释药品的基础研究，为相关研究的顺利开展提供优良的技术支持与保障。

具有丰富的成果转化经验 ①在光谱技术有效信息挖掘方面：建立了基于光谱技术、色谱技术的高效快速分析体系。②在实验室及中试放大共性关键技术研究方面：改良了多种缓控释药品生产工艺。③在体内外相关性研究方面：搭建了多个 BCSⅡ、BCSⅢ类药物相关性模型；成功应用于多个品种的国家评价性抽验研究工作。④在智能化控制及示范系统方面：开发了 10 种药品快检专用仪器设备；建立了药品智能快检技术支撑平台。⑤在药品安全质量及流通质量评价方面：完成了 30 多个缓控释制剂的非临床药代动力学研究；10 个 2.2 类新药的毒理学研究；修订了 20 余项缓控释药品及其相关辅料的标准；研究基于智能供应链的药品流通环节存在的问题。⑥在药品大数据分析方面：建立多项数据分析平台；组建了新型释药系统技术平台、转化医学等 6 大创新技术平台；为缓控释药品的生产提供了数据和技术支撑。

具有"政、产、学、研、用"于一体平台建设经验。本着资源共享、互惠互利、共同发展的原则，山东大学联合山东省食品药品检验研究院、山东省药学科学院，能充分发挥政府监管政策管理部门和科研机构的各自优势。硬件方面，山东大学医文、医理、医工多学科多平台交叉优势，基础条件丰厚，可保证药品监管科学研究稳定有序运行；软实力方面，大量药学和其他交叉领域的专家、高端研究和技术人才的融合，能高效地发挥工作组织能力和强大的科研攻关能力；协作体制方面，三家单位基于同药品监管科学协同的"山大模式"，同时也可基于同省内企业的长期合作机制，如齐鲁制药有限公司、山东新华制药股份有限公司和山东新马制药装备有限公司等，有效对接市场资源，为实验室的研究和发展提供可持续的资金保障。

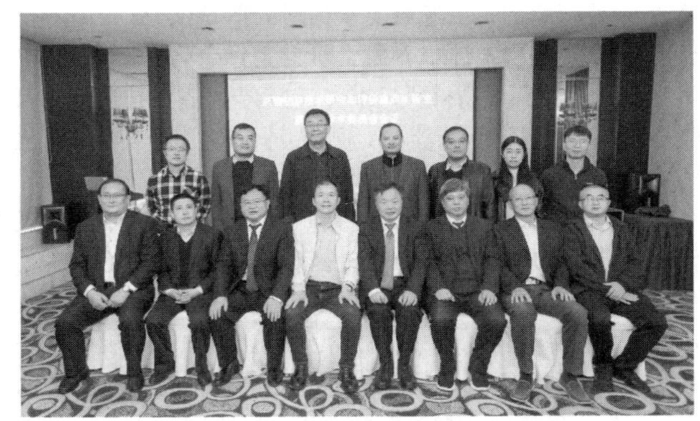

实验室启动与发展建设研讨会合影

地址：山东省济南市文化西路 44 号山东大学药学院
邮编：250012
电话：86-531-88380268
E-mail：zanghcw@126.com；zangsdkn@sdu.edu.cn

↗ 长春中医药大学中药有效成分实验室 长春中医药大学中药有效成分实验室是吉林省首批重点支持建设的省属重点实验室。2008年，经吉林省专家组实地考查，吉林省教育厅推荐、并经教育部批准中药有效成分重点实验室为省部共建重点实验室。经过10年的建设，实验室于2018年10月17日通过建设项目验收，成为中药有效成分教育部重点实验室。

本实验室实行长春中医药大学管理和实验室学术委员会指导下的实验室主任负责制。目前，实验室主任由邱智东教授担任，负责实验室的全面工作，副主任由林喆教授和于澎教授担任，协助主任执行任务部署和管理各分室日常运行工作。此外设有办公室和秘书处负责实验室日常工作保障。实验室拥有固定人员52人，其中具有博士学位人员43人，占比82.7%，正高级职称人数19人，占比36.5%。实验室拥有教育部新世纪优秀人才1名，长白山人才工程入选者2名，省拔尖创新人才8名，省有突出贡献中青年专家2名。

实验室现有总固定资产近1亿元，其中10万以上仪器设备200余台（套），主要包括LTQ-XL型液质联用系统、激光显微拉曼光谱仪、快速高效蛋白纯化工艺优化工作站、多重基因表达遗传分析系统、双激光流式细胞仪、实时无标记细胞功能分析仪、智能激光扫描共聚焦显微镜、未知蛋白捕获与分析仪、高通量单细胞功能分析仪、半导体测序仪等大型精密仪器。

实验室依托长春中医药大学，其图书馆收藏各类图书1 101 061册，其中，纸质型图书701 061册，电子图书400 000册。期刊合订本33 288册。近几年来，图书馆重点建设了电子文献资源，除自建数据库外，还购置了Web of Science、盈科服务、CNKI清华同方期刊全文数据库、万方数据库、维普数据库等数据库，满足了实验室人员的科研文献查阅需求。

实验室成立以来，承担了国家科技支撑计划、国家重大新药创制、国家自然基金等多项国家及省部级课题。参与编写论著4部，发表SCI论文100余篇，特别是在JACS（IF = 15.419）等权威刊物上发表了中药研究的论文，获得国内授权专利20余项。累计培养硕士研究生百余名，博士研究生20余人。近年获多项科研成果奖，包括吉林省科技进步一等奖2项、二等奖3项，三等奖1项，吉林省自然科学奖三等奖2项，吉林省教学成果奖一等奖1项、二等奖2项。

实验室致力于长白山道地药材和长白山名贵中药的现代化研究，重点构建长白山道地药材生物转化体系，专研长白山名贵中药功效因子及生物学机制，聚焦中药材、中药饮片、提取物、中成药质量标准研究、中药经典名方及大健康产品开发和中药复杂成分体内递送系统研究等多个方向，推动吉林省地方优势中药材资源的研发。实验室建立国家标准22项，地方标准79项，行业标准9项。标准的研究工作已获得国家药典委员会的资助课题10项，省级资助课题41项，校企（医院）合作项目40余项，制定及提高药材及饮片标准60余个。重点实验室将中医药传统理论和现代科学技术有机结合，完成了多种中药新药的筛选和前期研究、药学研究、主要药效学评价、安全性评价、物质基础和作用机理研究，以及注册申请等工作。研发的新药中风回语颗粒、当归川葛颗粒、三苦滴丸和冠心伏寒颗粒均获国家科技重大专项中“重大新药创制”资助，在项目资助下获发明专利3项。创制品种中，当归川葛颗粒、三苦滴丸和冠心伏寒颗粒均完成临床研究工作，中风回语颗粒已进入Ⅱ期临床研究。

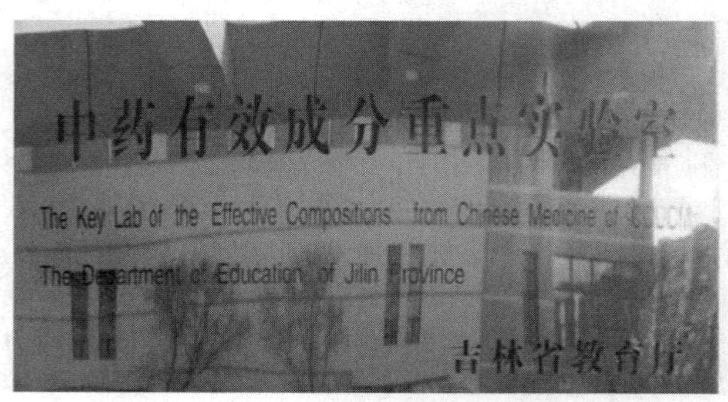

长春中医药大学中药有效成分实验室铭牌

地址：长春市净月国家高新技术产业开发区博硕路1035号
邮编：130117
电话：0431-86172208 传真：0431-86172208
E-mail：luo. haoming@ 163. com

↗ 广西壮族自治区药用植物园 广西壮族自治区药用植物园（广西壮族自治区药用植物研究所，中国医学科学院药用植物研究所广西分所），创建于1959年，占地面积202公顷，是广西壮族自治区中医药管理局直属的从事药用动、植物资源收集、保存、展示、科普教育；药用动、植物资源保存与利用、特色中药资源、民族药资源产品开发、中药材产品质量检测技术与标准研究；中药材产品质量标准起草以及检测服务的公益性事业单位。作为全国中医药文化宣传教育基地，承担着传播中医药文化的重任。

广西药用植物园致力于药用资源的收集保护，通过“五库一馆”的建设，围绕国家中医药管理局重点学科——药用植物保育学学科，建成了完善的药用资源保护平台，形成了具有世界领先水平的药用植物资源保育体系。广西药用植物园建园至今已保存药用植物物种10 021种，腊叶标本保存20万份，其中活植物保存近8000号；种子保存5000多种7000份，离体保存650种，基因保存1385份、馏分保存1000种15 000份。2011年被英国吉尼斯总部以药用植物物种保存数量和面积认证为世界“最大的药用植物园”。

广西药用植物园作为工作依托单位组织实施了第四次全国中药资源普查广西试点工作，目前广西48个试点县的中药资源普查试点工作开展有序，并取得了阶段性的成果。建设了广西中药资源动态监测信息和技术服务体系，初步构建“省级中心-监测站-监测点”的动态监测体系，服务范围辐射全区主要药材产地和市场交易点。

广西药用植物园目前拥有科技人才队伍200多人，其中，院士顾问2人，享受国务院政府特殊津贴专家4人，广西高层次人才B类人才2人、D类人才1人，自治区八桂学者2人、八桂青年学者1人，广西第三批特聘专家1人，自治区优秀专家2人，已经形成了由44名博士，92名硕士为主体的人才团队体系。“十三五”期间药园共承担课题424项，发表SCI论文133篇，获得国家发明专利授权117项，制定广西地方标准77项，培育药用植物新品种32个，编制著作共32部，科技成果获国家级奖励1次，省部级奖励6次，成果推广项目12项，开展了13个保健品和药品研发工作。现建有西南濒危药材资源开发国家工程实验室，药用植物保育实验室、中药材良种选育与繁育实验室，2个国家中医药管理局三级实验室，广西药用资源保护与遗传改良重点实验室，广西中药材生产工程技术研究中心，中药材标准化技术委员会以及广西中药材产品质量监督检验站及成果转化基地等科学研究平台体系。实验室面积近20 000m^2，大型仪器设备近100台/套，其中包括600M核磁共振-液相色谱质谱联用仪、等离子体原子发射光谱仪、电感耦合等离子体质普仪、原子吸收光谱仪等。广西药用植物园是国家人事部博士后科研工作站和广西首批人才小高地建设单位，先后聘请肖培根、王永炎、甄永苏、刘昌孝、姚新生、唐希灿等多名院士为顾问。

广西药用植物园与世界近30个国家和地区建立和保持良好的交流与合作关系。与英国爱丁堡皇家植物园、美国芝加哥植物园、印尼茂物植物园、澳门石排湾郊野公园香径药谷等建有分园、合作园和友好园。与奥地利格拉茨大学共建“中药研究联合实验室”，与田纳西州立大学共建“联合研究中心”，与瑞士有机农业研究所共建“有机药材联合研究所”。2016年被国家科技部认定为国家级“药用植物资源保护与可持续利用国际科技合作基地”。

广西药用植物园正大力弘扬“尊重·合作”的核心价值观，逐步形成以资源保护促进科学研究，以科学研究引领产业发展，以产业发展巩固资源保护的发展模式。广西药用植物园将成为在生物医药研究领域中具有国际影响力的药用植物资源保护、开发与可持续利用的重要场所。

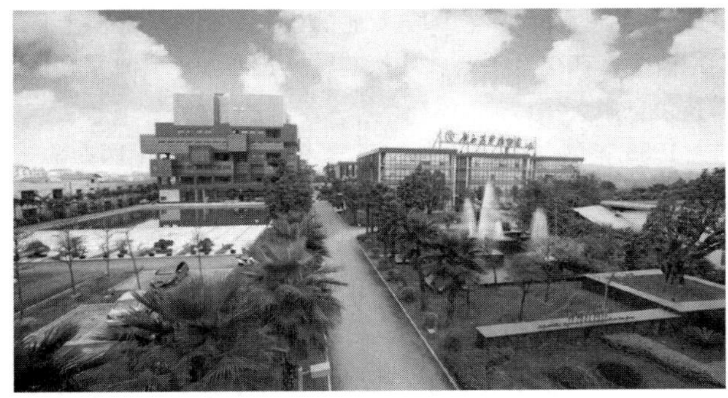

广西壮族自治区药用植物园园区

地址：南宁市长堽路189号　邮编：530023
电话：0771-2443029　传真：0771-2443020

华东理工大学药学院　华东理工大学药学院成立于2004年9月，由华东理工大学与中国科学院上海药物研究所合作共建。学院依托华东理工大学在化学工程、制药工程、生物工程等领域的传统优势，结合中国科学院上海药物研究所的创新药物研究实力，开展创新药物发现研究与人才培养。中国科学院上海药物研究所蒋华良院士任首任院长。

学院师资力量雄厚，现有专任教师107名（其中博士后人员18名），正高39名、副高40名、博士生导师46名（其中兼职导师12名）；学院拥有一批杰出的高层次教学科研人才，包括中国工程院院士1名、国家杰出青年科学基金获得者3名、国家优秀青年科学基金获得者5名，国家级青年人才1名，科技部中青年科技创新领军人才3名、教育部新世纪优秀人才5名、上海市优秀学科带头人1名、上海高校特聘教授（东方学者）2名、上海市曙光学者5名、上海市浦江学者17名、上海市青年科技启明星4名。药学授权点师资队伍中，100%具有博士学位（其中24%为海外博士），75%为45岁及以下的年轻人，71%具有国外一年以上研究访学经历。

学院下设药物科学系、制药工程系、上海市化学生物学重点实验室、上海市新药设计重点实验室、制药工程与过程化学教育部工程研究中心、GMP研究中心以及药学实验教学中心等部门，研究内容涵盖了化学药物、基因药物、农药和制药工程四个领域。学院建有公共仪器服务平台，各科研平台仪器设备总值超过4千万元，其中价值10万元以上的仪器设备超过150台（件），能够满足本学科人才培养的需要。学校图书馆总藏书量309.3万册，收订中外文期刊4.3万余种，具有CA、EI等84种大型中外文文献数据库和网络镜像数据库，完全满足专业文献资料查阅的需求。

自建院以来，学院累计承担着国家自然科学基金、科技部973计划、863计划、原卫生部、原总后勤部“重大新药创制”科技重大专项、国家重点研发计划、教育部创新引智工程、国基金重点项目、“重大新药创制”科技重大专项等国家和省部级科研项目400余项。累计科研经费到款约4.5亿元。已在*Nature*子刊、*Cell*子刊、*PNAS*、*J Am Chem Soc*、*Angew Chem Int Ed*、*J Med Chem*等本领域国际顶级刊物发表研究论文60余篇，共计申请专利440余项，获授权专利217项。已取得以国家科技进步二等奖，教育部自然科学一等奖，上海市自然科学一等奖为代表的27项获奖科研成果。在成果转让方面，近五年来，已有2个农药创制品种获得农药登记证并成功转化，6项新药转让项目合同金额超过1000万元，其中3项合同金额超过1亿元。

学院充分发挥海归人才优势，积极开展国际合作和学术交流活动。学院自成立以来，已与加拿大多伦多大学药学院、德国维尔茨堡大学药学与食品化学研究所、英国阿尔斯特大学药学院，英国萨里大学，新西兰奥克兰大学等建立了合作关系，与英国萨里大学，阿尔斯特大学，克兰菲尔德大学等建立了“3+1”学生交流项目；并与英国牛津大学，美国康奈尔大学,英国邓迪大学,英国伯明翰大学,加拿大不列颠哥伦比亚大学等建立了寒暑期短期交流项目;参与了法国化学工程师联盟 FGL3 +3 项目;先后邀请了美国新墨西哥大学、英国贝尔法斯特女王大学、日本京都大学、韩国明知大学等校的著名学者前来上课,并合作培养学生。负责承办了多次国际学术研讨会,提高了学院和学校的知名度。学院于 2006 年 11 月获得教育部和国家外国专家局资助,建设学科创新引智基地(简称"111"计划),并于 2019 年顺利进入升级版,获得滚动支持,为国际合作和科研创新提供了平台。

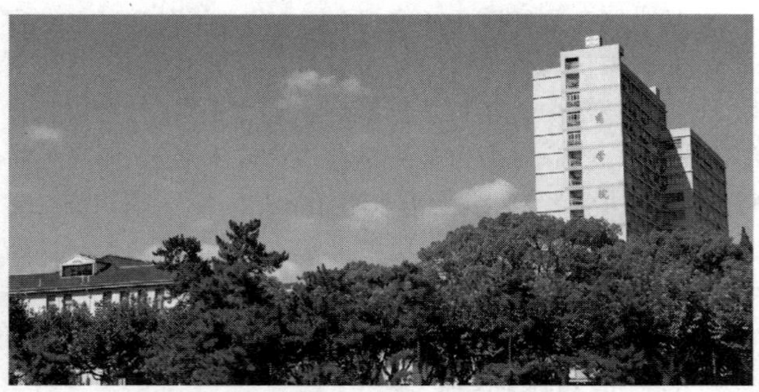

华东理工大学药学院

地址:上海市梅陇路 130 号　邮编:200237
电话:021-64253487　E-mail:chenfang@ ecust. edu. cn

湖南省中医药研究院　湖南省中医药研究院位于历史文化名城长沙,西偎麓山,东濒湘江,风光秀丽,毗邻岳麓山国家大学科技城,是湖南省政府直属的集科研、医疗、教学、开发、生产、信息服务为一体的综合性中医药研究机构。

湖南省中医药研究院创办于 1957 年 3 月,初名湖南中医药研究所,著名中医学家李聪甫任首任所长。改革开放以来,湖南省中医药研究院进入了一个前所未有的大发展、大建设的新时期。1984 年 9 月,省委决定将研究所更名为湖南省中医药研究院。1985 年湖南省中医药研究院被升格为湖南省人民政府直属的,计划、财政单列的厅局级科研事业单位,国医大师刘祖贻任首任院长。1997 年,湖南省中医药研究院在全国中医药科研机构综合评估中位居榜首。

2000 年以后,湖南省中医药研究院率先掀开了湖湘中医药事业发展的又一新篇章。2002 年 7 月,为支持湖南中医学院申报更名湖南中医药大学,省委、省政府决定将湖南省中医药研究院与原湖南中医学院合并,实行"一套班子、两块牌子、两个法人、计划财政单列"的管理体制和运行模式。历经与湖南中医学院的三次分合、功能业务的拓宽以及院址变迁。湖南省中医药研究院实施"一体两翼"计划,在科学研究、医疗服务、产业开发等方面成绩显著,为湖湘中医药事业耕耘出一片沃土。

2021 年 7 月,省委编委研究同意确定湖南省中医药研究院为省政府直属公益一类事业单位。同年 9 月,省政府将枫林宾馆整体移交湖南省中医药研究院。2022 年 2 月,省委、省政府进一步明确了其单位性质、机构规格、隶属关系、职能配置、人员编制和干部职数。同年 4 月,湖南省中医药研究院恢复独立建制,新一届党委班子成立。自此,湖南省中医药研究院的历史翻开了崭新的一页。

湖南省中医药研究院的中心任务是中医药科学研究。建院 65 年来,湖南省中医药研究院先后承担各级各类科研课题 900 余项,其中国家自然科学基金、国家科技攻关项目、国家新药基金项目等国家级课题 100 余项,省部级课题 300 余项,厅局级课题 400 余项,获各级各类科技成果奖励 350 余次。

湖南省中医药研究院系国家中西医结合防治重大疑难疾病原发性肝癌病种牵头单位,国家级区域中医(专科)诊疗中心建设单位(肿瘤科、老年病科),拥有国家级临床重点专科(中医专业)3 个(肿瘤科、脑病科、老年病科),国家中医药管理局重点学科 4 个(中西医结合临床(心脑血管病)、中医肿瘤病学、中医骨伤科学、中医老年医学),国家中医药管理局重点专科 5 个(肿瘤科、脑病科、心血管科、老年病科、护理学),全国名老中医传承工作室 14 个,全国学术流派传承工作室 1 个等。

湖南省中医药研究院积极面向市场,努力将科技成果转化为现实生产力。先后研究开发中药新药 40 多个,保健药品、器械、食品、医院制剂 200 余个,获得国家发明和实用新型专利 100 余项。其中蜂蜡素胶囊是我省第一个中药Ⅱ类新药,肝复乐是国内第一个中药抗癌Ⅲ类新药,盐酸青藤碱缓释片是我院和正清医药集团联合研制开发的国内第一个中药缓释剂,"中药超微颗粒加工工艺"获首个湖南省专利发明一等奖。该院研究并转让的古汉养生精、乙肝宁颗粒剂、肝复乐片、驴胶补血颗粒、妇科千金片、四磨汤、代温灸膏、天麻首乌片、益龄精、虎耳草素片、心泰片等中药新药和中华皇欢液、神农茶、生力神功口服液等保健品,成为启迪古汉、九芝堂、千金药业、汉森制药、正清制药、湘潭飞鸽制药等省内外中药生产企业的拳头产品或知名品牌,产生了巨大的社会效益和经济效益,累积产值超过 500 亿元。

湖南省中医药研究院医药科技信息资源丰富。现有馆藏图书 11.2 万余册,其中线装书 4382 册、善本书 190 册,同时每年采集收藏医药期刊、报纸 500 多种,并拥有国内外中医药专业数据库及生物医学专业的相关数据库,自主搭建有湖南省中医药信息平台、"中医药传承创新知识共享平台"等科技信息服务平台。

1985 年创办综合性中医药学术期刊《湖南中医杂志》。2013 年 1 月正式改为月刊,国内外公开发行,现为湖南省一级学术期刊、中国中文核心期刊、全国优秀科技期刊、中国科技论文统计源期刊(扩刊版)、中国学术期刊综合评价数据库统计源期刊。

湖南省中医药研究院是培养中医药高层次人才的重要基地。系国务院首批批准具有硕士学位授予权的中医药科研单位之一,2013 年获批全国博士后科研工作站,承担医药卫生类实习生、研究生、进修医师、老中医药专家学术继承人的临床教学与管理工作。为国家培养和输送了大批中医药专业技术人才，培养博士后创新人才14名，培养、带教大中专学生、研究生和进修人员近4000人。

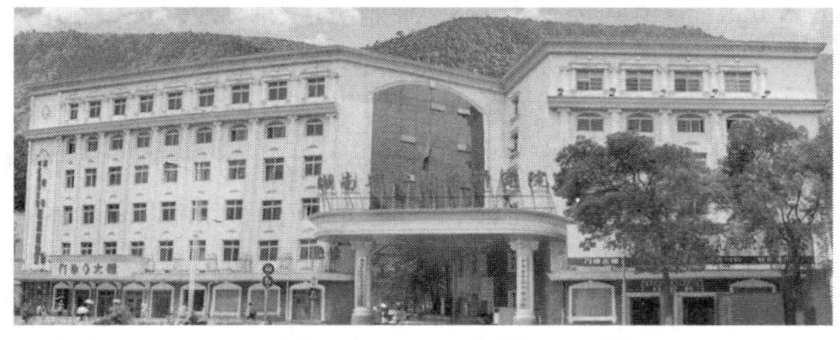

湖南省中医药研究院

地址：长沙市岳麓区麓山路58号（南院）；长沙市岳麓区岳华路8号（北院）　邮编：410000

电话：0731-88854064

中国海洋大学医药学院　中国海洋大学是教育部直属重点综合性大学，是国家“985工程”和“211工程”重点建设的高校，2017年入选国家“世界一流大学建设高校”（A类）。中国海洋大学医药学院是我国高校较早从事海洋药物研究与开发的教学科研单位之一。其前身为我国著名海洋药物学家、中国现代海洋药物研究的开拓者与奠基人、中国工程院院士管华诗先生于1980年组建的山东海洋学院水产系海洋药物研究室，进行海洋药物的研究。1994年创办了我国第一个以海洋药物研究为特色的药学本科专业，2003年成立药学系，2005年建立医药学院。经过四十多年的发展，学院形成了以海洋药物研究为特色的完整的药学人才培养和科学研究体系，已成为海洋药物研究领域一支重要的教学、科研力量。

学院现有教职工129人，其中专任教师70人，教授45人，副教授20人，其中：中国工程院院士1名、教育部特聘教授1名、国家级科技创新领军人才1名、国家自然科学基金优秀青年基金等国家级青年人才7名、山东省“泰山学者”13名、教育部“新世纪优秀人才”8名。教师中98.6%具有博士学位，74.3%具有海外留学或工作经历，为教育部、山东省优秀创新团队。

学院设有一个药学本科专业，是山东省品牌专业和教育部高等学校特色专业。拥有药学一级学科博士学位和硕士学位授予权、药学博士后流动站、以及药学和制药工程硕士专业学位授权点，形成了从学士、硕士、博士到博士后完整的药学人才培养体系。药学学科是学校“211工程”“985工程”“双一流”重点建设学科之一。

学院位于中国海洋大学鱼山校区，建有11 800平方米的教学、科研大楼，配备国际水平的仪器设备，拥有多层次的科研创新平台，包括：青岛海洋科学与技术试点国家实验室—海洋药物与生物制品功能实验室、国家海洋药物工程技术研究中心、海洋药物教育部重点实验室、山东省糖科学与糖工程重点实验室、山东省海洋药物研究开发协同创新中心、山东省海洋药物技术创新中心，以及旨在加速科技成果转化的青岛海洋生物医药研究院，形成了科学→技术→工程→产业各环节紧密衔接的科技链条，构建了完整的海洋药物研发创新平台。与国内外诸多相关机构建立了良好的合作交流关系。

学院以海洋生物资源为基础，以危害人类生命与健康的重大疾病防治药物的研究为目标，深入开展海洋药物的基础及应用基础研究，取得了一系列令人瞩目的研究成果。在*Nature Method*、*Molecular cell*、*Nature Communications*、*Angewandte Chemie International Edition*、*Organic Letters*等权威期刊上发表多篇高质量SCI论文，获得了多项国内和国际专利。承担了国家重点研发计划、“973”计划、“863”计划、国家基金重大研究计划项目、“重大新药创制”国家科技重大专项、国家国际科技合作重点项目、教育部科技研究重大项目等国家级重点课题。主持编著了我国首部大型海洋药物典籍——《中华海洋本草》（1400万字），出版了《海洋药物学》和《糖药物学》特色教材以及《海洋天然产物与药物研究开发》等专著。研究成果先后获全国科技大会奖、国家技术发明一等奖、国家科技进步三等奖、何梁何利科学技术进步奖、山东省最高科学技术奖、山东省科技进步二等奖、国家海洋创新成果二等奖等科技奖励10余项，尤其“海洋特征寡糖制备技术（糖库构建）及开发应用”国家技术发明一等奖的获得，实现了我国海洋和医药领域该奖项零的突破。研制的我国第一个现代海洋新药——藻酸双酯钠（PSS）等4个海洋药物及系列海洋功能制品，均实现了产业化；有4个Ⅰ类海洋候选新药进入临床研究，其中，治疗阿尔茨海默症海洋新药971（甘露特钠胶囊，商品名：九期一），2019年11月经国家药品监督管理局有条件批准上市；荣获了海洋与生命科学领域首个国家技术发明一等奖。上述成果产生了巨大的社会和经济效益，为我国海洋制药业的兴起和发展做出了基础性贡献。

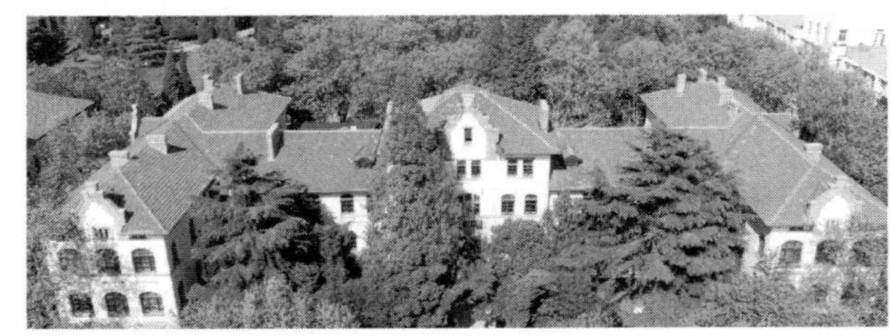

中国海洋大学医药学院

地址：山东省青岛市鱼山路5号　邮编：266003

电话：0532-82032030

E-mail：smp@ouc.edu.cn

重庆市药物种植研究所　重庆市药物种植研究所始建于1937年，现为重庆中医药学院直属正处级科研事业单位，是国内唯一成建制专业从事中药材种植研究的公益一类科研机构、国家药用植物体系建设成员单位（中国医学科学院药用植物研究所重庆分所）。主要职能职责是：开展药物种植研究，促进卫生事业发展；药用动植物资源调查及收集；动植物野变家种；病虫害防治；提高中药材质量、产量和标准化研究，开展生产与开发。

全所编制150名、在编人员140名，下设9个业务科室（中心）、6个机关职能科室以及1家科技成果转化公司（重庆康泽科技开发有限责任公司）。在职专业技术人员中高级职称30名、国务院政府特殊津贴专家3人、神农学者（首批）1人、“西部之光”访问学者2人、重庆英才青年拔尖人才1人、“重庆英才创新创业示范团队”1个、重庆市学术技术带头人后备人选1人、南川区“金山英才”10人，并柔性引进林瑞超院士科研团队和宋经元专家团队。现有土地及森林面积1100余亩，建有我国最早的药用植物园（2000余种药用植物）和标本馆（30余万份腊叶标本、3000余份生药标本），是国家中医药优势特色教育培训基地（中药）、国家中医药文化宣传教育基地、国家中医药优势学科中药资源学继续教育基地和国家健康旅游示范基地。

研究所累计开展各级各类科研项目1000余项，在全国首创天麻野生变家栽（1978年获全国科学大会重大贡献奖）、人工活麝取香等技术，发表科研论文1066篇，获得国家级成果奖4项（次）、省部级科技成果奖60项（次），拥有有效专利32件（发明专利19件）、地理标志证明商标2项，出版专著44部，发布植物新物种113个以及数十个新分布植物，拥有天麻、黄精等200余种中药材种（养）殖及规范化生产成熟技术。在建国家级科研平台1个（重庆金佛山喀斯特生态系统国家野外科学观测研究站），建有省部级科研平台4个（特色生物资源研究与利用川渝共建重点实验室、金佛山森林生态系统重庆市野外科学观测研究站、重庆市道地药材规范化生产工程技术研究中心、重庆市中药良种选育与评价工程技术研究分中心），省部级科技服务平台4个（康泽众创空间、重庆市技术转移示范机构、道地药材专利导航分中心、重庆市科普基地）和1个重庆市陆生野生动物救护站；建有1个国家中医药管理局重点学科（药用植物学）、4个市中医药重点学科（中药资源学、中药栽培学、药用动物学、中药鉴定学）、1个博士后科研工作站。2019年，跨省建立“重庆市药物种植研究所云南川贝母分所”，获得云南省科技厅支持建立“肖波专家工作室”。2022年，国家中医药管理局批准成立“全国名老中医药专家（刘正宇）传承工作室”。

近年来，研究所坚持以习近平新时代中国特色社会主义思想为指导，按照习近平总书记关于科技创新“四个面向”要求，紧紧围绕中医药事业和产业发展需求深入开展科学研究和技术服务，科技创新水平和能力不断提升：3个农作物新品种通过审定；栀子研究团队通过生物工程菌体外合成的方法得到西红花苷，并破译茜草科植物栀子染色体水平基因组；林麝研究团队通过生物信息学分析等方法揭示林麝基因组中微卫星片段的数量及分布；药用植物基因组学与生物合成研究团队首次破译罂粟科紫堇属毛黄堇染色体水平基因组，揭示了紫堇属植物毛黄堇BIAs的生物合成及进化机制；贝母研究团队成功实现名贵中药材川贝母人工繁育，并在云南省香格里拉州和西藏昌都市建成川贝母种苗繁育基地；新冠肺炎中药材山慈菇（杜鹃兰和独蒜兰）在植物快速育苗、共生菌分离、瓶苗驯化技术等基础科学研究取得重大突破并在陕西汉中、重庆丰都等地实现成果转化；开发黄精饮料、鹿血酒、铁皮石斛酒、石斛含片、药茶等大健康产品30余个。在石柱县中益乡、酉阳县浪坪乡、涪陵区大顺乡、渝北区大盛镇及南川、云阳、巫山、丰都、大足、铜梁、潼南、巴南等多个区县建立了黄精、灵芝、天麻、白芷、金钱草、木瓜、淫羊藿、马褂木、前胡、玄参等种苗繁育或示范推广基地，向重庆、云南、四川、贵州等省市20余家企业推广白及、黄精等种苗1.41亿株、面积3.90万亩，培训基层技术人员2300余人次，新增产值4.40亿元，助推当地经济社会发展。

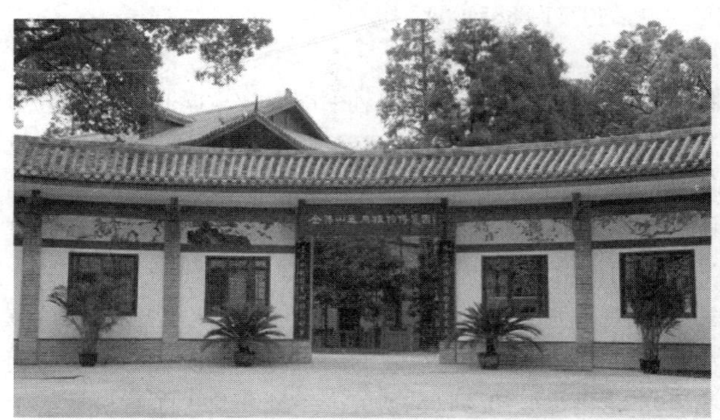

重庆市药物种植研究所药用植物园

地址：重庆市药物种植研究所南川区三泉镇　邮编：408435
电话：023-71480004，71480059（所办公室）
传真：023-71480128

澳门科技大学中药质量研究国家重点实验室　中药质量研究国家重点实验室（澳门科技大学）由科技部批准，于2011年1月25日正式挂牌成立，是我国中医药领域成立的首个国家重点实验室。2014年1月通过了三年建设期验收，2017年7月通过了发展期第一阶段验收，获得专家组的一致好评。

中药质量研究国家重点实验室的成立是中央政府致力推进中医药国际化发展，促进澳门经济发展适度多元化和提升澳门科技水平的重要举措。实验室以成为具有国际先进水平的中药质量和创新药物研究基地、获取原始创新研究成果和自主知识产权、汇聚和培育中医药优秀人才以及拓展国际高水平学术交流与合作为目标，注重集成多学科的前沿技术，建立适合中药质量及创新药物研究的开放式科学技术平台，深入开展探索性、创新性和重大关键技术研究。

实验室现有研究人员及研究生等逾400人，其中助理教授以上研究人员57人，包括诺奖获得者、美国科学院院士、中国科学院院士、中国工程院院士、讲座教授、教授、特聘教授、副教授以及助理教授等。助理教授以上研究人员均来自于国内外知名的教研机构，通晓中英双语，具有丰富的研究经验和国际视野，组成了一个集化学、生物学、药理学等多个相关专业领域人才为一体的多学科结合、结构合理、实力雄厚的研究队伍。

重点实验室特别注重集成与融合多学科的前沿技术开展中医药融合创新研究，聚焦中药材和中药复方质量控制与优化的创新技术与方法以及优质中药新药研发的关键技术和质量标准两大研究方向，重点开展四个领域的研究，即基于“三多”特征的中药质量控制创新技术及理论基础研究；人参等贵重中药材质量评价与开发利用研究；抗癌及抗炎免疫中药质量标准及其应用研究；脑神经退化和代谢性疾病创新中药的研发技术与质量标准研究。

因应实验室的发展目标和主要研究领域，实验室目前下设八个研究室和研究中心：中药质量控制与评价技术研究室、中药化学与生物有机化学研究室、中药活性评价及分子药理研究室、中药制剂新技术与新剂型研究室、组学技术与创新药物研究中心、澳门质谱及核磁共振光谱测试中心、中药及食品安全与质量检定中心、中药质量与安全用药资讯中心。还建立了诺奖获得者工作站“埃尔文·内尔博士生物物理与创新药物实验室”。

实验室拥有一系列先进、精良、高端的实验仪器设备和系统，包括各类液相/质谱和气相/质谱联用仪近 30 台及一系列进行整体动物-细胞-分子水平的药物生物活性评价研究所需的最高端的化学分析和系统生物学组学技术研究设备，如飞行时间二次离子质谱仪，Bruker 600MHz 超导核磁共振波谱仪，基质辅助激光解吸/电离飞行时间质谱仪，Agilent 1290 Infinity UHPLC-布鲁克 QTOF 液质联用仪，Agilent 液质联用仪包括三重四极杆液质液联用仪（6460，6490，6495 Triple Quad LC/MS），飞行时间液质联用仪（6230 TOF LC/MS），四极杆飞行时间液质联用仪（6545Q-TOF LC/MS，6550 iFunnel Q-TOF LC/MS），Agilent 7900 电感耦合等离子体质谱仪，J-1500 型高性能圆二色光谱仪，PacBio 第三代测序仪，小动物活体成像仪和 Micro-CT，Helios 质谱流式细胞仪，膜片钳系统，计算机辅助药物设计大规模计算机集群，FLIPR Tetra 高通量细胞水平筛选系统，Octet RED96 生物分子相互作用系统，BD FACSAriaIII 流式细胞仪，IN Cell 6000 高内涵细胞成像分析仪，Leica TCS SP8 镭射扫描共聚焦显微镜系统，高解析度片层扫描显微镜，DeltaVision 活细胞萤光成像系统等。

目前，实验室已创建的高新技术平台主要有：天然化合物分离和结构鉴定技术、中药鉴定基因条码技术、亚细胞及分子显微可视化技术、生物有机化学技术、糖/糖肽组学分析研究技术、脂组学分析研究技术、蛋白质组学分析研究技术、干细胞分析研究技术、中药纳米制剂技术、微流控芯片铸造及研究、单细胞研究、基于纳米材料的抗肿瘤药物靶向输送技术、药物筛选和设计及医药大数据，中药成分细胞内药动学研究技术。

重点实验室近年来积极开展交流与合作，已与 17 间知名教研机构建立联合实验室或研究中心；定期与澳门科技发展基金以及“两岸四地中医药科技合作中心”共同举办学术会议及研修班。实验室亦致力于推动中药国际标准化及拓展高技术服务，已成立澳门中药国际标准中心，推动建立中药国际标准，负责国际标准组织（ISO）中医药技术委员会（TC249）中药材工作组（WG1）运作；实验室已获得澳大利亚 NATA/ISO17025 认证，可为两岸四地科研机构及企业提供符合国际 ISO 标准的中药产品及食品检测服务。

实验室在上述重点领域内已取得一些重要的科学发现，包括：发现一系列结构新颖、活性显著的中药成分；发现多种中药成分的新活性及作用机制；建立了基于创新组学技术（蛋白组学、脂组学、糖组学）的研究平台，以系统地揭示中药作用的靶网络；发现一种新的抗肿瘤耐药机制、一个新的抗炎靶点及新的致癌基因；建立了基于多元分析技术的质量评价方法，更全面有效地评价药材真伪和质量优劣。相关研究成果已发表于 *Science*，*Nature*，*Nature Methods*，*Annals of Rheumatic Diseases*，*Analytical Chemistry*，*Organic Letters*，*Cell Death and Disease* 等主流学术期刊；获多项奖励，包括 2012 国家科技进步二等奖，2014 澳门特区科学技术奖励之特别奖及自然科学奖二等奖，2016 澳门特区科学技术奖励之自然科学奖一等奖、技术发明奖二等奖及科技进步奖三等奖、2018 澳门特区科学技术奖励之自然科学奖二等奖，2020 澳门科学技术奖之自然科学奖二、三等奖，科技进步奖二等奖，教育部 2014 年度高等学校研究优秀成果奖自然科学奖一等奖，2017 年度全国创新争先奖，第十二届中国药学会科学技术奖二等奖，2017 年度广东省科学技术奖一等奖，2017 年度四川省科技进步奖一等奖，2018 年度高等学校科学研究优秀成果奖自然科学奖一等奖，第廿二届莫斯科‘阿基米德’国际发明暨创新科技展一金奖及俄罗斯和德国特别奖，2019 白玉兰荣誉奖，以及 2012、2014、2016、2018 及 2020 研究生科技研发奖，此外有 1 人获选教育部 2014 年度长江学者讲座教授，1 人获得国家自然科学基金海外及港澳学者合作研究基金，1 人获 2020 年国家中医药管理局青年岐黄学者。

实验室目前具体研究方向主要有：从外排转运蛋白、线粒体分裂及与肠道菌群相互作用等新角度，发现中药成分的新药理作用，中药复方抗流感的优势研究，中药小分子对糖尿病及炎症疾病作用的多靶点机制，以及基于三多特征的创新研究方法；基于药效学-药代动力学-质谱分析三结合的质量评价方法，人参皂苷对肠道微生物的药理作用及防治缺血性心脏病的作用机制，新型人参皂苷的抗肿瘤作用及机制，基于组学技术的人参等贵重药材质量控制评价方法；糖脂组学等新技术发现类风湿关节炎等自身免疫性疾病新的诊断标志物的发现和应用研究，分子模拟对接方法筛选具抗癌抗炎活性中药小分子，抗癌及抗炎免疫治疗新机制，抗炎免疫新模式动物模型以及基于组学技术的研究方法；从中药中发现抗脑神经退化的活性成分、抗神经退化活性小分子化合物的合成、朊蛋白致病性突变对其折叠和聚集机制的影响、胰岛淀粉样蛋白上中药小分子的结合位点;以及生物物理与中医药研究等。

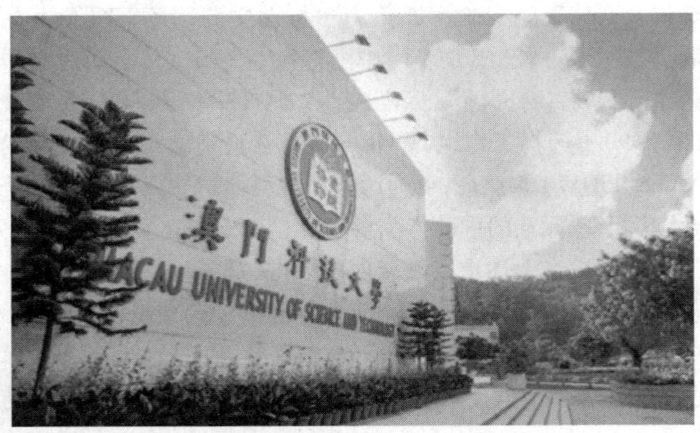

澳门科技大学

地址:中国澳门氹仔伟龙马路
电话:(853)8897-2633　传真:(853)2882-2799
电子邮件:sklqrcm@ must. edu. mo

植物化学与西部植物资源持续利用国家重点实验室

植物化学与西部植物资源持续利用国家重点实验室的前身为1957年创建的中国科学院植物研究所昆明工作站植物资源化学研究组。1958年昆明工作站扩建为植物研究所昆明分所,植物资源化学研究组改名为野生植物资源利用研究室,1963年改称为植物化学研究室。1987年8月研究室成为中国科学院植物化学开放研究实验室,2001年10月经国家科技部批准开始建设为国家重点实验室,2003年8月通过验收,2006年、2011、2017年通过评估,获得良好的成绩。现任实验室主任陈纪军研究员,副主任赵勤实研究员、黎胜红研究员和李艳研究员,学术委员会主任李林院士,副主任岳建民院士。

本实验室定位于“植物化学与植物资源持续利用”的基础研究和应用基础研究,面向学科前沿和国家重大需求,以我国西部地区丰富的植物资源为研究对象,以天然产物为核心,有机化学为基础,与生命科学等多学科合作交叉,开展植物化学与植物资源、天然产物活性与功能、天然产物化学合成与生物合成、创新天然药物等研究,为我国植物化学、天然药物化学学科发展和植物资源持续利用做出贡献,逐步建设成为引领国际植物化学领域的研究中心之一。

本研究室根据学科发展趋势与重大科学问题、国家重大战略需求和自身的特色,以及科技部、科学院、省科技厅等关于实验室建设与管理的文件精神,分析了自身优势,提出了战略发展和人才队伍建设规划,把人才队伍建设放在首位,强化了人才引进与培养,充分利用各类人才计划引进35岁左右的青年人才,同时支持现有人才积极争取国家各类重大项目,建立研究领域合理布局、年龄结构合理的人才队伍。实验室已建成一支由两位院士领衔的,老中青相结合,规模适度、结构合理、充满创新活力的高层次科技队伍。现有固定人员88名,其中中国科学院院士2人,研究员27人(博士生导师23名),副高级职称研究人员39人,先后有多人获得国家及省部级人才计划。鼓励各个团组对重点项目进行合作研究,鼓励多学科交叉和新技术的开发,形成了各研究团组互为支撑,互为补充,但又特色明显的学科方向和学术氛围,提高了我室的整体研究水平。目前实验室在读研究生220余名,2001—2018年已有超过350人获得学位,100余人获得各种奖励,包括全国百篇优秀博士学位论文、中科院优秀博士学位论文等。

实验室目前拥有国内外先进的从事植物化学及天然产物结构研究的大规模分析测试中心,核磁共振仪(400、500、600、800Mz),质谱(UPLC-IT-TOF HRMS、MALDI-TOF-TOF MS、UPLC-Q-TOF HRMS、ESI-TOF HRMS、EI-HRMS)、X-射线单晶衍射仪、高速逆流色谱、液相色谱-质谱联用仪、分析与制备型高效液相色谱仪等40余台。近年来还建立了“活性筛选研究中心”,实验室科研用房达到14 400余平方米,确保了科研工作的需求。

近年来,实验室科研工作取得一定成绩:主持或参与了973、863、国家基金重点项目、NSFC-云南省联合基金、国家科技重大专项、国家科技支撑计划、中科院重大、国家基金面上等不同层次科研项目。奥生乐赛特、芬克罗酮等一批创新药物进入临床前和临床研究阶段。年均发表科研论文150余篇,报道新化合物超过300个,申请发明专利20余项,获得专利授权10余项。近年获得云南省科学技术突出贡献奖2项,云南省自然科学奖特等奖1项,云南省自然科学一等奖5项,云南省自然科学二等奖6项,云南省科技进步三等奖3项。

在依托单位中国科学院昆明植物研究所领导和同仁们的大力支持及学术委员会的指导下,实验室已逐步建设成为国际上重要的植物化学研究机构之一。实验室将根据国家重大需求和本学科国际发展前沿,充分利用我国西部地区丰富的植物资源,争取在先导化合物发现、植物创新药、中药现代化及植物资源持续利用的原始创新和关键技术上实现更大突破,进一步促进学科发展,国际影响,加大实现科技成果转化,更好服务于国家经济建设和社会发展需求。

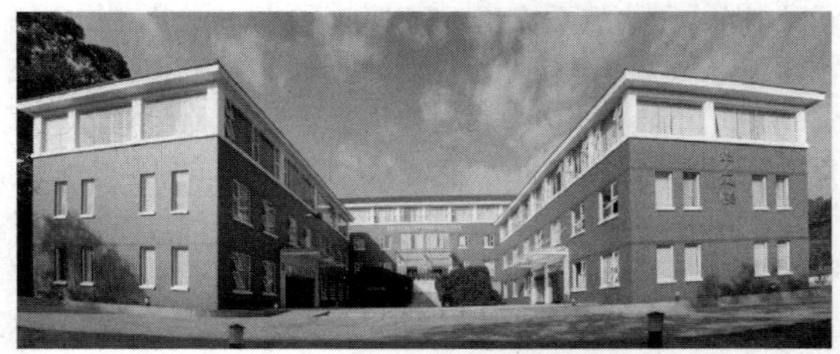

实验室外景

地址:云南昆明盘龙区蓝黑路132号　邮编:650000
电话:0871-65223322　传真:0871-65219934
E-mail:phytochem@ mail. kib. ac. cn

(盛彧欣)

药学教育

Pharmaceutical Education

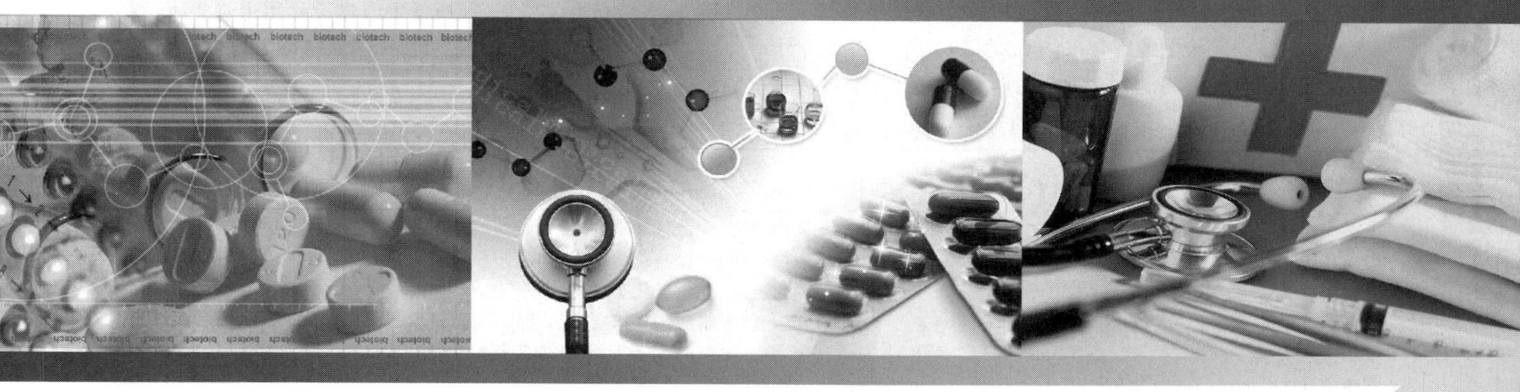

药学院校(系)

设置药学相关专业的高等院校概况 截至2021年底,全国设置药学相关专业(共15个专业:药学、临床药学、药物制剂、药物化学、药物分析、药事管理、中药学、中药制药、中药资源与开发、海洋药学、中草药栽培与鉴定、藏药学、蒙药学、制药工程、生物制药)的普通高等院校共有498所(见表1),其中综合院校153所,医药院校105所,理工院校113所,师范院校73所,农业院校30所,民族院校10所,财经院校11所,林业院校2所;语言院校1所。

498所本科院校的地区分布:华北地区61所(其中北京市12所、天津市14所、河北省18所、山西省11所、内蒙古自治区6所);东北地区50所(其中辽宁省21所、吉林省14所、黑龙江省15所);华东地区156所(其中江苏省34所、浙江省24所、上海市11所、安徽省25所、山东省38所、江西省11所、福建省13所);华中地区83所(其中河南省29所、湖南省23所、湖北省31所);华南地区46所(其中广东省30所、广西壮族自治区15所、海南省3所);西南地区57所(其中重庆市9所、贵州省15所、四川省18所、云南省13所、西藏自治区2所);西北地区42所(其中陕西省18所、甘肃省11所、青海省2所、宁夏回族自治区4所、新疆维吾尔自治区6所)。

498所本科院校的管理体制分布:教育部主管36所,工业和信息化部主管2所,卫健委主管1所,国家民委主管6所,国务院侨办主管2所,新疆生产建设兵团主管2所,解放军原总后勤部主管3所,省、自治区、直辖市主管446所。

表1 2020年设置有药学相关专业的普通高等院校(498所)

学校名称	主管	学校类型	所在地	专业设置	专业创建年份
安徽大学	安徽省	综合	安徽	生物制药(生命科学学院)	2016
安徽工程大学	安徽省	理工	安徽	生物制药(生物与化学工程学院)	2015
安徽工业大学	安徽省	理工	安徽	制药工程(化学与化工学院)	2008
安徽科技学院	安徽省	理工	安徽	药学、药物制剂、中药学(食品药品学院);生物制药	2001
安徽理工大学	安徽省	理工	安徽	药学(医学院);制药工程(化学工程学院)	2001
安徽农业大学	安徽省	农业	安徽	生物制药(生命科学学院)	2002
安徽师范大学	安徽省	师范	安徽	生物制药(生命科学学院)	2015
安徽新华学院	安徽省	综合	安徽	药学、药物制剂、制药工程(药学院)	2006
安徽医科大学	安徽省	医药	安徽	药学、临床药学、中药学、药物制剂(药学院)	1997
安徽医科大学临床医学院	安徽省	医药	安徽	药学(药学系)	2005
安徽中医药大学	安徽省	医药	安徽	药学、药物制剂、药物分析、中药学、中药资源与开发、制药工程、生物制药(药学院)	1974
安康学院	陕西省	综合	陕西	制药工程(化学化工学院)	2015
安阳工学院	河南省	理工	河南	制药工程(化学与环境工程学院)	2020
安阳师范学院	河南省	师范	河南	制药工程(化学化工学院)	2007
宝鸡文理学院	陕西省	师范	陕西	制药工程(化学化工学院)	2003
蚌埠学院	安徽省	理工	安徽	制药工程、生物制药(生物与食品工程学院)	2005
蚌埠医学院	安徽省	医药	安徽	药学、药物分析、临床药学(药学院)	2001
北方民族大学	国家民委	民族	宁夏	制药工程(化学与化学工程学院)	2007
北华大学	吉林省	综合	吉林	药学(药学院)	2002
北京城市学院	北京市	综合	北京	药学、中药学(生物医药学部)	2006
北京大学	教育部	综合	北京	药学(医学部药学院)	1941
北京化工大学	教育部	理工	北京	制药工程(生命科学与技术学院)	2000
北京理工大学	工业和信息化部	理工	北京	制药工程(化工与环境学院)	2002
北京联合大学	北京市	综合	北京	制药工程(生物化学工程学院)	2000
北京师范大学	教育部	师范	北京	药学(化学学院)	2015
北京石油化工学院	北京市	理工	北京	制药工程、生物制药(化学工程学院)	2007
北京协和医学院	卫健委	医药	北京	药学	2015
北京中医药大学	教育部	医药	北京	药学、中药学、中药制药(中药学院)	1960
北京中医药大学东方学院	河北省	综合	河北	中药学、中药制药、中草药栽培与鉴定(中药系)	2005
滨州学院	山东省	综合	山东	生物制药(生物与环境工程学院)	2016
滨州医学院	山东省	医药	山东	药学、制药工程、生物制药(药学院);中药学	2004
亳州学院	安徽省	综合	安徽	中药学、药学、制药工程、药物分析(中药学院)	2016
沧州交通学院	河北省	理工	河北	制药工程(化学与制药工程学院)	2019
常熟理工学院	江苏省	综合	江苏	生物制药(生物与食品工程学院)	2014

（续表）

学校名称	主管	学校类型	所在地	专业设置	专业创建年份
常州大学	江苏省	理工	江苏	药学、制药工程、生物制药（制药与生命科学学院）	2002
常州大学怀德学院	江苏省	综合	江苏	制药工程（机械与化学工程系）	
长春工业大学	吉林省	理工	吉林	制药工程（化学工程学院）	2002
长春工业大学人文信息学院	吉林省	理工	吉林	制药工程（制药工程系）	2007
长春科技学院	吉林省	综合	吉林	中药学（医药学院）	
长春中医药大学	吉林省	医药	吉林	药学、药物制剂、中药学、中药制药、中药资源与开发、制药工程、生物制药（药学院）；药事管理（管理学院）	1980
长沙学院	湖南省	理工	湖南	生物制药（生物与环境工程系）	2013
长沙医学院	湖南省	医药	湖南	药学、药物制剂、药物分析（药学院）	2002
长治学院	山西省	综合	山西	药物化学（化学系）	2018
长治医学院	山西省	医药	山西	药学、中药学（药学系）	2002
巢湖学院	安徽省	师范	安徽	生物制药（化学与材料工程学院）	2014
成都理工大学	四川省	理工	四川	制药工程（材料与化学化工学院）	2002
成都大学	四川省	综合	四川	药学、制药工程（药学与生物工程学院）	2003
成都医学院	四川省	医药	四川	药学、药物制剂（药学院）；生物制药（生物医学系）；中药学	1993
成都中医药大学	四川省	医药	四川	药学、药物制剂、中药学、中药资源与开发、制药工程（药学院）；藏药学（民族医药学院）	1959
重庆大学	教育部	综合	重庆	药学、制药工程（化学化工学院）	2002
重庆第二师范学院	重庆市	师范	重庆	药物分析、药学（生物与化学工程学院）	2017
重庆工商大学	重庆市	综合	重庆	制药工程（环境与资源学院）	2010
重庆科技学院	重庆市	理工	重庆	制药工程（化学化工学院）	2010
重庆理工大学	重庆市	理工	重庆	药学、制药工程（药学与生物工程学院）	2003
重庆文理学院	重庆市	综合	重庆	制药工程、药学（药学院）	2008
重庆医科大学	重庆市	医药	重庆	药学、临床药学、药物制剂（药学院）；中药学、中药制药（中医药学院）	1996
承德医学院	河北省	医药	河北	中药学、药学（中药学系）	2002
赤峰学院	内蒙古自治区	综合	内蒙古	药学（医学院）	2007
滁州学院	安徽省	师范	安徽	制药工程（材料与化学工程学院）	2011
川北医学院	四川省	医药	四川	药学、临床药学（药学院）	2010
大理大学	云南省	综合	云南	药学、临床药学、药物制剂（药学与化学学院）	1997
大连大学	辽宁省	综合	辽宁	中药学（医学院）；制药工程（生命科学与技术学院）	2000
大连工业大学	辽宁省	理工	辽宁	生物制药（生物工程学院）	2021
大连理工大学	教育部	理工	辽宁	药学、制药工程（制药科学与技术学院）	2002
大连民族学院	国家民委	民族	辽宁	制药工程（生命科学学院）	2010
大连医科大学	辽宁省	医药	辽宁	药学、临床药学（药学院）；生物制药（基础医学院生物技术系）	1993
大连医科大学中山学院	辽宁省	医药	辽宁	药事管理（管理学院）；中药学（药学院）	2013
大庆师范学院	黑龙江省	综合	黑龙江	生物制药（生物工程学院）	2012
德州学院	山东省	综合	山东	制药工程、生物制药（医药与护理学院）	2011
第二军医大学（海军军医大学）	中国人民解放军原总后勤部	医药	上海	药学、中药学（药学院）	1949
第三军医大学（陆军军医大学）	中国人民解放军原总后勤部	医药	重庆	药学（药学院）	2007
第四军医大学（空军军医大学）	中国人民解放军原总后勤部	医药	陕西	药学（药学系）	2000
滇西应用技术大学	云南省	综合	云南	中药资源与开发、中药学（傣医药学院）	2018
电子科技大学中山学院	广东省	综合	广东	生物制药	2015
东北大学	教育部	综合	辽宁	生物制药（生命科学与健康学院）	2018
东北农业大学	黑龙江省	农业	黑龙江	制药工程（生命科学学院）	2003
东北师范大学	教育部	师范	吉林	药学（生命科学学院）	2014
东北师范大学人文学院	吉林省	综合	吉林	中药资源与开发	2004
东南大学	教育部	综合	江苏	化工与制药类（制药工程）（化学化工学院）	2001
东南大学成贤学院	江苏省	综合	江苏	药事管理、制药工程（化学与制药工程系）	2007

（续表）

学校名称	主管	学校类型	所在地	专业设置	专业创建年份
佛山科学技术学院	广东省	综合	广东	药学(医学院)	2005
福建农林大学	福建省	农业	福建	中药资源与开发(蜂学学院);制药工程(植物保护学院)	2003
福建医科大学	福建省	医药	福建	药学、临床药学、药物制剂、药物分析、生物制药(药学院)	2000
福建中医药大学	福建省	医药	福建	药学、药物制剂、中药学、制药工程(药学院)	1988
福州大学	福建省	理工	福建	制药工程(化学学院)	2001
阜阳师范学院	安徽省	师范	安徽	生物制药(生物与食品工程学院)	2015
复旦大学	教育部	综合	上海	药学(药学院)	1936
甘肃农业大学	甘肃省	农业	甘肃	中草药栽培与鉴定、生物制药(农学院)	2003
甘肃医学院	甘肃省	医药	甘肃	中药学(中医药系)	2016
甘肃中医药大学	甘肃省	医药	甘肃	药学、药物制剂、中药学、中药资源与开发、中草药栽培与鉴定、中药制药(药学院);藏药学(藏医学院)	1985
赣南医学院	江西省	医药	江西	药学、中药学、制药工程(药学院)	2005
广东工业大学	广东省	理工	广东	制药工程(轻工化工学院)	2003
广东海洋大学	广东省	农业	广东	制药工程(理学院)	2002
广东药科大学	广东省	医药	广东	药学、临床药学、药物制剂、药物化学、药物分析、药事管理、制药工程(药科学院);中药学、中药制药、中药资源与开发、中草药栽培与鉴定(中药学院);海洋药学、生物制药(生命科学与生物制药学院)	1978
广东医科大学	广东省	医药	广东	药学、中药学、临床药学、中药制药(药学院)	2003
广东财经大学华商学院	广东省	财经	广东	中药学(华商健康医学院)	2019
广西大学	广西壮族自治区	综合	广西	制药工程、生物制药、药学(化学化工学院)	2004
广西科技大学	广西壮族自治区	理工	广西	药学(医学院);制药工程(生物与化学工程学院)	2004
广西民族大学	广西壮族自治区	民族	广西	中药制药、制药工程(化学化工学院)	2006
广西民族师范学院	广西壮族自治区	师范	广西	制药工程、药物分析(化学与生物工程学院)	2009
广西师范大学	广西壮族自治区	师范	广西	制药工程(化学与药学学院)	2006
广西师范大学漓江学院	广西壮族自治区	综合	广西	制药工程(理学系)	
广西医科大学	广西壮族自治区	医药	广西	药学、临床药学、中药资源与开发(药学院)	2001
广西中医药大学	广西壮族自治区	医药	广西	药学、药物制剂、制药工程、临床药学、中药学(药学院)	1974
广西中医药大学赛恩斯新医药学院	广西壮族自治区	医药	广西	药学、药物制剂、中药学	2002
广州大学	广东省	综合	广东	生物制药(生命科学学院)	2018
广州医科大学	广东省	医药	广东	药学、临床药学(药学院)	2003
广东华商学院	广东省	综合	广东	中药学(健康医学院)	2021
广州南方学院	广东省	综合	广东	中药学、中药制药(中医药健康学院)	2021
广州中医药大学	广东省	医药	广东	药学、药物制剂、中药学、中药制药、中药资源与开发、制药工程、临床药学(中药学院)	1975
贵阳学院	贵州省	综合	贵州	制药工程、药学(食品与制药工程学院)	1999
贵州中医药大学	贵州省	医药	贵州	药学、药物制剂、中药学、中药制药、中草药栽培与鉴定、制药工程、生物制药、中药资源与开发(药学院)	1975
贵州中医药大学时珍学院	贵州省	医药	贵州	中药学、药物制剂、生物制药	2005
贵州大学	贵州省	综合	贵州	药物制剂、制药工程、药学(药学院);中草药栽培与鉴定(农学院)	2002
贵州大学明德学院	贵州省	综合	贵州	制药工程(化学工程系)	
贵州工程应用技术学院	贵州省	师范	贵州	制药工程	2015
贵州理工学院	贵州省	理工	贵州	制药工程、生物制药(制药工程学院)	
贵州民族大学	贵州省	民族	贵州	药学、中药资源与开发、制药工程(民族医药学院)	2006
贵州师范学院	贵州省	师范	贵州	制药工程	2012
贵州医科大学	贵州省	医药	贵州	药学、药物制剂、中药学、临床药学(药学院);药事管理(医药卫生管理学院)	1973
贵州医科大学神奇民族医药学院	贵州省	医药	贵州	药学、中药学(药学院)	2005
桂林医学院	广西壮族自治区	医药	广西	药学、临床药学、药物制剂(药学院)	1976
哈尔滨理工大学	黑龙江省	理工	黑龙江	制药工程(化学与环境工程学院)	2004
哈尔滨商业大学	黑龙江省	财经	黑龙江	药学、中药学、制药工程(药学院)	1976

（续表）

学校名称	主管	学校类型	所在地	专业设置	专业创建年份
哈尔滨师范大学	黑龙江省	师范	黑龙江	制药工程（化学化工学院）	2009
哈尔滨医科大学	黑龙江省	医药	黑龙江	药学、临床药学、药物制剂、药物分析、中药学（药学院）	2001
海南大学	海南省	综合	海南	药学（海洋学院）；化工与制药类（制药工程）（材料与化工学院）	2003
海南师范大学	海南省	师范	海南	制药工程（化学与化工学院）	2003
海南医学院	海南省	医药	海南	药学、中药学、海洋药学、临床药学（药学院）	2001
邯郸学院	河北省	师范	河北	制药工程（化学化工与材料学院）	2013
杭州师范大学	浙江省	师范	浙江	药学（医学院）；制药工程（材料与化学化工学院）	2001
合肥工业大学	教育部	理工	安徽	制药工程（生物与医学工程学院）；药学	1996
合肥师范学院	安徽省	师范	安徽	制药工程（化学与化学工程学院）；生物制药	2011
河北北方学院	河北省	医药	河北	药学、药物制剂、制药工程（药学系）；中药学（中医学院）	2002
河北大学	河北省	综合	河北	药学、药物制剂、中药学（药学院）	1996
河北工业大学	河北省	理工	天津	制药工程（化工学院）	1998
河北工业大学城市学院	河北省	理工	天津	制药工程	2005
河北科技大学	河北省	理工	河北	药学、药物制剂、制药工程（化学与制药工程学院）	1993
河北科技大学理工学院	河北省	理工	河北	药学类（药学、药物制剂）、化工与制药类（含制药工程）（工学二部）	2003
河北农业大学	河北省	农业	河北	中药学（农学院）；制药工程、药学（生命科学学院）	2003
河北师范大学	河北省	师范	河北	药学（化学与材料科学学院）	2010
河北外国语学院	河北省	语言	河北	中药学、生物制药	2018
河北医科大学	河北省	医药	河北	药学、临床药学、药物制剂、药物分析、药物化学、生物制药（药学院）、中草药栽培与鉴定	1972
河北中医学院	河北省	医药	河北	中药学、中药资源与开发、药学、制药工程、中药制药（药学院）	2013
河池学院	广西壮族自治区	综合	广西	制药工程（化学与生物工程学院）	2010
河南城建学院	河南省	理工	河南	生物制药（生命科学与工程学院）	2012
河南大学	河南省	综合	河南	药学、临床药学、药物制剂、中药学（药学院）	1958
河南大学民生学院	河南省	财经	河南	药学、药物制剂（医学院）	2005
河南工业大学	河南省	理工	河南	制药工程（生物工程学院）	2011
河南科技大学	河南省	理工	河南	药学（医学院）；制药工程（化工与制药学院）；生物工程类（含生物制药）（食品与生物工程学院）	2003
河南科技学院	河南省	师范	河南	制药工程（化学化工学院）	2002
河南科技学院新科学院	河南省	理工	河南	制药工程（化学工程系）	2011
河南理工大学	河南省	理工	河南	药学（医学院）	2012
河南农业大学	河南省	农业	河南	药物制剂（牧医工程学院）；中药学（农学院）；制药工程（植物保护学院）	2002
河南师范大学	河南省	师范	河南	制药工程（化学化工学院）	2010
河南中医药大学	河南省	医药	河南	药学、药物制剂、中药学、中药制药、中药资源与开发、制药工程（药学院）	1959
河西学院	甘肃省	综合	甘肃	药学（医学院）	2014
菏泽学院	山东省	综合	山东	制药工程、生物制药、药学（药学院）	2009
黑龙江八一农垦大学	黑龙江省	农业	黑龙江	制药工程（生命科学技术学院）	2004
黑龙江大学	黑龙江省	综合	黑龙江	制药工程（化学化工与材料学院）；生物制药（生命科学学院）	2002
黑龙江中医药大学	黑龙江省	医药	黑龙江	药学、药物制剂、药物分析、中药学、中药制药、中药资源与开发、制药工程（药学院）	1972
湖北大学	湖北省	综合	湖北	药学（生命科学学院）；制药工程	2012
湖北第二师范学院	湖北省	师范	湖北	生物制药（化学与生命科学学院）	2014
湖北工程学院	湖北省	综合	湖北	药学（生命科学技术学院）	2011
湖北工业大学	湖北省	理工	湖北	制药工程（食品与制药工程学院）；生物制药	2000
湖北科技学院	湖北省	综合	湖北	药学、药物制剂、临床药学（药学院）	1996
湖北理工学院	湖北省	理工	湖北	药学、生物制药（医学院）	2004
湖北民族学院	湖北省	民族	湖北	中药学（中医药学院）；制药工程（化学与环境工程学院）；生物制药（生物科学与技术学院）	2002
湖北民族学院科技学院	湖北省	理工	湖北	中药学（中医药学院）；制药工程（化学与环境工程学院）	2005
湖北医药学院	湖北省	医药	湖北	药学、中药制药、制药工程（药学院）；中药学	2002
湖北医药学院药护学院	湖北省	医药	湖北	药学、制药工程	2005
湖北中医药大学	湖北省	医药	湖北	药学、药物制剂、中药学、中药制药、中药资源与开发、制药工程（药学院）	1971

（续表）

学校名称	主管	学校类型	所在地	专业设置	专业创建年份
湖南科技大学	湖南省	综合	湖南	制药工程（化学化工学院）	2008
湖南科技大学潇湘学院	湖南省	综合	湖南	制药工程	2010
湖南科技学院	湖南省	综合	湖南	制药工程（化学与生物工程学院）	2009
湖南理工学院	湖南省	理工	湖南	制药工程（化学化工学院）	2002
湖南理工学院南湖学院	湖南省	理工	湖南	制药工程（建筑与化学工程系）	2005
湖南农业大学	湖南省	农业	湖南	中药资源与开发（园艺园林学院）	2005
湖南师范大学	湖南省	师范	湖南	药学（医学院）；制药工程（化学化工学院）	2002
湖南师范大学树达学院	湖南省	师范	湖南	药学（医学系）、制药工程（理工系）	2004
湖南文理学院	湖南省	师范	湖南	制药工程（化学与材料工程学院）	2019
湖南医药学院	湖南省	医药	湖南	药学、中药学（药学院）	2015
湖南中医药大学	湖南省	医药	湖南	药学、药物制剂、中药学、中药资源与开发、制药工程（药学院）	1975
湖南中医药大学湘杏学院	湖南省	医药	湖南	药学、药物制剂、中药学、制药工程（药学部）	2005
湖州师范学院	浙江省	师范	浙江	制药工程（生命科学学院）	2004
湖州师范学院求真学院	浙江省	师范	浙江	制药工程（生命科学系）	2005
华北理工大学	河北省	综合	河北	药学、药物制剂、中药学（药学院）	1998
华北理工大学冀唐学院	河北省	医药	河北	药学（药学系）	2005
华东理工大学	教育部	理工	上海	药学、药物制剂、制药工程（药学院）	1952
华南理工大学	教育部	理工	广东	制药工程（化学与化工学院）；生物制药（生物科学与工程学院）	1997
华南农业大学	广东省	农业	广东	制药工程（材料与能源学院）	2004
华侨大学	国务院侨办	综合	福建	药学（生物医学学院）；制药工程（化工学院）	2003
华中科技大学	教育部	综合	湖北	药学、临床药学（同济医学院药学院）、生物制药（生命科学与技术学院）	1972
怀化学院	湖南省	综合	湖南	制药工程（化学与材料工程学院）、生物制药（生物与食品工程学院）	2004
淮北师范大学	安徽省	师范	安徽	制药工程（化学与材料科学学院）	2016
淮南师范学院	安徽省	师范	安徽	生物制药（生物工程学院）	2014
淮阴工学院	江苏省	理工	江苏	制药工程（化学工程学院）	2002
淮阴师范学院	江苏省	师范	江苏	生物制药（生命科学学院）	2020
黄冈师范学院	湖北省	师范	湖北	制药工程（化学化工学院）、中药学（李时珍中医药学院）、药学	2002
黄河科技学院	河南省	理工	河南	药学、药物制剂（医学院）	2004
黄淮学院	河南省	师范	河南	制药工程（化学化工系）	2014
黄山学院	安徽省	师范	安徽	制药工程（化学化工学院）	2004
吉林大学	教育部	综合	吉林	药学、临床药学（药学院）；药物制剂、生物制药（生命科学学院）	1993
吉林大学珠海学院	广东省	综合	广东	药物制剂、中药学、制药工程（化学与药学系）；药物分析	2006
吉林化工学院	吉林省	理工	吉林	药物制剂、制药工程、生物制药（化学与制药工程学院）	1997
吉林农业大学	吉林省	农业	吉林	中药学、中药资源与开发、药学、中草药栽培与鉴定（中药材学院）；制药工程（生命科学学院）	1958
吉林农业科技学院	吉林省	农业	吉林	药物制剂、中药学、中药资源与开发、中草药栽培与鉴定（中药学院）；制药工程、生物制药（生物与制药工程学院）	2004
吉林医药学院	吉林省	医药	吉林	药学、药物制剂、生物制药、中药学（药学院）	1986
吉首大学	湖南省	综合	湖南	制药工程、药学（药学院）；	2011
济南大学	山东省	综合	山东	药学、制药工程、生物制药（生命科学与技术学院）	2002
济宁学院	山东省	师范	山东	生物制药	2015
济宁医学院	山东省	医药	山东	药学、药物制剂、中药学、制药工程、生物制药、临床药学（药学院）	2000
暨南大学	国务院侨办	综合	广东	药学、中药学、生物制药、临床药学（药学院）；药学（国际学院）	2001
佳木斯大学	黑龙江省	综合	黑龙江	药学、药物分析、制药工程（药学院）	1976
嘉兴学院	浙江省	财经	浙江	药学（医学院）；化工与制药类（制药工程）（生物与化学工程学院）	2000
嘉应学院	广东省	综合	广东	药学（医学院）	2005
江汉大学	湖北省	综合	湖北	药学（医学院）	2012
江汉大学文理学院	湖北省	财经	湖北	药学	2015
江南大学	教育部	综合	江苏	制药工程、药学（药学院）	2003
江苏大学	江苏省	综合	江苏	药学、药物制剂、制药工程（药学院）	1998
江苏第二师范学院	江苏省	师范	江苏	生物制药（生命科学与化学化工学院）	2016
江苏海洋大学	江苏省	理工	江苏	药物制剂、制药工程、药物分析（药学院）	2002

（续表）

学校名称	主管	学校类型	所在地	专业设置	专业创建年份
江苏师范大学	江苏省	师范	江苏	制药工程（化学化工学院）；生物制药（生命科学学院）	2002
江西科技师范大学	江西省	师范	江西	药学、药物制剂、制药工程（药学院）	2004
江西农业大学	江西省	农业	江西	制药工程（生物科学与工程学院）	2003
江西师范大学	江西省	师范	江西	生物制药（生命科学学院）	2021
江西中医药大学	江西省	医药	江西	药学、药物制剂、中药学、中药制药、中药资源与开发、制药工程（药学院）；药学（经济与管理学院）	1973
江西中医药大学科技学院	江西省	医药	江西	药学、药物制剂、中药学、中草药栽培与鉴定、制药工程（药学系）	2005
荆楚理工学院	湖北省	理工	湖北	制药工程（化工与药学院）	2005
锦州医科大学	辽宁省	医药	辽宁	药学、临床药学（药学院）	2002
井冈山大学	江西省	综合	江西	药学（基础医学与药学院）	1993
九江学院	江西省	综合	江西	药物制剂（医学院）；药学、制药工程、生物制药（药学与生命科学学院）	1998
凯里学院	贵州省	综合	贵州	制药工程（化学与材料工程学院）；药学	2011
昆明理工大学	云南省	理工	云南	制药工程（生命科学与技术学院）	2000
昆明学院	云南省	综合	云南	药学（医学院）；生物制药	2004
昆明医科大学	云南省	医药	云南	药学、临床药学、药物制剂（药学院）	1996
昆明医科大学海源学院	云南省	医药	云南	药学（药学系）；中药学	2005
兰州大学	教育部	综合	甘肃	药学、临床药学（药学院）	1959
兰州交通大学	甘肃省	理工	甘肃	生物制药（生物与制药工程学院）	2020
兰州理工大学	甘肃省	理工	甘肃	制药工程（生命科学与工程学院）	2004
乐山师范学院	四川省	师范	四川	制药工程	2015
丽江旅游文化学院	云南省	综合	云南	药学（医学院）	2019
丽水学院	浙江省	师范	浙江	生物制药（生态学院）	2012
辽宁大学	辽宁省	综合	辽宁	制药工程（药学院）	2003
辽宁何氏医学院	辽宁省	医药	辽宁	药学、制药工程（药学院）；药事管理	2011
辽宁科技学院	辽宁省	理工	辽宁	制药工程（生物医药与化学工程学院）	2004
辽宁师范大学	辽宁省	师范	辽宁	药学、药物化学（化学化工学院）	2004
辽宁医学院医疗学院	辽宁省	医药	辽宁	药学	2005
辽宁中医药大学	辽宁省	医药	辽宁	药学、药物制剂、中药学、中草药栽培与鉴定、制药工程、中药制药（药学院）	1973
辽宁中医药大学杏林学院	辽宁省	医药	辽宁	中药学、中药资源与开发、制药工程（药学系）；药事管理	2005
聊城大学	山东省	综合	山东	制药工程、生物制药、药学（药学院）	2011
临沂大学	山东省	综合	山东	药学、制药工程、中药学（药学院）	2005
岭南师范学院	广东省	师范	广东	制药工程（化学化工学院）	2004
陇东学院	甘肃省	师范	甘肃	生物制药	2015
鲁东大学	山东省	综合	山东	生物制药	2015
洛阳师范学院	河南省	师范	河南	制药工程（食品与药品学院）	2016
绵阳师范学院	四川省	师范	四川	生物制药（生命科学技术学院）	2013
闽江学院	福建省	理工	福建	制药工程	2017
牡丹江师范学院	黑龙江省	师范	黑龙江	制药工程（生命科学与技术学院）	2009
牡丹江医学院	黑龙江省	医药	黑龙江	药学、药物制剂、制药工程（药学院）	2003
南昌大学	江西省	综合	江西	药学、临床药学（医学部）；制药工程、药物化学（资源环境与化工学院）	2001
南昌大学科学技术学院	江西省	综合	江西	制药工程（理工学科部）	2005
南方医科大学	广东省	医药	广东	药学、临床药学、药物制剂（药学院）；中药学、中药制药、制药工程（中医药学院）	1951
南华大学	湖南省	综合	湖南	药学、药物制剂（药学与生命科学学院）；制药工程（化学化工学院）	2002
南华大学船山学院	湖南省	理工	湖南	药学、制药工程	2003
南京大学金陵学院	江苏省	综合	江苏	制药工程（化学与生命科学学院）	2016
南京工业大学	江苏省	理工	江苏	药学、药物制剂（药学院）；制药工程（生物与制药工程学院）	1996
南京工业大学浦江学院	江苏省	综合	江苏	药物制剂	2006
南京理工大学	工业和信息化部	理工	江苏	化工与制药类（含制药工程）（化工学院）	1997
南京理工大学泰州科技学院	江苏省	理工	江苏	制药工程（化工学院）	2006

（续表）

学校名称	主管	学校类型	所在地	专业设置	专业创建年份
南京林业大学	江苏省	林业	江苏	生物制药（化学工程学院）	2003
南京农业大学	教育部	农业	江苏	中药学（园艺学院）	1996
南京师范大学泰州学院	江苏省	师范	江苏	制药工程（化学与生物工程学院）	2009
南京医科大学	江苏省	医药	江苏	药学、临床药学（药学院）	2002
南京医科大学康达学院	江苏省	综合	江苏	药学、药物制剂（药学部）	2007
南京中医药大学	江苏省	医药	江苏	药学、药物制剂、中药学、中药制药、中药资源与开发、制药工程（药学院）；药事管理（卫生经济管理学院）	1960
南京中医药大学翰林学院	江苏省	综合	江苏	药学、药物制剂、药事管理、中药学、中药资源与开发、制药工程、生物制药	2007
南开大学	教育部	综合	天津	药学（药学院）	2002
南通大学	江苏省	综合	江苏	药学、药物制剂（药学院）	2005
南通大学杏林学院	江苏省	综合	江苏	药学（药学系）	
南阳理工学院	河南省	理工	河南	中药学（张仲景国医国药学院）	2008
南阳师范学院	河南省	师范	河南	制药工程（化学与制药工程学院）	2006
内蒙古工业大学	内蒙古自治区	理工	内蒙古	制药工程（化工学院）	2002
内蒙古科技大学包头医学院	内蒙古自治区	综合	内蒙古	药学（药学院）	2005
内蒙古民族大学	内蒙古自治区	综合	内蒙古	药物制剂、蒙药学（蒙医药学院）	1987
内蒙古农业大学	内蒙古自治区	农业	内蒙古	制药工程（生命科学学院）	2006
内蒙古医科大学	内蒙古自治区	医药	内蒙古	药学、临床药学、药物制剂、中药学、中药资源与开发、制药工程（药学院）；蒙药学（蒙医药学院）	1977
宁德师范学院	福建省	师范	福建	药学	2017
宁夏大学	宁夏回族自治区	综合	宁夏	制药工程（化学化工学院）	2002
宁夏理工学院	宁夏回族自治区	综合	宁夏	制药工程（文理学院）	2014
宁夏医科大学	宁夏回族自治区	医药	宁夏	药学、临床药学、中药学（药学院）	2002
平顶山学院	河南省	师范	河南	药学（医学院）	2012
莆田学院	福建省	综合	福建	药学（药学与医学技术学院）	2002
齐鲁工业大学	山东省	理工	山东	药物制剂、制药工程（化学与制药工程学院）	2002
齐鲁理工学院	山东省	理工	山东	中药学、生物制药（医学院）	2018
齐鲁师范学院	山东省	师范	山东	制药工程	2015
齐鲁医药学院	山东省	医药	山东	药学、药物制剂、中药学、生物制药（药学院）	2009
齐齐哈尔大学	黑龙江省	综合	黑龙江	制药工程（化学与化学工程学院）	2001
齐齐哈尔医学院	黑龙江省	医药	黑龙江	药学、中药学、药物制剂、临床药学、制药工程（药学院）	2003
钦州学院	广西壮族自治区	综合	广西	生物制药	2015
青岛大学	山东省	综合	山东	药学（药学院）	2002
青岛科技大学	山东省	理工	山东	药物制剂、制药工程（化工学院）	1997
青岛农业大学	山东省	农业	山东	药学、制药工程（化学与药学院）	2002
青海大学	青海省	综合	青海	药学、中药学、藏药学（医学院）；制药工程（化工学院）	2001
青海民族大学	青海省	民族	青海	药学、药物制剂、藏药学（药学院）	2002
清华大学	教育部	理工	北京	药学（药学院）	2009
曲阜师范大学	山东省	师范	山东	制药工程（化学与化工学院）	2011
曲靖师范学院	云南省	师范	云南	制药工程（化学与环境科学学院）	2016
泉州师范学院	福建省	师范	福建	制药工程（化工与材料学院）	2014
三峡大学	湖北省	综合	湖北	药学（医学院）；制药工程（生物与制药学院）	2010
三峡大学科技学院	湖北省	理工	湖北	制药工程	2015
厦门大学	教育部	综合	福建	药学（药学院）	2003
厦门华厦学院	福建省	综合	福建	制药工程	2015
山东大学	教育部	综合	山东	药学、制药工程、临床药学（药学院）	1925
山东大学威海分校	教育部	综合	山东	药学（海洋学院）	
山东第一医科大学	山东省	医药	山东	药学、临床药学、药物制剂、中药学、药物化学（药学院）；制药工程（化学与制药工程学院）；生物制药（生命科学学院）	2002
山东理工大学	山东省	理工	山东	制药工程（生命科学学院）	2016

（续表）

学校名称	主管	学校类型	所在地	专业设置	专业创建年份
山东农业大学	山东省	农业	山东	中药资源与开发（农学院）；制药工程（农药方向）（植物保护学院）；制药工程（兽药方向）（动物科技学院）	2002
山东农业工程学院	山东省	农业	山东	中药资源与开发（林业工程学院）	2020
山东科技大学	山东省	理工	山东	生物制药（化学与生物工程学院）	2021
山东师范大学	山东省	师范	山东	制药工程（化学化工与材料科学学院）	2004
山东现代学院	山东省	综合	山东	药学、中药制药、中药学（药学院）	2016
山东协和学院	山东省	医药	山东	中药学	2019
山东中医药大学	山东省	医药	山东	药学、药物制剂、中药学、中草药栽培与鉴定、制药工程（药学院）	1976
山西大同大学	山西省	综合	山西	制药工程（化学与环境工程学院）	2014
山西农业大学	山西省	农业	山西	中药资源与开发（生命科学学院）；制药工程（农学院）	2005
山西医科大学	山西省	医药	山西	药学、临床药学、中药学、药物制剂（药学院）；生物制药（基础医学院）	1980
山西中医药大学	山西省	医药	山西	药学、药物分析、中药学、制药工程、生物制药、中药制药（中药学院）	2000
汕头大学	广东省	综合	广东	药学（医学院）	2019
陕西服装工程学院	陕西省	理工	陕西	制药工程、生物制药（医药工程学院）	2011
陕西国际商贸学院	陕西省	财经	陕西	药学、药物制剂、中药学、制药工程（医药学院）	2002
陕西科技大学	陕西省	理工	陕西	制药工程、药学（食品与生物工程学院）	1985
陕西科技大学镐京学院	陕西省	理工	陕西	药物制剂（医药工程学院）	2006
陕西中医药大学	陕西省	医药	山西	药学、药物制剂、中药学、中药制药、中药资源与开发、制药工程（药学院）	1978
上海大学	上海市	综合	上海	生物制药（生命科学学院）	2019
上海工程技术大学	上海市	理工	上海	药物化学、制药工程（化学化工学院）	2003
上海海洋大学	上海市	农业	上海	生物制药	2015
上海健康医学院	上海市	医药	上海	药学、药物分析（药学院）	2015
上海交通大学	教育部	综合	上海	药学、临床药学（药学院）	2000
上海理工大学	上海市	理工	上海	药物制剂、化工与制药类（医疗器械与食品学院）	2003
上海应用技术大学	上海市	理工	上海	制药工程（化学与环境工程学院）	2006
上海中医药大学	上海市	医药	上海	药学、中药学（中药学院）	1972
商洛学院	陕西省	综合	陕西	制药工程（生物医药与食品工程学院）	2006
商丘师范学院	山东省	师范	山东	制药工程（化学化工学院）	2018
邵关学院	广东省	师范	广东	药学	2018
邵阳学院	湖南省	理工	湖南	制药工程（生物与化学工程系）	2014
绍兴文理学院	浙江省	师范	浙江	药学（化学化工学院）	2002
绍兴文理学院元培学院	浙江省	师范	浙江	药学（医药与健康系）	2005
深圳大学	广东省	综合	广东	药学（医学部）	2012
深圳技术大学	广东省	理工	广东	药学、中药学（医学部）	2020
沈阳化工大学	辽宁省	理工	辽宁	制药工程（制药与生物工程学院）	2002
沈阳化工大学科亚学院	辽宁省	理工	辽宁	制药工程（化学工程系）	2005
沈阳农业大学	辽宁省	农业	辽宁	中草药栽培与鉴定（园艺学院）	2004
沈阳药科大学	辽宁省	医药	辽宁	药学、药物制剂、药物分析（药学院）；药物化学、制药工程（制药工程学院）；临床药学、生物制药（生命科学与生物制药学院）；中药学、中药制药、中药资源与开发（中药学院）；药事管理（工商管理学院）	1931
沈阳医学院	辽宁省	医药	辽宁	中药学（中医药学院）	2020
石河子大学	新疆生产建设兵团	综合	新疆	药学、中药学、制药工程、临床药学（药学院）	1984
石家庄学院	河北省	师范	河北	药物制剂、制药工程（化工学院）	2004
首都医科大学	北京市	医药	北京	药学、临床药学（化学生物学与药学院）；中药学（中医药学院）	2002
四川大学	教育部	综合	四川	药学、临床药学（华西药学院）；制药工程（化学工程学院）	1932
四川理工学院	四川省	理工	四川	制药工程、生物制药（化学工程学院）	2002
四川农业大学	四川省	农业	四川	药学、药物制剂（动物医学院）、中草药栽培与鉴定（农学院）	2002
四川文理学院	四川省	综合	四川	制药工程（化学化工学院）	2010
苏州大学	江苏省	综合	江苏	药学、中药学、生物制药（药学院）	1996
宿州学院	安徽省	综合	安徽	药学	2017
绥化学院	黑龙江省	综合	黑龙江	制药工程（食品与制药工程学院）	2007

（续表）

学校名称	主管	学校类型	所在地	专业设置	专业创建年份
塔里木大学	新疆生产建设兵团	综合	新疆	生物制药（生命科学学院）	2016
台州学院	浙江省	综合	浙江	制药工程、生物制药（医药化工学院）	2002
太原工业学院	山西省	理工	山西	制药工程（化学与化工系）	2003
太原科技大学	山西省	理工	山西	制药工程（化学与生物工程学院）	2005
太原理工大学	山西省	理工	山西	药物制剂、制药工程（化学化工学院）	1996
泰山学院	山东省	综合	山东	制药工程（化学化工学院）	2011
泰州学院	江苏省	师范	江苏	制药工程、生物制药（医药与化学化工学院）	2015
天津大学	教育部	理工	天津	药学（药物科学与技术学院）；制药工程（化工学院）	1998
天津工业大学	天津市	理工	天津	制药工程（环境与化学工程学院）	2004
天津科技大学	天津市	理工	天津	制药工程（生物工程学院）	2001
天津理工大学	天津市	理工	天津	制药工程（化学化工学院）	2000
天津农学院	天津市	农业	天津	生物制药（基础科学学院）	2006
天津仁爱学院	天津市	综合	天津	制药工程（能源与化工学院）	2021
天津商业大学	天津市	财经	天津	药事管理、制药工程（生物技术与食品科学学院）	2001
天津天狮学院	天津市	综合	天津	药学	2015
天津医科大学	天津市	医药	天津	药学、临床药学、药物制剂、生物制药（药学院）	1978
天津医科大学临床医学院	天津市	医药	天津	药学（法学药学系）	2005
天津中医药大学	天津市	医药	天津	药学、临床药学、药物制剂、中药学、中药制药、中药资源与开发、制药工程（中药学院）	1985
通化师范学院	吉林省	师范	吉林	药物制剂、中药学（制药与食品科学学院）	2000
铜仁学院	贵州省	综合	贵州	制药工程（材料与化学工程学院）	2010
皖南医学院	安徽省	医药	安徽	药学、药物制剂、制药工程、临床药学（药学院）	2003
皖西学院	安徽省	师范	安徽	药物制剂、制药工程（生物与制药工程学院）；中药学	2004
潍坊学院	山东省	综合	山东	制药工程（生物与农业工程学院）	2011
潍坊医学院	山东省	医药	山东	药学、中药学（药学院）；生物制药（生物科学与技术学院）	2004
温州大学	温州市	综合	浙江	生物制药（生命与环境科学学院）	2016
天水师范学院	甘肃省	师范	甘肃	生物制药（生物工程与技术学院）	2016
温州医科大学	浙江省	医药	浙江	药学、中药学、制药工程、临床药学、生物制药（药学院）	2001
温州医科大学仁济学院	浙江省	医药	浙江	药学、中药学（药学部）	2005
文山学院	云南省	师范	云南	制药工程、中药学（三七医药学院）	2014
梧州学院	广西壮族自治区	综合	广西	制药工程（化学工程与资源再利用学院）	2010
武昌理工学院	湖北省	理工	湖北	制药工程、药学（生命科学学院）	2011
武汉大学	教育部	综合	湖北	药学、生物制药（药学院）	1993
武汉东湖学院	湖北省	理工	湖北	生物制药（生命科学与化学学院）	2013
武汉工程大学	湖北省	理工	湖北	生物科学类（含药物制剂）、化工与制药类（含制药工程）（化工与制药学院）	1972
武汉工程大学邮电与信息工程学院	湖北省	理工	湖北	药物制剂、制药工程（化工与材料学部）	2005
武汉工商学院	湖北省	财经	湖北	生物制药（环境与生物工程学院）	2014
武汉科技大学	湖北省	理工	湖北	药学（医学院）	2004
武汉科技大学城市学院	湖北省	理工	湖北	药物制剂、药学（医学部）	2012
武汉理工大学	教育部	理工	湖北	制药工程、生物制药（化工化学与生命科学学院）	2000
武汉理工大学华夏学院	湖北省	理工	湖北	制药工程、生物制药（化学与制药工程系）	2005
武汉轻工大学	湖北省	理工	湖北	药物制剂、制药工程、生物制药（生物科学与技术学院）；药学（医学与健康学院）	2002
武汉生物工程学院	湖北省	理工	湖北	中药学、制药工程、药学、生物制药（药学院）	2005
武夷学院	福建省	综合	福建	药学	2020
西安交通大学	教育部	综合	陕西	药学、制药工程、临床药学（医学院）	1971
西安理工大学	陕西省	理工	陕西	制药工程（理学院）	2002
西安培华学院	陕西省	财经	陕西	药学（医学院）	2006
西安外事学院	陕西省	财经	陕西	药学	2015
西安文理学院	陕西省	综合	陕西	生物制药（生物与环境工程学院）	2020

（续表）

学校名称	主管	学校类型	所在地	专业设置	专业创建年份
西安医学院	陕西省	医药	陕西	药学、中药学（药学院）	1994
西北大学	陕西省	综合	陕西	制药工程（化工学院）；药学（生命科学与医学部）	1937
西北大学现代学院	陕西省	理工	陕西	制药工程	2005
西北民族大学	国家民委	民族	甘肃	制药工程（化工学院）	2003
西北农林科技大学	教育部	农业	陕西	制药工程（植物保护学院）	2002
新疆科技学院	新疆维吾尔自治区	理工	新疆	药学	2021
西北师范大学	甘肃省	师范	甘肃	制药工程（生命科学学院）	2002
西藏大学	西藏自治区	综合	西藏	药学（医学院）	2005
西藏藏医药大学	西藏自治区	医药	西藏	藏药学、中药制药（藏药系）	2001
西昌学院	四川省	综合	四川	制药工程	2015
西华大学	四川省	综合	四川	制药工程（食品与生物工程学院）	2002
西南大学	重庆市	综合	重庆	药学、制药工程（药学院）	2002
西南交通大学	教育部	理工	四川	制药工程（生命科学与工程学院）	2002
西南科技大学	四川省	理工	四川	制药工程（生命科学与工程学院）	2002
西南民族大学	国家民委	民族	四川	药学、药物制剂、中药学、制药工程（药学院）；藏药学（藏学学院）	2002
西南医科大学	四川省	医药	四川	药学、临床药学、中药学（药学院）	2001
厦门医学院	福建省	医药	福建	药学、生物制药、中药学（药学系）；海洋药学	2016
香港中文大学（深圳）	广东省	综合	广东	药学（药学院）	2019
湘南学院	湖南省	理工	湖南	药学、制药工程、临床药学（药学院）	2004
湘潭大学	湖南省	综合	湖南	药学（化学学院）；制药工程（化工学院）	2001
湘潭大学兴湘学院	湖南省	综合	湖南	制药工程（工程系）	2005
新疆农业大学	新疆维吾尔自治区	农业	新疆	药学（食品科学与药学学院）	2003
新疆农业大学科学技术学院	新疆维吾尔自治区	农业	新疆	药学（生物科学系）	2007
新疆医科大学	新疆维吾尔自治区	医药	新疆	药学、临床药学（药学院）；中药学（中医学院）	1978
新疆医科大学厚博学院	新疆维吾尔自治区	医药	新疆	药学	2015
新乡学院	河南省	理工	河南	制药工程、生物制药、药学（药学院）	2007
新乡医学院	河南省	医药	河南	药学、药物制剂、临床药学（药学院）；生物制药	2002
新乡医学院三全学院	河南省	医药	河南	药学、药物制剂（药学院）；生物制药（生命科学与技术学院）	
信阳农林学院	河南省	农业	河南	制药工程、中药资源与开发、生物制药、中草药栽培与鉴定（制药工程学院）	2015
信阳师范学院	河南省	师范	河南	生物制药（生命科学学院）	2011
徐州医科大学	江苏省	医药	江苏	药学、临床药学、药物制剂（药学院）	2001
许昌学院	河南省	理工	河南	制药工程、生物制药（食品与药学院）	2015
烟台大学	山东省	综合	山东	药学、制药工程（药学院）	2000
烟台理工学院	山东省	理工	山东	药学（仪器与生物工程学院）	2021
榆林学院	陕西省	理工	陕西	中草药栽培与鉴定（生命科学学院）	2021
延安大学西安创新学院	陕西省	综合	陕西	制药工程（医学系）	2006
延边大学	吉林省	综合	吉林	药学类（药学、药物制剂）（药学院）	1976
盐城工学院	江苏省	理工	江苏	制药工程（化学化工学院）	2005
盐城师范学院	江苏省	师范	江苏	制药工程、生物制药（药学院	2005
燕京理工学院	河北省	综合	河北	制药工程（化工与材料工程学院）	
扬州大学	江苏省	综合	江苏	药学（医学院）；制药工程（化学化工学院）；生物制药（生命科学与技术学院）	2000
扬州大学广陵学院	江苏省	综合	江苏	制药工程、生物制药（化工与医药系）	2007
宜宾学院	四川省	综合	四川	制药工程（化学与化工学院）	2008
宜春学院	江西省	综合	江西	药学、制药工程（化学与生物工程学院）	2002
右江民族医学院	广西壮族自治区	医药	广西	药学、中药学（药学院）	2003
玉林师范学院	广西壮族自治区	师范	广西	制药工程、生物制药（生物与制药学院）	2006
云南大学	云南省	综合	云南	制药工程（化学科学与工程学院）	2002
云南经济管理学院	云南省	财经	云南	药学、中药学	2015
云南民族大学	云南省	民族	云南	药物分析、制药工程（民族医药学院）	2009

（续表）

学校名称	主管	学校类型	所在地	专业设置	专业创建年份
云南农业大学	云南省	农业	云南	中草药栽培与鉴定（农学与生物技术学院）	2002
云南师范大学	云南省	师范	云南	制药工程（化学化工学院）	2010
云南中医药大学	云南省	医药	云南	药学、药物制剂、中药学、中药资源与开发、中草药栽培与鉴定、制药工程、生命制药（中药学院）	1978
枣庄学院	山东省	综合	山东	制药工程、生物制药（生命科学学院）	2010
张家口学院	河北省	综合	河北	药学	2015
肇庆学院	广东省	综合	广东	制药工程（化学化工学院）	2003
浙江大学	教育部	综合	浙江	药学、药物制剂（药学院）；制药工程（化学工程与生物工程学院）	1913
浙江大学城市学院	浙江省	理工	浙江	药学（医学院）	2005
浙江大学宁波理工学院	浙江省	理工	浙江	制药工程（生物与化学工程学院）	2005
浙江工业大学	浙江省	理工	浙江	药学、药物制剂、中药学、制药工程（药学院）；生物制药	1997
浙江海洋大学	浙江省	农业	浙江	药学、生物制药（食品与医药学院）	2005
浙江科技学院	浙江省	理工	浙江	制药工程（生物与化学工程学院/轻工学院）	2002
浙江理工大学	浙江省	理工	浙江	生物制药（生命科学学院）	2010
浙江农林大学	浙江省	林业	浙江	中药学（林业与生物技术学院）	2002
浙江师范大学	浙江省	师范	浙江	药学（生化学院）	2020
浙江万里学院	浙江省	理工	浙江	生物制药（生物与环境学院）	2014
浙江中医药大学	浙江省	医药	浙江	药学、药物制剂、中药学、中草药栽培与鉴定（药学院）	1986
浙江中医药大学滨江学院	浙江省	医药	浙江	药学、药物制剂、中药学、制药工程	
郑州大学	河南省	综合	河南	药学、药物制剂（药学院）；制药工程（化学与能源学院）	1992
郑州工业应用技术学院	河南省	理工	河南	药学、药物制剂（药学院）	2001
郑州师范学院	河南省	师范	河南	中药资源与开发（生命科学学院）	2016
中北大学	山西省	理工	山西	制药工程（化工与环境学院）	2003
中国海洋大学	教育部	综合	山东	药学（医药学院）	1997
中国计量大学	浙江省	理工	浙江	药学（生命科学学院）	2004
中国石油大学胜利学院	山东省	理工	山东	药学	2017
中国药科大学	教育部	医药	江苏	药学、临床药学、药物制剂、药物化学、药物分析（药学院）；药事管理（国际医药商学院）；中药学、中药制药、中药资源与开发（中药学院）；海洋药学、生物制药（生命科学与技术学院）；制药工程（工学院）	1936
中国医科大学	辽宁省	医药	辽宁	药学、临床药学、药物制剂、制药工程（药学院）	2003
仲恺农业工程学院	广东省	农业	广东	中草药栽培与鉴定（农业与生物学院）	2020
中南大学	教育部	综合	湖南	药学（药学院）；制药工程（化学化工学院）	1996
中南民族大学	国家民委	民族	湖北	药学、药物制剂、药物分析（药学院）；生物制药（生命科学学院）	2003
中山大学	教育部	综合	广东	药学（药学院）	1995
中山大学新华学院	广东省	综合	广东	药学（药学系）	2005
中央民族大学	国家民委	民族	北京	制药工程、中药学（药学院）	2002
周口师范学院	河南省	师范	河南	河南生物制药（生命科学与农学学院）	2016
遵义医学院	贵州省	医药	贵州	药物制剂、药学、临床药学、制药工程（药学院）	1997
遵义医学院医学与科技学院	贵州省	医药	贵州	药学、药物制剂、制药工程（药学系）	2003

教育部基础学科拔尖学生培养计划 2.0 基地名单（药学、中药学）

类别	院校	基地名称
药学	沈阳药科大学	药学拔尖学生培养基地
药学	复旦大学	药学拔尖学生培养基地
药学	中国药科大学	基础药学拔尖学生培养基地
药学	北京大学	未名学者药学拔尖学生培养基地
药学	浙江大学	药学拔尖学生培养基地
中药学	天津中医药大学	中药学拔尖学生培养基地
中药学	北京中医药大学	中药学拔尖学生培养基地（时珍国药班）

教育部“医药卫生行业就业创业指导委员会”（2021—2025）成立

主任委员：

尹冬梅　复旦大学

副主任委员：

段　勇　国家卫生健康委员会人事司

张　斌　哈尔滨医科大学

吕文亮　湖北中医药大学

徐　珊　南京医科大学

杨燕滨　重庆医科大学
李宝杰　鲁南制药集团股份有限公司
袁　炜　上海医药集团股份有限公司
秘书长：
季　欣　复旦大学
委员：
卢春山　国家卫生健康委员会规划司
郭燕红　国家卫生健康委员会医政医管局
方建宁　国家卫生健康委员会人才交流中心
何文杰　国家卫生健康委员会能力建设和继续教育中心
钟　波　四川省疾病预防控制中心
薛　冬　北京大学
张艳军　天津中医药大学
倪志宇　河北大学
武宇明　河北医科大学
张　凯　承德医学院
范为桥　上海师范大学
程　纯　南京中医药大学
吕一军　温州医科大学
顾家山　安徽医科大学
黎志宏　中南大学
廖　菁　湖南中医药大学
徐绍琼　昆明医科大学
任延明　青海大学
王　旭　山西卫生健康职业学院
孙　莹　长春医学高等专科学校
赵志军　漯河医学高等专科学校
冉隆平　重庆三峡医药高等专科学校
李　峰　中国科学院上海药物研究所药物安全评价中心
谭坚文　超声医疗国家工程研究中心
李　彬　首都医科大学附属北京中医医院
郑京晶　首都医科大学附属友谊医院
任在方　中日友好医院
韩媛媛　北京卫人人才网络科技有限公司
杜秀国　天津天士力大健康产业投资集团有限公司
刘　扬　上海腾瑞制药股份有限公司
魏友伯　上海派森诺生物科技有限公司
蒋　勇　江苏恒瑞医药股份有限公司
陈　前　华润江苏医药有限公司
叶援赞　江苏国华医药科技园有限公司
曹　林　南京诺唯赞生物科技股份有限公司
陆启东　南京绿野仙踪生物科技有限公司
朱冬生　杭州天和高科技产业园
魏长生　山东新华制药股份有限公司
葛卫卫　广州医药集团有限公司
张　勇　重庆南方新华企业管理咨询有限公司
张　涛　福安药业集团重庆礼邦药物开发有限公司
杨　扬　国药控股青海有限公司
雷用成　一心堂药业集团股份有限公司
潘小博　扬子江药业集团有限公司
胡　旭　正大天晴药业集团股份有限公司
王　勇　华润三九医药股份有限公司

教育部推出医药卫生行业高校毕业生专场招聘会　2021年2月1日至3月15日，教育部“24365校园招聘服务”平台联合卫人就业网推出医药卫生行业高校毕业生专场招聘会，为毕业生及医药卫生行业用人单位提供精准就业对接服务。

本次专场招聘会是教育部贯彻党的十九届五中全会精神，落实党中央、国务院“稳就业”“保就业”决策部署，开展“2021届全国普通高校毕业生就业创业促进行动”的系列活动之一。招聘会采用线上模式，面向2021届高校毕业生和2020届离校未就业毕业生提供岗位信息。设置“医药卫生类毕业生（本科）线上双选会”和“医药卫生类毕业生（研究生）线上双选会”两个分会场。高校毕业生通过教育部大学生就业网（https://job. ncss. cn/student/jobfair/joint. html）和卫人就业网（https://www. weirenjob. com）进入招聘会，挑选单位和投递简历。中国医学科学院阜外医院、苏州大学附属儿童医院、江苏恒瑞医药股份有限公司等百余家企事业单位提供就业岗位近9000个。

中国药科大学入选第六届教育部直属高校精准帮扶典型项目　2021年9月，教育部公布了第六届直属高校精准帮扶典型项目推选结果，75所直属高校代表从各校申报的66个项目中推选出10个典型项目和1个组团式帮扶项目，中国药科大学《中药产业赋能乡村治理基层善治引领乡村振兴》项目位列第4，自2016年首届以来连续6次均成功入选，也是唯一获此殊荣的部属高校。

自2012年承担定点帮扶任务以来，学校始终围绕陕西省镇坪县“巴山药乡”自然资源禀赋，坚持“绿水青山就是金山银山”的理念，充分发挥自身优势，科学布局中药全产业链项目，推动镇坪县中药产业一二三产融合发展。在助力镇坪中药产业高质量发展的基础上，学校进一步聚焦乡村振兴战略，围绕“产业兴旺、生态宜居、乡风文明、治理有效、生活富裕”总要求，以村级治理为切入点和着力点，通过“院镇共建、支部结对”，帮助建强村党支部、村民自治组织，培养村干部、新型职业农民，弘扬中药文化，聚力建设产业蓬勃发展、生态环境优美、基层治理有效的新型农村社区，奋力续写镇坪乡村振兴的新篇章。

沈阳药科大学庆祝建校90周年　2021年，作为我党我军创办的第一所高等药学学府——沈阳药科大学，迎来了90华诞。11月13日，沈阳药科大学建校90周年庆祝大会在南校区文体馆隆重举行。辽宁省委教育工委副书记、省教育厅党组书记、厅长冯守权，北部战区总医院韩雅玲院士、东北大学校长冯夏庭院士出席庆祝大会。辽宁省有关部门领导、本溪市有关领导、兄弟院校领导、医药企业代表、学校历任离退休校领导及校友代表莅临大会现场。学校领导班子全体成员、党委常委、各单位各部门负责人、师生代表参加庆祝大会。8余万名海内外校友和社会各界友好人士相聚云端，线上观看了庆祝大会。大会由校长程卯生主持。

中国科学院院士、同济大学原校长、44期校友裴钢在上海分会场与校友们共同观看大会直播，并代表校友发言。工商管理学院2019级博士研究生吴桐代表全体在校生发言。全国模范教师、何仲贵教授代表教师发言。

中国药科大学校长来茂德代表省外院校发来视频致辞，东北大学校长冯夏庭院士到会致辞。日本富山大学校长齋藤滋、美国普渡大学药学院院长 Eric Barker 代表海外院校分别发来祝贺视频。

校党委书记徐凤翔在大会上作了题为《团结一心 行稳致远 在新的征程中创造学校事业的新辉煌》的致辞。他指出，从1931年到2021年，学校从革命红都——江西瑞金一路走来，每一步都与国家和民族的命运同向同行、休戚与共，每一步都是脚踏中国大地、办人民满意教育的上下求索、开拓创新。在党的全面领导下，在一代代沈药人的接续奋斗下，成就了今天的事业辉煌。回顾学校90年的奋斗历程，最厚实的根基就是传承优良革命传统、赓续红色血脉，最坚实的底气就是专心人才培养、夯实办学特色，最重要的担当就是以服务国家战略和需求为己任、勇攀科学高峰。学校始终坚持弘扬中国共产党“生命至上”的价值追求，始终以服务国之所需、民之所用为己任，坚守初心使命，百折不挠、拼搏奋斗，书写着与国家民族共命运、与人民大众同呼吸的时代华章，积淀形成了“坚忍不拔 药济天下”的沈药精神。

学校建校90周年庆祝活动期间，共收到各级政府、合作单位、兄弟院校、社会各界以及校友们发来的贺信、贺电238件。

沈阳药科大学作为一所传承红色基因、办学历史悠久、学科优势突出的高等学府，是国家首批博士、硕士学位授予单位。自建校以来，始终秉承“马背上的药箱”精神，坚持用红色文化办学育人，坚守对党忠诚、教育报国底色，先后培养了15余万名药学人才。近年来，学校坚持内涵式发展，以国际顶尖药理学、高水平药学学科为目标，建设了一支由国家级高层次人才为引领、中青年优秀人才为主体的高水平学术团队，积极承担国家重大科技研发任务，不断提升新药研发自主创新能力，有7个具有自主知识产权的创新品种，获得国家“重大新药创制”科技专项支持，成为立足辽沈、辐射全国的生物医药研发高地，为医药事业和地方经济社会发展作出了重要贡献。

山东大学药学院庆祝复建50周年 2021年10月16日，山东大学药学院在趵突泉校区体育馆隆重举行复建50周年暨药学学科创建101周年庆典活动。原国家卫生部副部长、国家药监局前局长邵明立，中国药科大学副校长姚文兵，中国科学院上海药物研究所副所长赵强，齐鲁医学院党工委书记刘洪渭，国际欧亚科学院院士、山东大学国家糖工程中心主任凌沛学等出席庆典。山东大学党委副书记王君松、欧亚科学院院士、中国医学科学院教授杜冠华，北京大学药学院院长周德敏，齐鲁制药集团副总裁张明会出席庆典并致辞。中国科学院上海药物研究所陈凯先院士，南澳大学、西安交通大学药学院、西南大学药学院、兰州大学药学院、暨南大学药学院等发来贺信、贺礼。庆典由药学院党委书记王秋生主持。

王君松代表校党委致辞，以及全校师生对药学院复建50周年暨药学学科创建101周年表示热烈祝贺。他指出，药学学科作为山东大学“学科高峰计划”特色学科，同时也是”化学与物质科学”和“临床医学与重大疾病”一流学科群的重要组成部分，是学校“十四五”期间重点建设学科。希望药学院全体师生抢抓机遇、乘势而上，根植中医药发展振兴和中国经济迅速崛起的沃土，围绕健康强国重大战略需求，进一步弘扬药学院优良传统，进一步发挥学科优势、科研优势、人才培养优势和多学科交叉融合优势，大力推动新兴学科和交叉学科的建设与发展，积极推进协同创新，不断做强药学科学研究事业，全面提高教育质量，培养更多优秀人才，助力国家医药卫生健康事业发展。

药学院院长鞠建华在致辞中指出，山东大学药学院源自1920年的齐鲁大学药科，复建于1971年，药学院的五秩历史是一部药学人自强不息、艰苦奋斗的创业史，也是一部与时俱进、追求卓越的改革史。他表示，要站在建党百年、建校百年的历史交汇点，广大药学师生医务员工要立足中华民族的伟大复兴，心怀“国之大者”，蓄势谋远，在未来征途中“承赖前驱奠基业，继往开来展宏图”，融四海之力，纳八方之援，博百家之长，集万众之智，以世界一流药学院为目标，与时俱进、止于至善，将药学院建设成为一所特色鲜明、优势明显、高度开放性和国际化的学院，为服务国家富强、民族复兴和人民幸福做出新的更大贡献。

周德敏作为国内兄弟院校代表致辞，希望山东大学药学院与北京大学药学院及其他兄弟院校一起同心协力、并肩携手，共同铸造中国药学教育新的辉煌；张明会作为合作单位代表致辞，他表示齐鲁制药集团与山东大学药学院正探索校企合作新思路，结合临床重大需求，在创新药、药物递送技术等前沿领域，实现技术资源、临床资源、人才资源和科技资源等资源的共享和使用，开展战略合作，建设国内领先、国际一流的综合性创新平台；杜冠华作为校友代表致辞。庆典上还举办了"五秩药院薪火相传"的颁奖仪式,为药学院离退休教师代表颁发了育才贡献奖牌,为娄红祥等5位教授颁发药学院突出贡献奖,为沈涛等4位教授颁发药学院青年拔尖人才奖。

50家兄弟院校药学院负责人和学者代表,20余家合作单位代表,11家山东大学兄弟单位代表,山东大学药学院退休教师代表、党支部书记、民主党派负责人、师生代表、校友代表、学院党政班子全体成员以及线上5000余名师生医务员工、海内外校友参加庆典。

山东大学药学院先后培育出李炳鲁、薛愚、刘国华、刘国杰、安登奎、张汝华等一大批学界名家和一批政府专业管理人员及企业精英,在人才培养、学科建设、专业设置、师资力量、国内外交流、服务社会方面均取得了瞩目的成就。走进新时代,山东大学药学院将在药学事业规划中再攀高峰,努力引领创新药物研发,建设"大药学、新药学、强药学",推进医药产业新旧动能转换,扎实推动山东大学药学世界一流学科建设。

暨南大学药学院庆祝建院20周年 2021年11月27日,暨南大学药学院20周年院庆大会在番禺校区图书馆邓祐才多功能会议厅隆重举行。学校各级党政部门和兄弟院校的领导、药学院院历任党政主要领导、离退休教师代表、校友代表、各界来宾以及药学院的师生代表共计线下120余人,线上同步直播庆典大会。大会由药学院党委书记李弘剑主持。

暨南大学党委书记林如鹏在致辞中指出,学院通过了2016—2020年首轮"双一流"建设,学校全力支持药学学科的建设和发展,抓好学科内涵建设,将继续寻求特色化发展之路,提高学科核心竞争力。广东省药品监督管理局方维副局长表示,暨大药学院扎实推进"双一流"建设工作方案,为医药产业提供三位一体的专业技术支撑,产学研精准对接"双链四融"培育药学创新人才,为我国高等药学教育和粤港澳大湾区的发展做出了突出的贡献。

中国科学院陈凯先院士致辞中指出,暨南大学侨校特色鲜明,药学院抢抓发展机遇,取得了长足的发展和进步。兄弟院校代表、中国药科大学副校长陆涛教授希望中国药科大学能够与暨南大学药学院进一步加强交流与合作,相互学习、协作共赢,朝着建设药学特色世界一流研究型院校的目标砥砺前行。澳大利亚皇家科学院院士 Martin 作为药学院教师代表发言,药学院首届毕业生、澳门特区政府公务员吴碧姗、广东省药品交易中心三医药械执行总裁方贤赟作为校友代表发言。

大会还举行了药学院中药标本馆揭牌仪式,展现了"一带一路"与岭南传统中医药文化的特色;举行了暨南大学新济药业奖学奖教金捐赠仪式,吴传斌董事长代表广州新济药业科技有限公司为暨南大学药学院捐赠一百万元作为奖学奖教金,鼓励和支持药学院学生的学术研究以及教师的教研工作。

药学院20周年庆典期间举行了系列学术论坛。陈凯先院士作了题为《我国医药领域发展态势和新阶段的思考》的学术报告,Martin G. Banwell 院士带来题为《The Total Synthesis of Pyrrole-Containing and Related Marine Natural Products》的学术报告,李佳所长作了题为《代谢性疾病新药研发,创新还在路上》的学术报告;杨宝峰院士作了题为《中药成药性研究与启示》的报告,刘叔文教授作了《新冠疫情背景下的抗病毒药物研究》报告,刘中秋教授带来《有毒中药附子个体化用药的分子基础》报告、陆涛教授带来《中国新药研发现状及发展趋势》报告,张翱院长带来《肿瘤免疫小分子药物研究的进展与挑战》报告,胡文浩教授带来《手性化合物高效构建方法及应用》报告,周德敏教授带来《基于蛋白质精准修饰的生物药物创新》报告,毕惠嫦教授带来《肿瘤代谢调控与靶点发现》报告;李聪教授作了题为《医研结合推动综合性大学药学学科发展》的报告,鞠建华教授带来《微生物源抗感染药物的研究开发-现状和未来》报告,程永现教授带来《中医治则治法助力解码中药成分的生物学意义》报告,余细勇教授带来《外泌体与仿生外泌体与肿瘤心脏病防治的研究》报告,卞劲松教授带来《靶向钠钾 ATP 酶治疗帕金森病的抗体研发》报告,贺震旦教授带来《天然小分子调控内源细胞因子抗病毒感染新药研究》,傅强教授带来《高素质应用型药学专业人才培养方案的设计与思考》报告。

暨南大学药学院2001年成立并迅速崛起,药学学科于2017年入选教育部"双一流"建设学科名单。药学院通过2016—2020年首轮"双一流"建设,取得了一系列成果。药学院设有药学、中药学和生物制药学3个系以及11个研究机构、1个实验教学中心和1个公共科研平台,专业结构合理、综合实力强劲、办学特色鲜明;药学学科在中国最好学科排名中位居全国排名第7位,进入全国前5%;药学院已建成一支学历、学缘、年龄结构合理,朝气蓬勃、勇于进取的人才队伍,为学院的进一步发展奠定了坚实的基础。

中国药科大学与江苏省疾控中心深入合作 2021年11月9日,中国药科大学与江苏省疾病预防控制中心签署战略合作框架协议。这是该校进一步深化政产学研协同创新深度融合、加快推进"双一流"建设、全面服务国家和江苏地方经济社会发展、助力"健康中国"战略和"健康江苏"建设的又一创新举措。校党委书记金能明,校长来茂德,省疾控中心党委书记朱宝立,党委副书记、副主任徐燕,副主任朱凤才等出席签约仪式。学校相关职能部门领导、教授,省疾控中心有关专家参加仪式。仪式由副校长陆涛主持。

副校长陆涛和省疾控中心副主任朱凤才代表双方签订了战略合作框架协议,校党委书记金能明和省疾控中心党委书记朱宝立共同为中国药科大学公共卫生与应急药学研究院揭牌，校长来茂德为公共卫生与应急药学研究院新任院长朱凤才颁发聘书。

省疾控中心疫苗临床评价所副所长李靖欣、消毒与媒介生物防制所副所长吴晓松、中国药科大学理学院生物统计教研室主任言方荣三位专家分别以《新冠疫苗序贯免疫临床研究进展》《健康相关产品研究与工作情况简介》《新冠疫苗Ⅲ期临床试验设计》为题作专题报告。

双方的战略合作旨在对标国家重大战略，服务保障人民生命健康和地方经济社会发展需求，积极参与重大疾病防治、抗病毒药物等战略性、前瞻性和基础性的重大科研布局，促进公共卫生与预防医学同药学科研创新的深度融合，提升公共卫生领域教学科研和公共卫生服务能力。

↗ "新华制药——中国药科大学重大公共安全及应急用药研发创新中心""中国药科大学——新华制药创新药物及高端制剂联合研究中心"签约揭牌 2021年6月28日，"中国药科大学——新华制药创新药物及高端制剂联合研究中心"与"新华制药——中国药科大学重大公共安全及应急用药研发创新中心"签约暨揭牌仪式在中国药科大学江宁校区会议中心多功能厅举行。中国药科大学校长来茂德、副校长郝海平，药学院院长李志裕、副院长尹莉芳，科技处副处长蔡挺和教授代表出席揭牌仪式，山东新华制药股份有限公司董事长、党委书记张代铭，副总经理兼研究院院长郑忠辉，副总经理兼行政人事部经理魏长生，研究院副院长张红贞出席此次揭牌仪式。仪式由药学院院长李志裕主持。

来茂德校长从历史沿革、教育教学、学科建设、科学研究、校企合作等方面对学校进行了介绍。希望双方在有着长期友好合作关系的基础上，以"两个中心"的建设为契机，继续加强合作，对标创新药物及高端制剂、重大公共安全及应急用药研发需求，服务国家战略。

张代铭董事长表示，双方优势互补、协同创新、共同发展，以两个中心为依托，紧密结合双方特色和发展需求，集成整合产学研资源，切实推进创新药物及高端制剂的研发与成果转化，推动产学研深度合作。同时，对国家重大公共安全及应急用药进行创新研发，为维护社会稳定和保障人民群众生命健康作出贡献。

↗ 中国药科大学与南京江宁高新区共建原创药物技术创新研究院 2021年5月25日，中国药科大学与南京江宁高新区共建原创药物技术创新研究院启动仪式在江宁校区会议中心举行。江苏省委常委、南京市委书记韩立明，校党委书记金能明，德国科学院院士、校长来茂德，中国工程院院士、江宁药谷专家委员会主任委员王广基，南京市委常委、市人大常委会副主任、江宁区委书记李世贵，南京市委常委、秘书长蒋跃建，南京市副市长沈剑荣，副校长孔令义，副校长、原创药物技术创新研究院院长郝海平等出席仪式。江宁药谷专家委员会有关专家、我校重点合作企业代表、中国药科大学校友会杰出校友代表、原创药物技术创新研究院拟合作企业代表、原创药物技术创新研究院拟引进高层次人才代表等参加仪式。仪式由江宁区委副书记、区长严应骏主持。

来茂德校长在致辞中指出，当前生物医药产业已经成为战略性新兴产业，更是拉动区域经济发展的增长极，原创药物技术创新研究院是助力"药谷"飞速前进的发动机。对国内外生物医药顶级创新人才而言，接受药大的工作邀请，进可以实现转化、兑现价值，退可以潜心学术、教书育人；对"药谷"乃至全省、全国的药企而言，只要有创新灵感，研究院将为之提供国内最优质的全链条研发服务；对地方政府而言，学校和研究院将成为生物医药产业发展规划的智库和瞭望塔，政策支持将更具科学性和方向性。来校长表示，药大会用好原创药物技术创新研究院这个平台，为"药谷"的发展贡献智慧，为南京乃至全国生物医药产业的发展贡献力量。

中国工程院院士、江宁药谷专家委员会主任委员王广基在致辞中表示，原创药物技术创新研究院将药大与江宁高新区双方资源整合、禀赋联动，探索出了一条校地融合发展的新模式和新路径，带动一批全球顶尖研发团队和龙头药企投入我国原创药物的创新发展事业。

副校长、原创药物技术创新研究院院长郝海平作了主题演讲，介绍原创药物技术创新研究院的建设构想和规划布局，并就打造生物医药产业地标"江宁药谷"、探索建立"原创药物研发国家技术创新中心"等两大建设目标作了重点阐述。

南京市副市长沈剑荣在讲话中指出，希望中国药科大学与江宁区共同推动人才队伍建设、科技成果落地、产业融合发展，引导广大毕业生在宁就业，号召广大校友来宁创业，共同投身南京创新名城建设。

↗ 浙江大学成立临床药学研究中心 2021年12月，浙江大学宣布成立临床药学研究中心，中心行政挂靠药学院，医药学部副主任曾苏教授任研究中心主任。该中心由浙江大学药学院牵头，联合浙江大学医学院附属第一医院、第二医院、邵逸夫医院、第四医院、妇产科医院、儿童医院及杭州市第一人民医院等7家附属医院共同建设。

浙江大学临床药学研究中心的组建经过了充分的研讨和论证。学校召集科研院、药学院、医学院及附属医院分管领导召开中心建设讨论会；主办"浙江大学首届医药联动高峰论坛暨临床药学研究中心建设研讨会"，邀请药学院校的专家学者针对医药联动、学科交叉和高质量创新成果转化平台建设、临床药学先进服务体系建设、临床药学人才培养体系建设开展交流。

浙江大学临床药学研究中心将依照"健康中国2030"规划纲要和"四个面向"的要求，联动学校临床药学相关学科，整合优势资源，聚焦个体化精准医学和精准药学、新药临床评价、特殊人群安全用药、药品临床综合评价等关键问题，开展创新研究，构建临床药学的高端人才培养体系，打造高质量临床药学科研队伍和平台，全面提升浙江大学临床在药学国内外影响力。

山东大学药学院获批山东省基础科学研究中心 2021年，山东省科技部门出台《山东省基础科学研究中心建设管理办法》及山东省基础科学研究中心建设标准及考核评价指标，确定布局建设山大数学、山师化学、齐鲁工业大学计算机科学、海大生物学等10个山东省基础科学研究中心和10个山东省基础科学研究中心培育基地。山东大学药学学科进入首批基础科学研究中心名单。

建设基础科学研究中心是山东省为切实加强基础科学研究在国内率先开展的一项举措。基础科学研究中心鼓励高校、科研单位、企业开展前瞻性、引领性、原创性基础理论研究和前沿科学探索，培养集聚基础科学人才队伍，推进学科交叉融合，实现更多原创性成果，打造具有国际影响力的学术高地、人才高地、智库高地。

复旦大学举办新药创制论坛 2021年10月22日，由复旦大学药学院主办，上海市药物研发协同创新中心、复旦大学张江研究院协办的“2021复旦新药创制论坛”在上海张江成功举办。会议采用线上线下相结合的方式，聚焦新药创制，围绕疾病靶标和药物发现、药物递送和新药评价的主题，探讨如何充分整合生命科学、化学、材料学、人工智能、大数据和基础医学、药学、临床医学的研究力量和资源，在新靶标、新机制、新技术上寻求突破。

石乐明教授、鲁伯埙教授、王守岩教授、复星医药崔志平副总裁分别以“大数据与新药创制：药靶发现、药物筛选及病人精准诊疗”“ATTEC：harnessing autophagy for selective degradation”“智能化电子药物”“复星医药创新药实践介绍”为题做主旨报告，介绍相关领域的最新研究进展，展现学科交叉与产学研联动。此外，大会设立了疾病靶标和药物发现、药物递送和新药评价两个分论坛，16位学者做相关报告。论坛共吸引200余位来自高校、科研院所、医院、药企的研究人员到场参会，2000余人线上参会。

专业建设

设置药学相关本科专业的高校专业点概况 截至2021年底，高等院校设置药学的本科专业点为252个，临床药学的本科专业点为55个，药物制剂的本科专业点为105个，药物化学的本科专业点为9个，药物分析的本科专业点为21个，药事管理的本科专业点为14个，中药学的本科专业点为114个，中药制药的本科专业点为26个，中药资源与开发的本科专业点为38个，海洋药学的本科专业点为4个，中草药栽培与鉴定的本科专业点为19个，藏药学的本科专业点为5个，蒙药学的本科专业点为2个，制药工程的本科专业点为288个，生物制药的本科专业点为118个。

开办药学专业的高校（252个）：安徽科技学院、安徽理工大学、安徽新华学院、安徽医科大学、安徽医科大学临床医学院、安徽中医药大学、蚌埠医学院、北华大学、北京城市学院、北京大学、北京师范大学、北京协和医学院、北京中医药大学、滨州医学院、长春中医药大学、长沙医学院、长治医学院、亳州学院、常州大学、承德医学院、成都大学、成都医学院、成都中医药大学、赤峰学院、重庆大学、重庆第二师范学院、重庆理工大学、重庆文理学院、重庆医科大学、川北医学院、大理大学、大连理工大学、大连医科大学、第二军医大学、第三军医大学、第四军医大学、东北师范大学、佛山科学技术学院、福建医科大学、福建中医药大学、复旦大学、甘肃中医药大学、赣南医学院、广东药科大学、广东医科大学、广西大学、广西科技大学、广西医科大学、广西中医药大学、广西中医药大学赛恩斯新医药学院、广州华商学院、广州医科大学、广州中医药大学、贵阳学院、贵州医科大学神奇民族医药学院、贵州中医药大学、贵州大学、贵州民族大学、贵州医科大学、桂林医学院、哈尔滨商业大学、哈尔滨医科大学、海南大学、海南医学院、杭州师范大学、合肥工业大学、河北北方学院、河北大学、河北科技大学、河北科技大学理工学院、河北农业大学、河北师范大学、河北医科大学、河北中医学院、河南大学、河南大学民生学院、河南科技大学、河南理工大学、河南中医学院、河西学院、菏泽学院、黑龙江中医药大学、湖北大学、湖北工程学院、湖北科技学院、湖北理工学院、湖北医药学院、湖北医药学院药护学院、湖北中医药大学、湖南师范大学、湖南师范大学树达学院、湖南中医药大学、湖南中医药大学湘杏学院、华北理工大学、华北理工大学冀唐学院、华东理工大学、华侨大学、华中科技大学、黄河科技学院、吉林大学、吉林农业大学、吉林医药学院、吉首大学、济南大学、济宁医学院、暨南大学、佳木斯大学、嘉兴学院、嘉应学院、江汉大学、江汉大学文理学院、江南大学、江苏大学、江西科技师范大学、江西中医药大学、江西中医药大学科技学院、井冈山大学、九江学院、凯里学院、昆明学院、昆明医科大学、昆明医科大学海源学院、兰州大学、聊城大学、辽宁何氏医学院、辽宁师范大学、锦州医科大学、辽宁医学院医疗学院、辽宁中医药大学、临沂大学、牡丹江医学院、南昌大学、南方医科大学、南华大学、南华大学船山学院、南京工业大学、南京医科大学、南京医科大学康达学院、南京中医药大学、南京中医药大学翰林学院、南开大学、南通大学、南通大学杏林学院、内蒙古科技大学包头医学院、内蒙古医科大学、宁德师范学院、宁夏医科大学、平顶山学院、莆田学院、齐齐哈尔医学院、青岛大学、青岛农业大学、青海大学、青海民族大学、清华大学、三峡大学、厦门大学、山东大学、山东大学威海分校、山东现代学院、齐鲁医药学院、山东中医药大学、汕头大学、山西医科大学、山西中医药大学、陕西国际商贸学院、陕西科技大学、陕西中医药大学、上海健康医学院、上海交通大学、上海中医药大学、韶关学院、绍兴文理学院、绍兴文理学院元培学院、深圳大学、深圳技术大学、沈阳药科大学、石河子大学、首都医科大学、四川大学、四川农业大学、苏州大学、宿州学院、泰山医学院、天津大学、天津天狮学院、天津医科大学、天津医科大学临床医学院、天津中医药大学、皖南医学院、潍坊医学院、温州医科大学、温州医科大学仁济学院、武昌理工学院、武汉大学、武汉工程大学、武汉科技大学、武汉科技大学城市学院、武汉轻工大学、武汉生物工程学院、武夷学院、西安交通大学、西安培华学院、西安外事学院、西安医学院、西北大学、西藏大学、西南大学、西南民族大学、西南医科大学、香港中文大学(深圳)、湘南学院、湘潭大学、新疆科技学院、新疆农业大学、新疆农业大学科学技术学院、新疆医科大学、新疆医科大学厚博学院、新乡学院、新乡医学院、新乡医学院三全学院、徐州医学院、烟台大学、烟台理工学院、延边大学、扬州大学、宜春学院、右江民族医学院、云南大学旅游文化学院、云南经济管理学院、云南中医药大学、张家口学院、浙江大学、浙江大学城市学院、浙江工业大学、浙江海洋学院、浙江师范大学、浙江中医药大学、浙江中医药大学滨江学院、郑州大学、郑州工业应用技术学院、中国海洋大学、中国计量学院、中国石油大学胜利学院、中国药科大学、中国医科大学、中南大学、中南民族大学、中山大学、中山大学新华学院、遵义医学院、遵义医学院医学与科技学院。

开办临床药学专业的高校(55 个):安徽医科大学、蚌埠医学院、川北医学院、重庆医科大学、大理大学、大连医科大学、福建医科大学、广东药科大学、广东医科大学、广西医科大学、广西中医药大学、广州医科大学、广州中医药大学、桂林医学院、贵州医科大学、哈尔滨医科大学、海南医学院、河北医科大学、河南大学、湖北科技学院、华中科技大学、吉林大学、暨南大学、济宁医学院、锦州医科大学、昆明医科大学、西南医科大学、兰州大学、南昌大学、南方医科大学、南京医科大学、内蒙古医科大学、宁夏医科大学、齐齐哈尔医学院、山东大学、上海交通大学、山西医科大学、沈阳药科大学、石河子大学、首都医科大学、四川大学、泰山医学院、天津医科大学、天津中医药大学、温州医科大学、皖南医学院、西安交通大学、湘南学院、新乡医学院、新疆医科大学、徐州医科大学、中南大学、中国药科大学、中国医科大学、遵义医学院。

开办药物制剂专业的高校(105 个):安徽科技学院、安徽新华学院、安徽医科大学、安徽中医药大学、成都医学院、成都中医药大学、大理大学、福建医科大学、福建中医药大学、甘肃中医药大学、广东药科大学、广西中医药大学、广西中医药大学赛恩斯新医药学院、广州中医药大学、贵州医科大学、贵州中医药大学、贵州大学、贵州中医药大学时珍学院、桂林医学院、哈尔滨医科大学、河北北方学院、河北大学、河北科技大学、河北医科大学、河南大学、河南大学民生学院、河南农业大学、河南中医学院、黑龙江中医药大学、湖北科技学院、湖北中医药大学、湖南中医药大学、湖南中医药大学湘杏学院、华北理工大学、华东理工大学、江苏海洋大学、黄河科技学院、吉林大学、吉林大学珠海学院、吉林化工学院、吉林农业科技学院、吉林医药学院、济宁医学院、江苏大学、江西科技师范大学、江西中医药大学、江西中医药大学科技学院、九江学院、昆明医科大学、辽宁中医药大学、牡丹江医学院、南方医科大学、南华大学、南京工业大学、南京工业大学浦江学院、南京医科大学康达学院、南京中医药大学、南京中医药大学翰林学院、南通大学、内蒙古民族大学、内蒙古医科大学、齐鲁工业大学、齐鲁医药学院、齐齐哈尔医学院、青岛科技大学、山东中医药大学、山西医科大学、陕西国际商贸学院、陕西科技大学镐京学院、陕西中医药大学、上海理工大学、沈阳药科大学、石家庄学院、四川农业大学、太原理工大学、泰山医学院、天津医科大学、天津中医药大学、通化师范学院、皖南医学院、皖西学院、武汉工程大学邮电与信息工程学院、武汉科技大学城市学院、武汉轻工大学、西南民族大学、新乡医学院、新乡医学院三全学院、徐州医学院、延边大学、云南中医药大学、长春中医药大学、长沙医学院、浙江大学、浙江工业大学、浙江中医药大学、浙江中医药大学滨江学院、郑州大学、郑州工业应用技术学院、中国药科大学、中国医科大学、中南民族大学、重庆医科大学、遵义医学院、遵义医学院医学与科技学院。

开办药物化学专业的高校(9 个):长治学院、广东药科大学、河北医科大学、辽宁师范大学、南开大学、山东第一医科大学、上海工程技术大学、沈阳药科大学、中国药科大学。

开办药物分析专业的高校(21 个):安徽中医药大学、蚌埠医学院、亳州学院、重庆第二师范学院、福建医科大学、广西民族师范学院、广东药科大学、桂林大学、哈尔滨医科大学、河北医科大学、黑龙江中医药大学、江苏海洋大学、佳木斯大学、山西中医药大学、上海健康医学院、沈阳药科大学、云南民族大学、长沙医学院、中国药科大学、中南民族大学、珠海学院。

开办药事管理专业的高校(14 个):北京中医药大学、大连医科大学中山学院、东南大学成贤学院、广东药科大学、贵州医科大学、湖北中医药大学、辽宁何氏医学院、辽宁中医药大学杏林学院、南京中医药大学、南京中医药大学翰林学院、沈阳药科大学、天津商业大学、长春中医药大学、中国药科大学。

开办中药学专业的高校(114 个):安徽科技学院、安徽医科大学、安徽中医药大学、北京城市学院、北京中医药大学、北京中医药大学东方学院、滨州医学院、亳州学院、长治医学院、成都医学院、成都中医药大学、承德医学院、重庆医科大学、大连大学、大连医科大学中山学院、第二军医大学、福建中医药大学、甘肃医学院、甘肃中医药大学、赣南医学院、广东财经大学华商学院、广东药科大学、广东医科大学、广西中医药大学、广西中医药大学赛恩斯新医药学院、广州南方学院、广州中医药大学、贵州中医药大学、贵州中医药大学时珍学院、贵州医科大学、贵州医科大学神奇民族医药学院、哈尔滨商业大学、哈尔滨医科大学、海南医学院、河北北方学院、河北大学、河北农业大学、河北外国语学院、河北中医学院、河南大学、河南农业大学、河南中医学院、黑龙江中医药大学、湖北民族学院、湖北民族学院科技学院、湖北医学院、湖北中医药大学、湖南医药学院、湖南中医药大学、湖南中医药大学湘杏学院、华北理工大学、黄冈师范学院、吉林大学珠海学院、吉林农业大学、吉林农业科技学院、吉林医药学院、济宁医学院、暨南大学、江西中医药大学、江西中医药大学科技学院、昆明医科大学海源学院、辽宁中医药大学、辽宁中医药大学杏林学院、临沂大学、南方医科大学、南京农业大学、南京中医药大学、南京中医药大学翰林学院、南阳理工学院、内蒙古医科大学、宁夏医科大学、齐鲁理工学院、齐鲁医药学院、齐齐哈尔医学院、青海大学、山东现代学院、山东协和学院、山东中医药大学、山西医科大学、山西中医药大学、陕西国际商贸学院、陕西中医药大学、上海中医药大学、沈阳药科大学、沈阳医学院、深圳技术大学、石河子大学、首都医科大学、苏州大学、泰山医学院、天津中医药大学、通化师范学院、皖西学院、潍坊医学院、文山学院、温州医科大学、温州医科大学仁济学院、武汉生物工程学院、西安医学院、西南民族大学、西南医科大学、厦门大学、新疆医科大学、右江民族医学院、云南经济管理学院、云南中医药大学、长春科技学院、长春中医药大学、浙江工业大学、浙江农林大学、浙江中医药大学、浙江中医药大学滨江学院、中国药科大学、中央民族大学。

开办中药制药专业的高校(26 个):北京中医药大学东方学院、北京中医药大学、长春中医药大学、重庆医科大学、辽宁中医药大学、天津中医药大学、山东现代学院、山西中医药大学、沈阳药科大学、陕西中医药大学、南京中医药大学、南方医科大学、江西中医药大学、湖北中医药大学、湖北医药学院、黑龙江中医药大学、河北中医学院、河南中医学院、甘肃医学院、贵州中医药大学、广州南方学院、广州中医药大学、广西民族大学、广东药科大学、广东医科大学、中国药科大学。

开办中药资源与开发专业的高校(38 个):安徽中医药大学、长春中医药大学、成都中医药大学、滇西应用技术大学、东北师范大学人文学院、福建农林大学、甘肃中医药大学、广东药科大学、广西医科大学、广州中医药大学、贵州民族大学、贵州中医学院、河北中医学院、河南中医学院、黑龙江中医药大学、湖北中医药大学、湖南农业大学、湖南中医药大学、吉林农业大学、吉林农业科技学院、江西中医药大学、辽宁中医药大学、辽宁中医药大学杏林学院、南京中医药大学、南京中医药大学翰林学院、内蒙古医科大学、山东农业大学、山东农业工程学院、山东中医药大学、山西农业大学、陕西中医药大学、沈阳药科大学、天津中医药大学、西藏藏医药大学、信阳农林学院、云南中医药大学、郑州师范学院、中国药科大学。

开办海洋药学专业的高校(4 个):广东药科大学、海南医学院、厦门医学院、中国药科大学。

开办中草药栽培与鉴定专业的高校(19 个):北京中医药大学东方学院、甘肃农业大学、甘肃中医药大学、广东药科大学、贵州中医药大学、贵州大学、吉林农业大学、吉林农业科技学院、江西中医药大学科技学院、辽宁中医药大学、山东中医药大学、沈阳农业大学、四川农业大学、信阳农林学院、榆林学院、云南农业大学、云南中医药大学、浙江中医药大学、仲凯农业工程学院。

开办藏药学专业的高校(5 个):成都中医药大学、甘肃中医药大学、青海民族大学、青海大学、西藏藏医药大学、西南民族大学。

开办蒙药学专业的高校(2 个):内蒙古民族大学、内蒙古医科大学。

开办制药工程专业的高校(288 个):安徽工业大学、安徽理工大学、安徽新华学院、安徽中医药大学、安康学院、安阳师范学院、安阳工学院、宝鸡文理学院、蚌埠学院、蚌埠医学院、北方民族大学、北京化工大学、北京交通大学海滨学院、北京理工大学、北京联合大学、北京石油化工学院、滨州医学院、亳州大学、长春工业大学、长春工业大学人文信息学院、长春中医药大学、常州大学、常州大学怀德学院、成都理工大学、成都大学、成都中医药大学、重庆大学、重庆工商大学、重庆科技学院、重庆理工大学、重庆文理学院、滁州学院、大连大学、大连理工大学、大连民族学院、德州学院、东北农业大学、东南大学、东南大学成贤学院、福建农林大学、福建中医药大学、福州大学、赣南医学院、广东工业大学、广东海洋大学、广东药科大学、广西大学、广西科技大学、广西民族大学、广西民族师范学院、广西师范大学、广西师范大学漓江学院、广西中医药大学、广州中医药大学、贵阳学院、贵州中医药大学、贵州大学、贵州大学明德学院、贵州工程应用技术学院、贵州理工学院、贵州民族大学、贵州师范学院、哈尔滨理工大学、哈尔滨商业大学、哈尔滨师范大学、海南大学、海南师范大学、邯郸学院、杭州师范大学、合肥工业大学、合肥师范学院、河北北方学院、河北工业大学、河北工业大学城市学院、河北科技大学、河北科技大学理工学院、河北农业大学、河北中医学院、河池学院、河南工业大学、河南科技大学、河南科技学院、河南科技学院新科学院、河南农业大学、河南师范大学、河南中医学院、菏泽学院、黑龙江八一农垦大学、黑龙江大学、黑龙江中医药大学、湖北大学、湖北工业大学、湖北民族学院、湖北民族学院科技学院、湖北医药学院、湖北医药学院药护学院、湖北中医药大学、湖南科技大学、湖南科技大学潇湘学院、湖南科技学院、湖南理工学院、湖南理工学院南湖学院、湖南师范大学、湖南师范大学树达学院、湖南文理学院、湖南中医药大学、湖南中医药大学湘杏学院、湖州师范学院、湖州师范学院求真学院、华东理工大学、华南理工大学、华南农业大学、华侨大学、怀化学院、淮北师范大学、江苏海洋大学、淮阴工学院、黄冈师范学院、黄淮学院、黄山学院、吉林大学珠海学院、吉林化工学院、吉林农业大学、吉林农业科技学院、吉首大学、济南大学、济宁医学院、佳木斯大学、嘉兴学院、江南大学、江苏大学、江苏师范大学、江西科技师范大学、江西农业大学、江西中医药大学、江西中医药大学科技学院、荆楚理工学院、九江学院、凯里学院、昆明理工大学、兰州理工大学、乐山师范学院、辽宁大学、辽宁何氏医学院、辽宁科技学院、辽宁中医药大学、辽宁中医药大学杏林学院、聊城大学、临沂大学、岭南师范学院、洛阳师范学院、闽江学院、牡丹江师范学院、牡丹江医学院、南昌大学、南昌大学科学技术学院、南方医科大学、南华大学、南华大学船山学院、南京大学金陵学院、南京工业大学、南京理工大学、南京理工大学泰州科技学院、南京师范大学泰州学院、南京中医药大学、南京中医药大学翰林学院、南阳师范学院、内蒙古工业大学、内蒙古农业大学、内蒙古医科大学、宁夏大学、宁夏理工学院、齐鲁工业大学、齐鲁师范学院、齐齐哈尔大学、齐齐哈尔医学院、青岛科技大学、青岛农业大学、青海大学、曲阜师范大学、曲靖师范学院、泉州师范学院、三峡大学、三峡大学科技学院、厦门华厦学院、山东大学、山东理工大学、山东农业大学、山东师范大学、山东中医药大学、山西大同大学、山西农业大学、山西中医药大学、陕西服装工程学院、陕西国际商贸学院、陕西科技大学、陕西中医药大学、商洛学院、商丘师范学院、上海工程技术大学、上海理工大学、上海应用技术学院、邵阳学院、沈阳化工大学、沈阳化工大学科亚学院、沈阳药科大学、石河子大学、石家庄学院、四川大学、四川理工学院、四川文理学院、绥化学院、台州学院、太原工业学院、太原科技大学、太原理工大学、泰山学院、泰山医学院、泰州学院、天津大学、天津工业大学、天津科技大学、天津理工大学、天津仁爱学院、天津商业大学、天津中医药大学、铜仁学院、皖南医学院、皖西学院、潍坊学院、温州医科大学、文山学院、梧州学院、武昌理工学院、武汉工程大学、武汉工程大学邮电与信息工程学院、武汉理工大学、武汉理工大学华夏学院、武汉轻工大学、武汉生物工程学院、西安交通大学、西安理工大学、西北大学、西北大学现代学院、西北民族大学、西北农林科技大学、西北师范大学、西昌学院、西华大学、西南大学、西南交通大学、西南科技大学、西南民族大学、湘南学院、湘潭大学、湘潭大学兴湘学院、新乡学院、信阳农林学院、许昌学院、烟台大学、延安大学西安创新学院、盐城工学院、盐城师范学院、燕京理工学院、扬州大学、扬州大学广陵学院、宜宾学院、宜春学院、玉林师范学院、云南大学、云南民族大学、云南师范大学、云南中医药大学、枣庄学院、肇庆学院、浙江大学、浙江大学宁波理工学院、浙江工业大学、浙江科技学院、浙江中医药大学滨江学院、郑州大学、中北大学、中国药科大学、中国医科大学、中南大学、中央民族大学、遵义医学院、遵义医学院医学与科技学院。

开办生物制药专业的高校（118个）：北京石油化工学院、安徽大学、安徽工程大学、安徽科技学院、安徽农业大学、安徽师范大学、安徽中医药大学、蚌埠学院、滨州学院、滨州医学院、常熟理工学院、常州大学、长春中医药大学、长沙学院、巢湖学院、成都医学院、大连工业大学、大连医科大学、大庆师范学院、德州学院、电子科技大学中山学院、东北大学、福建医科大学、阜阳师范学院、甘肃农业大学、广东药科大学、广西大学、广州大学、贵州中医药大学、贵州理工学院、贵州中医药大学时珍学院、九江学院、合肥师范学院、河南城建学院、河南科技大学、菏泽学院、黑龙江大学、河北外国语学院、河北医科大学、湖北第二师范学院、湖北工业大学、湖北理工学院、湖北民族学院、华南理工大学、华中科技大学、怀化学院、淮南师范学院、淮阴师范学院、吉林大学、吉林化工学院、吉林农业科技学院、济南大学、吉林医药学院、济宁学院、济宁医学院、暨南大学、江苏第二师范学院、江苏师范大学、江西师范大学、兰州大学、兰州交通大学、昆明学院、丽水学院、聊城大学、陇东学院、鲁东大学、绵阳师范学院、南京林业大学、南京中医药大学翰林学院、齐鲁理工学院、齐鲁医药学院、钦州学院、山东科技大学、山西医科大学、山西中医药大学、陕西服装工程学院、塔里木大学、上海大学、上海海洋大学、沈阳药科大学、四川理工学院、苏州大学、泰山医学院、泰州学院、台州学院、天水师范学院、天津农学院、天津医科大学、潍坊医学院、温州大学、温州医科大学、武汉大学、武汉东湖学院、武汉工商学院、武汉理工大学、武汉理工大学华夏学院、武汉轻工大学、武汉生物工程学院、西安文理学院、新乡医学院、新乡医学院三全学院、厦门医学院、新乡学院、信阳农林学院、信阳师范学院、许昌学院、盐城师范学院、扬州大学、玉林师范学院、云南中医药大学、枣庄学院、浙江工业大学、浙江海洋学院、浙江理工大学、浙江万里学院、中国药科大学、中南民族大学、周口师范学院。

2021年新增药学相关本科专业名单 2022年3月，教育部公布2021年度普通高校本科专业备案和审批结果。据统计，新增药学相关本科专业32个，其中药学7个、药物制剂1个、临床药学3个、药事管理1个、药物分析2个、中药学6个、中药制药1个、中草药栽培与鉴定1个、制药工程1个、生物制药9个，详见表1。

表 1　2021 年新增药学相关本科专业名单

学校名称	专业名称	专业代码	学位授予门类	修业年限	备注
烟台理工学院	药学	100701	理学	四年	
新乡学院	药学	100701	理学	四年	
新疆科技学院	药学	100701	理学	四年	
韶关学院	药学	100701	理学	四年	
广州华商学院	药学	100701	理学	四年	
井冈山大学	药学	100701	理学	二年	二学位
中南民族大学	药学	100701	理学	二年	二学位
中南民族大学	药物制剂	100702	理学	二年	二学位
湘南学院	临床药学	100703TK	理学	五年	
华中科技大学	临床药学	100703TK	理学	五年	
广州中医药大学	临床药学	100703TK	理学	五年	
湖北中医药大学	药事管理	100704T	理学	四年	
上海健康医学院	药物分析	100705T	理学	四年	
中南民族大学	药物分析	100705T	理学	二年	二学位
深圳技术大学	中药学	100801	理学	四年	
吉林医药学院	中药学	100801	理学	四年	
黄冈师范学院	中药学	100801	理学	四年	
贵州医科大学神奇民族医药学院	中药学	100801	理学	四年	
广州南方学院	中药学	100801	理学	四年	
大连医科大学中山学院	中药学	100801	理学	四年	
广州南方学院	中药制药	100805T	理学	四年	
榆林学院	中草药栽培与鉴定	100806T	理学	四年	
天津仁爱学院	制药工程	081302	工学	四年	
枣庄学院	生物制药	083002T	工学	四年	
云南中医药大学	生物制药	083002T	工学	四年	
天津医科大学	生物制药	083002T	工学	四年	
山东科技大学	生物制药	083002T	工学	四年	
江西师范大学	生物制药	083002T	工学	四年	
甘肃农业大学	生物制药	083002T	工学	四年	
大连工业大学	生物制药	083002T	工学	四年	
塔里木大学	生物制药	083002T	工学	二年	二学位
浙江理工大学	生物制药	083002T	工学	二年	二学位

2021 年撤销药学相关本科专业名单　2022 年 3 月，教育部公布 2021 年度普通高校本科专业备案和审批结果。据统计，撤销药学相关本科专业 2 个，均为制药工程专业，见表 2。

表 2　2021 年撤销药学相关本科专业名单

学校名称	专业名称	专业代码	学位授予门类	修业年限
吉林大学	制药工程	081302	工学	四年
通化师范学院	制药工程	081302	工学	四年

教材与师资建设

全国教材建设奖“全国优秀教材”获奖名单（药学）

一等奖

获奖教材	版次	标准书号	适用范围	主要编者	主要编者单位	出版单位
药理学（第 9 版）	第 9 版	978-7-117-26604-8	本科生	主编：杨宝峰，陈建国 副主编：臧伟进，魏敏杰	哈尔滨医科大学，华中科技大学，西安交通大学，中国医科大学	人民卫生出版社
中药化学（新世纪第三版）	第 3 版	978-7-5132-4162-5	本科生	主编：匡海学 副主编：孔令义，冯卫生，杨秀伟，祝晨蔯，董小萍，窦德强	黑龙江中医药大学，中国药科大学，河南中医药大学，北京大学，广州中医药大学，成都中医药大学，辽宁中医药大学	中国中医药出版社

二等奖

获奖教材	版次	标准书号	适用范围	主要编者	主要编者单位	出版单位
方剂学(新世纪第四版)	第4版	978-7-5132-3383-5	本科生	主编:李冀,连建伟 副主编:左铮云,许二平,沈涛,范颖,周永学,樊巧玲	黑龙江中医药大学,浙江中医药大学,江西中医药大学,河南中医药大学,成都中医药大学,辽宁中医药大学,陕西中医药大学,南京中医药大学	中国中医药出版社
中药学(第3版)	第3版	978-7-117-22487-1	本科生	主编:唐德才,吴庆光 副主编:周祯祥,于虹,李兴广,邱颂平,秦华珍	南京中医药大学,广州中医药大学,湖北中医药大学,天津中医药大学,北京中医药大学,福建中医药大学,广西中医药大学	人民卫生出版社
中药鉴定学(新世纪第四版)	第4版	978-7-5132-3412-2	本科生	主编:康廷国 副主编:吴啟南,闫永红,姜大成,张丽娟,陈随清,刘塔斯	辽宁中医药大学,南京中医药大学,北京中医药大学,长春中医药大学,天津中医药大学,河南中医药大学,湖南中医药大学	中国中医药出版社
中药药理学(新世纪第四版)	第4版	978-7-5132-3410-8	本科生	主编:彭成 副主编:王鑫国,孙建宁,李昌煜,苗明三,呼永河,程嘉艺	成都中医药大学,河北中医学院,北京中医药大学,浙江中医药大学,河南中医药大学,西部战区总医院,辽宁中医药大学	中国中医药出版社

全国教材建设奖"全国教材建设先进集体"(药学)

内蒙古医科大学蒙医药学院

全国教材建设奖"全国教材建设先进个人"(药学)

尤启冬　中国药科大学江苏省药物分子设计与成药性优化重点实验室主任、教授

方　亮　沈阳药科大学药学院院长、教授

卢芳国　湖南中医药大学教研室主任、教授

李灿东　福建中医药大学校长、教授

杨宝峰　哈尔滨医科大学药理学教研室主任、中国工程院院士

吴梧桐　中国药科大学原生物制药学院院长、教授

首届全国高校教师教学创新大赛获奖名单(药学)

2021 年 7 月 27 日至 30 日,首届全国高校教师教学创新大赛在复旦大学成功举办。"教学创新大赛"是经教育部批准,纳入《教育部直属单位三评一竞赛保留项目清单》的赛项之一,是目前项目清单中唯一的高校教师教学竞赛活动。全国共有 1071 所普通本科高校的 50 386 名教师参加校赛;12 625 名教师参加省赛,其中主讲教师 3981 人,高级职称教师参赛比例接近 70%。本次大赛评出个人(团队)奖一等奖 30 项、二等奖 69 项、三等奖 99 项;教学活动创新奖、教学学术创新奖、教学设计创新奖等专项奖 19 项。其中药学课程获奖教师及团队如下:

个人(团队)奖

组别	高校	课程名称	参赛主讲教师	参赛团队教师	奖次
部属高校(含部省合建高校)正高组	中国药科大学	药物分析	柳文媛	吴春勇、李博、狄斌	二等奖
地方高校正高组	福建中医药大学	药理学	林　雅	赵利、王维、陈亚萍	一等奖
地方高校副高组	延边大学	药用植物学	周　微	孙金凤	二等奖
地方高校中级及以下组	福建农林大学	工业药剂学	黄彬彬	谭庆伟、陈启建、石妍	三等奖

专项奖

组别	高校	课程名称	参赛主讲教师	参赛团队教师	专项奖名称
地方高校正高组	福建中医药大学	药理学	林　雅	赵利、王维、陈亚萍	教学活动创新奖
部属高校(含部省合建高校)副高组	石河子大学	药物分析	李　乐	王晓琴、唐辉、赵娜	教学活动创新奖

中国药科大学探索"五类评价"推进教师职称评审改革

2021 年 11 月,教育部简报〔2021〕第 24 期以"中国药科大学探索完善"五类评价"深入推进教师职称评审改革"为题报道中国药科大学深入推进教师职称评价制度改革的案例。

近年来,中国药科大学学习贯彻习近平总书记关于教育的重要论述和全国教育大会精神,落实中共中央、国务院《关于全面深化新时代教师队伍建设改革的意见》《深化新时代教育评价改革总体方案》等文件精神,用好"师德第一标准、分类第一原则、实绩第一标尺"的职称评审"指挥棒",探索完善五类评价,深入推进教师职称评价制度改革,进一步调动发挥教师活力动力,推动建设一支高素质、专业化、创新型教师队伍。

突出师德评价,严格教师第一标准。将师德师风表现作为职称评聘的首要标准和前置条件,出台《关于建立健全师德建设长效机制的实施办法》,成立师德建设领导小组,完善党委统一领导、教师工作部牵头、职能部门齐抓共管的工作机制。压实基层党组织主体责任,在职称评审中设置师德师风"教师本人自评一党支部考核一师德建设小组鉴定"三级考核体系,对教师思想政治素质和师德师风表现进行全方位鉴定。推动师德师风鉴定标准化,制定《教师思想政治与师

德师风鉴定表》，明确将“教师职业行为十项准则”作为评价指标，将师德考核评价模块嵌入职称申报系统，建立全体申报教师的师德师风考评电子档案。注重师德师风评价结果运用，对师德失范行为零容忍。

坚持分类评价，拓展教师发展通道。根据学科特点，完善分类评价标准，针对不同教师岗位出台不同的职称评聘办法。专任教师按照从事教学、科研的侧重，细分岗位类型，制定教学研究型、教学科研并重型等不同类型的差异化评价标准，引导教师找准赛道、明确目标、积极奋进。优化岗位类型设置，凸显教育教学实绩，教学研究型岗位取消科研成果要求，重点考核教师在学生培养、教学改革和教学研究中的工作实绩；面向坚守教学一线超过 10 年的副教授，特设“教学型特聘教授”岗位，三年聘期内每年给予 5 万元补贴，为其持续开展教育教学研究提供支持，对期满考核优秀者在职称晋升时单设指标。坚决落实思想政治理论课教师职称评审要求，制定思想政治理论课教师评聘办法，将思政课教学情况和教学实效作为重点考核指标，引导思想政治理论课教师将主要精力投入到提升教学质量和开展教学研究上来。

健全综合评价，创新职称评价机制。完善同行专家评议机制，逐步建立同行专家信息库；探索实行评审专家评价信誉制，对实名推荐申报人的专家，如被推荐人连续两次未通过职称评审，则暂停该专家一年推荐资格。优化定量评价体系，按照教学、科研、社会服务三个维度，分类细化赋分标准和权重，为职称评审提供精确量化指标参考。推行代表性成果评价，在教学方面，把认真履行教育教学职责作为教师评价的基本要求，完善基本教学工作量制度和课程质量评价体系，将教学改革及教学研究的重要成果纳入代表性成果范围，对此类成果数量不限项；在科研方面，每位教师最多提供 5 篇代表性研究论文、5 项代表性科研项目作为参评材料，强化职称评审质量导向。改革论文评价指标，按照不同学科门类和期刊层次制定学校期刊目录，鼓励支持哲学社会科学领域教师在主流媒体发表文章，为各级政府、相关行业提供智库服务，相关实绩可作为科研成果，切实改变以往以 SCI 论文数量和影响因子为直接依据的论文评价模式。

强化过程评价，完善聘用管理体系。采取职称评聘考核和多元聘用相结合的方式，进一步调动教师工作积极性和主动性。加强聘期管理，强化过程考核，将聘期考核结果与绩效挂钩，根据考核结果适当调整岗位基础性津贴，激发教师持续发展的内生动力，克服“一评定终身”。对从事原创性科学研究的教师，经同行专家评议可实施长周期考核；取得突破性研究成果的，可不受聘期考核各项硬性指标要求，申请“免考核”。设置“人才特区”，以“兴药学者”发展计划和特聘系列为抓手，探索准聘与长聘相结合的聘用机制，重点培养和引进药学行业紧缺人才和高层次人才，聘期内予以科研经费、实验室和招生名额等方面倾斜。特聘系列教师六年准聘期内通过考核，可获得长聘教师岗位。

探索增值评价，推进高层次人才培养。优化“绿色通道”设置，引导教师服务国家重大战略需求，聚焦学科领域内“从 0 到 1”重大基础研究和颠覆性、突破性新理论新技术开展重点研究，充分发挥基础研究对科技创新的源头供给和引领作用。对于有突出标志性成果的教师，特别是教书育人成效突出、科学研究有重大基础理论突破、颠覆性技术被行业借鉴和广泛应用等，经领域内 5 名以上二级教授联名推荐，可直接提交高级职称评审委员会评审，不受论文等量化指标限制。

学位与研究生教育

2021 年药学学术学位授权点名单

序号	学科代码	学科名称	单位名称	所在地	授权级别
1	1007	药学	北京大学	北京市	博一
2	1007	药学	清华大学	北京市	博一
3	1007	药学	北京理工大学	北京市	硕一
4	1007	药学	北京化工大学	北京市	硕一
5	1007	药学	北京协和医学院	北京市	博一
6	1007	药学	首都医科大学	北京市	博一
7	1007	药学	中国科学院大学	北京市	博一
8	1007	药学	中国食品药品检定研究院	北京市	硕一
9	1007	药学	南开大学	天津市	硕一
10	1007	药学	天津大学	天津市	博一
11	1007	药学	天津科技大学	天津市	硕一
12	1007	药学	天津医科大学	天津市	硕一
13	1007	药学	天津中医药大学	天津市	硕一
14	1007	药学	河北大学	河北省	硕一
15	1007	药学	河北科技大学	河北省	硕一
16	1007	药学	河北医科大学	河北省	硕一
17	1007	药学	河北北方学院	河北省	硕一
18	1007	药学	山西大学	山西省	硕一
19	1007	药学	山西医科大学	山西省	博一
20	1007	药学	内蒙古医科大学	内蒙古自治区	硕一
21	1007	药学	大连理工大学	辽宁省	硕一
22	1007	药学	沈阳化工大学	辽宁省	硕一
23	1007	药学	中国医科大学	辽宁省	硕一
24	1007	药学	辽宁医学院	辽宁省	硕一
25	1007	药学	大连医科大学	辽宁省	硕一
26	1007	药学	沈阳药科大学	辽宁省	博一
27	1007	药学	吉林大学	吉林省	博一
28	1007	药学	延边大学	吉林省	硕一
29	1007	药学	吉林农业大学	吉林省	硕一
30	1007	药学	长春中医药大学	吉林省	硕一
31	1007	药学	北华大学	吉林省	硕一
32	1007	药学	长春生物制品研究所	吉林省	硕一
33	1007	药学	佳木斯大学	黑龙江省	硕一

（续表）

序号	学科代码	学科名称	单位名称	所在地	授权级别
34	1007	药学	东北林业大学	黑龙江省	硕一
35	1007	药学	哈尔滨医科大学	黑龙江省	博一
36	1007	药学	黑龙江中医药大学	黑龙江省	博一
37	1007	药学	哈尔滨商业大学	黑龙江省	硕一
38	1007	药学	复旦大学	上海市	博一
39	1007	药学	同济大学	上海市	硕一
40	1007	药学	上海交通大学	上海市	博一
41	1007	药学	华东理工大学	上海市	博一
42	1007	药学	华东师范大学	上海市	硕一
43	1007	药学	上海医药工业研究院	上海市	博一
44	1007	药学	第二军医大学	上海市	博一
45	1007	药学	上海大学	上海市	硕一
46	1007	药学	上海工程技术大学	上海市	硕一
47	1007	药学	南京大学	江苏省	博一
48	1007	药学	苏州大学	江苏省	博一
49	1007	药学	南京工业大学	江苏省	硕一
50	1007	药学	江南大学	江苏省	硕一
51	1007	药学	江苏大学	江苏省	硕一
52	1007	药学	南通大学	江苏省	硕一
53	1007	药学	南京医科大学	江苏省	博一
54	1007	药学	徐州医学院	江苏省	硕一
55	1007	药学	南京中医药大学	江苏省	硕一
56	1007	药学	中国药科大学	江苏省	博一
57	1007	药学	扬州大学	江苏省	硕一
58	1007	药学	浙江大学	浙江省	博一
59	1007	药学	浙江工业大学	浙江省	硕一
60	1007	药学	温州医科大学	浙江省	硕一
61	1007	药学	浙江中医药大学	浙江省	硕一
62	1007	药学	浙江省医学科学院	浙江省	硕一
63	1007	药学	安徽医科大学	安徽省	博一
64	1007	药学	安徽中医药大学	安徽省	硕一
65	1007	药学	皖南医学院	安徽省	硕一
66	1007	药学	厦门大学	福建省	硕一
67	1007	药学	福州大学	福建省	硕一
68	1007	药学	福建医科大学	福建省	硕一
69	1007	药学	福建中医药大学	福建省	硕一
70	1007	药学	华侨大学	福建省	硕一
71	1007	药学	南昌大学	江西省	硕一
72	1007	药学	山东大学	山东省	博一
73	1007	药学	中国海洋大学	山东省	博一
74	1007	药学	济南大学	山东省	硕一
75	1007	药学	潍坊医学院	山东省	硕一
76	1007	药学	泰山医学院	山东省	硕一
77	1007	药学	山东中医药大学	山东省	硕一
78	1007	药学	青岛大学	山东省	硕一
79	1007	药学	烟台大学	山东省	硕一
80	1007	药学	滨州医学院	山东省	硕一
81	1007	药学	郑州大学	河南省	硕一
82	1007	药学	河南工业大学	河南省	硕一
83	1007	药学	河南中医学院	河南省	硕一
84	1007	药学	新乡医学院	河南省	硕一

（续表）

序号	学科代码	学科名称	单位名称	所在地	授权级别
85	1007	药学	河南大学	河南省	硕一
86	1007	药学	武汉大学	湖北省	硕一
87	1007	药学	华中科技大学	湖北省	博一
88	1007	药学	武汉轻工大学	湖北省	硕一
89	1007	药学	武汉理工大学	湖北省	硕一
90	1007	药学	湖北中医药大学	湖北省	硕一
91	1007	药学	中南民族大学	湖北省	硕一
92	1007	药学	湖南大学	湖南省	博一
93	1007	药学	中南大学	湖南省	博一
94	1007	药学	湖南中医药大学	湖南省	硕一
95	1007	药学	南华大学	湖南省	硕一
96	1007	药学	中山大学	广东省	博一
97	1007	药学	暨南大学	广东省	博一
98	1007	药学	广州中医药大学	广东省	硕一
99	1007	药学	广东药学院	广东省	硕一
100	1007	药学	南方医科大学	广东省	博一
101	1007	药学	五邑大学	广东省	硕一
102	1007	药学	华南师范大学	广东省	硕一
103	1007	药学	广西中医药大学	广西壮族自治区	硕一
104	1007	药学	广西医科大学	广西壮族自治区	硕一
105	1007	药学	广西大学	广西壮族自治区	硕一
106	1007	药学	海南大学	海南省	硕一
107	1007	药学	海南医学院	海南省	硕一
108	1007	药学	重庆大学	重庆市	博一
109	1007	药学	重庆医科大学	重庆市	硕一
110	1007	药学	第三军医大学	重庆市	博一
111	1007	药学	四川大学	四川省	博一
112	1007	药学	西南交通大学	四川省	硕一
113	1007	药学	西南医科大学	四川省	硕一
114	1007	药学	成都学院	四川省	硕一
115	1007	药学	贵阳医科大学	贵州省	硕一
116	1007	药学	贵阳大学	贵州省	硕一
117	1007	药学	遵义医学院	贵州省	硕一
118	1007	药学	昆明医科大学	云南省	硕一
119	1007	药学	大理学院	云南省	硕一
120	1007	药学	云南中医学院	云南省	硕一
121	1007	药学	西安交通大学	陕西省	硕一
122	1007	药学	第四军医大学	陕西省	博一
123	1007	药学	西北工业大学	陕西省	硕一
124	1007	药学	陕西科技大学	陕西省	硕一
125	1007	药学	兰州大学	甘肃省	博一
126	1007	药学	青海民族大学	青海省	硕一
127	1007	药学	宁夏医科大学	宁夏回族自治区	硕一
128	1007	药学	石河子大学	新疆维吾尔自治区	硕一
129	1007	药学	新疆医科大学	新疆维吾尔自治区	博一
130	100703	生药学	辽宁中医药大学	辽宁省	博二

（续表）

序号	学科代码	学科名称	单位名称	所在地	授权级别
131	100703	生药学	上海中医药大学	上海市	硕二
132	100703	生药学	江西中医药大学	江西省	硕二
133	100703	生药学	湖南师范大学	湖南省	硕二
134	100705	微生物与生化药学	北京中医药大学	北京市	硕二
135	100705	微生物与生化药学	北京师范大学	北京市	硕二
136	100705	微生物与生化药学	河北农业大学	河北省	硕二
137	100705	微生物与生化药学	南京师范大学	江苏省	硕二
138	100705	微生物与生化药学	湖北大学	湖北省	硕二
139	100705	微生物与生化药学	华南师范大学	广东省	硕二
140	100705	微生物与生化药学	西南大学	重庆市	硕二
141	100705	微生物与生化药学	重庆理工大学	重庆市	硕二
142	100705	微生物与生化药学	贵州大学	贵州省	硕二
143	100705	微生物与生化药学	兰州理工大学	甘肃省	硕二

注：硕一代表一级学科硕士授权点，硕二代表二级学科硕士授权点；博一代表一级学科博士授权点，博二代表二级学科博士授权点。

2021 年中药学学术学位授权点名单

序号	学科代码	学科名称	单位名称	所在地	授权级别
1	1008	中药学	首都医科大学	北京市	硕一
2	1008	中药学	北京协和医学院	北京市	硕一
3	1008	中药学	北京中医药大学	北京市	博一
4	1008	中药学	北京师范大学	北京市	硕一
5	1008	中药学	中国科学院大学	北京市	硕一
6	1008	中药学	中国中医科学院	北京市	博一
7	1008	中药学	中央民族大学	北京市	硕一
8	1008	中药学	天津中医药大学	天津市	博一
9	1008	中药学	承德医学院	河北省	硕一
10	1008	中药学	河北中医学院	河北省	硕一
11	1008	中药学	河北大学	河北省	硕一
12	1008	中药学	山西医科大学	山西省	硕一
13	1008	中药学	山西中医学院	山西省	硕一
14	1008	中药学	内蒙古医科大学	内蒙古自治区	硕一
15	1008	中药学	内蒙古民族大学	内蒙古自治区	硕一
16	1008	中药学	辽宁中医药大学	辽宁省	博一
17	1008	中药学	沈阳药科大学	辽宁省	博一
18	1008	中药学	吉林农业大学	吉林省	硕一
19	1008	中药学	江苏大学	江苏省	硕一
20	1008	中药学	长春中医药大学	吉林省	博一
21	1008	中药学	哈尔滨商业大学	黑龙江省	博一
22	1008	中药学	黑龙江省中医研究院	黑龙江省	硕一
23	1008	中药学	黑龙江中医药大学	黑龙江省	博一
24	1008	中药学	上海交通大学	上海市	硕一
25	1008	中药学	华东理工大学	上海市	硕一
26	1008	中药学	上海中医药大学	上海市	博一
27	1008	中药学	第二军医大学	上海市	博一
28	1008	中药学	南京农业大学	江苏省	硕一
29	1008	中药学	南京中医药大学	江苏省	博一
30	1008	中药学	中国药科大学	江苏省	博一
31	1008	中药学	浙江大学	浙江省	硕一
32	1008	中药学	温州医科大学	浙江省	硕一
33	1008	中药学	浙江中医药大学	浙江省	博一
34	1008	中药学	华中科技大学	湖北省	硕一
35	1008	中药学	安徽医科大学	安徽省	硕一
36	1008	中药学	福建中医药大学	福建省	硕一
37	1008	中药学	江西中医药大学	江西省	博一
38	1008	中药学	山东中医药大学	山东省	博一
39	1008	中药学	河南中医药大学	河南省	博一
40	1008	中药学	河南大学	河南省	硕一
41	1008	中药学	安徽中医药大学	安徽省	博一
42	1008	中药学	湖北中医药大学	湖北省	博一
43	1008	中药学	中南民族大学	湖北省	硕一
44	1008	中药学	湖南中医药大学	湖南省	硕一
45	1008	中药学	湖南省中医药研究院	湖南省	硕一
46	1008	中药学	广州中医药大学	广东省	博一
47	1008	中药学	广东药科大学	广东省	硕一
48	1008	中药学	南方医科大学	广东省	博一
49	1008	中药学	西南大学	重庆市	硕一
50	1008	中药学	重庆医科大学	重庆市	硕一
51	1008	中药学	西南医科大学	四川省	硕一
52	1008	中药学	成都中医药大学	四川省	博一
53	1008	中药学	贵阳中医学院	贵州省	硕一
54	1008	中药学	云南中医学院	云南省	硕一
55	1008	中药学	广西中医药大学	广西壮族自治区	硕一
56	1008	中药学	西北大学	陕西省	博一
57	1008	中药学	西北农林科技大学	陕西省	硕一
58	1008	中药学	陕西中医药大学	陕西省	硕一
59	1008	中药学	陕西师范大学	陕西省	硕一
60	1008	中药学	第四军医大学	陕西省	博一
61	1008	中药学	甘肃中医药大学	甘肃省	博一
62	1008	中药学	新疆医科大学	新疆维吾尔自治区	硕一

注：硕一代表一级学科硕士授权点，硕二代表二级学科硕士授权点；博一代表一级学科博士授权点，博二代表二级学科博士授权点。

2021 年药学专业学位授权点名单

序号	学科代码	学科名称	单位名称	所在地	授权级别
1	1055	药学硕士	安徽医科大学	安徽省	硕士
2	1055	药学硕士	安徽中医药大学	安徽省	硕士
3	1055	药学硕士	北京大学	北京市	硕士
4	1055	药学硕士	北京协和医学院	北京市	硕士
5	1055	药学硕士	首都医科大学	北京市	硕士
6	1055	药学硕士	中国科学院大学	北京市	硕士

（续表）

序号	学科代码	学科名称	单位名称	所在地	授权级别
7	1055	药学硕士	解放军总医院	北京市	硕士
8	1055	药学硕士	福建医科大学	福建省	硕士
9	1055	药学硕士	兰州大学	甘肃省	硕士
10	1055	药学硕士	中山大学	广东省	硕士
11	1055	药学硕士	广州医科大学	广东省	硕士
12	1055	药学硕士	广东药科大学	广东省	硕士
13	1055	药学硕士	南方医科大学	广东省	硕士
14	1055	药学硕士	广西医科大学	广西壮族自治区	硕士
15	1055	药学硕士	桂林医学院	广西壮族自治区	硕士
16	1055	药学硕士	河北大学	河北省	硕士
17	1055	药学硕士	河北科技大学	河北省	硕士
18	1055	药学硕士	河北医科大学	河北省	硕士
19	1055	药学硕士	华北理工大学	河北省	硕士
20	1055	药学硕士	郑州大学	河南省	硕士
21	1055	药学硕士	河南中医药大学	河南省	硕士
22	1055	药学硕士	黑龙江中医药大学	黑龙江省	硕士
23	1055	药学硕士	武汉大学	湖北省	硕士
24	1055	药学硕士	武汉理工大学	湖北省	硕士
25	1055	药学硕士	湖北科技学院	湖北省	硕士
26	1055	药学硕士	湖北轻工大学	湖北省	硕士
27	1055	药学硕士	湖北医药学院	湖北省	硕士
28	1055	药学硕士	三峡大学	湖北省	硕士
29	1055	药学硕士	吉林大学	吉林省	硕士
30	1055	药学硕士	延边大学	吉林省	硕士
31	1055	药学硕士	苏州大学	江苏省	硕士
32	1055	药学硕士	南京医科大学	江苏省	硕士
33	1055	药学硕士	徐州医科大学	江苏省	硕士
34	1055	药学硕士	南京中医药大学	江苏省	硕士
35	1055	药学硕士	中国药科大学	江苏省	硕士
36	1055	药学硕士	江西中医药大学	江西省	硕士
37	1055	药学硕士	宜春学院	江西省	硕士
38	1055	药学硕士	中国医科大学	辽宁省	硕士
39	1055	药学硕士	锦州医科大学	辽宁省	硕士
40	1055	药学硕士	大连医科大学	辽宁省	硕士
41	1055	药学硕士	沈阳药科大学	辽宁省	硕士
42	1055	药学硕士	内蒙古医科大学	内蒙古自治区	硕士
43	1055	药学硕士	宁夏医科大学	宁夏回族自治区	硕士
44	1055	药学硕士	山东大学	山东省	硕士
45	1055	药学硕士	滨州医学院	山东省	硕士
46	1055	药学硕士	山东中医药大学	山东省	硕士
47	1055	药学硕士	青岛大学	山东省	硕士
48	1055	药学硕士	烟台大学	山东省	硕士
49	1055	药学硕士	潍坊医学院	山东省	硕士
50	1055	药学硕士	山西医科大学	山西省	硕士
51	1055	药学硕士	西安交通大学	陕西省	硕士
52	1055	药学硕士	第四军医大学	陕西省	硕士
53	1055	药学硕士	复旦大学	上海市	硕士
54	1055	药学硕士	上海交通大学	上海市	硕士

（续表）

序号	学科代码	学科名称	单位名称	所在地	授权级别
55	1055	药学硕士	华东理工大学	上海市	硕士
56	1055	药学硕士	第二军医大学	上海市	硕士
57	1055	药学硕士	上海大学	上海市	硕士
58	1055	药学硕士	四川大学	四川省	硕士
59	1055	药学硕士	电子科技大学	四川省	硕士
60	1055	药学硕士	成都医学院	四川省	硕士
61	1055	药学硕士	西南交通大学	四川省	硕士
62	1055	药学硕士	天津大学	天津市	硕士
63	1055	药学硕士	天津医科大学	天津市	硕士
64	1055	药学硕士	武警后勤学院	天津市	硕士
65	1055	药学硕士	天津中医药大学	天津市	硕士
66	1055	药学硕士	新疆医科大学	新疆维吾尔自治区	硕士
67	1055	药学硕士	石河子大学	新疆维吾尔自治区	硕士
68	1055	药学硕士	昆明医科大学	云南省	硕士
69	1055	药学硕士	大理大学	云南省	硕士
70	1055	药学硕士	云南中医学院	云南省	硕士
71	1055	药学硕士	西北农林科技大学	陕西省	硕士
72	1055	药学硕士	兰州理工大学	甘肃省	硕士
73	1055	药学硕士	浙江大学	浙江省	硕士
74	1055	药学硕士	浙江工业大学	浙江省	硕士
75	1055	药学硕士	温州医科大学	浙江省	硕士
76	1055	药学硕士	重庆医科大学	重庆市	硕士
77	1055	药学硕士	第三军医大学	重庆市	硕士

2021 年中药学专业学位授权点名单

序号	学科代码	学科名称	单位名称	所在地	授权级别
1	1056	中药学硕士	安徽医科大学	安徽省	硕士
2	1056	中药学硕士	安徽中医药大学	安徽省	硕士
3	1056	中药学硕士	首都医科大学	北京市	硕士
4	1056	中药学硕士	北京中医药大学	北京市	硕士
5	1056	中药学硕士	北京城市学院	北京市	硕士
6	1056	中药学硕士	福建中医药大学	福建省	硕士
7	1056	中药学硕士	甘肃农业大学	甘肃省	硕士
8	1056	中药学硕士	甘肃中医药大学	甘肃省	硕士
9	1056	中药学硕士	暨南大学	广东省	硕士
10	1056	中药学硕士	广州中医药大学	广东省	硕士
11	1056	中药学硕士	广东药科大学	广东省	硕士
12	1056	中药学硕士	广西中医药大学	广西壮族自治区	硕士
13	1056	中药学硕士	贵阳中医学院	贵州省	硕士
14	1056	中药学硕士	承德医学院	河北省	硕士
15	1056	中药学硕士	河北中医学院	河北省	硕士
16	1056	中药学硕士	河南中医药大学	河南省	硕士
17	1056	中药学硕士	河南大学	河南省	硕士
18	1056	中药学硕士	黑龙江中医药大学	黑龙江省	硕士
19	1056	中药学硕士	哈尔滨商业大学	黑龙江省	硕士
20	1056	中药学硕士	黑龙江省中医研究院	黑龙江省	硕士
21	1056	中药学硕士	武汉大学	湖北省	硕士
22	1056	中药学硕士	华中科技大学	湖北省	硕士

（续表）

序号	学科代码	学科名称	单位名称	所在地	授权级别
23	1056	中药学硕士	湖北中医药大学	湖北省	硕士
24	1056	中药学硕士	吉林农业大学	吉林省	硕士
25	1056	中药学硕士	长春中医药大学	吉林省	硕士
26	1056	中药学硕士	南京农业大学	江苏省	硕士
27	1056	中药学硕士	南京中医药大学	江苏省	硕士
28	1056	中药学硕士	中国药科大学	江苏省	硕士
29	1056	中药学硕士	扬州大学	江苏省	硕士
30	1056	中药学硕士	浙江中医药大学	浙江省	硕士
31	1056	中药学硕士	江西中医药大学	江西省	硕士
32	1056	中药学硕士	辽宁中医药大学	辽宁省	硕士
33	1056	中药学硕士	沈阳药科大学	辽宁省	硕士
34	1056	中药学硕士	山东中医药大学	山东省	硕士
35	1056	中药学硕士	山西大学	山西省	硕士

（续表）

序号	学科代码	学科名称	单位名称	所在地	授权级别
36	1056	中药学硕士	山西中医学院	山西省	硕士
37	1056	中药学硕士	西北大学	陕西省	硕士
38	1056	中药学硕士	陕西中医药大学	陕西省	硕士
39	1056	中药学硕士	第四军医大学	陕西省	硕士
40	1056	中药学硕士	上海中医药大学	上海市	硕士
41	1056	中药学硕士	第二军医大学	上海市	硕士
42	1056	中药学硕士	成都中医药大学	四川省	硕士
43	1056	中药学硕士	天津中医药大学	天津市	硕士
44	1056	中药学硕士	新疆医科大学	新疆维吾尔自治区	硕士
45	1056	中药学硕士	云南中医学院	云南省	硕士
46	1056	中药学硕士	西南大学	重庆市	硕士

2021 年学位授权点增列名单（药学、中药学）

学科代码	学科名称	单位	增列学位点类型	备注
1007	药学	清华大学	博士学位授权一级学科	自主审核
1007	药学	天津大学	博士学位授权一级学科	自主审核
1007	药学	兰州大学	博士学位授权一级学科	自主审核
1007	药学	上海工程技术大学	硕士学位授权一级学科	动态调整
1007	药学	华侨大学	硕士学位授权一级学科	动态调整
1007	药学	滨州医学院	硕士学位授权一级学科	动态调整
1008	中药学	重庆医科大学	硕士学位授权一级学科	动态调整
1055	药学	西南交通大学	硕士专业学位授权类别	动态调整
1055	药学	天津中医院大学	硕士专业学位授权类别	动态调整

国务院学位委员会第八届学科评议组名单（药学）

于广利　海洋药物学、糖药物学　中国海洋大学
王升启　药物分析学　军事科学院
车永胜　微生物与生化药学、天然药物化学　北京协和医学院
叶　敏　生药学　北京大学
邹全明　微生物与生化药学　陆军军医大学
宋少江　天然药物化学　沈阳药科大学
张卫东　药物化学　海军军医大学
张　健　药物化学　上海交通大学
陆伟根　药剂学　中国医药工业研究总
郝海平　药理学、代谢调控与靶标发现　中国药科大学
胡长平　药理学　中南大学
胡文浩　药物化学、有机化学　中山大学
秦　勇　药物化学　四川大学
蒋华良　药物设计、药物化学　中国科学院大学
蒋　晨　药剂学　复旦大学
曾　苏　药物分析学　浙江大学

国务院学位委员会第八届学科评议组名单（中药学）

王喜军　中药鉴定学　黑龙江中医药大学
孔令义　中药化学、中药新药研发　中国药科大学
刘中秋　中药药理学　广州中医药大学
邱　峰　中药化学　天津中医药大学
徐宏喜　中药学　上海中医药大学
黄璐琦　中药资源学　中国中医科学院
彭成立　中药药理学　成都中医药大学
雷海民　中药化学　北京中医药大学
谭仁祥　中药化学　南京中医药大学

国务院学位委员会第八届学科评议组（药学）召开成立大会　2021 年 2 月 1 日下午，国务院学位委员会第八届学科评议组（药学）第一次全体会议暨成立大会在线上召开。药学学科评议组召集人蒋华良院士、车永胜教授，秘书长郝海平教授，于广利、王升启、叶敏、邹全明、宋少江、张卫东、张健、陆伟根、胡长平、胡文浩、秦勇、蒋晨、曾苏共计 16 位成员出席会议。会议由药学学科评议组秘书长郝海平教授主持。

蒋华良院士首先在致辞中简要介绍了国务院学位委员会学科评议组的主要任务，学科评议组的组织模式、工作方式、权利义务等，并希望本届评议组落实好教育部和学位办的各项要求，积极工作，履职尽责，充分发挥学科评议组在学科发展中的“战斗队”“工作队”“宣传队”作用。

张健教授传达了国务院学位委员会学科评议组、全国专业学位研究生教育指导委员会工作会议精神，对学科评议组

2021 年度重点工作任务“一级学科发展报告编写”“指导性二级学科目录编写”“学位授权审核专家评议”等做了详细介绍。郝海平教授介绍了《药学学科发展报告》的撰写要求及进展情况，与会专家就任务分工、时间节点、发展报告撰写提纲等事宜达成共识。蒋华良院士和车永胜教授做总结发言，部署了下一步工作任务，希望大家团结协作、尽职尽责、做好本届学科评议组的各项工作，群策群力，共同促进我国药学学科持续健康发展。

评议组成员围绕未来药学学科发展建设、人才培养、医药行业发展等进行了深入探讨，针对药学学科发展前沿和热点学科问题形成了新的共识。

全国药学专业学位类别设置及调整论证会召开 2021 年 4 月 20 日，全国药学专业学位类别设置及调整论证会在中国药科大学召开。第二届全国药学专业学位研究生教育指导委员会（简称“教指委”）委员、全国药学专业学位类别设置及调整工作组（简称“工作组”）成员等参加了会议。会议由工作组组长、中国药科大学副校长陆涛教授主持。

陆涛副校长指出，药学专业学位类别随着经济社会发展，内涵不断丰富、学科外延不断拓展。此次学科目录修订工作，国务院学位委员会办公室高度重视，社会高度关注。工作组各成员单位按照前期分工，修订工作有序推进，为下一步工作奠定了基础。邵蓉教授代表教指委致辞。她指出，此次调整是对过去 10 年药学专业学位教育的总结及对未来发展的规划，教指委作为药学专业学位教育的专家组织，在指导、规范药学专业学位教育方面发挥了重要作用。工作组副组长、研究生院常务副院长丁锦希教授代表工作组汇报了药学专业学位类别设置及调整的工作进展，包括药学硕士专业学位内涵修订、设置方案及指导性培养方案修订、药学博士专业学位设置方案等。与会专家就药学硕士专业学位指导性培养领域的设置、药学博士专业学位设置的必要性、领域设置等问题进行了讨论。

我国学科专业目录修订工作每 10 年开展一次，学科目录调整对学科内容更新及内涵丰富发挥着战略性作用。此次教育部成立了 7 个专家组，承担相应学科门类、一级学科、专业学位类别的设置及调整工作。医学门类属于第五组，中国药科大学作为主要成员单位负责牵头药学专业学位、中药学专业学位类别的设置及调整工作。

全国中药学专业学位类别设置及调整论证会召开 2021 年 5 月 16 日，全国中药学专业学位类别/一级学科设置及调整论证会召开，会议由中国药科大学中药学院和上海中医药大学中药学院共同主办，会议采取线下和线上结合的方式举行。全国中药学专业学位研究生教指委委员、黑龙江中医药大学原校长匡海学教授，本次修订工作组组长、牵头单位中国药科大学副校长孔令义教授，中国药科大学中药学院、上海中医药大学中药学院、北京中医药大学中药学院、南京中医药大学药学院、天津中医药大学中药学院、成都中医药大学药学院、黑龙江中医药大学药学院、广州中医药大学中药学院等 8 个工作组副组长单位负责人，以及其他 25 个中药学研究生培养单位负责人（代表）约 60 人参加会议。

中国药科大学研究生院副院长胡庆华副教授介绍了医学门类学科专业目录修订工作进展，中药学院院长、工作组副组长谭宁华教授简要介绍了中药学专业学位类别修订工作进展，对《中药学专业硕士学位设置方案》（修订讨论稿）、《中药学专业硕士学位研究生指导性培养方案（试行）》（修订讨论稿）的起草和完善工作进行详细解读。上海中医药大学中药学院院长、工作组副组长徐宏喜教授重点介绍了中药学一级学科修订工作进展。各副组长单位负责人围绕以上汇报主题和方案材料分别发言，对完善和修订以上方案提出了具体建议，其他单位代表也结合自身人才培养实际情况，提出了诸多建设性意见。

会议就如何准确定位中药学研究生的培养目标、学硕和专硕差异培养、专博申报、科学合理设定培养和招生方向、加强人才培养各环节工作、凸显各培养单位特色等方面提出了具体指导意见，切实提高中药学高层次人才培养质量。

中国药科大学新增博士、硕士学位授权点 2021 年 11 月，中国药科大学获批新增生物与医药博士专业学位授权点、公共卫生与预防医学一级学科硕士学位授权点，两个学位授权点的获批进一步优化了学校“药学 + 工程学”和“药学 + 医学”交叉学科布局，在博士专业学位授权点上实现了零的突破。此外，为强化“药学 + 信息学”“药学 + 教育学”深度交叉融合，学校通过目录外二级学科动态调整，在全国范围内率先在药学一级学科下设置了药学教育学、医药大数据与人工智能二级学科，进一步完善学科结构，逐步建立起以“大药学”学科为主导、多学科交叉融合、结构更加合理的学科生态体系。

近年来，学校始终坚持“四个面向”的服务导向，深化“双一流”建设，坚持中国特色、坚守药学专攻、从优化学科结构体系、创新学科发展范式、改革学科管理模式、完善学科评价机制等入手，加快建设世界一流药学学科群。至此，学校共有药学、中药学、生物学 3 个一级学科博士学位授权点；生物与医药 1 个博士专业学位授权点；药学、中药学、生物学、化学、生物医学工程、基础医学、公共管理、公共卫生与预防医学 8 个一级学科硕士学位授权点；药学、中药学、生物与医药、公共管理、应用统计 5 个硕士专业学位授权点，涵盖医学、理学、工学、管理学、法学等 5 个学科门类。

沈阳药科大学新增生物与医药博士专业学位授权点 2021 年 11 月，沈阳药科大学获批新增生物与医药博士专业学位授权点，填补了辽宁省内空白，在学校博士专业学位授权点上实现了零的突破，也是学校近20年博士学位点建设新的突破。

近年来，学校高度重视学科建设工作，不断优化学科布局，整合学科资源、凝练学科方向、突出学科优势与特色，重点培育和建设符合经济社会发展和学校发展战略要求的学位点。目前已拥有药学、中药学2个一级学科博士学位点，生物与医药1个专业学位博士点，药学、中药学、化学、生物学、化学工程与技术、食品科学与工程、工商管理7个一级学科硕士学位点，药学、中药学、生物与医药3个硕士专业学位授权点，涵盖医学、理学、工学、管理学4个学科门类。

贵州中医药大学完善高层次人才培养体系 “十三五”以来，贵州中医药大学立足贵州、面向世界，聚焦全省大扶贫、大数据、大生态三大战略行动，围绕制约经济社会、重点产业发展的难点热点问题及体制机制障碍，不忘育人初心，深耕细耘以苗医药为代表的民族医药资源，不断凝练中医学学科、中药学学科和临床医学（中医）学科教育特色，努力把学校建成多学科协调发展、民族医药特色鲜明、国内一流的高水平创新型中医药大学。

学校推进以苗医药为特色的中医、中药主干学科学术学位博士及专业学位博士的人才培养，健全学科专业完备的硕士、博士研究生人才培养体系。不断扩大研究生培养规模，改革招生计划分配方式，引导高层次人才向地方经济社会发展重点领域、重大项目、重大平台、高水平研究团队倾斜，使高层次人才培养体系同经济社会发展要求相适应、同人民群众期待相契合、同中医药事业发展的站位相匹配。

贵州中医药大学充分发挥中医学、中药学、中西医结合及护理学等主干优势学科，高层次人才培养规模不断扩大，培养质量持续提升，研究生教育质量监控体系日渐完善，在校研究生近1500人，研究生教育对学校学科建设和科学研究贡献度明显加大。 （中国教育报）

国际交流

2021年中外合作办学概况 截至2021年底，经教育部批准的与药学教育相关的中外合作办学项目共15个。其中，中外合作本科教育项目14项；中外合作外国（境外）博士学位教育项目1项。中国医科大学-贝尔法斯特女王大学联合学院为不具有法人资格的中外合作办学机构，开设药物制剂（100702H）、生物技术（071002H）专业。

中外合作办学单位

机构名称：中国医科大学-贝尔法斯特女王大学联合学院（China Medical University — The Queen's University of Belfast Joint College）

中方：中国医科大学

外方：The Queen's University of Belfast，UK（英国贝尔法斯特女王大学）

机构属性：不具法人资格

机构地址：辽宁省沈阳市沈北新区蒲河路77号

法定代表人：闻德亮

校长或主要行政负责人：姚江

办学层次和类别：本科学历教育

学制：4年

办学规模：在校生450人（每年1期，在中国医科大学年度招生规模内统筹安排）

招生起止年份：2014—2030年（每年1期）

招生方式：纳入国家普通高等学校招生计划，参加全国普通高等学校统一入学考试，并符合相关招生录取规定和要求。

开设专业：药物制剂（100702H）；生物技术（071002H）

颁发证书：中方——普通高等教育本科毕业证书、学士学位证书

外方——Bachelor of Science（理学学士学位证书）

许可证编号：MOE21UKA02DNR20141586N

许可证有效期：2034年12月31日

中外合作办学项目

1. 上海中医药大学与英国伦敦城市大学合作举办药学专业本科教育项目

办学地址：上海市蔡伦路1200号

法定代表人：陈凯先

中方：上海中医药大学

外方：London Metropolitan University，UK（英国伦敦城市大学）

办学层次和类别：本科学历教育

学制：4年

每期招生人数：60人（在上海中医药大学年度招生规模内统筹安排）

招生起止年份：2003年—2021年（每年1期）

招生方式：纳入国家普通高等教育招生计划，参加全国普通高等学校统一入学考试，并符合相关招生录取规定和要求

开设专业或课程：药学（专业代码：100701H）

颁发证书：中方——普通高等教育本科毕业证书、学士学位证书

外方——无

审批机关：教育部

批准书编号：MOE31GB2A20030542O

批准书有效期:2025 年 12 月 31 日

2. 常州大学与爱尔兰国立大学梅努斯合作举办制药工程专业本科教育项目

办学地址:江苏省常州市武进区滆湖路 1 号

法定代表人:浦玉忠

中方:常州大学

外方:National University of Ireland, Maynooth, Ireland(爱尔兰国立大学梅努斯)

办学层次和类别:本科学历教育

学制:4 年

每期招生人数:50 人

招生起止年份:2011—2014 年、2015—2019 年(每年 1 期)

招生方式:纳入国家普通高等学校招生计划

开设专业或课程:制药工程(专业代码:081302H)

颁发证书:中方——普通高等教育本科毕业证书、学士学位证书

外方——Baccalaureatus in Arte Ingeniaria(工学学士学位证书)(赴国外学习者)

审批机关:教育部

批准书编号:MOE32IE2A20111171N

批准书有效期:2023 年 12 月 31 日

3. 南京中医药大学与澳大利亚格里菲斯大学合作举办生物制药专业本科教育项目

办学地址:江苏省南京市栖霞区仙林大道 138 号

法定代表人:吴勉华

中方:南京中医药大学

外方:Griffith University, Australia(澳大利亚格里菲斯大学)

办学层次和类别:本科学历教育

学制:4 年

每期招生人数:120 人

招生起止年份:2011—2014 年、2015—2019 年(每年 1 期)

招生方式:纳入国家普通高等学校招生计划

开设专业或课程:生物制药(分子生物学-药物研制)(专业代码:083002TH)

颁发证书:中方——普通高等教育本科毕业证书、学士学位证书

外方——Bachelor of Biomolecular Science(分子生物学学士学位证书)(赴国外学习者)

审批机关:教育部

批准书编号:MOE32AU2A20111176N

批准书有效期:2023 年 12 月 31 日

4. 南京工业大学与爱尔兰塔拉理工学院合作举办制药工程专业本科教育项目

办学地址:南京浦口浦珠南路 30 号

法定代表人:黄维

中方:南京工业大学

外方:Institute of Technology Tallaght, Ireland(爱尔兰塔拉理工学院)

办学层次和类别:本科学历教育

学制:4 年

每期招生人数:80 人(在南京工业大学年度招生规模内统筹安排)

招生起止年份:2014 年—2022 年(每年 1 期)

招生方式:纳入国家普通高等学校教育招生计划,参加全国普通高等学校统一入学考试,并符合相关招生录取规定和要求

开设专业或课程:制药工程(专业代码:081302H)

颁发证书:中方——普通高等教育本科毕业证书、学士学位证书

外方——Bachelor of Science in Pharmaceutical Science(制药科学专业理学学士学位证书)(赴国外学习 1 年者)

审批机关:教育部

批准书编号:MOE32IE2A20131451N

批准书有效期:2026 年 12 月 31 日

5. 中国药科大学与英国斯特拉斯克莱德大学合作举办药学专业本科教育项目

办学地址:江苏省南京市鼓楼区童家巷 24 号

法定代表人:来茂德

中方:中国药科大学

外方:University of Strathclyde, Glasgow, UK(英国斯特拉斯克莱德大学)

办学层次和类别:本科学历教育

学制:4 年

每期招生人数:50 人(在中国药科大学年度招生规模内统筹安排)

招生起止年份:2014 年-2021 年(每年 1 期)

招生方式:纳入国家普通高等学校教育招生计划,参加全国普通高等学校统一入学考试,并符合相关招生录取规定和要求

开设专业或课程:药学(专业代码:100701H)

颁发证书:中方——普通高等教育本科毕业证书、学士学位证书

外方——Bachelor of Science Honours Degree(理学荣誉学士学位证书)(赴国外学习 1 年者)

审批机关:教育部

批准书编号:MOE32UK2A20131547N

批准书有效期:2025 年 12 月 31 日

6. 天津中医药大学与英国诺丁汉大学合作举办临床药学专业本科教育项目

办学地址:天津市南开区玉泉路 88 号

法定代表人:张伯礼

中方:天津中医药大学

外方:University of Nottingham,UK(英国诺丁汉大学)

办学层次和类别:本科学历教育

学制:5 年

每期招生人数:50 人(在天津中医药大学年度招生规模内统筹安排)

招生起止年份:2015 年—2019 年(每年 1 期)

招生方式:纳入国家普通高等学校教育招生计划,参加全国普通高等学校统一入学考试,并符合相关招生录取规定和要求

开设专业或课程:临床药学(专业代码:100703TKH)

颁发证书:中方——普通高等教育本科毕业证书、学士学位证书

外方——Bachelor of Science with Honors in International Pharmacy(国际药学专业荣誉理学学士学位证书)(赴国外学习 2 年者)

审批机关:教育部

批准书编号:MOE12UK2A20141654N

批准书有效期:2024 年 12 月 31 日

7. 合肥师范学院与爱尔兰阿斯隆理工学院合作举办制药工程专业本科教育项目

办学地址:安徽省合肥市金寨路 327 号

法定代表人:吴先良

中方:合肥师范学院

外方:Athlone Institute of Technology,Ireland(爱尔兰阿斯隆理工学院)

办学层次和类别:本科学历教育

学制:4 年

每期招生人数:60 人(在合肥师范学院年度招生规模内统筹安排)

招生起止年份:2015 年—2018 年(每年 1 期)

招生方式:纳入国家普通高等学校教育招生计划,参加全国普通高等学校统一入学考试,并符合相关招生录取规定和要求

开设专业或课程:制药工程(专业代码:081302H)

颁发证书:中方——普通高等教育本科毕业证书、学士学位证书

外方——无

审批机关:教育部

批准书编号:MOE34IE2A20141616N

批准书有效期:2022 年 12 月 31 日

8. 石家庄学院与韩国又石大学合作举办制药工程专业本科教育项目

办学地址:河北省石家庄市高新技术开发区珠峰大街 288 号

法定代表人:王俊华

中方:石家庄学院

外方:Woosuk University,Korea(韩国又石大学)

办学层次和类别:本科学历教育

学制:4 年

每期招生人数:90 人(在石家庄学院招生规模内统筹安排)

招生起止年份:2018 年—2022 年(每年 1 期)

招生方式:纳入国家普通高等教育招生计划,参加全国普通高等学校统一入学考试,并符合相关招生录取规定和要求

开设专业或课程:制药工程(专业代码:081302H)

颁发证书:中方——普通高等教育本科毕业证书、学士学位证书

外方——Woosuk University,Korea(韩国又石大学)(赴外方学习 1 年者)

审批机关:教育部

批准书编号:MOE13KR2A20171844N

批准书有效期:2026 年 12 月 31 日

9. 长春中医药大学与韩国大邱韩医大学合作举办生物制药专业本科教育项目

办学地址:中国吉林省长春市净月高新技术产业开发区博硕路 1035 号

法定代表人:宋柏林

中方:长春中医药大学

外方:Daegu Haany University,Korea(大邱韩医大学)

办学层次和类别:本科学历教育

学制:4 年

每期招生人数:120 人(在长春中医药大学年度招生规模内统筹安排)

招生起止年份:2019 年—2023 年(每年 1 期)

招生方式:纳入国家普通高等学校招生计划,参加全国普通高等学校统一入学考试,并符合相关招生录取规定和要求

开设专业或课程:生物制药(专业代码:083002TH)

颁发证书:中方——普通高等教育本科毕业证书、本科学位证书

外方——无

审批机关:教育部

批准书编号:MOE22KR2A20181916N

批准书有效期:2027 年 12 月 31 日

10. 吉林医药学院与韩国建阳大学合作举办生物制药专业本科教育项目

办学地址:吉林省吉林市吉林大街 5 号
法定代表人:蔡建辉
中方:吉林医药学院
外方:Konyang University,South Korea(韩国建阳大学)
办学层次和类别:本科学历教育
学制:4 年
每期招生人数:120 人(在吉林医药学院年度招生规模内统筹安排)
招生起止年份:2020—2024 年(每年 1 期)
招生方式:纳入国家普通高等教育招生计划,参加全国普通高等学校统一入学考试,并符合相关招生录取规定和要求
开设专业或课程:生物制药(083002TH)
颁发证书:中方——普通高等教育本科毕业证书、学士学位证书
外方——无
审批机关:教育部
批准书编号:MOE22KR2A20192026N
批准书有效期:2028 年 12 月 31 日

11. 温州医科大学与韩国全南国立大学合作举办药学专业博士学位教育项目

办学地址:浙江省温州瓯海区茶山高教园区
法定代表人:李校堃
中方——温州医科大学
外方——Chonnam National University, Korea(韩国全南国立大学)
办学层次和类别:外国(境外)博士学位教育
学制:3 年
每期招生人数:博士研究生 20 人
招生起止年份:2019 年—2022 年(每年 1 期)
招生方式:自主招生
开设专业或课程:药理学(专业代码:100701H)
颁发证书:中方——无
外方——Doctor of Philosophy(in Pharmacy)药学博士
审批机关:教育部
批准书编号:MOE33KR1A20181963N
批准书有效期:2025 年 12 月 31 日

12. 沈阳药科大学与美国特莱恩大学合作举办生物医学工程专业本科教育项目

办学地址:辽宁省沈阳市沈河区文化路 103 号
法定代表人:李炜芳
中方——沈阳药科大学
外方——Trine University (Angola, IN), USA(美国特莱恩大学)
办学层次和类别:本科学历教育
学制:4 年
每期招生人数:120 人
招生起止年份:2021—2025 年(每年 1 期)
招生方式:纳入国家普通高等教育招生计划,参加全国普通高等学校统一入学考试,并符合相关招生录取规定和要求
开设专业或课程:生物医学工程(专业代码:082601H)
颁发证书:中方——普通高等教育本科毕业证书、学士学位证书
外方——Degree of Bachelor of Science(理学学士学位证书)
审批机关:教育部
批准书编号:MOE21USA02DNR20202084N
批准书有效期:2029 年 12 月 31 日

13. 中国药科大学与英国曼彻斯特大学合作举办临床药学专业本科教育项目

办学地址:江苏省南京市江宁区龙眠大道 639 号
法定代表人:来茂德
中方——中国药科大学
外方——University of Manchester, UK(英国曼彻斯特大学)
办学层次和类别:本科学历教育
学制:5 年
每期招生人数:64 人(由中国药科大学通过招生计划增量安排)
招生起止年份:2021—2026 年(每年 1 期)
招生方式:纳入国家普通高等教育招生计划,参加全国普通高等学校统一入学考试,并符合相关招生录取规定和要求
开设专业或课程:临床药学(专业代码:100703TKH)
颁发证书:中方——普通高等教育本科毕业证书、学士学位证书
外方——Bachelor of Science Honours Degree(理学荣誉学士学位证书)(赴境外学习两年者)
审批机关:教育部
批准书编号:MOE32UKA02DNR20202087N
批准书有效期:2031 年 12 月 31 日

14. 贵州医科大学与希腊雅典大学合作举办药学专业本科教育项目

办学地址:贵州省贵阳市花溪区花溪大学城栋青路 2 号

法定代表人:罗鹏

中方——贵州医科大学

外方——The National and Kapodistrian University of Athens,Greece(希腊雅典大学)

办学层次和类别:本科学历教育

学制:4 年

每期招生人数:100 人

招生起止年份:2021—2025 年(每年 1 期)

招生方式:纳入国家普通高等教育招生计划,参加全国普通高等学校统一入学考试,并符合相关招生录取规定和要求

开设专业或课程:药学(专业代码:100701H)

颁发证书:中方——普通高等教育本科毕业证书、学士学位证书

外方——无

审批机关:教育部

批准书编号:MOE52GRA02DNR20202110N

批准书有效期:2029 年 12 月 31 日

15. 贵州中医药大学与英国利兹贝克特大学合作举办药物制剂专业本科教育项目

办学地址:贵州省贵阳市花溪区花溪大学城栋青路 4 号

法定代表人:刘兴德

中方——贵州中医药大学

外方——Leeds Beckett University,UK(英国利兹贝克特大学)

办学层次和类别:本科学历教育

学制:4 年

每期招生人数:120 人

招生起止年份:2021 年—2025 年(每年 1 期)

招生方式:纳入国家普通高等教育招生计划,参加全国普通高等学校统一入学考试,并符合相关招生录取规定和要求

开设专业或课程:药物制剂(专业代码:100702H)

颁发证书:中方——普通高等教育本科毕业证书、学士学位证书

外方——Bachelor of Science in Biomedical Sciences(生物医学科学理学学士学位证书)(赴境外学习一年者)

审批机关:教育部

批准书编号:MOE52UK2A20212161N

批准书有效期:2029 年 12 月 31 日

中国药科大学与英国斯特拉斯克莱德大学深化合作 2021 年 10 月 13 日,中国药科大学来茂德校长与英国斯特拉斯克莱德大学校长、英国皇家工程院院长吉姆·麦克唐纳德爵士举行会谈,双方就如何推进研究生联合培养、双方科研合作等进行探讨,同意通过举办双边学术会议,提高科研合作对接效率,并加快实施研究生联合培养项目。

来校长介绍了中国药科大学校情,回顾了两校的合作历史,总结了双方的主要合作成果——药学中外合作办学本科教育项目的发展历程。该项目自 2014 年启动以来,招生人数从最初的 30 人增加至 64 人,至今已有四届毕业生,海外升学率超 88%,充分说明了双方合作的成功。

麦克唐纳德校长介绍了斯特拉斯克莱德大学教育与科研概况及校园疫情防控和安全保障情况。他表示,中国药科大学是该校的主要合作伙伴之一,学校非常重视与中国药大建立的长期合作关系,定将全力保障合作办学项目学生的安全。

随后,作为合作办学项目的执行学院,斯特拉斯克莱德大学药学与生物医药学院以详实的毕业生数据对比介绍了药学中外合作办学项目的发展情况。据介绍,各届毕业生中获得一等荣誉学位的人数比例从 10% 上升至 29%,获得二等及以上的人数从 86% 上升至 100%,毕业生质量稳步攀升。

斯特拉斯克莱德大学是一所位于苏格兰格拉斯哥市的公立研究型大学,其药学及生物医学科学学院(SIPBS)是苏格兰重要的科研中心,同时也是英国顶尖的药学学院之一。在 2021QS 世界大学药剂与药理学科排名中,该校位列英国第 11 位,世界第 69 位。中国药科大学与该校已有十余年友好合作历史,在中外合作办学、教师培训、学生海外交流项目等方面均有合作。此次校长会谈对于双方总结以往合作成功经验,全方位加深合作关系具有重要的意义。

中国药科大学举办第四届海外合作院校教育展 2021 年 11 月 25 日至 26 日,“与世界零距离—第四届中国药科大学海外合作院校线上教育展”顺利举办,直播点击量近 1.7 万。

教育展开幕式上,国际交流合作处徐明处长首先向参展院校和代表表示欢迎和感谢,他简要介绍了学校境外交流项目的相关支持政策和执行情况,表示希望教育展能成为药大学子参与境外交流的平台。美国南加州大学药学院院长代表参展院校致辞。他充分肯定了与我校的合作,同时介绍了学院情况。开幕式后是西南交通大学谭永东教授主讲的嘉宾讲座。他从“以时代担当投身国际化,以科学精神践行国际化,以创新方法指导国际化”三个方面阐述了如何通过国际交流促进创新能力培养。

英国诺丁汉大学、荷兰莱顿大学、美国南加州大学等 32 所境外合作院校机构分别作宣介,并与在线师生互动,进行答疑。本次教育展特别邀请的联合国青年领袖精英项目受到了同学们的热烈关注。来自联合教科文组织的主讲人为大家解答了关于项目以及联合国实习相关的问题。此外,国际处还分别向学生作了境外学习项目以及“探索世界”奖学金介绍。

广东药科大学举办“2021 生物医药前沿国际研讨会” 2021 年 1 月 18 日,“2021 生物医药前沿国际研讨会”在广东药科大学国际会议中心成功举办。会议以“弘扬科学家精神,捍卫人类健康”为主题,以“线上 + 线下”融合的方式共同探讨传统医学理论与现代生物技术在生物医药领域的创新、发展与应用。参加国际研讨会的有包括来自俄罗斯、澳大利亚、加拿大、波兰、美国和中国等国的杰出科学家、生物医药界的著名学者,俄罗斯国立普希诺自然科学院设分会场并有 100 多名学者参加,与会者合计共有 400 多人。会议由张陆勇副校长主持。

校长郭姣介绍了在新冠疫情防控中,我国生物医药科技工作者发扬科学家精神,在新冠病毒感染的临床救治、疫苗研发、检测技术等方面所作出的重要贡献,以及广东药科大学贯彻落实科学家精神,充分发挥专业优势,积极为疫情防控贡献力量的举措和成果。希望各国科学家深化学术交流,推动务实合作,促进生物医药事业发展,维护人类生命健康。

广东省中医药管理局副局长柯忠出席大会并讲话指出,进一步贯彻落实习近平总书记所提出的科技创新方向和科学家精神,希望与会专家学者聚焦热点问题,共同探讨传统医学理论与现代生物技术在生物医药领域的创新、发展与应用,推动各国学术交流与合作平台的搭建,推动国际生物医药产业的健康发展,推动生物技术的创新和在临床的应用。

俄罗斯国立普希诺自然科学院第一副校长德米特里·斯特罗加诺夫在分会场向大会致辞,他指出,2020 年世界遭遇了新冠病毒感染这个人类共同的敌人,科学家们积累了宝贵经验,希望进一步加强国际交流与合作,密切深入研究,带来更好的研究成果。

会上,22 位中外专家分别就肿瘤致病机制、抗癌药物研发、中西医结合与临床应用、当今生物医药产业的发展趋势以及生物技术的创新与发展等相关问题进行了热烈交流和探讨,分享了各自最新的研究进展和对未来战胜疾病、捍卫人类健康的思考。其中,俄罗斯普希诺自然科学院生物医学制药技术学院院长穆拉舍夫·阿尔卡季·尼古拉耶维奇教授以实验室动物病理条件模型构建为出发点,分享了其团队在创新药物研发过程的最新动态;澳大利亚联邦科学与工业研究组织制造部门生物医学制造项目的高级研究员郝晓娟博士将生物水凝胶前沿技术应用到医药产业的研发过程中,为药物开发提供了新思路;海军军医大学张卫东教授从国际创新药物研发、新靶标确证和基于中药的创新药物发现三个方面进行了系统阐述,分享了他们在创新药物研究中取得的经验;中国药科大学郝海平教授通过研究实例系统阐述了代谢物—靶标—创新药物研发这一代谢物导向的创新药物发现路径;复旦大学基础医学院中西医结合学系王彦青教授介绍了以小鼠为研究模型,通过分子生物学与中医针刺疗法相结合的手段,寻找解决“癌痛”慢性病理疼痛的新方法;广东药科大学生命科学与生物制药学院院长张荣信教授探讨了肿瘤免疫逃逸过程的重要调控因子,为抗肿瘤靶标药物的筛选指明了方向。

本次会议由广东药科大学和俄罗斯国立普希诺自然科学院共同主办,广东药科大学生命科学与生物制药学院、广东省生物技术候选药物研究重点实验室、广东省生物活性药物研究重点实验室共同承办。会议通过对促进国际药物创新合作,推进了中国生物医药产业与世界的接轨,搭建了生物医药领域与临床和转化医学之间的国际合作桥梁。

浙江大学药学院与莫斯科物理技术大学开展双边学术交流 2021 年 8 月 13 日至 15 日,浙江大学药学院与莫斯科物理技术大学开展“结构生物学与药物发现”双边学术交流。活动由浙江大学药学院中俄结构生物学与药物发现“一带一路”联合研究中心主办,分为学术前沿报告、青年学生学术工作坊和双边合作研讨。浙江大学和莫斯科物理技术大学的 70 余名师生线上和线下参加。

浙江大学药学院院长顾臻在致辞中回顾了浙江大学药学院中俄结构生物学与药物发现“一带一路”联合研究中心的建设历程,并对中心未来发展提出了要求和思路。他希望中心能够继续积极响应国家“一带一路”倡议,充分发挥双方多学科交叉融合优势,共同推动创新药物研究,并能联合培养一批具有国际视野和全球竞争力的复合型人才以及促进中俄友谊的文化使者。莫斯科物理技术大学基础与应用物理学院院长 Andrey Rogachev 在致辞中介绍了莫斯科物理技术大学的发展概况,同时对中心在过去两年的合作给予充分肯定,对未来共同建立创新药物研究学术联盟、药学科技和教育合作共同体等合作充满期待。

学术前沿报告围绕“生物物理学与药物发现的新机遇”为主题展开,浙江大学张翔南教授、王毅教授、唐喆教授和莫斯科物理技术大学 Valentin Borshchevskiy、Ivan Maslov、Alexey Vlasov、Sergey Novikov 等作主题发言,内容涵盖生物物理技术研发、新冠病毒防治、中药活性成分筛选、肿瘤临床治疗、结构生物学、计算生物学等多个交叉学科。青年学生学术工作坊围绕活动主题开展了“重要药物靶点蛋白结构生物学”的报告,双方共有 15 位研究生和本科生参加。双方围绕中心未来发展开展研讨,就积极推进创新药物研究学术联盟、构建药学科技和教育合作共同体等合作内容达成一致。

浙江大学药学院中俄结构生物学与药物发现“一带一路”联合研究中心是在中国驻俄罗斯联邦大使馆和浙大国际合作与交流处的指导支持下,于 2019 年至 2020 年期间整合中俄双方在药学和生物物理学研究领域的优势力量组建,从精准药物靶标研究到新药发现领域开展多项合作与交流。合作得到中国国家自然科学基金和俄罗斯联邦基础研究基金的支持,促进了在“一带一路”沿线国家建立学术联盟,持续提升了浙江大学药学学科的国际影响力。

职业与继续教育

《职业教育专业目录(2021年)》发布 2021年3月，教育部印发《职业教育专业目录(2021年)》，共设置19个专业大类、97个专业类、1349个专业，其中中职专业358个、高职专科专业744个、高职本科专业247个。新版职业教育专业目录自发布之日起施行，对半数以上专业进行了调整。

新版《目录》按照“十四五”国家经济社会发展和2035年远景目标对职业教育的要求，在科学分析产业、职业、岗位、专业关系基础上，对接现代产业体系，服务产业基础高级化、产业链现代化，统一采用专业大类、专业类、专业三级分类，一体化设计中等职业教育、高等职业教育专科、高等职业教育本科不同层次专业。

与中职专业目录(2010年)及近年增补专业相比，中职保留171个，调整(含新增、更名、合并、撤销、归属调整、拆分)225个，调整幅度61.1%；高职专科较高职(专科)专业目录(2015年)及历年增补专业，保留414个，调整439个，调整幅度56.4%；高职本科试点专业清单保留39个，调整208个，调整幅度260%。保留的专业主要是符合产业人才需求实际、职业成熟稳定、专业布点较广、就业面向明确、名称科学合理以及特种行业领域专业。专业调整的情形主要是：适应经济社会发展新变化新增专业，根据产业转型升级更名专业，根据业态或岗位需求变化合并专业，对不符合市场需求的专业予以撤销。

2021年起，职业院校拟招生专业设置与管理工作按《目录》及相应专业设置管理办法执行。教育部要求做好新旧目录衔接工作。目前在校生按原目录的专业名称培养至毕业，学校应根据专业内涵变化对人才培养方案进行必要的调整更新。已入选“双高计划”等教育部建设项目的相关专业(群)，应结合《目录》和项目建设要求，进行调整升级。用人单位选用相关专业毕业生时，应做好新旧目录使用衔接。根据经济社会发展等需要，教育部将动态更新《目录》，完善专业设置管理办法。

中等职业教育专业目录(2021年)(药学相关)

专业代码	专业名称	备注
610108	中草药栽培	农业类
690201	制药技术应用	药品与医疗器械类
690202	生物制药工艺	药品与医疗器械类
690203	生物药物检验	药品与医疗器械类
690204	药品食品检验	药品与医疗器械类
690205	制药设备维修	药品与医疗器械类
720301	药剂	药学类
720403	中药	中医药类
720404	藏医医疗与藏药	中医药类
720405	维医医疗与维药	中医药类
720406	蒙医医疗与蒙药	中医药类
720407	中药制药	中医药类
720410	哈医医疗与哈药	中医药类

(续表)

高等职业教育专科专业(2021年)(药学相关)

专业代码	专业名称	备注
410108	中草药栽培与加工技术	农业类
410302	动物药学	畜牧业类
470102	药品生物技术	生物技术类
490201	药品生产技术	药品与医疗器械类
490202	生物制药技术	药品与医疗器械类
490203	药物制剂技术	药品与医疗器械类
490204	化学制药技术	药品与医疗器械类
490205	兽药制药技术	药品与医疗器械类
490206	药品质量与安全	药品与医疗器械类
490207	制药设备应用技术	药品与医疗器械类
490208	药品经营与管理	药品与医疗器械类
490209	食品药品监督管理	药品与医疗器械类
520301	药学	药学类
520410	中药学	中医药类
520411	蒙药学	中医药类
520412	维药学	中医药类
520413	藏药学	中医药类
520414	中药材生产与加工	中医药类
520415	中药制药	中医药类
520418	药膳与食疗	中医药类

高等职业教育本科专业(2021年)(药学相关)

专业代码	专业名称	备注
210302	动物药学	畜牧业类
290201	制药工程技术	药品与医疗器械类
290202	药品质量管理	药品与医疗器械类
290203	医疗器械工程技术	药品与医疗器械类
290204	药事服务与管理	药品与医疗器械类
320301	药学	药学类
320401	中药制药	中医药类

全国药品职业教育教学指导委员会(2021—2025年)名单

主任委员：

李福荣　国家药品监督管理局高级研修学院

副主任委员：

于清明　国药控股股份有限公司

冯　锋　南京医科大学

任文霞　浙江药科职业大学

张　晖　山东药品食品职业学院

段慧萍　国家药品监督管理局

姚文兵　中国药科大学

唐红梅　上海健康医学院

秘书长：

罗　杰　国家药品监督管理局高级研修学院

委员：

丁　立　广东食品药品职业学院
王立中　泰州职业技术学院
王晓利　深圳职业技术学院
王　霆　广州楷石医药有限公司
毛祥东　上海应用技术大学
甘友清　四川省食品药品学校
龙敏南　福建生物工程职业技术学院
叶　真　北京金象大药房医药连锁有限责任公司
史录文　北京大学
丛淑芹　山东药品食品职业学院
朱照静　重庆医药高等专科学校
邬瑞斌　中国药科大学
刘　娈　老百姓大药房连锁股份有限公司
刘　晨　北京卫生职业学院
孙师家　广东食品药品职业学院
孙　莹　长春医学高等专科学校
阳　欢　江西省医药学校
严　振　广东省药品监督管理局
李群力　金华职业技术学院
沈　力　重庆三峡医药高等专科学校
宋　健　淄博职业学院
张志华　河北化工医药职业技术学院
张佳佳　浙江药科职业大学
张橡楠　河南医药健康技师学院
张震云　山西药科职业学院
陈　皎　国家药品监督管理局执业药师资格认证中心
陈燕忠　广东食品药品职业学院
邵　蓉　中国药科大学
罗晓清　苏州卫生职业技术学院
季　敏　上海医药(集团)有限公司
金学平　武汉软件工程职业学院
屈　靖　山东新华医疗器械股份有限公司
赵宝林　安徽中医药高等专科学校
郝晶晶　北京卫生职业学院
胡忠和　国家药品监督管理局
秦光霞　漱玉平民大药房连锁股份有限公司
袁文懿　河南省药品监督管理局
徐小萍　上海健康医学院
殷海松　天津现代职业技术学院
高璀乡　江苏医药职业学院
崔福军　江苏省徐州医药高等职业学校
蒋丽刚　珀莱雅化妆品股份有限公司
蒋忠元　上海市医药学校
廖锦红　海南森祺制药有限公司
樊　卫　重庆市医药科技学校
虢剑波　湖南食品药品职业学院

全国药品与医疗器械类职业教育本科专业建设研讨会举办　2021年6月5日至6日，由食品药品行指委主办、国家药监局高研院承办的“全国药品与医疗器械类职业教育本科专业建设研讨会”在山东济南召开。来自中国药科大学、天津大学、上海健康医学院、河北化工医药职业技术学院、江苏食品药品职业学院、浙江医药高等专科学校、山东药品食品职业学院、福建生物工程职业技术学院等39所本科、高职院校及相关行业企业的120余名专家出席了本次会议。

行指委秘书处、国家药监局高研院党委副书记、纪委书记罗杰同志出席会议并致辞，中国药科大学副校长姚文兵教授、华东师范大学职业教育与成人教育研究所所长徐国庆教授、江苏食品药品职业技术学院校长冯锋教授，以及8位来自4个职教本科专业相关行业企业、职业院校及行指委秘书处的有关专家，分别就普通本科药学教育发展历程，职业本科教育课程建设，药品与医疗器械类专业目录调整，以及人才需求与专业建设等内容做专题报告。会议还安排了专业分组研讨，与会专家围绕人才培养目标、课程设置、教学改革、校企合作、师资培养、教材建设等内容做了充分交流。本次研讨会对于探索职教本科发展路径和人才培养规律，科学开展药品与医疗器械类职业教育本科专业建设起到了积极的推动作用。

职业教育与继续教育类全国优秀教材(药学)

一等奖

获奖教材	版次	标准书号	适用范围	主要编者	主要编者单位	出版单位
药物制剂技术(第3版)	第3版	978-7-117-26500-3	高职	主编：张健泓 副主编：杜月莲，何静，徐宁宁	广东食品药品职业学院，山西药科职业学院，重庆医药高等专科学校，徐州生物工程职业技术学院	人民卫生出版社
药物学基础	第1版	978-7-03-055387-4	中职	主编：符秀华，付红焱 副主编：吴丽萍，覃隶莲，闫丽珍	安徽省淮南卫生学校，首都医科大学附属卫生学校，黑河市卫生学校，广西玉林市卫生学校，新疆巴州卫生学校	科学出版社

二等奖

获奖教材	版次	标准书号	适用范围	主要编者	主要编者单位	出版单位
药物制剂技术（第三版）	第3版	978-7-506-78760-4	高职	主编：胡英，王晓娟 副主编：杜月莲，黄家利，江荣高，刘树红	浙江医药高等专科学校，湖南食品药品职业学院，山西药科职业学院，中国药科大学，重庆三峡医药高等专科学校，江苏省常州技师学院	中国医药科技出版社
药学服务实务	第1版	978-7-5067-8798-7	高职	主编：陈地龙，张庆 副主编：姚晓敏，宋梅，宋新丽，蔡连富	重庆三峡医药高等专科学校，济南护理职业学院，浙江医药高等专科学校，江苏省徐州医药高等职业学校，黑龙江农业经济职业学院，廊坊卫生职业学院	中国医药科技出版社
药用化学基础（一）无机化学（第2版）	第2版	978-7-5067-8406-1	中职	主编：张雪昀 副主编：倪汀，彭荣珍	湖南食品药品职业学院，江苏省常州技师学院，广东江门中医药职业学院	中国医药科技出版社
药物分析（第3版）	第3版	978-7-117-25650-6	高职	主编：孙莹，刘燕 副主编：杨红，商传宝，刘清新	长春医学高等专科学校，肇庆医学高等专科学校，首都医科大学，淄博职业学院，沧州医学高等专科学校	人民卫生出版社
中药学基础（第2版）	第2版	978-7-5067-8411-5	中职	主编：李承革，封银曼 副主编：罗玲英，孙志蓉，陈昭玲	四川省食品药品学校，郑州卫生健康职业学院，江西省医药学校，北京中医药大学，广东江门中医药职业学院	中国医药科技出版社
药用植物学（第4版）	第4版	978-7-117-26254-5	高职	主编：郑小吉，金虹 副主编：钱枫，刘宝密，张建海，傅红	广东江门中医药职业学院，四川中医药高等专科学校，安徽中医药高等专科学校，黑龙江中医药大学佳木斯学院，重庆三峡医药高等专科学校，天津生物工程职业技术学院	人民卫生出版社

首套医药类高职教育活页式、工作手册式系列教材出版

2021年10月，在国家教材建设重点研究基地（职业教育教材建设和管理政策）指导下，由全国食品药品职业教育教学指导委员会牵头组织专家编写的《药物制剂技术》《药品质量检测技术》《医药市场营销实务》（以下简称教材）三本活页式、工作手册式教材，由中国医药科技出版社正式出版发行。

教材的编写深入贯彻了习近平总书记关于职业教育的重要指示，全面落实了全国职业教育大会精神，实践了《国家职业教育改革实施方案》中关于"建设一大批校企'双元'合作开发的国家规划教材，倡导使用新型活页式、工作手册式教材"的要求，以教材建设助力"三教"改革。本套教材是国内首套医药类高等职业教育新型活页式、工作手册式教材，修订了过去教材中存在的与企业生产实际脱节、内容陈旧老化等问题，填补了国内此类教材的空白，为医药类高等职业教育提供了智力支持。

教材由来自18个省份职业院校、行业企业、科研院所、监管机构等领域的42位专家历时两年编写完成。以《国家职业教育改革实施方案》中"培养高素质劳动者和技术技能人才"的总体要求为目标，在内容编排、能力点的设置以及编写体例方面进行了创新。

在内容编排方面，教材按照"新型活页式、工作手册式教材"编写理念，以能力清单为主线，把职业能力作为最小组织单元重构了传统教材内容。教材对接实际岗位与工作领域，分析归纳出岗位所需的典型工作任务，并加以讲解。以《药品质量检测技术》为例，在"能使用紫外-可见分光光度法鉴别药品"部分，不仅说明了该鉴别方法的基本原理，还将检测方法细化到仪器的具体参数、详细的检测步骤及最终的判断标准。如此详实的讲解也体现了本书的活页式、工作手册式的特点。

在能力点的设置方面，教材充分考虑了能力点的内在价值和易读性，力求揭示每个能力点所处场景的新技术和新趋势。《药物制剂技术》中加入了各式图片，从工艺流程图、结构形式图到屏幕显示图、设备实物图等，让知识点的易读性大大加强。以"能按规程操作中药提取自动化控制系统"为例，仅此一个能力点就配备了30余张各类图片，充分展示了目前中药提取过程中的新设备、新方法，使得学习、操作的难度大大降低。

在编写体例方面，教材的各个章节以解决实际工作中可能遇到的问题为指引，层层递进。以《医药市场营销实务》为例，全书分为6个工作领域19个工作任务48条职业能力，不仅将"药品零售连锁市场营销"部分划分为零售连锁总部签约、门店铺货、动销及最终的增值服务等不同环节，还将内容细化到"能制定门店拜访路线和拜访计划"、"能协助门店进行药品陈列"等具体工作，充分体现了本书以实际问题为指引，逐条对应的特点。

此外，教材还融入课程思政元素，强化立德树人教育职能。同时，为了本套教材能够真正"活"起来，教材在书面文字、图片讲解的基础上加入了二维码链接，学生扫描二维码即可获得演示文稿。教材还将基于中国医药科技出版社的"医药大学堂"平台，为学生免费提供线上课程等配套数字增值服务。

第二批国家级职业教育教师教学创新团队课题研究立项名单(药学)

项目编号	项目单位	课题名称	项目负责人	备注
ZH2021070201	重庆三峡医药高等专科学校	新时代职业院校中医药专业领域团队教师教育教学改革创新与实践	沈　力	主课题
ZI2021070202	江西省医药学校	中药学专业群人才培养方案研究	罗玲英	子课题方向 2
ZI2021070203	山东中医药高等专科学校	中医学专业群对接职业标准的课程体系构建与实践	徐传庚	子课题方向 3
ZI2021070206	肇庆医学高等专科学校	中医药专业群创新团队教学质量评价体系研究	张贵锋	子课题方向 6
YB2021070201	肇庆医学高等专科学校	中医药专业群新时代“课程思政”改革方法与路径研究	李力强	一般课题方向 1

2021 年全国职业院校技能大赛获奖名单(高职组中药传统技能)

一等奖

代表队	学校	姓名
重庆市	重庆三峡医药高等专科学校	谭　欣
江苏省	江苏联合职业技术学院连云港中医药分院	王园鑫
安徽省	亳州职业技术学院	卞国强

二等奖

代表队	学校	姓名
广东省	广东江门中医药职业学院	彭小仪
山东省	山东中医药高等专科学校	宋子越
湖南省	湖南食品药品职业学院	凌　娟
山西省	山西药科职业学院	翟建设
吉林省	长春医学高等专科学校	赵　杨
陕西省	宝鸡职业技术学院	吕欣娜

三等奖

代表队	学校	姓名
江西省	江西卫生职业学院	王玉珍
四川省	乐山职业技术学院	吴　丹
云南省	云南农业职业技术学院	陈少野
天津市	天津生物工程职业技术学院	庄钟博
甘肃省	甘肃卫生职业学院	李婷婷
湖北省	湖北中医药高等专科学校	张鋆瑶
广西壮族自治区	广西卫生职业技术学院	胡观红
浙江省	浙江医药高等专科学校	陶虹羽
辽宁省	辽宁医药职业学院	康　爽

中国药师协会换届　2021 年 4 月 18 日，中国药师协会第四次全国会员代表大会在北京召开。原国家卫生部党组书记、部长高强，原国家卫生计生委副主任、全国人大教科文卫委员会副主任委员、中国医院协会会长刘谦，国家卫生健康委医政医管局副局长李大川等及来自全国近二百名会员代表参加了会议。

大会审议通过了第三届理事会工作报告、财务工作报告、资产管理办法、会费收取标准、协会工作目标和发展规划、会员代表、理事、监事和负责人产生办法，修订了《中国药师协会章程》，选举产生了第四届理事会和监事，新一届理事会由来自药品生产、经营、使用领域药师代表和医药院校、医药传媒、有关学协会的个人代表，以及理事单位选派的代表组成，理事 58 名，监事 2 名。

大会同期召开第四届理事会第一次会议，确定了协会名誉职务人选，高强部长任协会资深顾问，杨宝峰院士任协会名誉会长，姚文兵、魏玉林任协会顾问；选举产生了新一届理事会负责人，张耀华连任协会会长，王家伟、田侃、史录文、肖卫红、吴琨、吴少祯、邵蓉、武志昂、易军、孟丽华、胡欣、徐凤翔、殷惠军、梅丹、曹俊岭、童荣生、颜晓文当选协会副会长，刘晓琳当选协会秘书长；确定了法定代表人、新闻发言人和副秘书长人选；会议还审议通过了协会部分管理制度，以及分支机构设立等有关事项。

中国药师协会致力于加强药师队伍建设与管理，维护药师的合法权益；增强药师的法律、道德和专业素质，提高药师的执业能力；保证药品质量和药学服务质量，促进公众合理用药，保障人民身体健康。

药物生产与流通

Drug Production, Supply and Distribution

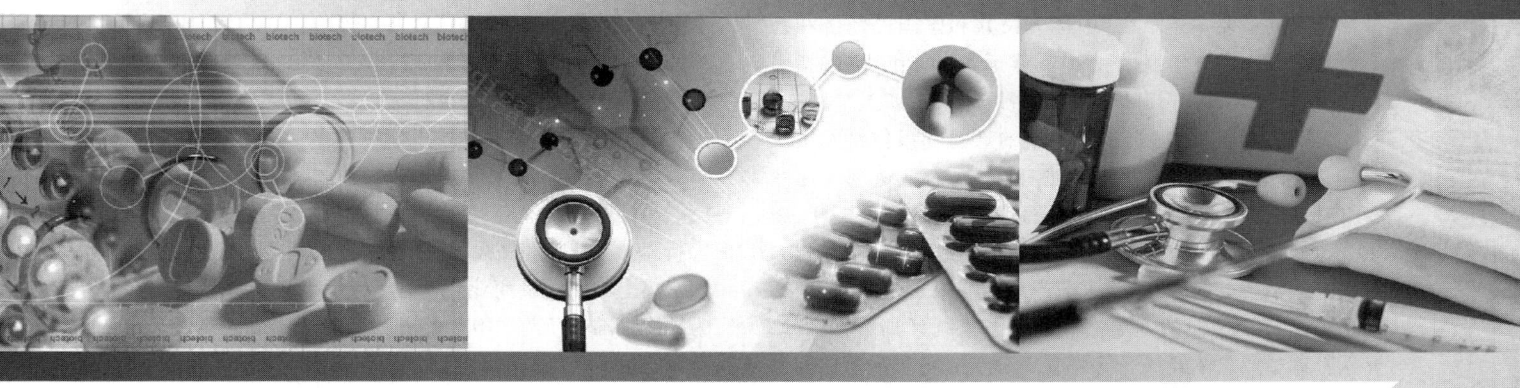

医药工业

2021 年概况

2021 年是新冠病毒感染疫情在全球暴发流行的第二年,国内外对医药工业的重视程度都在逐步提升。受到新冠病毒感染疫情不同程度暴发的影响,世界经济形势复杂严峻,对产业链供应链稳定、健全、完善的要求提高,对我国传统优势产品出口和向更高价值链延伸带来了挑战。2021 年是我国"十四五"发展规划的开局之年,也是深化医药卫生体制改革的重要一年。在《中华人民共和国国民经济和社会发展第十四个五年规划和 2035 年远景目标纲要》的指引下,全国各地区、各部门陆续出台了各自的"十四五"发展规划。"十四五"期间,医药工业发展的环境和条件将发生巨大变化。医药工业将进入创新驱动发展、产业链现代化变革、向国际化产业体系转变的高质量发展阶段。2021 年,新冠病毒感染的影响持续,人民对健康的重视程度不断提高,居民健康消费升级,对相关医药产品的需求逐步扩大,医药制造业保持了平稳的发展态。根据国家统计局数据,2021 年医药制造业总体经济运行平稳,医药制造业增加值比上年增长 24.8%,增速比规模以上工业高 15.2 个百分点,比 2020 年加快 18.9 个百分点。实现营业收入比上年增长 19.1%,比 2019 年增长 26.4%;实现利润比上年增长 68.7%,比 2019 年增长 102.7%;实现出口交货值比上年增长 46.6%,比 2019 年增长 115.7%。由于医药产品是特殊商品,医疗机构是医药产品最大的购买方,货款回笼问题一直是医药企业的很大困扰。2021 年,医药制造业应收账款平均回收期为 63.3 天,比上年减少 2.3 天,但仍比规模以上工业慢 13.8 天。在国家相关政策引导及行业运行模式变革下,货款拖延情况有所缓解,但与其他制造行业相比仍有一定差距。

一、主要经济指标完成情况

根据统计,2021 年规模以上医药工业增加值同比增长 23.1%,远高于整体工业增加值的增速(9.6%),位居工业各大类行业前列。医药工业规模以上企业实现营业收入 33 049.3 亿元,同比增长 19.1%,增速较上年同期提高 12 个百分点;实现利润总额 7006.5 亿元,同比增长 68.7%,增速较上年同期提高 61.7 个百分点。

促进 2021 年医药工业经济指标大幅增长的主要因素:一是新冠疫情防控产品形成的行业增量,在国内和国际市场新冠病毒疫苗和相关诊断试剂销售均大幅增长;二是国内终端药品市场扭转了 2020 年负增长态势,医院临床诊疗人次和购药金额同比大幅增长,根据中国药学会数据,2021 年样本医院用药同比增长 119%;三是医药产品出口继续实现高增速,出口交货值较 2020 年同比增长 44.8%。2021 年各子行业增长情况很不均衡。生物制品子行业在新冠病毒疫苗销售的带动之下呈现爆发式增长,营业收入和利润增速显著高于其他子行业。作为终端产品的化学制剂、中药饮片、中成药等三个子行业的营业收入从 2020 年的负增长转为实现 10% 左右的较高增速。中药饮片的利润增速高达 102.4%,显示了该领域盈利水平有较大幅度提升。卫生材料及医药用品子行业的营业收入和利润均出现了下降,分析主要是防护服、口罩等卫生防护用品销售同比减少所致。分季度看,主要受去年同期基数变化影响,2021 年医药工业经济指标增速处于逐季下行的态势。一季度、上半年前三季度、全年的营业收入增速分别为 37.9%。28.6%、23.3% 和 19.1%。其中第四季度单季度增速已降至 9.8% 的个位数。

二、行业运行主要特点

1. 创新转型加快推进

2021 年国内企业共有 44 款国产创新药获批上市,创历史新高。在持续和高强度研发投入的作用下,国产创新药步入密集上市和批量商业化阶段。从审评程序看,34 个品种为常规批准的新药。10 个品种为紧急使用或附条件上市的新冠防治药品。从产品类型看,包括 17 个化学药、15 个生物药(含 6 个疫苗)和 12 个中药,中药新药获批数量超过了此前五年获批中药新药的总和。从治疗领域看,产品适应证覆盖面很宽,包括肿瘤、免疫类疾病、病毒感染、细菌感染、高血脂、糖尿病、麻醉等诸多领域,其中抗肿瘤药仍数量最多,共有 14 个品种获批。从申报企业类型看,在化药和生物药方面。新兴生物技术公司获批产品的数量已经超过传统制药企业,成为创新药开发的主要力量。

一批创新性强的新药获批上市。多个品种为相应靶点首款国产新药,包括 MET 抑制剂赛沃替尼片、CDK4/6 抑制剂羟乙磺酸达尔西利片、ADC 药物注射用维迪西妥单抗、CAR-T 药物阿基仑赛注射液以及纳入突破性疗法的奥雷巴替尼片等,为提高我国临床用药水平创造了条件。但同时,年内新获批的 4 款 PD-1/L1 抑制剂,将进一步加剧该类产品市场竞争。

新冠病毒疫苗和药物开发取得突出成绩。病毒灭活疫苗、腺病毒载体疫苗、重组蛋白疫苗、核酸疫苗等多条技术路线均有代表性品种,年内有 6 款疫苗附条件上市或紧急使用,年产能达到数十亿剂。治疗性药物方面,安巴韦单抗/罗米司韦单抗联合疗法获批应急使用,多个化学新药进入临床研究。

2. 结构调整促进增长

行业龙头企业规模扩大、实力增强,成为行业稳定增长的基石。中国医药集团在新冠疫苗销售带动下,工业板块销售收入达到千亿级,将保持行业领先地位。根据上市公司公告等公开信息,预计2021年国内营业收入达200亿元以上的工业企业可达到15家以上,突破300亿元的企业增多,行业集中度进一步提升。新兴企业快速发展,成为推动行业增长的重要力量。在医保政策的助力下,信达、百济等创新药企业不断扩大新药销售规模。CXO产业成为医药工业的新生力量,以药明、凯莱英等为代表的CDMO企业销售快速增长。受益于行业研发投入和固定资产投资加大,药品上游供应链催生了一批以国产替代为特征的专精特新企业,医药工业的产品业态更加多元化。

用药结构升级成为促进行业增长的关键因素。根据中国药学会统计数据,与2015年比,2021年样本医院用药金额前20位的品种中有16个已发生了变化,产品创新性和附加值显著提高。2021年有5个生物药(含3个单抗药物)和1个化学创新药进入临床用药TOP20,显示了用药结构逐步升级的态势。通过谈判进入国家医保目录的新品种销量大幅增长,据统计,2019年新进入医保目录的70个产品2021年销量、销售金额较此前分别增加了约17倍和4倍。

药品流通渠道结构更加多元化,在提高民众用药可及性的同时也促进了药品消费的增长。处方药的院外市场、县城广阔市场快速发展,"双通道"政策下,很多创新药在药店渠道实现了规模销售。互联网医疗,线上药品销售在新冠病毒感染疫情的背景下得到壮大,据米内网统计,2021年上半年网上药店销售规模同比增长61%,成为药品销售的重要终端。

3. 国际化向价值链高端升级

2021年医药出口延续了上年以来的高增速。根据行业统计数据,规模以上企业实现出口交货值4752.6亿元,同比增长44.8%,增速较上年同期提高4.8个百分点,出口交货值占全行业营业收入的比重提高到14%,体现了"双循环"对行业发展的重要作用。生物制品、医疗设备和化学原料药是出口规模居前三位的子行业,其中生物制品出口增速高达343%。我国医药工业抓住了新冠病毒感染疫情带来的出口升级机遇。根据国家统计局数据,截至2021年底,我国已累计向120多个国家和国际组织提供了超过20亿剂新冠肺炎疫苗,向国际社会提供了约84亿人份检测试剂。根据海关总署出口主要商品量值表,我国人用疫苗出口总额2021年达1010亿人民币,而2020年不到20亿元。疫苗和检测试剂大规模销往全球,为我国医药产品出口赢得了声誉,有利于更多高端产品走向国际市场。新药国际化迈出实质步伐。开展中外同步申报的新药增多,2021年国内企业向美国FDA申报新药IND近百个,8个品种通过合作开发等方式完成了临床研究并先后向FDA提交了上市申请,南京传奇主导开发的CAR-T治疗药物西达基奥仑赛于2022年2月正式获准上市,成为国内企业第二个在美国上市的新药品种,但也有品种申报上市未达预期。仿制药方面,2021年28家国内企业的65个品种获得美国FDA的ANDA,近一半品种为注射剂,为拓展国际仿制药市场提供了资源。

企业跨境技术交易活跃。根据公开资料,2021年我国生物医药领域跨境License in的项目数量超100个,License out的项目数量超过40个,均较上年明显增多。License out交易中,有7个项目的协议总金额超过10亿美元,标志着国内企业的新药研发水平逐步得到国际认可。

4. 投融资形势发生较大变化

医药企业IPO继续保持较快节奏。据统计,2021年医药工业领域共有93家企业在A股、港股和美股上市,合计募集资金1400亿元左右。规模最大的IPO项目为百济神州在A股上市,融资额超200亿元。创新型企业上市数量较上年增多,38家企业登录A股科创板,20家企业通过18A规则实现港股上市,借力资本市场加快发展。

医药领域一级市场投融资规模大幅增长。根据《2021年度中国生物医药投融资蓝皮书》,生物医药领域共有588家企业(不含医疗器械)完成了融资,已披露的融资总额就高达1187亿元,较上年增长34%。新冠病毒疫苗、新型抗体、细胞治疗、核酸药物、CRO/CDMO等领域成为投融资较为集中的领域。大规模融资项目增多,单次融资超5亿元的项目近70起,有力支持了创新药物开发。

从2021年下半年来,受资本市场环境变化和医药行业政策形势等因素影响,A股和港股医药板块均出现了较大幅度的估值下调,很多行业龙头企业股价下跌严重,年内IPO的创新技术企业也频频破发,一定程度上影响了资本市场对投资医药的信心。二级市场的变化已经传导到一级市场,2021年下半年来医药领域VCPE热度有所下降,对医药创新的影响需密切关注。

5. 产业投资带动制造水平提升

2021年,医药制造业固定资产投资总额同比增长10.6%,反映出全行业新建项目和技术改造保持了很大的投资强度。根据相关信息,其中新建项目的投资估计可达2000亿元以上。产业投资较为集中的领域有:原料药技术升级和搬迁改造,生物药生产能力建设,创新药产业化基地建设等。新技术新产品在投资中占有很大的权重。原料药方面,企业向规范园区和向适宜地区转移的项目较多,下游企业寻求上游原料药或中间体配套,一些企业围绕技术升级实施了大规模扩能。生物药方面,多个新冠病毒疫苗工厂建成,一批来自生物药企业和CDMO企业的抗体药物新工厂投入建设,到2021年底,国内累计建成和在建的生物药(不包括疫苗)产能,按照细胞培养体积计已接近100万升,处于世界前列。创新药方面,项目建设主要为满足新药商业化生产需要,很多项目得到地方政府的扶持,有望成为行业新的增长点。在国家产业政策的引导下,医药全产业链发展得到重视，药品生产相关的仪器、设备、辅料、耗材等领域赢得了良好发展机遇和资源投入，新建项目增多，一些长期依赖进口的产业链短板在国产替代方面取得较大进展。随着大量建设项目的实施，医药工业的技术和装备水平迈上了新台阶，绿色化、数字化水平得到提高，但不容忽视的是，新一轮产能过剩的风险随之产生。

三、化学制药工业运行情况

化学制药工业是医药制造业最重要的分支，受到新冠病毒感染疫情的影响、国家政策的引导以及市场的驱动，虽然医药制造业其他子行业近两年发展加快，但化学制药工业在中国医药市场中仍占主导地位。

化学制药工业包括化学药品原料药制造和化学药品制剂制造两个子行业。化学药品原料药是化学药品制剂的上游产品，是进一步制成药物制剂的原材料，也是药品制剂中的有效成分。化学药品原料药制造与化学药品制剂制造在营业收入与利润总额上，分别约占化学制药工业的 30.0% 和 70.0%。根据我协会统计信息专业委员会采集的化学药品原料药和化学药品制剂生产数据，全年化学药品原料药产量比上年增长 6.2%。主要大类中，抗感染类药物产量比上年减少 4.5%，解热镇痛药物产量减少 21.2%，维生素类产量增长 8.3%，葡萄糖（口服 + 注射）产量增长 11.1%。化学药品制剂中的主要五大类剂型中，粉针剂产量比上年增长 2.5%，注射液减少 12.2%，输液增长 4.5%，片剂增长 1.5%，胶囊增长 14.2%。

四、化学制药工业进出口情况

2021 年，我国外贸进出口实现较快增长，规模再创新高，质量稳步提升。根据海关总署数据，2021 年我国货物贸易进出口总值 39.1 万亿元人民币，比上年增长 21.4%。根据国家统计局数据，全国工业出口交货值比上年增长 17.7%，在复杂的经济形势下交出了亮眼的成绩单。依靠基因工程药物和疫苗制造业、生物药品制造业出口量的大幅增长，医药工业出口交货值比上年增长 46.6%。2021 年化学药品出口整体情况表现看，化学原料药、化学药品制剂、中间体出口金额比上年均增长。根据海关总署数据，重点跟踪的 104 个化学药品 2021 年实际出口 102 个品类，出口金额比上年增长 22.0%。其中：化学原料药出口 70 个品类，出口数量增长 5.0%，出口金额增长 22.2%；化学药品制剂出口 32 个品类，出口金额增长 21.8%。2021 年化学原料药、化学药品制剂出口金额分别占化学药品出口金额的 66.1%、33.9%，与上年持平。2021 年化学药品出口区域分布显示，亚洲和欧洲仍然是主要出口区域。对亚洲出口金额占总出口额的 38.2%，比上年减少 0.8 个百分点；对欧洲出口金额占总出口额的 30.9%，比上年增加 1.5 个百分点；对东盟国家出口金额占总出口额的 8.7%，比上年增加 0.1 个百分点。

五、全年重点政策

2021 年，以“三医联动”为特征的医改深入推进，药监等重点领域改革稳步实施，多个医药相关“十四五”规划出台，对行业发展既有当期现实影响，也明确了今后几年的政策导向。

1. 药品集中带量采购政策

国办下发了《关于推动药品集中带量采购工作常态化制度化开展的意见》，药品集采在国家、地方和省市区联盟等多个层面深入推进，采购范围不断扩大，并延续了较高的降价幅度，对企业发展模式和竞争格局产生较大影响。年内国家层面先后组织开展第四、第五、第六批药品集中采购；第四批集采共涉及 45 个品种，平均价格降幅 52%；第五批集采共涉及 61 个品种，平均价格降幅 56%；第六批集采（胰岛素专项）共涉及 42 个品种，平均降幅近 50%。在地方层面，福建、上海、安徽等地在前一轮集中带量采购基础上开展了新一轮的采购，一些区域联盟成为重要的集采组织形式，采购范围已扩展至中药、生物制品和一些独家产品，采购规则呈现多样化特点。随着早期集采批次的品种陆续协议期满，根据国家医保局统一部署，各地先后开展了集采接续工作。

2. 其他医改重点政策

医保目录动态调整，2021 年国家医保药品目录出台，纳入目录的药品总数达到 2860 种，共 74 种药品新增进入目录，包括 67 种通过谈判纳入的独家药品，11 种药品被调出。为保障国家谈判药品的落地使用，缓解“进院难”问题，国家医保局、卫生健康委先后下发《关于建立完善国家医保谈判药品“双通道”管理机制的指导意见》及《关于适应国家医保谈判常态化持续做好谈判药品落地工作的通知》。国办下发《关于建立健全职工基本医疗保险门诊共济保障机制的指导意见》，在提高职工门诊保障水平的同时，改进个人账户管理，将释放部分潜在的健康需求。

DRG/DIP 试点工作顺利推进，全国纳入试点范围的城市超过 200 个，已逐步开展实际付费；国家医保局发布《DRG/DIP 支付方式改革三年行动计划》，提出 2022 到 2024 年全面完成 DRG/DIP 付费方式改革任务。国家卫健委印发《国家重点监控合理用药药品目录调整工作规程》，为启动目录调整创造了条件。普惠型商业健康保险发展迅速，作为国家基本医保的有效补充，为创新药纳入保障范围提供了新路径。

3. 药品监管政策

国办下发《关于全面加强药品监管能力建设的实施意见》，针对药品监管体系和监管能力存在的短板问题，就提升药品监管工作科学化、法治化、国际化、现代化水平明确了重点任务。新修订《医疗器械监督管理条例》正式实施，落实了医疗器械监管一系列改革举措，对鼓励技术创新、规范竞争秩序将起到重要作用。根据新修订《药品管理法》，药监部门加快新制度体系建设，年内出台了一批新的规章制度和标准指南，包括《药品检查管理办法（试行）》《药品上市后变更管理办法（试行）》《药物警戒质量管理规范》等，其中《药品专利纠纷早期解决机制实施办法（试行）》建立了专利链接制度，《以临床价值为导向的抗肿瘤药物临床研发指导原则》有助于引导行业提高创新质量，减少同靶点药物过度重复开发。

4.“十四五”医药相关规划

国办印发了《“十四五”全民医疗保障规划》，提出“十四五”期间要基本完成待遇保障、筹资运行、医保支付、基金监管等重要机制和医药服务供给、医保管理服务等关键领域的改革任务，目标之一是2025年国家和省级药品集中带量采购品种达500个以上。工信部等九部门联合发布了《“十四五”医药工业发展规划》，提出未来五年将加快医药工业创新驱动发展转型，培育新发展新动能，推动产业高端化、智能化和绿色化，构筑国际竞争新优势，健全医药供应保障体系，增长目标设定为营业收入、利润总额年均增速保持在8%以上。国家药监局等八部门联合印发了《“十四五”国家药品安全及促进高质量发展规划》，提出将持续深化监管改革、强化检查执法、创新监管方式、提升监管能力，到“十四五”期末，药品监管能力整体接近国际先进水平，药品安全保障水平持续提升，支持产业高质量发展的监管环境更加优化。商务部下发了《关于“十四五”时期促进药品流通行业高质量发展的指导意见》，提出以数字化、智能化、集约化、国际化为发展方向，到2025年要建成创新引领、科技赋能、覆盖城乡、布局均衡、协同发展、安全便利的现代药品流通体系。此外，《“十四五”医疗装备产业发展规划》《“十四五”智能制造发展规划》等，和医药工业发展也密切相关。

六、2022年形势展望

2022年，医药工业面临较为复杂的外部环境。宏观环境方面，新冠病毒感染疫情的影响短期难以消除，国内外形势又出现很多新变化，保持经济平稳运行难度加大。医药政策环境方面，医保目录调整、集中带量采购等大的改革措施已经基本成型，进入常态化执行阶段；随着医药相关“十四五”规划陆续出台，各个方向今后几年的政策形势较为清晰；一些进一步调整的政策，如DRG/DIP改革将从试点走向推广，基药目录、重点监控药品目录面临调整，医保地方增补品种完成调出，仍会对企业运营将产生较大影响。市场环境方面，国内市场增长的压力主要来自医保基金支出增加、控费力度加大，仿制药和高值耗材价格调整，以及一些新产品市场准入较慢；国际市场在全球防疫形势变化的情形下，行业很难再实现2020年和2021年的出口高增长。此外，原材料、能源、人工等成本上升，创新药资本市场融资环境变化，也会给很多企业发展带来挑战。总体看，今后一段时期我国医药工业仍处于重要战略机遇期，健康中国建设、制造强国建设以及国家支持生物经济发展，将有助于医药工业发展获得更多的政策资源支持，广大医药企业也要洞悉形势和找准定位，沿着创新转型和制造水平提升的方向努力，共同开创医药工业高质量发展新局面。

（中国医药企业管理协会）

表1 2021年度中国医药工业百强榜

位次	企业名称	位次	企业名称
1	中国医药集团有限公司	51	瑞阳制药股份有限公司
2	华润医药控股有限公司	52	成都倍特药业股份有限公司
3	广州医药集团有限公司	53	华立医药集团有限公司
4	上海复星医药(集团)股份有限公司	54	浙江康恩贝制药股份有限公司
5	齐鲁制药集团有限公司	55	山东鲁抗医药股份有限公司
6	扬子江药业集团有限公司	56	深圳市东阳光实业发展有限公司
7	上海医药(集团)有限公司	57	东北制药集团股份有限公司
8	修正药业集团股份有限公司	58	先声药业有限公司
9	石药控股集团有限公司	59	石家庄四药有限公司
10	江苏恒瑞医药股份有限公司	60	华兰生物工程股份有限公司
11	江西济民可信集团有限公司	61	悦康药业集团股份有限公司
12	中国远大集团有限责任公司	62	浙江仙琚制药股份有限公司
13	拜耳医药保健有限公司	63	信达生物制药(苏州)有限公司
14	诺和诺德(中国)制药有限公司	64	山西振东健康产业集团有限公司
15	正大天晴药业集团股份有限公司	65	圣湘生物科技股份有限公司
16	阿斯利康制药有限公司	66	上海勃林格殷格翰药业有限公司
17	赛诺菲(中国)投资有限公司	67	仁和(集团)发展有限公司
18	辉瑞制药有限公司	68	上海创诺医药集团有限公司
19	四川科伦药业股份有限公司	69	苏中药业集团股份有限公司
20	上海罗氏制药有限公司	70	中美上海施贵宝制药有限公司
21	威高集团有限公司	71	山东罗欣药业集团股份有限公司
22	珠海联邦制药股份有限公司	72	烟台东诚药业集团股份有限公司
23	新和成控股集团有限公司	73	浙江九洲药业股份有限公司
24	丽珠医药集团股份有限公司	74	漳州片仔癀药业股份有限公司
25	山东步长制药股份有限公司	75	葵花药业集团股份有限公司
26	杭州默沙东制药有限公司	76	辰欣科技集团有限公司
27	长春高新技术产业(集团)股份有限公司	77	青峰医药集团有限公司
28	人福医药集团股份公司	78	南京健友生化制药股份有限公司
29	西安杨森制药有限公司	79	北京泰德制药股份有限公司
30	鲁南制药集团股份有限公司	80	施慧达药业集团(吉林)有限公司
31	江苏豪森药业集团有限公司	81	江苏康缘药业股份有限公司
32	华北制药集团有限责任公司	82	成都康弘药业集团股份有限公司
33	石家庄以岭药业股份有限公司	83	中国医药健康产业股份有限公司
34	费森尤斯卡比(中国)投资有限公司	84	神威药业集团有限公司
35	浙江东方基因生物制品股份有限公司	85	四川好医生攀西药业有限责任公司
36	北京诺华制药有限公司	86	甘李药业股份有限公司
37	中国北京同仁堂(集团)有限责任公司	87	烟台绿叶医药控股(集团)有限公司
38	天津市医药集团有限公司	88	百特(中国)投资有限公司
39	江苏济川控股集团有限公司	89	玉溪沃森生物技术有限公司
40	浙江海正药业股份有限公司	90	江苏恩华药业股份有限公司
41	天津红日药业股份有限公司	91	哈尔滨誉衡集团有限公司
42	浙江医药股份有限公司	92	上海莱士血液制品股份有限公司
43	天士力控股集团有限公司	93	江苏奥赛康药业有限公司
44	普洛药业股份有限公司	94	山东齐都药业有限公司
45	浙江华海药业股份有限公司	95	浙江京新药业股份有限公司
46	云南白药集团股份有限公司	96	山西亚宝投资集团有限公司
47	艾康生物技术(杭州)有限公司	97	贵州益佰制药股份有限公司
48	深圳市海普瑞药业集团股份有限公司	98	通化东宝药业股份有限公司
49	沈阳三生制药有限责任公司	99	卫材(中国)投资有限公司
50	山东新华制药股份有限公司	100	楚天科技股份有限公司

表2　2021年度中国化药企业百强榜

位次	企业名称	位次	企业名称
1	江苏恒瑞医药股份有限公司	51	哈药集团股份有限公司
2	中国生物制药有限公司	52	烟台东诚药业集团股份有限公司
3	上海医药集团股份有限公司	53	山东金城医药集团股份有限公司
4	石药控股集团有限公司	54	四川汇宇制药股份有限公司
5	齐鲁制药集团有限公司	55	黑龙江澳利达奈德制药有限公司
6	上海复星医药(集团)股份有限公司	56	南京优科制药有限公司
7	江苏豪森药业集团有限公司	57	浙江天宇药业股份有限公司
8	四川科伦药业股份有限公司	58	山东华鲁制药有限公司
9	健康元药业集团股份有限公司	59	海南海灵化学制药有限公司
10	华东医药股份有限公司	60	常州四药制药有限公司
11	鲁南制药集团股份有限公司	61	浙江司太立制药股份有限公司
12	上海现代制药股份有限公司	62	江苏亚邦药业集团股份有限公司
13	人福医药集团股份公司	63	山东鲁抗医药股份有限公司
14	华润双鹤药业股份有限公司	64	浙江海翔药业股份有限公司
15	绿叶生命科学集团	65	西藏诺迪康药业股份有限公司
16	联邦制药国际控股有限公司	66	常州千红生化制药股份有限公司
17	江苏先声药业有限公司	67	成都天台山制药有限公司
18	浙江华海药业股份有限公司	68	哈尔滨三联药业股份有限公司
19	罗欣药业集团股份有限公司	69	成都苑东生物制药股份有限公司
20	瑞阳制药股份有限公司	70	西安力邦制药有限公司
21	普洛药业股份有限公司	71	湖南九典制药股份有限公司
22	浙江医药股份有限公司	72	一品红药业股份有限公司
23	浙江新和成股份有限公司	73	山东达因海洋生物制药股份有限公司
24	远大医药(中国)有限公司	74	珠海润都制药股份有限公司
25	浙江海正药业股份有限公司	75	江西富祥药业股份有限公司
26	深圳市海普瑞药业集团股份有限公司	76	宁波美诺华药业股份有限公司
27	华北制药集团有限责任公司	77	青岛黄海制药有限责任公司
28	成都康弘药业集团股份有限公司	78	珠海亿胜生物制药有限公司
29	深圳信立泰药业股份有限公司	79	湘北威尔曼制药股份有限公司
30	山东新华制药股份有限公司	80	李氏大药厂控股有限公司
31	悦康药业集团股份有限公司	81	安徽丰原药业股份有限公司
32	贝达药业股份有限公司	82	海口奇力制药股份有限公司
33	江苏恩华药业股份有限公司	83	重庆莱美药业股份有限公司
34	海思科医药集团股份有限公司	84	山西仟源医药集团股份有限公司
35	成都倍特药业股份有限公司	85	海南海药股份有限公司
36	辰欣科技集团有限公司	86	华仁药业股份有限公司
37	四环医药控股集团有限公司	87	昆明积大制药股份有限公司
38	南京健友生化制药股份有限公司	88	重庆医药健康产业有限公司
39	浙江仙琚制药股份有限公司	89	湖北省宏源药业科技股份有限公司
40	江苏奥赛康药业有限公司	90	海南中和药业股份有限公司
41	山西振东健康产业集团有限公司	91	江苏吴中医药集团有限公司
42	石家庄四药有限公司	92	天津力生制药股份有限公司
43	东北制药集团股份有限公司	93	青岛双鲸药业股份有限公司
44	浙江京新药业股份有限公司	94	重庆华邦制药有限公司
45	施慧达药业集团(吉林)有限公司	95	康芝药业股份有限公司
46	亿帆医药股份有限公司	96	江苏联环药业集团有限公司
47	海南普利制药股份有限公司	97	北京协和药厂有限公司
48	山东齐都药业有限公司	98	康普药业股份有限公司
49	哈尔滨誉衡药业股份有限公司	99	四川金石亚洲医药股份有限公司
50	中国医药健康产业股份有限公司	100	成都第一制药有限公司

表 3　2021 年度中国中药企业百强榜

位次	企业名称	位次	企业名称
1	广州医药集团有限公司	51	广州市香雪制药股份有限公司
2	中国中药控股有限公司	52	吉林敖东药业集团股份有限公司
3	华润三九医药股份有限公司	53	山西广誉远国药有限公司
4	步长制药	54	上海神奇制药投资管理股份有限公司
5	云南白药集团股份有限公司	55	成都地奥制药集团有限公司
6	石家庄以岭药业股份有限公司	56	浙江佐力药业股份有限公司
7	北京同仁堂股份有限公司	57	万邦德医药控股集团股份有限公司
8	济川药业集团有限公司	58	山东宏济堂制药集团股份有限公司
9	天士力医药集团股份有限公司	59	精华制药集团股份有限公司
10	浙江康恩贝制药股份有限公司	60	山东凤凰制药股份有限公司
11	天津市医药集团有限公司	61	西安世纪盛康药业有限公司
12	江苏康缘药业股份有限公司	62	深圳海王药业有限公司
13	太极集团有限公司	63	哈尔滨市康隆药业有限责任公司.
14	仁和药业股份有限公司	64	九信中药集团有限公司
15	葵花药业集团股份有限公司	65	湖南汉森制药股份有限公司
16	昆药集团股份有限公司	66	广东太安堂药业股份有限公司
17	天津红日药业股份有限公司	67	南京同仁堂药业有限责任公司
18	江西青峰药业有限公司	68	中山市中智药业集团有限公司
19	广西梧州中恒集团股份有限公司	69	贵阳新天药业股份有限公司
20	神威药业集团有限公司	70	重庆华森制药股份有限公司
21	漳州片仔癀药业股份有限公司	71	湖南方盛制药股份有限公司
22	东阿阿胶股份有限公司	72	贵州三力制药股份有限公司
23	广东众生药业股份有限公司	73	广西金嗓子有限责任公司
24	好医生药业集团有限公司	74	吉林华康药业股份有限公司
25	华润江中制药集团有限责任公司	75	北京汉典制药有限公司
26	黑龙江珍宝岛药业股份有限公司	76	金诃藏药股份有限公司
27	亚宝药业集团股份有限公司	77	广东罗浮山国药股份有限公司
28	九芝堂股份有限公司	78	金花企业(集团)股份有限公司西安金花制药厂
29	康臣药业集团有限公司	79	吉林省集安益盛药业股份有限公司
30	河南羚锐制药股份有限公司	80	河南太龙药业股份有限公司
31	贵州益佰制药股份有限公司	81	兰州佛慈制药股份有限公司
32	西藏奇正藏药股份有限公司	82	特一药业集团股份有限公司
33	株洲千金药业股份有限公司	83	南京圣和药业股份有限公司
34	北京中证万融医药投资集团有限公司	84	天地恒一制药股份有限公司
35	苏中药业集团股份有限公司	85	一力制药股份有限公司
36	吉林万通药业集团有限公司	86	江西汇仁药业股份有限公司
37	上海和黄药业有限公司	87	陕西盘龙药业集团股份有限公司
38	京都念慈巷总厂有限公司	88	浙江永宁药业股份有限公司
39	桂林三金药业股份有限公司	89	安徽九华华源药业有限公司
40	李时珍医药集团有限公司	90	江西百神药业股份有限公司
41	上海绿谷制药有限公司	91	浙江维康药业股份有限公司
42	贵州百灵企业集团制药股份有限公司	92	西安千禾药业股份有限公司
43	成都百裕制药股份有限公司	93	云南生物谷药业股份有限公司
44	雷允上药业集团有限公司	94	贵州威门药业股份有限公司
45	海南葫芦娃药业集团股份有限公司	95	华佗国药股份有限公司
46	健民药业集团股份有限公司	96	云南植物药业有限公司
47	马应龙药业集团股份有限公司	97	昆明龙津药业股份有限公司
48	上海凯宝药业股份有限公司	98	广东嘉应制药股份有限公司
49	山东福牌阿胶股份有限公司	99	颈复康药业集团有限公司
50	重庆希尔安药业有限公司	100	陕西东泰制药有限公司

表4　2021年度中国生物医药企业20强

位次	企业名称	位次	企业名称
1	百济神州(北京)生物科技有限公司	11	上海莱士血液制品股份有限公司
2	重庆智飞生物制品股份有限公司	12	北京天坛生物制品股份有限公司
3	长春高新技术产业(集团)股份有限公司	13	甘李药业股份有限公司
4	信达生物制药(苏州)有限公司	14	通化东宝药业股份有限公司
5	上海君实生物医药科技股份有限公司	15	山东泰邦生物制品有限公司
6	沈阳三生制药股份有限公司	16	中山康方生物医药有限公司
7	荣昌生物制药(烟台)股份有限公司	17	四川远大蜀阳药业有限责任公司
8	华兰生物工程股份有限公司	18	江苏康宁杰瑞生物制药有限公司
9	云南沃森生物技术股份有限公司	19	科兴生物制药股份有限公司
10	深圳康泰生物制品股份有限公司	20	百奥泰生物制药股份有限公司

表5　2021年度中国CXO企业20强

位次	企业名称	位次	企业名称
1	无锡药明康德新药开发股份有限公司	11	南京药石科技股份有限公司
2	药明生物技术有限公司	12	普洛药业股份有限公司
3	杭州泰格医药科技股份有限公司	13	上海皓元医药股份有限公司.
4	康龙化成(北京)新药技术有限公司	14	维亚生物科技(上海)有限公司
5	凯莱英医药集团(天津)股份有限公司	15	睿智医药科技股份有限公司
6	南京金斯瑞生物科技有限公司	16	缔脉生物医药科技(上海)有限公司
7	北京昭衍新药研究中心股份有限公司	17	成都先导药物开发股份有限公司
8	浙江九洲药业股份有限公司	18	北京阳光诺和药物研究股份有限公司
9	重庆博腾制药科技股份有限公司	19	杭州百诚医药科技股份有限公司
10	上海美迪西生物医药股份有限公司	20	天津市汉康医药生物技术有限公司

表6　2021年度中国医疗器械企业20强

位次	企业名称	位次	企业名称
1	深圳迈瑞生物医疗电子股份有限公司	11	健帆生物科技集团股份有限公司
2	上海联影医疗科技有限公司	12	蓝帆医疗股份有限公司
3	山东威高集团医用高分子制品股份有限公司	13	迈克生物股份有限公司
4	乐普(北京)医疗器械股份有限公司	14	广州万孚生物技术股份有限公司
5	上海微创医疗器械(集团)有限公司	15	广东凯普生物科技股份有限公司
6	郑州安图生物工程股份有限公司	16	大博医疗科技股份有限公司
7	深圳市新产业生物医学工程股份有限公司	17	欧普康视科技股份有限公司
8	深圳华大基因科技有限公司	18	深圳开立生物医疗科技股份有限公司
9	江苏鱼跃医疗设备股份有限公司	19	厦门艾德生物医药科技股份有限公司
10	中山大学达安基因股份有限公司	20	三诺生物传感股份有限公司

表7　2021年中国医药研发产品线最佳工业企业

位次	企业名称	位次	企业名称
1	江苏恒瑞医药股份有限公司	16	鲁南制药集团股份有限公司
2	齐鲁制药集团有限公司	17	沈阳三生制药有限责任公司
3	江苏豪森药业集团有限公司	18	海思科医药集团股份有限公司
4	正大天晴药业集团股份有限公司	19	广药集团白云山制药总厂
5	上海医药集团股份有限公司	20	山西振东健康产业集团有限公司
6	罗欣药业集团股份有限公司	21	长春高新技术产业(集团)股份有限公司
7	江苏康缘药业股份有限公司	22	瑞阳制药股份有限公司
8	四川科伦药业股份有限公司	23	浙江康恩贝制药股份有限公司
9	浙江海正药业股份有限公司	24	亚宝药业集团股份有限公司
10	石药控股集团有限公司	25	悦康药业集团股份有限公司
11	江苏奥赛康药业有限公司	26	北京泰德制药股份有限公司
12	先声药业有限公司	27	石家庄四药有限公司
13	江西济民可信集团有限公司	28	青峰医药集团有限公司
14	丽珠医药集团股份有限公司	29	广东众生药业股份有限公司
15	四川百利天恒药业股份有限公司	30	贵州益佰制药股份有限公司

表8　2021年中国医药工业最具成长力企业

位次	企业名称	位次	企业名称
1	成都苑东生物制药股份有限公司	6	内蒙古双奇药业股份有限公司
2	山东金城医药集团股份有限公司	7	四川汇宇制药股份有限公司
3	海南普利制药股份有限公司	8	万邦德制药集团有限公司
4	云南沃森生物技术股份有限公司	9	扬子江药业集团江苏龙凤堂中药有限公司
5	施慧达药业集团(吉林)有限公司	10	成都倍特药业股份有限公司

医药商业

2021 年概况

一、发展概况

2021 年是实施国家“十四五”规划的开局之年，也是深化“健康中国”战略的关键之年。商务部发布《关于“十四五”时期促进药品流通行业高质量发展的指导意见》，对我国药品流通行业“十四五”期间高质量发展提出明确要求。在此背景下，药品流通行业加快数字化转型，医药供应链协同发展，经营模式不断创新，保障能力持续提升。

（一）行业规模

2021 年，全国药品流通市场销售规模稳步增长，增速逐渐恢复至疫情前水平。统计显示，全国七大类医药商品销售总额 26 064 亿元，扣除不可比因素同比增长 8.5%，增速同比加快 6.1 个百分点。其中，药品零售市场销售额为 5449 亿元，扣除不可比因素同比增长 7.4%。药品批发市场销售额为 20 615 亿元，扣除不可比因素同比增长 8.65%。

截至 2021 年底，全国共有《药品经营许可证》持证企业 60.97 万家。其中，批发企业 1.34 万家。零售连锁总部 6596 家、下辖门店 33.74 万家，零售单体药店 25.23 万家。

（二）行业效益

2021 年，全国药品流通直报企业主营业务收入 19 823 亿元，扣除不可比因素同比增长 9.3%，增速同比加快 6.5 个百分点，约占全国药品流通市场销售规模的 85.9%；利润总额 453 亿元，扣除不可比因素同比增长 4.4%，增速同比降低 1.0 个百分点；平均毛利率 7.4%，同比下降 1.2 个百分点；平均费用率 6.7%，同比下降 0.1 个百分点；平均利润率 1.7%，同比下降 0.1 个百分点；净利润率 1.6%，同比下降 0.1 个百分点。与 2011 年比较，平均利润率从 2.2% 下降到 1.7%，呈现经营微利化趋势。

（三）销售品类与渠道

按销售品类分类，西药类销售居主导地位，销售额占七大类医药商品销售总额的 71.1%，其次中成药类占 14.4%，中药材类占 2.2%，以上三类占比合计为 87.7%；医疗器材类占 7.8%，化学试剂类占 0.7%，玻璃仪器类占比不足 0.1%，其他类占 3.8%。

按销售渠道分类，2021 年对生产企业销售额 126 亿元，占销售总额的 0.5%，与上年基本持平；对批发企业销售额 7130 亿元，占销售总额的 27.3%，同比下降 1.1 个百分点；对终端销售额 18 767 亿元，占销售总额的 72.0%，同比上升 1.3 个百分点；直接出口销售额 41 亿元，占销售总额的 0.2%，同比下降 0.1 个百分点。

在对终端销售中，对医疗机构销售额 13 296 亿元，占终端销售额的 70.9%，同比上升 1.5 个百分点，对医疗机构的销售开始从 2020 年疫情的影响中逐渐恢复；对零售终端和居民零售销售额 5471 亿元，占终端销售额的 29.1%，同比下降 1.5 个百分点。

（四）销售区域分布

2021 年，全国六大区域销售额占全国销售总额的比重分别为：华东 36.2%，中南 27.1%，华北 15.0%，西南 13.3%，东北 4.3%，西北 4.1%。其中，华东、中南、华北三大区域销售额占到全国销售总额的 78.3%，与上年基本持平。

长江经济带地区销售总额占全国销售总额的比重 49.6%，同比上升 0.4 个百分点。三大经济区销售额占全国销售总额的比重分别为：京津冀经济区 12.6%，同比下降 0.2 个百分点；长江三角洲经济区 26.6%，同比上升 0.1 个百分点；珠江三角洲经济区 10.4%，同比下降 0.2 个百分点。

2021 年销售额居前 10 位的省市自治区依次为：广东、北京、上海、江苏、浙江、山东、河南、安徽、四川、湖北。同 2020 年相比，各省位序保持稳定；上述省市销售额占全国销售总额的 65.2%，同比下降 0.1 个百分点。

（五）所有制结构

在全国药品流通直报企业中，国有及国有控股药品流通企业主营业务收入 12 174 亿元，占直报企业主营业务总收入的 61.4%；实现利润 270 亿元，占直报企业利润总额的 59.5%。股份制企业主营业务收入 6512 亿元，占直报企业主营业务总收入的 32.9%；实现利润 156 亿元，占直报企业利润总额的 34.4%。此外，外商及港澳台投资企业主营业务收入占直报企业主营业务总收入的 3.6%，实现利润占直报企业利润总额的 4.4%；私营企业主营业务收入占直报企业主营业务总收入的 1.4%，实现利润占直报企业利润总额的 0.5%。

（六）医药物流配送

据不完全统计，2021 年全国医药物流直报企业（412 家）配送货值（无税销售额）18 393 亿元（具有独立法人资质的物流企业配送货值占 69.6%），共拥有 1253 个物流中心，仓库面积约 1261 万平方米，其中常温库占 38.4%、阴凉库占 59.8%，冷库容积为 93.9 万立方米；拥有专业运输车辆 16 454 辆，其中冷藏车占 17.8%、特殊药品专用车占 1.1%。自运配送范围在省级及以下的企业数量占 81.4%；配送范围覆盖全国的企业数量占 3.1%。委托配送范围在各级行政区域较为均衡，承担全国、跨区域、跨省、省内、市内及乡镇范围配送的企业数占比在 12% ~21%。在物流自动化及信息化技术方面，84.3% 的企业具有仓库管理系统，79.4% 的企业具有电子标签拣选系统，64.6% 的企业具有射频识别设备。

（七）医药电商

据不完全统计，2021 年医药电商直报企业 3 销售总额达 2162 亿元（含第三方交易服务平台交易额），占同期全国医药市场总规模的 8.3%。其中，第三方交易服务平台交易额 849 亿元，占医药电商销售总额的 39.3%；B2B（企业对企业）业务销售额 1221 亿元，占医药电商销售总额的 56.4%；B2C（企业对顾客）业务销售额 92 亿元，占医药电商销售总额的

4.3%。订单总数21 276万笔，其中第三方交易服务平台订单数4437万笔，订单转化率97.0%；B2B订单数7246万笔，订单转化率98.3%；B2C订单数9593万笔，订单转化率95.9%。第三方交易服务平台网站活跃用户量52万；B2B网站活跃用户量99万；B2C网站活跃用户量6581万，平均客单价164元，平均客品数约5个。B2B日出库完成率99.0%，B2C日出库完成率98.4%。B2B电商业务费用率7.5%，B2C电商业务费用率17.1%，均高于行业平均费用率。B2B与B2C销售结构差异较为明显，B2B业务主要集中在西药类，其次是中成药；而B2C业务主要集中在西药类、医疗器材类，其次是中成药类、其他类。

（八）上市企业

2021年，药品流通行业28家上市公司实现主营业务收入的总和为15 956亿元（其中分销业务12 491亿元，占比78.3%，零售业务1453.3亿元，占比9.1%），同比增长12.4%，与2020年相比增速回升。28家上市公司实现主营业务收入占直报企业主营业务收入的80.5%，增速比直报企业平均增速高3.1个百分点。以分销为主的上市公司平均毛利率为10.9%，比上年下降0.8个百分点；三项费用率之和为7.6%，比上年下降0.5个百分点；平均净利率为2.6%。以零售为主的上市公司平均毛利率为35.9%，比上年增长0.8个百分点；三项费用之和为29.2%，比上年增长2.2个百分点；平均净利率为5.3%。

年终最后一个交易日市值总计4724亿元，平均市值为169亿元，低于2020年末的平均市值。市值200亿元以上的企业为9家，分别是华东医药、上海医药、国药控股、益丰药房、大参林、九州通、国药股份、一心堂和老百姓。2021年，28家药品流通行业上市公司披露的与药品流通业务相关的对外投资并购活动共有136起，涉及金额47.6亿元。

（九）社会经济贡献

2021年，全国药品流通行业年度销售总额相当于第三产业增加值的4.3%，同比下降0.1个百分点。其中，药品零售总额占社会消费品零售总额的1.2%，与上年持平；相当于第三产业增加值的0.9%，与上年持平。

2021年，全国药品流通直报企业纳税额（所得税）为104亿元，扣除不可比因素同比增长5.6%；全行业从业人数约为638万人，扣除不可比因素同比增长2.4%。

新冠疫情发生以来，全国药品流通行业及时有力地保障防疫物资供应。截至2022年5月13日，药品流通行业共承担国内33.6亿剂次新冠病毒疫苗的配送。

二、运行特点

（一）行业发展稳步提升

从销售增速看，2021年，前100位药品批发企业主营业务收入同比增长9.1%，增速上升6.6个百分点。其中，4家全国龙头企业主营业务收入同比增长11.8%，增速上升5.8个百分点；前10位同比增长11.2%，增速上升2.8个百分点；前20位同比增长9.8%，增速上升4.5个百分点；前50位同比增长9.4%，增速上升6.0个百分点。前100位药品批发企业排名第一位的中国医药集团有限公司主营业务收入为5390亿元，是第一家主营收入超过5000亿元的大型数字化、综合性药品流通企业；第2～4位的上海医药集团、华润医药商业集团、九州通医药集团主营业务收入均超过千亿元。

从市场占有率看，2021年，药品批发企业主营业务收入前100位占同期全国医药市场总规模的74.5%，同比提高0.8个百分点；占同期全国药品批发市场总规模的94.1%。其中，4家全国龙头企业主营业务收入占同期全国医药市场总规模的44.2%，同比提高1.6个百分点；前10位占56.8%，同比提高1.6个百分点；前20位占64.6%，同比提高1.1个百分点；前50位占70.9%，同比提高0.9个百分点。药品批发企业前百强在全国医药市场总规模占比，较2012年增加10.5个百分点。

2021年，零售连锁率为57.2%，比上年增长0.7个百分点。与2011年比较，零售连锁率从34.3提高到57.2%，增加22.9个百分点。销售额前100位的药品零售企业销售总额1912亿元，扣除不可比因素占全国零售市场总额的35.6%，同比上升0.3个百分点。其中，前10位销售总额1147亿元，占全国零售市场总额的21.1%，与上年持平；前20位销售总额1392亿元，占全国零售市场总额的25.5%，扣除不可比因素同比上升0.2个百分点；前50位销售总额1729亿元，占全国零售市场总额的31.7%，扣除不可比因素同比上升0.3个百分点。

（二）创新发展步伐加快

零售药店作为公共卫生体系的重要组成部分，2021年受新冠疫情影响，在配合完成艰巨繁重防控任务的同时，行业发展实现新的突破。头部零售企业通过自建、加盟及并购等多种方式保障规模的持续增长，实现销售规模、盈利水平与品牌影响力等方面的多重提升。行业积极融入数字化、智能化，提升专业药学服务能力，开展健康监测、器械康复、医疗延伸、慢病管理、特药疾病跟踪服务等特色服务，发挥初级医疗保健作用；不断开展O2O、B2C等线上业务，拓展销售渠道，寻找新的利润增长点。面对零售行业的激烈竞争，部分药店努力探索多元化经营。

（三）医药电商日渐成熟

随着“互联网+医药”的深度融合，医药产业链各环节纷纷进行线上线下整体布局谋篇。消费者线上购药习惯的养成，加之互联网医疗不断发展、线上购药实时医保结算陆续试点、网售处方药政策逐步放开，促使医药电商交易规模持续发展，尤其是O2O市场销售迎来市场机遇。药品零售连锁企业借助自营及第三方平台，依靠互联网平台流量优势拓展线上业务。大型药品批发企业依托数字化工具赋能线上业务。为满足消费者多样化的购药需求，医药互联网企业不断创新线上服务模式，进一步延伸药事服务，在用户体验、场景服务、供应链整合方面逐渐形成差异化发展。

（商务部市场运行和消费促进司）

表9　2021年药品批发企业主营业务收入100强

序号	企业名称	主营业务收入（万元）	序号	企业名称	主营业务收入（万元）
1	中国医药集团有限公司	53 901 215	51	贵州康心药业有限公司	267 969
2	上海医药集团股份有限公司	19 072 578	52	上海海吉雅医药有限公司	261 743
3	华润医药商业集团有限公司	16 637 933	53	浙江来益医药有限公司	254 713
4	九州通医药集团股份有限公司	12 235 934	54	泰州医药集团有限公司	247 721
5	中国医药-重庆医药联合体	9 858 830	55	北京双鹤药业经营有限责任公司	240 532
6	广州医药股份有限公司	4 687 146	56	西藏神威药业有限公司	236 908
7	南京医药股份有限公司	4 496 411	57	康泽药业股份有限公司	231 850
8	深圳市海王生物工程股份有限公司	4 105 358	58	四川金仁医药集团有限公司	229 961
9	华东医药股份有限公司	3 456 330	59	葵花药业集团医药有限公司	225 134
10	浙江英特集团股份有限公司	2 662 816	60	湖南达嘉维康医药有限公司	223 282
11	嘉事堂药业股份有限公司	2 562 562	61	山东新华医药贸易有限公司	221 945
12	云南省医药有限公司	2 413 500	62	广州采芝林药业有限公司	206 833
13	安徽华源医药集团股份有限公司	2 226 635	63	四川本草堂药业有限公司	200 165
14	瑞康医药集团股份有限公司	2 105 972	64	四川贝尔康医药有限公司	196 076
15	鹭燕医药股份有限公司	1 750 823	65	浙江华通医药集团有限公司	193 127
16	广西柳州医药股份有限公司	1 708 692	66	贵州科开医药有限公司	187 810
17	江西南华医药有限公司	1 481 728	67	山西亚宝医药经销有限公司	186 502
18	四川科伦医药贸易集团有限公司	1 433 262	68	必康百川医药（河南）有限公司	182 057
19	中国北京同仁堂（集团）有限责任公司	1 194 959	69	必康润祥医药河北有限公司	176 685
20	陕西医药控股集团派昂医药有限责任公司	945 677	70	片仔癀（漳州）医药有限公司	174 461
21	哈药集团医药有限公司	927 986	71	云南云红药业有限公司	172 857
22	罗氏（上海）医药贸易有限公司	880 287	72	浙江恩泽医药有限公司	171 787
23	江西汇仁医药贸易有限公司	851 364	73	辽宁汇明医药有限公司	157 323
24	湖北人福医药集团有限公司	801 968	74	海南德仁药业有限公司	157 003
25	重庆桐君阁股份有限公司	727 834	75	兰州强生医药集团有限公司	149 391
26	江苏康缘医药商业有限公司	707 022	76	浙江英诺珐医药有限公司	143 714
27	青岛百洋医药股份有限公司	702 957	77	海南天祥药业有限公司	139 532
28	江苏省医药有限公司	659 735	78	云南医药工业销售有限公司	138 701
29	礼来贸易有限公司	653 579	79	葵花药业集团（海南）医药科技有限公司	135 062
30	石药集团河北中诚医药有限公司	652 427	80	海南恒康盈医药有限公司	133 616
31	修正药业集团营销有限公司	452 923	81	昆明滇虹药业销售有限公司	132 015
32	天津中新药业集团股份有限公司医药公司	451 564	82	上海龙威医药有限公司	131 719
33	天津医药集团太平医药有限公司	451 247	83	海南新天元药业有限公司	130 595
34	江苏先声药业有限公司	443 366	84	河南德尔康药业有限公司	127 546
35	浙江省医药工业有限公司	434 508	85	商丘市新先锋药业有限公司	126 266
36	昆药集团医药商业有限公司	422 598	86	江苏澳洋医药物流有限公司	125 577
37	创美药业股份有限公司	376 306	87	江苏华为医药物流有限公司	122 339
38	浙江震元股份有限公司	359 943	88	兰州佛慈西城药业集团有限责任公司	121 813
39	齐鲁医疗投资管理有限公司	356 932	89	浙江瑞海医药有限公司	119 575
40	默克雪兰诺（北京）医药经营有限公司	339 004	90	常熟市建发医药有限公司	115 818
41	四川合纵药易购医药股份有限公司	336 186	91	淄博众生医药有限公司	114 818
42	云南东骏药业有限公司	328 600	92	西安藻露堂药业集团有限责任公司	113 716
43	江西五洲医药营销有限公司	310 309	93	红惠医药有限公司	112 764
44	东北制药集团供销有限公司	304 158	94	张家口市华佗医药经营有限公司	112 739
45	山东罗欣医药现代物流有限公司	297 676	95	上海荣恒医药有限公司	108 841
46	海尔施生物医药股份有限公司	286 576	96	重药控股湖南博瑞药业有限公司	105 723
47	上海康健进出口有限公司	279 397	97	威海市天福医药有限公司	105 253
48	厦门片仔癀宏仁医药有限公司	275 672	98	浙江珍诚医药科技有限公司	102 028
49	吉林万通药业集团药品经销有限公司	273 821	99	深圳中联广深医药（集团）股份有限公司	101 031
50	福建省医药集团有限责任公司	270 674	100	海南晴川健康科技有限公司	100 199

表10 2021年药品零售企业销售总额100强

序号	企业名称	销售总额（万元）	序号	企业名称	销售总额（万元）
1	国药控股国大药房有限公司	2 415 644	51	深圳市麦德信药房管理有限公司	66 758
2	大参林医药集团股份有限公司	1 748 526	52	上海得一大药房连锁有限公司	64 072
3	老百姓大药房连锁股份有限公司	1 581 829	53	杭州九洲大药房连锁有限公司	63 775
4	益丰大药房连锁股份有限公司	1 569 285	54	陕西众信医药超市连锁股份有限公司	61 231
5	一心堂药业集团股份有限公司	1 334 956	55	杭州华东大药房连锁有限公司	60 835
6	中国北京同仁堂（集团）有限责任公司	831 327	56	安徽丰原大药房连锁有限公司	54 997
7	上海华氏大药房有限公司	505 455	57	廊坊市百和一笑堂医药零售连锁有限公司	54 658
8	漱玉平民大药房连锁股份有限公司	501 455	58	青岛德信行惠友大药房有限公司	53 948
9	云南健之佳健康连锁店股份有限公司	500 000	59	杭州胡庆余堂国药号有限公司	52 859
10	甘肃众友健康医药股份有限公司	484 529	60	江苏大众医药连锁有限公司	48 855
11	河南张仲景大药房股份有限公司	369 922	61	浙江华通医药连锁有限公司	47 200
12	柳州桂中大药房连锁有限责任公司	303 602	62	山西荣华大药房连锁有限公司	46 150
13	瑞人堂医药集团股份有限公司	259 910	63	无锡汇华强盛医药连锁有限公司	45 779
14	重庆和平药房连锁有限责任公司	259 564	64	云南白药大药房有限公司	44 575
15	广州健民医药连锁有限公司	232 412	65	四川圣杰药业有限公司	42 932
16	甘肃德生堂医药科技集团有限公司	229 719	66	康泽药业连锁有限公司	42 083
17	江西黄庆仁栈华氏大药房有限公司	216 733	67	湖北用心人大药房连锁有限公司	41 798
18	河北华佗药房医药连锁有限公司	193 483	68	广西一心医药集团有限责任公司	41 525
19	上药云健康益药药业（上海）有限公司	189 733	69	武汉东明药房连锁有限公司	41 154
20	好药师大药房连锁有限公司	188 676	70	苏州雷允上国药连锁总店有限公司	40 257
21	吉林大药房药业股份有限公司	182 892	71	常州人寿天医药连锁有限公司	39 563
22	天济大药房连锁有限公司	175 739	72	四川遂宁市全泰堂药业有限公司	39 365
23	临沂市仁和堂医药（连锁）有限公司	171 050	73	黑龙江泰华医药集团有限公司	39 285
24	深圳市南北药行连锁有限公司	163 045	74	上海医药嘉定大药房连锁有限公司	38 073
25	贵州一树药业股份有限公司	159 142	75	海宁市老百姓大药房有限责任公司	36 487
26	山东燕喜堂医药连锁有限公司	158 368	76	宁波彩虹大药房有限公司	35 816
27	成都泉源堂大药房连锁股份有限公司	150 338	77	青岛丰硕堂医药连锁有限公司第二十二大药房	35 682
28	南京医药国药有限公司	132 116	78	上海养和堂药业连锁经营有限公司	33 731
29	重庆市万和药房连锁有限公司	129 685	79	四川省巴中怡和药业连锁有限责任公司	29 668
30	哈尔滨人民同泰医药连锁有限公司	124 395	80	青岛百洋健康药房连锁有限公司	29 660
31	湖南千金大药房连锁有限公司	122 847	81	宜宾天天康大药房零售连锁有限责任公司	29 281
32	贵州一品药业连锁有限公司	117 263	82	绵阳科伦大药房连锁有限公司	28 417
33	山东立健药店连锁有限公司	115 114	83	黑龙江华辰大药房连锁有限公司	27 300
34	江苏润天医药连锁药房有限公司	111 692	84	上海余天成药业连锁有限公司	26 488
35	浙江英特怡年药房连锁有限公司	110 054	85	四川省荣县泰康大药房连锁药业有限公司	25 560
36	浙江震元医药连锁有限公司	107 788	86	四川正和祥健康药房连锁有限公司	25 409
37	重庆鑫斛药房连锁有限公司	106 769	87	开封市百氏康医药连锁有限公司	24 966
38	江西洪兴大药房连锁有限公司	102 142	88	云南省玉溪医药有限责任公司	24 071
39	上海第一医药股份有限公司	99 600	89	山西仁和大药房连锁有限公司	23 861
40	武汉马应龙大药房连锁股份有限公司	88 796	90	济宁新华鲁抗大药房有限公司	22 024
41	杭州海王星辰健康药房有限公司	87 669	91	宁夏德立信老百姓医药有限责任公司	21 628
42	广州医药大药房有限公司	84 230	92	江西省萍乡市昌盛大药房连锁有限公司	20 337
43	江苏康济大药房连锁有限公司	79 615	93	广西梧州百姓大药房连锁有限公司	20 014
44	四川杏林医药连锁有限责任公司	77 980	94	易心堂大药房连锁股份有限公司	19 187
45	湖南达嘉维康医药产业股份有限公司	74 007	95	嘉兴市万寿堂医药连锁股份有限公司	19 184
46	华润苏州礼安医药连锁总店有限公司	72 950	96	义乌市三溪堂国药馆连锁有限公司	18 670
47	中山市中智大药房连锁有限公司	72 934	97	山东德信堂医药连锁有限公司	18 398
48	湖南怀仁大健康产业发展有限公司	70 345	98	宜宾市康健堂大药房零售连锁有限公司	18 326
49	河北神威大药房连锁有限公司	68 512	99	青岛国风大药房连锁有限公司	17 003
50	仁和药房网（北京）医药科技有限公司	68 176	100	上海药房连锁有限公司	16 991

表 11　2021 年区域总销售统计表

序号	地区	销售总额(万元)	西药类销售占比(%)	中成药类销售占比(%)	中药材类销售占比(%)
	合计	**260 639 395**	**71.11**	**14.38**	**2.20**
1	广东省	27 203 675	65.06	14.11	3.46
2	北京市	19 913 591	65.03	18.83	3.14
3	上海市	19 769 807	72.55	10.68	3.94
4	江苏省	19 441 558	78.76	13.10	1.31
5	浙江省	17 905 033	74.81	14.48	3.48
6	山东省	15 554 686	74.26	10.11	1.56
7	河南省	14 848 979	72.58	11.37	1.55
8	安徽省	12 204 123	73.23	16.34	0.15
9	四川省	11 901 462	76.14	15.59	2.11
10	湖北省	11 144 772	68.09	7.75	0.98
11	云南省	10 135 785	63.09	10.48	1.33
12	湖南省	10 027 630	73.92	14.98	2.62
13	重庆市	8 901 364	68.41	16.47	2.66
14	河北省	7 606 724	70.50	13.92	2.66
15	天津市	5 371 580	66.63	20.17	0.63
16	辽宁省	5 357 262	83.23	11.68	0.74
17	山西省	5 173 176	69.13	13.36	1.03
18	福建省	5 097 386	76.32	9.66	2.09
19	广西壮族自治区	4 960 895	74.66	13.48	2.44
20	陕西省	4 733 215	75.83	12.79	1.14
21	江西省	4 410 529	66.70	21.65	2.42
22	贵州省	3 314 108	55.92	21.65	1.55
23	吉林省	3 120 205	72.92	22.72	1.82
24	黑龙江省	2 728 388	63.30	32.12	1.29
25	海南省	2 471 790	77.43	16.34	0.42
26	新疆维吾尔自治区	2 361 258	76.05	20.00	0.15
27	甘肃省	1 657 511	52.82	32.25	5.44
28	宁夏回族自治区	1 347 521	77.22	10.60	4.12
29	内蒙古自治区	1 145 304	85.88	8.29	0.39
30	西藏自治区	491 116	9.75	90.03	0.04
31	青海省	338 961	66.54	15.20	7.27

表 12　2021 年西药类区域销售统计表

序号	地区	西药类销售总额(万元)	区域销售比重(%)
	全国合计	**185 352 802**	**100.00**
1	广东省	17 698 591	9.55
2	江苏省	15 311 647	8.26
3	上海市	14 343 682	7.74
4	浙江省	13 394 286	7.23
5	北京市	12 949 988	6.99
6	山东省	11 550 972	6.23
7	河南省	10 777 366	5.81
8	四川省	9 062 302	4.89
9	安徽省	8 936 873	4.82
10	湖北省	7 588 471	4.09
11	湖南省	7 411 943	4.00
12	云南省	6 394 643	3.45
13	重庆市	6 089 224	3.29
14	河北省	5 362 613	2.89
15	辽宁省	4 458 700	2.41

(续表)

序号	地区	西药类销售总额(万元)	区域销售比重(%)
16	福建省	3 890 371	2.10
17	广西壮族自治区	3 703 755	2.00
18	陕西省	3 589 367	1.94
19	天津市	3 578 849	1.93
20	山西省	3 576 241	1.93
21	江西省	2 941 781	1.59
22	吉林省	2 275 193	1.23
23	海南省	1 913 820	1.03
24	贵州省	1 853 098	1.00
25	新疆维吾尔自治区	1 795 737	0.97
26	黑龙江省	1 727 107	0.93
27	宁夏回族自治区	1 040 574	0.56
28	内蒙古自治区	983 545	0.53
29	甘肃省	875 493	0.47
30	青海省	225 555	0.12
31	西藏自治区	47 876	0.03

表 13　2021 年中成药类区域销售统计表

序号	地区	中成药类销售总额（万元）	区域销售比重（%）
	全国合计	**37 486 509**	**100.00**
1	广东省	3 838 117	10.24
2	北京市	3 750 309	10.01
3	浙江省	2 591 756	6.92
4	江苏省	2 547 105	6.80
5	上海市	2 110 875	5.63
6	安徽省	1 994 494	5.32
7	四川省	1 855 697	4.95
8	河南省	1 688 897	4.51
9	山东省	1 571 922	4.20
10	湖南省	1 502 123	4.01
11	重庆市	1 466 302	3.91
12	天津市	1 083 347	2.89
13	云南省	1 062 097	2.83
14	河北省	1 059 132	2.83
15	江西省	955 071	2.55
16	黑龙江省	876 305	2.34
17	湖北省	863 399	2.30
18	贵州省	717 542	1.92
19	吉林省	708 883	1.89
20	山西省	691 129	1.84
21	广西壮族自治区	668 938	1.79
22	辽宁省	625 788	1.67
23	陕西省	605 525	1.62
24	甘肃省	534 597	1.43
25	福建省	492 554	1.31
26	新疆维吾尔自治区	472 251	1.26
27	西藏自治区	442 144	1.18
28	海南省	403 918	1.08
29	宁夏回族自治区	142 838	0.38
30	内蒙古自治区	94 960	0.25
31	青海省	51 524	0.14

表 14　2021 年中药材类区域销售统计表

序号	地区	中药材类销售总额（万元）	区域销售比重（%）
	全国合计	**5 742 335**	**100.00**
1	广东省	940 010	16.33
2	上海市	778 780	13.53
3	北京市	625 744	10.87
4	浙江省	622 800	10.82
5	湖南省	262 618	4.56
6	江苏省	254 681	4.42
7	四川省	251 409	4.37
8	山东省	243 374	4.23
9	重庆市	236 882	4.11
10	河南省	230 111	4.00
11	河北省	202 351	3.51
12	云南省	134 585	2.34
13	广西壮族自治区	121 095	2.10
14	湖北省	109 400	1.90
15	江西省	106 754	1.85

（续表）

序号	地区	中药材类销售总额（万元）	区域销售比重（%）
16	福建省	106 721	1.85
17	甘肃省	90 128	1.57
18	吉林省	56 792	0.99
19	宁夏回族自治区	55 537	0.96
20	陕西省	54 111	0.94
21	山西省	53 322	0.93
22	贵州省	51 361	0.89
23	辽宁省	39 509	0.69
24	黑龙江省	35 213	0.61
25	天津市	33 684	0.59
26	青海省	24 647	0.43
27	安徽省	17 743	0.31
28	海南省	10 324	0.18
29	内蒙古自治区	4 463	0.08
30	新疆维吾尔自治区	3 542	0.06
31	西藏自治区	63	0.00

表 15　2021 年医疗器材类区域销售统计表

序号	地区	医疗器材类销售总额（万元）	区域销售比重（%）
	全国合计	**2 036 4539**	**100.00**
1	广东省	3 926 886	19.28
2	河南省	2 036 492	10.00
3	湖北省	1 888 122	9.27
4	山东省	1 721 825	8.45
5	北京市	1 673 254	8.22
6	江苏省	997 506	4.90
7	重庆市	938 674	4.61
8	上海市	915 777	4.50
9	山西省	719 733	3.53
10	浙江省	716 732	3.52
11	河北省	705 985	3.47
12	天津市	585 009	2.87
13	湖南省	510 361	2.51
14	福建省	480 874	2.36
15	四川省	472 968	2.32
16	广西壮族自治区	349 678	1.72
17	贵州省	309 262	1.52
18	江西省	277 963	1.36
19	云南省	209 856	1.03
20	安徽省	184 266	0.90
21	辽宁省	177 824	0.87
22	海南省	91 491	0.45
23	甘肃省	89 419	0.44
24	新疆维吾尔自治区	82 644	0.41
25	宁夏回族自治区	68 563	0.34
26	陕西省	61 787	0.30
27	吉林省	48 724	0.24
28	内蒙古自治区	47 827	0.23
29	黑龙江省	46 578	0.23
30	青海省	29 709	0.15
31	西藏自治区	922	0.00

医院药学

Hospital Pharmacy

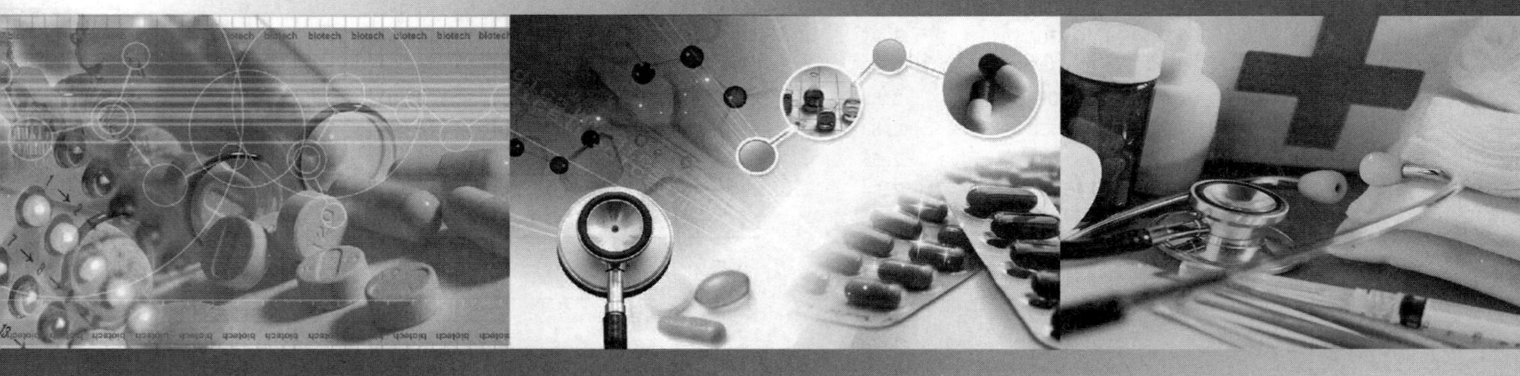

医院制剂

2017—2019 年四川省人民医院医院制剂应用分析 帅小翠等了解四川省人民医院的医院制剂使用情况，探讨其发展方向。方法：调取医院信息系统中 2017—2019 年医院制剂使用数据，对制剂品种数、使用量、销售金额、构成比和用药频度（defined daily dose system，DDDs）等评价指标进行统计分析，得出医院制剂的使用特点和发展趋势。结果：2017—2019 年，医院制剂的配制品种数稳定在 50 种，其使用量和销售金额呈升高趋势；西药制剂主要为皮肤科外用制剂；中药制剂中，虎杖解毒颗粒的销售金额排序、DDDs 排序均居第 1 位，乳腺通络散结颗粒、金沙通淋排石颗粒使用也较多。此外，受原料药、原药材短缺的影响，酚柳松洗剂、复方贯众口服液有一段时间停配，其使用量有所降低。结论：近 3 年来医院制剂有良好的发展趋势，且西药制剂和中药制剂各具特色。应在保证原料药稳定供应和保持现有制剂稳定生产的基础上，积极开发皮肤科特色制剂和中药特色制剂，以满足临床需要。[中国医院用药评价与分析，2021，21（07）：858-860，864]

20 种医院制剂微生物限度检查方法验证及应用 金文丽等探索 20 种医院制剂微生物限度检查方法。方法：依据 2020 年版《中国药典》第四部通则 1105、1106 及 1107 中需氧菌总数、霉菌与酵母菌总数及控制菌的检查法做验证。结果：采用优选出的方法进行微生物限度检查验证试验时，微生物计数测定中，试验组所加的 5 种试验菌回收比值均在 0.5～2.0 限度内；控制菌检查中，试验组均能检出所加试验菌相应的反应特征。结论：通过方法验证，所建立的微生物限度检查方法，才能保证检验结果的正确性。[甘肃医药，2021，40（02）：163-166，174]

2015—2019 年部队某三甲医院制剂现状及发展分析 秦娟娟等调查部队某三甲医院的医院制剂使用情况，并对医院制剂的品种现状和发展趋势进行分析，为多中心制剂室整合后医院制剂的发展提供参考。方法：利用医院库存管理信息系统（HIS 系统），对部队某三甲医院 2015 年 1 月至 2019 年 12 月的医院制剂出库数量、出库金额及制剂品种数进行回顾性统计分析。结果：医院制剂出库金额和出库数量呈递增趋势。胶囊剂、颗粒剂、口服溶液剂和半固体制剂 4 种剂型为主导剂型，出库金额占比高。制剂品种科室分布不均衡，皮肤科和耳鼻喉科制剂品种占比超过 50%。中药制剂和非标制剂出库金额占比高。在单品种制剂中感冒清热颗粒出库数量最多，保元丹出库金额最高。结论：部队某三甲医院制剂临床认可度好，有持续发展空间。在制剂生产设施完善的条件下，保障制剂供应，延续并加大特色医院制剂生产与开发，是医院制剂室的责任与担当。[海军医学杂志，2021，42（01）：22-25]

医院制剂复方苦参合剂对小鼠急性毒性实验研究 朱凤等通过对小鼠灌胃给药后出现的快速而剧烈的毒性反应进行观察，探讨复方苦参合剂的临床安全性。方法：应用可供灌胃的最大浓度（1.4g/mL）、最大容积（0.4mL/10g）的复方苦参合剂于 24h 内重复给药 2 次，连续观察并记录给药后 14d 内小鼠的中毒反应及死亡情况，观察小鼠毛发色泽、活动状态、饮食、排泄物及体质量变化等。结果：与对照组相比，实验组小鼠体质量增长趋势差异无统计学意义（$P>0.05$）。对照组与实验组小鼠在给药后 30min 内活动稍减缓，2 小时后恢复正常，随后 14 天内各观察指标，如外观、行为、饮食、排泄物均正常，未见死亡小鼠，14 天后解剖尸检所有小鼠心、肝、脾、肺、肾、结肠无肉眼可见的异常变化，HE 染色无明显病理改变。结论：小鼠口服灌胃最大给药量每千克 112g 生药相当于人每日用量的 120 倍，实验结果表明临床拟用口服剂量安全可靠。[亚太传统医药，2021，17（01）：22-24]

高校附属医院医疗机构中药制剂发展对策分析——以北京大学 4 所附属医院为例 沈娟等以北京大学为例，分析高校附属医院医疗机构制剂特别是中药制剂发展面临的挑战并提出建议。方法：设计访谈提纲，采取目的抽样方法，对北京大学附属医院药剂科相关管理人员进行半结构式深度访谈。结合各医院的制度文件和医疗制剂资料，建立主题框架进行资料分析。结果：高校附属医院医疗机构中药制剂对于适应临床需求、凸显医院特色、提升研发能力具有一定优势，但面临成本不断增加、临床使用受到局限和中药审批的特殊性的问题。结论：建立医疗机构制剂统筹发展模式及产业化可行性，应围绕制剂特色加大转化力度，同时高度重视和加强中药制剂的研发与应用。[北京中医药大学学报，2021，44（12）：1149-1152]

陕西省医疗机构中药制剂研发现状及对策研究 陕西省医疗机构的中药制剂研发存在的主要问题是：①西医医院中药制剂品种逐年萎缩，部分医院已经归零；②制剂研发条件和人员投入不足，医院对制剂研发重视不够，对制剂研发的奖励措施执行不到位；③制剂价格变化慢，生产成本上涨快；④制剂审批、监管程序复杂，各职能部门欠缺相互协调。解决对策如下：①应推动各相关监管部门的合作，减少审批环节，整合各监管部门的资源，实现资源共享；②制剂价格调控政策应重点体现对特色中药制剂的研发与保护，鼓励医院使用传统工艺中药制剂，扩大其使用范围；③医院应提高对制剂开发的重视程度和研发投入，加强对相关专业人才的引进和在职人员的培训力度；④提高制剂软硬件设备条件，充分利用现有的区域制剂配制中心，与制剂配制中心形成制剂研发、生产协同发展，委托与被委托的双赢局面。［中医临床研究，2021，13（25）：131-134］

山西省内医院中药制剂发展情况调查研究 医院制剂是指医院根据本院临床需要经批准而配制、自用的固定处方制剂。其特点体现在满足临床医疗和科研需要、弥补市场不足、提高医院效益、促进合理用药等。目前，随着医改深入、国家监管完善，医院制剂成为医院发展的重点和方向，同时迎来挑战，优胜劣汰，不断更新变化，遇到问题层出不穷。山西省中医药研究院作为山西省最大的中医院，具备全省最大规模的制剂室并生产品种最多的医院制剂，急需充分掌握全省医院中药制剂发展情况，分析问题并配合上级部门提出有效解决方案，保证疗效、质量、工艺、销量、科研）等，为山西省中药制剂行业的发展牵头出力。本项目拟通过询问和实地调研的方法从网络数据库、药监部门及医疗机构收集省内中药制剂相关信息。采取文献资料收集和实地调研相结合，重点医院重点考察结合小医院集中考察，重点品种深入分析结合普通品种对比分析的方式进行研究，力求发现问题并提出可行性强的对策建议。［中国药物与临床，2021，21（05）：755-758］

药物经济学

地塞米松联合利妥昔单抗一线治疗成人慢性原发免疫性血小板减少症的经济性评价 评价地塞米松（DXM）联用利妥昔单抗（RTX）一线治疗成人慢性原发免疫性血小板减少症（ITP）的经济性。方法：从我国医疗卫生体系角度出发，以单用DXM方案为对照，构建八状态Markov模型，模型周期为4周，时限为20年，评价DXM联用RTX方案治疗成人慢性ITP的成本-效用，临床疗效、效用值参数来自已发表的文献，成本参数来自米内网、各地卫生健康委以及医保局官网；通过单因素敏感性分析、概率敏感性分析和情境分析来考察模型及参数来源的不确定性。结果：DXM + RTX方案的平均治疗费用为51 064美元，DXM方案的平均治疗费用为50 455美元；与单用DXM相比，DXM + RTX方案可以让每位患者平均多获得0.14个质量调整生命年（QALYs），增量成本-效果比（ICER）为4356美元/QALY，低于2020年我国人均国内生产总值（GDP）这一意愿支付阈值。在单因素敏感性分析中，药品费用是对结果影响最大的参数；在概率敏感性分析中，当支付阈值为1～3倍2020年我国人均GDP时，DXM + RTX方案具有经济性的概率为57.5%～61.0%；情境分析结果表明，DXM + RTX方案可能具有明显的长期获益，效用值对结论的影响较小。结论：DXM + RTX相比单用DXM一线治疗成人慢性ITP具有经济性，但是结果具有一定的不确定性。［中国药房，2021，32（24）：3013-3018］

效率边界分析对我国药物经济学评价方法的启示 张婧等为我国药物经济学研究提供借鉴。方法：梳理介绍效率边界分析（EFA）操作过程中的关键步骤，结合案例演示，比较EFA与成本-效用分析（CUA）、成本-效果分析（CEA）的异同点，并结合我国实际提出EFA对我国药物经济学评价和相关决策的启示。结果与结论：EFA的研究框架大致可以分为成本测算、效益界定、模型建立、增量分析和敏感性分析等5个部分。效益指标是EFA中健康产出的测量指标，包括临床指标和综合指标两种类型，其中综合指标的应用更为广泛。构建效率边界时，一般以干预措施的效益为纵坐标、干预措施的成本为横坐标，以特定疾病领域内各备选干预措施的成本-效益坐标点构成成本-效益平面边界，研究者通过判断各备选干预措施与效率边界的相对位置来进行经济性评价。意愿支付阈值在数值上等于效率边界外延射线斜率的倒数。总体来讲，EFA与CUA、CEA相似，都需要明确成本和健康产出、模型分析、数据来源和不确定性分析等内容；但EFA在干预措施与对照选择、评价结果的表现形式、意愿支付阈值等方面与CUA、CEA不同。建议我国支付方可以考虑利用EFA推算特定疾病领域的意愿支付阈值以保证部分短缺药品的可及性；建立特定疾病医疗保险数据库，在规范数据质量的同时形成一定的评判标准；联用多种药物经济学评价方法以丰富申报资料，既保证干预方案的临床价值又保证其经济性。［中国药房，2021，32（24）：3044-3048］

传播动力学模型在HPV疫苗经济学评价中应用 介绍传播动力学模型在HPV疫苗药物经济学评价中的应用和计算方法，以期为更好的HPV疫苗经济性评价提供参考。将人群分为n个年龄组和L个性活动层次，建立常微分方程组模拟HPV16/18两种病毒感染在人群中的传播和相关疾病的发生，并结合二价疫苗接种的保护效率对疾病预防健康产出进行评估。传播动力学模型是动态进展模型，较Markov等静态进展模型模拟结果更符合实际，但也因为需要参数多，且部分关键参数在我国暂无大规模人群调研数据，因此用于经济学评价时证据质量受到一定影响。在HPV疫苗等传播性疾病干预产品的经济性评价中采用传播动力学模型以获取更精确的证据，在目前参数不全的情况下，建议暂时以邻国数据等方式替代。［中国公共卫生，2021，37（12）：1742-1745］

依那普利叶酸片与依那普利片预防高血压患者卒中的药物经济学评价 任宇等对依那普利叶酸片与依那普利片

用于高血压患者卒中预防的药物经济性进行评价。方法：使用 Excel 2016 软件构建马尔可夫模型，选择原发性高血压患者作为研究对象，研究时限为 20 年，循环周期为 1 年。从卫生体系角度出发，使用成本-效用分析法对依那普利叶酸片与依那普利片用于高血压患者卒中预防的药物经济性进行比较，并用敏感性分析验证研究结果的稳健性。结果：与依那普利片相比，依那普利叶酸片的增量成本-效果比为 221 323.04 元/质量调整生命年，大于 3 倍 2020 年中国人均国内生产总值(217 341 元)。单因素敏感性分析与概率敏感性分析的结果与基础分析的结果一致。结论：对于高血压患者而言，使用依那普利叶酸片预防卒中相较于依那普利片不具有经济性。[中国药房，2021，32(23)：2880-2884]

↗ 头孢他啶阿维巴坦治疗革兰阴性菌感染的快速卫生技术评估 通过快速卫生技术评估，对头孢他啶阿维巴坦治疗革兰阴性菌感染的有效性、安全性、经济性进行评价，为临床实践与决策者提供循证依据。方法：计算机检索 Pubmed、The Cochrane Library、中国知网、万方数据库、维普数据库及 CRD、INAHTA、CADTH、HTAi、NICE 网站，检索时限均从建库至 2021 年 5 月 20 日，仅纳入头孢他啶阿维巴坦治疗革兰阴性菌感染的系统评价、Meta 分析、卫生技术评估和药物经济学研究，由 2 名评价者独立筛选文献及提取数据结果，并对结果进行综合分析。结果：共纳入 15 篇文献，其中 10 篇为系统评价/Meta 分析，4 篇为药物经济学研究，1 篇为系统评价/Meta 分析合并药物经济学研究。有效性研究结果显示头孢他啶阿维巴坦对于产超广谱 β-内酰胺(ESBL)酶肠杆菌的轻中度复杂尿路感染和复杂腹腔感染、产肺炎克雷伯杆菌碳青霉烯(KPC)酶耐碳青霉烯肠杆菌感染、血流感染、多重耐药铜绿假单胞菌引起的复杂尿路感染等是较优选择，但对于医院获得性肺炎的疗效不优于其他抗菌药物。安全性研究显示头孢他啶阿维巴坦与其他治疗药物比较死亡率没有显著性差异，但不良事件发生率较高，尤其在腹腔感染患者中胃肠道反应、肌酐升高、因不良事件停药的发生率明显高于对照组。经济学研究显示头孢他啶阿维巴坦在欧美国家具有较好的经济性，但缺乏中国人群的相关经济学研究。结论：头孢他啶阿维巴坦治疗革兰阴性菌感染有较好的有效性、安全性和经济性，有必要开展中国人群的药物经济学评价。[医药导报，2021，40(12)：1724-1731]

↗ 基于两种模型的帕博利珠单抗二线治疗晚期肝细胞癌的成本-效用分析 评价帕博利珠单抗二线治疗我国晚期肝细胞癌患者的经济性。方法：从我国卫生体系角度出发，同时建立三状态分区生存模型及 Markov 模型，评价帕博利珠单抗对比安慰剂二线治疗我国晚期肝细胞癌患者的成本及效用，模型循环周期为 3 周，研究时限为终生；采用单因素敏感性分析、概率敏感性分析以及情境分析验证基础分析结果的稳健性。结果：分区生存模型分析结果表明，使用帕博利珠单抗二线治疗我国晚期肝细胞癌患者的增量成本-效果比(ICER)为 1 266 846.18 元/QALY，远超 3 倍 2020 年我国人均国内生产总值(GDP)。单因素敏感性分析结果表明，对 ICER 影响最大的 3 个参数分别为安慰剂组无进展生存期(PFS)状态效用值、帕博利珠单抗组 PFS 状态效用值以及帕博利珠单抗成本。概率敏感性分析结果验证了基础分析的稳健性。情境分析结果表明，在考虑帕博利珠单抗慈善赠药的情况下，其治疗成本大幅下降，虽仍不具经济性，但其 ICER 接近于 3 倍 2020 年我国人均 GDP。当意愿支付阈值分别为 1、3 倍我国人均 GDP 时，帕博利珠单抗(100mg)具有经济性的价格分别为 4157.67、5829.24 元。Markov 模型分析结果与分区生存模型相似。结论：在 1～3 倍 2020 年我国人均 GDP 的意愿支付阈值下，帕博利珠单抗方案用于我国晚期肝细胞癌患者的二线治疗不具经济性。[中国药房，2021，32(22)：2761-2766]

↗ 药物经济学评价中患者用药依从性的识别、测量与估值 分析患者用药依从性的定义与分类、指标与测量方法、对效果和成本的影响，讨论将依从性纳入药物经济学评价的方法和流程。结果显示：在药物经济学评价纳入依从性时，应明确依从性的定义；依从性对效果的影响复杂，在分析时可参考三个因素——患者不依从的形式、疾病的病理生理过程和药物代谢动力学特征；在考察依从性对成本的影响时，需结合临床效果的变化具体分析。[卫生经济研究，2021，38(11)：18-21]

↗ 基于 PEERs 的国内他汀类药物经济学研究质量评估 了解国内他汀类药物经济学研究质量，明确其中需要改善和规范的关键点。方法：利用《药物经济学评价报告质量评估指南》(简称“PEERs”)对中国学者已公开发表的他汀类药物经济学文献进行质量评估。结果：共纳入他汀类药物经济学研究文献 66 篇，PEERs 符合率 27.3%，所有文献需在“结果的外推性、局限性和不确定性”“药物经济学评价方法及研究设计类型的相关阐述”“数据的完整性及其处理方法”等方面进一步完善。结论：国内他汀类药物经济学研究总体质量仍待提升，推荐我国学者在撰写药物经济学评价报告时参照 PEERs 指南中的评价要素，更全面、严谨地阐述报告内容。[医药导报，2021，40(11)：1604-1608]

↗ 国内外药物经济学评价研究的文献计量及可视化分析 通过文献计量及 CiteSpace 软件探索国内外药物经济学评价领域的研究现状、热点及发展趋势。方法：以 CNKI 和 Web of Science 为国内外文献检索平台，检索药物经济学评价的相关文献。运用 CiteSpace 软件对作者、国家或地区、机构、关键词进行共现分析，关键词聚类分析和时间演化分析，绘制并比较国内外可视化图谱。结果：共纳入国内外文献1509篇和1556篇。国内核心作者和研究机构的数量远低于国外，缺乏对外学术合作，国际影响力不足。国内发展趋势与国外基本一致，研究热点集中于成本效用分析、模型、健康效用值、质量调整生命年、安全性、有效性、随机对照试验、Ⅲ期临床试验等。热点疾病以心脑血管疾病、糖尿病、癌症等慢性病为主。结论：虽然国内药物经济学评价起步较晚，但紧随国际发展趋势，各类评价方法、模型及热点疾病逐渐暴发并成为研究热点。［中国医院药学杂志，2021，41（22）：2368-2374，2384］

↗ 药物治疗管理服务对脑卒中患者二级预防的成本-效果分析 探讨药物治疗管理（medication therapy management，MTM）服务对脑卒中患者二级预防是否具有成本-效用优势。方法：将首都医科大学附属北京友谊医院2017年9月至2019年8月的脑血管病患者分为MTM组与对照组，3个月后回访，统计患者脑卒中二级预防情况、治疗费用情况、不良反应情况，采用Treeagepro11进行成本-效用分析，设定单次MTM服务收费50.00元，研究周期10年，年贴现率3%，脑卒中复发急性事件的平均住院费用采用《中国卫生健康统计年鉴》2018年卷，患者支付意愿采用3倍10年MTM服务费用6000.00元作为成本-效果阈值。结果：总计纳入315例患者，其中MTM组158例，对照组157例，失访28人，最终MTM组纳入143例，对照组纳入144例；MTM组服务前后的医疗成本分别是（1435.03±964.35）元与（819.21±756.86）元，对照组服务前后的医疗成本分别是（1314.20±931.97）元与（896.53±659.45）元，模拟10年的医疗总成本分别为34 855.82元与24 173.77元，对应的质量调整生命年（quality adjusted lifeyear，QALY）分别为32.69年与17.34年，2组比较，MTM组为优势方案，增量成本效果比为696.08元/QALY。结论：MTM服务作为付费药学服务模式在国外已经取得了较好的成效，但其在国内的开展尚处于初始阶段。本研究以假设MTM为付费服务进行研究，发现临床药师开展MTM服务能够提高脑卒中患者二级预防效果、改善患者预后，且具有经济学优势。［中国现代应用药学，2021，38（16）：2000-2005］

↗ 阿司匹林用于心血管疾病预防的药物经济学评价文献研究 综述阿司匹林用于心血管疾病预防的药物经济学研究的评价方法及结果，为该药的经济学评价和临床用药决策提供参考。方法：以“心血管疾病”“成本-效果”“成本-效用”“成本-效益”“成本效果”“成本效用”“成本效益”“经济性分析”“药物经济学”为中文检索词，以“cost-effectiveness”“cost-utility”“cost-benefit”“economic analysis”“pharmacoeconomics”为英文检索词，在中国知网、万方数据、维普网、PubMed、Web of Science、Cochrane图书馆等数据库中检索2000年1月1日至2021年1月17日公开发表的阿司匹林预防心血管疾病的药物经济学评价文献，按照纳入与排除标准筛选文献后，提取相关信息，使用卫生经济学评价报告标准共识量表对纳入文献进行质量评价，从文献基本信息、文献质量、模型结构及要素、健康状态及效用值、成本项目和来源、健康产出、经济学评价、敏感性分析等对阿司匹林预防心血管疾病的药物经济学评价方法和结果进行描述性统计分析。结果与结论：共纳入9篇文献，文献总符合率均在80.00%以上。阿司匹林预防心血管疾病的药物经济学评价研究主要采用马尔可夫模型，模型结构较为成熟；成本主要考虑直接成本，数据主要来源于医保数据库等；效用根据健康状态效用值进行计算，效用值多来源于已有文献研究；敏感性分析采用确定性敏感性分析和概率敏感性分析，主要影响因素为成本；多数情况下阿司匹林用于心血管疾病预防具有经济性，且阿司匹林用于心血管疾病一级预防更具有经济性。建议国内学者可参考我国药物经济学指南，更规范地开展相关药物经济学评价研究。［中国药房，2021，32（16）：2002-2007］

↗ 我国已上市PD-1/PD-L1抑制剂经济性评价的系统分析 马越等为我国医保目录遴选更具经济性的细胞程序性死亡受体1（PD-1）和细胞程序性死亡配体1（PD-L1）抑制剂并提高相应经济学评价质量提供参考。方法：计算机检索中国知网、维普网、万方数据库、PubMed、Web of Science、Ovid Embase等数据库，收集我国已上市PD-1/PD-L1抑制剂的经济性评价的研究，检索时限为建库至2020年10月。利用CHEERS质量评价表评估纳入文献的质量，系统分析纳入文献的方法学特征以及经济性评价结果。结果：共纳入14篇文献，所有文献均基于模型，且文献总体质量为中等偏高。但纳入文献仍存在一定不足，主要表现为模型设定或选取参数的原因报告不充分，以及临床效果数据和效用值不确定性较大等。纳入文献仅涉及我国已上市的8个PD-1/PD-L1抑制剂中的3个；在与化疗或靶向治疗等方案比较时，有9篇（占64.29%）结果显示含有PD-1/PD-L1抑制剂的治疗方案不具经济性。结论：我国已上市的国产PD-1/PD-L1抑制剂经济性证据缺乏，进口PD-1/PD-L1抑制剂价格较高导致经济性较差，且已有经济性评价在方法学应用和参数选择方面存在不足。制药企业应填补数据空白和调整产品定价策略，研究者应提高研究规范性，医保决策部门应提高对于经济性证据质量的判断，共同促使更具经济性的PD-1/PD-L1抑制剂纳入国家医保目录。［中国药房，2021，32（15）：1885-1893］

↗ 基于偏好与疾病严重程度调整计算药物经济学评价中的成本-效用阈值 探讨不同严重程度的疾病、不同风险与健康偏好的人群的治疗措施的经济性评估的阈值选取。方法：基于边际效用递减理论，综合考虑人群风险与健康偏好与疾病的严重程度，引入风险、健康偏好与疾病严重程度的衡量参数，对传统的质量调整生命年与成本-效用阈值计算方式进行调整。结果：以新的方式计算出的成本-效用阈值对于一些轻微的疾病干预措施的经济学评价影响较小，但对于一些严重疾病可能计算所得的阈值与传统的阈值悬殊较大。结论：将风险、健康偏好与疾病严重等纳入考虑后计算出的成本-效用阈值更加符合经济学评价实际需求。[中国卫生经济，2021，40(08)：65-68]

药物经济学评价中药品依从性和停药率的影响述评 摘要：文章以两种慢性疾病——精神分裂症和慢性阻塞性肺疾病为例，通过经济学综述，对药物经济学评价中依从性和停药率常见处理方法进行归纳总结；再构建马尔科夫模型对慢性阻塞性肺疾病进行经济学评价，设定不同停药率情境，分析停药率对于研究结果的影响。实例研究结果显示：当年A药和B药的停药率取相同数值时，结果较为稳定；A药和B药分别取不同的停药率时，结果影响较大，且当B药停药率低于A药时，结果会发生反转。药物经济学评价中可依据使用的模型类别灵活选择纳入依从性或停药率的方式，推荐将药品依从性或者停药率纳入到不确定性分析中进行进一步探究。[中国卫生经济，2021，40(08)：69-73]

奥希替尼一线治疗EGFR突变阳性的局部晚期或转移性非小细胞肺癌的成本-效用分析 评价奥希替尼对比第1代表皮生长因子受体酪氨酸激酶抑制(EGFR-TKIs)一线治疗表皮生长因子受体(EGFR)编码基因突变阳性的局部晚期或转移性非小细胞肺癌(NSCLC)的经济性，为我国医疗卫生决策提供循证依据。方法：从卫生体系角度出发，利用FLAURA研究中的患者生存数据和已发表的文献数据建立马尔科夫模型，模拟EGFR突变阳性的局部晚期NSCLC患者10年的直接医疗成本和质量调整生命年(QALY)，模型循环周期为3周，贴现率为5%。采用单因素敏感性分析和概率敏感性分析评价参数变化对模型结果稳定性的影响。结果：基础分析中，奥希替尼对比第1代EGFR-TKIs可多获得0.40 QALYs，增量成本为163 531.55元，增量成本-效用比(ICER)为409 321.54元/QALY，高于我国的意愿支付阈值[2019年我国3倍人均国内生产总值(GDP)212 676元/QALY]。单因素敏感性分析结果显示，无进展生存状态的效用值和奥希替尼的价格对ICER值影响最大。概率敏感性分析结果显示，在我国现有的意愿支付阈值下，奥希替尼具有经济性的概率为11.00%；当奥希替尼分别降价30%、50%、70%时，其在意愿支付阈值为212 676元/QALY时具有经济性的概率分别为26.20%、47.40%、74.30%。结论：当采用2019年我国3倍人均GDP作为判断标准时，奥希替尼对比第1代EGFR-TKIs一线治疗EGFR突变阳性的局部晚期或转移性NSCLC不具有经济性；适当的降价可提高其经济性。[中国药房，2021，32(12)：1492-1496]

中国阿片类药物治疗癌痛的药物经济学研究质量评价 分析中国阿片类药物治疗癌痛的经济性。方法：计算机检索维普网、中国知网、万方数据库、PubMed、Springer、Elsevier ScienceDirect、Web of Science中有关阿片类治疗癌痛的药物经济学评价研究，使用卫生经济研究质量评价(QHES)工具进行质量评价及分析。结果：共纳入29篇文献，包括26篇成本-效果分析，3篇最小成本分析。其中28篇文献QHES评分低于75分，1篇高于75分。结论：关于阿片类治疗癌痛的药物经济学评价，中国整体研究质量不高，且研究方法不够严谨，相关专业人员应结合我国最新发布的药物经济学评价指南开展高质量的药物经济学研究，为促进临床合理用药提供循证依据。[中国老年学杂志，2021，41(10)：2048-2052]

贝达喹啉用于耐多药结核病的国际药物经济学评价 本文旨在系统评价贝达喹啉(bedaquiline，BDQ)用于耐多药结核(multiple drug resistant tuberculosis，MDR-TB)患者治疗的国际药物经济学研究，探讨BDQ的临床疗效、成本效果。从CNKI，WangFang Data，Pubmed，EMbase以及Cochrane Library等数据库检索有关贝达喹啉用于MDR-TB治疗的药物经济学评价的文献，检索时间均从建库至2020年1月。根据纳入排除标准筛选文献，使用卫生经济研究质量评估量表(QHES)对文献质量进行评论以及对研究结果进行综述。最终纳入9篇文献，文献质量较高。总体来看文献研究的结果趋于一致：将BDQ加入背景方案(background regimen，BR)相比于单独使用BR方案成本较高，但BDQ能加快痰培养转换，使患者治愈率更高，增加了QALY，经济性更优。在研究期间各国价格水平下，贝达喹啉较以往的标准治疗方法用于MDR-TB具有成本效果。[中国新药杂志，2021，30(09)：857-864]

恩格列净与二甲双胍联合治疗2型糖尿病的药物经济学评价 熊朝刚等对恩格列净与二甲双胍联合治疗2型糖尿病(T2DM)进行经济学评价。方法：在恩格列净与二甲双胍联合治疗T2DM的3期随机对照临床试验(RCT)的基础上，建立恩格列净和二甲双胍治疗T2DM的Markov模型，模拟10mg恩格列净联合二甲双胍、二甲双胍单用治疗T2DM无并发症、T2DM并发症及死亡的动态变化。以质量调整生命年(QALYs)为健康产出指标，以3倍2019年国内生产总值(gross domestic product，GDP)作为意愿支付阈值(WTP)，使用Markov模型进行回乘分析和队列模拟获得2种治疗方案的长期效果与成本，并对成本、效用及贴现进行敏感性分析，检验结果稳定性。结果：在模拟为期10年的疾病进展后，与二甲双胍相比，10mg恩格列净与二甲双胍联合治疗方案的增量成本-效用比(ICRE)为96 256.582元/QALYs，小于WTP，增加的成本可以接受。敏感度分析显示，10mg恩格列净与二甲双胍联合方案具有成本-效用的概率是60.300%。结论：对于T2DM患者，10mg恩格列净与二甲双胍的联合方

案属于优势方案，增加成本可以接受，但经济性概率不高。[中国医院药学杂志，2021，41(09)：880-885]

泛基因型直接抗病毒药物治疗慢性丙型肝炎的成本-效用分析 评价泛基因型直接抗病毒药物(DAAs)治疗慢性丙型肝炎患者的成本-效用，为相关医疗卫生决策提供药物经济学证据。方法：从全社会角度出发，以中国初治慢性丙型肝炎患者为目标人群，参考文献资料建立Markov模型，以索磷布韦维帕他韦为对照，分析格卡瑞韦派伦他韦、索磷布韦+可洛派韦治疗慢性丙型肝炎患者的质量调整生命年(QALYs)和增量成本-效用比(ICERs)；采用敏感性分析验证结果的稳健性。结果：与索磷布韦维帕他韦相比，格卡瑞韦哌仑他韦增加了0.0021 QALYs，成本增加25 021元，ICERs为12 129 031元/QALY(意愿支付阈值为70 892元/QALY)，不具有成本-效用；当其单价下降至1679元时(降价64.65%)将具有成本-效用。索磷布韦+可洛派韦增加了0.0020 QALYs，成本减少515元，是成本节约的绝对优势方案。敏感性分析显示，持续病毒学应答率和药品价格对结果的影响最大，索磷布韦+可洛派韦具有成本-效用的概率高于格卡瑞韦哌仑他韦。结论：格卡瑞韦哌仑他韦需大幅降低价格，才可达到更好的可负担性；索磷布韦+可洛派韦具有良好的经济性。[中国药房，2021，32(08)：979-985]

基于Markov模型对2种治疗高血压联合用药方案的药物经济学评价 通过建立Markov模型，对血管紧张素受体拮抗剂(angiotensin receptor blockage，ARB)联合二氢吡啶类钙通道阻滞剂(calcium channel blockers，CCB)、ARB联合噻嗪类利尿剂2种治疗高血压方案进行药物经济学评价，为临床用药提供循证依据。方法：检索Medline及PubMed英文数据库，以"hypertension、calcium channel blockers、diuretics、angiotensin Ⅱ receptor blocker、randomized controlled trial"及其对应的MeSH词为关键词进行检索。参考药品价格、治疗成本、健康效用值、状态转移概率建立Markov模型，对2种方案的有效性和经济学进行评价，并进行敏感性分析。结果：ARB+CCB组治疗高血压累计成本为32 780.34元，获得6.73质量调整生命年(quality-adjusted life years，QALYs)；ARB+利尿剂组治疗高血压累计成本为31 781.07元，获得6.81QALYs，相比于ARB+CCB组的增量成本效果比为-12 490.88元/QALYs。敏感性分析与原结果一致。结论：与ARB+CCB组相比，ARB+利尿剂组能获得更长的生存结果，其付出的增量成本-效果低于1倍人均GDP，更具有经济学效益。[中国现代应用药学，2021，38(07)：856-861]

抗凝药物防治癌症患者静脉血栓栓塞症的药物经济学系统评价 周谦等系统评价抗凝药物预防或治疗癌症患者静脉血栓栓塞症(VTE)的药物经济性。方法：计算机检索PubMed、Embase、Cochrane图书馆、中国知网、万方数据、维普网、中国生物医学文献服务系统以及The NHS Economic Evaluation Database、The Healthy Technology Assessment Database、EconLit等数据库，并辅以手工检索，收集不同抗凝药预防或治疗癌症患者VTE的经济学评价研究，检索时限为建库至2020年11月12日。经筛选、提取后，采用卫生经济评估报告标准清单评价纳入文献的质量。采用描述性的方法总结纳入文献的基本特征，并根据用药目的和不同干预分组归纳其经济学结果。结果：共纳入15篇文献，3篇质量优秀，10篇质量良好，其余2篇质量适中。研究分布于中国(1项)、美国(7项)、加拿大(3项)、法国(2项)、荷兰(1项)、巴西(1项)、奥地利(1项)等不同收入水平的国家。对于预防癌症患者VTE，华法林和低分子肝素(LMWH)的经济学评价有待更新；在VTE中高风险的癌症患者中，新型口服抗凝药(NOACs)在中国的经济优势不如美国，但是其在VTE高风险人群中的经济优势却在增加；阿司匹林对比依诺肝素预防骨髓瘤患者VTE具有绝对经济优势。对于治疗癌症患者VTE，LMWH对比华法林在美国不具有成本-效用优势，但是在加拿大和北欧等国家具有明显的经济优势；NOACs对比LMWH能节省总成本，但是美国和巴西的增量效果正负相反。敏感性分析显示，经济学结果对药物价格、血栓发生风险基线率以及不同干预下的不良事件(血栓复发、大出血、死亡)发生风险敏感，其中药物价格和血栓发生基线率能够逆转结论。结论：对于预防癌症患者VTE，与无干预或安慰剂相比，NOACs在不同国家、不同血栓风险人群中的经济性不同；华法林、LMWH的经济性尚未明确；阿司匹林对比依诺肝素的经济优势明显。对于治疗癌症患者VTE，LMWH对比华法林在不同国家的经济优势不同；NOACs对比LMWH能节省成本。经济策略受不同国家的疾病发生风险、医疗体系、药物价格、患者偏好和价值观以及经济水平、成本-效用阈值标准等影响较大，最终的经济决策需要依据不同国家背景而定。[中国药房，2021，32(07)：850-859]

奥希替尼治疗晚期非小细胞肺癌的药物经济学系统评价 系统评价奥希替尼治疗晚期非小细胞肺癌(NSCLC)的经济性，为临床应用及卫生和医保决策者提供参考。方法：计算机检索PubMed、Embase、Cochrane图书馆、Health Technology Assessment、中国知网、万方数据、维普网和中国生物医学文献数据库等数据库，查询自建库至2020年4月公开发表的有关奥希替尼治疗晚期NSCLC的相关药物经济学研究，经筛选并提取相关资料后，采用健康经济学研究质量评估工具(QHES)评估纳入研究的质量，采用描述性分析方法系统评价纳入文献的经济学研究结果。结果与结论：共纳入10项研究，来自7个不同的国家；纳入文献的QHES评分为73~93分，平均86.8分，研究质量总体较高。10项研究均为成本-效果分析，其中一线治疗6项、二线治疗4项；6项研究报告了成本贴现率;仅有1项研究采用奥希替尼降价后的价格进行评估分析。奥希替尼作为一线治疗方案与其他表皮生长因子受体-络氨酸激酶抑制剂(EGFR-TKI)类药物相比,来自不同国家的6项研究结果均显示奥希替尼不具有成本-效果优势;奥希替尼二线治疗对比化疗方案的成本-效果则存在一定争议。对于晚期NSCLC患者,经国家集中谈判降价后的奥希替尼二线治疗相比于化疗方案在我国医疗服务体系下更具有成本-效果优势,而降价前的奥希替尼一线治疗相比于其他EGFR-TKI类药物则不具备成本-效果优势。[中国药房,2021,32(06):713-719]

↗ 国产与进口替诺福韦酯治疗慢性乙型肝炎的成本-效果分析 评价国产和进口替诺福韦酯方案治疗慢性乙型肝炎的成本-效果。方法:筛选2018年2月至2019年12月期间就诊于中南大学湘雅医院门诊的慢性乙型肝炎患者,回顾性分析国产和进口替诺福韦酯在乙型肝炎e抗原阳性和阴性患者中应用1年的疗效,根据药物经济学方法进行成本-效果分析及敏感性分析。结果:符合入组标准的患者共计115例,其中国产组55例(乙型肝炎e抗原阳性和阴性患者分别为45例与10例),进口组60例(乙型肝炎e抗原阳性和阴性患者分别为48例与12例)。国产组有效率(73.9%),与进口组(78.1%)差异无统计学意义,$P>0.05$。两组不良反应发生率差异无统计学意义($P>0.05$)。国产组与进口组C/E分别为62元和70.3元,△C/△E为216。以药品价格下降10%为指标进行敏感性分析,国产组与进口组C/E分别为55.8元和63.2元,△C/△E为194.4。结论:进口替诺福韦酯与国产替诺福韦酯相比,有效率略高,但差异无统计学意义($P>0.05$),平均治疗成本更高,但ICER小于意愿支付阈值,更有药物经济学优势。[中国医院药学杂志,2021,41(10):1040-1043,1063]

↗ 吗啉硝唑与奥硝唑治疗厌氧菌感染的疗效、安全性及药物经济学比较 比较吗啉硝唑氯化钠注射液、奥硝唑注射液和注射用奥硝唑治疗厌氧菌感染的有效性、安全性和经济性。方法:回顾性分析本院2017年1月至2019年12月252例使用硝基咪唑类抗菌药物治疗厌氧菌感染患者的病例资料。其中,吗啉硝唑组(吗啉硝唑氯化钠注射液100mL,q12h,静脉滴注)93例,奥硝唑注射液组(奥硝唑注射液3mL,q12h,静脉滴注)82例,注射用奥硝唑组(注射用奥硝唑0.5g,q12h,静脉滴注)77例,疗程均为5d。收集患者治疗期间的成本、效果和不良反应数据,进行分析评价。结果:吗啉硝唑组、奥硝唑注射液组和注射用奥硝唑组的治疗总有效率分别为96%、90%和84%,不良反应发生率分别为9%、10%和22%,3组间均有显著差异($P<0.05$)。成本-效果分析显示,与奥硝唑注射液组比较,注射用奥硝唑组的增量成本效果比为-279元,吗啉硝唑组为9051元。结论:三种治疗方案中吗啉硝唑氯化钠注射液治疗厌氧菌疗效高、不良反应发生率低,而奥硝唑注射液更具有经济性。[中国新药与临床杂志,2021,40(03):225-229]

↗ 依奇珠单抗治疗中重度斑块状银屑病药物经济学评价的系统分析 了解文献中关于生物制剂用于中重度斑块状银屑病的经济学研究情况,探究国内新上市的生物制剂依奇珠单抗是否更具有成本效果。方法:计算机系统检索PubMed、Web of Science、Cochrane Library和中国知网、万方数据库等数据库,并辅以手工检索,检索时间为2016年1月1日至2020年2月31日,中英文检索词包括“依奇珠单抗”“银屑病”“药物经济学”“成本-效益分析”“成本-效果分析”“成本-效用分析”“Ixekizumab”“Psoriasis”“Pharmacoeconomics”“Cost-benefit analysis”“Cost-effectiveness analysis”“Cost-utility analysis”等,根据纳入与排除标准筛选文献,收集依奇珠单抗治疗中重度斑块状银屑病的相关药物经济学研究并对其进行质量评价。对纳入研究的研究模型、药物经济学评价结果以及敏感性评价结果等进行归纳、总结。结果:最终纳入文献5篇,涉及5项研究。纳入研究质量较高;研究均分布在国外,包括美国、英国和西班牙;4篇研究采用Markov模型,1篇研究采用决策树模型;从健康结局来看,在阈值明确的条件下,依奇珠单抗单药或以依奇珠单抗作为一线生物治疗药物的治疗序列具有经济学优势。结论:依奇珠单抗在治疗中重度斑块状银屑病中具有一定的经济学优势,且较高的可接受支付值和成本效果阈值将推动依奇珠单抗的应用。[中国皮肤性病学杂志,2021,35(05):591-598]

↗ 嵌合抗原受体T细胞免疫疗法治疗2种血液恶性肿瘤药物经济学的系统评价 代展菁等对已经发表的嵌合抗原受体T细胞免疫疗法(CAR-T)治疗难治/复发性急性B淋巴细胞白血病和大B细胞淋巴瘤2种血液恶性肿瘤药物进行经济学系统评价,明晰其方法学要点及经济性评价结果,为未来相关药物经济学评价提供建议。方法:检索PubMed、中国知网等8个国内外数据库,检索时限从建库至2020年4月。由2名研究员独立筛选文献、提取资料并采用卫生经济研究质量评价工具(QHES)来评估文献质量,进行描述性分析。结果:共纳入8项研究。多数研究基于支付者角度采用模型法进行成本效用分析,成本测算以直接医疗成本为主。所有研究均采用外推法获得长期健康产出,并且使用敏感性分析验证基础分析的稳健性。纳入研究QHES平均得分93分,文献质量较高。结论:当前研究显示CAR-T治疗难治/复发性急性B淋巴细胞白血病和大B细胞淋巴瘤具有良好的潜在经济性,但仍需要长期随访数据去验证结论的确定性。未来研究建议谨慎选择对照方案、匹配研究视角与成本范围、基于人群或疾病特征获取健康效用以及关注长期随访数据以修正研究假设引起的不确定性。[中国新药杂志,

2021,30(04):377-384]

药物经济学在医保药品谈判中的角色——以丙型肝炎直接抗病毒药物为例 魏霞等以参加2019年国家医保药品谈判的丙型肝炎治疗药物为例，探讨药物经济学在医保药品谈判中的作用，为医保药品目录调整和同类药品谈判提供参考。方法：通过成本效用分析和阈值分析，测算丙肝治疗药物的降价幅度并与实际降价幅度进行对比，结合具体谈判方式探讨相关影响因素。结果：2019年丙肝药品谈判采用了竞争性谈判和比价磋商谈判两种方式。竞争性谈判纳入的基因1b型药品艾尔巴韦格拉瑞韦和来迪派韦索磷布韦测算降价幅度（50.7%和32.8%）低于实际降价幅度（89.0%和89.9%），比价磋商谈判纳入的非基因1b型药品索磷布韦维帕他韦测算降价幅度（36.7%）也低于实际降价幅度（81.2%），竞争性谈判降价幅度高于比价磋商谈判。结论：药物经济学、预算影响、国际参考价格和疾病市场特征等可为谈判提供依据，优化参照选择和成本计算可提高药物经济学证据的决策利用度，但谈判起决定性作用的还是支付者意愿。竞争性谈判不宜针对创新药物，易打击企业研发积极性。[中国卫生政策研究,2021,14(02):44-49]

依洛尤单抗治疗高胆固醇血症有效性、安全性和经济性的快速卫生技术评估 快速评价依洛尤单抗治疗高胆固醇血症的有效性、安全性和经济性，旨在为临床药物选择和决策提供循证依据。方法：计算机检索PubMed、Cochrane图书馆、中国知网、万方数据和卫生技术评估（HTA）相关官方网站，收集依洛尤单抗单用或联合标准治疗方案对比标准治疗方案或安慰剂或依折麦布用于高胆固醇血症的HTA报告、系统评价/Meta分析和药物经济学研究，检索时限均为建库/建站起至2020年1月。在筛选文献、提取资料的基础上，分别采用HTA checklist、系统评价评估测量工具AMSTAR-2量表、综合卫生经济评价报告标准量表评价纳入HTA报告、系统评价/Meta分析和药物经济学研究的文献质量，并对有效性、安全性结果进行定量描述，对经济学评价结果进行定性描述。结果：共纳入13篇文献，其中6篇为Meta分析文献、7篇为经济学文献；Meta分析文献质量偏低，经济学研究质量较好。在有效性方面，与安慰剂/依折麦布比较，依洛尤单抗可显著降低患者低密度脂蛋白胆固醇、总胆固醇、三酰甘油、极低密度脂蛋白胆固醇水平以及心血管事件、心肌梗死、冠状动脉缺血、卒中发生率，增加高密度脂蛋白胆固醇水平（$P<0.05$）；而两者不稳定型心绞痛住院风险、心脏死亡率或心血管疾病死亡率比较，差异均无统计学意义（$P>0.05$）。在安全性方面，依洛尤单抗任一不良事件发生率、任一治疗紧急不良事件发生率、背部疼痛发生率、肌肉骨骼和结缔组织疾病合并发病率与安慰剂比较，差异均无统计学意义（$P>0.05$）。在经济性方面，在标准治疗方案基础上加用依洛尤单抗，对血脂仍不达标的高危动脉粥样硬化性心血管疾病（ASCVD）患者具有一定的成本-效果优势。结论：依洛尤单抗对于高胆固醇血症患者的有效性和安全性均较好；对于经标准治疗方案治疗后血脂仍不达标的高危ASCVD患者，该药具有一定的经济性，可作为备选方案。[中国药房,2021,32(02):241-246]

原研与仿制莫西沙星注射液在治疗社区获得性肺炎中的成本-效果分析 研究原研莫西沙星对比仿制莫西沙星治疗社区获得性肺炎中的有效性和经济性。方法：采用前瞻性研究方法，选取2018年1月至2019年12月收治的85例社区获得性肺炎患者，根据患者治疗意愿分为原研组45例和仿制组40例。均连续给药7天。比较两组患者临床疗效和不良反应发生情况。以治疗总费用为成本，采用成本-效果分析方法评价两组患者用药方案的成本-效果（C/E）和增量成本-效果比（ICER，$\Delta C/\Delta E$），并通过下降15%的不同费用进行敏感性分析。结果：原研组和仿制组患者的有效率分别为84.4%、82.5%，差异无统计学意义（$P>0.05$）。仿制组患者药物过敏和血糖异常的发生率显著高于原研组，差异有统计学意义（$P<0.05$）。原研组和仿制组的平均总费用分别为9648.72元和8403.11元（$P>0.05$），有效率的C/E分别为114.32、101.86，原研组对于仿制组的$\Delta C/\Delta E$为655.58。敏感性分析支持成本-效果分析的结果。结论：原研莫西沙星和仿制莫西沙星治疗社区获得性肺炎的疗效相当，考虑到不良反应的发生率和支付意愿，仿制莫西沙星的经济学优势不明显。[中国医院药学杂志,2021,41(03):246-250]

依替巴肽与替罗非班在急性非ST段抬高型心肌梗死患者介入治疗中的药物经济学研究 本研究旨在对比依替巴肽与替罗非班在急性非ST段抬高型心肌梗死（NSTEMI）患者介入治疗中的成本-效果分析，为中国NSTEMI患者经皮冠状动脉介入治疗（PCI）抗栓药物的选用提供依据及参考。方法：基于Markov数学模型，以国内医疗成本为成本数据，以国内外临床研究结果为疗效指标，利用Treeage软件模拟计算使用依替巴肽或替罗非班在NSTEMI患者介入治疗过程中质量调整生命年（QALYs）及治疗成本，对比依替巴肽或替罗非班用于国内NSTEMI患者行PCI术的成本效果。结果：依替巴肽和替罗非班的总治疗成本分别为76 047.19元和75 094.83元，使用依替巴肽患者可获得的QALYs为10.58，替罗非班可获得的QALYs为9.69。增量成本效果比（ICER）分析显示，ICER为1070.07元/QALYs，小于人均GDP，提示NSTEMI患者介入治疗中使用依替巴肽较替罗非班是更具优势的方案。敏感性分析显示本研究结果稳定可靠。结论：在我国目前经济形势下，使用依替巴肽更具成本效果优势，可替代NSTEMI患者介入治疗过程中替罗非班这一抗栓选择。[中国医院药学杂志,2021,41(05):516-520]

新药临床审评

↗ 药物相互作用研究在新药研发和审评决策中的应用 药物相互作用改变了剂量效应关系，可能会降低疗效或增加毒性，是临床应用中合并用药治疗时重要的考虑因素。预测具有临床意义的药物相互作用是药物研发过程中获益风险评估的重要环节。本文概述了药物研发过程中药物相互作用研究的目的和意义，体内和体外研究的主要内容，梳理分析了2020年国家药品监督管理局（National Medical Products Administration，NMPA）和美国食品药品监督管理局（Food and Drug Administration，FDA）批准上市的新药药物相互作用研究情况，旨在为我国药物研发过程中药物相互作用研究及其监管审评提供参考。［中国临床药理学与治疗学，2021，26（10）：1095-1102］

↗ 近年我国中药新药审批及注册申请现状分析 洪峰等通过收集2012—2019年中药新药审批完成及2015—2020年中药新药注册申请的数据，从中药新药审批及申报数量、注册分类、申报主体、剂型分布、治疗领域及来源等多方面进行分类整理，多维度分析其现状，探讨中药新药申报的特点及现存问题，并提供相应建议。2012—2019年，中药新药审批完成数量呈下降趋势，但批准率有所提升；2015—2020年中药新药注册申请数量出现明显下降，6类新药注册申请数量最多，未见2类、4类新药注册申请；申报单位地区分布差异明显，前5名地区申报数量占比高达48%；新药剂型以普通口服制剂为主，治疗领域集中在重大常见疾病领域；新药来源主要为临床验方及科研院校科研成果。总体而言，我国中药新药申报质量有所提升，但申报量处于低谷期，各相关方需多措并举，合力推动中药新药研发。［中国新药杂志，2021，30（14）：1260-1265］

↗ 我国新修订药品管理立法中的新药研发相关激励制度研究 杨令等为进一步完善新药研发激励立法制度及保障制度的激励效果提供借鉴。方法：通过梳理现有政策法规，重点分析最新修订的《药品管理法》与《药品注册管理办法》中有关新药研发激励制度设计，发现制度设计存在的不足与实施面临问题，并提出相应的解决办法。结果与结论：为激励医药创新，最近新修订的《药品管理法》与《药品注册管理办法》更是进行了重大的制度改革，确立了上市许可持有人制度、优先审批制度、分类注册管理及国际临床数据互认制度等。这些制度改革都将对新药研发产生一定的激励作用。但制度实施还面临很多现实问题，为完善激励制度体系，保障制度激励效果，建议可以通过搭建第三方服务支持体系、完善相关制度来实现。［现代商贸工业，2021，42（24）：125-127］

↗ 2005—2020年申请临床试验中药新药的审评审批情况分析 为了解2005—2020年中药新药临床试验（investigational new drug，IND）申请及审评审批的实际情况，分析中药IND研究及评价的规律，对相关中药新药IND申请情况进行了较系统的整理，从申请品种数量、审批结论情况、注册分类、治疗领域、处方来源、剂型分布、地域分布、开展临床试验情况等方面进行了分析，结果显示：①2005—2020年申请IND的中药新药品种总数为1096个。注册分类以6类最多，且批准率较高，而有效部位批准率较低。此外，注射剂的批准率较低。62%的中药新药品种的适应证集中在呼吸、消化、精神神经、妇科、心血管。获得IND批准的588个中药新药制剂中，有319个品种进行了临床试验登记，27个已申请药品上市许可（new drug application，NDA）。②从召开临床试验申请前（preIND）沟通交互会的品种数、IND申请获批后开展临床试验的情况、2021年申请IND的品种数分析，中药新药研发积极性有明显提高的迹象。③临床经验方等具有较好人用经验的中药新药IND批准率较高，而有效部位、科研方的批准率相对较低。［中草药，2021，52（12）：3765-3774］

↗ 审评质量管理评价及中药审评质量管理进展与建议 高效管理审评工作是各国药品监管部门的首要职责，管理方法主要包括良好审评规范（GRP）和ISO 9001质量管理标准等。2015年，中共中央、国务院《关于改革药品医疗器械审评审批制度的意见》将健全审评质量控制体系纳入药品审评审批改革的内容。为了完成这一任务，中药审评部门通过缩短审评时限，加强沟通交流，出台技术指导原则，起草和实施具有指导作用的审评模板实践，开展多元化培训和绩效评估等，使中药审评的规范性不断加强，有效保障了中药新药的科学性和一致性。然而目前中药审评质量管理体系尚不成熟，建议通过运用ISO 9001质量管理方法管理审评工作，借鉴GRP方法加强审评过程档案的管理，运用质量评价指标提高审评质量管理水平等措施，进一步完善中药审评管理体系。［中国中药杂志，2021，46（22）：5999-6003］

↗ 基于中药新药临床试验中药安慰剂的使用探讨 中药新药临床试验探索性研究中的安慰剂应用不容忽视。基于安慰剂本身的特殊性，临床试验实际操作过程中的利与弊并存，导致目前面临严重的困境与挑战。如何正确应用安慰剂以最大程度上真实反映中药的疗效和安全性，同时在临床试验过程中哪些主要环节值得关注，都是目前值得思考与分析的问题。［中国中医药信息杂志，2021，28（05）：12-13］

↗ 中药审评审批改革与中药注册分类 本文讲述了2020年中药审评审批制度改革的缘由，详细阐述了中药注册分类改革的内容，论述了本次改革的几个创新的理念，包括中药新药研发中的三结合审评证据体系、中药新药研发中的质量控制和临床定位，并且介绍了这次中药审评审批制度改革的实施进度安排，为中药新药研发提供了重要指导。［中国新药杂志，2021，30(03)：193-196］

药学门诊服务

运用PDCA循环法优化门诊药学服务品质 胥甜甜等通过使用PDCA循环法，建立门诊调剂药学服务的标准化流程，全面提升门诊药学服务品质。方法：2013—2019年，通过3次使用PDCA循环法，逐次对门诊药房的现状进行细化分析，并制定针对性的改进措施，建立调剂药学服务的标准化流程。结果3次PDCA循环后，建立一系列标准化流程，患者取药时间由以前高峰期的15分钟缩短到高峰期等待时间5分钟以内，为患者获取更多得到用药交代的时间，患者满意度从80.5%上升至94.8%。结论门诊药房使用PDCA循环法，缩短患者取药时间，建立一支同质化用药交代药师队伍，提升患者就医体验，进一步体现药师在药学服务中的价值。［现代医院，2021，21(12)：1864-1867，1871］

药物临床试验管理模式对门诊医疗服务质量提升及患者就医满意度的影响 探讨药物临床试验管理模式对门诊医疗服务质量的提升价值及对患者就诊服务满意度的影响。方法：选取2016年3月至2018年3月在某院接受医疗服务的门诊患者300例，其中采用常规管理模式诊疗的150例为对照组，采用药物临床试验管理模式诊疗的150例为观察组。自制问卷调查了解两组患者对医疗服务质量的评价及满意度。结果：观察组对医务人员病情交代、用药交代、规范检查、病情随访4个方面的评分均高于对照组($P<0.001$)，观察组对门诊医疗服务质量的满意度高于对照组($P<0.001$)。结论：药物临床试验管理模式可有效改善医疗服务质量，提高患者的就诊满意度。［湘南学院学报(医学版)，2021，23(04)：41-43］

结直肠癌药学门诊服务规范医药专家共识 为贯彻落实《关于加强医疗机构药事管理促进合理用药的意见》(国卫医发［2020］2号)、《关于印发医疗机构药学门诊服务规范等5项规范》(国卫办医函［2021］520号)和《关于推动设立外科药师岗位的通知》(粤药会［2018］116号)，进一步创新药学服务模式，促进外科药学服务与药学门诊服务一体化，广东省药学会药物治疗管理专业委员会联合老年病学委员会组织医药专家以结直肠癌肿瘤门诊为例，制订形成了本规范共识，供更多肿瘤药学门诊参考。［今日药学，2022，32(04)：241-248］

优化门诊药房服务流程对缩短患者等候时间及提高满意度的影响 探讨优化门诊药房服务流程对缩短患者取药等候时间及提高满意度的影响。方法：收集门诊药房2018年平均每日各时间段取药人数与上班人数的情况。抽取某院2018年1月至2019年5月门诊患者作为研究对象，收集优化服务流程后的患者取药等候时间、完成取药时间、取药效率、患者满意度情况、处方出现频率。结果：与调整前取药高峰上班人数比较，调整后高峰上班人数增加，患者取药等候时间缩短；近800种药品中，关联度较高的有120余种；有150余种在处方中出现的频率远高于其他品种；优化服务流程后，高峰期取药时间缩短，取药效率提升；与服务流程优化前相比，在10分钟内完成取药比例大幅提升；优化服务流程后，患者取药的等候时间由超过15分钟下降到10分钟以内，差异有统计学意义($P<0.05$)，患者各项满意度评分均较优化前高($P<0.05$)。结论：通过对医院门诊处方量进行深入分析和深层次挖掘，有助于管理者改善门诊服务流程；同时，通过对门诊处方量的实时监测、提前预警，实现了动态安排上岗人员。以上措施有助于医院实现数字化、精细化、智能化的管理。［中国现代医生，2021，59(32)：159-163］

基于“药物重整”的药学服务在门诊管理中的效果 探讨基于“药物重整”的药学服务在医院门诊管理中的效果。方法：随机选取2019年1月至2020年7月收治的100例患者为研究对象，随机均分为对照组与观察组各50例。对照组实施常规药学服务，观察组在常规药学服务基础上实施基于“药物重整”的药学服务，如全面了解患者药物使用情况，比对获得药物清单与新开医嘱等。统计两组患者药学不良事件发生率、药物使用依从性、再住院率、用药不一致率、药物费用等。结果：观察组患者用药不一致率明显低于对照组，观察组患者药物使用依从性明显高于对照组，观察组患者药学不良事件发生率明显低于对照组，观察组患者药物平均费用明显少于对照组，观察组患者再住院率明显低于对照组，两组患者的数据比较差异显著($P<0.05$)。结论：基于“药物重整”的药学服务应用于门诊管理中，可提高患者用药安全性和治疗依从性，降低患者治疗费用和再住院率，具有较好的经济效益。［中医药管理杂志，2021，29(20)：251-252］

基于综合药学服务的重特大疾病互联网药学门诊实践 2008年美国临床药学院、美国药师协会和美国卫生系统药师协会共同向药学专业委员会申请，明确了药学门诊的定义。药学门诊是指由药师为患者提供综合、可获得的药学服务。药师通过在社区或医院内执业，与患者建立长期和谐的药患关系，负责解决患者提出的与药物使用相关的问题，对患者进行药物管理、宣教、分诊和转诊，以保障患者健康和强化患

者自我管理。[药学服务与研究,2021,21(05):398-400]

对门诊糖尿病患者实施临床药学服务的效果研究 探讨临床药学服务应用于门诊糖尿病患者的价值。方法:将182例门诊糖尿病患者随机分为干预组及常规组,各91例。常规组患者仅接受常规药物指导,包括药品的介绍以及治疗方法的讲解;干预组实施下列措施:成立临床药学服务小组,建立门诊糖尿病患者健康档案,增加与医生沟通交流,定期开展糖尿病用药知识健康讲座教育,加强药物处方审核,实施多模式降糖药物指导,定期随访。观察两组的用药情况和血糖相关指标。结果:干预6个月后干预组空腹血糖(6.23±0.56)mmol/L、餐后2h血糖(9.08±1.20)mmol/L、糖化血红蛋白(6.16±0.73)%低于常规组(7.14±0.84)mmol/L、(10.24±1.35)mmol/L、(7.02±0.97)%($P<0.05$);干预组患者掌握糖尿病及药物治疗知识为93.41%、药物治疗依从性为93.41%、空腹血糖达标率为91.21%、餐后2h血糖达标率为92.31%、糖化血红蛋白达标率90.11%高于常规组80.22%、74.73%、78.02%、76.92%、74.73%($P<0.05$);低血糖发生率1.09%低于常规组8.79%($P<0.05$)。结论:门诊临床药学服务给予糖尿病患者的用药指导,提高了患者治疗的依从性,降低了血糖参数及低血糖的发生率,提高了血糖控制达标率。[中国处方药,2021,19(10):59-61]

关联规则对门诊药房服务效率的影响 探讨关联规则对门诊药房服务效率的影响。方法:从医院门诊药房2018年2月至2019年2月间接收处方、医嘱和药品管理信息资料中随机抽选600份,使用Excel表分析处理数据,并将所有药品信息导入Python软件中进行关联规则挖掘,制定基于关联规则的管理策略。另抽选关联规则运用后(2019年3月—12月)门诊药房接收处方、医嘱和药品管理信息资料共600份为运用后研究对象。统计关联规则运用前后,药剂科调剂和取药平均时间变化情况,评估门诊药房服务效率,另对门诊药房药品管理质量进行评分,比较差异。结果:运用后门诊药房调剂时间和患者取药时间均短于运用前($P<0.05$)。运用后门诊药房管理质量评分均高于运用前($P<0.05$)。结论:通过关联规则分析能深入了解药品之间的联系,促进门诊药房药品科学、规范摆放,对提升药房调剂效率,缩短患者取药等候时间及提高药房整体管理工作质量有重要意义。[中医药管理杂志,2021,29(18):83-84]

“互联网+”模式下的线上药学门诊服务 徐乐加等对“互联网+”背景下医院开展的线上药学门诊服务进行总结,为广大药师进一步开展线上药学门诊提供参考。方法:收集医院2020年3月27日至12月31日线上药学门诊接诊的所有有效咨询。对患者年龄、性别、咨询次数等个人资料,及咨询内容进行分类统计。结果:在368位咨询患者中,以中青年女性为主。有效咨询共423例次,关于药物使用方面的相关问题最多,占56.2%;其次是关于不良反应的咨询,占23.6%,另外还有16.78%是关于妊娠哺乳期的用药咨询。结论:线上药学门诊服务有其独特优点,作为线下药学门诊服务的补充,可更好地让药师做好药学服务,促进患者合理用药。[现代医院,2021,21(09):1413-1415]

对门诊糖尿病患者实施药学服务的效果观察 探讨对门诊糖尿病患者实施药学服务的效果。方法:门诊糖尿病患者102例随机分药学干预组及常规干预组各51例,常规干预组患者在门诊药房取药,药师进行简单用药说明,药学干预组实施下列措施:成立药学干预小组;建立健康档案;增加与医生交流;实施处方点评;定期开展专业讲座;定期随访。结果:药学服务6个月,药学干预组依从性好96.08%高于常规干预组70.59%($P<0.05$);空腹血糖(6.12±0.48)mmol/L、餐后2h血糖(8.66±0.82)mmol/L、糖化血红蛋白(7.20±0.42)%、药物不良反应5.88%低于常规干预组(7.46±0.88)mmol/L、(10.62±1.43)mmol/L、(8.12±0.39)%、23.53%($P<0.05$)。结论:对门诊糖尿病给予药学服务干预能有效提高降糖药物依从性,血糖控制较好,并减少药物不良反应的发生,值得应用。[海峡药学,2021,33(09):123-125]

信息化管理在门诊预配排队取药系统流程改造中的应用 总结门诊预配排队取药系统流程改造中应用信息化管理方式对业务的影响,以促进门诊取药流程改造。方法:医院门诊病友服务中心自2019年7月起执行信息化管理,2019年1月—6月为实施前,2019年7月—12月为实施后,比较实施前后的工作质量与患者满意度。结果:实施后预配药时间、取药等候时间明显缩短,工作人员每小时发药量显著增大,每周药物发放差错事件发生率降低,与实施前的数据比较差异显著($P<0.05$)。实施后患者满意度,显著高于实施前($P<0.05$)。结论:门诊预配排队取药系统改造为信息化管理技术,能够有效提升工作人员工作质量和工作效率,缩短患者等候时间。[中医药管理杂志,2021,29(16):174-175]

一则利用药师服务患者流程进行门诊用药咨询实例 利用药师服务患者流程(pharmacists' patient care process,PPCP)完成1例哺乳期患者使用封闭疗法治疗腱鞘炎的用药咨询解答,验证其可实施性。方法:采用PPCP项目的五步分析法即收集、评估、计划、执行、跟进:监测和评价解答患者咨询。包括收集患者用药及临床相关信息;评估所咨询问题的重点部分;制定方案解决患者关注的药物治疗问题;通过患者教育提出药学监护建议;电话随访评估其用药安全性、依从性和有效性。结果:解答患者提问:腱鞘炎患者使用2%

利多卡因 2mL 加曲安奈德混悬液 1mL 进行痛点封闭治疗不影响哺乳，但需要注意药学监护，防止可能发生的母乳减少等不良事件。结论：对比国内和美国部分关于用药咨询的文件，PPCP 项目步骤更为精炼，能够明确用药咨询流程，保证患者更好更快地得到解答。[中国医院药学杂志，2021，41(20)：2142-2145]

↗ 药物治疗管理服务对门诊慢病患者干预效果评价 探讨药物治疗管理(MTM)服务对门诊老年慢病患者的干预效果。方法：选取上海市浦东新区公立医院 2018 年 1 月至 2019 年 6 月药学门诊收治的 160 名患有高血压或(和)糖尿病老年慢病患者，随机分为干预组和对照组。对照组接受普通药物咨询，干预组至少在药学门诊实施 1 次完整 MTM 服务，随访时间不少于 6 个月。利用经济、临床和人文产出(ECHO)模型及药物治疗相关问题(DRPs)的改善评价药师 MTM 服务前后的效果。结果：入组 6 个月后，干预组在改善经济结果、临床结局、人文评价、解决药物相关问题(DRPS)方面与对照组有显著性差异。结论：MTM 可以通过识别和干预药物治疗相关问题、及时发现和解决药物不良反应，改善患者依从性，从而提高药物治疗效果和安全性。MTM 能以较低的成本提高患者的临床疗效和生活质量，患者对 MTM 服务的效果满意，在高血压/糖尿病等疾病治疗中有较好的作用，可推广应用，使更多患者受益。[中国医院药学杂志，2022，42(02)：153-159]

↗ 从用药咨询在药学门诊的实践看药学服务的重要性 从用药咨询在药学门诊的实践看药学服务的重要性。方法：选择 2017 年 7 月至 2019 年 6 月期间门诊患者药物咨询记录 498 份，参考药品说明书、《中国药典》(2020 版)等相关药物专业书籍，分析用药咨询患者的基本信息、咨询药物类别、咨询药物具体类型。结果：门诊药物咨询以女性患者居多，共有 376 例，占 75.5%；从年龄来看≥60 岁患者最多，占 50.8%；在使用药物种类上分析，同时使用 2 种及以下患者占 45.4%，使用 3～4 种药物患者占 41.5%，5 种以上的药物的占 13.1%；心血管系统和内分泌系统用药咨询居于前列，分别为 236 份占 27.2%，224 份占 25.8%，呼吸系统和消化系统用药位居其次，分别为 156 份占 18.0%，132 份占 15.2%；在咨询问题中，药物用量用法咨询比例为 34.8%，药理作用与用途咨询比例为 26.8%，用药注意事项咨询比例为 10.6%，咨询方式以当面咨询为主。结论：用药咨询作为药学服务的突破口，根据药学服务存在的问题和需求，不断地制订有效措施加以改进，对医疗质量的提高发挥了重要的作用，解决了临床医师的后顾之忧。[中国处方药，2021，19(08)：54-56]

↗ 全面提升门诊药房窗口服务质量的实践 探索全面提升门诊药房窗口服务质量的实践效果。方法：选择医院 2019 年 1 月至 2020 年 8 月的 194 例需要进行药物治疗的患者为研究对象，随机均分为观察组与对照组各 97 例，观察组实施全面提升门诊药房窗口服务质量方法，对照组保持原有药房服务方法。统计两组患者的用药不良事件发生率、服务投诉率，统计两组患者对医院门诊药房窗口服务的满意度。结果：观察组用药不良事件发生率、服务投诉发生率等，均显著低于对照组($P<0.05$)。观察组患者对取药流程、等候时间、用药指导等满意度评分，均显著高于对照组($P<0.05$)。结论：医院门诊实施全面提升门诊药房窗口服务质量管理后，能够有效降低患者用药不良事件以及服务投诉率，且能够提高患者对医院门诊药房的满意度，具有显著的应用效果。[中医药管理杂志，2021，29(15)：166-167]

↗ 某院药物治疗管理门诊服务模式工作流程与成效 介绍医院药物治疗管理(MTM)门诊服务模式工作流程，并对其实施效果进行分析，为进一步优化药物治疗管理服务提供参考。方法：医院从 2019 年 7 月开始开展药物治疗管理门诊服务，临床药师针对不同的患者制订个体化用药方案，并定期进行用药指导服务，选取 2019 年 4 月—11 月在医院药学门诊就诊的慢性病患者 775 例作为研究对象，并分别于第 3、6、12 个月对用药患者进行回访，比较患者用药不同阶段的药物不良反应发生率、用药依从性及生活质量评分。结果：临床药师对患者提供个体化的用药指导服务使得患者的用药依从性良好率及生活质量评分呈现逐渐升高的趋势($P<0.05$)，患者的药物不良反应发生率则呈现逐渐降低的趋势($P<0.05$)。结论：医院已经基本建立了标准化的药物治疗管理门诊服务模式，为患者提供用药教育、咨询指导等一系列专业化服务，有效提高了患者的用药依从性和生活质量，降低了药物不良反应的发生，发挥了临床药师的专业特长。[中医药管理杂志，2021，29(14)：94-96]

↗ 药房自动化下的社区糖尿病人群门诊药事服务流程构建研究 在自动化药房的建立背景下，以社区糖尿病人群为对象，建立有效、安全的门诊药事服务流程。方法：首先使用半结构化的访谈方式，针对基于自动发药系统的服务流程的基本要素进行定性的识别；其次使用信函式专家咨询法，针对上一阶段界定的患者就诊病情、患者病情、患者自主性等基本要素进行定量赋值；最后使用头脑风暴方法，构建社区糖尿病患者的门诊药事服务流程，初步评价其效率及安全性。结果：共识别 3 个层面(患者、药品、管理)共计 8 项流程中的基本要素，并制定了对应的具体定义信息。同时，共有 18 名专家进行第二阶段的咨询，对各项要素的测量标准进行了定义。流程应用后的初步评价显示：使用糖尿病门诊药是服务流程的患者对门诊服务的满意率由实施前的 83.40%(834/1000 人次)上升至实施后的 92.80%(928/1000 人次)。社区糖尿病小屋的门诊排队时间从平均 125s 下降至

97s，同时期间未发生药品错配、信息核对失败等安全性事件。结论：药房自动化下的社区糖尿病患者的门诊药事管理流程能够有效提高糖尿病门诊的效率，同时提高患者门诊满意度，具有较高的安全性，本流程的研制方法可以进一步拓展至其它社区常见慢性病的门诊药事管理中。［江苏卫生事业管理，2021，32(06)：820-825］

SOAP 模式门诊药历在药学服务质量中的作用 探究 SOAP 模式门诊药历在药学服务质量中的作用。方法：2020 年 1 月—4 月收录数据为实施前研究对象，期间实施传统管理方案。2020 年 5 月—8 月收录数据为实施后研究对象，调整管理模式，按照 SOAP 模式规范门诊药历，加强药学服务管理。比较实施前后门诊药师的药学服务质量，并从实施前后中各随机抽取 500 份处方。比较处方审核情况。结果：实施后在用药教育、用药方案、药学监护、个人档案、MTM 服务评分上，均显著高于实施前($P<0.05$)。实施后处方审核错误率低于实施前($P<0.05$)。结论：调整门诊药学服务管理模式，以 SOAP 模式为指导规范应用门诊药历，能够显著提高门诊药学服务质量，减少了处方审核的错误率。［中医药管理杂志，2021，29(12)：153-154］

社区医院医师药师联合门诊工作模式中药学服务的实践和探讨 探讨社区医院药师和医师联合开设门诊进行药学服务工作模式的经验和不足，并分析社区医院药学服务对象的特征，为社区医院药学服务转型提供思路和实践经验。方法：结合具体案例回顾性探讨分析医师药师联合门诊的构建和实践，以及 2019 年 6 月至 2020 年 8 月期间就诊患者的数据。结果：医师药师联合门诊的前期总体设计和准备工作是开展药学服务的基础，药学服务的保障是建立药学服务标准流程。医师药师联合门诊就诊患者以 60 岁以上老年患者为主，多数患者存在联合用药，原发病以慢性病为主，属于药物不良反应(ADR)的高危人群。该门诊的开设不仅促进了合理用药，并且推动了社区医院 ADR 监测工作。结论：社区医院开展医师药师联合门诊是实现药学服务转型、拓展药学项目的有效手段，能够给患者提供专业的药学服务，促进提升药师能力，完善诊疗工作和减轻医生压力，实现患者、药师和医生三方共赢。［中国药事，2021，35(06)：681-689］

探索新型冠状病毒感染疫情下门诊药房药学服务新模式 探索新型冠状病毒感染(Corona Virus Disease-2019，COVID-19)疫情期间门诊药房药学服务新模式，以提高重复慢性病患者的药学服务质量，并为突发公共卫生事件应急工作提供参考。方法：从人员、药品、环境、基于信息化的窗口运行管理以及“互联网＋药学服务”等方面完善相关的管理策略。结果：通过自动化设备的运用及信息化管理，门诊药房的人力资源及防护物资得到了合理分配及有效管理。基于“互联网＋药学服务”模式，为慢性病患者提供了安全、及时、有效的药学服务。结论：通过对门诊药房药学服务模式的探索及完善，保证了疫情期间药学工作人员的安全，降低了院内感染的风险，使各项工作得到了高效、有序地开展，在抗击 COVID-19 疫情中发挥了重要的作用。［药学服务与研究，2021，21(03)：216-220］

门诊药房咨询服务与合理用药临床效果分析 分析门诊药房咨询服务与合理用药临床效果。方法：统计自 2019 年 2 月至 2020 年 2 月到本院进行门诊药房咨询的 1274 例患者记录，以分析合理用药的临床效果。结果：1274 例患者到门诊药房进行咨询服务的药物以心脑血管类、抗生素、消化系统类药物为最多，咨询的主要内容以药物基本信息、使用方法、适用证、不良反应等为主。患者通过到门诊药房咨询相关内容，使其用药不当比例低于开展前同期，且差异有统计学意义($P<0.05$)。结论：通过开展门诊药房咨询服务，可帮助患者正确合理地进行药物治疗，确保了药物的临床疗效及用药安全性，同时有效地提高了患者的用药依从性及满意度。［中国卫生标准管理，2021，12(10)：96-98］

肿瘤药学门诊规范(试行) 随着恶性肿瘤发病率和死亡率的不断攀升，其药物治疗的合理性及规范性日益受到关注。根据原国家卫计委《关于加强药事管理转变药学服务模式的通知》(国卫办医发［2017］26 号)要求，全国各地陆续开展药学门诊的探索，为患者合理用药提供药学专业技术服务。肿瘤药学门诊是肿瘤药学服务的重要组成部分，是药师开展肿瘤临床药学工作的重要途径之一。为保障肿瘤药学门诊服务质量，规范肿瘤药学服务流程，依据国家相关法律法规，制定肿瘤药学门诊试行规范。［中国药学杂志，2021，56(09)：776-780］

医院“互联网＋”门诊药学服务模式实践与效果 探讨医院门诊药房通过互联网为患者提供门诊药学服务的效果。方法：收集医院 2020 年 3 月 1 日至 5 月 31 日门诊药房审核发放的互联网处方，统计并分析处方审核数、服务人次、配送范围等数据。结果：共收集到互联网处方 15 774 张；处方审核率为 100.00%，处方初审合理率为 95.68%；共为 10 148 人次提供了药品配送服务；药品配送区域遍及全国 17 个省、3 个直辖市、2 个自治区。结论：“互联网＋”门诊药学服务模式将药学服务由线下延伸至线上，为门诊药学服务的创新提供了新方向。［中国药业，2021，30(09)：18-22］

门诊药房全面优化药学服务的价值探讨 探索门诊药房全面优化药学服务的价值。方法：选择医院 2018 年 6 月—10 月的门诊药房使用常规管理办法，为实施前。选择医院 2018 年 11 月至 2019 年 3 月的门诊药房实施药学服务优化，为实施后。结果：实施后用法用量差错、药物品种差错、药物使用重复、配伍禁忌及相互作用发生率低于实施前（$P<0.05$）。实施后总满意率高于实施前（$P<0.05$）。结论：全面优化门诊药房的药学服务，可以改善当前的药学服务质量，减少临床药学人员在工作过程中发生差错的可能性，同时使得药物不良反应的发生大大减少，让患者对医院服务更加满意，提升医院整体的管理质量。［中医药管理杂志，2021，29(06)：156-157］

建立具有同质化管理特点的智能药学门诊初探 践行"精准医学"理念、开展"药物精准治疗"工作，创建具有同质化管理特点的智能药学门诊新模式，实现区域药学联合体内同质化管理。方法：自主研发药学门诊服务智能平台，实现医师、药师的资源整合，建立医师-患者-药师交流平台，基于群体药代动力学的不同人群，将服务内容归类于慢性病、基础病较多的个性化用药。结果：药学门诊合理监管服务群体化，医疗机构药占比下降迅速，不同药师、不同医院或不同区间药学服务的手段和方法日益趋同。结论：我国药学门诊尚处于起步阶段，目前发展仍步履维艰，药学门诊应逐步完善它的基础质量管理、环节质量管理和终末质量管理，实现精细化引导和控制。［贵州医药，2021，45(03)：469-470］

药物咨询开展对提高门诊药房药学服务质量的研究 研究在提高门诊药房药学服务质量中开展药物咨询的应用效果。方法：选取2019年2月至2020年2月在某院药房取药的240例患者作为研究对象，将2019年2月至2019年8月某院药房未开展药物咨询服务收治的120例患者作为对照组，将2019年9月以后药房开展药物咨询服务后收治的120例患者作为本研究观察组。比较两组对药房服务的满意率、用药不良反应发生率、实施前后药房工作人员的药学服务质量评分、药师药物相关知识考核评分。结果：观察组满意率为96.67%高于对照组的85.00%；观察组用药后不良反应率为5.00%低于对照组的13.00%，$P<0.05$；实施后药师的药学服务质量评分、药师药物相关知识考核评分显著高于实施前，$P<0.05$。结论：在门诊药房开展药物咨询服务，可提高门诊药房药学服务质量，减少患者用药不良反应的额发生，有助于提升患者满意度，促进药房和谐发展，值得推广。［智慧健康，2021，7(09)：31-33］

信息化门诊药学服务质控体系的构建与应用效果 构建信息化门诊药学服务质控体系，并分析其实践效果。方法：医院自2019年1月起实施信息化门诊药学服务质控体系，2018年为实施前，2019年为实施后，实施前后各随机选择800份处方进行研究，比较实施前后的管理效果。结果：实施后处方不合格率、药品调剂工作差错率等，显著低于实施前（$P<0.05$）。实施后患者的满意率，显著高于实施前（$P<0.05$）。结论：通过构建信息化门诊药学服务质控体系，可以提高临床药剂调配质量，减少处方不合格率，提高患者满意度，促进临床合理用药安全。［中医药管理杂志，2021，29(05)：191-193］

我国药物咨询门诊工作现状分析 了解我国药物咨询门诊工作现状，为提升药物咨询门诊服务水平提供参考。方法：以"用药咨询""药物咨询"和"药学门诊"等为关键词，检索2010年1月至2020年1月中国学术期刊全文数据库（CNKI）、万方数据库和维普期刊网，纳入15篇门诊药物咨询相关文献，共26 075例咨询患者，对咨询患者的人群特点、药物类别和咨询内容等信息进行汇总分析。结果：综合医院药物咨询门诊患者所占比重最大，专科医院药物咨询门诊患者所占比重略小；共涉及咨询药物类别11种，咨询次数共14 345次，其中心血管系统用药咨询数最多（4023次，占28.04%），其次为抗感染药（2916次，占20.33%）、消化系统用药（1632次，占11.38%）；药物咨询内容涉及服药时间、方法、剂量、不良反应和药物储存等。结论：高质量的用药咨询服务能够发现或解决药物治疗中存在的或潜在的用药问题，医院应建立标准化的药物咨询门诊体系，提升药物咨询门诊工作质量，帮助患者安全、有效、经济地使用药物。［中国医院用药评价与分析，2021，21(02)：244-246］

类风湿型关节炎药师门诊药学服务分析 陈泽鹏等通过对某院药师门诊类风湿型关节炎患者用药情况与咨询问题的分析，为类风湿关节炎患者的药学服务工作提供探索与参考。方法：收集某院药师门诊接诊患者的用药数据情况和用药咨询，对患者多重用药情况和用药疑问进行统计分析。结果：94%的患者同时使用的药物数量超过5种。其中服用最多的药物包括碳酸钙D_3、甲泼尼龙、甲氨蝶呤、叶酸、来氟米特等。咨询改善病情的抗风湿药物用药的问题最多，其中甲氨蝶呤为最多患者关注的药物。结论：为药师类风湿型关节炎的处方精简工作提供了数据支持与参考，有助于药师有针对性地进行个体化药学服务，提升药学服务水平。［今日药学，2021，31(02)：150-153］

合理用药

某院71份国家重点监控合理用药药品不良反应报告分析 促进临床合理使用国家重点监控合理用药药品。方法：收集医院2015年至2019年上报的71份国家重点监控合理用药品种的药品不良反应（ADR）报告，从涉及药品品种、患者基本情况、给药途径、累及器官/系统、用药合理性、ADR 分级及其转归情况等方面分析 ADR 发生的规律特点及临床表现。结果:该院涉及使用国家重点监控合理用药药品品种 17 个,其中 ADR 发生率最高的是前列地尔(23.94%);男性多于女性(1.54:1);61~70 岁年龄段发生率最高(28.17%);静脉给药(88.73%)是发生 ADR 的主要给药途径;累及器官/系统以皮肤及其附件(35.21%)为主;用药合理率为 69.01%,不合理用药包括给药剂量和给药方式不合理。结论:医院应重点关注国家重点监控合理用药药品的使用,可通过多种途径保障患者的用药安全,如加强对临床的培训、宣教,以及对不合理用药行为的监管和考核,通过处方前置审核和处方点评等手段规避不合理用药等。[中国药业,2021,30(24):21-23]

基于 PDCA 循环的临床合理用药质控模式构建与应用 构建临床合理用药质控模式,促进临床合理用药。方法:基于 PDCA 循环通过完善合理用药制度、加强医生培训、开展药品监管与考核、总结与改进等措施进行干预,构建临床合理用药质控模式,比较 2019 年 1 月—6 月与 7 月—12 月模式应用前后药品管控情况。结果:临床合理用药质控模式构建实施后,抗菌药物使用强度和使用率有所下降。重点监控药品合理率提升至 92.2%,无适应证用药、禁忌证用药、用法用量不适宜、注意事项有下降趋势。抗菌药物使用合理率提升至 85.0%,品种选择、给药时机、用药疗程有所改善。结论:将 PDCA 循环理论应用于临床合理用药质控中,有利于科学化管理重点监控药品和抗菌药物,规范用药行为,保障患者用药安全。[现代医院,2021,21(11):1709-1711]

处方前置审核系统对提高某院门诊合理用药水平的影响 李毛等探究处方前置审核系统对提高医院门诊合理用药水平的影响。方法:研究时间为 2018—2019 年。自 2019 年 1 月起设计并应用处方前置审核系统,在信息化处方审核的条件下,制定《处方管理办法》,规范审方规则,采用"两审两拦截"的审核模式,分别采用自动审核和人工审核,在处方进入收费系统前进行审核处理。统计 2018 年、2019 年门诊的处方审核情况,比较不同时期门诊处方审核合格率,并采用问卷调查法了解不同时期门诊医师对处方审核系统的满意度评价。结果:2019 年的门诊处方审核合格率显著高于 2018 年的($P<0.05$)。2019 年门诊医师在处方审核效率、审核准确率、反馈处理效率的满意度评价上均显著高于 2018 年($P<0.05$)。结论:构建处方前置审核系统能够显著提升门诊处方审核质量,推动门诊合理用药管理质量的进步,同时改善门诊医师的满意度评价。[中医药管理杂志,2021,29(22):106-107]

他汀类药物诱导的肌毒性与临床合理用药 他汀类药物是血脂异常药物治疗的基石,在国内外动脉粥样硬化性心血管疾病(ASCVD)防控中具有重要作用,然而临床常出现他汀类药物诱导的肌毒性现象,表现为轻微的肌痛到罕见的严重的横纹肌溶解,导致患者使用的依从性降低,增加心血管疾病的医疗负担。如何最大化地发挥他汀类药物的降脂作用,同时降低肌毒性不良反应的发生,是临床讨论的热点和重点。他汀类药物诱导肌毒性的机制可能包括他汀类药物在肌细胞中蓄积的药代动力学条件和有利于他汀类药物诱导肌毒性的肌细胞条件两方面。他汀类药物诱导肌毒性的风险因素分为非遗传因素和遗传因素。非遗传因素包括高龄、体重指数较低、多系统疾病等;遗传因素包括影响他汀类药物暴露的 SLCO1B1、ABCG2、ABCB1 等基因多态性,其中 SLCO1B1 多态性的影响最显著。因此,将基因检测引入临床,结合其他风险因素,可以更好地规避不良反应,合理使用他汀类药物。[中国临床新医学,2021,14(10):964-969]

含阿片类复方制剂的管理及合理用药 含阿片类复方制剂因其系统性管理相对缺失、制度实施强度相对不足、正确规范使用观念相对薄弱、临床使用可及性较高、监管力度不够等诸多因素的共同影响;致使临床广泛使用、并忽略其潜在的安全风险,甚至存在"过度使用"或"药物滥用"等现象,而目前关于含阿片类复方制剂的管理及用药安全问题鲜有分析与报道,本文通过对含阿片类复方制剂的管理现状及合理用药做一系统阐述,以期为其规范、合理使用提供参考。[中国药物滥用防治杂志,2021,27(05):641-643,648]

左氧氟沙星不良反应分析及临床合理用药效果观察 冯燕等观察左氧氟沙星的不良反应及临床合理用药的效果。方法:选取 2018 年 1 月至 2019 年 10 月于广东省佛山市第一人民医院行左氧氟沙星治疗患者 400 例,采用随机数字表法分为试验组和对照组,各 200 例。对照组未合理用药干预,试验组应用合理用药干预,分析并比较 2 组患者不良反应发生情况。结果:试验组患者不良反应发生率为 1.00%(2/200),低于对照组的 16.50%(33/200)($x^2=30.090$, $P=0.000$)。对照组 33 例不良反应患者中,女性、>60 岁、静脉用药、使用剂量≥300mg/d、联合用药患者的不良反应发生率显著高于男性、18~60 岁、口服用药、使用剂量<300mg/d、单一用药者($P<0.05$);不良反应累及器官/系统以皮肤及其附属器为主,占比 48.48%;发生时间以用药后 1~24 小时内最常见,占比 69.70%。结论:左氧氟沙星不良反应的发生与患者性别、年龄、用药途径、使用剂量、给药方式等存在一定相关性,多发生于用药后 1~24 小时内,累及器官/系统以皮肤、附件为主,临床表现为皮疹、水肿及瘙痒等,对行左氧氟沙星治疗患者实施合理用药干预有助于减少不良反应。[临床合理用药杂志,2021,14(23):157-158]

↗ 规范化药事管理对提升合理用药的作用 探讨规范化药事管理在提升临床合理用药中的作用。方法:2019 年 1 月—10 月期间从事药事管理的 20 名药师实施常规管理,为实施前。2019 年 11 月至 2020 年 8 月期间从事药事管理的 20 名药师实施规范化药事管理,为实施后。记录实施前后药师工作质量(服务态度、理论知识、处方审核、实践操作)及接收处方不合格情况。结果:实施后药师服务态度、理论知识、处方审核、实践操作评分明显高于实施前($P<0.05$)。实施后接收的处方中不合格处方率明显低于实施前($P<0.05$)。结论:通过开展规范化药事管理可提升药剂科工作质量,降低不合格处方率,从而促进临床合理用药。[中医药管理杂志,2021,29(15):96-97]

↗ 抗高血压药物使用情况与不合理用药的干预措施研究 李鑫等分析某院心内科抗高血压药物使用情况,探讨不合理用药的原因,确保抗高血压用药的合理性。方法:连续入选 2018 年 6 月至 2020 年 6 月期间在某院心内科治疗的 699 例高血压患者,利用 EXCEL 表格对入选病历进行统计,评价其不同性别、年龄段患者抗高血压药物处方占比情况,分析不同种类抗高血压药物使用情况、抗高血压药物占处方比以及药物合理性及利用指数(DUI)、抗高血压药物联合使用情况以及联合用药不合理情况。结果:本次纳入研究的 699 张处方中,男患者占比多于女患者,且 >64 岁年龄段患者的抗高血压类药物处方例数占比最高。心内科抗高血压药物处方中占比最高的药物种类为钙通道阻滞剂(CCB)(36.48%),其次分别为血管紧张素Ⅱ受体拮抗剂(ARB)(20.74%)、血管紧张素转换酶抑制剂(ACEI)(18.17%),β受体拮抗剂(β-RB)(14.88%)以及利尿剂(9.73%)。药物用药频度(DDDs)前 10 抗高血压药物中包含 CCB 类 5 个、ARB 类 4 个、β-RB 类 1 个。其中硝苯地平处方占比最高 13.02%,其次为美托洛尔 9.16%,DUI 值最高为氨氯地平。在 699 例处方中,使用情况主要分为单独使用(39.77%)、二联使用(32.33%)、三联使用(19.88%)以及四联使用(8.02%)4 种。其中单联使用 ARB 类占比(16.73%)最高,二联使用中 CCB + β-RB 类占比(8.44%)最高,三联使用中 CCB + β-RB + ARB 类占比(8.15%)最高。不合理处方 27 张,占总处方比 3.87%。结论:心内科抗高血压药物的使用情况基本符合病情治疗方案,仅存在部分用药不合理情况,应实施有效的干预措施减少用药不合理情况。[中国药物滥用防治杂志,2021,27(04):520-523]

↗ 静脉药物集中配置中心在临床安全合理用药中的作用 张艳珍等通过调查医院建立静脉药物集中配置中心(PIVAS)后取得的成效,分析 PIVAS 在临床安全合理用药中的作用,提高患者临床用药的安全性和合理性。方法:通过对广西壮族自治区贵港市人民医院 PIVAS 建立后 2018 年 10 月至 2019 年 8 月临床医师开立的住院医嘱处方 141 899 份进行汇总,分析不合理处方情况。结果:审核 141 899 份医嘱处方中不合理处方 160 份,其中,存在溶媒品种、用量不适宜处方 106 份,药物用法用量不适宜处方 38 份,有配伍禁忌(抗生素单独列出)或不良相互作用处方 5 份,抗生素应用不适宜处方 11 份。结论:PIVAS 可保证用药安全,是代表医院药学发展趋势、提升临床医疗质量的全新服务模式。[临床合理用药杂志,2021,14(19):45-47]

↗ 糖尿病患者降糖药物的用药情况及合理用药指导 薛泽臻等分析糖尿病患者降糖药物的用药情况,为合理用药提供指导。方法:收集广东医科大学附属第三医院 2020 年 2 月 5 日至 2020 年 3 月 7 日门诊确诊的糖尿病患者的 250 张处方进行研究。对患者的性别、年龄、糖尿病类型、费用、降糖药使用等情况进行统计。对患者降糖药物的用药情况及其使用的合理性[药物利用指数(DUI)评定]进行分析。结果:60 ~80 岁患者占比较多,男性多于女性;2 型糖尿病占 90.00%,二甲双胍缓释片使用最广,单药治疗占 29.60%,两药联用占 43.20%;对使用较多的 11 种降糖药物进行统计,DUI 在 0.31 ~1.39 之间,其中吡格列酮胶囊 DUI 值为 1,其他药物的 DUI 值在 1 上下波动,胰岛素、磺脲类药物 DUI 值离 1 较远。结论:2 型糖尿病居多,且多为 60 岁以上,多为联合用药,用药时总体遵循用药原则,但胰岛素、磺脲类药物的使用不当问题较严重,需进行合理用药指导。[黑龙江医学,2021,45(11):1181-1182,1185]

↗ 基于临床合理用药智能管理系统门诊处方审核的实践 利用临床合理用药智能管理系统,推进处方审核工作,提高处方质量,促进合理用药。方法:介绍处方软件审核系统实施方法,分析实施处方软件审核前后门诊处方用法用量情况。结果:实施处方软件审核后,通过对用法用量规则的合理维护,使审方更加人性化;门诊处方用法用量问题数量占比由 37.18%降到 4.86%。结论:通过对用法用量规则的合理维护,为处方软件审核的实施提供支持,同时提高处方审核质量,促进临床合理用药。[医药导报,2021,40(06):837-841]

↗ 某院急诊药房审方与输液流程管理方法的优化对促进合理用药的影响 韩强等优化医院急诊药房审方与输液流程管理方法,分析了其对促进合理用药的影响。方法:将急诊药房设置在输液中心旁,并在医院 HIS 系统中嵌入急诊药房审方软件后,自动监测和审核 2019 年 3 月至 2020 年 3 月急诊医嘱/处方,分析其自动化机械加药与药师配药以及患者输液流程管理的合理性以及不合理的原因。结果:审方软件自动监测急诊医嘱 186 150 条,不合理医嘱 219 条(即不合理率为 0.12%),与优化前比较同比下降 22.83%(优化前 269 条);其中溶媒选择不适宜 85 条(占 38.81%、)药物不良相互作用 20 条（占 9.13%）、给药频次不适宜 79 条（占 36.07%）、给药途径不适宜 35 条（占 15.98%）；患者与药品零接触避免了药品破损；患者对候药时间、候药方式、候药环境、输液流程的满意度分别提高了 10.71%、13.09%、8.33% 和 13.41%；基本杜绝调配药品中"错配""漏配"等现象。结论：医院急诊药房审方与输液流程管理方法的优化促进了合理用药，杜绝了调配药品中"错配""漏配"等现象的发生，确保了输液药品的质量安全，也促进了患者安全合理用药。［抗感染药学，2021，18（05）：660-664］

↗ 某院药品医保拒付情况及合理用药措施 孟非等通过了解某院 2018 年和 2019 年的医疗保险（以下简称"医保"）拒付情况，分析拒付原因，提出解决措施。方法：收集 2018 年和 2019 年某院参加医保患者病历中药品费用被医保拒付的相关数据，查阅部分病历，分析拒付原因。结果：2019 年医保拒付的药品品种数目较 2018 年有所下降，拒付金额基本持平，拒付金额排名靠前的药品品种大多为辅助性用药，包括重点监控药品、中药注射剂、抗菌药物等。结论：医院应针对重点品种建立有效可行的合理用药监管模式，切实降低不合理用药的发生率，促进临床合理用药，从而降低药品的医保拒付率。［中国医药导刊，2021，23（05）：391-394］

↗ 基于药学知识库的医院合理用药前置审方管理系统的开发与应用 研发基于药学知识库的医院合理用药前置审方管理系统，实现智慧药学信息化，推进医院前置审方及处方点评工作，促进临床合理用药。方法：通过建立合理用药知识库并与医生工作站系统深度集成，实现事前用药风险预警和事后处方点评功能。结果：医院通过本系统建立了较完善的医院处方管理制度，提高了处方质量，促进了临床合理用药水平的提高。结论：合理用药前置审方系统可有效拦截并干预不合理处方，有效推进医院处方前置审核工作的开展。［中国医学装备，2021，18（05）：129-132］

↗ 第三代头孢菌素类抗菌药物的临床合理用药研究 探究第三代头孢菌素类抗菌药物的临床合理应用。方法：选择厦门大学附属第一医院 2018 年 5 月至 2020 年 4 月收治 400 例使用第三代头孢菌素类抗菌药物治疗的患者分析其具体用药情况，统计不合理用药率。结果：400 张第三代头孢菌素类抗菌药物处方单中使用头孢哌酮 109 张，其中不合格处方 7 张；使用头孢噻肟 145 张，其中不合格处方 9 张；使用头孢他啶 146 张，其中不合格处方 12 张，不合理使用率为 7.00%。400 例患者用药不良反应发生率为 7.50%，其中血液系统不良反应 5 例，消化系统不良反应 15 例，泌尿系统不良反应 3 例，过敏类反应 10 例。结论：第三类头孢菌素类抗菌药物使用频率较高，但存在不合理用药情况和并发症，需重视用药合理性，以降低不良反应发生率，保证药物效果和患者用药安全。［基层医学论坛，2021，25（13）：1914-1916］

↗ 处方前置审核在临床合理用药中的意义分析 药品作为一种特殊的商品，直接关乎患者的健康和生命。不合理用药不仅会造成药物资源的浪费，还可能会引起不良反应的发生，甚至威胁患者的生命健康。处方是药物治疗的重要法律文书，是临床用药的直接凭证，它不仅能有效反映医师诊疗水平，而且直接关系到医院服务质量，最重要的是直接影响患者用药的安全性和有效性。国家卫生健康委员会等部门于 2018 年 7 月联合制定了《医疗机构处方审核规范》。［云南医药，2021，42（02）：145-147］

↗ 临床应用头孢菌素类抗生素的不良反应及合理用药研究 探讨临床应用头孢菌素类抗生素产生的不良反应及合理用药措施。方法：通过回顾性分析法对 68 例采取头孢菌素类抗生素治疗出现不良反应的患者的临床资料进行收集、分析、整理，对头孢菌素类抗生素不良反应出现的原因、具体类型、头孢菌素类抗生素药物应用类型进行归纳总结，同时制定头孢菌素类抗生素药物的合理应用措施。结果：头孢菌素类抗生素引起的不良反应药物类型包括头孢哌酮、头孢曲松、头孢唑林、头孢西丁、头孢呋辛、头孢他啶、头孢地嗪，占比分别为 14.71%、13.24%、11.76%、7.35%、13.24%、20.59%、19.12%。常见不良反应类型包括血液系统反应、变态反应、胃肠道反应、肾肝毒性反应，占比分别为 11.76%、26.47%、57.35% 和 7.35%；头孢菌素类抗生素不良反应发生的主要原因包括超剂量用药、未进行药敏试验、无指征用药、重复用药，占比分别为 32.35%、4.41%、23.53% 和 39.71%。结论：临床应用头孢菌素类抗生素过程中，应保证药物应用的合理性及安全性，利用合理用药方法可降低不良反应发生率。［中国现代药物应用，2021，15（08）：221-223］

↗ PDCA 循环在控制药品费用中的应用 评价计划—实施—检查—处理（PDCA）循环管理方法在控制药品费用中的应用效果。方法：应用 PDCA 循环管理方法完善重点监控药品和辅助用药管控制度、开展处方点评新模式、落实处方点评结果、信息系统限制等措施，比较 2018 年（PDCA 执行前）和 2019 年（PDCA 执行后）就诊患者人均药费及门诊和住院药品销售金额。结果：执行 PDCA 循环管理方法后，门诊人均就诊药费由 113.0 元下降至 110.2 元，住院人均就诊药费由 1476.5 元下降至 1414.5 元，实现患者人均药费增幅不超过 5% 的目标。门诊药品销售金额由 4094.3 万元下降至 4328.5 万元，住院药品销售金额由 4212.2 万元下降至 4409.1 万元，实现药品销售金额增长不超过 8% 的目标。结论：PDCA 循环管理方法可有效控制药品费用不合理增长。［临床合理用药杂志，2021，14（11）：38-41］

质子泵抑制剂合理用药中临床支持决策系统的作用 质子泵抑制剂(PPIs)目前存在超疗程、超剂量及超适应证等不合理的用药情况。本文对PPIs临床应用现状进行分析,对指南和共识中关于PPIs临床应用的证据进行循证评价,并将PPIs处方审核的规则嵌入临床支持决策系统,通过制订和优化用药规则进行精细化管理,促进PPIs的合理使用。本文以PPIs为例,提出利用循证理念和创新工具开启智能化规范临床合理用药方式的新模式,从根本上减少不合理用药,保障患者的用药安全。[临床药物治疗杂志,2021,19(04):67-71]

静脉用药调配中心审方药师对促进合理用药的作用分析 研究静脉用药调配中心审方药师对促进合理用药的作用分析。方法:选取2019年6月至2020年6月住院的患者医嘱中不良医嘱300组进行分析。依据时间段不同分为对照组(2019年下半年)与观察组(2020年上半年),各150组。对照组给予一般药学服务干预。观察组药方均通过静脉用药调配中心审方药师严格审核后使用静脉注射药品。比较各月份两组患者药品超量、配伍禁忌、用法错误、使用溶媒不当、医嘱错误,抗菌药物、化疗药物、普通药品、TNP处方与高风险处方、中风险处方、低风险处方数量变化。结果:观察组药物不合理处方数比对照组少,观察组不合理处方类型如药品超量、配伍禁忌、用法错误、使用溶媒不当、医嘱错误发生率明显低于对照组;观察组不合理处方中抗菌药物、化疗药物、普通药品和TPN处方数量、高风险处方数、中风险处方数、低风险处方数均低于对照组。结论:静脉用药调配中心经药师审方可有效降低医嘱不合理应用,提高静脉用药的有效率,减少药物的重复使用,合理调配药物,提高药物疗效,减少不良药物事件的发生,缓解医患关系,降低处方药的风险,提高患者生命质量。[中国处方药,2021,19(04):49-50]

药师借助合理用药软件开展门急诊处方前置审核的实践及效果 探讨药师借助合理用药软件开展门急诊处方前置审核在合理用药中的作用。方法:借助合理用药软件收集2020年1月—4月开展处方前置审核的门急诊处方,分析对不合理处方的干预效果;收集2019年9月—12月的处方作为对照组(仅进行事后点评)、2020年1月—4月的处方作为干预组(开展处方前置审核,并进行事后点评),比较干预前后不合理处方情况;进一步选取2019年11月—12月被软件系统拦截的处方作为拦截对照组、2020年1月—2月被拦截的处方为拦截干预组,比较干预前后处方拦截情况,评价前置审核对医师开方行为的影响。此外,以2020年4月获取的108 992张处方为对象,分别采用传统模式(即全人工审核)与信息化模式(即软件辅助人工审核)进行事后点评,比较两种模式下的处方事后点评效果。结果:2020年1月—4月,药师开展前置审核处方共2393张,其中合理处方1387张(占57.96%),不合理并进行干预的处方1006张(占42.04%);药师干预后医师返回修改处方数983张,干预成功率为97.71%。与对照组比较,干预组的门急诊处方总体不合理率、各类型处方不合理率均显著降低($P<0.001$);与拦截对照组的拦截处方数(1402张)比较,拦截干预组的拦截处方数(721张)显著降低($P<0.001$)。与传统模式比较,信息化模式下需要人工事后点评的处方数及"假阳性"处方数显著减少,且发现的不合理处方数显著增加($P<0.001$)。结论:药师借助合理用药软件开展处方前置审核,可显著提高门急诊处方的合理率;在信息化模式下进行处方事后点评,可在降低药师工作强度的同时提高点评的准确度。[中国药房,2021,32(07):876-880]

镇痛药物地佐辛的临床应用调查分析与合理用药探究 分析和研究镇痛药物地佐辛的临床应用情况并展开合理用药评价,为规范地佐辛药物提出相关措施。方法:采用医院管理信息系统对2018年10月至2019年10月于本院使用地佐辛患者的临床资料及用药基本情况进行分析。结果:2018年10月至2019年10月住院使用地佐辛患者共2542例,男1653例,女889例;年龄40~68岁,平均年龄(42.13±12.52)岁;其中非手术患者293例(11.53%),手术患者2249例(88.47%)。2542例患者中静脉滴注方式给药患者1320例(51.93%),肌内注射给药患者940例(36.98%),静脉注射给药患者229例(9.01%),微量泵入给药患者41例(1.61%),口服、外用、皮下注射等其他方式给药患者12例(0.47%)。超剂量给药3例,其中1例患者肌内注射单剂量>20mg,2例患者静脉给药单剂量>10mg。2136例(84.03%)患者用药时间≤7天,其中用药时间<1天患者940例(44.01%);406例(15.97%)患者用药时间>7天,其中1例患者用药时间最长,为47天。893例(35.13%)患者未经过疼痛评估,433例(17.03%)患者仅在入院时接受疼痛评估,1216例(47.84%)患者接受疼痛评估后用药。结论:在应用镇痛药物地佐辛的过程中,存在非手术患者用药、非说明书规定的其他方式给药、超剂量超时间给药、用药前未进行疼痛评估等不合理用药情况。对于不合理用药情况,应及时采取科学的用药措施,使医师处方趋于规范化,全面开展对患者的疼痛评估工作,加强审方流程的监管,分析用药方案,提高合理用药水平,预防疾病出现。[中国现代药物应用,2021,15(07):238-240]

基于间断时间序列分析重点监控药品管控措施对合理用药的影响 评估重点监控药品管控措施对合理用药的影响,为完善和推进重点监控药品政策提供依据。方法:收集2017年1月至2018年12月郑州大学第一附属医院药品使用数据,结合处方点评,采用间断时间序列(ITS)设计,运用分段回归分析(segmented regression analysis)模型,以全部重点监控药品的使用频度(DDDs)、使用金额占比和处方合格率为观测指标,分析实施重点监控药品管控措施前后重点监控药品的使用量和使用合理性的变化。结果:实施重点监控药品管控措施后,监控药品的使用频度和使用金额占比均由增长转为下降趋势,且差异有统计学意义(斜率 = −15 774.78,P = 0.003;斜率 = −0.005 119 5,P = 0.000)。点评药物的处方合格率显著提高(P = 0.009),呈升高趋势且差异有统计学意义(斜率 = 0.009 299 2,P = 0.000)。结论:实施重点监控药品管控措施有效降低了监控药品的使用量,提高了监控药品的用药合理性。[医药导报,2021,40(04):525-529]

↗ 医药联合门诊促进慢病患者合理用药效果评价 探讨临床药师与专科医师开展医药联合门诊促进慢病患者合理用药的效果。方法:选取医院2019年1月至6月门诊慢病患者1000例,随机分为观察组和对照组,各500例。对照组患者在普通门诊就诊,观察组患者在医药联合门诊就诊,临床药师予以药学干预。对比两组患者的处方合格率、不良反应发生率、患者满意度、处方指标及患者关怀指标。结果:观察组处方合格率为99.00%,明显高于对照组的90.80%(P<0.01);观察组药品不良反应发生率为5.00%,明显低于对照组的12.00%(P<0.01);观察组患者满意度评分为(94.10 ± 4.70)分,明显高于对照组的(82.20 ± 9.30)分(P<0.01);观察组患者处方指标较对照组明显改善(P<0.01)。结论:开展医药联合门诊,进行"医药一体化"的一站式服务,可提高药学服务质量,促进慢病患者的合理用药。[中国药业,2021,30(06):14-16]

↗ 药房药师参与处方点评对合理用药的促进作用分析 探究药房药师参与处方点评对用药合理性的促进作用。方法:纳入2018年10月至2019年4月期间某院各科室处方共5200张,随机抽取其中的220张处方,将此220张处方作为对照组,统计对照组中存在的不合理用药情况,由药房药师参与进行处方点评,在点评后总结出其中存在的不合理用药情况,并分析不合理用药原因,制定针对性的改进措施后并在各科室实施,在实施后的2019年5月至2020年5月期间,在各科室共随机抽取220张处方作为观察组,统计其中的不合理用药情况,并与点评前的不合理情况进行对比,同时将每张处方对应的患者纳入研究,对比两组患者因不合理用药而出现的不良反应。结果:对照组220张处方中,存在36张(16.36%)重复用药、22张(10%)配药不合理、22张(10%)给药方法不合理、18张(8.18%)用药成本增加的不合理用药问题,观察组220张处方中,存在2张(0.91%)重复用药、1张(0.45%)配药不合理、1张(0.45%)给药方法不合理的不合理用药问题,与对照组有显著的差异(P<0.05);对照组220张处方对应220例患者,不良反应出现率为15.91%(35/220),观察组220张处方对应220例患者,12例患者出现不良反应,发生率为5.45%,组间有显著差异(P<0.05)。结论:药房药师参与处方点评,可有效改善不合理用药情况,提高合理用药率,有效预防患者因不合理用药而出现不良反应,因此,可进行应用及推广。[海峡药学,2021,33(03):182-183]

↗ 喹诺酮类抗菌药物合理用药分析 分析喹诺酮类抗菌药物合理用药。方法:162例因为使用喹诺酮类抗菌药物出现不良反应的患者,通过回顾性分析,对其病历内容进行仔细的阅读,对患者的年龄、性别、不良反应类型、感染类型、用药方法等进行详细的记录。分析用药途径、不良反应发生情况以及相关因素。结果:泌尿系统感染率为22.8%(37/162),呼吸道感染率为43.8%(71/162),妇科感染率为10.5%(17/162),消化道感染率为14.8%(24/162),外科手术后预防感染率为8.0%(13/162)。消化系统不良反应发生率17.3%(28/162),神经系统不良反应发生率29.0%(47/162),变态反应发生率42.0%(68/162),心血管系统不良反应发生率3.1%(5/162),呼吸系统不良反应发生率4.3%(7/162),泌尿系统不良反应发生率3.1%(5/162),其他不良反应发生率1.2%(2/162)。发生不良反应患者年龄>60岁占比64.8%高于年龄≤60岁的35.2%,给药方式为静脉给药的占比86.4%高于其他的13.6%,药物不良反应出现时间≤1小时占比65.4%高于药物不良反应出现时间2~5小时的24.7%和药物不良反应出现时间≥6小时的9.9%。结论:对喹诺酮类抗菌药物导致不良反应发生原因进行关注,制定针对性的预防措施,提高药物合理用药,应当进一步推广应用。[中国实用医药,2021,16(07):195-197]

↗ 临床药学服务在头孢菌素类药物合理用药中的效果 探讨在头孢菌素类药物的应用中实施临床药学服务对合理用药的有效性。方法:选取2019年1月至2020年12月某院收治的接受头孢菌素治疗的患者80例,经双盲法将其分为两组,每组40例。试验组采用临床药学服务,对照组采用常规药物指导,比较两组不合理用药发生率与用药配合度评分、工作质量评分与药物作用机制认知评分。结果:试验组不合理用药发生率低于对照组(P<0.05),试验组用药配合度评分、工作质量评分与药物作用机制认知评分均高于对照组(P<0.05)。结论:在头孢菌素类药物的临床应用中实施临床药学服务对促进患者的合理用药具有积极作用,可以改善患者的配合度。[中国误诊学杂志,2021,16(02):182-183]

↗ 荨麻疹临床合理用药 麻疹俗称风团,是由于皮肤、黏膜小血管扩张和渗透性增加而出现的一种局限性水肿反应,通常在2~24小时消退,但会反复发生新的皮疹,病程迁延数日至数月。荨麻疹发病率较高,临床较为常见,类型较多,如与风有关的物理性荨麻疹,与压力相关的压迫性荨麻疹,与温度有关的热性荨麻疹、寒冷性荨麻疹,以及与变态反应有关的胆碱能性荨麻疹等。该文根据荨麻疹病理、病因和临床表现,从用药原则、用药方案、用药提示等方面,对荨麻疹临床合理用药进行了阐述。[人民军医,2021,64(02):181-183]

耳鼻咽喉头颈外科不合理用药现状与分析 计紫超等对耳鼻咽喉头颈外科处方进行调查,分析不合理用药现状。方法:用回顾性分析方法,首先用普华和诚合理用药软件对耳鼻咽喉头颈外科处方进行点评,点评结束后由临床药师对系统审核不合理处方进行复审,从用药合理性角度,判断不合理处方,并用 Excel 软件进行统计分析。结果:普华和诚合理用药软件共点评耳鼻咽喉头颈外科处方 18 676 张,包含 36 578 条药品信息,其中不合理处方 903 张,包含 1040 条药品信息,其中适应证不适宜 751 条(72.21%)、用法用量不适宜 201 条(19.33%)、给药途径不适宜 52 条(5.00%)、重复用药 36 条(3.46%)。临床药师对系统审核结果进行复审,重点复审系统点评不合理条目,复审显示不合理处方条目为 367 条,其中适应证不适宜 282 条(76.84%)、用法用量不适宜 61 条(16.62%)、给药途径不适宜 12 条(3.27%)、重复用药 12 条(3.27%)。临床药师复审后,不合理处方条目较系统审核不合理减少 673 条,其原因在于超说明书用药未在医管中心备案,故系统点评判定为不合理。结论:耳鼻咽喉头颈外科存在的不合理用药情况主要表现为适应证不适宜和用法用量不适宜。为规范耳鼻咽喉头颈外科用药,可通过实施处方前置审核、系统点评联合药师复审并将问题及时反馈临床以及超说明书规范化管理,不断提高其合理用药水平。[中国临床药理学杂志,2021,37(03):312-314,317]

研究药学干预管理对规范门诊处方和门诊合理用药的影响 杨惠莉等分析药学干预对规范门诊处方及门诊合理用药的影响。方法:随机抽取 2020 年 5 月至 2020 年 10 月本院 663 张门诊处方,基于双模拟法分为两组,对照组($n=331$)未进行医院药学干预管理,观察组($n=332$)实施医院药物干预管理,对两组不合理用药状况进行对比。结果:在重复给药、药品适应证不适宜、联合用药不适宜、药品用法用量不适宜、抗菌药物使用不合理及不适应证用药发生率方面,对照组分别是 4.53%、9.97%、3.63%、6.04%、7.55%、9.06%;观察组分别是 1.20%、4.82%、0.90%、1.51%、2.71%、3.61%,观察组均比对照组低,差异显著($x^2=6.591$、6.424、5.553、9.399、7.987、8.294;$P=0.010$、0.011、0.018、0.002、0.005、0.004)。结论:门诊处方管理过程中,药学干预管理的应用有助于处方合理性及规范性提高,尽可能避免药品使用错误的发生,确保患者用药使用合理、安全。[海峡药学,2021,33(02):223-225]

药剂科加强药事管理对合理用药的影响分析 探讨药剂科加强药事管理对合理用药的影响。方法:选择医院 2018 年 1 月—12 月进行常规管理的 28 名药剂师及抽查的 5000 例药品样本作为对照组,将医院 2019 年 1 月—12 月进行药事管理的 28 名药剂师及抽查的 5000 例药品样本作为研究组,对比两组药品管理情况、工作差错率。结果:研究组药品过期、药品积压、药期不详和混放低于对照组($P<0.05$)。研究组摆药错误 1.12% 低于对照组 5.06%,用药不合理 1.08% 低于对照组 5.22%($P<0.05$)。结论:药剂科加强药事管理对合理用药的影响显著,有利于减少药品的损坏、过期、滥用等情况,提高药品的总体质量。随着药事管理效率的提高,不合理用药的情况大大减少,患者的用药满意度得到提升。临床上需要加强对药事管理的重视,进一步加强临床推广使用。[中国卫生标准管理,2021,12(03):91-94]

我国不同地区重点监控合理用药药品与管理政策分析 分析我国不同地区(包括省、市、自治区、直辖市)重点监控合理用药药品与管理政策。方法:以重点监控、合理用药等为关键词,检索各地区卫生健康部门网站和政府官网,下载整理和分析各地区重点监控合理用药药品品种及监管措施。结果:共检索到 28 个地区重点监控合理用药药品目录及政策文件,有 77 种药物被纳入省级监控目录,按药物解剖学-治疗学-化学分类共涉及 11 个药物类别,除国家重点监控品种外,各地区共增补 57 种。增补品种中抗肿瘤药及免疫调节剂、内科用药的品种数和频次最高。除国家目录品种外,出现频次最高的是脾多肽、胎盘多肽和鹿瓜多肽。各地区监控措施强调要加强药品使用监测,规范临床用药,纳入考核管理,以及通过加强药事管理和发挥临床药师作用等促进合理用药。结论:省级重点监控合理用药药品品种较多,覆盖面广,建议相关部门不断完善管理制度和措施。[临床药物治疗杂志,2021,19(02):31-35]

北京市东城区基层医疗机构合理用药情况分析 了解北京市某区基层医疗机构合理用药水平,为促进基层合理用药提供参考。方法:提取北京市某区 7 家社区卫生服务中心和 58 家社区卫生服务站 2016 年的全部门诊处方数据共 204.3 万张,根据世界卫生组织与国际合理用药网络(WHO/INRUD)合理用药指标进行统计分析,采用秩和检验对中心和站间差异进行比较。结果:2016 年某区社区卫生服务中心和卫生服务站的每处方药品数分别为 2.1 种和 1.9 种,每处方费用分别为 247.8 元和 187.3 元,抗菌药处方率分别为 8.4% 和 7.3%,抗菌药联用处方率分别为 0.4% 和 0.3%,注射剂处方率分别为 5.0% 和 3.6%,中药注射剂处方率分别为0.2%和0.0%,激素处方率分别为0.5%和0.1%。除抗菌药物处方率外,社区卫生服务中心的其他指标均显著高于社区卫生服务站($P<0.05$),机构间合理用药指标值存在巨大差异。结论:某区社区卫生服务机构合理用药指标整体情况较好,但每处方药品费用却远高于其他地区,且机构间合理用药情况差异巨大。相关部门应做好每个基层医疗机构的合理用药监测、评价,缩小机构间的差异,控制药物不合理使用和费用过度增长,保证患者获得的基本医疗卫生服务质量不断提升。[医院管理论坛,2021,38(01):19-21]

老年慢性病患者新型冠状病毒感染的合理用药建议及药学服务策略 老年慢性病患者作为新型冠状病毒感染疫情中的特殊群体,在疫情防治过程中承受着更大的风险,合理、规范地使用药物对合并慢性病的老年新冠肺炎患者的治疗及预后均有现实意义。本文总结了新冠肺炎老年慢性病患者的合理用药要点及药学服务策略,以期为临床诊疗提供参考。[中国处方药,2021,19(01):18-19]

多种西药合用的不良反应及促进西药临床合理用药的探究 探究多种西药合用的不良反应,以促进西药临床合理用药。方法:选取2017年1月至2019年1月于本院开具的3000张西药处方作为研究对象。整理分析西药合用的药方对患者产生的不良反应,并制定针对性的措施。结果:3000张西药方中,出现不良反应例数为387例,总不良反应发生率为12.90%,其中呕吐83例(2.77%)、恶心56例(1.87%),发热17例(0.57%),头晕73例(2.43%),皮疹24例(0.80%),过敏52例(1.73%),水肿18例(0.6%),睡眠质量低64例(2.13%)。萘洛尔与氨茶碱合用为56例(14.47%),阿奇霉素与碳酸药物合用为63例(16.28%),盐酸氨溴索与抗生素合用为54例(13.95%),抗生素药物合用为92例(23.77%),阿莫西林与去氧孕烯炔雌醇片合用为122例(31.52%)。结论:为提高治疗效果而加大西药的使用剂量,致使多种西药合用的不良反应率上升。因此,临床应采用完善合理的监管机制,以提高西药用药的合理性,降低或避免因多种西药合用的不良反应发生率。[当代医学,2021,27(02):105-106]

头孢菌素类抗生素不良反应类型及合理用药对策 分析头孢菌素类抗生素不良反应类型及合理用药对策。方法:选择2018年12月至2019年12月曲靖市第一人民医院头孢菌素类抗生素引发不良反应的患者68例,回顾性分析不良反应的具体类型、原因及涉及的药物,并据此制定合理用药措施。结果:68例患者不良反应类型中,胃肠道反应占比最高为60.29%,其次是变态反应占比为25.00%;不良反应原因中未进行药敏试验占比最高为63.24%,其次是超剂量用药占比为26.47%;头孢曲松引发的不良反应占比最高为33.82%,其次是头孢他啶和头孢唑林,分别占25.00%、23.53%。结论:强制性开展药敏试验,强化医务人员业务水平,落实不良反应上报制度,均能减少头孢菌素类抗生素不良反应,保证治疗效果。[临床合理用药杂志,2021,14(01):5-6]

西药临床合理用药的安全性与管理措施研究 研究西药临床合理用药的安全性及相应的管理措施。方法:纳入400例某院门诊2018年3月至2019年3月接受西药治疗的患者,随机抽签分为对照组($n=200$)和观察组($n=200$)。对照组常规方法进行用药指导,观察组在常规基础上施以西药合理用药管理。对比两组患者不合理用药发生情况以及用药不良反应发生情况。结果:观察组中,发生用药间隔时间不合理9例(4.50%),给药方式不合理6例(3.00%),用药次数不合理5例(2.50%),药物剂量不合理4例(2.00%),药物搭配不合理1例(0.50%),药物选择不合理1例(0.50%),对照组分别为20例(10.00%)、16例(8.00%)、14例(7.00%)、13例(6.50%)、11例(5.50%)、10例(5.00%),组间差异显著($P<0.05$)。观察组不良反应发生率为5.50%,明显低于对照组的15.50%,组间差异显著($P<0.05$)。结论:用药时间间隔不合理是导致西药临床应用不合理的最主要原因,应加强西药临床合理用药的管理,提升用药安全性。[中国医药指南,2021,19(01):38-39]

药师干预对高血压患者合理用药的价值分析 探讨临床药师干预对促进高血压患者合理用药的效果。方法:100例高血压患者,随机分为研究组与对照组,各50例。对照组采用常规干预,研究组在对照组的基础上采用药师干预,比较两组患者不合理用药情况及干预后血压情况。结果:研究组不合理用药率为4.00%低于对照组的16.00%,差异具有统计学意义($P<0.05$)。干预后,研究组收缩压(134.23 ± 6.27)mmHg(1 mmHg = 0.133 kPa)、舒张压(71.25 ± 5.34)mmHg均低于对照组的(162.44 ± 8.19)、(92.31 ± 7.56)mmHg,差异均具有统计学意义($P<0.05$)。结论:临床药师干预对促进高血压患者合理用药的效果显著,有利于规范药物的合理使用,提高降压药物治疗效果,值得临床进一步推广使用。[中国现代药物应用,2021,15(01):239-240]

抗菌药使用分析

2014—2019年上海市A区20家区属医疗机构抗菌药物使用情况分析 了解上海市A区(以下简称"该区")区属各级各类医疗机构的抗菌药物使用情况,为区域内相关管理政策的完善提供相关信息。方法:收集2014—2019年该区20家区属医疗机构门诊和住院患者抗菌药物使用率(%)、抗菌药物使用强度[DDDs/(100人每天)]和Ⅰ类切口手术抗菌药物预防性使用率(%)等抗菌药物使用指标进行统计分析,并引入卫生工作人员数、年门诊量、年入院人次数和年份等变量进行面板回归影响因素分析。结果:2014—2019年,该区区属二级医疗机构住院患者抗菌药物使用率和使用强度均呈降低趋势,Ⅰ类切口手术抗菌药物预防性使用率则持续升高;一级医疗机构门诊患者抗菌药物使用率、住院患者抗菌药物使用率和住院患者抗菌药物使用强度均呈降低趋势。此外,年份显著影响一级和二级医疗机构住院患者抗菌药物使用率,但方向有所不同。结论:该区区属医疗机构门诊患者抗菌药物使用率总体情况较好,一级医疗机构住院患者抗菌药物使用率较高,二级医疗机构Ⅰ类切口手术抗菌药物预防性使用率近年来超出国家指南要求,二级医疗机构住院患者抗菌药物使用率显著降低。[中国医院用药评价与分析,2021,21(12):1510-1512,1519]

某院消化内科住院患者抗菌药物使用分析 分析某三级医院消化内科出院患者抗菌药物的使用情况。方法:使用医院合理用药软件系统,提取某三级医院消化科一病区2017年1月至2019年11月出院患者抗菌药物的相关数据,确定每种抗菌药物的限定日计量(DDD),依次计算药物的用药频度(DDDs)、使用强度(AUD)和日均费用(DDC)等。通过提取出院患者抗菌药物的联合使用数据,分析抗菌药物的联用情况。结果:2017年1月至2018年12月,抗菌药物的销售金额有所增加,而抗菌药物的累计DDDs和AUD下降;2019年抗菌药物的累计DDDs和AUD升高;各年度抗菌药物使用排名前10的药物主要有盐酸左氧氟沙星注射液/胶囊/片、盐酸莫西沙星氯化钠注射液、注射用哌拉西林钠他唑巴坦钠、阿莫西林胶囊等;各年度抗菌药物的联合使用以单用为主,二联使用情况也较多。结论:该院消化科一病区抗菌药物的使用种类比较集中,使用频度逐年升高,应加强抗菌药物的使用管理,促进抗菌药物的合理使用。[中国药物滥用防治杂志,2021,27(06):952-955,967]

2020年某院住院患者抗菌药物使用情况分析 对某院住院患者抗菌药物应用情况进行分析,旨在规范全院抗菌药物的使用,促进合理用药。方法:采用东华标准版数字化医院信息管理系统随机抽取儿科、妇科、产科各400份病历,共1200份,分析抗菌药物金额占比、用药频度(DDDs)、围手术期预防使用抗菌药物情况、抗菌药物使用率等。结果:2020年本院抗菌药物金额占全部药品消耗金额的23.05%,其中限制级占比15.37%,使用金额和DDDs排序第一的均为五水头孢唑林钠。Ⅰ类切口预防使用抗菌药物3.09%,预防使用合理率为97.40%。预防使用不合理主要包括预防时机不合理6例、抗菌药物品种选择不合理6例、疗程不合理4例。儿科、妇科、产科抗菌药物使用率分别为77.50%、58.00%、48.00%。结论:本院抗菌药物使用基本合理,但仍存在抗菌药物使用率偏高、部分病例抗菌药物预防及治疗不合理等情况。[中国现代药物应用,2021,15(20):203-206]

某院2018—2020年住院患者抗菌药物用药频度与使用强度分析 分析芜湖市第二人民医院住院患者抗菌药物用药频度(defined daily doses,DDDs)与使用强度(antibiotic use density,AUD),为临床合理使用抗菌药物提供参考。方法:选取芜湖市第二人民医院2018—2020年住院患者治疗用抗菌药物用药频度(DDDs)、使用强度(AUD)、日均费用(defined daily dose cost,DDC)及排序比(B/A)病历资料,统计与分析其抗菌药物使用的合理性。结果:2018—2020年医院临床抗菌药物AUD呈逐年下降趋势,自2019年后抗菌药物用药频度均<40DDDs/(100人)每天;AUD TOP 3的抗菌药物有氟喹诺酮类、第2代头孢菌素、第3代头孢菌素类;2018年、2019年,第2代头孢菌素中头孢替安AUD TOP 1,2020年第3代头孢菌素中头孢曲松AUD取代头孢替安TOP 1;氟喹诺酮类药物中左氧氟沙星AUD连续3年TOP 2;DDC排名TOP 10抗菌药物品种基本保持稳定;特殊使用级抗菌药物中替加环素的DDC值为最高(超过1000元),其次为利奈唑胺、伏立康唑;DDC TOP10抗菌药物的B/A值均<1,其中磺苄西林的B/A值为最小(0.30)。结论:医院抗菌药物临床使用管理取得了一定的成效,但仍然存在一些问题,应继续加强管理,促进临床抗菌药物的合理用药,有效遏制细菌耐药现象的发生。[抗感染药学,2021,18(10):1464-1467]

某院2020年497例住院患者抗菌药物使用情况分析 分析医院2020年住院患者抗菌药物使用情况,为临床抗菌药物的合理使用提供有力依据。方法:抽取阳春市人民医院2020年1月—12月收治的临床使用抗菌药物的住院患者病历497例,统计与分析抗菌药物使用的合理性,以及不合理的原因。结果:第1季度200例患者病历中TOP10抗菌药物用药情况分析显示,其中12例存在不合理用药,其不合理用药率为6.00%;不合理用药中TOP1为注射用头孢哌酮-他唑巴坦钠(占2.00%),其次为奥硝唑氯化钠注射液(占1.00%);选取的497例患者病历中,其中456例患者使用抗菌药物较为合理(合格率为91.75%);第1、2、3、4季度用药合格率分别为94.00%、94.91%、89.60%和88.60%;抗菌药物使用不合理分类以用法用量不适宜占比最高(2.41%),其次为联合用药不适宜(2.21%)、遴选药品不适宜(1.81%)、疗程不适宜(1.61%);抗菌药物不合理使用以内科为最高(2.62%),其次为外科(1.81%)、耳鼻喉科(1.21%)、肿瘤科(0.80%)以及儿科、眼科、口腔科、妇科、皮肤科的不合理用药率均低于0.50%。结论:医院临床抗菌药物使用合格率较高，符合国家相关标准，但仍存在遴选药品、用法用量、疗程、联合用药不适宜等情况，应进一步加强临床对抗菌药物管理和监督，以促进和提高医院抗菌药物的合理使用水平。［抗感染药学，2021，18（10）：1468-1470］

2016—2020 年上海市某三级医院肺炎克雷伯菌耐药率与抗菌药物使用强度相关性分析 分析某三级综合性医院肺炎克雷伯菌耐药率与抗菌药物使用强度之间的关系，为临床合理用药提供参考依据。方法：回顾性分析 2016 年 1 月至 2020 年 12 月住院患者肺炎克雷伯菌耐药率及同期抗菌药物使用强度，使用 SPSS 25.0 软件进行统计分析，以 Pearson 进行相关性检验。结果：临床共分离肺炎克雷伯菌 3017 株，分离率为 26.05%（3017/11 580）。2016 至 2018 年肺炎克雷伯菌对大部分抗菌药物耐药率始终保持较高水平。从 2019 年开始，亚胺培南和美罗培南等抗菌药物耐药率呈现下降趋势。在抗菌药物使用强度上，一代、三代头孢菌素，β-内酰胺类抗生素/β-内酰胺酶抑制剂和喹诺酮类抗菌药物使用强度呈逐年上升趋势，碳青霉烯类抗菌药物使用强度呈缓慢下降趋势。肺炎克雷伯菌对头孢唑啉的耐药率与二代头孢 AUD 呈正相关（$P<0.05$）；对哌拉西林/他唑巴坦、头孢哌酮/舒巴坦和氨苄西林/舒巴坦的耐药率与三代头孢和 β-内酰胺类抗生素/β-内酰胺酶抑制剂 AUD 呈正相关（$P<0.05$）；对哌拉西林/他唑巴坦、头孢哌酮/舒巴坦和氨苄西林/舒巴坦的耐药率与碳青霉烯类 AUD 呈负相关（$P<0.05$）；头孢哌酮/舒巴坦的耐药率与喹诺酮类药物 AUD 呈正相关（$P<0.05$）。结论：通过多个部门对抗菌药物的合理使用进行联合管控，抗菌药物耐药率在 2016 至 2018 年波动平稳，在 2019 年后呈下降趋势，院内管理抗菌药物合理使用初见成效，但部分抗菌药物大量使用导致耐药率仍维持较高水平，临床应继续加强抗菌药物的合理使用，做好院内管控。［中国药事，2021，35（10）：1199-1206］

某传染病医院抗菌药物使用管理与干预分析 观察与分析某传染病医院抗菌药物使用管理情况及干预效果，为合理应用抗生素提供临床参考。方法：随机抽取某院 2019 年 4 月至 2021 年 4 月门诊患者药物处方共 3590 张，将符合要求的 3500 张抗菌药物处方作为研究对象，其中，将 2019 年 4 月至 2020 年 4 月期间的 2061 张抗菌药物处方资料作为对照组，将 2020 年 4 月到 2021 年 4 月期间的 1439 张抗菌药物处方资料作为研究组，根据《抗菌药物临床应用指导原则》与《处方管理方法》，对比分析总结医院抗菌药物处方管理及干预前后抗菌药物分级管理及不合理应用情况。结果：经研究分析发现：①研究组患者医院抗菌药物使用分级管理后药物使用情况优于对照组，且组间数据差异明显（$Z=5.630$，$P=0.000$）；②研究组患者经医院抗菌药物使用管理与干预后不合理用药率 4/1439（0.28%）低于对照组 18/2043（0.88%），且组间比较差异明显（$X^2=4.809$，$P=0.028$）。结论：加强传染病医院抗菌药物使用管理与干预所达到的效果明显，不仅可以提高抗菌药物合理使用水平，还可避免不合理抗菌药物使用现象，为保障传染性医院抗菌药物管理与干预意义重大。［沈阳药科大学学报，2021，38（S1）：125］

某院 2017—2020 年 200 例抗菌药物不良反应报告的相关因素分析 分析医院临床抗菌药物不良反应发生的特点与规律，为临床合理用药提供参考。方法：抽取医院 2017—2020 年上报的抗菌药物不良反应报告 200 例资料，分析其患者年龄、性别和科室分布、用药方式、药物种类、不良反应临床表现等相关因素及其发生的特点。结果：200 例抗菌药物不良反应报告中，涉及老年患者例数最多（62 例，占 31.00%），女性发生率高于男性（56.00% *vs* 44.00%），上报人群中护士比例高于其他职业（84 例，占 42.00%），给药方式以静脉滴注为主（116 例，占 58.00%），药品种类以喹诺酮类为主（80 例，占 40.00%）、临床表现以皮肤症状为主（92 例，占 46.00%），其中 2 例患者病死（占 2.00%）。结论：抗菌药物临床使用中，应重视老年人多重用药安全管理，规范抗菌药物的临床用药行为，以确保患者用药的安全性、合理性。［抗感染药学，2021，18（08）：1219-1223］

抗菌药物不良反应 160 例分析及预防措施 分析抗菌药物不良反应（ADR）发生的主要因素，探索相应预防措施。方法：对云浮市人民医院 2018—2020 年上报的抗菌药物不良反应报告进行回顾性分析，收集患者年龄、性别、临床诊断、给药途径、使用抗菌药物的种类、不良反应发生情况等数据资料，统计分析抗菌药物的使用情况，并进行抗菌药物的合理性评价，确立导致 ADR 发生的主要因素，提出可行的预防措施。结果：上报的 160 例抗菌药物 ADR 中，62 例为 65 岁以上患者，占比 38.75%；142 例为静脉注射给药，占比 88.75%；引起 ADR 的抗菌药物前三位是头孢菌素类、喹诺酮类、青霉素类，占比分别为 26.87%、26.25%、15.63%；迟发性药物不良反应 43 例，占 26.87%；不合理使用抗菌药物 9 例，占 5.63%。结论：引起抗菌药物 ADR 发生的原因复杂，与抗菌药物（选用）种类、给药途径及合理应用密切相关，提出可行性预防措施对临床减少抗菌药物 ADR 的发生及促进抗菌药物合理使用意义重大。［中国医药科学，2021，11（14）：143-146］

儿童血液肿瘤疾病抗菌药物使用现状调查分析 了解国内医院儿童血液肿瘤患儿抗菌药物的使用现状，为提高该类疾病抗感染治疗水平提供参考。方法：随机抽取国内两家大型儿童专科医院 2018 年 6 月至 2019 年 6 月血液肿瘤患儿 200 例，收集用药信息，包括门诊及住院抗菌药物使用品种、剂量、频率、疗程、联合用药和经验用药情况，并对数据进行统计和分析。结果：门诊和住院患儿抗菌药物使用率分别为21.5%、62.5%，经验用药比例分别为97.7%、81.6%；联合用药比例分别为14.0%、56.0%，最多者为两联用药。住院患儿抗菌药物使用疗程为1~169天，中位时间为6天。抗菌药物使用种类，在门诊使用最多的是非抗假单胞菌的β-内酰胺类，住院患儿使用最多的为抗真菌药/复方磺胺甲噁唑，其次为碳青霉烯类及糖肽类。治疗方案以初始广覆盖最多，占60.8%。抗菌药物的使用频率不足是最常见的不合理用药类型，其次为剂量不足。结论：目前国内儿童血液肿瘤抗菌药物使用存在经验用药及联合用药比例高、品种不适宜、剂量频率不足、疗程不足或过长、级别过高等问题，尤其是血液肿瘤粒细胞缺乏并发热的高危患儿，在经验用药方面还存在一定的误区。［儿科药学杂志，2021，27(07)：43-46］

2019—2020年某院急诊抗菌药物使用情况与管理对策分析　调查急诊抗菌药物使用情况，分析用药合理性，并提出针对性管理对策。方法：回顾性分析医院2019—2020年急诊的1549张抗菌药物处方中的抗菌药物数据，分析抗菌药物用药频度（DDDs）、用药强度、分级使用、联合用药、给药途径等。结果：头孢菌素类、氟喹诺酮类是抗菌药物处方中最常使用的抗菌药物，分别占38.10%和32.39%。其中90.84%的头孢菌素类为第2代和第3代药物。药物频度最高的药物分别为头孢克洛片、头孢地尼胶囊、盐酸莫西沙星片、头孢呋辛酯干混悬剂。药物利用指数（DUI）最高的是头孢呋辛酯干混悬剂、盐酸莫西沙星片、头孢克洛片、阿莫西林克拉维酸钾，最接近1.00的药物分别为头孢呋辛酯片、苄星青霉素钠注射液。处方为一种抗菌药的占83.34%；1187张使用限制级抗菌药物，占76.63%。共发现68张不合理处方，占4.39%，不合理原因包括无指征用药、选药不适宜、用法用量错误、疗程不合理和药物联用错误。结论：急诊抗菌药物使用基本合理，但应重视不合理用药情况，加强急诊科医生在抗菌药物选择、用量用法、疗程、联合用药等方面的管理。［中医药管理杂志，2021，29(12)：55-57］

PDCA循环管理的运用对降低住院患者抗菌药物使用强度的影响以及不合理用药原因的分析　探究PDCA循环管理的运用对降低住院患者抗菌药物使用强度的影响以及不合理用药的原因，为临床合理使用抗菌药物提供参考。方法：选取2019年1月—12月住院患者抗菌药物用药处方1000张，按季度（第1季度为干预前组、第2季度为干预1组、第3季度为干预2组和第4季度为干预3组）每季250张处方，根据PDCA原则，解析抗菌药物使用现状产生的原因，制定计划（P）、实施措施（D）、检查落实（C）和总结改进（A），分析与比较PDCA循环管理实施前（2019年第1季度）和实施后（2019年第2、3、4季度）抗菌药物的使用情况。结果：实施PDCA循环管理后，医院住院患者抗菌药物使用强度（AUD）由60.86DDD/（100人）每天下降至46.82DDD/（100人）每天，降幅达23.07%；并经抗菌药物专项点评，其不合理用药发生率由30.00%降至10.08%，降幅达66.40%；与干预前比较其差异有统计学意义（$P<0.05$）。结论：PDCA循环管理的运用有效降低了住院患者抗菌药物的使用强度，促进了临床抗菌药物的合理使用。［抗感染药学，2021，18(06)：853-855］

某院Ⅰ类切口手术围术期预防性使用抗菌药物合理性分析　分析医院Ⅰ类切口手术围术期预防性使用抗菌药物的合理性，为规范围术期预防用抗菌药物提供参考。方法：选取珠海市香洲区第二人民医院2020年Ⅰ类切口手术患者271例，回顾性分析预防性使用抗菌药物的情况。结果：271例患者中，预防性使用抗菌药物167例，使用率为61.62%。167例患者中，于手术前0.5~1天用药82例（49.10%），用药维持时间≤48小时114例（68.26%），静脉给药166例（99.40%），单一用药164例（98.20%）。预防用抗菌药物排名占前3位的是头孢地嗪（48.50%）、头孢唑林（25.15%）和哌拉西林舒巴坦（13.17%）。结论：医院Ⅰ类切口手术围术期预防性使用抗菌药物存在使用率较高、品种选用不当、给药时机不合理、用药疗程长等问题，应采取综合干预措施，建立促进抗菌药物合理使用的长效机制。［临床合理用药杂志，2021，14(16)：158-160］

某院642例骨科Ⅰ类切口患者围手术期抗菌药物预防使用的合理性分析　分析医院骨科Ⅰ类切口患者围手术期抗菌药物预防使用情况以及其合理性，为临床抗菌药物使用与管理提供参考。方法：选取医院2019年1月—12月收治的骨科Ⅰ类切口手术患者642例病历资料，按“骨科Ⅰ类切口围手术期抗菌药物使用情况调查表内容”，分析其围手术期预防用药的合理性。结果：642例Ⅰ类切口患者中，围手术期使用抗菌药物预防感染的患者349例（占54.36%），其中使用单种抗菌药物预防感染349例（100.00%）；抗菌药物品种选择合格率为100.00%，主要为注射用头孢呋辛钠152例（43.55%）、注射用五水头孢唑林钠135例（38.68%）、注射用头孢孟多酯38例（10.89%）和其他24例（占6.88%）；给药时机合理的344例（占98.57%）；手术时间超3小时有27例，其中术中未追加用药12例（占44.44%）；总预防时间<24小时的292例（占83.67%）、≥24~72小时的48例（占13.75%）、>72小时的9例（占2.58%）；术前溶媒选择不合理的103例（占29.51%）。结论：医院骨科Ⅰ类切口患者围手术期预防使用抗菌药物总体是合理的，但也存在无指征用药、预防用药时间过长、术前溶媒剂量过大等问题，相关部门应加强管理和督促，使围手术期患者预防用抗菌药物趋于合理与规范。［抗感染药学，2021，18(05)：701-704］

↗ 某三甲医院围手术期预防性使用抗菌药物调查分析 抗生素不合理使用不仅达不到预防患者切口感染的目的，有可能导致细菌耐药性的增加和药物不良反应发生，同时，还有可能增加患者心理和经济负担。因此，为了规范抗菌药物的合理使用，原卫生部2012年下达《全国抗菌药物临床应用专项整治活动方案》[卫办医政发〔2012〕32号]的通知，至此，全国上下加大管理力度，严管抗菌药物的临床应用。经过近十年的治理，抗菌药物使用日渐合理。在抗菌药物使用监测中，围手术期Ⅰ类清洁切口手术的抗菌药物使用是重点关注的问题，还仍然存在一些不合理用药的情况，因此，为了解某院目前Ⅰ类切口手术抗菌药物预防使用中存在的问题，对某院2019年11月出院患者的Ⅰ类切口手术病历的抗菌药物使用合理性进行了评价。[中国药物与临床，2021，21(09)：1473-1475]

↗ 某院2016—2020年细菌耐药率与抗菌药物使用频度相关性分析 分析某院细菌耐药率与抗菌药物使用频度(DDDs)的相关性，为抗菌药物的临床管控和合理使用提供依据。方法：统计某院2016—2020年临床标本分离细菌的耐药率与同期抗菌药物DDDs，利用Pearson分析法对细菌耐药率与抗菌药物DDDs进行相关性分析。结果：2016—2020年检出G^-菌排名前4位的是大肠埃希菌、肺炎克雷伯菌、铜绿假单胞菌和鲍曼不动杆菌，其中肺炎克雷伯菌对碳青霉烯的耐药率有所升高；G^+菌前3位的是金黄色葡萄球菌、屎肠球菌和粪肠球菌。大肠埃希菌耐药率与左氧氟沙星、头孢他啶、亚胺培南的DDDs呈正相关(r值分别为0.911，0.925，0.987，$P<0.05$或$P<0.01$)；肺炎克雷伯菌耐药率与头孢噻肟的DDDs呈正相关($r=0.891$，$P<0.05$)；铜绿假单胞菌耐药率与头孢他啶、头孢哌酮舒巴坦的DDDs呈正相关(r值分别为0.941，1.000，$P<0.05$)；鲍曼不动杆菌耐药率与左氧氟沙星、美罗培南的DDDs呈显著正相关(r值分别为0.971，0.972，$P<0.01$)；G^+菌耐药率与常用抗菌药物DDDs间无相关性($P>0.05$)。结论：该院G^-菌耐药率与抗菌药物DDDs之间存在一定相关性，应加强监管，规范临床合理使用抗菌药物，减缓细菌耐药。[中国医院药学杂志，2021，41(14)：1470-1474，1484]

↗ Ⅰ类切口手术围术期预防性使用抗菌药物调查分析 分析Ⅰ类切口手术围术期抗菌药物预防性使用情况，为临床正确合理使用抗生素提供指导方案。方法：通过医院感染管理软件收集2017—2018年浙江省台州市中心医院收治的Ⅰ类切口手术围术期预防性使用抗菌药物的患者2663例，分析抗菌药物品种选择、疗程、用药时机等情况。结果：Ⅰ类切口手术围术期不合理用药主要因素为用药疗程不适宜，次要因素为用药时间不适宜，一般因素为给药时机不适宜、品种选择不适宜、适应证不适宜。结论：运用帕累托图可直观发现医院不合理用药的主次要因素，有利于医院制定相应的干预措施和指导方案。[临床合理用药杂志，2021，14(13)：1-3，6]

↗ 头孢菌素类抗菌药物不合理使用导致不良反应分析 分析本医院2019年度头孢菌素类抗菌药物不合理使用而导致的不良反应(adverse drug reaction，ADR)情况。方法：从使用头孢菌素类抗菌药物的375份病历，运用Excel软件统计ADR发生情况。结果：ADR发生率为33.33%。引发ADR发生排名靠前的头孢菌素类抗菌药物包括头孢呋辛钠(32.80%)、头孢唑肟钠(20.80%)、头孢曲松钠(16.80%)。ADR发生累及的器官及系统主要包括皮肤组织(28.20%)、心血管系统(21.60%)等。导致ADR发生的不合理用药方式包括用药时间过长、滴注速度过快、用药浓度过高、剂量过大等。结论：在应用头孢菌素类抗菌药物时，存在一定的不合理性，应与医院实际用药情况进行结合，提升管理水平。[北方药学，2021，18(05)：151-152]

↗ 儿童抗菌药物使用情况分析 了解某院2019年儿科住院患者抗菌药物使用情况，为促进儿童合理用药提供参考。方法：回顾性方法调查某院2019年儿科住院患者抗菌药物使用数据。结果：某院2019年共1720例患儿接受抗菌药给药治疗。抗菌药物使用率和使用强度分别为77.67%和31.92；疾病情况：NICU区先天性肺炎占首位(50.5%)，普儿区排在第一、二位的是肺炎支原体性肺炎，支原体感染；使用抗菌药物静脉给药为主要途径(97%)；NICU区使用频率最高的是注射用哌拉西林钠舒巴坦钠，普儿区为注射用头孢甲肟；NICU区抗菌药物联合用药率为7.01%，普儿区为36.92%；以CDUI(儿童药物利用指数)评价儿童用药剂量合理性提示不同年龄段均存在抗菌药物用药剂量不合理的问题。结论：儿科住院患者抗菌药物使用率和使用强度偏高，静脉注射用药比例高；使用抗菌药物基本合理，但经验性治疗和联合用药时建议尽量明确用药指征；通过计算抗菌药物使用的CDUI(儿童药物利用指数)，部分药品的使用欠合理，仍然需要加强监督管理和使用指导。[中国药物评价，2021，38(02)：122-129]

↗ 基于政策工具的我国抗菌药物相关政策分析 徐宸韵等对中央政府层面出台的抗菌药物相关政策进行文本分析，探讨我国抗菌药物相关政策的侧重点与不足，为抗菌药物合理使用相关政策制定提供决策参考。方法：检索我国2003年以来由国务院、国家卫生健康委员会等国务院相关部委和机构网站公开发布的与抗菌药物相关的法律法规、规划、意见、办法、通知等体现政府政策的文件，以Rothwell和Zegveld政策工具划分为基础，对纳入分析的政策文件进行编码和摘录，统计分析政策工具的使用情况。结果：共纳入政策文本39个，其中供给型政策工具使用最多，占61.40%(132/215)，其次是环境型 30.23%(65/215),最少的是需求型 8.37%(18/215)。结论:抗菌药物相关政策中,供给型政策工具有侧重点,管理有待进一步覆盖和细化;需求型政策工具开发和执行力度有待加强;环境型政策工具部分不足,沟通交流有待强化。[中国农村卫生事业管理,2021,41(04):236-241]

某三甲医院 2017—2019 年特殊使用级抗菌药物使用情况分析 分析 2017—2019 年遵义市第一人民医院特殊使用级抗菌药物的使用情况,为临床合理使用抗菌药物提供参考。方法:采用回顾性调查方法调查 2017—2019 年某院特殊使用级抗菌药物的相关使用情况,对常用的特殊使用级抗菌药物的销售金额、用药频度(DDDs)、限定日费用(DDC)、销售金额排序(B)/DDDs 排序(A)进行分析。结果:2017—2019 年某院特殊使用级抗菌药物销售总金额及各类型药物销售金额均逐年递增,其中碳青霉烯类销售金额连续 3 年排第 1 名。美罗培南的 DDDs 连续 3 年稳居第 1 位。卡泊芬净、替加环素、伏立康唑的 DDC 分别位居前 3 位。利奈唑胺、两性霉素 B 脂质体、美罗培南、替考拉宁的 B/A 接近或等于 1,替加环素、伏立康唑的 B/A 均小于或等于 1,亚胺培南西司他丁钠的 B/A 较高。结论:2017—2019 年某院特殊使用级抗菌药物使用情况基本合理,但仍需进一步加强院内特殊使用级抗菌药物的用药合理性管理。[临床医学研究与实践,2021,6(09):9-11]

2016—2018 年某三级甲等儿童医院抗菌药物使用情况与常见致病菌耐药性分析 了解山西省某三级甲等儿童医院 2016—2018 年抗菌药物的使用情况和常见致病菌耐药性的变迁,并探讨两者之间的相关性。方法:分析 2016—2018 年抗菌药物的使用频度(DDDs)和同期临床致病菌的检出、分布及耐药性变化情况,采用 SPSS 24.0 对抗菌药物的用量与常见致病菌耐药性进行相关性分析。结果:2016—2018 年抗菌药物总的 DDDs 逐年增长,2016—2018 年增长幅度为 6.05%。各年度各类抗菌药物 DDDs 排在前 6 位的保持不变。3 年间分离出的致病菌以革兰阴性菌为主,检出率排在前 5 位的分别为流感嗜血杆菌、肺炎链球菌、大肠埃希菌、金黄色葡萄球菌、肺炎克雷伯菌。金黄色葡萄球菌对环丙沙星的耐药率与其 DDDs 呈正相关($r=0.99, P<0.05$);肺炎克雷伯菌对美罗培南以及对头孢西丁的耐药率与其各自 DDDs 呈负相关(r 值为 -0.99, -0.99, $P<0.05$)。结论:抗菌药物 DDDs 与细菌耐药率之间存在一定的相关性,肺炎克雷伯菌的耐药情况较为严重,需加强对临床抗菌药物,特别是二代和三代头孢菌素类使用的管理和常见细菌耐药性的监测。[护理研究,2021,35(05):789-795]

某院多重耐药菌感染患者与抗菌药物临床使用的合理性分析 分析多重耐药菌感染患者与抗菌药物临床使用的合理性。方法:抽取 2019 年 5 月至 2020 年 5 月间收治的多重耐药菌感染患者 210 例临床资料,分析其多重耐药菌的分布情况以及治疗用抗菌药物类型、用法用量、联合用药、给药时机等合理性。结果:210 例多重耐药菌感染患者中,检出多重耐药菌 223 株,其中 TOP 3 耐药菌主要为产 ESBLs 大肠埃希菌 80 株(35.87%)、耐药肺炎克雷伯菌 38 株(17.04%)和耐药鲍曼不动杆菌 23 株(10.31%);210 例患者的治疗均使用抗菌药物单一用药 181 例(86.19%)、二联用药 29 例(13.81%),未见三联用药;其抗菌药物使用率较高的药物有头孢菌素类、氟喹诺酮类、β-内酰胺类/β-内酰胺酶抑制剂、碳青霉烯类、氨基糖苷类等;139 例(66.19%)用药较为合理,剩余 71 例(33.81%)患者的用药均存在不合理用药现象。结论:医院临床抗菌药物的使用均存在不合理用药现象,导致多重耐药菌感染菌株分布较广,应加强临床抗菌药物使用的干预管理,定期分析多重耐药菌产生的原因,并采取针对性措施,控制多重耐药菌的产生与传播,保障患者的医疗安全。[抗感染药学,2021,18(02):211-213]

2017—2019 年临床药师持续干预骨科清洁手术预防性使用抗菌药物的效果分析 通过临床药师对医院骨科清洁手术前预防性使用抗菌药物的持续干预,规范骨科清洁手术前抗菌药物的预防性使用。方法:通过临床药师参与医院抗菌药物的管理与考核,建立医嘱点评与考核系统,收集持续性干预 3 年(2017—2019 年)的医院骨科清洁手术出院病历 4430 份,对清洁手术抗菌药物的预防性使用率、人均抗菌药物费用、抗菌药物的种类选择及使用疗程进行分析与点评。结果:临床药师持续干预期间,人均抗菌药物费用由 2017 年的(2073.6 ± 26.7)元下降至 2019 年的(255.3 ± 8.2)元,差异有统计学意义($P<0.05$);抗菌药物预防性使用率由 2017 年的 70.72% 下降至 2019 年的 58.33%,差异有统计学意义($P<0.05$);第 3 代头孢菌素(头孢曲松)的选用比例逐年下降,第 1 代头孢菌素(头孢唑啉)的选用比例逐年升高。2017—2019 年,抗菌药物预防性使用疗程 <24 小时的例数逐年增加,使用疗程 >48 小时的例数逐年下降,2017 年与 2019 年比较,差异有统计学意义($P<0.05$)。结论:临床药师干预医院骨科清洁手术抗菌药物的预防性使用可明显促进骨科抗菌药物的合理应用。[检验医学与临床,2021,18(04):506-509]

围分娩期预防性使用抗菌药物临床分析 通过对本院产科围分娩期抗菌药物使用病历进行回顾性统计分析,掌握围分娩期预防性使用抗菌药物的情况。方法:回顾性分析产科 1223 例住院患者中 710 例围分娩期使用抗菌药物的患者,观察分析围分娩期患者抗菌药物使用指征及构成比、抗菌药物品种选择及给药剂量、胎膜早破以及人工破膜患者胎膜破裂距离分娩时间。结果:1223 例住院患者中有 710 例围分娩期使用抗菌药物,抗菌药物使用率为 58.1%。其中,顺产 402 例(56.6%),剖宫产 308 例(43.4%)。顺产患者中未合并 B 族链球菌(GBS)阳性的胎膜早破(PROM)患者 201 例(28.3%)、GBS 阳性患者 108 例(15.2%),未合并 GBS 阳性的人工破膜引产 68 例(9.6%),其他 25 例(3.5%)。710 例围分娩期患者抗菌药物品种使用最多的是头孢呋辛钠,为 550 例(77.5%),其次为头孢唑林钠,为 62 例(8.7%),第 3 为青霉素钠,为 47 例(6.6%),其中联合使用抗菌药物 31 例(4.4%)。联合用药方案主要为头孢呋辛钠或头孢曲松钠联合甲硝唑抗感染治疗有 26 例,占比为 83.9%。除头孢呋辛酯片、克林霉素棕榈酯分散片、头孢地尼分散片、莫西沙星片给药途径为口服,其他药物给药途径均为静脉滴注。合并 GBS 阳性者临产或胎膜破裂及时启动预防感染治疗。孕 34 ~ 36^{+6}周近足月 PROM 未行 GBS 筛查者入院及时启动预防感染治疗。足月胎膜早破患者及人工破膜引产患者在胎膜破裂后 6 小时内启动抗菌药物预防感染治疗。剖宫产患者断脐后予抗菌药物预防感染治疗。结论:本科围分娩期预防性抗菌药物使用基本合理,但也存在不足,主要表现在抗菌药物使用时机与指南有出入。[中国实用医药,2021,16(05):158-161]

剖宫产围术期预防性应用抗菌药物合理性分析 分析剖宫产患者围术期抗菌药物预防使用情况,为临床合理用药提供参考。方法:根据国家颁布的规范和文件制定评价标准,采用回顾性调查方法对铜陵市第四人民医院/铜陵市妇幼保健院 2018 年 400 份剖宫产病历围术期预防使用抗菌药物合理性进行评价。结果:400 例剖宫产患者围术期抗菌药物预防使用率为 100.00%。抗菌药物使用频次最高为头孢美唑 227 例次(55.10%);抗菌药物一联用药 388 例(97.00%),二联用药 12 例(3.00%);头孢美唑、头孢哌酮舒巴坦、乳糖酸阿奇霉素、头孢他啶、美洛西林钠和美洛西林舒巴坦的 DUI > 1;给药时机以断脐后给药、术后给药为主,分别为 348 例(87.00%)、45 例(11.25%)。围术期发生感染患者 32 例(8.00%),其中断脐后给药感染发生率为 7.18%,明显低于术后给药的 15.56%($P < 0.05$);药物品种选择、给药疗程和给药时机不当是造成围术期抗菌药物预防使用不合理的主要原因。结论:剖宫产围术期抗菌药物预防使用存在不合理现象,且存在滥用的现象,医院应加强管理,临床药师应发挥自己的专业特长,为临床安全合理用药保驾护航。[临床合理用药杂志,2021,14(04):4-7]

某院抗菌药物治疗多重耐药菌感染的情况分析 通过对江苏省连云港市赣榆区人民医院抗菌药物治疗多重耐药菌感染的情况进行分析,为临床合理使用抗菌药物提供参考。方法:选取江苏省连云港市赣榆区人民医院 2018 年 1 月 1 日至 12 月 31 日收治的多重耐药菌感染患者 80 例,将临床使用抗菌药物治疗情况进行回顾性分析。结果:2018 年医院共分离多重耐药病原菌 115 株,其中革兰阴性菌占 84.35%,革兰阳性菌占 15.65%,主要有铜绿假单胞菌、大肠埃希菌、肺炎克雷伯菌、鲍曼不动杆菌及金黄色葡萄球菌等;主要使用的抗菌药物有哌拉西林钠舒巴坦钠、阿莫西林钠克拉维酸钾、左氧氟沙星、万古霉素、利奈唑胺及亚胺培南等。结论:多重耐药菌抗菌药物的总体情况良好,但存在微生物标本送检率低、使用抗菌药物不合理等问题,应针对多重耐药菌感染患者治疗中存在的问题提出有效应对措施,促进临床多重耐药菌感染患者抗菌药物的合理使用。[临床合理用药杂志,2021,14(04):128-130]

老年住院患者使用抗菌药物发生不良反应的危险因素分析及风险列线图模型的建立 探讨老年住院患者使用抗菌药物发生不良反应的危险因素及风险列线图模型的建立。方法:对 2018 年 1 月至 2020 年 1 月解放军总医院第六医学中心住院期间使用抗菌药物治疗的老年患者的临床资料进行回顾性分析,分别通过单因素分析和 Logistic 回归多因素分析探讨发生不良反应的独立危险因素,建立相关列线图预测模型。结果:共纳入 254 例老年患者。年龄≥70 岁(OR = 3.012,95% CI = 1.628 ~ 5.575)、肝肾功能异常(OR = 3.059,95% CI = 1.400 ~ 6.682)、首次未小剂量给药(OR = 4.028,95% CI = 2.102 ~ 7.721)、用药时间≥7 天(OR = 2.974,95% CI = 1.512 ~ 5.851)、联合用药(OR = 2.646,95% CI = 1.402 ~ 4.993)及住院时间≥20 天(OR = 2.898,95% CI = 1.290 ~ 6.511)是老年住院患者使用抗菌药物发生不良反应的独立危险因素(P 均 < 0.05)。基于上述 6 项独立危险因素建立预测老年住院患者使用抗菌药物发生不良反应的列线图模型,并对该模型进行验证,预测曲线趋近于标准曲线,一致性指数为 0.793(95% CI = 0.763 ~ 0.823),说明本研究的列线图预测模型具有良好的精准度和区分度。结论:年龄≥70 岁、肝肾功能异常、首次未小剂量给药、用药时间≥7 天、联合用药及住院时间≥20 天是老年住院患者使用抗菌药物发生不良反应的独立危险因素;本研究建立的列线图模型具有准确的预测能力和区分度,有利于临床筛查高风险患者和采取有效的规避措施。[中国医院用药评价与分析,2021,21(01):109-112]

某院抗菌药物专项整治活动前后对提高门诊抗菌药物合理使用的成效分析 比较与分析医院抗菌药物专项整治活动前后对提高门诊抗菌药物合理使用的成效的影响。方法:抽取 2018 年 1 月—12 月间门诊处方 5628 张(为专项整治活动前),另抽取 2019 年 1 月—12 月间门诊处方 5842 张(为专项整治活动后),比较专项整治活动前后门诊处方用药的合格率、抗菌药物使用率、急诊抗菌药物使用率、抗菌药物占基本药物目录用药的百分率、就诊患者注射用药的百分率以及就诊患者人均费用的差异，分析其抗菌药物合理使用的成效。结果：通过抗菌药物专项整治活动后，医院门诊处方质量得到显著提高，处方合格率由2018年的87.35%增至95.19%，提高幅度达8.98%；门诊处方各类指标均达到相关要求。结论：抗菌药物专项整治活动的开展，促进了门诊医师的合理用药，确保了患者用药的安全性和有效性，提升了医疗质量。［抗感染药学，2021，18(01)：48-52］

↗ 650例患者临床使用抗菌药物致不良反应发生的相关因素分析及其对合理用药的影响 分析临床使用抗菌药物致患者药物不良反应（ADR）发生的相关因素及其对合理用药的影响。方法：选取2018年1月至2019年1月间临床使用抗菌药物治疗后出现不良反应患者650例资料，分析患者使用抗菌药物的品种、不良反应发生的症状对患者年龄段的影响。结果：650例出现ADRs的患者中，经分析发现年龄段在50～75岁之间患者抗菌药物ADRs发生率为最高；左氧氟沙星、头孢曲松和头孢西丁为引发ADRs的主要抗菌药物；恶心、瘙痒和皮疹为抗菌药物致相关不良反应的主要症状。结论：抗菌药物引发的相关不良反应症状，大多为不合理使用所致，临床使用抗菌药物时应密切观察患者ADRs发生的症状，合理配伍，以确保患者用药的安全性。［抗感染药学，2021，18(01)：114-116］

↗ 2018—2019年广东药科大学附属第一医院门急诊儿科抗菌药物使用情况调查及不合理用药分析 分析2018—2019年广东药科大学附属第一医院门急诊儿科抗菌药物使用情况及不合理用药情况。方法：选取2018年1月至2019年12月广东药科大学附属第一医院门急诊儿科处方23 414张，其中抗菌药物处方9532张，分析抗菌药物应用、频次、联合及不合理情况。结果：根据相关抗菌药物分类标准，应用的抗菌药物主要有56个品种、6大类，头孢菌素类（82.6%）、大环内酯类（14.3%）、青霉素类（2.2%）、抗真菌类（0.4%）、硝咪唑类（0.3%）、硝基呋喃类（0.1%），其中头孢菌素类药物的使用率最高；抗菌药物品种使用频次排前10位的主要有头孢美唑（15.7%）、头孢泊肟（15.4%）、阿奇霉素（13.2%）、头孢地嗪（8.3%）、头孢西丁（7.2%）、头孢甲肟（6.0%）、头孢地尼（5.3%）、头孢克洛（5.1%）、头孢克肟（4.7%）、头孢唑肟（4.1%）；抗菌药物单独使用处方8460张（88.8%），两者联合使用处方1072张（11.2%），中药注射剂联合处方2288张（24.0%）；抗菌药物处方9532张中，不合理处方670张（7.0%）。结论：医院门急诊儿科抗菌药物使用情况及不合理用药分析中，对医院门急诊儿科抗菌药物进行有效管理非常重要，有利于临床合理使用抗菌药物。［临床合理用药杂志，2021，14(02)：139-141］

↗ 普通外科Ⅰ类切口围手术期抗菌药物使用情况分析 统计平顶山市第一人民医院普通外科Ⅰ类切口围手术期抗菌药物使用情况，分析其抗菌药物预防使用合理性，进一步提高Ⅰ类切口围手术期抗菌药物预防使用水平，规范医院Ⅰ类切口围手术期抗菌药物的预防使用。方法：从医院电子信息系统随机抽取2018年普通外科Ⅰ类切口手术病历782例，对围手术期抗菌药物预防使用情况进行点评，分析其合理性。结果：782例Ⅰ类切口手术病历中，预防使用抗菌药物19例，预防使用率为2.4%，存在适应证为不适宜、选药不合理、用药时机不合理等多种不合理使用情况。结论：Ⅰ类切口围手术期抗菌药物预防使用率指标控制在规定范围内，但在抗菌药物给药时机、品种选择及用药疗程方面还要加强管理，对存在的问题采取相应措施进行完善，提高Ⅰ类切口围手术期抗菌药物预防使用的规范性和合理性。［河南医学研究，2021，30(02)：269-271］

↗ 2019年某院住院患者碳青霉烯类抗菌药物使用情况分析 赵晓会等对某医院碳青霉烯类抗菌药物临床使用情况进行分析，为指导合理用药提供参考。方法：检索并查阅该医院2019年1月—12月间采用碳青霉烯类进行抗感染治疗的312例住院患者病历，并对患者基本情况和该类抗菌药物临床应用情况进行统计分析。结果：ICU（70例/22.44%）及呼吸内科（68例/21.79%）患者碳青霉烯类抗菌药用药比例较高，烧伤整形外科用药比例较低（1例/0.32%）；呼吸系统感染患者碳青霉烯类抗菌药用药比例最高（209例/61.65%），中性粒细胞缺乏伴发热患者用药比例最低（3例/0.88%）；患者病原菌分布中肺炎克雷伯菌占比最高（54株/21.69%），弗劳地枸橼酸杆菌占比最低（2株/0.80%）；使用该类抗菌药物的病历共312例，其中不合理病历201例（64.42%），适应证不适宜占比最高（149例/52.28%），无品种选择不适宜、未请专家会诊便越级使用超过24小时的病历。结论：该医院碳青霉烯类抗菌药物的使用仍存在一些问题，需进一步加强对该类药物的管理，加大药学干预力度，保障其规范合理的使用。［中国处方药，2021，19(01)：46-48］

↗ 某院抗菌药物使用现状分析与临床药师的干预作用探讨 探索医院抗菌药物使用现状及临床药师的干预作用。方法：选择医院2017年8月至2018年12月治疗的100例服用抗菌药物的患者作为研究对象，抽签随机分组，所有患者分为两组，观察组和对照组各50例，对照组使用常规用药宣教，观察组添加临床药师干预。结果：观察组抗菌药物用药不当占比、超适应证用药占比、频繁更换药物占比、用法用量不当占比、联合用药不合理占比及超量用药占比低于对照组（$P<0.05$）。观察组发生二重感染占比、肝功能受损占比、过敏反应占比及总发生占比少于对照组（$P<0.05$）。结论：医院治疗过程中普遍存在抗菌药物预防使用时间过长、用药时

间滞后及抗菌药物使用过于频繁的现状，在临床药师的干预下，抗菌药物使用不合理的情况得到了改善，让患者临床治疗效果提升的同时，减少了患者的经济负担。[中医药管理杂志，2021，29(01)：137-139]

药学服务

基于国际临床照护计划认证模式的急性缺血性脑卒中药学服务实践 探讨临床药师参与国际临床照护计划认证(CCPC)模式对急性缺血性脑卒中药学服务效果的影响。方法：选取黄石市中心医院2017年1月至2018年12月接受临床CCPC模式药学服务的急性缺血性脑卒中患者2349例，比较临床药师介入CCPC模式照护团队开展药学干预前(2017年)、干预后(2018年)的临床药学服务效果。结果：干预后，患者的药物治疗指南中“阿替普酶给药时机及剂量”治疗遵从度由44.30%升至96.69%($P<0.01$)，“抗血小板药物”治疗遵从度由58.87%升至96.35%($P<0.01$)，“他汀类药物”治疗遵从度由61.87%升至96.08%($P<0.01$)，用药总依从率由67.62%升至80.08%($P<0.05$)。结论：临床药师参与基于CCPC模式开展的药学服务，可显著提高药物治疗指南的遵从度及患者的用药依从率，可提升缺血性卒中单病种控制质量。[中国药业，2021，30(24)：118-121]

药学服务发展历程及价值体现 田塬等厘清药学服务发展历程，总结药师在药学服务中的价值体现，为提高药学服务水平、提升药师的职业价值和社会地位提供参考。方法：对国内外药学服务发展历程(服务对象、服务内容和服务方式)进行梳理，分析我国药学服务现状，明确药学服务在合理用药、人文价值和医疗资源方面的价值体现，对未来药学服务的发展进行展望。结果与结论：药学服务发展历程经历了“以药品供应为中心”“以促进合理用药为重心”和“以患者为中心”3个阶段，不同阶段的服务对象、服务内容和服务方式在不断扩大和多样化。与发达国家相比，我国药学服务水平整体较为滞后，且不同等级医院的药学服务模式存在等级差异。药师通过药学服务保证了用药的安全、有效和经济，促进了合理用药；通过药学服务提高了患者的依从性、生命质量及满意度；通过药学服务参与了医疗质量管理，节约了医药卫生资源。药学服务作为医疗卫生体系中的重要组成部分，在医疗过程中发挥着重要的、不可替代的作用。政府相关部门应充分认识药学服务价值，进一步加大对药学服务的支持力度；药学人员也要不断提高自身素养，联合其他学科协作服务，以实现各地区、各医疗机构药学学科的可持续发展。[中国药房，2021，32(23)：2924-2929]

腹膜透析患者对药学服务需求的影响因素 探讨腹膜透析(PD)患者对药学服务需求的影响因素。方法：选取2019年4月到2020年4月医院肾内科接诊的PD患者的调查数据进行回顾性分析。利用患者门诊复查的机会，现场填写《腹膜透析患者药学服务需求调研表》。对比“药学服务需求高”组与“药学服务需求不高”组的数据，依次通过单因素以及多因素的方法，分析PD患者对药学服务需求的独立影响因素。结果：共有114例患者参与调查，有效回收问卷110份，有效回收率为96.49%。“药学服务需求高”组共有82例，“药学服务需求不高”组共有28例。年龄、受教育年限、透析时间、血压控制情况、合并使用药物种类、腹膜炎发病情况、用药依从性和对药物认知情况，均成为PD患者对药学服务需求的独立影响因素(OR = 0.969、1.025、0.988、3.500、1.028、14.027、7.500、7.455，$P<0.05$)。结论：包括患者年龄在内的多种因素均是PD患者对药学服务需求的独立影响因素，在工作中需要对这些因素进行有效干预，改善对该类患者提供的药学服务水平。[中国临床药学杂志，2021，30(05)：355-360]

偏远贫困地区基层医疗机构的药学服务现状与发展方向调查分析 李海涛等调查偏远贫困地区基层医疗机构开展药学服务的现状，分析其发展方向。方法：借助精准健康扶贫深入基层机会，走访偏远贫困地区的多家基层医疗机构，调查药学服务现状，分析基层医疗机构药学服务的发展方向。结果：偏远贫困地区基层医疗机构药学服务开展缓慢，药学服务技术设备不足，药物不合理使用情况普遍，患者服药依从性差，药学工作仍以药品采购供应为重点。结论：偏远贫困地区基层医疗机构的药学服务，应结合自身情况，开展药物咨询、合理用药宣教、处方点评审核、药师专业培训等工作，改变药学服务观念，保证临床用药安全。[临床合理用药杂志，2021，14(26)：157-160]

中国县域医共体药事管理与药学服务规范专家共识 2020年7月，国家卫生健康委员会印发了《医疗联合体管理办法(试行)》(下文简称办法)，这意味着医共体的建设进入实质性的推进阶段。办法第二十五条指出：加强医联体内药品、耗材供应保障，在医联体内推进长期处方、延伸处方，逐步统一药品耗材管理平台，实现用药目录衔接、采购数据共享、处方自由流动、一体化配送支付，同质化药学服务。目前，县域医共体管理模式迥异，同质化药事管理尚有一定难度，医共体内的药学人员专业能力参差不齐导致药学服务水平也存在不均衡的状况。因此，亟需适用于县域医共体的药事管理与药学服务的规范来促进县域医共体药学学科的发展，让基层群众人人享有优质的药学服务。[中国现代应用药学，2021，38(17)：2049-2052]

新形势下精细化管理在提升门诊药房药学服务中的应用探讨 探讨新形势下精细化管理在提升门诊药房药学服务中的应用效果。方法：黎川县中医医院于 2019 年 1 月开始将新形势下精细化管理应用于门诊药房药学服务中，将 2018 年 11 月—12 月常规模式下门诊药房管理纳入到实施前，将 2019 年 1 月—2 月新形势下精细化管理模式下门诊药房管理纳入到实施后，比较实施前后门诊药房医务工作人员工作效率、日平均内差件数、日平均电子处方差错情况以及患者满意度。结果：实施后门诊药房工作人员单方调剂时间与平均候药时间短于实施前，每人日调剂量多于实施前，差异有统计学意义（$P<0.05$）；实施后门诊药房日平均内差件数中数量错误、规格错误、药名错误、产地错误、剂型错误少于实施前，差异有统计学意义（$P<0.05$）；实施后日平均电子处方差错中处方前记、处方不完整、用法错误、超说明用药、用药不合理件数少于实施前，差异有统计学意义（$P<0.05$）；实施后患者对药房的总体评价、药师服务态度、排队叫号取药流程、用药指导、等候时间满意率均高于实施前，差异有统计学意义（$P<0.05$）。结论：新形势下精细化管理模式应用于门诊药房中，有利于提高药房医务工作人员工作效率，减少内差件数、电子处方差错事件的发生，提高患者满意度。［基层医学论坛，2021，25（26）：3816-3818］

医疗机构中药临床药学服务需求调研与提升策略探讨 探讨我国医疗机构中药临床药学服务工作的开展现状与需求。方法：采用问卷调查形式，对全国医疗机构医师、药师、护士进行中药临床药学服务开展现状及需求调研，以描述性统计分析方法和医学统计学方法对调研结果进行分析。结果：共回收问卷 2469 份，涵盖全国 30 个省、市、自治区，主要分布在我国东部、东北部、中部、西部地区；我国中药临床药师学历普遍较高，但中药临床药学专业技能有限，人员配置不足；中药临床药学服务工作缺乏中医药特色，亟待加强；医师、药师、护士对中药临床药师认可度均较高，药学服务需求各有不同；调研样本对中药临床药师未来职业的前景持乐观态度。结论：我国中药临床药学工作取得了一定进展，但仍处于初级阶段。应建立合理的中药临床药学高等教育体系，优化中药临床药师培训模式，增加中药临床药师配备；拓展中药临床药学服务内容，突出中医药特色；分析医师、药师、护士对中药临床药学服务的需求倾向，提供有针对性的药学服务。［中国药业，2021，30（17）：7-11］

我国药学服务研究进展的 CiteSpace 可视化分析 回顾分析我国药学服务研究的历程，为进一步进行科学研究和实践开展提供参考。方法：运用文献计量学的方法，应用 CiteSpace 可视化工具，对 CNKI 数据库中相关文献进行机构及作者合作网络分析、关键词共现及聚类分析、关键词时区可视化和突发性探测。结果：相关机构尚未形成研究集群，学者跨机构合作不强，主要围绕临床药师进行临床合理用药方面进行研究，形成了显著的细分领域，并进入了新的研究阶段，研究前沿主要有用药教育、门诊药学服务、药物治疗管理、儿童用药、癌症疼痛等方面。结论：研究机构和学者合作需要加强，研究内容及领域需要进一步深入，研究热点和前沿需要进一步细化。［中国医院药学杂志，2021，41（21）：2236-2239，2243］

从用药咨询在药学门诊的实践看药学服务的重要性 沈思君等从用药咨询在药学门诊的实践看药学服务的重要性。方法：选择 2017 年 7 月至 2019 年 6 月期间门诊患者药物咨询记录 498 份，参考药品说明书、《中国药典》（2020 版）等相关药物专业书籍，分析用药咨询患者的基本信息、咨询药物类别、咨询药物具体类型。结果：门诊药物咨询以女性患者居多，共有 376 例，占 75.5%；从年龄来看≥60 岁患者最多，占 50.8%；在使用药物种类上分析，同时使用 2 种及以下患者占 45.4%，使用 3～4 种药物患者占 41.5%，5 种以上的药物的占 13.1%；心血管系统和内分泌系统用药咨询居于前列，分别为 236 份占 27.2%，224 份占 25.8%，呼吸系统和消化系统用药位居其次，分别为 156 份占 18.0%，132 份占 15.2%；在咨询问题中，药物用量用法咨询比例为 34.8%，药理作用与用途咨询比例为 26.8%，用药注意事项咨询比例为 10.6%，咨询方式以当面咨询为主。结论：用药咨询作为药学服务的突破口，根据药学服务存在的问题和需求，不断地制订有效措施加以改进，对医疗质量的提高发挥了重要的作用，解决了临床医师的后顾之忧。［中国处方药，2021，19（08）：54-56］

基于德尔菲法构建我国癌痛规范化药学服务的指标体系 彭贵琴等运用德尔菲专家咨询法构建我国癌痛规范化药学服务的质量评价指标，为综合量化评估从事癌痛治疗临床药师的工作提供依据。方法：通过文献查阅、专题小组讨论设计初步指标，按 Likert 5 级评分法设计咨询问卷；进行两轮德尔菲专家咨询，依据指标重要性得分筛选指标。结果：两轮咨询的专家应答率分别为 100.0% 和 97.5%；专家权威系数分别为 0.84 和 0.82；专家协调系数分别为 0.32 和 0.35，差异有统计学意义，且第 2 轮大于第 1 轮，专家意见趋于一致；最终确定药师参与癌痛治疗管理服务的质量评价指标 9 个。结论：通过建立癌痛治疗管理服务的质量评价指标，为评估药师参与癌痛治疗管理工作提供了依据，可为促进癌痛治疗药学服务的规范化开展提供依据。［药物流行病学杂志，2021，30（08）：562-566］

药学服务对老年 2 型糖尿病患者用药依从性及血糖控制效果的影响 探讨药学服务对老年 2 型糖尿病患者用药依从性及血糖控制的应用效果。方法：选取医院 2015 年 1

月至2019年12月收治的老年2型糖尿病患者120例，按随机数字表法分为对照组和观察组，各60例。对照组患者予常规医嘱与护理，观察组患者予专业的药学服务。结果：观察组患者的规律用药率为81.67%，显著高于对照组的53.33%；用药偏差率和药品不良反应发生率分别为25.00%和20.00%，均显著低于对照组的51.67%和36.67%（$P<0.05$）；空腹血糖、餐后2小时血糖、糖化血红蛋白水平均显著低于对照组（$P<0.05$）。结论：在老年2型糖尿病患者中开展药学服务，能改善患者的用药依从性，减少药品不良反应，提高血糖控制效果。［中国药业，2021，30(15)：13-15］

↗ 基于药物治疗管理的支气管哮喘全程药学服务效果 探索支气管哮喘慢病管理药学服务效果。方法：选取支气管哮喘患者100例，基于药物治疗管理理论制定个体化药学干预措施。完成哮喘患者医院内药学监护和管理；临床药师与患者签约成为家庭药师，实现实时监护和陪伴；通过医师药师联合门诊形式，在为患者建立健康档案基础上，确立定期随访模式。在支气管哮喘控制阶段，运用新媒体为患者进行科普、咨询和健康管理。评估干预前后哮喘控制情况、用药依从性、吸入给药装置使用、哮喘急性加重次数、肺功能、诱导痰中炎性细胞分类及炎性因子表达及医疗费用。结果：与干预前比较，干预后患者哮喘控制评分、用药依从性评分、吸入给药装置使用评分均显著升高，差异有统计学意义（$P<0.01$）；干预后患者肺功能改善，急性发作次数显著减少（$P<0.05$，$P<0.01$），医疗费用显著下降（$P<0.01$）；干预后诱导痰中嗜酸细胞、淋巴细胞、中性粒细胞占比显著降低，肿瘤坏死因子α（TNF-α）浓度显著降低（$P<0.05$），白细胞介素6（IL-6）浓度降低。结论：基于药物治疗管理的住院-居家-门诊"三位一体"闭环式、持续化支气管哮喘慢病药学管理模式可显著提高患者用药依从性，改善支气管哮喘控制水平，减少急性发作次数，降低医疗费用，改善患者远期生活质量。［医药导报，2021，40(07)：931-936］

↗ SOAP模式门诊药历在药学服务质量中的作用 探究SOAP模式门诊药历在药学服务质量中的作用。方法：2020年1月—4月收录数据为实施前研究对象，期间实施传统管理方案。2020年5月—8月收录数据为实施后研究对象，调整管理模式，按照SOAP模式规范门诊药历，加强药学服务管理。比较实施前后门诊药师的药学服务质量，并从实施前后中各随机抽取500份处方。比较处方审核情况。结果：实施后在用药教育、用药方案、药学监护、个人档案、MTM服务评分上，均显著高于实施前（$P<0.05$）。实施后处方审核错误率低于实施前（$P<0.05$）。结论：调整门诊药学服务管理模式，以SOAP模式为指导规范应用门诊药历，能够显著提高门诊药学服务质量，减少了处方审核的错误率。［中医药管理杂志，2021，29(12)：153-154］

↗ 7S管理在提高医院药房药学服务质量中的应用 探究医院药房应用7S管理对于药学服务质量的提升效果与应用价值。方法：抽取本院2019年1月—5月药房药剂处方900份进行分析调查；以2019年10月作为临界点，对某院药房实施7S管理方法，抽取2019年10月至2020年2月西药药剂处方900份进行分析调查，观察和对比管理方法实施前后的合理用药率、患者用药满意度。结果：7S措施实施前，药房药剂的合理用药率为68.00%；监督措施实施后，药房药剂的合理用药率为89.00%，7S措施实施后药房药剂的合理用药率显著高于实施前（$P<0.05$）；7S措施实施前非常满意2例、比较满意5例、满意10例，患者的用药满意度是42.50%（17/40），实施后非常满意10例、比较满意11例、满意13例，用药满意度是85.00%（34/40），7S措施实施后患者的用药满意度显著高于实施前，对比（$P<0.05$）。结论：医院药房应用7S管理对于药学服务质量的提升效果显著，值得推广和运用。［医学食疗与健康，2021，19(12)：179-180］

↗ 社区医院医师药师联合门诊工作模式中药学服务的实践和探讨 探讨社区医院药师和医师联合开设门诊进行药学服务工作模式的经验和不足，并分析社区医院药学服务对象的特征，为社区医院药学服务转型提供思路和实践经验。方法：结合具体案例回顾性探讨分析医师药师联合门诊的构建和实践，以及2019年6月至2020年8月期间就诊患者的数据。结果：医师药师联合门诊的前期总体设计和准备工作是开展药学服务的基础，药学服务的保障是建立药学服务标准流程。医师药师联合门诊就诊患者以60岁以上老年患者为主，多数患者存在联合用药，原发病以慢性病为主，属于药物不良反应（ADR）的高危人群。该门诊的开设不仅促进了合理用药，并且推动了社区医院ADR监测工作。结论：社区医院开展医师药师联合门诊是实现药学服务转型、拓展药学项目的有效手段，能够给患者提供专业的药学服务，促进提升药师能力，完善诊疗工作和减轻医生压力，实现患者、药师和医生三方共赢。［中国药事，2021，35(06)：681-689］

↗ 立足5G时代思考我国网上药店药学服务模式 网络信息技术的高速发展，尤其是5G时代的来临在某种程度上促进了诸多行业的迅速发展，诸如"互联网＋药学服务"模式的发展。该模式的便捷性、个体化、高效率等优势使患者足不出户也能得到及时的用药咨询服务。目前我国网上药店药学服务仍处于起步阶段，存在网上药店执业药师数量相对不足、药品网络销售及"互联网＋药学服务"有关法律法规及操作系统不完善等问题。如何在高质量利用"互联网＋药学服务"优势的同时有效解决随之产生的问题离不开科学、有效的监管。本文通过概述已崭露头角的5G时代下我国网上药店"互联网＋药学服务"模式的变革契机及存在问题，提出思考建议，为"互联网＋药学服务"的规范和健康发展提供思路

和参考。[中国合理用药探索,2021,18(06):10-14]

北京市基层医疗机构药学服务现状调查分析 为构建基层医疗机构药学人员管理体系,提高药学人员的专业能力和制定药学专业人才培养方案提供数据支持。方法:对北京市丰台区医疗机构基本情况和药学人员服务现状进行问卷调研,分析调查结果并剖析存在的问题,进而提出改进方案。结果:共收到有效调查问卷1066份。结果显示,二级及以下基层医疗机构药师占比62.20%;本科及以上学历占比63.70%;药师和主管药师及以上职称占比分别为39.87%和34.52%;77.77%的药师从事门急诊一线调配发药工作,专职从事临床药学的药师仅为5.25%;年龄在40岁以下的药师为69.98%;一线药师全年参加继续教育培训时间为1%~2%,从事教学科研的时间为0。结论:基层医疗机构药学人员的学历和职称较以往有大幅提升,人才结构、职称和年龄分布合理。存在的主要问题包括一线药师主动性差、培训学习机会少、缺乏科研创新思维等;还需进一步加强基层药师业务培训、全面提升人才队伍建设、加强科研思维培训、创造科研条件,让更多高学历人才投入到科研工作中。[中国合理用药探索,2021,18(06):48-53]

互联网医院模式下处方流转与药学服务工作开展情况研究 肖秘苏等调查各医疗机构互联网医院模式下处方流转和药学服务工作开展现状,为制订标准、改进工作提供依据。方法:设计涵盖互联网医院在医疗机构内开设情况、在线处方和药品开具情况、配送方式、在线处方审核情况、开具药品用量及费用控制情况、互联网药学服务开展情况的调查问卷,分为线上电子问卷与现场调查问卷,发放至各医疗机构进行调查。结果:共收到问卷276份,其中有效问卷254份。排重后共有医疗机构209家,其中三级医疗机构137家,二级医疗机构25家,社区及一级医疗机构47家。其中,61家医疗机构为患者提供在线处方、开具药品的服务。在互联网医院药品目录和管理规范,审方、点评模式与开展的配套药学服务方面各医院均存在差异。结论:建议建立统一的互联网药学服务规范和标准,完善对药品流通环节的质控体系;对互联网药品电子处方进行审核和点评,根据患者诉求开设新的药学服务模块。[中国药业,2021,30(10):5-9]

我国社会药房执业药师药学服务能力研究 探索我国社会药房执业药师药学服务能力提升的可靠途径及有效措施。方法:运用问卷调查法,对执业药师药学服务能力现状、能力提升的态度、面临的主要困难以及未来预期获得的帮助四个层面进行调查;采用知情人访谈法,了解提升我国社会药房药学服务能力的对策建议。结果:本研究涉及全国8个省市的9家社会药房连锁公司共1260名执业药师。83.7%的执业药师"经常"或"偶尔"感到能力不足,从而无法为消费者提供全面的用药指导(39.0%)和回答专业问题(20.7%)。其中85.8%的被调查者表示"非常愿意"提高自身的药学服务能力,但现有的工作实践及继续教育对其帮助十分有限。能力提升的障碍主要包括与日常工作冲突(35.4%)、需要照顾家庭(21.9%)和记忆力差(15.3%)。最受欢迎的提升方式依次为专业技能培训(28.4%)、在线网课(20.3%)和成人学历教育(15.6%)。不同年龄、学历和年资的执业药师对上述问题的看法存在较大差异($P<0.05$)。结论:执业药师对提高自身药学服务能力持积极态度,然而,由于法律法规不健全、服务标准及管理规范缺失、现有提升途径效果差、公众认可度低等问题,严重制约了我国社会药房执业药师药学服务的开展和服务能力的提升。企业及执业药师社会组织应针对以上薄弱环节加强行政管理、人员队伍、专业能力、公众认知等方面的建设,并面向不同年龄、学历和资历的药师制定个性化的培训计划与方案,以提高专业水平。[药物流行病学杂志,2021,30(05):342-346]

医院"互联网+"门诊药学服务模式实践与效果 探讨医院门诊药房通过互联网为患者提供门诊药学服务的效果。方法:收集医院2020年3月1日至5月31日门诊药房审核发放的互联网处方,统计并分析处方审核数、服务人次、配送范围等数据。结果:共收集到互联网处方15 774张;处方审核率为100.00%,处方初审合理率为95.68%;共为10 148人次提供了药品配送服务;药品配送区域遍及全国17个省、3个直辖市、2个自治区。结论:"互联网+"门诊药学服务模式将药学服务由线下延伸至线上,为门诊药学服务的创新提供了新方向。[中国药业,2021,30(09):18-22]

"互联网+药学服务"模式的实践与思考 探讨"互联网+"背景下药学服务智慧化发展的新思路。方法:通过江苏省中医院"互联网+药学服务"模式的探索与实践,梳理"互联网+药学服务"的管理与体会,总结成效,提出新思考。结果与结论:通过3年多以来"互联网+药学服务"模式的实践,该医院的药学服务由线下模式转向"线下+线上"的模式,实行药品线上配送,提升了患者的满意度,实现了"医、药、患"的无缝对接;探索了海外抗疫药学新服务,发挥互联网医疗的药学服务优势;体现了药学服务新价值;推动药学服务新生态。在"互联网+"的背景下,要让"三管齐下"(管好处方、药品质量和物流企业)成为"互联网+药学服务"模式的关键点、让数据提升药学服务竞争力、让自主创新促进药学发展、让智慧药学成为促进药学发展的创新切入点,不断开拓医疗健康与信息技术融合发展的全新境界。[中国药房,2021,32(17):2149-2153]

住院糖尿病患者精准化药学服务模式的构建与实施 探讨精准医疗形势下,如何构建临床药师对住院糖尿病患者药学服务的模式。方法:结合药物治疗管理理念,构建本院精细化药学服务模式用于临床实践，通过个体化多个用药案例体现药学服务的效果。结果：对本院住院糖尿病患者精细化药学服务，针对不同患者进行个体化用药服务，提高了药物治疗效果，达到了精准用药。结论：目前药师对糖尿病药学服务的流程已初步形成，标准化的工作模式有利于药学服务的规范性和可操作性。［药学与临床研究，2021，29（02）：146-148］

临床药师在老年病医院药学服务的模式探讨 郑桂梅等以深圳市罗湖区医养融合老年病医院糖尿病患者为服务对象，按照“共同监护”“间接指导”“直接交流”的服务模式进行药学服务，探讨临床药师对糖尿病患者在医养融合新型养老模式下进行药学服务的有效性。方法：将医养融合老年病医院 2016 年 7 月至 2018 年 12 月的 94 例老年糖尿病患者作为研究对象，根据患者的病情需要分为医药监护组（3 例）、需人看护组（10 例）、生活自理组（81 例）。比较 3 组糖尿病患者药学服务前后的空腹血糖、糖尿病知识、用药数量等情况。结果：临床药师通过 3 种药学服务模式干预后，各组老年糖尿病患者的空腹血糖较药学服务前下降、糖尿病知识提高、用药数量减少，具有统计学差异（$P<0.05$）。结论：在医养融合新型养老模式下，临床药师通过 3 种服务模式对老年糖尿病患者进行个体化药学服务，促进老年糖尿病患者合理用药，值得进一步推广应用。［中国合理用药探索，2021，18（04）：14-18］

探讨医院药事管理在临床药学服务中的应用及意义 分析医院药事管理在临床药学服务中的应用及意义。方法：选取 2018 年 6 月之前未执行药事管理时收治的患者 62 例，作为对照组；选取 2018 年 6 月之后开始执行药事管理时收治的患者 62 例，作为研究组。比较两组患者满意度及不良反应情况。结果：研究组患者满意度高于对照组，且不良反应发生率低于对照组，差异均有统计学意义（$P<0.05$）。结论：在临床药学服务工作中执行药事管理模式，可提高患者满意度，降低不良反应发生率。［中国社区医师，2021，37（09）：184-185］

药师开展药学服务对降低药品不良反应的效果 探讨药学服务应用于药师日常管理对降低药品不良反应的效果。方法：选择 2019 年 7 月至 2020 年 6 月作为研究阶段，研究期间随机选取 84 例药学服务患者，并将其分成两组，各 42 例患者。对照组应用常规药学管理方法，无药学服务内容参与日常管理。观察组应用药学服务参与药学日常管理，以期使用药历书写、临床药师查房、合理用药指导结合微信群管理，降低药品不良反应。观察评价指标为药物不良反应发生率及药物不良反应发生情况。结果：对照组药物不良反应发生率高于观察组（$P<0.05$）；对照组不良反应发生情况（中成药占比，抗感染药物占比，降压药物占比）高于观察组（$P<0.05$）。结论：药学服务的开展给予药师更多成长空间及主观能动性，药师与临床医师共同合作，审核医嘱的合理性降低用药过程中可能会出现的不良反应发生率，提高用药的合理性和安全性。［中医药管理杂志，2021，29（05）：95-96］

万古霉素治疗药物监测药学服务模式构建及效果与经济性评价 设计基于“医-药-护-技”多学科协作的万古霉素治疗药物监测创新药学服务模式，评价其对万古霉素治疗有效性和安全性的改善效果及经济性。方法：耐甲氧西林金黄色葡萄球菌感染住院患者 121 例分为试验组（创新模式）和对照组（传统模式）。测定万古霉素血药浓度，以血药浓度达标率为中间指标，加强用药监护，以临床治疗有效率、不良反应发生率为结局指标，评价创新模式的实施效果；以药师服务时间成本、万古霉素药费、药师建议增加的检查费、不良反应处理成本作为成本指标；计算增量成本效果比。结果：试验组万古霉素血药浓度达标率较对照组明显提高（74.58% *vs* 33.87%，$P=0.000$），肾毒性发生率也明显降低（1.69% *vs* 12.90%，$P=0.045$），两组临床总体有效率差异无统计学意义（83.05% *vs* 72.58%，$P=0.167$）。血药浓度达标率每提高 1% 的增量成本-效果比为 18.86 元，肾毒性发生率每降低 1% 的增量成本-效果比为 68.50 元。结论：本研究构建的万古霉素治疗药物监测创新药学服务模式，能提高血药浓度达标率，降低不良反应风险，具有一定的经济性。［中国药师，2021，24（03）：499-504］

上海市黄浦区社区卫生服务中心临床药师药学服务现状调查 通过对社区卫生服务中心临床药师进行药学服务现状调查，为提升社区临床药师的药学服务质量提供参考。方法：于 2019 年 7 月选取上海市黄浦区 7 家社区卫生服务中心的 8 名临床药师作为调查对象，分别对其进行问卷调查和个别访谈。采用现场发放调查问卷的方式，发放 8 份问卷，回收 8 份，问卷有效回收率为 100.0%，采用定性研究中的个别访谈法对 8 名药师进行面对面访谈。结果：总是与医师配合良好的临床药师占 25.0%，对自身工作非常满意和比较满意的临床药师占 87.5%。8 名临床药师均表示自己的工作对提升社区卫生服务质量有帮助，1 名临床药师认为在门诊开设临床药师服务可以有效解答患者的用药问题，2 名临床药师表示最大的困难来源于临床医师对药师工作的不认可。结论：建议为临床药师提供更多实践技能的场所，了解社区居民最主要的药学服务需求并开展调查研究。社区临床药师除掌握现代药学理论外，应更多地参与临床实践，借鉴医师提出的经验性用药方案。在用药指导过程中，应使用通俗易懂的语言耐心地为患者及其家属讲解用药知识，积累临床实践经验。［上海医药，2021，42（04）：9-12］

↗ 临床药学服务在头孢菌素类药物合理用药中的效果 探讨在头孢菌素类药物的应用中实施临床药学服务对合理用药的有效性。方法：选取 2019 年 1 月至 2020 年 12 月某院收治的接受头孢菌素治疗的患者 80 例，经双盲法将其分为两组，每组 40 例。试验组采用临床药学服务，对照组采用常规药物指导，比较两组不合理用药发生率与用药配合度评分、工作质量评分与药物作用机制认知评分。结果：试验组不合理用药发生率低于对照组（$P<0.05$），试验组用药配合度评分、工作质量评分与药物作用机制认知评分均高于对照组（$P<0.05$）。结论：在头孢菌素类药物的临床应用中实施临床药学服务对促进患者的合理用药具有积极作用，可以改善患者的配合度。［中国误诊学杂志，2021，16(02)：182-183］

↗ 新冠病毒感染疫情期间武汉市三级定点医院药学服务调研及分析 研究新型冠状病毒感染疫情期间武汉市 19 家三级定点医院药学服务开展情况，分析疫情期间药学服务内容及存在的问题，提出医院药学发展建议。方法：通过在线填写问卷的方式，对武汉市 19 家三级定点医院药学服务进行调查，搜集在新型冠状病毒感染疫情防控期间各医院运行的基本资料，统计分析药品供应与调剂、药师岗位调动、临床药学服务、药学科研四方面工作的开展情况。结果：在疫情防控期间，武汉市 19 家三级定点医院的药学服务主要以药品调剂工作为主，存在部分新型冠状病毒感染药品短缺、药师岗位调整、临床药学服务内容简单且形式单一，以及科研开展少等问题。结论：建议提升医院药学服务内涵、加强药学人才培养力度、推进药学信息化建设、丰富临床药学服务模式和内容，为以后在重大卫生公共安全事件下各医院开展药学服务提供参考。［中国药事，2021，35(02)：191-197］

↗ 药学服务对急性心肌梗死患者用药依从性及临床结局的影响 探讨药学服务对急性心肌梗死患者用药依从性及临床结局的影响。方法：将 210 例急性心肌梗死患者随机分为对照组和试验组，各 105 例。试验组给予患者由临床药师提供的药学服务，对照组患者给予常规的医护服务。分别在患者出院后 1、3、6、12 个月时随访用药依从性，比较 2 组患者出院 1 年内心肌梗死再发率、心力衰竭发生率、再住院率及死亡率的差异。结果：出院后 1 个月，依从性好、中、低的比例，试验组分别为 99%、1%、0，对照组分别为 94.94%、4.04%、1.02%，组间差异无统计学意义（$P>0.05$）；出院后 3、6、12 个月，试验组依从性显著好于对照组（$P<0.001$）。出院后 1 年内，试验组及对照组患者的心肌梗死再发率分别为 1% 和 0（$P>0.05$），心力衰竭发生率分别为 6% 和 9.09%（$P>0.05$），再住院率分别为 20% 和 33.33%（$P<0.05$），死亡率分别为 0 和 4.04%（$P<0.05$）。结论：为急性心肌梗死患者开展药学服务，可提高患者的院外用药依从性，降低患者再住院率及死亡率。［中国临床药学杂志，2021，30(01)：38-41］

↗ 运用微信公众平台推广线上药学服务模式的实践与探讨 丁佩娟等运用微信公众平台，推广线上药学服务的新模式。方法：建立微信公众平台维护团队，通过平台群发功能进行原创文章的推送与授权文章的转载，及时提供相应的用药指导及答疑。结果：微信公众号累计关注人数超 13 000 人，图文总阅读次数累计超 13 万次，获医院"十佳医学科普公众号"表彰，并被推荐入驻澎湃澎客平台。结论：借助新媒体的优势，实现药师药学服务的转型，持续为患者提供优质便捷的药学服务。［上海医药，2021，42(01)：78-80］

临床药师

↗ 临床药师参与心脏移植术后的用药实践 1 例 47 岁男性患者，因"反复喘气不适 5 年，加重 1 个月余"入院，入院诊断为扩张型心肌病、心脏扩大、室性期前收缩、心功能Ⅳ级。行心脏移植术，术后出现肺部感染，先后给予美罗培南、利奈唑胺、哌拉西林钠他唑巴坦钠、伏立康唑等抗感染治疗，临床药师结合相关检验检查及临床症状参与抗感染治疗方案的制定与调整，患者感染得到控制并停用抗菌药物。同时，临床药师参与免疫抑制剂的调整，通过他克莫司基因检测及血药浓度监测等手段，为患者制定个体化精准用药方案，并对药物治疗过程中的相互作用及不良反应等进行监护，后患者病情好转出院。［中国药物应用与监测，2021，18(06)：382-385］

↗ 临床药师对 1 例罕见卡瑞利珠单抗致中毒性表皮坏死松解症患者的用药分析 介绍临床药师在卡瑞利珠单抗致中毒性表皮坏死松解症(TEN)患者治疗过程中的作用，为类似不良反应的治疗提供参考。方法：临床药师参与 1 例卡瑞利珠单抗致中毒性表皮坏死松解症患者的治疗过程。该患者使用注射用卡瑞利珠单抗联合甲磺酸阿帕替尼片抗肿瘤治疗，因全身大面积皮疹入院。临床药师查阅相关文献并结合患者入院诊断［重症大疱性表皮松解症、重症药疹（多形红斑型）、肝功能异常等］和检查结果（低钾血症等）建议停用上述抗肿瘤药物，予以注射用甲泼尼龙琥珀酸钠（160mg→80mg→60mg，qd，静脉滴注）抗炎 + 注射用亚胺培南西司他丁（1g，q8h，静脉滴注）抗感染 + 氯化钾注射液（1g，qd，静脉滴注）调节电解质 + 复方氨基酸注射液（3AA）（10.65g，qd，静脉滴注）营养支持 + 注射用泮托拉唑钠（40mg，qd，静脉滴注）抑酸护胃 + 注射用还原性谷胱甘肽（2.4g，qd，静脉滴注）保肝等；并在用药前对患者进行认知、行为教育和用药宣讲，在患者用药期间密切监护其相关指标变化，在患者出院时进行带药指导。结果：医师采纳临床药师的建议，患者治疗 16d

后躯干四肢皮疹好转，双眼睑仍糜烂渗出、有较多分泌物。患者要求转院治疗。结论：临床药师协助医师完善了卡瑞利珠单抗致TEN患者的治疗方案，对患者进行认知、行为教育和用药宣讲，保障了其用药的有效性和安全性。[中国药房，2021，32(21)：2672-2676]

↗ 临床药师参与1例肾功能亢进患者抗感染治疗的药学实践 1例20岁男性患者因"外伤后颈痛伴截瘫5小时"入院，临床诊断：大颈椎骨折脱位伴截瘫(C5)。行脊柱融合术、颈前路椎体次全切、人工骨植入、钛板内固定术，术后血培养检出耐甲氧西林金黄色葡萄球菌，给予万古霉素治疗后疗效欠佳，测得其血药浓度偏低，临床医师拟增加其剂量以提高血药浓度，临床药师考虑患者属肾功能亢进，建议更换为利奈唑胺，医师予以采纳，后患者感染症状得到有效控制，顺利转出。[中国药物应用与监测，2021，18(05)：308-310]

↗ 临床药师参与骨科临床路径抗感染的药学服务实施效果 探讨临床药师参与股骨颈骨折临床路径中抗感染的实施效果，为促进临床合理用药提供参考。方法：选择可进入临床路径的股骨颈骨折患者作为研究对象。2018年10月至2019年9月患者为对照组($n=14$)，2019年10月至2020年9月的患者为观察组($n=21$)。临床药师参与观察组的临床路径实施，进行药学服务干预。对两组患者住院时间、住院费用、药品总费用、抗菌药费用及抗菌药物应用合理性等进行比较分析。结果：两组患者的住院时间和住院总费用比较，差异无统计学意义($P>0.05$)；观察组患者的住院药品费用、抗菌药物费用和抗菌药物使用时间显著低于对照组($P<0.05$)，观察组患者的抗菌药物应用的合理性较对照组明显提高($P<0.05$)。结论：临床药师参与在骨科临床路径的实施，可促进临床抗菌药物合理应用，降低药品费用。[中国处方药，2021，19(10)：83-85]

↗ 公立医院"国考"形势下临床药师绩效考核体系的构建 吴颖其等为充分激发临床药师的工作积极性、进一步推进三级公立医院绩效考核(简称"国考")战略目标提供参考。方法：成立部门绩效考核小组，采用文献检索法和专家咨询法，构建了由4个一级指标和9个二级指标组成的关键绩效指标体系，建立业绩分数和绩效分数双重考核的绩效分配方法，并形成绩效公示和反馈机制。收集相关数据，比较2019年4月—12月(实施前)与2020年4月—12月(实施后)某院临床药师核心工作指标和抗菌药物使用强度、基本药物使用达标情况等。结果：对比绩效考核方案实施前后，临床药师的用药建议总数从实施前的1192条增至实施后的5226条，增幅达338.42%；用药建议接收数从846条增至4855条，增幅达473.88%；用药建议接收率从70.97%增至92.90%；药学会诊开展数量从195次增至1284次，增幅达558.46%；用药咨询数从1203次增至2719次，增幅达126.02%；2020年4月—12月完成患者安全用药评估表660份；13名临床药师所在临床科室抗菌药物使用强度在绩效考核方案实施后均有不同程度下降，下降率为92.31%(12/13)，达标率为69.23%(9/13)，11个临床药师所在临床科室门诊患者基本药物使用率实现了正增长，2个临床药师所在临床科室住院患者基本药物使用率实现了正增长。结论：某院制定的临床药师绩效考核体系将"国考"指标与临床药师绩效考核挂钩，可为三级公立医院绩效考核提供思路，有助于促进医院药学服务高质量、可持续发展。[中国药房，2021，32(18)：2184-2189]

↗ 抗菌药物科学化管理的实施现状及临床药师的作用与价值 加强医院抗菌药物临床应用管理，规范抗菌药物临床使用，是抗菌药物专项整治活动的宗旨与目标。抗菌药物科学化管理(AMS)的实施，标志着抗菌药物管理走向科学化、规范化、精细化和常态化。通过综述国内外AMS的实施情况及特点，以及临床药师参与抗菌药物临床应用的会诊、实施抗菌药物医嘱审核和处方点评、开展抗菌药物专题培训的成效，揭示了AMS对进一步提高临床合理用药，遏制细菌耐药，以及保障医疗质量与医疗安全具有重要意义。[中国临床药学杂志，2021，30(05)：396-400]

↗ 临床药师开展肿瘤患者药学服务的实践 探讨临床药师为肿瘤患者提供药学服务的切入点及工作体会。方法：通过分析临床药师对肿瘤患者实施药品不良反应监测、调整抗感染方案、制定个体化癌痛治疗方案及干预重点监控药品合理使用的典型病例，总结药学服务实践经验体会。结果：临床药师根据肿瘤患者特点找到不同切入点开展药学服务，与医生形成治疗团队，提高了临床治疗效果。结论：临床实践中，临床药师可从药品不良反应监测、个体化给药方案制定及重点监控药品合理使用等方面入手开展肿瘤患者药学服务。临床药师深入临床才能及时发现并解决药物治疗相关问题，在诊疗活动中发挥专业价值。[中国医药导刊，2021，23(09)：700-704]

↗ 临床药师干预对痛风患者疾病认知水平、用药情况和治疗效果的影响 探讨临床药师干预对痛风患者疾病认知水平、用药情况和治疗效果的影响。方法：选取172例痛风患者作为研究对象，住院期间临床药师对其进行痛风相关知识和急性发作期、间歇期用药宣教。比较干预前后患者痛风相关知识认知情况和治疗效果。结果：干预后痛风患者的痛风禁忌饮食知晓率、对痛风可导致关节损害、肾脏损害、心血管疾病和糖尿病的危害知晓率、尿酸控制目标知晓率均高于干预前(均$P<0.05$)；干预后痛风患者在急性发作期选择非甾体抗炎药、秋水仙碱治疗的比例均高于治疗前，选择草药、非

甾体抗炎药联合糖皮质激素治疗的比例均低于干预前，且痛风患者在间歇期规律服用抑制尿酸合成药物、增加尿酸排泄药的比例高于干预前，间断服用降尿酸药物、不服用降尿酸药物的比例低于干预前（均 $P<0.05$）；干预后痛风患者近一年痛风急性发作的次数下降，痛风患者规律复诊的频次增加（均 $P<0.05$）。结论：临床药师对痛风患者进行疾病相关知识和用药宣教能有效地提高痛风患者对痛风疾病的认知水平和对痛风的重视程度，有利于提高患者用药依从性，降低痛风急性发作次数。［广西医学，2021，43(16)：1945-1948］

临床药师参与良性前列腺增生治疗的效果评价 探讨临床药师参与良性前列腺增生（BPH）治疗的效果，为临床药师参与慢性病的管理提供参考。方法：选取 2018 年 1 月至 2019 年 11 月在南京市江宁医院泌尿外科门诊就诊的 195 例 BPH 患者，按就诊顺序依次分为干预组（98 例）和对照组（97 例）。对照组患者接受泌尿外科门诊常规诊疗服务；干预组患者在常规诊疗服务的基础上，由临床药师主动提供包括 BPH 疾病宣教、健康生活方式指导、合理用药指导等个体化药学服务。比较两组患者干预前和随访 2、4、6、9 个月时的国际前列腺症状评分（IPSS）、生活质量评分（QOL）、用药依从性以及疾病进展情况。结果：因干预组有 15 例患者失访，故最终分别纳入干预组 83 例、对照组 97 例。干预前，两组患者的一般资料特征、IPSS 评分、QOL 评分以及用药依从性比较，差异均无统计学意义（$P>0.05$）。与对照组比较，干预组患者随访 2、4、6、9 个月时的 IPSS 评分、QOL 评分均显著降低（$P<0.001$），干预组用药依从性好的患者比例显著升高（$P<0.001$），但两组患者尿路感染等疾病进展情况比较差异均无统计学意义（$P>0.05$）。结论：临床药师参与 BPH 的治疗能够显著降低患者的 IPSS 评分和 QOL 评分，提高其用药依从性和治疗效果。［中国药房，2021，32(16)：2035-2039］

临床药师对中药注射剂药品不良反应的回顾性分析与建议 药品不良反应（adverse drug reactions，ADRs）指合格药品在正常用法用量下出现的与用药目的无关的有害反应。中药注射剂广泛应用于儿科常见疾病的治疗，但同时出现的 ADRs 问题也引起了临床的重视。中药注射剂的成分复杂，有关其引起 ADRs 的报道日益增多，尤其在婴幼儿中 ADRs 的发生率较高。儿科应用中药注射剂引发 ADRs 的主要原因包括组方与成分复杂、辨证错误或使用不当。［药学服务与研究，2021，21(04)：311-313］

南通市医院临床药师顺利开展药学服务的影响因素研究 为推进临床药学服务发展提供参考。方法：设计调查问卷，对南通市二级和三级医院临床药师进行调查，并采用因子分析和二元 Logistic 回归分析方法，分析临床药师顺利开展药学服务的影响因素。结果：因子分析结果显示，制度建设、专业素质、他人态度、药品供应对药学服务工作能否顺利开展均有影响。二元 Logistic 回归分析结果显示，医院建设的临床药师相关制度［OR = 2.501，95% CI = 1.094～5.722，$P=0.030$］越完善，其临床药师越能顺利开展各项临床药学服务。结论：分析临床药师顺利开展药学服务的影响因素，建议国家层面尽快推进《药师法》的建立，医院管理层和药学部应结合本部门实际情况，不断完善临床药师制建设方案、工作制度和考核激励制度等多项制度，提高药师顺利开展药学服务的能力。［中南药学，2021，19(09)：1964-1968］

临床药师会诊信息平台在抗菌药物临床应用管理中的效果研究 了解临床药师会诊信息平台在抗菌药物临床应用管理中的效果。方法：开发临床药师会诊信息平台，将临床药师会诊流程与医生开立医嘱关联，比较平台应用前后住院患者抗菌药物使用率和使用强度、平均住院日等变化情况。结果：临床药师会诊信息平台建立并应用后，抗菌药物使用强度下降显著（$P<0.001$），平均住院日略有下降但差异没有统计学意义（$P=0.64$）。结论：药师会诊信息平台的应用，提升了抗菌药物合理使用水平和临床药师的会诊效率，为多学科协作抗菌药物团队会诊机制的有效运行提供了保障。［中国医院，2021，25(07)：49-50］

基层医院临床药师在抗菌药物合理应用中的干预效果分析 探讨行政干预措施对基层医院合理使用抗菌药物效果的影响。方法：随机选取 2013 年 1 月—12 月和 2017 年 1 月—12 月、2020 年 1 月—12 月的住院病历各 3000 份进行回顾性分析。从抗菌药物费用、临床使用率、使用强度及不合理用药原因等方面出发，综合评价行政干预效果。结果：与 2013 年相比，2017 年与 2020 年人均抗菌药物费用明显下降，抗菌药物使用率明显降低，微生物送检率显著增加，抗菌药物使用强度显著降低，达到国家要求，不合理用药状况明显改善。结论：行政干预对某院抗菌药物合理使用水平有明显的改善，为医疗基层机构提供一定的参考。［甘肃医药，2021，40(06)：545-546，552］

我国临床药师工作开展方式的文献研究 了解我国临床药师在不同医疗服务水平下的工作开展情况，总结临床药师工作完成方式，为建立和实施规范化临床药师工作模式提供思路。方法：检索相关文献，纳入介绍我国医疗机构临床药师工作模式的文章，运用文献分析法对文献进行信息提取和统计。结果：共纳入符合研究要求的临床药师工作模式相关文献 59 篇，分析发现临床药师服务项目在医院等级、地区分布、是否为临床药师培训基地等因素影响下的开展水平略有不同。临床药师各工作项目完成方式各异，以符合医院及科室专业需求。结论:临床药师工作模式建立已初具规模,工作重心向临床服务转移,但其工作方式有待进行规范化管理,以适应患者专业、精细、全面的药学服务需要。[中国医院药学杂志,2021,41(16):1595-1600]

临床药师在呼吸内科实施药学干预的实践探讨 探讨在呼吸内科实施药学干预的切入点及工作模式。方法:以2019年临床药师在中国人民解放军联勤保障部队第九〇六医院呼吸内科实施药学干预的成功实例为研究对象,分析药学干预的要点。结果:共收集药学干预实例107例,涉及药物129种,医生68例,患者21例,护士16例。排名前3位的药物分别为呼吸系统用药(31.01%)、抗菌药物(24.03%)及心血管系统用药(15.50%)。排名前3位的干预类型分别为依从性改善与药物重整(30.84%)、医嘱准确性干预和不合理用药干预(29.91%)、个体化药物治疗优化(25.23%)。结论:临床药师应依据服务对象的不同提供个性化药学干预,重点关注吸入制剂、抗菌药物及呼吸系统外疾病药物的合理使用,从药物重整及建议、个体化药物治疗优化、医嘱执行准确性干预等方面为切入点,为临床提供优质的全程化药学服务。[现代医药卫生,2021,37(09):1582-1585]

临床药师干预前后消化内科抗菌药物使用情况比较 比较临床药师干预前后消化内科抗菌药物的使用情况,为临床合理使用抗菌药物提供参考。方法:选取医院消化内科2018年10月至12月(干预前,309例)和2019年3月至5月(干预后,243例)使用抗菌药物的患者,比较临床药师干预前后使用抗菌药物疾病分布变化、抗菌药物使用情况及抗菌药物合理使用情况。结果:干预前后使用抗菌药物排名前5位的疾病有胆道系统感染、急性胰腺炎、消化道出血、胃肠息肉及消化道恶性肿瘤;干预后,抗菌药物使用强度均在2019年度目标管控值(77.38)以下;各类抗菌药物的用量和费用均下降,拉氧头孢用量最大,奥硝唑和左氧氟沙星用量均大幅下降;抗菌药物不合理用药和联合用药例数均降低,用药时长缩短;限制使用级抗菌药物微生物送检率为18.11%,特殊使用级抗菌药物微生物送检率为82.61%。结论:临床药师干预消化内科抗菌药物使用,可提高合理使用水平,降低抗菌药物使用量,但不合理使用情况仍有待改进。[中国药业,2021,30(09):92-96]

临床药师参与1例鹦鹉热衣原体肺炎治疗的药学实践 本文报道了1例通过二代基因测序技术确诊为鹦鹉热衣原体肺炎并成功治愈的病例。临床药师参与其临床用药方案的跟踪及用药监护,提出治疗建议,查找相关文献,对鹦鹉热衣原体肺炎临床症状、微生物检测及抗感染治疗方案进行分析和讨论,为临床治疗此种罕见病原体感染提供依据。[中南药学,2021,19(05):1000-1004]

临床药师在规范药物不良反应自我管理中的作用 研究分析临床药师在规范药物不良反应自我管理中所起的作用及所带来的应用效果,为药物不良反应的自我管理提供具有可行性参考。方法:随机选取于2018—2019年这两年期间在医院胸外科接受过治疗的200例患者为研究对象,然后平均分为两组:观察组和对照组,各100例。对照组的患者在医院胸外科治疗中使用常规的规范药物不良反应自我管理方法。观察组的患者则在常规管理的基础上施加临床药师干预。比较两组的患者临床疗效、患者不良反应发生率及患者满意度等情况。结果:对照组的临床效果低于观察组,而且对照组的患者不良反应高于观察组($P<0.05$)。对照组的患者满意度低于观察组($P<0.05$)。结论:临床药师干预可以减少胸外科患者药物的不良反应,降低患者的患病率,提高患者的满意度,改善医患关系。[中医药管理杂志,2021,29(08):94-95]

医疗联合体中临床药师开展社区患者用药咨询问题汇总分析 通过对临床药师开展社区患者用药咨询问题进行汇总分析,发现社区患者的用药问题,为医疗联合体中临床药师的实践工作提供参考。方法:回顾性分析2018—2019年间980例次医疗联合体定点社区卫生服务机构采集的社区患者用药咨询和满意度调查结果,并进行统计分析。结果:药物咨询者以老年人为主,≥60岁的老年人占80.71%(791/980),患病种类≥3种者占50.31%(493/980)、患病时程≥3年者占62.22%(649/980);主要药物咨询与用药问题为药物的用法与用量(60.10%,589/980)、诊断与用药不符(8.67%,85/980)及给药途径错误(7.35%,72/980);咨询者的整体满意度为91.94%。结论:社区慢性病患者在用药过程中存在一定问题和错误,临床药师开展社区患者用药咨询在减少用药错误、降低药物不良反应发生方面起到了一定的积极作用。[临床药物治疗杂志,2021,19(04):76-78]

临床药师参与计划性剖宫产临床路径制订与实施效果评价 探讨临床药师参与计划性剖宫产临床路径的制订与实施中的作用和效果。方法:选取医院拟行计划性剖宫产患者150例,按临床药师是否参与临床路径的制订与实施分为对照组(2018年9月至12月,不参与)和观察组(2019年9月至12月,参与),各75例。比较两组患者的住院时间、住院费用、药品费用和药品不良反应,以及抗菌药物、宫缩剂、晶体液和中成药4类药物的使用合理性。结果:与对照组比较,观察组患者的住院费用和药品费用均显著降低($P<0.05$),抗菌药物预防用药时机不合理性显著降低($P<0.05$),宫缩剂和中成药用药品种数均显著减少,宫缩剂、晶体液和中成药用药费用均显著降低($P<0.05$),卡贝缩宫素和晶体液用药时间均显著缩短($P<0.05$);两组患者住院时间和不良反应发生率比较,无显著差异($P>0.05$)。结论:临床药师通过参与临床路径制订与

实施的全过程，可有效降低患者的住院费用，提高用药合理性。［中国药业，2021，30（07）：85-87］

临床药师实施临床路径合理用药监管效果评价 评价临床药师实施临床路径合理用药监管的效果。方法：选取四川省宜宾市第一人民医院 2018 年 1 月至 2019 年 12 月进入股骨粗隆间骨折临床路径并行内固定手术的患者 200 例，按是否进行合理用药监管分为对照组（2018 年 1 月至 12 月）和干预组（2019 年 1 月至 12 月），各 100 例。两组患者均给予统一的规范检查和治疗，临床药师全程参与干预组患者的临床路径合理用药监管，对路径用药进行技术干预和行政干预；对照组未进行任何干预。比较两组的不合理用药情况、平均住院时间、平均住院费用及平均药品费用。结果：与对照组比较，干预组患者的平均住院时间更短，但差异无显著性（$P>0.05$）；干预组患者的平均住院费用、平均药品费用、不合理用药发生率均明显降低（$P<0.05$）。结论：临床药师实施临床路径合理用药监管，可降低医疗成本，提高用药合理率。［中国药业，2021，30（07）：90-93］

临床药师干预前后对降低住院患者抗菌药物使用强度和使用率的成效比较 比较临床药师干预对降低住院患者抗菌药物使用强度和使用率的成效，为促进医院临床合理使用抗菌药物提供参考。方法：选取医院 2019 年 1 月—6 月间抗菌药物使用各指标（使用强度、使用率及 Ⅰ 类切口预防用抗菌药物）发生的数据为干预前组；另选取 2019 年 7 月—12 月间抗菌药物使用各指标数据为干预后组；比较两组患者抗菌药物使用强度、使用率差异以及 Ⅰ 类切口预防用抗菌药物的使用情况。结果：临床药师干预后预防用抗菌药物使用强度由干预前的 50.51DDD/（100 人每天）降至 40.91DDD（100 人每天）（$P<0.05$），使用率由 50.56% 降至 45.54%（$P<0.05$），Ⅰ 类切口预防用抗菌药物比例由 26.73% 降至 24.24%。结论：干预后住院患者抗菌药物使用评价指标得到显著改善，提高了医院合理用药水平，发挥了临床药师的专业作用，同时也增强了临床医师合理使用抗菌药物的意识，确保了患者用药的安全性、有效性、经济性和合理性。［抗感染药学，2021，18（03）：339-342］

2019 年某院临床药师参与 224 例会诊回顾性分析 分析 2019 年临床药师参与药学会诊的相关数据和典型案例，为提高药学会诊质量提供参考。方法：收集 2019 年 1 月—12 月笔者所在医院临床药师参与 224 例会诊记录，调阅电子病历。结果：会诊科室以肿瘤内科、内分泌科、泌尿外科居多，会诊原因主要为原临床用药方案疗效不佳或病情反复需调整临床用药、协助制定初始诊疗方案，会诊用药以抗感染药物方面最集中，224 例会诊中被采纳 200 例，占比 89.28%，部分采纳和未被采纳均为 12 例，均占比 5.36%。会诊结果为好转 195 例，占会诊病例数的 87.05%，未愈自动出院或转院 23 例，占 10.27%，因病情严重多脏器衰竭最后死亡 6 例，占 2.68%。结论：临床药师的会诊意见在临床诊疗过程中发挥重要作用。［中外医学研究，2021，19（09）：164-167］

临床药师参与经母口服地高辛治疗胎儿心动过速的药物治疗管理实践 探讨临床药师在经母口服地高辛治疗胎儿心动过速治疗过程中的作用。方法：临床药师参与 1 例胎儿心动过速孕妇的治疗全过程。根据患者妊娠 31^{+6} 周、入院时胎心率 230 次/分钟的情况，临床药师针对经母口服地高辛治疗胎儿心动过速的安全性和血药浓度测定等问题向医师提出相关建议。因患者血钾值偏低，建议应用地高辛前先补钾，并建议地高辛的初始剂量为每 12 小时给药 0.5mg；在院 7 天时，患者地高辛血药浓度值升高明显，临床药师建议调整地高辛剂量至维持剂量（每 12 小时给药 0.25mg）；在院 11 天时患者血钠值偏低，临床药师对其进行饮食指导；同时，临床药师向医、护、患交代地高辛不良反应的表现，对患者密切观察并进行用药宣教。结果：医师对临床药师的建议均采纳。患者于治疗 13 天后出院，出院时胎心率降至 180 次/分钟，母体地高辛血药浓度维持平稳，母胎均未发生药物不良反应。结论：妊娠期患者用药应兼顾母胎安全；临床药师协助医师制订用药策略、对患者进行药学监护和宣教，保障了胎儿心动过速治疗用药的有效性和安全性。［中国药房，2021，32（05）：614-661］

社区临床药师视角下老年高血压合并糖尿病患者合理用药现况研究 探讨社区临床药师视角下老年高血压合并糖尿病患者合理用药现况。方法：随机抽取 300 例 2019 年 1 月至 12 月上海市东明社区高血压合并糖尿病的老年患者，向患者发放自拟调查问卷，问卷主要内容包含患者基本资料、患者药物治疗情况、患者用药知识掌握情况；以《中国老年人潜在不适当用药判断标准》2017 年版和老年人多重用药安全管理专家共识为评价依据，对患者的用药情况进行分析。利用 x^2 检验和多因素 Logistic 回归分析潜在不适当用药的影响因素。结果：东明社区 300 例高血压合并糖尿病患者用药数量与性别、文化水平、收入情况差异无统计意义（$P>0.05$）；与年龄、药费的支付方式、患病情况差异具有统计意义（$P<0.05$）；对社区老人完成合理用药知识-信念-用药依从性调查，老年合理用药知信行中排前两位的为：用药知识与用药依从性；单因素及多因素 Logistic 分析东明社区老年高血压合并糖尿病患者发生潜在不适当用药与性别、年龄差异无统计意义（$P>0.05$）；与患病数、联合用药数、用药依从性差及合理知识掌握情况差异具有统计意义（$P<0.05$）。结论：社区中老年高血压合并糖尿病患者不合理用药现象普遍。社区临床药师要及时提高用药合理性。［山西医药杂志，2021，50（05）：706-709］

↗ 1例利塞膦酸钠片服用不当致严重不良事件的病例分析及临床药师参与药学监护工作实践 通过对1例利塞膦酸钠片服用不当致严重不良事件的病例分析，提高对合理用药重要性的认识。方法：对1例不当服用利塞膦酸钠片患者的临床用药情况，及临床药师采取的药学监护措施进行全面分析。结果：经临床药师参与药学监护，及时干预，并调整用药，患者康复周期缩短。结论：患者应按医嘱或说明书要求服用药品，药师在发药时应对患者进行详细的用药教育；临床药师利用药学专业知识，及时参与药学监护工作十分必要。［中国医药导刊，2021，23（03）：214-217］

↗ 临床药师参与华法林抗凝教育对肺栓塞患者认知度的影响 比较临床药师参与和未参与华法林标准化教育对肺栓塞患者华法林抗凝认知度的影响的差异。方法：采用回顾性队列研究分析2017年1月至2019年5月就诊于北京朝阳医院呼吸科住院的确诊肺血栓栓塞（pulmonary thromboembolism，PTE）年龄大于18岁的患者，服用华法林≥3个月，且国际标准化比值（international normalized ratio，INR）控制目标为2.0～3.0。依据此次入院前是否接受过临床药师主导的标准化教育进行分组，分为标准化教育组与非标准化教育组。设计华法林认知度调查问卷，进行信度和效度检测，比较2组患者在抗凝监测、服药注意事项、不良反应发生及处理等方面的认知差异。结果：自行设计的华法林认知度问卷信度良好，Cohen's kappa值为0.89；效度检验经专家组审议后查验通过。共纳入237例服用华法林的PTE患者，其中标准化教育组113例，非标准化教育组124例。标准化教育组问卷总分平均16.20±1.59，非标准化教育组10.51±4.02；标准化教育组的规律服药患者比例显著高于非标准化教育组。在非标准化教育组中，接受常规医护人员教育患者85例，从未接受教育组39例。结论：临床药师参与PTE患者的华法林抗凝教育能显著提高患者的抗凝认知度，并提高用药依从性。［中国医院药学杂志，2021，41（08）：846-849］

↗ 临床药师参与抗肿瘤药物全医嘱审核成效分析 陈璐等回顾临床药师对抗肿瘤药物应用的点评及干预，为临床合理使用抗肿瘤药物提供参考。方法：回顾临床药师2018年间参与的复旦大学附属华山医院北院抗肿瘤药物全医嘱审核结果，分析不合理用药情况。结果：抗肿瘤药物不合理用药医嘱共169份，存在的不合理问题主要为溶剂选择不合理、溶剂用量不合理、给药剂量不合理、给药顺序不合理和给药途径不合理等。经与病区医师沟通，对每月不合理医嘱进行干预，不合理医嘱占比呈随季度下降趋势。结论：临床药师的全医嘱审核能保障临床合理用药，促进抗肿瘤药物的规范使用。［上海医药，2021，42（05）：10-12］

↗ 精神科临床药师开展临床药学服务的案例分析 徐子跃等探讨临床药师在精神科开展药学服务的内容和切入点。通过分析临床药师在精神科开展临床药学工作的体会，对临床案例进行总结和分析。临床药师以提供用药咨询、关注药物相互作用、药物不良反应监测、参与疑难病例讨论等方面为切入点，开展药学服务工作，为医师提供用药帮助，参与临床治疗用药方案调整，有利于促进临床合理用药，保障用药安全。药师参与临床实践提高了药物治疗的安全性和有效性，但是综合能力还无法满足对临床药学服务的需求。［现代医药卫生，2021，37（04）：709-712］

↗ 临床药师参与处方用药管理对促进呼吸科患者抗菌药物合理使用的影响 探究临床药师参与处方用药管理对促进呼吸科患者抗菌药物合理使用的影响。方法：抽取2018年1月—12月间常规处方用药管理的临床典型病历100份为对照组，另抽取2019年1月—12月间通过推动临床药师参与处方用药管理的临床典型病历100份为观察组；根据《全国抗菌药物临床应用专项整治活动方案》的要求，采用全方位、多角度比较和分析其抗菌药物使用的合理性、存在的问题并提出不合理使用的措施。结果：临床药师参与处方用药管理后，抗菌药物的使用率由2018年的65.00%降到2019年的41.00%；抗菌药物使用合格率由2018年的73.85%升至2019年的92.68%；患者住院治疗平均天数由2018年的（12.23±1.31）天降至2019年的（7.25±0.28）天；临床治疗总有效率由2018年的88.00%升至2019年的98.00%。结论：临床药师参与处方用药管理，促进了呼吸科患者抗菌药物的合理使用，有效规范了医生的处方用药，确保了其用药的安全性和合理性，减少不必要的医疗浪费和医疗纠纷。［抗感染药学，2021，18（02）：236-238］

↗ 临床药师参与感染性疾病会诊病例的分析与效果评价 杨阳等分析感染性疾病会诊病例的特点，探讨临床药师在会诊工作中发挥的作用。方法：收集北京协和医院2016—2019年临床药师参与的感染性疾病相关会诊病例的基本信息，包括科室分布、会诊目的、会诊病例特点（患者年龄、感染部位、病原学）、会诊意见采纳情况、患者治疗转归。结果：2016—2019年临床药师参与的抗感染药学会诊174例，其中有效病例103例。ICU、血液内科、急诊科会诊需求较大；会诊目的以抗感染药物的选择为主；感染以肺部感染最为多见；目标性治疗的病原体以泛耐药的革兰阴性杆菌多见；会诊意见的采纳率为91.26%，且采纳意见组患者的治疗有效率明显高于未采纳组（75.53% *vs* 33.33%，$P=0.021$）。结论：抗感染药学会诊的临床采纳率和有效率较高，临床药师在会诊中的价值得到临床认可，但会诊后的随访需进一步完善。［中国药事，2021，35（02）：184-190］

↗ 临床药师对癫痫患者开展综合用药管理的实践 通过制订癫痫患者综合用药管理（CMM）监护流程，收集2例癫痫患者相关用药信息，借助欧洲医药保健网（PCNE）分类系统评估药物相关问题（DRPs）。2例癫痫患者DRPs为长期口服抗癫痫药物苯妥英钠或丙戊酸钠，血药浓度偏高，发生了药物不良反应，同时伴有低钾、肝损伤药物治疗问题。临床药师对这些问题进行分析，发现原因为苯妥英钠或丙戊酸钠剂量过高且未进行血药浓度监测、补钾不足、阿托伐他汀用药疗程过长，与医师讨论介入方案，决定停用苯妥英钠或减少丙戊酸钠服药频次，启用左乙拉西坦治疗，给予补钾和保肝等对症治疗，最终患者出院时症状、体征、检验指标基本恢复正常，整个CMM流程可行，提高了医疗团队在全程化药学监护中的效率。［中南药学，2021，19（02）：360-364］

↗ 临床药师参与长期使用糖皮质激素患者药学监护的效果分析 曾燕聪等探讨临床药师通过药学监护在长期使用糖皮质激素患者治疗中的作用。方法：随机选取河源市人民医院2018年7月至2019年12月收治的肾病综合征或系统性红斑狼疮，并长期使用糖皮质激素患者80例。肾病综合征与系统性红斑狼疮以1∶1的方式采用随机数字表法将患者分为观察组（40例）和对照组（40例）。对照组进行常规治疗，不进行临床药学监护，观察组常规治疗同时临床药师参与药学监护，分析两组患者用药依从性，疗效及药物不良反应。结果：观察组对疾病及药品认识程度、用药依从性好的患者数均多于对照组，差异有统计学意义（$P<0.05$）。观察组有更多患者肾功能得到改善，其中尿蛋白减少或转阴的患者多于对照组，差异有统计学意义（$P<0.05$）。长期服用糖皮质激素患者主要药物不良反应为库欣综合征，发生率高达60%以上，但两组间比较差异无统计学意义（$P>0.05$）；观察组患者失眠不良反应的发生率低于对照组，差异有统计学意义（$P<0.05$）。结论：临床药师参与长期使用糖皮质激素患者的药学监护可提高患者对疾病认识及用药依从性，改善肾功能同时可降低失眠等不良反应的发生。［中国当代医药，2021，28（03）：17-20］

↗ 临床药师参与妇科肿瘤药物治疗的实践解析 本研究拟通过具体案例，探讨临床药师在妇科肿瘤药物治疗中的药学服务路径。方法：根据妇科肿瘤患者的疾病特点，以案例为依据，阐释药师如何开展符合妇科肿瘤特点的药学服务。结果：妇科肿瘤是具有综合治疗特色的肿瘤，患者的用药主要包括围手术期用药和化疗用药，药学技术服务的需求较大。临床药师可以在围手术期预防性使用抗菌药物、术后感染的方案制定、化疗方案的剂量调整、患者用药教育、药物输注建议、不良反应的识别和处理等方面提供药学服务。结论：临床药师在妇科肿瘤的治疗团队中协助医师制定和调整治疗方案、为护士在药物配置和给药方法方面提供咨询，以及指导患者安全合理用药，是医、护、患沟通的桥梁，对药物治疗产生了积极作用。［中国药学杂志，2021，56（02）：147-152］

↗ 临床药师干预对中枢神经系统感染患者万古霉素用药效果的影响 杨一梅等探究临床药师干预中枢神经系统感染患者万古霉素用药的临床效果。方法：选择金昌市中西医结合医院2016年10月至2019年10月收治的85例接受万古霉素治疗的中枢神经系统感染患者，依据患者用药期间是否有临床药师参与分为临床药师干预组（$n=45$）和对照组（$n=40$）。比较两组患者万古霉素用药情况及治疗效果，分析两组脑脊液炎症指标、肝功能指标以及肾功能指标水平变化差异。结果：两组患者万古霉素用药时间和用药总量比较差异有统计学意义（$P<0.05$），临床药师干预组血药初始浓度稳定于治疗窗内患者比例（93.33%）显著高于对照组（70.00%），达到潜在中毒浓度患者比例（24.44%）显著低于对照组（47.50%）（$P<0.05$）；临床药师干预组患者治疗总有效率（91.11%）显著高于对照组（67.50%）（$P<0.05$）；两组患者治疗后脑脊液基质金属蛋白酶-9（MMP-9）、降钙素原（PCT）、白细胞介素（IL）-1β以及C-反应蛋白（CRP）等炎症指标水平均下降（$P<0.05$），且临床药师干预组患者上述指标降低幅度优于对照组（$P<0.05$）；临床药师干预组患者肝功能指标碱性磷酸酶（ALP）、谷草转氨酶（AST）、直接胆红素（DBIL）、谷丙转氨酶（ALT）、总胆红素（TBIL）水平显著低于对照组（$P<0.05$）；临床药师干预组患者肾功能指标尿素氮、肌酐以及24小时尿蛋白水平显著低于对照组，白蛋白水平显著高于对照组（$P<0.05$）。结论：临床药师参与中枢神经系统感染患者万古霉素用药干预可有效控制感染，提高万古霉素用药合理性，促进患者病情改善，减少药物所致不良反应以及肝肾毒副作用。［中华医院感染学杂志，2021，31（02）：301-306］

↗ 临床药师参与抗生素药物应用管理在重症感染中的作用 撒丽艳等分析临床药师参与抗生素药物应用管理在重症感染中的作用。方法：选取2018年5月至2019年8月在云南省宣威市第一人民医院诊断治疗的重症感染患者342例，自2019年1月开始临床药师参与抗生素应用管理，将2018年5月—12月在医院接受治疗的患者171例作为对照组，将2019年1月—8月在医院接受治疗的患者171例作为观察组。对照组给予常规抗感染治疗，观察组在对照组基础上实施临床药师参与抗生素药物应用管理。比较2组抗生素药物单用率、二联联用率、三联联用率与三联以上联用率；比较2组抗生素应用疗程、饥降阶梯治疗时间及ICU治疗时间；比较2组继发二重感染率及病死率。结果：观察组患者抗生素药物单用率、二联联用率均高于对照组（$P<0.01$），三联联用率与三联以上联用率均低于对照组（$P<0.01$）；观察组

患者抗生素应用疗程、降阶梯治疗时间及 ICU 治疗时间均短于对照组($P<0.01$);观察组患者继发二重感染率及病死率均低于对照组($P<0.01$)。结论:临床药师参与抗生素药物应用管理在重症感染中的作用显著,可加速患者感染康复,缩短患者的治疗时间,降低患者的病死率,值得在临床进一步推广应用。[临床合理用药杂志,2021,14(01):110-111]

临床药学干预

临床药学干预下呼吸道感染患者抗生素治疗效果 观察临床药学干预下呼吸道感染患者抗生素治疗效果。方法:选取2020年5月至2021年6月河南医学高等专科学校附属医院收治的106例下呼吸道感染患者作为研究对象,按随机数表法分为对照组(接受抗生素治疗)和观察组(接受临床药学干预抗生素治疗),各53例。检测患者的炎症因子[白细胞介素-17(IL-17)、白细胞介素-4(IL-4)、白细胞介素-2(IL-2)、肿瘤坏死因子-α(TNF-α)]水平,比较患者的自我管理能力、用药依从性及生活质量,观察患者的用药不良反应和用药满意度。结果:治疗后观察组患者的IL-17、IL-4、TNF-α水平低于对照组,IL-2水平高于对照组($P<0.05$);治疗后观察组自我管理能力评分、用药依从性评分、环境评分、社会评分、心理评分、生理评分高于对照组($P<0.05$);观察组用药不良反应发生率低于对照组,用药满意度高于对照组($P<0.05$)。结论:在应用抗生素治疗下呼吸道感染患者中,实施临床药学干预可以抑制炎症反应,增强患者自我管理能力,增加患者用药依从性,改善生活质量,减少不良反应发生,提高用药满意度。[河南医学研究,2021,30(36):6818-6821]

144例老年早期乳腺癌住院患者用药干预分析 探讨临床药师参与乳腺癌药物治疗管理的策略和关注点。方法:回顾分析2019年1月至2020年12月中国医学科学院北京协和医学院肿瘤医院内科乳腺病区和特需病区接受化疗的老年早期乳腺癌患者的药学服务记录。结果:共收集144例(均为女性)患者的用药重整和医嘱审核记录。疾病主要包括糖尿病(占83%)、高血压(占63%)和肝炎(占9%)等。140例患者存在219个用药相关问题(DRP)。其中,186(占84.9%)个DRP得到了医师或患者认可,成功干预124个(占57%)DRP,5个(占2%)DRP医师拒绝修改,155个(占70%)问题在治疗过程中重复出现。糖尿病(占83%)、高血压(占63%)和肝炎(占9%)是住院乳腺癌患者最常见的3种合并疾病,平均每位患者使用(2.5±1.4)种药品。药师发现的DRP,主要包括药物选择、用药剂量、用药依从性以及用药监测等问题。最常见的DRP是用药剂量,占总DRP的34.7%,其次,患者未规律监测血糖、血压值占所有DRP的24%。结论:用药干预对促进合理用药效果良好。临床药师的用药干预有利于患者用药的有效性和安全性。[临床药物治疗杂志,2021,19(12):72-75]

临床药学干预对降低普通外科抗菌药物使用强度的效果评价 探讨临床药学干预前后普通外科住院患者抗菌药物使用强度(AUD)的变化,为促进抗菌药物的合理使用提供参考。方法采用回顾性研究方法,对比临床药学干预前(2020年1月—6月)和干预后(2020年7月—12月)普通外科住院患者抗菌药物使用数据及抗菌药物不合理用药的变化情况。结果干预后,普通外科AUD、人均抗菌药物费用和抗菌药物不合理使用情况均低于干预前,差异有统计学意义($P<0.01$)。结论临床药学干预可有效降低AUD和抗菌药物费用,提高了抗菌药物在普通外科的合理使用。[中国处方药,2021,19(12):32-33]

临床药学干预在抗菌药物治疗中的具体作用分析 分析临床药学干预在抗菌药物治疗中的作用。方法:82例抗菌药物治疗的患者,按照随机数字表法分为观察组和对照组,每组41例。对照组患者单纯使用抗菌药物进行治疗,观察组患者在对照组基础上接受临床药学干预方案。比较两组不合理用药发生情况、抗菌药物使用时间和满意度评分。结果:观察组的不合理用药发生率9.76%低于对照组的31.71%,差异具有统计学意义($P<0.05$)。观察组的抗菌药物使用时间(3.13±1.25)天和满意度评分(8.64±2.45)分均优于对照组的(5.65±1.62)天、(6.48±2.13)分,差异具有统计学意义($P<0.05$)。结论:临床药学干预在抗菌药物治疗中能提高药物的合理使用概率,有效地减少不合理用药的发生。[中国现代药物应用,2021,15(18):214-216]

新疆某三甲医院抗肿瘤药物超说明书用药情况及临床药学干预分析 通过回顾性调查,综合评价新疆某三甲医院抗肿瘤药物超说明书用药情况,分析临床药学的干预作用,为制订抗肿瘤药物超说明书用药管理方案提供参考依据。方法:建立临床药学点评及反馈工作流程,随机抽查2018年1月至2019年12月抗肿瘤药物医嘱,依照药品说明书内容逐条审核,比较干预前(2018年1月—12月)及干预后(2019年1月—12月)超说明书用药情况。结果:干预后抗肿瘤药物超说明书用药发生率下降,按照病例数、用药医嘱条数、药品品种数计算,干预前发生率分别为42.30%、29.12%、67.65%,干预后发生率分别为30.00%、25.95%、51.16%。干预后超适应证用药、超用药人群用药比例明显降低(分别降至48.63%、3.83%)。对超说明书用药的临床医师按不同职称分类,干预后副主任医师、主治医师和医师的超说明书用药发生率有所下降，但差异无统计学意义（$P>0.05$）。结论：该院抗肿瘤药物超说明书现象与国内外研究结果相似，化疗药物为该院主要的超说明书用药抗肿瘤药物，通过临床药学干预，可改善超说明书用药发生比例及临床医师用药行为，协助临床做好抗肿瘤药物超说明书用药的工作，还可进一步加深和细化。［临床合理用药杂志，2021，14(25)：1-4］

临床药学在指导合理用药中的作用 观察临床药学在指导合理用药中的作用效果。方法：随机选取某院2018年1月至2019年1月施行临床药学干预的86例患者为观察组，另外，随机选取某院2016年12月至2017年12月未施行临床药学干预的84例患者为对照组，比较两组不合理用药情况，以及住院天数、药物总费用、生活质量等。结果：干预后，观察组不合理用药发生率（6.98%）低于对照组（17.86%），对比差异显著（$P<0.05$）；观察组住院天数、药物总费用少于对照组，但生活质量总评分明显高于对照组，对比差异显著（$P<0.05$）。结论：采用临床药学服务干预，有助于保证临床合理用药，避免不合理用药现象的发生，从而减短患者住院天数，减轻经济负担，提升患者生活质量水平，值得大力宣传、使用。［中国医药指南，2021，19(18)：83-84］

临床药学干预对医院不合理用药应用价值 探讨药剂科临床药学干预对医院不合理用药的应用价值。方法：选取2016年1月至2018年1月某院收治的70例患者为研究对象，纳入对照组，采用传统的管理模式。选取2018年2月至2020年2月某院收治的70例患者为研究对象，纳入观察组，采用药剂科临床药学干预，比较两组管理方法的质量评分以及患者用药不合理发生情况。结果：观察组剂量错误、剂型不适、用药重复、忘记服药等用药不合理发生率明显低于对照组（$P<0.05$）。观察组对高危药品的分类贮存、指派专人管理、独立存放、由双人核对验收、基数管理、有效期管理以及警示标识等高危药物管理达标率明显高于对照组（$x^2=6.915, 5.801, 4.561, 3.456, 3.456, 4.561, 5.801$；$P<0.05$）。观察组患者门诊患者抗菌药物处方比例、住院患者抗菌药物使用率、住院患者用药频率明显低于对照组（$P<0.05$）。结论：将临床药学引入医院药剂科日常工作，能够有效促进药剂科工作的发展及医院整体用药水平的提升，降低医院用药不合理、药品管理不良事件的发生。［中国老年保健医学，2021，19(02)：129-131］

老年管饲用药临床药学服务模式的建立及疗效评估 陶小妹等建立老年综合科管饲给药标准操作流程，评估其对用药错误和管饲并发症发生率的影响。方法：以2019年1月至6月老年科的管饲患者为对照组，2019年7月至12月的管饲患者为试验组。通过建立管饲药物的给药标准、管饲标准给药流程、管饲冲管流程、降低管饲腹泻措施、出现腹泻后的处理流程，并对医护人员进行同质化培训，对试验组患者进行干预，比较干预前后的不合理医嘱百分比、堵管率和腹泻率。结果：老年综合科管饲给药不合理医嘱百分比由干预前的19.35%显著降至7.89%（$P<0.05$）；临床堵管率由干预前的14.55%显著降至5.77%（$P<0.05$）；腹泻率由之前的11.82%显著降至3.85%（$P<0.05$）。结论：建立管饲给药、堵管、腹泻的标准化处理流程有利于减少用药错误的发生，同时显著降低管饲喂养并发症的发生率。［中国临床药理学杂志，2021，37(07)：899-901］

临床药学干预对呼吸内科合理使用抗生素的影响 探讨临床药学干预对呼吸内科合理使用抗生素的影响。方法：将2018年6月至2020年6月期间，某院呼吸内科收治的患者作为研究对象，共计80例，其中有40例患者在采用抗生素治疗时实施常规干预措施（对照组）；另外40例患者在采用抗生素治疗时实施临床药学干预措施（观察组）。比较两组患者应用抗生素治疗过程中不良反应发生率以及抗生素应用时长、住院时间情况。结果：两组患者不良反应发生率分别为25.00%、10.00%，观察组明显低于对照组，统计学差异显著（$P<0.05$）；观察组抗生素使用时长、住院时间均明显低于对照组，具有统计学意义（$P<0.05$）。结论：对采用抗生素治疗的呼吸内科患者，实施临床药学干预措施，能有效的降低患者发生抗生素不良反应的几率，缩短患者抗生素使用时长与住院时间，有助于提高抗生素的利用效率，值得应用。［黑龙江中医药，2021，50(02)：28-29］

临床药学服务减少中药用药不良反应的价值分析 分析临床药学服务减少中药用药不良反应的价值。方法：纳入某院2017年1月至2018年4月90例内科慢性病患者，数字表法分组，常规的中药应用组采用常规的中药治疗，中药临床药学干预组采用中药应用和临床药学干预进行治疗。比较两组满意程度；内科慢性病患者对中药机制的认知、用药的依从性、中药不良反应认知；药学干预前后证候积分和生存质量积分；中药使用不良反应。结果：中药临床药学干预组的满意度100.00%，高于常规的中药应用组的80.00%，$P<0.05$。药学干预前两组证候积分和生存质量积分接近，$P>0.05$；干预后中药临床药学干预组证候积分和生存质量积分的改善幅度更大，$P<0.05$。中药临床药学干预组内科慢性病患者对中药机制的认知、用药的依从性、中药不良反应认知更好，$P<0.05$。中药临床药学干预组中药使用不良反应更少，$P<0.05$。结论：内科慢性病患者实施中药应用和临床药学干预效果确切，可有效改善患者的病情，提高患者治疗的依从性，并提高其对中药的认知并有效控制病情，改善患者的预后。［中国医药指南，2021，19(02)：135-136］

临床药师参与药物治疗

临床药师参与感染性疾病药物治疗 临床药师参与感染性治疗已相当普遍，在用药、交班与查房的过程中，不仅加强了与医生之间的沟通交流，及时为其提供合理化用药建议，也能通过学习相关指南和文献提升业务水平，将自身的优势运用到临床，提高药物治疗的安全性和有效性。主要包括特殊人群的感染，如新生儿感染、妊娠期、肾功能不全患者、老年患者等；特殊部位感染或特殊合并疾病的感染患者，如各类外科手术术后感染、侵袭性肺曲霉病并糖尿病酮症酸中毒、血流感染、重症胰腺炎等；特殊病原微生物所致严重感染等；以及抗菌药物导致其他疾病，如肺炎患者使用头孢哌酮/舒巴坦后凝血功能异常。在1例妊娠合并肠道艰难梭菌感染的治疗中，患者长期使用广谱抗菌药且有其他多项艰难梭菌感染的高风险因素，临床药师建议病原学检测，确认艰难梭菌感染后，临床药师根据相关指南建议立即停用注射用哌拉西林钠他唑巴坦钠，指导患者口服溶于0.9%氯化钠中的注射用万古霉素，并对患者进行了妊娠期护肝、补铁和围产期抗凝的药学监护，最终取得较满意的临床效果。［抗感染药学，2021，18(07)：1047-1049；药学服务与研究，2021，21(05)：378-383］［抗感染药学，2021，18(12)：1822-1825］［海峡药学，2020，32(09)：110-112］［中国实用医药，2020，15(27)：150-151］［抗感染药学，2021，18(12)：1845-1847；药物流行病学杂志，2021，30(10)：695-700］［中国抗生素杂志，2021，46(08)：805-809］［临床肺科杂志，2021，26(08)：1294-1296；实用医药杂志，2021，38(07)：633-636+640］［中国医药导刊，2020，22(11)：811-815］［抗感染药学，2021，18(04)：570-574；实用药物与临床，2021，24(03)：256-260；中国药业，2020，29(22)：30-33］［中国抗生素杂志，2021，46(11)：1069-1073］［药学实践杂志，2021，39(02)：182-185］ （王　卓　胡晋红）

临床药师参与消化系统疾病药物治疗 消化内科疾病种类较多，临床症状不一，所以便需要临床药师参与消化内科用药实践以提高药物治疗的安全性和有效性。主要有克罗恩病；重度溃疡性结肠炎；肝硬化；肝衰竭等，其中涉及到的药物主要有乌司奴单抗、阿达木单抗联合沙利度胺；环孢素；还原型谷胱甘肽、门冬氨酸鸟氨酸、水飞蓟宾葡甲胺等保肝药；糖皮质激素等，解决了患者对临床应用较多的生物制剂原发无应答、自身存在激素抵抗等问题。［药物流行病学杂志，2021，30(08)：556-561］［中国现代应用药学，2021，38(02)：232-236］［抗感染药学，2021，18(10)：1547-1550］［中国医药科学，2021，11(10)：75-78+81］ （王　卓　胡晋红）

临床药师参与肿瘤患者药物治疗 临床药师参与肿瘤患者药物治疗不仅能使抗肿瘤药物服用个体化、科学化，还能最大限度地减少抗肿瘤药物不良反应的发生，保障抗肿瘤药物治疗患者的应用效果，提高其生存质量。临床药师参与一例先天性胆红素升高的局部晚期乳腺癌患者用药治疗，根据相关指南及患者自身情况为其制定个体化用药方案，即TCbHP(紫杉类+卡铂+曲妥珠单抗+帕妥珠单抗)方案，其中曲妥珠单抗和帕妥珠单抗引起肝损伤的不良反应很罕见，故可以按原剂量进行靶向治疗，但需密切监测肝功能；肝功能障碍的患者紫杉醇清除率明显降低，且紫杉醇肝毒性取决于药物输注持续时间，故要根据患者胆红素水平调整紫杉醇剂量。另外，临床药师亦对肿瘤科患者癌痛治疗进行了干预，应用效果显著，患者不良反应发生率降低且疼痛评估量表评分明显改善，促进了阿片类镇痛药物的合理使用及癌痛治疗规范化的发展。［临床合理用药杂志，2021，14(11)：156-158］［中国医院药学杂志，2022，42(05)：570-572］［中国药物应用与监测，2021，18(06)：409-412］

（王　卓　胡晋红）

临床药师参与内分泌疾病药物治疗 临床药师参与内分泌系统疾病的药物治疗能解决重复用药、特殊人群用药、药物相互作用、配伍禁忌和超说明书用药等相关问题。主要包括糖尿病、甲状腺功能减退、高尿酸血症等。除上述疾病外，临床药师还能参与某些特殊患者的临床分析，如临床药师曾参与一例乳腺癌合并甲状腺功能减退患者的药学监护，化疗期间甲状腺功能出现波动，考虑受曲妥珠单抗的血药浓度影响，因为单克隆抗体类靶向药物对甲状腺组织细胞损害明显，引起甲状腺功能紊乱概率较高，故有必要开展曲妥珠单抗血药浓度监测。另外，甲状腺功能减退会增加冠心病风险，曲妥珠单抗会引起心脏抑制，二者均能引起心肌细胞不可逆损害，故此患者需要提前监测心脏指标。［海峡药学，2021，33(12)：202-204］［药物流行病学杂志，2021，30(08)：552-555］［今日药学，2020，30(12)：851-853］［中国现代应用药学，2020，37(21)：2649-2654］ （王　卓　胡晋红）

临床药师参与抗凝及凝血相关疾病药物治疗 在一例溃疡性结肠炎合并下肢静脉血栓形成患者的抗凝实践中，临床药师根据指南建议：尽管患者存在便血现象，但仍应行抗凝治疗。根据患者症状及各项检验指标初期行达肝素钠注射液减量抗凝，后又考虑到患者发生消化道大出血事件的可能性较小，将其改为足量抗凝。出院带药改为口服抗凝药，考虑华法林儿童依从性差，故选用利伐沙班。临床药师后续随访3个月以观察患者有无皮下瘀斑、呼吸困难等症状。此病例临床药师全程参与治疗并实施药学监护和用药指导，有效提高了抗凝治疗的安全性和有效性。在一例肝硬化失代偿期合并门静脉血栓(PVT)形成的抗凝药物治疗中，考虑到肝硬化患者凝血功能异常，有一定出血风险，故进行抗凝治疗时要考虑安全性。临床药师查阅相关文献和指南后，确定患者无抗凝治疗相关禁忌证，后又对患者进行出血风险评估，结果显示患者属于低风险，故可行抗凝治疗。由于肝硬化患者凝血异常，INR 不能反映实际抗凝水平，因此华法林不适合此患者；该患者 Child-Pugh 分级为 C 级，会降低利伐沙班的全身清除率，导致利伐沙班暴露增加，加重出血风险。临床药师最终建议给予患者达比加群酯胶囊抗凝治疗，并在住院期间监测患者症状体征和血红蛋白、血小板等实验室指标，监测患者肝肾功能以保证抗凝治疗的安全性和有效性。[中国药物应用与监测，2021，18(05)：305-307][中国药师，2021，24(07)：320-322+330]

（王　卓　胡晋红）

↗ 临床药师参与呼吸疾病药物治疗　有文章研究了临床药师开展药学干预对哮喘和慢阻肺患者疾病管理的效果，结果表明接受药学干预的患者吸入制剂操作得分、对疾病的认知和预防得分、用药依从性得分均高于未接受的患者，这说明临床药师的药学干预有效提高了哮喘、慢阻肺患者自我疾病管理的能力。一名 ICU 患者痰气管导管病因为曲霉菌属，有免疫功能低下、糖尿病基础等真菌感染高危因素，并结合患者临床和实验室检查结果考虑患者是侵袭性肺部真菌感染。临床药师推荐伏立康唑为首选治疗，感染指标逐渐好转。拔管后出现谵妄表现，药师建议停用引起精神异常可能性大的药物伏立康唑，换用卡泊芬净，因为患者有低蛋白血症，可能会导致伏立康唑游离血药浓度增加。换药后患者精神症状较前好转，抗真菌治疗有效。[临床医药实践，2021，30(12)：920-923][中国社区医师，2021，37(27)：41-42]

（王　卓　胡晋红）

药物利用评价分析

↗ 我国药品集中采购实践的典型特征与启示　检索全国 31 个省(区、市)药品集中采购实施最新方案、公告等文件进行文献回溯，并使用 Cite Space 软件对 CNKI 数据库中药品集中采购相关文献进行可视化分析，分析我国药品集中采购实践的特征，提出相关发展路径建议。国家组织药品集中采购模式与省市级自主采购模式各有特点。对最终纳入的 814 篇文献进行可视化分析结果显示，带量采购、仿制药一致性评价、GPO 等成为近年来药品集中采购领域的研究热点。我国药品集中采购制度正逐步完善，应加强与群众的信息互通，打破独家中标制、采取措施防止“二次议价”，逐步规范集团化采购模式。[江苏卫生事业管理，2021，32(12)：1611-1615]

（黄　瑾　胡晋红）

↗ 中国医院抗肿瘤药物使用情况分析　评价国家医保目录调整、国家药品谈判等相关政策对医院抗肿瘤药使用的影响，为后续政策优化调整提供数据支撑。运用描述性统计分析方法，对全国医药经济信息网 2014—2019 年连续样本医院抗肿瘤药物的品种结构、价格水平、使用金额、使用量进行分析，同时对 2017 年版医保目录调整中涉及的抗肿瘤药使用变化情况进行分析。2014—2019 年，样本医院抗肿瘤药物通用名数量由 107 个上升到 129 个，但产品层面数量变化不大，新进及退出医院的数量保持稳定。6 年来抗肿瘤药使用金额及频度持续增长，增速高于全部药品，6 年复合增速分别达 17.10%、12.12%。其中，代谢拮抗剂、植物生物碱等传统抗肿瘤药使用金额及使用量占比逐步降低，而蛋白激酶抑制剂、单克隆抗体等新型治疗药品占比不断上升，但此 2 类品种进口产品的使用比例较高，进口金额占比分别为 67.85%、92.81%。2019 年，蛋白激酶抑制剂使用金额在所有抗肿瘤药小类中排名第一。2017 年医保目录调整后，虽然由于国家谈判带来价格降低，目录内抗肿瘤药使用金额增速及占比显著提升，但由于国家谈判采购政策实施，价格总体呈现下降趋势。结论：医院抗肿瘤药使用金额、使用量增速明显，近两年品种数有所回升。从用量上来看，医院使用抗肿瘤药物仍以传统化疗药物为主。新型抗肿瘤药物主要依赖进口，但使用金额已超越传统抗肿瘤药。国家医保目录调整及品种谈判降价效果明显，患者抗肿瘤药品保障水平显著提升。[中国医院药学杂志，2021，41(18)：1817-1822]

（黄　瑾　胡晋红）

↗ 上海试点医疗保险药品带量采购的实践与思考　介绍上海试点医疗保险药品带量采购的实践，采取了以下措施：设置质量门槛、选好试点品种、优化评标办法、保证质量稳定、确保货款支付、确保采购使用。上海试点医保药品带量采购涉及的药品品种较少，但试点与《意见》的指导思想完全契合，且在以下 6 个方面取得了初步成效：①重塑药品价格形成机制；②提升患者临床用药质量；③改善医药购销领域业态；④优化医疗服务费用结构，控制医药服务成本，提升医疗技术劳务价值，“腾笼换鸟”效应明显；⑤提高医保基金使用效率；⑥明确制药企业产业定位，呼应创新药物加快上市审批和医保准入。在分析试点特点、总结试点成效的基础上，思考药品集中带量采购当前正在及今后可能面临的挑战，建议通过引入综合评价、优化医疗保险支付等方式理性应对“后带量采购”时代的挑战。[中国卫生资源，2021，24(1)：24-28]

（黄　瑾　胡晋红）

↗ 全国 8 个省短缺药品清单分析及其集中采购策略研究　通过分析国家药管平台上各省发布的短缺药品清单，发现其涉及的治疗领域广泛，多数属于国家基药和国家医保药品。13 种短缺药品分为抗肿瘤药和免疫功能调节用药、消化道及代谢用药、神经系统用药等 8 种类别，短缺药品涉及的治疗领域较为广泛，相关药品的短缺将对临床用药产生较大影响。从生产企业数量及行业排名来看，大部分短缺药品有保供的基础，生产企业数最少有 3 家，最多有 96 家，平均为 20.46 家。若仅从获得注册批文的生产企业情形来看，13 种短缺药品不存在生产技术壁垒，具备生产供应能力，且具有开展招标采购的条件。短缺现状有望通过完善集中采购政策而改善。建议完善直接挂网采购、开展以市场份额为基础的带量采购、扩大定点生产范围、加强交易行为考核评价及结果应用，以促进短缺药品保供稳价。[昆明学院学报，2021,43(3):128-132]　（黄　瑾　胡晋红）

药品带量采购对患者医疗负担的政策效应研究　使用福建省高血压、糖尿病患者省内异地就诊信息面板数据，采用双重差分方法进行实证分析，评估“4+7”药品带量采购对降低患者医疗负担的政策效应。实施药品带量采购政策后，高血压患者的总医疗费用负担下降了 11.4%，其中药品费用负担下降了 13.8%，非药品费用没有出现显著上涨，患者自付费用负担下降；政策对降低患者总医疗费用、药品费用的效应随时间的推进而提升，对降低不同等级医院就诊患者医疗负担的效应存在异质性。在确保中选药品的可及性、使用中选药的约束力、加强非药品费用控制的前提下，实施药品带量采购政策可以有效降低患者医疗负担。[卫生经济研究，2021,38(4):28-32]　（黄　瑾　胡晋红）

国家药品集中采购政策背景下中选药临床换药率分析　通过对改革前后 1 年（2018 年 3 月 28 日至 2020 年 3 月 27 日）国产仿制中选药与非中选原研药临床换药情况进行分析，以评估通过一致性评价的仿制药在临床中的使用是否符合预期。针对在改革前后 1 年使用 13 种药品的患者进行国产仿制中选药与非中选原研药换药情况，利用 EXCEL 对数据进行分类统计。结果发现改革 1 年前后，使用 13 种“4+7”中选药对应的通用品的患者大部分专一使用国产仿制中选药或非中选原研药，出现国产仿制中选药或非中选原研药交换使用的患者比例较小，为 5.78%~20.78%。对换药人群进一步分析发现，绝大多数患者都为非中选原研换国产仿制中选，比例为 75.00%~94.85%，且 60.53%~85.96% 患者会使用 2 次及以上中选药。“非中选原研换中选，再换非中选原研”的患者仅占中选与非中选原研交换人数的 2.29%~18.31%，平均为 11.85%。另外，中选换原研的患者比例仅占中选与非中选原研交换人数的 0.00%~20.31%，平均为 5.52%。结论临床医生或患者愿意尝试使用国产仿制中选药，且大多数在使用一次后，愿意继续使用国产仿制中选药，较少患者会再换回非中选原研药。以上均侧面证明经过一致性评价的药品其使用效果也受到临床认可。[今日药学，2021(3):219-222,230]　（黄　瑾　胡晋红）

北京协和医院 17 种国家医保谈判抗癌药临床应用情况调查　了解国家卫生行政部门发布 17 种国家医保谈判抗癌药相关政策前后，北京协和医院相关药品的临床应用情况及变化趋势，以期为医院药品目录优化与调整提供参考。收集并分析 2017 年 12 月 1 日至 2019 年 11 月 30 日（2017 年 12 月 1 日至 2018 年 11 月 30 日为 2018 年度，2018 年 12 月 1 日至 2019 年 11 月 30 日为 2019 年度）北京协和医院 17 种抗癌药的全部门诊及住院处方数据。对患者基本信息、用药数量、用药金额、用药频度、限定日费用等进行统计分析。结果 2019 年度共 6881 例患者使用此 17 种抗癌药。其中，门诊患者 4713 例（68.5%），住院患者 2168 例（31.5%）。17 种抗癌药用药金额占本院全部抗癌药用药金额、全部药品用药金额的比率分别为 16.3% 和 3.8%；用药金额排名前 3 位的病种分别为胸部肿瘤、血液肿瘤和泌尿系统肿瘤；用药金额排名前 3 位的药物分别为奥希替尼、奥曲肽微球、克唑替尼，且用药金额与用药频度同步性好；限定日费用排名前 3 位的药物分别为维莫非尼、西妥昔单抗和伊布替尼。政策实施前已入院的 6 种抗癌药中，2019 年度用药金额和处方量分别同比增加 78.2%、89.8%；用药金额占本院全部抗癌药用药金额、全部药品用药金额的比率分别同比增加 54.4%、78.6%；与 2018 年度相比，2019 年度奥希替尼用量与用药金额均大幅增加，西妥昔单抗、阿昔替尼、舒尼替尼及奥曲肽微球用量增加而用药金额下降，培门冬酶用量和用药金额均显著下降。国家医保谈判政策促进了 17 种抗癌药在临床的使用，提高了用药可及性，亦导致药品费用有较大幅度增加。应加强对相关药品的临床应用监测和动态评估，在保障患者用药需求的同时促进合理用药。[协和医学杂志，2021,12(6):958-964]　（黄　瑾　胡晋红）

某肿瘤专科医院国家组织药品集中采购工作实践分析　在医院药事管理与药物治疗学委员会下成立“集采药品工作小组”，建立组织保障机制，制订工作方案，约定采购量任务分解到科，并与绩效挂钩，每月动态分析，根据各科室实际使用情况进行调整。约定采购周期结束后，对比分析“4+7”试点、第一批集采、第二批集采的药品用量、销售金额、处方数、次均药费、使用强度、约定采购量等相关指标。经过 3 个采购周期，医院的国家集采药品销售金额明显提高，增幅达 345.39%；约定采购量品种平均完成率为 316.85%，集采中选品种使用金额为未中选品种使用金额的 230.52%；“4+7”试点和第一批集采的中选品种处方数分别为非中选品种的 9.60 倍和 32.32 倍。中选品种全部完成约定采购量，中选品种用量较上一年同期显著上升，药品费用大幅下降，集采政策的实施取得了积极进展与成效，在一定程度上减轻了患者的药品费用负担。[中国药业，2021,30(24):12-15]

（黄　瑾　胡晋红）

价值医疗视角下国家药品集中带量采购在某公立医院

的实施效果评价 评价某公立医院对国家药品集中带量采购(以下简称"国采")政策的执行情况,以期为推进以价值医疗为导向的国采政策提供参考。对重庆市某公立医院涉及的国采中选的抗菌药物共计6个品种、12个品规进行具体分析。调取该医院国采实施前1年(即2019年4月20日至2020年4月19日)和实施后1年(即2020年4月20日至2021年4月19日)的药品使用数据,分析其价格变化、仿制药替代率、日均费用(DDDc)、实际节省费用等指标,提出问题及建议,并评估国采政策实施效果是否体现价值医疗的核心内涵。国采实施后,该医院中选抗菌药物价格平均降幅为63.44%,原研药价格平均降幅为27.38%,仿制药替代率平均为25.59%;该医院中选抗菌药物的DDDc均有不同程度下降,其中4种药物的降幅在10%~40%,盐酸莫西沙星片降幅达到80.14%;6种抗菌药物相较国采前共节省约52.13万元,其中进口药盐酸莫西沙星片和盐酸莫西沙星氯化钠注射液共节省49.53万元(占抗菌药物总节省费用的94.97%)。基于价值医疗角度的国采政策的价值主要体现在药品双通道管理机制提高了药品可获得性,可以有效控制医疗费用不合理增长、减少医保基金支出,有助于进一步减轻患者用药负担。而目前,国采政策实施面临的困难还包括药品价格需回归合理区间、外企需改变策略寻求突破、中选仿制药与原研药之间的质量差异会导致疗效差异等。[中国药房,2021,32(19):2410-2414] (黄 瑾 胡晋红)

↗ 集中带量采购政策对药品供应保障的影响 分析集中带量采购政策对药品供应保障存在的隐患,为今后的集采提出相关政策的完善措施。依据药品供应链理论,基于采购政策制度设计和实行效果,探究涉及药品短缺风险的环节。中标价大幅下降,原料药稳定供应存在隐患;独家配送不能保障基层地区药品可获得性;较大的地区差价易产生供应隐患,行政倾向的用药方式无法满足患者多样化需求。针对以上影响药品供应保障的风险因素,提出完善相关原料药政策,有序保障中选品种的生产与供给;提高配送商遴选标准,合理规划配送方式提高基层地区配送能力;缩小特殊品种地区间差价,实行梯度降价等方式满足临床用药需求的建议。[中国药事,2021,35(04):380-385]

(黄 瑾 胡晋红)

↗ 药品带量采购对患者医疗负担的政策效应研究 使用福建省高血压、糖尿病患者省内异地就诊信息面板数据,采用双重差分方法进行实证分析,评估"4+7"药品带量采购对降低患者医疗负担的政策效应。实施药品带量采购政策后,高血压患者的总医疗费用负担下降了11.4%,其中药品费用负担下降了13.8%,非药品费用没有出现显著上涨,患者自付费用负担下降;政策对降低患者总医疗费用、药品费用的效应随时间的推进而提升,对降低不同等级医院就诊患者医疗负担的效应存在异质性。在确保中选药品的可及性、使用中选药的约束力、加强非药品费用控制的前提下,实施药品带量采购政策可以有效降低患者医疗负担。[卫生经济研究,2021,38(04):28-32] (黄 瑾 胡晋红)

↗ 药品集中带量采购与医保谈判政策的协同作用 探讨药品集中带量采购(简称"带量采购")与医保谈判政策的协同作用。运用文献分析法、政策解读法、访谈法,从经济效益和社会效益两方面对带量采购和医保谈判的协同作用进行分析,针对药品供给与使用中出现的问题提出相应建议。结果与结论:带量采购与医保谈判在经济效益方面的协同作用包括优化医保基金管理,提升资金使用效率;优化医保基金支付环节,降低交易成本;推进医疗保障信息平台联网,降低信息交流成本。带量采购与医保谈判在社会效益方面的协同作用包括考核药品质量评价相关指标,完善药品质量评价体系;提高医疗服务水平,形成总额预算管理下的复合式医保支付方式;以市场撬动企业监管,减少政府监管压力。相关部门应继续加强对医疗机构的综合治理,减少不合理用药现象;加强政策衔接,避免医保药品调整政策执行不畅,使带量采购和医保谈判的政策红利更多地通过制度改革和资金优化配置等方式惠及人民群众。[中国药房,2021,32(15):1793-1799] (黄 瑾 胡晋红)

↗ "双通道"框架下的DTP药房管理模式研究 国家医保谈判药品"双通道"实施过程中,谈判药品在院外完成处方调配、供应、使用和监管行为,脱离了医院治疗控制系统和费用控制系统,存在较大的用药安全风险和基金控费风险。本文提出"两职能、一资质"管理模式,即完善DTP(direct to patient,即直面患者)药房"用药管理""审核管理"两项管理职能,以控制用药风险和基金风险;实施"DTP药房资质认证管理"资质遴选模式,强化DTP药房药学服务专业性,推进DTP药房成为"双通道"药品供应的主要端口,做好与患者、医生、供应商及医保经办管理方等多方主体配合协调,充分发挥DTP药房的前端驱动力。[世界临床药物,2021,42(09):725-733] (黄 瑾 胡晋红)

↗ 真实世界研究在医药领域的应用及研究方法 近年来,随着医学研究多样化证据的需求增加和大数据、人工智能技术的支持,真实世界研究成为世界学术界和产业界关注的焦点。为充分认识真实世界研究在医药领域的应用情况,并探究真实世界研究方法的差异和难点,结合PubMed、中国知网已发表的文献,按临床问题、药品问题、中医药问题三方面应用情况分类,并对其中使用的研究设计、样本量大小、统计分析等方法进行归纳总结,讨论研究中的注意事项并提供了解决办法,以期使真实世界研究发挥最大效用。[药学进展,2021,45(07):512-523] (黄 瑾 胡晋红)

伏立康唑相关肝损伤的真实世界研究 研究真实世界伏立康唑相关肝损伤的发生情况和危险因素，为临床安全用药提供参考。通过信息系统提取武汉市第一医院 2019 年 1 月至 2020 年 12 月使用伏立康唑的出院患者病历，根据《药物性肝损伤诊治指南（2015 年版）》对伏立康唑相关肝损伤进行回顾性分析，使用 Roussel Uclaf 因果关系评估法（RUCAM）评估因果关系，以国际医学组织理事会（CIOMS）的判断标准进行临床分型并进行严重程度分级，最后对发生药物性肝损伤的相关危险因素进行分析。结果：共纳入 266 例患者，肝损伤发生率为 8.3%，多发生于用药 14 天内，以肝细胞损伤型（50.0%）多见，轻、中度肝损伤占 95.5%。二元 Logistic 回归分析显示伏立康唑谷浓度越高，肝损伤的风险越高，具有统计学意义（OR = 1.607，95% CI：1.168 ~ 2.210，P = 0.004），且人血白蛋白水平降低可增加伏立康唑相关肝损伤发生风险，具有统计学意义（OR = 0.857，95% CI：0.754 ~ 0.975，P = 0.019）。伏立康唑用药期间需监护患者肝功能和血药浓度，特别是用药的前 14 天和低蛋白血症患者。［中国医院药学杂志，2021，41（19）：2006-2010］

（黄　瑾　胡晋红）

DTP 药房患者管理服务效果的真实世界研究 目的了解并评估 DTP 药房患者管理服务现状与效果。方法：本研究是一项基于院外 DTP 药房日常运营数据的真实世界研究，采用回顾性队列研究设计方法，利用全国 79 家 DTP 药房的销售及随访数据，建立了一个使用 PD-1/L1 类药物的肺癌患者队列。使用 Cox 回归分析方法探索购药时长和随访时长的影响因素。结果：12 226 名患者中，76.4% 为男性，中位年龄为 62 岁，其中低随访率组 1902 人（15.56%）、中随访率组 1448 人（11.84%）、高随访率组 8876 人（72.60%）。三组在中位购药时长与中位随访时长方面差异有统计学意义。Cox 回归分析显示，与更长的购药时长相关的影响因素包括参加慈善赠药项目（HR = 0.873，P < 0.001）、随访中曾经出现不良事件记录（HR = 0.761，P < 0.001）、随访接通率大于 70%（HR = 0.790，P < 0.001）；与更长的随访时长相关的影响因素包括参与慈善赠药项目（HR = 0.535，P < 0.001）、随访中曾经出现不良事件记录（HR = 0.689，P < 0.001）、末次随访中出现不良事件记录（HR = 0.763，P < 0.001）、随访接通率 30% ~ 70%（HR = 0.688，P < 0.001）和大于 70%（HR = 0.579，P < 0.001）。结论：DTP 药房开展的患者管理服务对于延长肺癌患者 PD-1/L1 类药物的治疗时间和随访时间具有积极作用。［医学新知，2021，31（03）：169-177］　　（黄　瑾　胡晋红）

热毒宁注射液在儿童患者中的药物利用研究及合理应用 分析热毒宁注射液在儿童患者中的用药合理性。抽取某院 2019 年 1 月至 2020 年 12 月期间应用热毒宁注射液的 0 ~ 5 岁住院患儿病历进行回顾性分析，结合药品说明书以及相关指导原则对药品用法用量、疗程、溶媒选择等方面进行合理性评价，并结合患儿年龄、体质量等信息，计算儿童药物利用指数（cDUI）。结果：纳入的 760 例病例中，给药频次和给药浓度的合理率为 100%，适应证不适宜 203 例（26.71%），用药疗程不适宜 182 例（23.95%），给药前后未冲管 11 例（1.45%），给药剂量不合理 2 例（0.26%）。不同年龄和体质量分组的患儿 cDUI 均大于 1。本研究建立的以 cDUI 为基础的评价方法在评估儿童用药合理性方面有一定的参考价值。［中国药物应用与监测，2021，18（6）：402-405］　　（黄　瑾　胡晋红）

296 例儿童患者脾多肽注射液应用合理性分析及药物利用研究 随机抽取 2018 年 6 月至 2019 年 5 月某儿童医院 296 例使用脾多肽注射液患儿的病历资料，结合药品说明书、《处方管理办法》《儿童临床使用免疫调节剂专家共识》以及患儿年龄、体重，建立儿童脾多肽注射液临床合理应用评分标准，包括适应证、药物剂量、溶剂种类、药物浓度、给药频次、联合用药和免疫功能检查等 7 项指标，对各项指标进行合理性评价，合理记 1 分，计算各指标合理率及总得分百分率，初步探讨脾多肽注射液在儿童患者中的合理用药评价方法。用药评价结果显示，得分率由高至低依次为药物剂量（100%，296 例）、溶剂种类（100%，296 例）、给药频次（100%，296 例）、适应证（97.97%，290 例）、联合用药（95.61%，283 例）、药物浓度（79.73%，236 例）、免疫功能检查（61.82%，183 例）。对患儿的体重进行分组分析，结果显示，单位体质量用药量与体重呈负相关。药物利用分析结果显示，儿童剂量药物利用指数（dose of children drug utilization index，dCDUI）随着体重的增加而降低，且低体重患儿的 dCDUI > 1，存在过度应用现象；高体重患儿的 dCDUI < 1，存在用药不足问题。不同体重分组患儿的儿童浓度药物利用指数（concentration of children drug utilization index，cCDUI）均 > 1，超浓度应用现象严重。应规范脾多肽注射液在儿童患者中的临床应用，促进合理用药。［中国医院用药评价与分析，2021，21（3）：358-361］　　（黄　瑾　胡晋红）

基于 PEERs 的国内他汀类药物经济学研究质量评估 了解国内他汀类药物经济学研究质量，明确其中需要改善和规范的关键点。方法利用《药物经济学评价报告质量评估指南》（简称"PEERs"）对中国学者已公开发表的他汀类药物经济学文献进行质量评估。结果共纳入他汀类药物经济学研究文献 66 篇，PEERs 符合率 27.3%，所有文献需在"结果的外推性、局限性和不确定性""药物经济学评价方法及研究设计类型的相关阐述""数据的完整性及其处理方法"等方面进一步完善。国内他汀类药物经济学研究总体质量仍待提升，推荐我国学者在撰写药物经济学评价报告时参照 PEERs 指南中的评价要素，更全面、严谨地阐述报告内容。［医药导报，2021，40（11）：1604-1608］

（黄　瑾　胡晋红）

慢病患者长处方的安全性评价 建立慢病患者处方安全性评价量表,评估长处方对患者药物治疗安全性的影响。根据知信行理论,利用德尔菲法设计评价量表。对量表的信度和效度进行检验后,对 2020 年 4 月 1 日至 6 月 30 日门诊慢病长处方患者用药安全性进行调查。此次专家设计的量表权威程度为 0.882,信度为 0.813,各问题的支持率大于 70%,变异系数均小于 0.25,具有良好的内容效度。慢病患者对慢病药物治疗的知识、认同度以及依从性方面的认同均超过 80%。但长处方组中有 20% 患者自行调整过药物或用法用量,显著高于正常处方组(11.7%);长处方组患者维持率高于正常处方组。长处方患者中认真阅读药品说明书的患者控制率高,约登指数达到 0.83。长处方对患者的治疗控制率高,疫情期间对于慢病稳定期的患者可开具长处方,但应重点提示患者治疗期间勿自行调整药物剂量,用药前应重视阅读药品说明书。[中南药学,2021,19(10):2189-2193.]

(黄 瑾 胡晋红)

前置审核

门急诊处方前置审核的综合分析 梁增冰等抽取广东省高州市人民医院门急诊处方前置审核实施前(2020 年 9 月—10 月)医院门急诊处方共计 153 910 张,门急诊处方前置审核系统实施后(2020 年 11 月至 2021 年 2 月)医院门急诊处方共计 271 967 张,对比分析门急诊处方前置审核系统的实施前后的效果,和调整规则前相比,调整规则以后系统审核不合理处方数上升,表明相关规则调整能够提高不合格处方检出率,确保病患用药合理安全有效。马悦等从医院管理信息系统(HIS)提取玉溪市人民医院处方前置审核系统上线前(2020 年 1 月—5 月)234 469 张处方和上线后(2020 年 6 月—10 月)368 926 张处方的相关数据,导入处方前置审核系统进行初始规则匹配后审方药师进行再审核,审核系统上线后处方合理率明显提高,由 83.48% 增至 90.91%,其中适应证不合理率由 10.31% 降至 7.29%,给药途径不合理率由 1.67% 降至 0.49%,药物用法及用量不合理率由 3.89% 降至 0.84%,人群禁忌不合理率由 0.12% 降至 0.07%,禁忌证不合理率由 1.56% 降至 0.16%,极大改善了临床合理用药水平,但处方前置审核系统收录的审核规则还无法满足新的药物治疗方案和实际诊疗要求,药师应不断学习专业知识并且了解学科最新动态,及时对审核规则进行更新维护,为医疗机构建立更加科学的处方质量管理体系提供参考。李毛等统计了浙江省宁波市北仑区滨海新城医院在 2019 年 1 月应用处方前置审核系统前后一年的门诊处方审核情况,2019 年的门诊处方审核合格率显著高于 2018 年($P<0.05$),2019 年门诊医师在处方审核效率、审核准确率、反馈处理效率的满意度评价上均显著高于 2018 年($P<0.05$),构建处方前置审核系统能够显著提升门诊处方审核质量,推动门诊合理用药管理质量的进步,同时改善门诊医师的满意度评价。王林等通过处方前置审核系统开展处方审核,建立广州中医药大学第二附属医院的处方审核机制,针对审方模式的建立、审方系统知识库的规则维护、药师审方能力的提高等问题,分别制定相应的对策,使医院门诊处方的合格率从开展前置审核前的 95.79% 上升到 98.57%,提高了处方合格率,促进临床合理用药。陈世雄等汇总芜湖市第二人民医院 2020 年 1 月至 2020 年 12 月处方前置审核系统的门诊干预数据,共审核处方 580 556 张,日均审核 1587 张,拦截处方 25 497 张,日均 70 张,干预后医师修改处方 13 736 张,有效干预率为 53.87%;分别抽查 2019 和 2020 下半年各 6 个月处方进行点评,前置审核系统运行后,全院处方合格率逐月升高,至 2020 年 12 月处方合格率为 99.01%,门诊处方前置审核系统工作模式可提高医院处方安全性,促进临床合理用药。沈巧芳等通过区域处方前置审核系统,回顾性分析 2019 年 1 月—12 月区域 13 家医院门诊处方的审核率、干预率、拦截率、合格率以及平均处方费用变化,发现 2019 年 1 月—12 月共审核区域门诊处方 416 万余张,总干预率达 4.38%,总拦截率达 0.64%,审核率达 100%;第四季度与第一季度相比,干预率从 6.82% 降至 2.62%,拦截率从 1.08% 降至 0.39%,区域门诊处方合格率从 93.19% 升至 97.85%,区域平均处方药品费用从(103.31 ± 40.25)元下降至(75.87 ± 31.18)元,通过区域处方前置审核系统,从事前、事中、事后 3 个维度全方位实现处方规范化、协同化、同质化用药管理,从而提高患者的用药安全,促进合理用药,降低患者的药品费用,改善药学服务质量。陈宝燕依据北京中医药大学深圳医院(龙岗)2020 年 11 月至 2021 年 3 月的门诊处方数据分组,对照组为 2020 年门诊患者的 204 325 张处方数,观察组为 2021 年推行前置性处方审核及干预工作后门诊患者中的 104 825 张处方数,分析两组门诊处方不合格种类情况,对比两组的系统审核不合理情况及门诊处方退回情况,发现在观察组的门诊处方不合格各项种类情况优于对照组,观察组的门诊处方系统审核不合理率(2.00%)低于对照组(10.00%),差异有统计学意义($P<0.05$),观察组中的修改成功率高(99.89%)于对照组(94.97%)差异有统计学意义($P<0.05$),及处方退回率(2.05%)也低于对照组(10.03%),差异有统计学意义($P<0.05$),开展门诊处方工作时,前置性处方审核及干预可有效提高处方质量,降低处方的不合格情况发生,有利于后续改善不合理现象,值得在门诊处方中应用。李彩云等统计南通大学附属东台医院 2018 年 5 月至 2019 年 4 月门急诊处方的处方审核率、处方干预率及处方合理率,并比较推行处方前置性审核前后的处方合理率,发现门诊处方审核率为 100%,处方干预率为 7.35%,处方合理率为 99.20%,急诊处方审

核率为37.04%，处方干预率为13.93%，处方合理率为97.67%，门急诊处方合理率均明显提高（$P<0.05$），处方前置性审核工作的开展使得门急诊处方质量明显提高，有利于保障病人安全、合理用药。中国人民解放军东部战区总医院于2019年2月实施处方前置审核，李薛梅等通过医院管理信息系统（HIS）以及天际审方系统对2018年6月至2019年9月的处方进行分析，实施处方前置审核后，处方不合理情况中药品剂型或给药途径不适宜下降了94.81%，遴选药品不适宜下降了58.43%，给药剂量不适宜下降了47.85%，门诊处方合格率有明显提升，有效干预了不合理处方，对提高处方合理性，促进门诊合理用药有着重要的推进作用。刘玲等比较同济大学附属上海市第十人民医院前置审方系统使用前后的不合理处方率，前置审方系统使用后，事后点评门诊不合理处方率由3.43%降至0.47%，门诊药房窗口拦截不合理处方率由0.299%降至0.056%，前置审方系统审核不合格率为25.1%，医师主动修改率为65.7%，药师干预问题处方成功率为87.5%，前置审方系统的应用能有效拦截不合理处方，可提高工作效率及用药合理性。刘少志等选取广州医科大学附属第三医院2020年10月至2021年1月采用处方前置审核系统进行审核干预的门诊药房药师审核处方575 884张为干预组，选取2019年10月至2020年1月未采用该系统审核的门诊药房药师审核处方415 808张为对照组，比较不合理处方数、不合理处方类型，前置审方上线之后药师人工干预处方占比从1.38%下降到0.13%，差异有统计学意义（$P<0.05$）；干预组诊断与用药不符、用法用量不适宜、重复用药、配伍不当发生率明显低于对照组，差异有统计学意义（$P<0.05$），利用信息系统辅助审方，能够提高医院合理用药水平，降低医疗风险，保障患者用药安全，提升患者满意度。武永斌回顾分析河南省洛阳市妇女儿童医疗保健中心2017年1月—12月开出的处方1000张，采用抽签法分观察组（处方前置审核系统）与对照组（未使用处方前置审核系统）各500张，观察组处方合格率高于对照组，而适应证未掌握、用法用量错误、药物互相作用、重复性给药、给药途径错误与给药年龄不适宜的不合理处方较对照组低，观察组医师满意率高于对照组（$P<0.05$），前置审核系统能提高医院处方的质量，减少不合理处方发生，提高医师满意度且激发药师服务热情，为患者用药安全提供可靠保障。张金珠等在南京医科大学附属苏州科技城医院成立品管圈，以“提高门诊处方前置审核系统审方正确率”为主题，利用鱼骨图、80/20法则分析影响门诊处方前置审核系统审方正确率的原因，拟定对策，对策实施后，因超说明书用药导致的假阳性处方数从改善前的692张降低到改善后的40张，因药品单位不统一导致的假阳性处方数由改善前的412张降低到改善后的16张，因药品超量未拦截导致的假阴性处方数由改善前的156张降低到改善后的22张，目标达标率为103.10%，进步率为40.43%，有效降低“假阳性”和“假阴性”问题发生率，提高医生对前置审核工作开展的配合度，促进审方工作的顺利进行，提高患者的满意度。高悦等通过上海市松江区中心医院HIS系统及前置审方系统比较2019年3月—8月（前置审方前）、2020年3月—8月（前置审方后）所有门诊处方的合格率、不合理类型及处方占比、药师干预成功率，前置审方系统运行后处方合格率由83.28%升至95.33%，药师干预成功率为60%左右，不合理处方占比以适应证不适宜比例最高（约63.01%），用法用量占比10.87%、相互作用占比5.11%、禁忌证占比0.44%，表明前置审方系统可明显提高处方合格率、提升药师干预成功率，减少审方时间，对规范医师处方行为、提高处方质量有积极作用，但在系统运行期间也显现了人工智能的一些缺陷，有待于后续进一步改进。赵成龙等分析河南省人民医院2018年1月—6月处方前置审核系统上线前的处方和2019年1月—6月、2020年1月—6月处方前置审核系统上线后的门诊处方的处方合理率以及不合理处方类型的变化，与2018年1月—6月相比，2019年1月—6月以及2020年1月—6月门诊处方的平均合理率显著提升，“开具处方未写临床诊断或临床诊断书写不全”“遴选药品不适宜”“药品剂型或给药途径不适宜”和“用法、用量不适宜”的不合理处方在门诊处方中的占比随着前置审方系统的完善明显降低，同时一些不合理问题如“适应证不适宜”和“不良药物相互作用”随着系统的完善更多地显现出来，处方前置审核系统的建立有效地提高了医院门诊处方合理率和处方质量。谢珊珊等借助合理用药软件收集南昌市第二附属医院2020年1月—4月开展处方前置审核的门急诊处方，分析对不合理处方的干预效果，收集2019年9月—12月的处方作为对照组（仅进行事后点评）、2020年1月—4月的处方作为干预组（开展处方前置审核，并进行事后点评），比较干预前后不合理处方情况；进一步选取2019年11月—12月被软件系统拦截的处方作为拦截对照组、2020年1月—2月被拦截的处方为拦截干预组，比较干预前后处方拦截情况，评价前置审核对医师开方行为的影响；以2020年4月获取的108 992张处方为对象，分别采用传统模式（即全人工审核）与信息化模式（即软件辅助人工审核）进行事后点评，比较两种模式下的处方事后点评效果，发现2020年1月—4月，药师开展前置审核处方共2393张，其中合理处方1387张（占57.96%），不合理并进行干预的处方1006张（占42.04%）；药师干预后医师返回修改处方数983张，干预成功率为97.71%，与对照组比较，干预组的门急诊处方总体不合理率、各类型处方不合理率均显著降低（$P<0.001$）；与拦截对照组的拦截处方数（1402张）比较，拦截干预组的拦截处方数（721张）显著降低（$P<0.001$）；与传统模式比较，信息化模式下需要人工事后点评的处方数及“假阳性”处方数显著减少，且发现的不合理处方数显著增加（$P<0.001$），药师借助合理用药软件开展处方前置审核，可显著提高门急诊处方的合理率，在信息化模式下进行处方事后点评，可在降

低药师工作强度的同时提高点评的准确度。叶景乔随机抽取广东省湛江市第四人民医院2018年1月至2019年1月未行处方前置审核的87 652张门诊处方纳入实施前,另随机抽取2019年2月至2020年2月行处方前置审核的88 241张门诊处方纳入实施后,实施后不合理处方率为1.43%,低于实施前的5.73%,处方干预率为100%,高于实施前的23.05%,差异有统计学意义($P<0.05$);实施后适应证不适宜、配伍禁忌发生率为8.56%、0.79%,低于实施前的13.06%、3.07%,差异有统计学意义($P<0.05$),处方前置审核可提高门诊处方干预率,减少不合理用药发生,利于促进院内门诊合理用药,但仍需审方药师不断学习,进一步完善系统规则,以更好地降低用药安全隐患。李秀荣等探讨处方前置审核系统在门诊处方审核及药师循证用药分析能力的作用。利用处方前置审核系统处方审核功能、点评功能、多维度统计功能,再结合药师审核处方技能,比较2018年7月—12月与2019年7月—12月处方点评结果,统计2019年7月处方前置审核系统上线后系统审核处方结果,汇总分析实施处方前置审核后药师补充系统规则的内容。2018年下半年处方点评合理率为99.07%,2019年下半年处方点评合理率平均值为99.74%($P<0.05$)。2019年7月实施处方前置审核后7-12月医生主动修改处方的数量是6070张,占系统审核总数的0.64%;医生主动提交给药师审核的处方数是2903张,占系统审核总数的0.31%;药师成功干预处方为74.87%。药师补充33条主要规则。处方前置审核系统在门诊处方审核中规范了医生处方行为,提高了处方质量,对药师用药分析能力提高起到推动作用。李震岳等分析医院门急诊处方前置审核现状,初步建立处方审核工作评价方案,完善前置审方模式。医院自2020年8月起开展门急诊处方前置审核,2020年3月—7月为实施前,2020年8月—12月为实施后,比较实施前后处方合格率,并对实施后审方药师处方审核质量、审方耗时、处方审核打回率、医师处理率进行统计。实施后处方合格率显著高于实施前($P<0.01$)。实施后仍存在处方超时通过较多、不合理处方干预不足、审方药师间评判标准和效率存在差异、医师处理率有待提高等问题。医院门急诊处方经前置审核后,处方合格率明显上升。通过实施处方审核质量管理、统一处方审核标准、完善审方系统规则、加强与医师沟通、坚持审方药师继续再教育,以进一步完善处方前置审方工作。山东省立第三医院王鑫等根据临床合理用药要求,为进一步提高临床合理用药水平,最大限度地减少药物不良事件和医疗纠纷的发生,利用信息技术建立门诊处方前置审核系统。主要介绍处方前置审核系统的设计理念、实现方法及其工作流程,并对系统运行前后门诊用药各相关评价指标进行分析。通过系统应用,临床合理用药管控工作得到加强,既降低了药物不良事件的发生率,又提高了临床合理用药工作规范化水平。张清华等探讨门诊药师处方审核工作持续改进方法。北京市某三甲综合医院门诊药师通过对处方审核从药品适应证与用法用量、给药途径与用法用量、禁忌证、重复用药、超适应证以及医院信息系统(HIS)中药品规格单位与处方审核系统限量单位匹配等途径,实施基础规则库持续自主维护。分析持续改进6个月对门诊处方不合格率、处方审核药师干预不合理处方成功率、处方审核系统假阳性率的影响。该院门诊药师对处方审核系统基础规则库进行自主维护修订6个月以来,共修订审核规则137条,涉及的主要规则类型为“用法用量”(24.8%)、“禁忌证”(21.9%)、“重复用药”(17.5%)和“适应证”(16.1%)等;门诊处方不合格率从0.54%降至0.22%(降幅近60.0%),并呈现持续下降趋势;药师事前通过处方审核系统干预不合理处方成功率由84.0%上升至92.0%,系统审核假阳性率从78.0%下降至45.0%。药师对处方审核软件基础规则库进行持续自主维护修订是提升门诊处方审核工作质量的有效方法。为规范医疗机构处方审核工作,根据襄阳市中心医院的实际情况,通过信息化手段,建立处方前置审核系统,实现门诊处方和住院医嘱审核机制。该系统的应用,保障患者用药安全,提高处方合格率,提升药学服务水平。处方前置审核系统上线前,医生开立医嘱后,直接进入到门诊缴费/住院医嘱执行扣费环节,临床药师只能事后进行处方点评,这种药师不参与审方的流程方式存在不合理用药风险。系统上线后,在医生开立医嘱和患者缴费之间增加审方环节:医生开具处方/医嘱后,首先由系统根据预置规则进行自动审查,系统审查合理的处方直接进入到缴费环节,审核不合理的问题处方/医嘱返回医生修改或进入到审方中心,由审方药师进行人工审方,药师审核合理的处方/医嘱进入到缴费环节,审核不合理的问题处方/医嘱与医生沟通后可以进行双签确认执行或是返回让医生修改,直到通过后进入到缴费环节。于海霞等分析处方前置审核系统在医院门诊处方的应用情况。分别选择2018年1月至10月和2019年1月至10月的本院门诊处方,比较干预前后不合理处方情况。干预后处方合格率呈上升趋势,处方前置审核干预成功率呈上升趋势。处方前置审核系统有望在促进合理用药发挥重大作用,从而提高药师工作效率,辅助临床合理使用药品。朱赟构建基于循证药学的处方前置审核系统,提升药学服务质量。基于客户/服务器模式和浏览器/服务器模式的混合构架,进行处方前置审核系统的设计,系统模块包括医嘱审核、医嘱拦截、即时通讯、医嘱点评、前置审核、审核配置、发药端审核、数据统计等,按照处方前置审核系统进行流程调整,充分发挥审核药师的药学服务职能,门诊药房2019年1月起应用处方前置审核系统,分别统计2018年、2019年门诊药房的处方审核情况,并于不同时期各随机抽取60名门诊医师进行满意度调查。2019年门诊药房处方审核合格率显著高于2018年($P<0.05$);2019年门诊医师在减少处方风险、反馈即时性、药学专业指导的满意度评价上显著高于2018年($P<0.05$)。基于循证药学进行处方前置审

核系统的构建，能够显著提升门诊药房的处方审核质量，充分发挥了药师在处方审核中的作用，加强了药房与临床医师的沟通，获得了门诊医师的肯定。孙惠萍等分析某院及四家社区卫生中心 2019 年 6 月—11 月期间门诊处方，对比处方规则库上线前后的处方合格率变化。2019 年 9 月—11 月门诊处方点评结果发现，处方问题类型占比有下降趋势，处方合格率从 6 月的 89.07% 逐步好转到 11 月的 93.54%，处方合格率有了稳步的提升。处方规则库的构建和完善为区域审方中心的构建提供了先决条件，同时为后续上线前置审方作积淀。刘晓等介绍前置审方系统工作模式，对比系统实时模式相对于定时人工模式的优势和问题，分析假阳性的原因。系统实时模式效率更高，能很好解决简单规则问题，但在复杂临床问题上系统假阳性较高，且假阴性时具有更高风险。前置审方系统在临床用药风险防范、合理用药及药事管理等工作中具有重要意义，药师需要成为系统的建设者，并从建设中培养信息化人才。刘金玉等探讨华中科技大学同济医学院附属同济医院进行处方前置审核模式构建的实践经验，为综合性公立医院的处方前置审核模式提供参考。借助合理用药监测系统，该院药学部、医务处、门诊办公室、临床各科室以及信息科多向沟通，共同制定基于循证且符合该院临床实践的个性化审方规则库。内容包括超多日用量、剂量范围、超说明书用药、重复用药、相互作用以及不良反应等 27 个模块。结果：截至 2020 年 8 月，该院已经对 27 个模块合计 62149 条规则进行个体化制定，既提高了处方合理率，又减少了系统假阳性问题对临床开具处方的干扰。从 2019 年 5 月份开始，门诊慢病处方、抗菌药物和辅助用药管控陆续上线。2019 年门诊次均药费较 2018 年同比下降 4.8%；I 类切口预防性抗菌药物使用率和特殊级抗菌药物使用率环比下降 11.41% 和 11.98%；全院辅助用药占比环比降幅达 18.45%；医生对于系统审核规则的接受度逐渐提高，达到 91.15%。基于多学科协作和循证实践的模式是顺利推进处方前置审核工作的必要条件，处方前置审核在一定程度上促进合理用药，防范医疗风险，值得推广。李小露等成立品管圈小组，通过现状调查、原因解析，明确 7 项问题真因，制定针对性方案，从建立全要素管控举措、优化软件功能及流程、打造个性化规则库 3 方面予以改进。结果前置审核环节处方合格率由 74.64% 提升至 95.87%。结论开展品管圈活动可有效提高前置审核环节处方合格率，规范前置审方流程，减少用药错误发生，践行了优质用药服务理念，保障了患者安全。袁涛等对新疆克拉玛依市中心医院处方审核中心实现处方事前审核的实践及体会显示：处方前置审核有效降低了本院门诊及互联网医院的不合格处方比例，提高了处方合格率，提升了用药安全性及合理用药水平，有效提升了药学服务水平；本院特此成立审方中心，外派发药药师参加审方药师培训班，提升处方审核能力，促进药学专业人员由供应销售型向专业技术型转变；通过事前审方干预规范了医师处方行为，同时采取系统限定处方病种、严格限定适应证等措施降低了本院门诊药占比，由于门急诊患者数量较多，病情存在多样性和复杂性，用药方面也具有一定的特殊性，因此通过加强门急诊药房的干预，提升药师的专业技能及干预能力对提高患者用药安全性尤为重要。卢圆圆等结合临床实际，优化处理处方前置审核系统中临床意义不明确的相互作用拦截，保障临床合理用药。通过对处方前置审核系统静默 2 个月运行期中拦截到的所有案例进行人工筛查，利用 UpToDate 中 Lexicomp 相互作用数据库，以及 PubMed、马丁代尔药典、最新临床指南等数据库查找循证医学依据，并与临床医生进行沟通和反馈，确定为具有临床意义的药物相互作用则保留红灯或黑灯拦截。系统共拦截到药物相互作用问题 620 个，其中 186 个（30%）缺少足够的循证依据或未发生相互作用，可以取消拦截或者降低提醒级别。处方前置审核系统中内置相互作用审查规则，需药师进行全面人工筛查，根据最新循证依据以及临床用药实际情况，做出符合临床用药习惯的特有知识系统数据库，保障临床合理用药。万瑾瑾等采用 PDCA 循环理论，通过计划、执行、检查、处理四个阶段逐步对合理用药软件药品规则库进行规则持续优化，卡方检验对比优化前后不合理处方率及占比分配。以用法用量为主进行假阳性规则梳理的第一轮 PDCA 后，用法用量的不合理率显著下降（首次优化前的 16.94% *vs* 首次优化后的 8.58%，$P<0.01$），整体处方不合理率也显著下降（首次优化前的 24.28% *vs* 首次优化后的 16.08%，$P<0.01$），无适应证处方不合理率差异无统计学意义（首次优化前的 7.25% *vs* 首次优化后的 7.27%，$P=0.876$）。以适应证为主的第二轮 PDCA，各类型处方不合理率均进一步显著下降（整体处方不合格率，再次优化前的 16.08% vs 再次优化后的 4.94%，$P<0.01$）。PDCA 循环法使处方审核系统的规则库得到了优化，提高了合理用药软件处方审核的质量与效率。曾露等通过精细化设置处方审核规则，总结门诊及住院处方审核系统的重复用药警示中存在的问题，对问题的合理性进行分析，并对不合理警示进行规则修改。自 2020 年 7 月中旬精细化设置重复用药规则后，药师干预问题处方成功率显著提高，重复用药红灯警告百分率和门诊处方不合理率逐步下降。结论：本院对处方审核系统进行精细化规则设置有利于提高临床用药合理性，提高临床医生对处方审核的接受程度和药师的工作效率。谢灵波等回顾性分析本院 2019 年 5 月至 2020 年 3 月处方前置审核相关评价指标的变化。经过优化合理用药系统审方规则库，加强药师医师沟通，制定相关流程制度等一系列措施，审方药师干预成功率、医师提交后自主返回修改处方率呈上升趋势，发药窗口拦截的不合理处方数呈下降趋势。处方前置审核闭环管理模式有利于处方前置审核顺利推行，有利于促进医师修改不合理处方，有利于促进合理用药，更精准保障患者用药安全。李汶睿等检索 PubMed、Cochrane 图书馆、Embase（Ovid 平台）、中国知网、中

国生物医学文献数据库、维普网和万方数据库，检索时限均为建库起至2020年3月，收集我国医疗机构开展处方前置审核工作情况的研究。对符合纳入与排除标准的文献进行资料提取后，进行描述性分析。共纳入38篇文献，涉及医疗机构29所，其中三级甲等医疗机构25所（86.21%）、综合性医疗机构22所（75.86%），工作开展时间为2007—2019年；84.62%的医疗机构采用“系统审核+人工复核”的审核模式，审核处方主要为门（急）诊处方（76.00%），采用该模式的医疗机构主要采取审方药师对系统拦截的问题处方再次复核的模式；8所医疗机构平均问题处方人工复核时间在60s以内；16所医疗机构报道的审方药师人数为1~8人，1所医疗机构报道的审方药师学历为本科及以上，6所医疗机构报道的审方药师职称为中级及以上（83.33%），11所医疗机构报道以专职审方岗位为主（90.91%）。处方前置审核工作的问题处方干预成功率为93.99%，且可提高医疗机构处方合格率。医疗机构处方前置审核工作取得了一定效果，但仍面临信息系统不完善、审方药师能力不足以及医师药师沟通不畅等问题，将是未来开展处方前置审核工作需注意的方面。［智慧健康，2021，7(34)：126-128+132；现代医药卫生，2021，37(22)：3943-3946；中医药管理杂志，2021，29(22)：106-107；广东药科大学学报，2021，37(06)：41-45；中国药事，2021，35(11)：1314-1321；中国现代应用药学，2021，38(21)：2736-2740；智慧健康，2021，7(25)：145-147；安徽医药，2021，25(07)：1471-1473；安徽医药，2021，25(07)：1477-1479；中国药业，2021，30(12)：17-20；中国药物经济学，2021，16(06)：101-104；医学理论与实践，2021，34(11)：1986-1988；名医，2021，(08)：181-182；中国药事，2021，35(04)：479-486；药学服务与研究，2021，21(02)：146-149；中国药房，2021，32(07)：876-880；北方药学，2021，18(04)：101-103；中国数字医学，2021，16(10)：65-70；中医药管理杂志，2021，29(19)：232-234；医学信息，2021，34(13)：20-22；医药导报，2021，40(07)：967-972；解放军医院管理杂志，2021，28(06)：542-543；中国老年保健医学，2021，19(03)：19-20；中医药管理杂志，2021，29(10)：111-112；云南医药，2021，42(02)：145-147；中国处方药，2021，19(03)：50-51；中国数字医学，2021，16(03)：18-22；中国医院药学杂志，2021，41(09)：948-952；中国卫生质量管理，2021，28(02)：74-78；山西医药杂志，2021，50(02)：265-267；中国药师，2021，24(01)：105-108；中国药师，2021，24(01)：105-108；药品评价，2021，18(12)：712-715；药物流行病学杂志，2021，30(06)：388-392；今日药学，2021，31(07)：553-556+560；中国药房，2021，32(05)：524-529］

（安会杰　马文聪　秦译炜　吴新荣　胡晋红）

↗ 医嘱前置审核的综合分析　耿伟等根据《处方管理办法》及《医院处方点评管理规范（试行）》等规定，对住院药房2019年1月—12月的1 883 166例处方前置审核记录进行分类统计，评价干预效果，提出改进意见，通过改进审方系统，成立审方中心，提高工作效率。2019年，本院住院不合理医嘱共39 893例，审核不合格率为2.12%，干预效果较为满意，但是审核过程较为耗时费力，且存在不同药师对医嘱审核标准不一致的现象。经过审方系统改进与审方中心的建立，医嘱不合格率下降，与临床的沟通效率提高，审方标准得到统一，药师分工的合理性、医嘱审核及不合理医嘱的修改率均有显著提高。医嘱前置审核工作的有效开展，住院医嘱不合格率降低，干预效果提高。同时，处方前置审核与处方点评相结合，医师处方质量和住院药师医嘱前置审核能力明显提升。郭敏等收集该院处方审核系统2020年4月—9月门诊及住院所有给药途径监测数据，对红灯警示的不适宜给药途径，进行回顾性分析。根据循证证据及其等级结合该院临床实践，探索给药途径的精细化审核规则，该院2020年4月—9月给药途径红灯警示问题总数为5328例，主要发生于静滴、外用、漱口、鼻饲管注入等给药途径，根据红灯警示问题结合该院实际情况，迄今共维护给药途径自定义审核规则800多条。基于循证证据级别结合临床实际治疗需求构建具有医院特色的审核规则库，根据药物性质、科室治疗特色综合考虑患者病情特征进行给药途径的精细化审核，同时完善医生端HIS系统与PASS系统信息对接，对于减少医院给药途径不适宜问题，规范合理用药尤为重要。张寿添等审核药师通过医院医嘱前置审核系统，对福建医科大学附属第一医院2020年1月—6月，各临床科室每日临时医嘱及长期医嘱进行前置审核，针对不合理医嘱及时干预并分类统计。共回退不合理医嘱41条，其中临时医嘱19条，长期医嘱22条，主要存在临床诊断不全、用法用量不适宜、联合用药不适宜、给药人群不适宜、麻醉药品使用不合理、抗菌药物使用不规范等不合理情况。处方前置审核可以提高医嘱质量，减少不合理医嘱，保障临床用药安全。陈春燕等抽取审方系统完善前（2019年10月1日至2019年10月31日）的相关数据作为对照组；审方系统完善后（2020年4月1日至2020年6月31日）的相关数据为观察组。以两组的医嘱审核情况及重点监控药品的点评情况作为评价指标。审方系统完善前后医嘱审核情况如下：审方系统完善后需药师审核的医嘱数量显著减少，药师有充足的时间在了解患者病情的基础上审核医嘱的适宜性。审方药师人数减少至原来的一半，优化了人员配置。医嘱干预率提高至4.54%，医嘱合理率提高至99.48%，两组差异均具有统计学意义（$P<0.05$）。审方药师复核观察组所有经系统审核通过的不合理医嘱（即假阴性医嘱），假阴性率为0.01%，并根据假阴性医嘱的情况进一步完善用户规则。王红霞等研究建立医嘱审方系统，构建合理用药管理体系在临床合理用药水平的应用价值。随机选取医院2019年7月—12月期间实施医嘱审方系统后的870张门诊处方为实施后；并随机抽取2019年1月—6月期间实施医嘱审方系统前的870张门诊处方为实施前。对实施前后不

合格处方情况进行评价。实施后不合格处方发生率低于实施前($P<0.05$)。对临床合理用药管理建立医嘱审方系统可以有效减少不合格处方发生情况,提高管理质量。费思思等统计分析2020年1月至2020年12月浙江大学医学院附属第一医院审方药师基于合理用药软件干预的医嘱审核失误,共计103件医嘱审核失误的主要原因包括录入错误未审出34件(占总数33.01%),浓度错误未审出15件(占总数14.56%),配伍错误未审出12件(占总数11.65%),重复医嘱未审出9件(占总数8.74%),剂量错误未审出9件(占总数8.74%),溶媒选择错误未审出9件(占总数8.74%),用药疗程错误未审出6件(占总数5.83%),给药途径错误未审出4件(占总数3.88%),输液配置容量问题未审出4件(占总数3.88%),频次错误未审出1件(占总数0.97%)。实行人机结合医嘱审核模式后,医嘱审核失误率从最高的0.466件/万件医嘱,降低至0.116件/万件医嘱。建立"审方药师结合合理用药软件"的人机结合医嘱审核模式可以通过对合理用药规则不断的维护与修正,持续提升医嘱审核质量,促进医院合理用药工作的开展。宗宇桐等对首都医科大学宣武医院2019年6月—7月骨科、呼吸科、血管外科及肾内科的住院医嘱分别进行信息化审核与人工审核,对审核检出的DRP进行分类统计,将不同审核方式所产生的审核结果进行对比,并检测信息化审核系统的DRP检出率、敏感度、特异度、阴性预测值及阳性预测值。4个病区医嘱的DRP共计1629条,信息化检出879条,人工检出981条。信息化医嘱审核系统的DRP检出率为4.64%,敏感度53.96%,特异度72.60%,阳性预测值15.62%,阴性预测值94.38%。人工审核与信息化审核对不同类型DRP的检出率差异均具有统计学意义(均$P<0.001$)。当前该院的医嘱审核系统规则仍需改进,系统或药师单独审核均有可能遗漏某些重要的DRP,可考虑采取系统与药师相结合的方式审核DRP。[新疆医学,2021,51(12):1341-1344;中国医院药学杂志,2021,41(12):1258-1263;海峡药学,2021,33(08):156-158;药学服务与研究,2021,21(04):308-310;中医药管理杂志,2021,29(04):94-95;中国现代应用药学,2021,38(19):2437-2440;临床药物治疗杂志,2021,19(03):65-70]

(黄琳琅　马文聪　秦译炜　吴新荣　胡晋红)

儿科用药的前置审核　张奇等建立儿科用药信息库,按循证医学证据等级规范对儿童超说明书用药进行评价;结合儿科用药特点设定处方前置审核规则;对处方/医嘱进行人工及系统点评,比较人工及系统审核一致性,计算合理处方报错率(假阳性)及不合理处方通过率(假阴性);比较前置审核系统上线前后处方/医嘱合格率,比较系统上线前后门诊退药率;通过问卷方式调查医师使用满意度。前置审核系统与人工审核一致率为94.40%,假阳性率为2.51%,假阴性率为3.09%;系统上线前后处方合格率分别为82.13%、87.91%,合格率提升5.78%($P<0.01$);门诊退药率由21.94/10 000降至13.35/10 000($P<0.01$);医师满意率为93.75%。设计的处方/医嘱前置审核系统适用于儿科用药特点,可提高处方的合格率,降低退药率,得到医师认可,值得同行借鉴。赵成龙等调取河南省人民医院2017年1月至2020年12月的儿科处方241 026张,利用合理用药系统进行处方点评,分析处方相关指标变化情况。河南省人民医院儿科就诊患儿中药物治疗占比48.45%,人均药品2.28种。实施处方前置审核后,儿科处方合格率从2017年的63.82%提高到2020年的93.73%,药品金额占比分别从2017年的59.29%降为2020年的48.43%,中成药使用率、静脉输液使用率、抗菌药物使用率均明显下降,国家基本药物使用率明显升高。处方前置审核系统可以提升儿科处方合理性,保障患儿用药安全。董税田等收集2017年1月1日至12月31日住院手续的患儿的档案信息,统计儿童医师的医嘱中经系统分类情况。期间6947条住院医嘱中,蓝色警示医嘱187条,黄色警示医嘱301条,红色警示医嘱15条;红色警示住院医嘱中,以重复用药较为常见,其次为用药指征不适宜,遴选药物不合适。蓝色警示医嘱、黄色警示医嘱,以氨基酸葡萄糖注射液使用方法警示的医嘱占11.89%,注射同阿昔洛韦使用方法警示的医嘱占10.04%。[河南医学研究,2021,30(12):2166-2168;山西卫生健康职业学院学报,2021,31(02):7-8]

(黄琳琅　吴新荣　胡晋红)

妇产科超说明书用药的前置审核　祁骏升等通过美康药师审方干预系统(PASS)统计华中科技大学同济医学院附属统一医院2019年1月—3月妇科门诊、产科门诊、生殖医学门诊中所有超说明书用药的医嘱,对科室分布、用药类型、药品品种等信息进行统计分析,并从循证药学角度评价合理性。查期内超说明书用药处方1273张,医嘱共1443条,涉及药品71种;妇科门诊超说明书用药最普遍(65.6%),其次是生殖医学中心(25.0%)和产科门诊(9.4%)。主要超说明书用药类型包括超剂量用药(44.91%)、超适应证用药(35.62%)、超给药途径用药(6.10%)、超适应人群用药(13.37%)。常见超说明书药品:二甲双胍、米非司酮、雌二醇地屈孕酮/炔雌醇环丙孕酮/屈螺酮炔雌醇、那屈肝素钙/低分子肝素钙/达肝素钠、阿司匹林、多糖铁复合物、来曲唑、辅酶Q10、重组人生长激素、螺内酯、枸橼酸西地那非。超说明书处方中判定为合理处方944张,合理率为74.16%。超说明书用药情况在妇产科门诊时有发生,但并非都是不合理用药,药师应建立基于循证药学的处方审核模式评价超说明书用药方案的合理性,提升药学服务质量,保障患者用药安全。[药物流行病学杂志,2021,30(11):739-743]

(黄琳琅　吴新荣　胡晋红)

神经内科用药的前置审核　卫红涛等对首都医科大学

附属友谊医院神经内科 2017 年 3 月 1 日至 2018 年 2 月 28 日住院的所有患者医嘱前置审核，对发现的问题医嘱进行干预，记录问题医嘱的类型、潜在风险的严重程度、干预的结果进行统计分析。共审核 811 例患者医嘱 10 367 条，发现问题医嘱 705 条，包括给药方法 511 例，适应证不适宜 66 例，给药剂量不足或过大 46 例。按照问题医嘱严重程度，较低概率引起药品不良事件（ADE）的Ⅰ类 538 例（76.31%），有一定几率引起轻微 ADE 的Ⅱ类 135 例（19.15%），有较高概率引起 ADE 的Ⅲ类 26 例（3.69%），可能引起严重的 ADE 的Ⅳ类 6 例（0.85%），医师接受药师建议的 541 例（76.74%）。神经内科住院患者用药品种多而复杂，易出现不适宜的用药医嘱，临床药师进行医嘱审核有助于发现潜在的用药风险，医师对药师建议基本能够接受，两者合作更能够提高患者用药的安全。杨春平抽调阳泉市第一人民医院神经内科 2017—2019 年多病共存患者病历 2000 例，对 200 例住院患者进行药学查房。通过查阅病历、参与医学药学查房、进行医嘱审核、药学查房、患者用药教育、文献查询对发现的影响患者安全用药的问题进行归类与分析。在 2000 份病历中存在用药安全问题有 157 例，医嘱审核不合理率为 7.85%。对 200 例住院患者进行药学查房中发现的用药安全问题有 253 个。多病共存患者用药安全与多种因素相关，而影响其健康教育需求的因素同样有多个。临床药师应不断提升自身能力和素质，增强责任感和自信心，加强与医、护人员之间的沟通、交流和协作，结合以上影响因素对患者开展健康教育，以更好地保障其用药安全，避免或减少药品不良反应的发生。[中国药物警戒，2022，19（08）：900-903；中国药物与临床，2021，21（04）：686-688]

（黄琳琅　马文聪　吴新荣　胡晋红）

↗ 眼科用药的前置审核　徐超然等分析成都市第三人民医院眼科门急诊处方的不合理用药情况，旨在为优化处方前置审核规则提供依据。利用处方审核系统筛选出 2019 年 4 月至 11 月的成都市第三人民医院眼科门急诊用药不合理处方共 1717 条，并采用帕累托图法对结果进行分析。结果显示，造成处方不合理的主要因素为给药途径不适宜，次要因素为超适应证。应当根据具体药物对处方前置审核的规则进行优化。根据造成用药不合理处方的因素，有针对性地进行药学干预，可以提高处方合理使用率，保障患者的用药安全。[中国当代医药，2021，28（27）：173-176]

（马文聪　吴新荣　胡晋红）

↗ 泌尿系统用药的前置审核　石秀等通过应用前置审方软件，对肾功能不全相关数据进行维护，嵌入儿童用药的说明书及相关指南和专家共识，对儿童用药进行审查。前置审方软件对医生开的有儿童肾功能不全禁忌的药物直接黑灯禁止开出；对于达到了肾损害剂量的药物，红灯警示并给出合理的剂量建议直至医生修改才可开出；对于害怕肾损伤而开出的低于治疗剂量的药物，橙灯提醒并给出合理的剂量建议；对于制剂中含有肾损伤辅料的药物及中成药，因缺乏相关临床证据暂时只能人工审查。前置审方软件可以审查多数肾功能不全儿童的用药并给出合理建议，极大减轻审方药师的压力，规范了合理用药；由于绝大多数中成药儿童制剂和含有肾损伤辅料的药物缺乏肾功能不全相关的临床试验数据，只能经验性和主观性地人工审查，存在不合理用药的风险，需要进一步规范来促进合理用药。[智慧健康，2021，7（05）：133-137，144]

（黄琳琅　吴新荣　胡晋红）

↗ 消化系统用药的前置审核　郑晓玲等根据药品说明书，结合临床指南、专家共识和医院实际药物使用和管理情况，建立消化系统用药规则库。设计了约 1020 条消化系统药物的规则，包括适应证、禁忌证、用法用量和给药途径等。规则库启用后，通过系统审核和药师人工审核相结合，加强了消化系统药物的处方审核干预力度。所建立的规则库较为规范和适宜，既能拦截不合理医嘱，又能避免过度干预。该规则库的应用有效体现了药师的价值，使药学服务更精准。[中国医药导刊，2021，23（03）：227-230]

（黄琳琅　吴新荣　胡晋红）

↗ 阿片类药物的前置审核　张淑燕等借助合理用药系统自定义知识库，建立阿片类药物精细化规则并进行处方前置审核。调取知识库设置前（2019 年 7 月—12 月）接受阿片类药物治疗的所有癌痛病例 146 份（对照组）和知识库设置后（2020 年 7 月—12 月）接受阿片类药物治疗的癌痛住院病例 162 份（干预组），比较两组医嘱合格率。使用知识库后，癌痛医嘱合格率从使用前的 87.68% 上升至使用后的 98.1%。通过自定义知识库，使阿片类药物医嘱从事后选择性点评转为事前全医嘱审核，提高了癌痛规范化治疗水平及医院合理用药水平。[医院管理论坛，2021，38（07）：44-47]

（黄琳琅　吴新荣　胡晋红）

↗ 钙调磷酸酶抑制剂的前置审核　马祝悦等以钙调磷酸酶抑制剂（CNI）的处方审核为例，审方药师在日常工作中收集 PASS 系统的不适宜规则，并进行修改和完善。随机抽取南京医科大学附属第一医院 2019 年第 4 季度（规则修改前）和 2020 年第 4 季度（规则修改后）含 CNI 的门诊处方和住院医嘱各 3000 份，对比规则修改前后 PASS 系统的审核警示情况以及假阳性、假阴性情况。南京医科大学附属第一医院 PASS 系统存在超说明书用药判断过于严苛、审核规则不严格、禁忌证审核存在假阳性情况、药物相互作用未按严重程度分级警示、患者肝肾功能判断不准确、问题描述冗长、系统数据库信息不全面或存在错误、食物和中药对 CNI 的影响信息缺失等问题。针对这些不适宜规则，南京医科大学附属第一医院药学部通过制定超说明书用药的规范化管理流程、合理启用PASS系统拦截功能、修改药物禁忌证的假阳性规则、分级警示药物相互作用、结合实验室检查报告进行审核、完善问题描述内容、及时更新维护系统数据库信息以及增加患者教育内容等措施来提高PASS系统审核规则的质量。经过1年的规则优化,PASS系统审核的警示数量从规则修改前的182份减少至规则修改后105份,假阴性、假阳性审核结果占比从25.03%降至0.43%。对审核规则进行优化,可以提高PASS系统的适用性,有利于前置审核工作的顺利推进,促进临床的合理用药。[中国药房,2021,32(18):2271-2276]

(黄琳琅　吴新荣　胡晋红)

↗ 抗菌药物的前置审核　彭怀东通过药师对广州医科大学附属第二医院使用的"逸曜合理用药管理软件"(简称"审方软件")原有的抗菌药物使用规则进行梳理,并根据对抗菌药物处方进行事后点评发现的问题,重新设置用药规则、划分不合理用药等级、制定警示信息内容、建立轻-中度非复杂感染诊断数据库,然后采用系统审核与人工审核相结合的方式对门诊抗菌药物处方进行专项前置审核,并通过审方软件分别统计实施专项前置审核前(2020年第一季度)和实施专项前置审核后(2020年第二、三、四季度)门诊抗菌药物处方的相关数据。药师分别对2019年12月(实施专项前置审核前)和2020年12月(实施专项前置审核后)的抗菌药物处方进行事后点评,以评价抗菌药物处方专项前置审核对促进门诊合理使用抗菌药物的效果。与2020年第一季度实施专项前置审核前相比,2020年第二季度实施专项前置审核后审方软件对抗菌药物处方的提示率显著降低、拦截率显著升高($P<0.05$)。与2019年12月实施专项前置审核前比较,2020年12月实施专项前置审核后门诊抗菌药物处方在所有门诊处方中的占比以及抗菌药物二联处方在当月所有抗菌药物处方中的占比、适应证不适宜处方在当月所有抗菌药物处方中的占比均显著降低($P<0.01$),而抗菌药物使用合理的处方在当月所有抗菌药物处方中的占比显著升高($P<0.01$)。药师结合院情实际建立门诊合理使用抗菌药物的规则,借助审方软件对门诊抗菌药物处方实施专项前置审核,可促进门诊合理使用抗菌药物。施淑娟等根据相关规定与要求,在门诊处方前置审核系统中设置抗菌药物精细化用药规则,从精细化设置前后门诊开具抗菌药物处方中各抽取500张进行分析,比较设置前后处方合格率、不合理处方问题类型与分布情况。抗菌药物处方合格率由设置前的78.00%提升至设置后的91.60%($x^2=35.874, P=0.000$);设置后适应证、品种选择、抗菌药物联用、给药途径、给药频次、给药剂量不适宜等不合理处方问题发生率均低于设置前($P<0.05$)。抗菌药物用药规则的精细化设置在门诊处方前置审核中的应用效果显著,值得重视与完善。赵程程等采用回顾性分析方法,利用PASS系统,每月随机抽取中国医科大学航空总医院门急诊25%医生的处方50张(不足50的按实际处方数抽取)进行点评,且重点对处方前置审核系统上线前后的不合理处方进行分析。5060张抗菌药物处方中,不合理处方共119张,处方合格率97.65%。其中处方前置审核上线前后2020年1月—8月、9月—12月的处方合格率情况分别为3299/3386(97.43%)、1642/1674(98.09%),合格率有所提高。不合理处方中,不合理类型及构成比为,诊断不规范处方32(26.90%),无权限处方37(31.09%),遴选药品不适宜处方40(33.61%),用法、用量不适宜处方5(4.20%),联合用药不适宜处方2(1.68%)和有不良相互作用的处方3(2.52%)。处方前置审核系统对用法用量、联合用药、相互作用等问题处方干预效果较好。专项点评以及处方前置审核系统促进了抗菌药物的合理使用,但处方合理率有待进一步提高。药师应根据不合理处方因素的类型制定针对性解决办法,促进合理用药,保证患者用药安全。[中国药房,2021,32(21):2662-2667;临床合理用药杂志,2021,14(25):168-170;药品评价,2021,18(14):848-851]

(黄琳琅　吴新荣　胡晋红)

↗ 质子泵抑制剂的前置审核　虞琳等借助南京医科大学附属无锡市人民医院的处方前置审核系统(MINDS系统),对PPI的治疗、预防用药进行个性化设置;统计管控前后药品的使用率、疗程,以及抽样点评中医嘱合理率,评价精细化设置的效果。结果显示,管控后,PPIs使用率下降,平均疗程缩短,PPIs预防用药明显减少,适应证、用法用量、疗程不适宜等均显著改善。游茂锦等了解某院使用处方前置审核系统前后门急诊质子泵抑制剂处方合理情况。随机抽取了某院使用处方前置审核系统前后门急诊质子泵抑制剂处方各1000张,对不合理处方进行统计分析。结果显示使用处方前置审核系统前处方不合理率由4.40%降至使用处方审核系统后的1.80%。使用处方前置审核系统干预门急诊质子泵抑制剂处方效果明显,显著升高处方合理率。朱宇欢等探讨处方前置审核干预对广西壮族自治区人民医院邕武医院药剂科质子泵抑制剂使用的影响,方法选取2019年1月—6月在围术期使用质子泵抑制剂的200份病历作为对照组;另选取2019年7月—12月在围术期使用质子泵抑制剂的200份病历为观察组,此期间对病历医嘱进行处方前置审核并对不合理医嘱给医生作出提示修改,通过药师对系统筛选出来的问题医嘱结合病历进行再审核及点评,结合行政辅助管理措施进行改进,从预防性用药情况、使用强度、联合用药不当、疗程过长、用法用量不合理、给药途径不适宜六个方面评价两组病历的合理性。结果经过处方前置审核+行政管理辅助措施,不合理用药现象显著减少(从78%下降至19.5%),无高危因素预防性用药情况得到改善(从81.92%下降至31.98%)、使用强度显著降低。[药学与临床研究,2021,29(02):131-134;海峡药学,2021,33(03):196-198;中国处方

药,2021,19(02):58-59]　　　　(马文聪　吴新荣　胡晋红)

中成药的前置审核　刘佳等结合航天中心医院中成药使用现状与近5年中成药处方点评结果,优化前置审核系统中成药处方的审核规则,提高了实时审核不合理处方的检出率,事后处方点评不合理率由13%下降到3%~4%,不合理处方类型由"重复用药"和"联合用药"转变为"适应证不适宜",有效弥补现有审核系统中成药审核方面的不足,提高中成药处方审核能力,保障患者用药安全,但部分审核规则仍存在不足需进一步优化。王强等基于药物警戒思想建立含肝肾毒性成分中成药数据库,纳入处方前置审核系统后,中成药不良反应占比下降5.7%,中成药处方月均合格率上升1.74%,药师审核处方速度提高7张/小时,医师满意度为98.81%,有效促进合理用药,规避含肝肾毒性成分中成药用药风险。王晶等建立中成药合理应用评价模型,对复旦大学附属中山医院青浦分院前置审方合理用药监测系统嵌入自定义审查规则,包括用法用量、适应证、相互作用、配伍禁忌、重复用药、特殊人群用药等,以2019年7月—9月中成药门诊处方审核及干预数据测试,每月系统审核中成药问题处方占比为13.40%、12.59%、10.91%,医生主动返修处方增加,药师需审核干预的处方呈下降趋势,显示该评价模型可规范中成药临床合理应用,提高用药安全。王淑华等对首都医科大学附属北京友谊医院2020年全病区32 512条中成药医嘱前置审核中的不合理医嘱进行汇总分析,错误医嘱共356条(1.09%),其中医嘱类型错误183条(51.40%),超说明书用药173条(48.60%)包括剂量超量、用药频次错误等,药师在保证临床用药安全方面发挥了重要作用,但其自身的专业水平有待提高,同时应加强临床医师对中成药剂型的理解。[中国医院药学杂志,2021,41(20):2127-2132,2156;北京中医药,2021,40(2):200-203;中成药,2021,43(1):292-294;中国医院用药评价与分析,2021,21(8):1010-1013]

(刘艳艳　吴新荣　胡晋红)

中药饮片的前置审核　吴晓玮等分别抽取人工审方与运用信息技术辅助审方的中药饮片处方1于350张,对比分析不合理处方数据显示,通过设置HIS系统,运用信息技术辅助药师审方工作,处方不合格率由6.00%下降至0.22%,提高了合理用药水平,保障患者用药安全。[上海医药,2021,42(11):64-66,70]　　　　(刘艳艳　吴新荣　胡晋红)

静脉用药的前置审核　赵艳萍等采用回顾性分析方法,分析甘肃省肿瘤医院住院部2018年1月至2019年12月不合理用药情况,统计分析处方前置审核应用后临床用药前后的差异性。甘肃省肿瘤医院不合理医嘱的主要构成因素有超剂量用药、给药频次不适宜、给药途径不适宜、溶媒量不适宜、无适应证用药。甘肃省肿瘤医院住院部药房自推进处方前置审核以来,有效拦截了不合理医嘱,提高了医嘱合格率,很好地促进了药物的合理使用。通过处方前置审核的应用及干预,可以促进临床合理用药。殷建忠等基于本院处方前置审核系统(MINDS系统)规则库,抽取2020年住院输液药物用药监控问题医嘱,对不合理用药情况进行分析。监控分析输液药物问题医嘱,主要问题有溶媒选择不当、存在体外配伍禁忌、给药途径不合理、配伍浓度不当、用药剂量不合适等。应用处方前置审核系统,可有效提高不合理医嘱的审出率,保障患者用药安全。[甘肃医药,2021,40(05):449-451;中国社区医师,2021,37(35):10-11]　　　　(黄琳琅　吴新荣　胡晋红)

重点监控药品的前置审核　王丽等统计干预前(2019年10月—11月)、干预后(2020年10月—11月)河南省人民医院出院患者使用大株红景天注射液、注射用红花黄色素、注射用丹参多酚酸盐、注射用灯盏花素、斑蝥酸钠注射液、华蟾素胶囊、注射用辅酶Ⅰ7个重点监控药品的超医保限制用药情况和人均费用。与干预前相比,干预后7个重点监控药品的平均超医保限制使用率减少率为72.41%,平均超医保限制用药金额减少率为77.62%,平均人均费用减少196.36元,个别品种人均费用有所增加。基于处方前置审核系统的医保控费管理可进一步规范重点监控药品的合理使用,有效降低不合理的医保支出。[中国合理用药探索,2021,18(11):10-13]　　　　(黄琳琅　吴新荣　胡晋红)

肠外营养药的前置审核　宋雪敏等基于南京大学医学院附属鼓楼医院已上线的计算机辅助审方前置审核系统,建立肠外营养(TPN)审核规则,开发TPN智能审核模块,包括TPN医嘱监控、处方点评、报表中心、知识库建设等四个部分,建立并完善4级、5级、7级TPN方案规则共62条,使用TPN智能审方系统,结合药师个体化审核干预后,TPN医嘱合理率由2018年12月的86.09%提升到2019年12月的97.03%,2019年对于不合理TPN医嘱医生接受并修改比率为85.83%,TPN智能审方系统上线后,经过不断的完善和应用,基本做到从源头上对医生开具的不合理TPN医嘱进行干预,保障临床肠外营养的合理使用。郭瑶尝等结合北京中医药大学厦门医院实际情况和存在的突出问题,由临床营养专业药师、营养师、临床医师、审核药师参与制订肠外营养自定义审方规则,并嵌入医院审方系统,实现更有效地审方干预,启动自定义审方规则后,全院肠外营养医嘱点评扣分项明显下降,普遍存在的注射用脂溶性维生素不合理配伍和氨基酸、脂肪乳单瓶输注现象显著减少,审方系统嵌入自定义规则后,药师对肠外营养医嘱审方效率提高,有效地解决实际存在的突出问题,使肠外营养处方得到进一步规范。[中国医院药学杂志,2021,41(18):1906-1910;中国医院药学杂志,2021,41(24):2577-2581]

(安会杰　吴新荣　胡晋红)

审核干预

处方/医嘱的审核干预 周福永等运用六西格玛管理中的定义、测量、分析、改进、控制5个步骤，采用因果矩阵、潜在失效模式与后果分析等质量管理工具，对门诊处方审核流程与关键环节进行分析，制定相应的改进措施，并对改进前后门诊处方审核效果进行分析。改进后，门诊处方不合格率从9.1‰下降至3.2‰，流程能力Z值从2.36提高至2.71，改进前后差异有统计学意义（$P<0.05$）。六西格玛管理能够改进门诊处方审核效果，保障用药安全。王赛赛等从医院门诊2017年2月至2018年3月所有处方中随机抽取600份作为对照组研究对象，参照《处方管理办法》和《医院处方点评管理规范》审核处方开具合理性，统计不合理处方数量，分析不合理类型，制定并实施改进策略。另从2018年10月至2019年12月改进措施实施后门诊处方中随机抽取600份作为观察组研究对象。比较两组不合理处方数量，评估改进措施的实施效果。回顾性分析医院门诊2017年2月至2018年3月抽取600份处方审核结果，发现共有不合理处方68例（11.33%），其中不合理类型主要包括诊断书写不规范、签名或签章不规范、用法用量不合理、重复用药、给药途径不合理、联合用药不合理等。观察组医院门诊不合理处方数与占比均低于对照组（$P<0.05$）。医院门诊处方不合理情况较为常见，不合理类型多种多样，医院管理部门应当加强门诊处方审核管理，明确处方管理工作现状，积极沟通交流，制定更加完善的处方管理措施，以提高门诊用药安全。刘锋等介绍新引入的合理用药决策系统上线的前期准备；上线后在处方（医嘱）开具、处方前置审核及患者教育等各环节应用情况；利用统计学方法分析对比该系统上线前后不合格处方率变化情况；绘制帕累托图分析处方不适宜类型分布情况变化，对合理用药决策系统应用效果进行评估。结果合理用药决策系统上线半年后，门诊处方不合格率从上线前2.3%，下降到1.15%，下降了约1.15%，且差异有统计学意义（$P<0.05$）。在建立全面、有效审方规则数据库支持下，合理用药决策系统的上线应用，可以有效提高门诊处方合格率，促进临床合理用药，值得推广。储艳等选取房县妇幼保健院门诊2019年1月—12月开具的处方10 492张，调配处方时由药师实时审核，并开展事后点评分析；以评估门诊处方审核与点评对提高医院合理用药水平的作用；选取2020年1月—11月门诊处方审核与点评后的10 048张处方，比较两年份不合理处方占比。2019年不合理处方占5.05%，2020年不合理处方占1.73%，差异有统计学意义（$P<0.05$）。2019年不合理处方中不规范处方占78.49%，用药不合理共占21.51%。门诊处方审核与点评工作有利于提高处方合格率，充分体现药师价值，提高临床合理用药水平。朱嵌玉等对2019年7月—12月临床药学科开展临床合理用药干预。收集2019年1月—6月处方156 353张，纳入提升整改前组。2019年7月—12月处方165 676张纳入提升整改后组。比较提升整改前后不合理处方类型及干预作用。提升整改后不合理处方8284张（5.0%），明显低于提升整改前的18 762张（12.0%）（$x^2=5122.87, P<0.05$）。提升整改前不合理处方主要为适应证不适宜（21.51%），用法、用量不适宜（19.96%），药物联用不适宜（16.03%），提升整改后不合理处方主要为适应证不适宜（24.89%），药物联用不适宜（18.20%），用法、用量不适宜（16.22%）。药师干预成功率与干预实施月份呈正相关（$r=0.89, P<0.05$）。提升整改后患者和医师的满意度分别为95.00%和98.00%。临床药师对处方的干预能够降低不合理处方发生率，促进临床合理用药，保障医疗安全，更好地为患者服务。李鑫等在2019年1月—6月期间，利用品管圈降低医院门诊实时不合理处方数，分析导致不合理处方数高的原因，制订对策并实施，对比分析活动前后的有形成果和无形成果，评价改善成效。活动开展后，该院门诊平均每天实时不合理处方数由1392张下降至618张；目标达成率为91.17%，改善幅度为55.60%；圈员的品管手法、解决问题的能力、工作责任心等各项无形成果均得到提升。通过开展品管圈活动，降低了门诊实时不合理处方数，进一步保障了患者的安全合理用药。陈毅铨等通过PASS系统提取2019年3月份至2019年9月份所有病区住院患者医嘱数，根据各种不合理警示问题进行统计、分析。结果通过PASS系统的应用及审核药师的人工干预，不合理医嘱率从3月份的7.5%下降至9月份的2.3%。通过PASS系统的应用，审核药师利用医学与药学专业知识结合合理用药信息支持系统对2019年3月—9月的住院医嘱进行审查，显示不合理医嘱数明显减少，降低不合理医嘱率，增强了医生合理用药意识，有利于促进临床用药趋向安全、合理、有效。陈旭等在合理用药软件系统中建立不同警示级别的规则，采用计算机初审和药师人工审核方式，对住院医嘱实行审核并评价成效。合理用药知识库共运行有近14.9万条规则，其中自定义规则约6000条，基本涵盖处方审核的适应性和合法性内容。2018年1月至2020年6月共审核住院医嘱4 071 360条，合理用药知识库自动审核触发警示规则医嘱24 199条，占0.59%，经药师人工审核11 046条，占0.27%。实施医嘱审核前（2017年7月—12月）和实施后（2020年1月—6月）住院医嘱合理率从95.97%提高到98.51%（$P<0.05$）。曾美玲等通过收集某院"住院部口服药房"2019年11月至2020年10月共12个月的干预处方，参照《处方管理办法》进行分析，药师从超说明书用药、人工误录入、配伍禁忌、用法用量等方面，对处方的合理性进行审核，评价不合理处方，并对不合理处方进行有效的干预，继而提升合理用药准确性。通过分析科室不合理处方计数以及处方差错原因、处方不合理类型等，并以此为依据作出了一系列减少处方差错的对

策。谢灵波等回顾性分析 2019 年 5 月至 2020 年 4 月药师的处方干预情况，干预成功率由 52.85% 上升至 90.04%，干预的不合理处方问题类型主要有适应证不适宜（71.27%）、用法用量不适宜（13.10%）、存在药物相互作用（6.44%），干预成功率较高的是医院管理、配伍禁忌、适应证不适宜，干预成功率欠佳的是药物相互作用及特殊人群用药，提示药师需关注审方的重、难点，持续增强综合技能，结合临床实际与医生进行良好的沟通。黄洁等分别随机选择 500 例患者的中西药联用处方，比较实施 PDCA 管理前后的配伍不合理率及患者用药不良反应发生率，结果显示实施 PDCA 管理后配伍不合理发生率与患者药物不良反应发生率均显著低于实施前（$P<0.05$），能有效降低药物配伍不合理发生率，减少患者用药不良反应，保证治疗安全。陈叶松收集 2018 年 10 月至 2020 年 10 月合理用药干预系统对于门诊处方的警示问题并分析，干预系统检出不合理门诊处方 12 199 条，需药师调整临床用药合理性审核方法 392 条（3.21%），药师参与门诊处方审核干预，能够有效降低门诊处方不合理、不规范用药情况，显著提高门诊处方审核水平。冒长青等对金山区医联体工作模式下的审方工作开展调查研究，结合面对面访谈、文献研究等方法，探索区域审方中心的构建框架和工作模式，调查结果显示依托三级综合医院-区域医疗中心-基层医疗机构的三级联动体系，建立金山区区域审方中心具有现实意义和价值，将能保证区域内每家医疗机构的处方、医嘱得到监管，切实有效加强区域医疗质量，保障患者用药安全。杨栋等选取 2016—2017 年与 2018—2019 年门诊处方对比年度不合理处方数据，结果显示提高药师审方能力和沟通能力后，不合理处方发生率明显降低（$P<0.05$），提示门诊药师应不断提高自身业务水平，将丰富的药学实践经验、扎实的理论知识运用到处方审核与干预中，提高门诊用药合理性。姚怡随机抽选 2019 年 6 月—12 月与 2020 年 1 月—6 月期间各 500 份用药医嘱，分析评估实施临床药师参与病区药房管理后对医嘱审核能力的改善情况，结果显示药师的医嘱审核能力评分明显提高（$P<0.05$），不合格用药医嘱发生率明显降低（$P<0.05$），表明临床药师参与病区药房管理后，病区不合格用药医嘱发生率明显降低，用药管理工作质量明显提高。石红霞等对四川省医院中药饮片处方审核药师进行网上问卷调查，结果显示四川省大部分医院开展中药饮片处方审核工作，但缺乏统一标准，不同区域、性质、等级医院的审核尺度和水平均存在较大差异，且中药饮片处方的审核多数停留在传统人工审方阶段，存在效率低、相关配备滞后、干预成功率低和实效性差等问题，建议建立统一的审方标准、制度及流程，加强信息化建设，加大培训力度，提升中药师专业技术水平及能力。[医院管理论坛，2021，38（12）：61-63；中医药管理杂志，2021，29（21）：120-121；海峡药学，2021，33（10）：183-186；基层医学论坛，2021，25（26）：3818-3820；河北医药，2021，43（13）：2063-2066；中国医药导报，2021，18（03）：185-188；海峡药学，2021，33（04）：204-207；中医药管理杂志，2021，29（07）：154-156；中国处方药，2021，19（10）：71-73；中国处方药，2021，19（10）：52-54；中医药管理杂志，2021，29（19）：170-171；中国社区医师，2021，37（28）：5-6，9；中国现代应用药学，2021，38（15）：1865-1869；上海医药，2021，42（9）：56-59；中医药管理杂志，2021，29（6）：103-104；中国药业，2021，30（23）：11-15]

（秦译炜　兰金花　刘艳艳　吴新荣　胡晋红）

儿科用药的审核干预　申庆利等利用河南省人民医院 HIS 系统增加用药提醒，通过 PASS 系统规范儿科用药并干预不合理用药，对比干预前后儿科门诊处方不合理问题类型及占比。处方审核干预后儿科门诊处方的超多日用药、用法用量不适宜、给药途径不适宜等问题占比得到显著改善，并有统计学差异，处方合格率从 68% 提高到 90% 以上。处方审核能较好干预处方不合理问题，减少用药差错，保障用药安全。郑美等对 1 例新生儿高浓度葡萄糖注射液浓度错误案例进行解析，制定处方审核制度，完善静脉注射用药成品浓度上限表和处方前置审核中高浓度葡萄糖的浓度限制信息，优化调剂药师处置流程，强化调剂岗位相关知识培训等措施并予以实施，避免了此类事件再次发生，确保了患者安全，提升了临床合理用药水平。[医药论坛杂志，2021，42（20）：46-48；中国卫生质量管理，2021，28（04）：52-54+58]

（秦译炜　吴新荣　胡晋红）

肝胆外科用药的审核干预　河南省人民医院药学持续质量改进小组采用聚焦问题和持续改进模式，分析肝胆外科住院医嘱不合理的原因，借助处方前置审核系统，提出相应方案并实施，分析改进前后医嘱合理率的变化情况。结果通过加强与肝胆外科的沟通和宣讲、修改系统默认单次剂量、采用处方前置审核系统进行管控等措施，肝胆外科住院医嘱不合理率由 21.96% 降至 12.27%。[河南医学高等专科学校学报，2021，33（03）：380-384]

（兰金花　吴新荣　胡晋红）

精神科用药的审核干预　戴边将医院病房根据医院处方审核管理制度在 2019 年期间管理的 10 000 张精神药品处方作为对照组，同时将 2020 年通过加强处方审核管理的 10 000 张精神药品处方作为观察组。统计其处方的错误率，同时观察两组管理前后的精神药品临床合理应用管理质量。结果观察组处方错误率明显低于对照组（$P<0.05$）。管理前，观察组和对照组的精神药品临床合理应用管理质量各项评分比较均无统计学意义（$P<0.05$）；管理后，观察组临床诊断、治疗效果、不良反应处理及患者接受度方面的评分均明显高于对照组（$P<0.05$）。提示进一步加强处方审核管理可以在更大程度上提高病房精神药品临床合理应用管理效果，在降低处方错误率方面及提高处方审核管理质量方面

具有良好作用。[中医药管理杂志,2021,29(20):104-105]

(兰金花　吴新荣　胡晋红)

普外科用药的审核干预　孙琛等提出医嘱审核能够及时发现不合理用药问题,促进临床合理用药。通过处方审核系统筛选出2021年1月到6月普外科被审核打回的不合理医嘱,辅以Excel的数据统计。结果筛选的时间段内普外科共有144例被审核打回的医嘱。其中,用法、用量不适宜的处方共75例;给药途径不适宜的处方共47例;遴选的药品不适宜的处方共19例;重复给药的共3例。[临床普外科电子杂志,2021,9(04):64-68]

(兰金花　吴新荣　胡晋红)

肾内科用药的审核干预　谢静等回顾分析海南省人民医院2019年1月—12月临床药师对肾内科住院医嘱审核的情况,对医嘱干预情况、不合理医嘱类型、不合理医嘱涉及药物种类进行统计分析,并就典型不合理用药案例进行分析。临床药师共提出141条医嘱干预,医师采纳112条,采纳率为79.43%。不合理医嘱类型中,给药剂量、频次不适宜占比最高,达65.25%;不合理医嘱涉及药物种类中,抗感染药物占比最高,为49.66%。唐永莉等选取2019年7月至2020年6月医院肾内科收治的住院患者3360例作为研究对象,按照入院顺序依次分为对照组(1680例)和观察组(1680例)。对照组患者的临床用药无临床药师的审核。观察组患者的临床用药需临床药师在每日查房时以药物是否全面或者重复、药物选择、药物之间是否有配伍禁忌、药物的用法用量等方面作为切入点对医嘱实行审核,并对不合理用药进行干预。比较两组医嘱不合理率及患者药物不良反应发生率和治疗的满意率。结果观察组医嘱不合理率和患者药物不良反应发生率明显低于对照($P<0.05$)。观察组患者的满意率明显高于对照组($P<0.05$)。表明临床药师参与肾内科病区开展医嘱审核工作,降低医嘱不合理率,促进临床合理用药。[中国医药科学,2021,11(16):222-225;中医药管理杂志,2021,29(06):107-108]

(兰金花　吴新荣　胡晋红)

肠外营养药的审核干预　乔伟立等利用医疗失效模式与效果分析(HFMEA)创建新生儿肠外营养液的配置流程,分析新生儿肠外营养液配置过程中的失效模式并评估其风险因素,从医嘱审核、混合调配和复核3个环节入手,对各项工作流程进行改进,通过比较HFMEA实施前后配置流程中风险优先级数值评分和差错发生率评价实施效果。HFMEA实施后,新生儿肠外营养液配置流程中风险优先级数值评分下降了71.25%,各环节差错发生率明显降低,差异有统计学意义($P<0.05$)。采用HFMEA对新生儿肠外营养配置各环节进行风险防范管理,可有效减少药物配置过程中差错发生率,保障新生儿用药安全。肖冬梅等回顾性分析2019年6月至2019年7月萍乡市人民医院收治的47例应用肠外营养液患儿的临床资料,据肠外营养处方审核是否有临床药师干预,将研究对象分为对照组($n=23$)和观察组($n=24$),对照组中的肠外营养处方审核无临床药师干预,观察组中的肠外营养处方审核有临床药师干预。比较两组全营养混合液(TNA)处方使用合理率情况、住院时间及住院费用情况。观察组患者全营养混合液(TNA)处方合理性高于对照组,差异有统计学意义($P<0.05$);观察组患者住院时间短于对照组,费用支出低于对照组,差异有统计学意义($P<0.05$)。临床药师审核肠外营养液处方,合理有效地干预不合理处方,提高了处方合理性,缩短了患者住院时间,降低住院费用,保证患者用药安全。杨雄堡等抽取2019年10月至2020年3月150份PN医嘱作为对照组,采取常规管理措施;2020年4月—9月150份PN医嘱作为观察组,在常规管理基础上实施临床药师医嘱审核。比较两组医嘱不合理率。观察组医嘱不合理率为4.67%,明显低于对照组的19.33%,差异具有统计学意义($P<0.05$)。临床药师医嘱审核应用在PN集中调配中能够有效减少不合理医嘱事件的发生,在一定程度上保障了用药合理性。杨丝露等基于肠外营养处方审核要点设计肠外营养处方决策支持系统,对系统各模块的功能要点及处方审核逻辑进行探讨,并应用该系统对100张临床肠外营养处方进行审核。信息化肠外营养处方决策支持系统包含评价指标管理模块、药品管理模块、指标知识管理模块、指标计算与评价模块和反馈追踪模块。肠外营养处方审核的逻辑应以评价指标为基础,构建合理性知识库、安全性知识库和药品属性库,并基于上述知识库、患者情况及处方信息的调用与计算,最终形成对处方的安全性和合理性的评价结果集。基于该设计理念构建的肠外营养处方决策支持系统实现了全营养混合液处方中各项指标的自动化审核和警示,可快捷、高效地审核出肠外营养处方的安全性与合理性问题;经人工判断,该系统对100张处方的审核结果全部正确无误。肠外营养处方审核的基础是评价指标的确定,技术难点在于考虑个体化和合理性的同时还要兼顾肠外营养液的安全稳定性。完善的信息系统的应用有助于促进临床肠外营养精准化合理用药和提高医务人员的工作效率。廖洪娟等对某院2019年4月至2019年6月的TPN处方的合理性进行审核,并对不合理处方进行干预。结果不合理现象主要是超剂量用药、配伍禁忌、给药剂量等,与医师沟通后并重新修改,处方中存在的问题得到改善和解决。[中南药学,2021,19(01):149-153;中国当代医药,2021,28(13):176-178;中国实用医药,2021,16(31):163-165;中国药房,2021,32(17):2133-2138;海峡药学,2021,33(07):192-193]

(秦译炜　吴新荣　胡晋红)

辅助用药的审核干预　李旭鹏分别于2018年4月至

2019 年 6 月(对照组)、2019 年 7 月至 2020 年 7 月(观察组)时段抽取某院辅助用药医嘱数各 500 份作为研究对象,对照组只做常规辅助用药遵医嘱干预,基于此,观察组增加临床药师参与辅助审核干预,分析辅助用药问题医嘱分布情况,同时对比两组干预后效果。经临床药师参与辅助审核干预后,观察组不适宜用药医嘱发生率低于对照组,差异具有统计学意义,$P<0.05$。临床药师参与审核干预措施用于辅助用药医嘱中,对提高干预效果具有重要作用,同时还能合理地规范辅助用药效果,更好地为患者开展服务,提高用药效果及康复效果。[黑龙江中医药,2021,50(02):105-106]

(兰金花　吴新荣　胡晋红)

↗ 骨科围术期止吐药物的审核干预　王玮等采用回顾性分析方法,对某院 2019 年 7 月至 2020 年 6 月骨科围术期止吐药物的使用情况进行统计,分析开展中心审方前后某院骨科围术期止吐药物使用准确率、用药疗程变化及用法用量合理性。结果实行中心审方后,外科围术期止吐药物的合理使用率由 66.41% 上升到 97.35%,药师人工审核数为 856 条,其中超剂量给药是主要问题,其次是给药频率不合适。经过专项审方模式的推广,问题医嘱减少为 30 条,比实施前减少 94.4%。通过中心审方模式,骨科围术期预防使用止吐药物的各项合理性指标有了显著改善。[中外医学研究,2021,19(26):182-185]

(兰金花　吴新荣　胡晋红)

↗ 静脉用药的审核干预　陈迪等调取天津市天津医院 2018 至 2020 年医院信息系统(HIS)接收的住院患者静脉用药医嘱和药师审核拦截的不合理医嘱进行归类汇总。结果 2018 至 2020 年不合理医嘱 854 份,占总配置数量的 0.27%;按错误类型排名前 3 位分别是溶媒选择不当、给药频次错误、用药剂量错误;按药品类别统计依次为普通药品、抗菌药物、细胞毒药物与全静脉营养药物;创伤病区不合理医嘱数量最多。在药师的干预下,静脉药物不合理医嘱发生率从 2018 年的 0.3055% 下降至 2020 年的 0.2195%。

樊裕选取 2019 年 1 月至 2020 年 6 月住院静脉用药医嘱 3000 份作为对照组;另选取 2019 年 7 月至 2020 年 12 月加强临床药师医嘱审核后的住院静脉用药医嘱 3000 份作为观察组。比较两组静脉不合理用药医嘱情况,统计静脉不合理用药医嘱分类以及医院对临床药师工作质量的评分。结果观察组不合理用药医嘱 43 份(1.43%),对照组 214 份(3.57%);观察组静脉不合理用药医嘱分类占比显著低于对照组,差异有统计学意义($P<0.05$)。医院对观察组工作质量评分显著高于对照组,差异有统计学意义($P<0.05$)。在静脉药物集中配置中加强临床药师医嘱审核工作,可降低静脉不合理用药医嘱行为,提高用药安全性,有助于提升工作质量。[现代药物与临床,2021,36(08):1739-1744][中国社区医师,2021,37(34):7-8]　(兰金花　吴新荣　胡晋红)

↗ 抗菌药物的审核干预　何艳等评价临床药师应用计划-执行-检查-处置(PDCA)法践行抗菌药物联合用药管理的效果,调查了医院 2019 年 1 月—12 月抗菌药物联合用药情况,2020 年 7 月—12 月运用 PDCA 法进行临床药师主导的抗菌药物联合用药管理,对比实践前后抗菌药物联用比例,抗菌药物使用金额占比及使用强度等相关指标。实施 PDCA 法后,抗菌药物联合用药管理的目标指标差异有统计学意义($P<0.05$)。抗菌药物联合用药比例下降 53.1%,其中二联、三联及四联用药比例均有明显下降,说应用 PDCA 法主导抗菌药物联合用药管理,降低了医院抗菌药物联用比例和不合理率,提高了抗菌药物合理用药水平。[医药导报,2022,41(04):588-592]　(兰金花　吴新荣　胡晋红)

↗ 抗肿瘤药的审核干预　贺飞等回顾分析 2019 年 1 月至 2020 年 12 月中国医学科学院北京协和医学院肿瘤医院内科乳腺病区和特需病区接受化疗的老年早期乳腺癌患者的药学服务记录。共收集 144 例(均为女性)患者的用药重整和医嘱审核记录。140 例患者存在 219 个用药相关问题(DRP)。其中,186(占 84.9%)个 DRP 得到了医师或患者认可,成功干预 124 个(占 57%)DRP,5 个(占 2%)DRP 医师拒绝修改,155 个(占 70%)问题在治疗过程中重复出现。药师发现的 DRP,主要包括药物选择、用药剂量、用药依从性以及用药监测等问题。最常见的 DRP 是用药剂量,占总 DRP 的 34.7%,其次,患者未规律监测血糖、血压值占所有 DRP 的 24%。临床药师的用药干预促进合理用药,有利于患者用药的有效性和安全性。陈璐等收集了临床药师 2018 年间参与的复旦大学附属华山医院北院抗肿瘤药物全医嘱审核结果,分析不合理用药情况。结果抗肿瘤药物不合理用药医嘱共 169 份,存在的不合理问题主要为溶剂选择不合理、溶剂用量不合理、给药剂量不合理、给药顺序不合理和给药途径不合理等。经与病区医师沟通,对每月不合理医嘱进行干预,不合理医嘱占比呈随季度下降趋势。[临床药物治疗杂志,2021,19(12):72-75;上海医药,2021,42(05):10-12]

(兰金花　吴新荣　胡晋红)

↗ 麻醉药的审核干预　洪晓锋等选取 2019 年 10 月—12 月门诊药房麻醉处方 169 张作为对照组,2020 年 3 月—4 月份 70 张处方作为观察组。对比两组麻醉药品处方的规范性。通过 PDCA 循环法实施,麻醉药品处方规范化程度有明显改进,麻醉药品处方规范率达到 91.4%。实施 PDCA 循环有利于医院对麻醉药品处方的管理,促进了麻醉药品处方管理质量的提高。[现代医院,2021,21(03):389-391]

(兰金花　吴新荣　胡晋红)

↗ 质子泵抑制剂的审核干预　张智琪等基于医嘱审核循环体系统计 2020 年 1 月至 2021 年 3 月苏州大学附属第一医

院 5 个季度使用质子泵抑制剂(protonpumpinhibitors,PPIs)的医嘱,分析医嘱被退回的原因,比较各季度 PPIs 人均使用费用及人均使用天数变化趋势,评价 PPIs 使用的各影响因素的显著性差异。结果显示 CERA 医嘱审核模式,能有效降低用药安全隐患、提升临床合理用药意识、减少临床不合理用药情况。[中国医院药学杂志,2022,42(05):555-559 +569]

(兰金花　吴新荣　胡晋红)

中成药的审核干预　卢会丽等把 2019 年 6 月—10 月浙江大学附属第一医院安吉分院肾内科门诊就诊使用中成药的 648 例患者随机分为两组,与常规用药管理组相比,实行中药师干预下用药管理的处方合理率与患者用药满意度评分明显提高($P<0.05$),患者不良反应发生率明显降低($P<0.05$),显示中药师干预在肾内科合理使用中成药方面作用显著。戚晓莉采用随机数表法把杭州市余杭区第一人民医院乔司分院 2018 年 3 月至 2019 年 3 月内科收治的 324 例患者分为两组,与常规药物管理模式组相比,采用中药师干预的药物管理模式组的处方不合理使用率与药物费用均明显降低($P<0.05$),患者用药满意度明显提高($P<0.05$),显示在普通内科开展中药师干预下的中成药合理使用效果明显。[中医药管理杂志,2021,29(16):96-97;中医药管理杂志,2021,29(11):126-127]

(刘艳艳　吴新荣　胡晋红)

中药饮片的审核干预　王嵩等对汕头市中心医院中药房 2018 年 1 月至 2019 年 12 月干预的 929 张不合理中药处方进行原因分析,结果显示剂量超量、配伍禁忌、医嘱类型错误的差错处方风险较高、不容易干预防范,药师须更加留意,并总结了中药处方审核的方法,如加强药师与医生沟通、查阅文献、定期进行交流培训、处方点评等有助于药师处方审核能力的提升,减少处方不必要的差错,确保患者安全用药。梁林源分别选择茂名市人民医院 2019 年 1 月—12 月与 2020 年 1 月—12 月中药处方 200 例,比较常规处方审核模式与强化药师处方审核模式两组的不合理处方发生情况与患者满意度,结果强化审核模式的不合理处方发生率明显降低($P<0.05$),患者满意度明显提高($P<0.05$),表明强化中药处方审方工作,提高药师对中药处方的审核能力,能够促进临床合理用药,提高患者满意度。[海峡药学,2021,33(9):179-182;中国实用医药,2021,16(23):184-186]

(刘艳艳　吴新荣　胡晋红)

中药注射剂的审核干预　高旭等回顾性对比 2020 年 1 月—6 月与 2020 年 7 月—12 月河北省中医院住院医嘱的中药注射剂配伍使用情况,结果显示采用信息化手段和行政干预等多种措施 PDCA 循环管理后,中药注射剂配伍不合理率由 1.58% 降至 1.30%,其中医嘱录入错误、中西药混合输注的构成比降幅最大,其次为药物剂量选择不当、溶剂剂量选择不当,表明多措施干预可有效提高中药注射剂合理配伍水平,为患者用药安全提供保障。[中国医院用药评价与分析,2021,21(9):1120-1123]

(刘艳艳　吴新荣　胡晋红)

慢病用药的审核干预　庞战通过调查疫情期间(2020 年 2 月 8 日至 8 月 5 日)某院医师开具在线处方的 158 例慢病患者,探讨基于"在线处方"的慢病用药和药学服务新模式的应用效果。针对患者的临床资料,回顾性分析在线处方的合格率、患者满意度。结果疫情期间本院开具在线处方 158 份,其中社区志愿者医院自取 142 份,配送到家 16 份;经药师审核,处方一次性通过率为 95.57%,未通过处方(7 份)经医生修改后重新审核通过。回访显示,158 例患者对基于"在线处方"的慢病用药和药学服务新模式的满意度为 100%,愿意将该模式推荐给其他病友者占 100%。疫情期间实施基于"在线处方"的慢病用药和药学服务新模式能够保障慢性病患者用药,提高患者获取药物效率,开辟了门诊药学服务新途径。老年人生理情况特殊,老年慢病患者一般多病共存,用药繁杂。吴晓玲等通过汇总、删重和整合国内外发布的有关老年潜在不适当用药判断标准和目录,结合我国老年人用药特点,归纳老年慢病药物处方重点审核品种、问题以及处方审核要点。结果老年慢病药物处方审核要点主要包括药物选择适宜性、联合用药适宜性、用药剂量适宜性等 3 大类内容。[新疆医学,2021,51(07):854-856;医药导报,2021,40(03):314-319]

(兰金花　吴新荣　胡晋红)

门诊现状调查与用药咨询

药师门诊现状调查与分析　张昕怡等针对全国 31 个省/自治区/直辖市的三甲医院药学门诊开设情况进行网上调查,对目前国内药学门诊发展情况进行总结并提出一些思考。方法:通过医院线上挂号平台和医院官网,获取药学门诊开设情况,包括专业方向、收费情况以及出诊药师资质等。结果:1326 家三甲医院中开设药学门诊的医院共有 172 家,占所调查医院总数的 12.97%;其中药学门诊开设数量前 5 位的省/市分别为广东 43 家(43/116,37.07%)、北京 20 家(20/60,33.33%)、浙江 15 家(15/45,33.33%)、江苏 14 家(14/83,16.87%)、上海 8 家(8/38,21.05%)。药学门诊开设专业主要包括妊娠/哺乳期用药管理(31 家,31.63%)、抗凝/抗栓(30 家,30.61%)、慢病管理(28 家,28.57%)、疼痛管理(17 家,17.35%)、儿童用药管理(17 家,17.35%)等。结论:目前多地医疗机构对开设药学门诊进行了初步探索,但在药学门诊发展过程中仍存在一些问题,如服务标准尚不完善、收费标准未明确甚至未收费、出诊药师资质要求等。在今后的工作中,应该完善服务标准、探索体现服务价值的有效方式,最终促进我国药师队伍药学服务水平和临床药学的健康有序发展。陈海飞等收集复旦大学附属华山医院北院药学门诊相关信息,包括就诊患者的年龄、性别、咨询内容、咨询药物种类和对用药建议的接纳情况等进行分析。结果:药学门诊运行1年来,共有416人次患者就诊,以≥60岁的老年人为主,女性居多,咨询的主要问题是药物使用的注意事项和生活方式,咨询的药物种类以心血管疾病治疗药物为主,就诊患者的满意度高,为98.1%。结论:药学门诊能为患者提供专业的药学服务,服务模式受到患者的肯定。叶淑雅及郑彩虹以微信形式初步调研了浙江省妊娠期和哺乳期用药相关的药学门诊的开设概况,以了解妊娠期和哺乳期药物咨询门诊的工作模式,基本要素和累积数据。方法:就浙江大学医学院附属妇产科医院2016年1月至2019年8月药学门诊的咨询要素,就诊人次,构成,咨询排名前10位的药品和疾病种类以及常见的非药物因素,进行阶段性的回顾分析和讨论。结果:妊娠期哺乳期用药门诊的专科特色决定了非药物性相关信息收集的重要性;门诊咨询问题以妊娠期用药为主,其中意外妊娠后的药物咨询人次远多于备孕咨询;咨询药品占比较高的为抗菌药物,紧急避孕药和抗感冒药物;非药物因素以饮酒、X线、CT检查相关的咨询为主;排除咨询者自行用药外,主要用药原因为妊娠合并甲状腺疾病,乙型肝炎和多囊卵巢综合征。结论:在妊娠期和哺乳期药物咨询门诊中,需要关注咨询者用药之外的信息,并给予个体化建议,而科普宣教远重于事后的药学服务。[中国药学杂志,2021,56(10):849-853;上海医药,2021,5;实用药物与临床,2021,24(1):91-96]　　(王景浩　陈明浩　吴新荣　胡晋红)

↗ 药学门诊的认知程度与收费情况　张昕怡等针对全国31个省/自治区/直辖市的三甲医院药学门诊开设情况进行网上调查,在开设有药学门诊的172家三甲医院中,21家医院的药学门诊不收取挂号费或诊疗费;75家医院的药学门诊会收取相应的挂号费或诊疗费,其中有10家医院按出诊药师职称不同收费标准不同,其余医院药学门诊收费标准与当地/该医疗机构普通门诊收费标准相同。[中国药学杂志,2021,56(10):849-853]　　(王景浩　陈明浩　吴新荣　胡晋红)

↗ 门诊用药咨询的情况分布　高婷等对2010年1月至2020年1月中国学术期刊全文数据库(CNKI)、万方数据库和维普期刊网中15篇门诊药物咨询相关文献,共26 075例咨询患者的人群特点、药物类别和咨询内容等信息进行汇总分析,以了解我国药物咨询门诊工作现状,为提升药物咨询门诊服务水平提供参考。结果:综合医院药物咨询门诊患者所占比重最大,专科医院药物咨询门诊患者所占比重略小;共涉及咨询药物类别11种,咨询次数共14 345次,其中心血管系统用药咨询数最多(4023次,占28.04%),其次为抗感染药(2916次,占20.33%)、消化系统用药(1632次,占11.38%);药物咨询内容涉及服药时间、方法、剂量、不良反应和药物储存等。结论:高质量的用药咨询服务能够发现或解决药物治疗中存在的或潜在的用药问题,医院应建立标准化的药物咨询门诊体系,提升药物咨询门诊工作质量,帮助患者安全、有效、经济地使用药物。傅新阳等通过收集福建省泉州市第一医院2019年用药咨询台及网络咨询服务的1250例次用药咨询记录,分析咨询人员的构成,咨询形式,咨询内容及咨询药物类别,并应用帕累托图分析咨询内容的主要因素,次要因素,一般因素。结果:咨询人员构成以女性(693例,占55.44%),中青年(718例,占57.44%),患者及其家属(1134例次,占90.72%)为主;咨询形式以网络咨询为主(896例次,占71.68%);咨询内容主要集中在药物的用法用量(321例次,占25.68%),用药注意事项(248例次,占19.84%),特殊剂型指导(164例次,占13.12%),基本信息咨询(121例次,占9.68%),药品不良反应(92例次,占7.36%),均为主要因素;咨询的药物主要为消化系统药物(216例次,占17.28%),心脑血管系统药物(185例次,占14.80%),抗菌药物(179例次,占14.32%)。结论:开展多途径用药咨询可较好地解决患者的用药疑问,提高用药咨询服务质量,保障患者用药安全,促进合理用药。贾岩岩及阮婷婷通过了解南京医科大学附属妇产医院2019年至2020年的药物咨询室咨询记录共536例,并进行综合分析。结果:2019年至2020年的536例用药咨询案例中,咨询较多的项目为药物用法用量(18.84%),药品使用注意事项(15.30%),药物相互作用(13.06%);泌尿生殖系统药物(22.95%),消化系统和代谢系统用药(16.60%),抗感染类药物(8.40%)则是用药咨询中咨询数量最多的药物。结论:分析用药咨询能发现潜在的不合理用药隐患,从而解决临床存在的不合理用药问题,为患者的用药安全提供指导。于洋洋通过选取2018年1月至2019年12月黑龙江省佳木斯市中医院190例门诊西药房患者为研究对象,将其用药咨询情况及需求程度进行评估,统计及比较190例患者中的年龄、性别、文化程度、药物种类及咨询内容情况,同时比较不同年龄、性别及文化程度者的用药咨询需求程度,研究分析本院门诊西药房患者用药咨询情况及需求程度。结果:>60岁,女性,高中及以上,心脑血管疾病药物及用法用量的用药咨询率显著高于≤60岁,男性,其他文化程度,其他药物及其他咨询内容。年龄较高患者用药咨询需求程度高于年龄较低患者,女性的用药需求程度显著高于男性,文化程度较高患者用药咨询需求程度高于文化程度较低患者,差异均有统计学意义($P<0.05$)。结论:本院门诊西药房患者中年龄较大,女性,文化程度较高,心脑血管疾病药物及用药用量等用药咨询较多,且不同年龄,性别及文化程度者的用药咨询需求

差异显著，应根据上述情况给予针对性干预。黄桦等为门建立诊妊娠期用药咨询服务体系，促进妊娠期妇女合理用药提供参考，以昆明医科大学第一附属医院妊娠期用药咨询门诊为基础，寻求医药多学科合作，应用"互联网＋药学服务"模式，线上，线下相结合开展妊娠期用药咨询服务，并对2016年3月至2020年9月的用药咨询情况进行分析。结果：昆明医科大学第一附属医院妊娠期用药咨询门诊累计提供8408例次咨询服务，咨询者平均年龄（32.13±4.76）岁，涉及16类疾病；咨询例次数排序居前3位的药物种类分别为营养元素补充剂（4684例次，占55.71%），抗微生物药（1496例次，占17.79%）和中成药（669例次，占7.96%）。结论：妊娠期用药咨询服务的开展，改善了妊娠期妇女对药物治疗的认知，促进了妊娠期合理用药，充分体现了临床药师的专业价值。沈思君等从用药咨询在药学门诊的实践角度探讨药学服务的重要性。方法：选择2017年7月至2019年6月期间门诊患者药物咨询记录498份，参考药品说明书，《中国药典》（2015版）等相关药物专业书籍，分析用药咨询患者的基本信息，咨询药物类别，咨询药物具体类型。结果：门诊药物咨询以女性患者居多，共有376例，占75.5%；从年龄来看≥60岁患者最多，占50.8%；在使用药物种类上分析，同时使用2种及以下患者占45.4%，使用3～4种药物患者占41.5%，5种以上的药物的占13.1%；心血管系统和内分泌系统用药咨询居于前列，分别为236份占27.2%，224份占25.8%，呼吸系统和消化系统用药位居其次，分别为156份占18.0%，132份占15.2%；在咨询问题中，药物用量用法咨询比例为34.8%，药理作用与用途咨询比例为26.8%，用药注意事项咨询比例为10.6%，咨询方式以当面咨询为主。结论：用药咨询作为药学服务的突破口，根据药学服务存在的问题和需求，不断地制订有效措施加以改进，对医疗质量的提高发挥了重要的作用。［中国医院用药评价与分析，2021，（2）：244-246；中国药业，2021，（21）：23-26；中国药业，2021，（S02）：207-208；中国医学创新，2021，（4）：163-166；中国医院用药评价与分析，2021，21（5）：4；中国处方药，2021，（8）：54-56］ （王景浩　陈明浩　吴新荣　胡晋红）

临床药师参与门诊窗口药学咨询　黄晓威等对福建省泉州市第一医院临床药师参与用药咨询服务的实践情况进行了回顾性分析。结果：2016—2019年接待患者咨询5776例次，其中药学专业问题1379例次占比23.87%。临床药师参与用药咨询服务后，咨询问题数量从2016年898例次提高至2019年2203例次，药学专业问题咨询率从11.02%提高至38.86%；咨询者5776例次中，36～45岁占比最高为32.79%，而>65岁仅占12.83%；药学专业问题以用法用量，药效或药理作用及特殊剂型用药指导为主，分别为375例次（27.19%），292例次（21.17%）和258例次（18.71%）。患者咨询最多的前3类药物分别为消化系统药物，心血管系统药物，抗菌药物．结论临床药师参与用药咨询可有效解决患者用药疑问，有助于改善用药咨询服务质量，保障患者用药安全，促进合理用药。张凤收集了北京市石景山医院2018年9月至2020年9月临床药师参与门诊用药咨询窗口接待的用药咨询情况并进行统计分析。结果：门诊用药咨询窗口共接待咨询74例，不包括药品供应问题及价格咨询。主要用药咨询人群为患者及家属，占咨询总人数的71.62%。咨询的主要内容有适应证、用法用量、相互作用、不良反应及禁忌证等。结论：药师在利用自身掌握的药物相关知识为患者提供用药咨询的同时，也需继续学习和提高医学知识，查找工作中的漏洞，为更多的患者提供安全，有效，经济的药学服务。［临床合理用药杂志，2021，14（22）：4；中国处方药，2021，（10）：54-56］ （王景浩　陈明浩　吴新荣　胡晋红）

门诊药房开展合理用药咨询的效果　商潘磊探讨云南省昭通市中医医院门诊西药房中关于用药的咨询情况，并将咨询问题进行记录，汇总和分析，为临床科学合理用药做指导依据。方法：选取2019年2月至2020年2月期间门诊西药房中整理的较为完整的咨询信息486条，进行回顾性分析。对西药房中咨询频率较高的问题和咨询者身份以及被咨询频率较高的药物进行汇总。结果：对咨询信息进行汇总分析后，咨询者中患者及其家属数量占比97%，高于该院工作人员咨询量；被咨询药物的种类中，关于心脑血管相关药物占比31%，关于抗感染相关药物占比15%，关于消炎药物占比为12%，其他药物占比为42%；对于患者所咨询的问题中，关于药物治疗效果的咨询量占比26%，咨询用药剂量的占比8%，药物不良反应的占比4%，药品价格的占比为2%；并以其中咨询较多的艾司奥美拉唑药物为例，出现13例不合理处方情况占比2%，包含用药时间过长和有其他更适合的替代药物为主。结论：在门诊西药房中实施对外咨询窗口，对患者及其家属在药物的疗效，用药方法和剂量，用药过程中可能发生的问题进行指导，对该院临床中对患者用药的合理性和安全性起到积极作用。韩真贤及丁学珍通过选取大庆油田总医院2017年5月至2018年6月的患者共86例进行研究，将患者划分为2组，参照组采用常规用药指导的方法，观察组则在此基础上引入门诊药房咨询服务，进而对两组患者的用药情况进行横向考量对比分析门诊药房咨询服务与合理用药的临床效果。结果：观察组患者的不良事件发生率要显著低于参照组，其差异具有统计学意义（$P<0.05$）。结论：门诊药房咨询服务对患者用药的合理性，有着显著的影响，并可以切实减少临床不合理用药的发生概率。何雪梅选取2019年2月至2020年2月在广东省惠州市博罗县中医院药房取药的240例患者作为研究对象，将2019年2月至2019年8月我院药房未开展药物咨询服务收治的120例患者作为对照组，将2019年9月以后药房开展药物咨询服务后收治的120例患者作为本研究观察组，比较两组对药

房服务的满意率、用药不良反应发生率、实施前后药房工作人员的药学服务质量评分、药师药物相关知识考核评分，研究在提高门诊药房药学服务质量中开展药物咨询的应用效果。结果：观察组满意率为96.67%高于对照组的85.00%；观察组用药后不良反应率为5.00%低于对照组的13.00%（$P<0.05$）；实施后药师的药学服务质量评分、药师药物相关知识考核评分显著高于实施前（$P<0.05$）。结论在门诊药房开展药物咨询服务，可提高门诊药房药学服务质量，减少患者用药不良反应的额发生，有助于提升患者满意度，促进药房和谐发展。[母婴世界，2021，(2)：291；中国卫生标准管理，2021，12(10)：3；智慧健康，2021，7(09)：31-33]

（王景浩　陈明浩　吴新荣　胡晋红）

药学门诊/用药咨询中的住院患者用药咨询　宋洋及赵文静对用药咨询的开展与药学监护对糖尿病患者的临床效果进行了分析。方法：抽取2018年1月至2020年1月河南科技大学第一附属医院收治的糖尿病患者156例，按随机数字表法分为两组，各78例。对照组实施常规管理，观察组开展用药咨询和药学监护，比较两组血糖[空腹血糖(FPG)、餐后2小时血糖(2hPG)]、血压[舒张压(DBP)、收缩压(SBP)]水平、不合理用药情况及自我管理能力。结果：干预前，两组血糖、血压水平及自我管理能力评分比较，差异无统计学意义（$P>0.05$）；干预后，观察组FPG(6.93 ± 0.62)mmol/L、2hPG(9.34 ± 0.74)mmol/L、DBP(81.14 ± 2.25)mmHg、SBP(128.26 ± 4.57)mmHg，均低于对照组，用药管理(6.78 ± 0.12)分、饮食管理(6.63 ± 0.20)分、运动管理(5.93 ± 0.84)分、自我监测管理(5.71 ± 1.29)分，高于对照组，差异有统计学意义（$P<0.05$）；观察组不合理用药情况发生率(6.41%)低于对照组(29.49%)，差异有统计学意义（$P<0.05$）。结论：用药咨询的开展与药学监护可改善糖尿病患者血糖、血压水平，提高自我管理能力，并降低不合理用药发生率。秀花等探讨了住院高血压患者合理用药的药学服务及干预效果。方法：选择我院2018年1月至2018年12月收治的200例接受降压治疗的高血压患者为药学组，临床药师对药学组患者提供药学服务，选取我院2017年1月至2017年12月高血压科收治的200例接受降压治疗的高血压患者为空白组，临床药师对空白组未提供药学服务，比较两组患者降压过程中药物副反应的情况。结果：药学组药物副反应的发生率为4.00%低于空白组的16.00%，组间有统计学差异（$P<0.05$），其中药学组的治疗效果高于空白组（$P<0.05$）。结论：住院高血压患者合理用药的药学服务及干预效果确切，可减少副反应，提高疗效。[药品评价，2021，18(9)：3；特别健康，2021，(9)：127]

（王景浩　陈明浩　吴新荣　胡晋红）

药学门诊/用药咨询中的中药、中成药用药咨询　何杏仪等回顾性分析广州中医药大学顺德医院药学门诊2018年1月至2020年4月接诊的122例患者用药咨询情况，以问卷方式调查患者中药相关知识、中药安全用药意识及对中药药学门诊服务评价。方法：选取结果患者的中药用药安全意识较弱，认为中药很安全占比16.39%，大部分安全占比72.95%；曾自行服用中药或保健品占比77.87%，经医师诊断服用中药仅占36.89%。94.28%的患者表示通过中药药学门诊服务对提高中药安全意识有帮助，90.98%的患者对开展中药药学门诊持肯定的态度。结论：中药临床药师参与药学门诊，可一定程度促进中药临床药学开展，降低中药药源性疾病的风险，对当前药学门诊的发展道路具有借鉴意义。[临床合理用药杂志，2021，14(25)：12-1417]

（王景浩　陈明浩　吴新荣　胡晋红）

QCC在提高医院药房药学服务质量中的应用　俞苗苗对品管圈活动在提高门诊药房药学服务质量中的作用进行了分析和评价。方法：本次以2019年1月至12月接受常规药学监护的100例患者为对照组，以2020年1月至12月接受品管圈活动服务的100例患者为观察组。结果：观察组药学服务总错误率为3.00%，明显低于对照组的27.00%，两组比较有显著性差异（$P<0.05$）。结论：品管圈活动在门诊药房药学服务质量干预中的应用，能够提高药学服务质量，降低药学服务失误率。缪亚芬分析和探讨了“品管圈”活动在提升门诊西药房药学服务质量中的价值。方法：以2017年9月至2019年9月为时间基准，随机收集我院门诊西药房工作人员28名作为研究对象和主体，将其按照“动态随机分组法”，分为对照组和观察组，每组14名工作人员。前者采用常规管理模式，后者采用“品管圈”活动管理模式，对比两组工作人员的工作满意度水平，药学服务质量，以及差错事件发生率。结果：观察组工作满意度高于对照组，观察组工作人员的责任心评分，应对能力评分，积极性评分，自信心评分，和谐度评分以及品管手法评分均高于对照组，观察组的差错发生率低于对照组（P值<0.05）。结论：“品管圈”活动在提升门诊西药房药学服务质量中的价值显著，不仅能够提升工作人员的药学服务质量，还能降低差错发生率，提升工作人员对于自我工作的满意度，适合在临床进行实施。[家庭医药·就医选药，2021，(3)：269-270；中国保健营养，2021，(7)：340]

（王景浩　陈明浩　吴新荣　胡晋红）

基于互联网的药学门诊/用药咨询　徐乐加等对“互联网+”背景下医院开展的线上药学门诊服务进行总结。方法：收集医院2020年3月27日至12月31日线上药学门诊接诊的所有有效咨询。对患者年龄、性别、咨询次数等个人资料，及咨询内容进行分类统计。结果：在368位咨询患者中，以中青年女性为主；有效咨询共423例次，关于药物使用方面的相关问题最多，占56.2%；其次是关于不良反应的咨询，占

23.6%，另外还有16.78%是关于妊娠哺乳期的用药咨询。结论：线上药学门诊服务有其独特优点，作为线下药学门诊服务的补充，可更好地让药师做好药学服务，促进患者合理用药。［现代医院，2021，9：1413-1415］

（王景浩　陈明浩　吴新荣　胡晋红）

↗ 妊娠期/哺乳期妇女的用药咨询　叶淑雅及郑彩虹通过查阅说明书、《妊娠期和哺乳期用药》、PubMed、维普、国内外临床指南、UpToDate、优生智库、clinicaltrials等各类书籍、中英文期刊、指南、软件、网站及其他各个途径的文献中有关妊娠用药的内容，就妊娠期及哺乳期用药咨询门诊中遇到的一些重要问题进行分析和探讨。结果：门诊咨询中，在未知妊娠状况下的用药最为常见，因此借助于非药学知识估算孕龄，判断"全或无"效应的时间窗非常重要；尽管一种真正的致畸物质通常会产生一种或一系列特殊类型的缺陷，但大多数致畸点的缺陷模式很难框定；正如会造成严重畸形的药物并非一定致畸一样，即使是安全等级较高的药物，也可能存在胎儿畸形风险。其他需要关注的是：所咨询药物以外的隐藏信息；用药外疾病本身对胎儿的风险；药物的浓度，剂量，叠加成分，未知成分和信息变更。结论：药学门诊中，关于妊娠期用药风险评估有许多共性问题，其中最大的障碍是人类资料匮乏，迫切需要越来越多的前瞻性，观察性的研究，开展妊娠暴露药物登记，以期更好地评估并给出建议。黄桦等通过昆明医科大学第一附属医院以妊娠期用药咨询门诊的开展为基础，寻求医药多学科合作，应用"互联网＋药学服务"模式，线上、线下相结合开展妊娠期用药咨询服务，为门诊妊娠期用药咨询服务体系的建立、促进妊娠期妇女合理用药提供参考。方法：对昆明医科大学第一附属医院2016年3月至2020年9月的用药咨询情况进行分析。结果：妊娠期用药咨询门诊累计提供8408例次咨询服务，咨询者平均年龄（32.13±4.76）岁，涉及16类疾病；咨询例次数排序居前3位的药物种类分别为营养元素补充剂（4684例次，占55.71%）、抗微生物药（1496例次，占17.79%）和中成药（669例次，占7.96%）。结论：妊娠期用药咨询服务的开展，改善了妊娠期妇女对药物治疗的认知，促进了妊娠期合理用药，充分体现了临床药师的专业价值。［中国医院药学杂志，2021，41（11）：6；中国医院用药评价与分析，2021，21（5）：616-619］

（王景浩　陈明浩　吴新荣　胡晋红）

↗ 儿童用药咨询及回访效果　安晓霞及马姝丽回顾分析了郑州大学附属儿童医院门诊用药咨询记录，寻找需要重点关注的问题，以便提高药学服务水平。方法：收集2018年5月至2019年12月623例儿童用药咨询记录，绘制帕累托图，对咨询内容和所涉及药品种类进行统计分析，探究门诊用药咨询的主要因素。结果：咨询内容排在前三位的是用法用量182例（29.21%），特殊剂型使用方法115例（18.46%）及特殊人群用药92例（14.77%）。咨询药物种类以中成药最多193例（30.98%），其次为外用药（包括鼻喷剂，吸入雾化剂，眼用制剂及乳膏剂）135例（21.67%），抗感染药物98例（15.73%）。结论：采用帕累托图进行统计和分析，可直观地了解患者家长重点咨询内容及重点关注的药物，为咨询药师深入开展药学服务提供了数据参考。［实用医药杂志，2021，38（7）：629-632］　（王景浩　陈明浩　吴新荣　胡晋红）

↗ 社区用药咨询　郭翠军对社区门诊药房开展药物咨询服务进行了应用分析。方法：选取2019年10月至2020年10月之间到社区门诊药房咨询药物150名患者进行调查，随机分为对照组（$n=75$例）和观察组（$n=75$例）。比较两组患者对门诊药师咨询服务满意度评分调查情况，两组患者咨询用药后的不良反应发生率。结果：观察组患者针对于门诊药师咨询服务满意度中的用法用量告知度，服务态度，治疗需求引导性，工作质量的总评分高于对照组（$P<0.05$）。观察组患者咨询用药后的头晕眼花、腹泻、呕吐、失眠等的并发症总发生率6.67%低于对照组32.00%（$P<0.05$）。结论：通过调查问卷的形式可知，患者对社区门诊药房的服务态度满意度高，并且开展药物咨询服务方便患者了解药物的疗效，规范患者用药，降低错误用药风险，提升社区门诊药房的服务质量和效率。王睿韬等通过对临床药师开展社区患者用药咨询问题进行汇总分析，寻找社区患者的用药问题，为医疗联合体中临床药师的实践工作提供参考。方法：回顾性分析2018—2019年间980例次医疗联合体定点社区卫生服务机构采集的社区患者用药咨询和满意度调查结果，并进行统计分析。结果：药物咨询者以老年人为主，≥60岁的老年人占80.71%（791/980），患病种类≥3种者占50.31%（493/980）、患病时程≥3年者占62.22%（649/980）；主要药物咨询与用药问题为药物的用法与用量（60.10%，589/980）、诊断与用药不符（8.67%，85/980）及给药途径错误（7.35%，72/980）；咨询者的整体满意度为91.94%。结论：社区慢性病患者在用药过程中存在一定问题和错误，临床药师开展社区患者用药咨询在减少用药错误、降低药物不良反应发生方面起到了一定的积极作用。［中文科技期刊数据库（全文版）医药卫生，2021（1）：0215-0216；临床药物治疗杂志，2021，19（4）：76-78］　（王景浩　陈明浩　吴新荣　胡晋红）

处方/医嘱审核

↗ 静脉用药处方/医嘱审核效益分析　王姣等采用回顾性分析方法，调取2018年10月1日—31日山东大学齐鲁医院PIVAS接收的全部静脉用药医嘱及对不合理用药医嘱的干预结果，分析 PIVAS 干预不合理用药医嘱产生的药品资源、人力资源节约情况，促进临床合理、安全、经济用药。结果：2018 年 10 月 1 日—31 日 PIVAS 药师共审核用药医嘱 412 782 组，其中不合理医嘱 1967 组，占 0.417%，包括不规范、不适宜及超常医嘱等类型。通过 PIVAS 药师干预不合理用药医嘱，及时纠正医师用药医嘱错误，节约了药品资源及护理工时。结论：PIVAS 进行用药医嘱审核对于保障患者临床合理用药具有积极意义，有利于节约医疗资源。张艳珍及杨秋燕通过调查广西壮族自治区贵港市人民医院建立静脉药物集中配置中心(PIVAS)后取得的成效，分析 PIVAS 在临床安全合理用药中的作用，提高患者临床用药的安全性和合理性。方法通过对广西壮族自治区贵港市人民医院 PIVAS 建立后 2018 年 10 月至 2019 年 8 月临床医师开立的住院医嘱处方 141 899 份进行汇总，分析不合理处方情况。结果：审核 141 899 份医嘱处方中不合理处方 160 份，其中，存在溶媒品种，用量不适宜处方 106 份，药物用法用量不适宜处方 38 份，有配伍禁忌(抗生素单独列出)或不良相互作用处方 5 份，抗生素应用不适宜处方 11 份。结论：PIVAS 可保证用药安全，是代表医院药学发展趋势，提升临床医疗质量的全新服务模式。[中国卫生标准管理，2021，12(07)：104-105；临床合理用药杂志，2021，14(19)：45-47]

(王景浩　陈明浩　吴新荣　胡晋红)

静脉用药处方/医嘱审核模式探讨　刘禹宏将吉林市中心医院 2019 年 2 月至 2019 年 12 月共 60 份药物处方分为普通组和行动组，对比合理实施用药前、后的处方审核率及不良事件发生情况，对静脉用药集中调配中心合理用药审核工作模式进行分析。结果：普通组处方审核率为 73.3%，明显低于行动组的 100%($P<0.05$)，此外，就药物不良事件发生率而言，普通组经过统计药物不良事件共发生 9 件，其中药物配伍不合理、溶剂剂量和类型选取不合理、配置差错、停摆差错分别为 2 例、3 例、2 例、2 例。行动组经过统计药物不良事件共发生 1 件，是停摆差错。行动组的不良事件发生概率明显低于普通组($P<0.05$)。结论：针对静脉用药配置中心合理用药审核工作模式的发展，可以以处方审核为出发点，不但可以使用药性更加合理，还在一定程度上减轻了不良事件发生概率，更具有安全性。黄彩玲等对静配中心全医嘱审核模式进行了探索与初步实践，以促进静脉用药安全合理使用。方法：在 PIVAS 工作开展以来，采用计算机初步审方和药师人工二次审方模式，参考《459 种中西药注射剂配伍变化及临床应用检索表》，《新编药物学》，《静脉用药集中调配操作规程》，《处方管理方法》等有关规定，结合药品使用说明书，《中国药典》2020 版，以及各类药物应用指南等相关标准进行全面审方，指导临床用药，及时干预反馈不合理医嘱，并形成处方点评总结报告进行再次学习探讨。结论：PIVAS 全医嘱审核模式可有效降低不合理处方发生率，保障静脉输液安全性及有效性，提升静配中心服务质量，保障患者临床用药的安全性，合理性，有效性。[中国保健营养，2021，31(5)；中国应急管理科学，2021，(10)：153]

(王景浩　陈明浩　吴新荣　胡晋红)

经过静脉用药处方/医嘱审核干预的对比分析　林杰等对处方前置审核对静脉药物调配中心 PIVAS 住院医嘱(处方)用药不适宜的影响进行了评估。方法：按照药品说明书，《中华人民共和国药典·临床用药须知》(2020 年版)等用药配伍标准设置郴州市第一人民医院 PIVAS 审方标准，采用天际健康系统对 PIVAS 接收的静脉用药医嘱进行前置审核；采用智慧园 PIVAS 系统统计 2019 年 6 月 20 日至 7 月 20 日，2020 年 6 月 20 日至 7 月 20 日我院 PIVAS 的医嘱审核结果，按照配伍禁忌、药物浓度、药物剂量、给药方式、溶剂、医嘱录入错误和其他等 7 个方面进行分类；按照科室类别，通过 Excel 软件统计上述 2 个时间段用药不适宜医嘱所占比例，用卡方检验分析结果。结果：2019 年 6 月 20 日至 7 月 20 日，该院 PIVAS 审核的静脉用药医嘱中，用药不适宜原因由高至低依次为配伍(2.05‰)，浓度(1.71‰)，剂量(1.71‰)，方式或途径(1.65‰)，溶剂(1.11‰)，其他(0.97‰)，医嘱录入错误和重复(0.49‰)；PIVAS 审核的静脉用药医嘱中，用药不适宜医嘱所占比例由 2019 年 6 月 20 日至 7 月 20 日的 9.78‰(1308/133 715)显著降至 2020 年 6 月 20 日至 7 月 20 日的 3.59‰(472/131 478)，差异有极显著统计学意义($P<0.001$)。结论：加强药师对静脉用药医嘱单的前置审核，是降低 PIVAS 不适宜处方比率，提高用药合理性的重要保证。[中国医院用药评价与分析，2021，21(12)：1529-1532]

(王景浩　陈明浩　吴新荣　胡晋红)

静脉用药处方/医嘱审核综合回顾分析　陈迪及房德敏分析了药师对天津医院住院患者静脉用药不合理医嘱的干预结果，为临床的合理用药提供参考。方法：对天津医院 2018—2020 年拦截的住院患者静脉药物不合理医嘱进行统计分析。结果：2018—2020 年不合理医嘱 854 份，占总配置数量的 0.27%；按错误类型排名前 3 位分别是溶媒选择不当、给药频次错误、用药剂量错误；按药品类别统计依次为普通药品、抗菌药物、细胞毒药物与全静脉营养药物；创伤病区不合理医嘱数量最多。在药师的干预下，静脉药物不合理医嘱发生率从 2018 年的 0.3055% 下降至 2020 年的 0.2195%。结论：药师进行用药干预可有效减少不合理医嘱，显著提高天津医院静脉药物的合理用药水平。车连容等分析了中山大学附属第七医院静脉用药调配中心 PIVAS 医嘱审核结果与常见不合理用药情况。方法：从医院 HIS 系统中导出该院 2019 年 4 月至 2021 年 3 月的静脉用药医嘱共 22 707 条和有效审核并干预的不合理医嘱共 625 条，进行统计、归纳和分析。结果：从 2019 年第四季度开始，不合理医嘱率呈逐渐下降趋势，由 3.48% 降到 1.95%，对不合理医嘱的干预已有一定的成效，但仍存在一些问题。不合理医嘱主要表现为溶媒不适宜、肠外营养配比不合理、用药方式不当及药物配伍不适宜等。结论：审方药师对不合理医嘱进行分析、干预，能及时预防和减少不合理用药引发的风险，应不断完善审方规则，促进临床合理用药，保障患者用药安全。付婷婷等分析了北京大学国际医院静脉药物配置中心实时干预的不合理医嘱，并探讨解决对策。方法：回顾性统计 2018 年 1 月至 2020 年 11 月静脉药物配置中心审方药师采用医嘱审核软件及人工审核相结合的方式，对长期医嘱和临时医嘱进行实时前置审核所发现的不合理医嘱，进行分析及计算干预率。结果：从实时审核医嘱中共发现不合理医嘱 7450 份，主要涉及溶媒剂量，用药频次，用药剂量，溶媒种类，用药途径不适宜等，干预率达 100%。结论：通过静脉药物配置中心药师对医嘱的实时审核和干预，能有效规避用药风险，提高药学服务质量。黄献川等分析并确认静脉用药调配中心 PIVAS 前置审核干预不合理用药医嘱的主次因素，完善医嘱前置审核干预，规范合理用药。方法：采用分类统计和帕累托图法分析 2018 年 9 月至 2019 年 8 月福建医科大学附属漳州市医院 PIVAS 审核干预的 6746 条不合理静脉用药医嘱，根据医嘱的错误类型和所涉及的病区，均按 ABC 分类法分类，并对各类因素的典型案例进行分析。结果：对不合理用药医嘱的原因进行分析，A 类主要因素类型有超剂量给药，配伍用药不适宜，用药频次不适宜，占比为 71.4%；B 类次要因素类型有溶媒品种和用量，占比为 18.1%；C 类一般因素类型有药品用法，规格不适宜，医嘱录入错误等，占比为 10.5%。对不合理用药医嘱涉及的病区进行分析，A 类主要因素所涉及病区有神经外科一/三病区、肝胆胰脾病区、胸心外科及胃小肠病区，占比为 75.6%；B 类次要因素所涉及病区有神经外科二病区和肿瘤放疗病区，占比为 14%；C 类一般因素所涉及病区有结直肠科，五官科，乳腺外科等，占比为 10.4%。结论：审方药师通过对不合理静脉用药医嘱的分析与总结，提升了前置审核和干预能力，促进了合理用药。欧志坚等对广东省珠海市人民医院/暨南大学附属珠海医院不合理医嘱进行分析，为静脉安全用药提供依据。方法：对 2019 年 1 月—12 月静脉药物配置中心（PIVAS）审方药师干预的不合理医嘱进行分析。结果：2019 年 1 月—12 月广东省珠海市人民医院/暨南大学附属珠海医院共审核 83 700 份医嘱，干预的不合理医嘱 924 份，医师更改 884 份，干预成功率达 95.67%；不合理医嘱类型主要包括频次不当、溶媒选择不当、剂量（浓度）不当、配伍不当、医嘱误录及给药途径不当等。结论：PIVAS 审方药师及时对不合理医嘱进行干预，对不合理医嘱进行分类统计，可有效避免静脉用药安全隐患。［现代药物与临床，2021，36(8)：1739-1744；中国卫生产业，2021，18(21)：38-41；中国处方药，2021，19(12)：52-55；药学服务与研究，2021，21(1)：31-36；临床合理用药杂志，2021，14(7)：10-1215］

（王景浩　陈明浩　吴新荣　胡晋红）

静脉用抗肿瘤药物的不合理医嘱审核分析　刘秀兰等对静脉药物集中调配中心（PIVAS）抗肿瘤药物不合理医嘱进行分析及有效干预后效果评价，以期进一步规范临床抗肿瘤药物的合理使用。方法：对 2018 年 1 月—6 月 PIVAS 经药师审方并建议修改的不合理化疗医嘱进行分类及统计分析，探讨不合理用药存在的原因，并及时干预。统计分析 2018 年 7 月—12 月对不合理医嘱干预效果评价并总结改善不合理用药的方法及对策。结果：2018 年抗肿瘤药物不合理医嘱占比 0.63%，2018 年 1 月—6 月与 2018 年 7 月—12 月不合理医嘱占比分别为 0.92%，0.37%，差异有统计学意义（$P<0.01$），排名前 4 的不合理医嘱即溶媒种类，溶媒量，给药剂量及给药顺序的占比分别为 0.26%，0.22%，0.18%，0.11%，采取干预措施后不合理医嘱占比分别降至 0.12%，0.07%，0.09%，0.04%，差异有统计学意义（$P<0.01$ 或 $P<0.05$）。结论：药师参与 PIVAS 抗肿瘤药物审方工作，提高抗肿瘤药物使用的合理性，提供更准确及有效的药学服务，促进临床抗肿瘤药物的合理应用。娄营等回顾性分析了 2018 年 5 月至 2020 年 5 月的 40 897 份抗肿瘤药物医嘱，分析静脉用药调配中心抗肿瘤药物不合理用药情况。结果：40 897 份抗肿瘤药物医嘱中，有 187 份存在不合理用药情况，不合理用药率为 0.46%。不合理用药原因前 3 位依次为溶媒选用不当，占比 64.71%（121/187）；溶媒用量不当，占比 19.25%（36/187）；药物用量不当，占比 8.56%（16/187）。结论：静脉用药调配中心抗肿瘤药物存在不合理用药情况，不合理用药常见原因为溶媒选用不当，溶媒用量不当和药物用量不当。段丽萍调查分析了静脉药物配置中心抗肿瘤药物常见不合理医嘱，并对药师干预的效果进行探讨。方法：选择 2019 年 1 月至 12 月陕西省核工业二一五医院静脉药物配置中心抗肿瘤药物医嘱 11 315 份进行回顾性分析，对不合理医嘱进行统计，分析不合理用药原因及不合理医嘱的科室分布。于 2020 年 1 月至 6 月针对抗肿瘤药物临床应用实施以药师为主导的药学干预，比较干预前（2019 年 1 月至 12 月），干预后（2020 年 1 月至 6 月）的抗肿瘤药物医嘱不合理率，医生对抗肿瘤药物知识的知晓评分。结果：抗肿瘤药物医嘱中的不合理用药原因以溶媒选择不合理、溶媒剂量不合理、给药速度不合理、给药剂量不合理及给药顺序不合理为主，科室分布分别为肝胆外科、消化外科、妇科、耳鼻喉科及胸外科。经药师实施药学干预后，医生对抗肿瘤药物知识的知晓评分显著提高，抗肿瘤药物医嘱不合理率从 0.29% 降至 0.11%，差异有统计学意义（$P<0.05$）。结论：药师主导的药学干预可以有效减少抗肿瘤药物的不合理医嘱。袁艳回顾性分析了福建省立医院 2019 年 4 月至 2020 年 11 月期间合理用药监测（Hiss）系统接收的 15 500 条注射用抗肿瘤药物医嘱，对溶媒选用、溶媒用量、给药顺序及给药途径等方面进行适宜性审核及统计分析，为促进临床合理用药提供参考。结果：15 500 条注射用抗肿瘤药不合理医嘱共 313 条（不合格率为

2.02%），主要包括溶媒选用不当132条（42.17%），溶媒用量不当98条（31.30%），给药顺序不当51条（16.29%），给药途径不当13条（4.15%）及其他不合理医嘱19条（6.07%）。结论：药师依托PIVAS对抗肿瘤药物医嘱进行分析和干预，可提高抗肿瘤药物临床合理使用率。陈沛鸿等将2017年4月至2020年6月作为研究时段，将130名接受抗肿瘤药物治疗的患者作为研究对象，按照患者的试验时段进行两组均分，2017年4月至2018年6月未开展静脉中心合理调配的患者为对照组，2018年7月至2020年6月，开展静脉中心合理用药调配的患者为实验组，组内均包含65名患者，对两组患者的不合理用药状况进行分析，研究静脉用药合理调配对抗肿瘤药物临床合理用药的影响。结果：对比试验组患者的不良反应发生率和不合理用药率，对照组显著高于试验组，差异有统计学意义（$P<0.05$）。结论：将静脉中心合理用药调配管理方式，应用于静脉中心的抗肿瘤药物的调配中，能够有助于使患者的不良反应发生率得到控制，使患者的抗肿瘤药物用药安全性得到提升，具有良好的可应用价值。赵培西等回顾性调查了2020年1月至2021年1月陕西省肿瘤医院药师审核的抗肿瘤药物医嘱，并进行归类汇总和分析，为提高医疗质量，促进临床合理用药提供参考。结果：在审核的71 845份抗肿瘤药物医嘱中，不合理医嘱263份，占比为0.37%．不合理医嘱主要表现在溶媒选用不适宜（51.33%），溶媒用量不适宜（19.39%），调配浓度不适宜（15.97%），给药途径不适宜（5.70%），给药顺序不适宜（4.56%）及其他问题（3.04%）。结论药师对不合理医嘱的审核，干预及分析，可以保障用药安全，为临床合理用药提供依据，能有效提高临床药物治疗效果。叶佳龙等基于帕累托图分析静脉用药调配中心（PIVAS）不合理医嘱，为医嘱审核以及临床合理化用药提供参考。方法：审方药师对本院住院部2019年1月—12月静脉用药长期医嘱进行前置审核，对审核不合理医嘱的科室和类型进行帕累托图分析，发掘不合理用药的主次要因素，阐明医嘱不合理原因。结果：共审核长期医嘱371 799组，发现不合理医嘱1 145组（0.31%），干预成功的不合理医嘱有905组，干预成功率为79.0%。在不合理医嘱科室中，泌尿外科、胃肠外科及骨科等为主要因素（占79.4%）。在不合理医嘱类型中，溶剂不合理（35.0%）和用法用量不合理（25.7%）为主要因素；频次不合理（21.4%）为次要因素；配伍禁忌（11.8%）和联用不合理（3.4%）等为一般因素。结论；利用帕累托图可精准掌握不合理用药医嘱中的主次要因素，便于审方药师针对性干预，保障临床合理用药。葛晶晶等收集2019年山东第一医科大学第一附属医院静脉药物调配中心审方药师实时审核医嘱过程中发现的抗肿瘤药物不合理医嘱共356份，采用回顾性分析方法，对不合理医嘱进行分类统计，并进行合理性评价，为临床合理用药提供参考。结果：不合理医嘱共356份，其中肝胆外科116份（32.58%），胸外科78份（21.91%），占2019年抗肿瘤药物不合理医嘱的54.49%。不合理类型有浓度与溶媒量不适宜（53.37%），给药剂量不适宜（42.13%），溶媒选择不适宜（1.97%），操作失误（1.97%）及配伍不当（0.56%）5种类型。不合理医嘱数最高的抗肿瘤药物为重组人血管内皮抑制素注射液（148份），其次为替加氟注射液（112份）与注射用盐酸柔红霉素（43份）。结论：医院在抗肿瘤药物的使用过程中存在不合理现象，药师应对其及时干预，保证临床用药安全。胡晓杰等通过对湖南省肿瘤医院静脉药物配置中心（PIVAS）药师在审方工作中发现的不合理医嘱进行分析并优化，以提高临床用药合理性。方法：调取某院HIS系统中2019年1月—12月PIVAS审核的所有医嘱，并对其中不合理医嘱进行分析，提出优化方法并执行；再次收集2020年1月—12月医嘱和不合理医嘱进行比对分析。结果：通过加强人员培训，收集信息并及时分享，规定好临床路径，升级系统等方法，使不合理医嘱占比由2019年的0.015%下降到2020年的0.011%，差异有统计学意义（$P<0.01$）。结论：本次流程优化方法是合理有效的，能够促进临床的合理用药，更好地保证患者用药安全。滕立伟等以2019年1月至2020年6月齐齐哈尔市第一医院静脉配置中心审核的720份医嘱为研究对象，探析肿瘤药房静脉配置中心不合理医嘱情况。结果：720份医嘱中，不合理医嘱15份，占有比率为2.08%，其中用药剂量不合理5份，溶媒选择不恰当3份，溶媒用量不适宜3份，配伍用药不合理2份，给药途径不合理1份，重复用药1份。结论：肿瘤药房静脉配置中心尚存在不合理医嘱情况，应加强临床医师与药师的审核，减少与避免不合理用药情况的出现，以此提高用药安全性与有效性。孟慧慧等通过Pareto图分析，了解北京大学肿瘤医院抗肿瘤药不合理医嘱的情况及原因，为临床提供可靠的用药指导，进一步保障临床用药的合理性。方法：运用Pareto图工具对北京大学肿瘤医院2019年1月—12月PIVAS接收的医嘱进行回顾性分析。结果：北京大学肿瘤医院PIVAS在2019年共计接收102 176份医嘱，其中不合理医嘱430份，占比0.42%。由Pareto图可知：造成不合理医嘱的主要因素为医嘱提交不合理，溶媒用量不合理及溶媒选择不合理；次要因素为包装规格不合理；一般因素为用药途径不合理，剂量使用不合理，医嘱说明未标注及其他。结论：采用Pareto图进行不合理医嘱分析，更加直观，易于发现主次要因素。便于药师前置审核时，更有针对性地进行医嘱干预，进一步减少不合理医嘱的发生率，保障临床用药的安全性，有效性及经济性。龚洁对2015年8月至2019年12月经中国人民解放军联勤保障部队庐山康复疗养中心静脉药物配置中心实施调配的1875份抗肿瘤药物的处方进行回顾，依据药物说明及用药规范（《中国药典》《临床静脉用药调配与使用指南》《中国国家处方集》等），统计目标药方中溶剂的剂量及种类选择是否规范，抗肿瘤药物的相关操作（给药途径与顺序，剂量分配等）是否合理，并逐一对其进行计算，研究静脉药物配置中心抗肿瘤药物使用的合理性。结果：本次研究共有119份评价结果为不合格的处方，总占比6.35%，内含溶剂不合格84

份(70.59%),抗肿瘤药物不合格27份(22.69%),其他不合格类型8份(6.72%)。结论:通过分析静配中心相关抗肿瘤药物处方中存在的不合理之处,发现不合格处方形成的主要原因跟溶剂的剂量与选择不当,药物给药剂量,给药途径及给药顺序不对,操作时录入或配伍中存在错误有关,本院需以此为依据对静配中心进行配置管理,提高抗肿瘤药物调配的准确性。[医药导报,2021,40(10):4;中国民康医学,2021,(1):119-121;临床医学研究与实践,2021,6(018):103-105;海峡药学,2021,33(9):193-194;特别健康,2021,(8):61;临床医学研究与实践,2021,6(19):56-58;中国合理用药探索,2021,18(09):33-38;临床合理用药杂志,2021,(29):25-28;中国社区医师,2021,37(32):37-38;健康大视野,2021(14):235;人人健康,2021(20):74-75;科学养生,2021,(2):177]

(王景浩　陈明浩　吴新荣　胡晋红)

静脉用抗菌药物的不合理医嘱审核分析　王志远收集亳州市人民医院2019年1月1日至2020年1月1日十个临床科室的抗菌药物医嘱,对其使用情况和不合理医嘱进行分析,为临床科室提供合理建议,保障患者用药安全。结果:抗菌药物医嘱共4956份,不合理抗菌药物处方24份,不合格率0.4%,其中溶媒量不正确5份,用药频次不当6份,输液浓度不当5份,遴选药物不适宜2份,存在潜在的药物相互作用及配伍禁忌6份;特殊使用级抗菌药物医嘱共414份,以血液科和神经外科为主,其中不合理医嘱7份,其中溶媒量不正确5份,输液浓度不当2份。结论:我院抗菌药物医嘱仍存在不合理,审方药师应加强业务学习,积极维护系统,及时拦截不合理医嘱。汪英等随机抽取2019年6月至2020年4月江苏省启东市人民医院静脉药物调配中心长期医嘱99 090份,分析静脉药物调配中心不合理处方形成原因,并采取有效措施进行干预,以提升临床合理用药水平。结果:99 090份长期医嘱中不合理处方120份(0.12%),不合理用药处方类型为溶媒用量不合理、溶媒选择不合理、超说明书用药、配伍禁忌、给药频次错误、给药途径不合理及未达到治疗剂量。结论:静脉药物调配中心不合理处方需药师采取对应措施进行干预,提升自身专业知识水平,利用诸多渠道了解药物最新动态,认真总结积累经验,提升药师工作效率,保证输液合理性、患者用药有效性、安全性及经济性,以减少不合理用药,保障患者用药安全合理。杜卓等根据药品说明书、《抗菌药临床应用指导原则》《静脉用药集中调配质量管理规范》等相关规定,分析佛山市某三甲医院静脉用药调配中心在2017年所有抗菌药不合理处方的具体类型,为该院今后改进药师审方和医生临床合理用药提供参考依据。结果:2017年该医院静脉用药调配中心的所有抗菌药不合理处方中:浓度不当724例、用法不当550例、其他不当479例。结论:分析该院静脉用药调配中心在2017年不合理抗菌药物处方类型,有助于提高药师审方及加强医生合理用药。[海峡药学,2021,33(5):200-201;临床合理用药杂志,2021,14(31):141-143;佛山科学技术学院学报(自然科学版),2021,39(03):16-18]　(王景浩　陈明浩　吴新荣　胡晋红)

中药注射剂不合理医嘱审核分析　马海霞等分析了大庆市人民医院静脉用药调配中心中药注射剂的使用情况,为促进临床中药注射剂的合理使用提供参考。方法:对2019年1月—12月大庆市人民医院静脉用药调配中心中药注射剂医嘱进行统计分析。结果:收集中药注射剂医嘱9927例,其中不合理医嘱206例,不合理医嘱占2.08%,主要包括溶媒种类选择不合理、溶媒用量不合理、用药剂量不合理、配伍禁忌、录入错误等方面。结论:临床医生应加强对中医传统理论知识的学习,严格按照药品说明书规范用药;药师应加强与临床医师的沟通,加强处方审核,全方位促进中药注射剂的合理应用。滕立伟等以齐齐哈尔市第一医院静脉配置中心2019年7月至2020年6月审核的360份中药注射剂医嘱为研究对象,总结分析中药注射剂不合理医嘱的具体情况。结果:360份中药注射剂医嘱中,不合理医嘱8份,占有比率为2.22%,其中溶媒选择不恰当2份,溶媒用量不适宜2份,用药剂量不合理1份,用法不合理1份,配伍用药不合理1份,联合用药不合理1份。结论:静脉配置中心尚存在中药注射剂不合理医嘱情况,应加强临床医师与药师的审核,进一步改进与完善中药注射剂使用流程,确保患者用药有效,安全。[现代药物与临床,2021,36(01):187-190;健康之友,2021,(11):127-128]

(王景浩　陈明浩　吴新荣　胡晋红)

儿科静脉药物处方/医嘱审核分析　陈嘉曦及林琼对厦门大学附属第一医院静脉药物配置中心(PIVAS)儿科常用药物不合理医嘱进行回顾性分析,以促进临床合理用药。方法:通过医院信息系统和药师审方手册记录本对PIVAS 2019年第1季度和第4季度汇总的不合理用药医嘱进行回顾性分析,对不合理医嘱进行干预。结果:通过干预后,不合理用药医嘱比例由3.17%下降到1.53%,不合理医嘱分类为溶媒规格选择不当、溶媒种类选择不当、药物浓度不当、配伍禁忌、药物剂量使用不当、用药禁忌及医嘱录入错误等。结论:PIVAS存在不合理用药现象,通过药师干预,可纠正不合理用药,保障患儿安全,合理,经济的药物治疗。[临床医药实践,2021,30(1):54-56]　(王景浩　陈明浩　吴新荣　胡晋红)

成人肠外营养液医嘱审核的回顾性分析　钟文辉等对江西省赣州市人民医院静脉药物配置中心(PIVAS)肠外营养液配置不合理医嘱发生原因进行探讨,并予以针对性改进,以提高该院合理用药水平。方法:随机抽取2018年5月至2020年5月江西省赣州市人民医院PIVAS记录的肠外营养液配置35 864份,统计其中不合理医嘱类型,常见溶媒选择错误和超剂量用药情况,常见药物成分比例不当和配伍禁忌情况。结果:35 864 份肠外营养液医嘱中不合理医嘱 789 份,不合理用药率为 2.20%;789 份不合理医嘱中溶媒选择错误占比最高,为 36.12%;常见溶媒选择错误医嘱中占比最高的是复方三维 B,占 26.32%;常见超剂量用药医嘱中占比最高的是果糖,占 33.33%;常见药物成分比例不当医嘱中占比最高的是氯化钾,氯化钠(TNA 中有脂肪乳),占 28.50%;常见配伍禁忌医嘱中占比最高的是甲硫氨酸 B1 与含钙离子的电解质液,占 28.41%。结论:该院仍存在较多肠外营养液配置不合理现象,主要分布在溶媒选择错误,药物成分比例不当等方面,仍需加强 PIVAS 医嘱审核,并强化临床医师和药师专业知识,以便于减少不合理医嘱配置,避免医疗资源浪费。黄晓帆对中山大学孙逸仙纪念医院静配中心肠外营养液不合理处方进行探讨,以强化审方管理,保证用药安全。方法:取肠外营养液处方共 500 份,评估其不合理处方,探明原因制定整改措施。结果:500 份肠外营养液医嘱处方中,不合理处方占比 20.40%(102/500),不合理原因由高到低依次为糖脂比(31.37%)>热氮比(23.53%)>糖胰比(17.65%)>营养组分(14.71%)>电解质离子浓度(7.84%)>渗透压(3.92%)>其他(1.96%)。结论:做好医嘱处方审核管理,不仅可保证肠外营养液用药科学性,合理性,还可确保患者用药安全。赵海龙等以内蒙古医科大学附属人民医院 2019 年 1 月至 2020 年 1 月所开具的全肠外营养液 1000 份为研究对象,对处方情况进行审核,并对不合理处方进行归类分析。结果:全肠外营养液处方不合理的因素主要为不合理使用特殊营养制剂、影响脂肪乳稳定性、营养组分缺失以及其他不合理原因等,其中电解质离子超量的发生率明显高于其他因素的发生率,差异有统计学意义($P<0.05$)。结论:全肠外营养液处方不合理的相关因素较多,药师应加强全肠外营养液处方的相关审核干预,能够及时发现相关的问题,并实施干预,从而保证患者全肠外营养液治疗的有效性以及安全性。[临床合理用药杂志,2021,(34):148-150;中国科技期刊数据库医药,2021(8):0099-0099101;健康之友,2021,(2):182]

(王景浩　陈明浩　吴新荣　胡晋红)

新生儿肠外营养液医嘱审核的回顾性分析　韦淑飞对肇庆市第二人民医院新生儿科肠外营养处方的合理性进行分析,为进一步规范及改进新生儿 PN 支持治疗的安全性、有效性提供参考。方法:收集 2019 年 1 月至 2020 年 6 月在肇庆市第二人民医院新生儿科收治的实施 PN 治疗的新生儿处方 2011 张,对其糖脂比、热氮比、氨基酸供给量、葡萄糖浓度、K^+浓度及一、二价阳离子浓度进行统计分析,评估处方是否合理。结果:2011 张处方均符合新生儿 PN 适应证。糖脂比:合理 756 张(37.59%),偏低 630 张(31.32%),偏高 25 张(1.24%),有糖无脂肪 600 张(29.83%)。热氮比:合理 1927 张(95.83%),偏低 28 张(1.39%),偏高 56 张(2.78%)。氨基酸供给量:合理 1983 张(98.61%),偏低 28 张(1.39%)。葡萄糖浓度:合理 2001 张(99.5%),偏高 10 张(0.05%)。K^+浓度:合理 2011 张(100.00%)。一价阳离子浓度:合理 2011 张(100.00%)。二价阳离子浓度:合理 2011 张(100.00%)。所有 PN 均未添加钙和磷,通过单独滴注的形式补充。结论:肇庆市第二人民医院 PN 部分处方存在不合理情况,以糖脂比不合理为多,需要儿科医生及临床药学重视营养液配比情况,加以改进。[医药前沿,2021,11(21):181-182,185]

(王景浩　陈明浩　吴新荣　胡晋红)

质量管理工具在静脉用药处方/医嘱审核中的应用　樊睿及赵瑞玲采用 FOCUS-PDCA 的方法,探讨降低临床不合理医嘱发生率的效果。方法:通过山西省儿童医院 PIVAS 信息系统收集静脉输液医嘱,将 2018 年 4 月至 12 月作为干预前阶段,将 2019 年 4 月至 12 月作为干预后阶段,调查医嘱不合理类型、发生原因、数量等,比较改善前、后不合理医嘱发生率及占比较高的不合理医嘱类型的整改情况。结果:PIVAS 的不合理医嘱类型:主要包括医嘱录入错误(760/2686)、给药浓度不适宜(307/2686)、未规范开具灭菌注射用水(545/2686)、给药剂量不适宜(184/2686)、溶媒品种不适宜(202/2686)、溶媒规格不适宜(688/2686)等。开具不合理医嘱较多的重点科室主要为神经外科、普通外科、消化科、肾内科及神经内科;未修改不合理医嘱较多的科室主要为神经外科、普通外科、消化科以及呼吸科。改善后各类型医嘱不合理情况大幅下降:医嘱录入错误(308/1427)、给药浓度不适宜(186/1427)、未规范开具灭菌注射用水(239/1427)、给药剂量不适宜(88/1427)、溶媒品种不适宜(108/1427)、溶媒规格不适宜(498/1427)。结论:通过本次质量提升活动,PIVAS 药师运用 FOCUS-PDCA 管理方法对不合理医嘱的发生率进行有效的管控。从发现问题-制定措施-实施计划-持续改进的实施进程出发,改造工作流程、制订符合工作的制度和标准等,明显降低了不合理医嘱的发生率,很大程度的提高药师审方专业技能和不合理医嘱的干预成功率,有效降低了临床的输液风险,也保证了 PIVAS 其他工作的顺利进行和患者的用药安全。乔熙雯探讨了品管圈管理在降低静脉用抗肿瘤药物使用不规范率的实践效果。方法:运用品管圈 PDCA 循环开展活动,回顾性分析南京医科大学附属江苏盛泽医院 2018 年 8 月—10 月静脉用抗肿瘤药物使用的规范性,对不规范使用的医嘱进行分析,根据八二法则拟定对策并加以实施,观察实施效果。结果开展品管圈活动后,本院静脉用抗肿瘤药物使用不规范率从改善前 15.74% 降低至 6.2%,改善幅度为 53.11%。圈员品管手法、凝聚力、沟通协调能力等都得到正向增长。结论:在工作中运用合理有效的质量管理工具,能够降低抗肿瘤药物使用的不规范率,提高药师沟通能力,促进临床合理用药。[中国药物与临床,2021,21(1):4;海峡药学,2021,33(7):211-214]

(王景浩　陈明浩　吴新荣　胡晋红)

药品监督管理

Drug Supervision and Administration

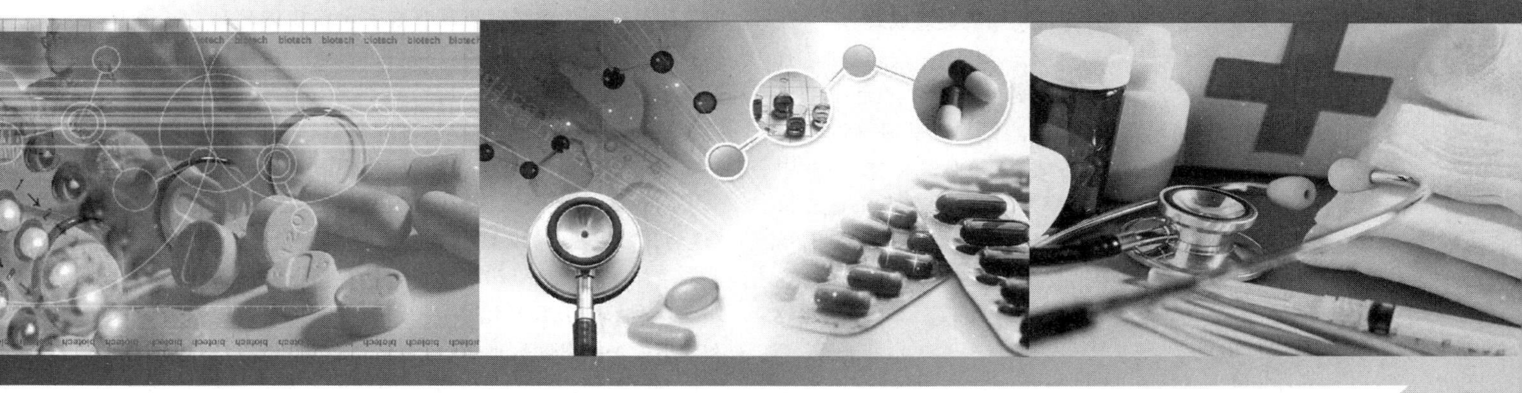

药品监督管理

2021 年全国药监概况 2021 年全国药监系统认真落实习近平总书记“四个最严”要求，坚决贯彻党中央、国务院决策部署，担当作为，攻坚克难，一体推进疫情防控、深化改革、强化监管、优化服务和党的建设等各项工作，服务保障疫情防控有力有效，药品安全质量监管持续强化，审评审批制度改革提质增效，药品监管能力稳步提升。党的领导和党的建设全面加强，党风廉政建设和反腐败工作扎实推进，药品监管事业改革发展和党风廉政建设取得新的显著成效。

药品生产和经营许可情况 截至 2021 年底，全国共有药品生产许可证数量 7477 家，原料药和制剂生产企业 4733 家，其中生产制剂企业 4103 家，生产原料药企业 1559 家。生产化学药企业 3727 家，生产中成药企业 2178 家，生产中药饮片企业 2140 家，特殊药品 218 家，按药品管理的体外诊断试剂 26 家，医用气体 637 家。截至 2022 年底，全国共有药品经营企业 609 681 家，其中批发企业 13 437 万家；零售连锁企业 6596 家，零售连锁企业门店 337 388 家；零售药店 252 260 家。

药品注册情况 2021 年国家药监局受理进口（含港澳台）药品临床试验申请 613 件、上市申请 669 件，受理国产药品临床试验申请 1830 件、上市申请 2584 件；批准境内新药临床试验申请 1483 件，批准创新药临床品种 1522 件、创新药生产品种 45 件。截至 2021 年底，国产药品批准文号共 15.10 万个，进口药品注册证号共 4628 个。

药品生产、经营企业检查情况 2021 年，全国共检查药品生产企业 1.78 万家次，发现违法、违规的生产企业 2550 家次；检查经营企业 262.40 万家次，发现违法违规企业 12.38 万家次。国家药品抽检合计 1.80 万批次，不合格率 0.43%；地方药品抽检合计 20.32 万批次，不合格率 0.47%。案件查办方面，全国共查处药品、药品包装材料案件 8.04 万件，移送司法机关 545 件。截至 2021 年底，具有药品 GSP 检查员资格的人数为 9353 人，具有医疗器械 GMP 检查员资格的人数为 4771 人，具有化妆品检查员资格的人数为 2937 人。

药品不良反应/事件报告 2021 年全国药品不良反应监测网络收到《药品不良反应/事件报告表》196.2 万份。其中：新的和严重药品不良反应/事件报告 59.7 万份；新的和严重药品不良反应/事件报告占同期报告总数的 30.4%；严重药品不良反应/事件报告 21.6 万份，严重药品不良反应/事件报告占同期报告总数的 11.0%。2021 年我国每百万人口平均报告数为 1,392 份，全国 98.0% 的县级地区报告了药品不良反应/事件。药品不良反应/事件报告来源：持有人、经营企业和医疗机构是药品不良反应报告的责任单位。按照报告来源统计，2021 年来自医疗机构的报告占 86.3%；来自经营企业的报告占 9.4%；来自持有人的报告占 4.1%；来自个人及其他报告者的报告占 0.2%。报告人职业：按照报告人职业统计，医生占 55.6%，药师占 25.5%，护士占 13.0%，其他职业占 5.9%。药品不良反应/事件报告涉及药品情况：按照怀疑药品类别统计，化学药品占 82.0%、中药占 13.0%、生物制品占 2.0%、无法分类者占 3.0%。按照给药途径统计，2021 年药品不良反应/事件报告中，注射给药占 55.3%、口服给药占 37.9%、其他给药途径占 6.8%。注射给药中，静脉注射给药占 90.5%、其他注射给药占 9.5%。

根据 2021 年药品不良反应监测数据和分析评价结果，国家药品监督管理局对发现存在安全隐患的药品及时采取相应风险控制措施，以保障公众用药安全。发布注销小儿酚氨咖敏颗粒、氨非咖片等 10 个品种药品注册证书的公告 2 期。发布大活络制剂、柳氮磺吡啶制剂、甲巯咪唑制剂等药品说明书修订公告共 48 期，增加或完善 74 个（类）品种说明书中的警示语、不良反应、注意事项、禁忌等安全性信息。发布《药物警戒快讯》12 期，报道国外药品安全信息 52 条。

案件查处情况 2021 年，全年共查办“两品一械”案件 13 万余件，较 2020 年增幅达 27%。其中，来源于日常监管和专项检查的案件数量 10 万余件，较 2020 年增长超 30%；来源于监督抽检、执法检验案件数量 1 万余件，较 2020 年增长近 28%。从案件货值金额看，全年案件查办货值超 19 亿元，罚款金额超 16 亿元，没收违法所得近 2 亿元，较 2020 年分别增加 44%、36% 和 12%；责令停产停业企业 500 余户，吊销许可证约 60 件；不断加强与公安机关等部门协调配合，强化行刑衔接、行纪衔接，移送司法机关案件近 700 件。全国共查处药品、药品包装材料案件 8.04 万件，移送司法机关 545 件。

执业药师考试、注册情况 2021 年度全国执业药师职业资格考试报考人数为 592 000 人（内蒙古、贵州、甘肃、宁夏因疫情防控需要，暂停开展 2021 年度专业技术人员职业资格考试），实际参考人数为 450 973 人，参考率 76.18%，考试成绩合格人数为 80 840 人，合格率 17.93%。截至 2021 年 12 月，全国通过执业药师资格考试总人数累计达到 137 万余人。截至 2021 年 12 月底，全国执业药师累计在有效期内注册人数为 639 991 人，环比增加 2438 人。每万人口执业药师人数为 4.5 人。注册于药品零售企业的执业药师 584 354 人，占注册总数的 91.3%。注册于药品批发企业、药品生产企业、医疗机构和其他领域的执业药师分别为 35 223、3983、16 306、125 人。 （杨世民）

国务院办公厅印发“十四五”全民医疗保障规划 2021 年 9 月 23 日，国务院办公厅以国办发〔2021〕36 号文件印发了《“十四五”全民医疗保障规划》（以下简称《规划》）。《规划》提出：到 2025 年，医疗保障制度更加成熟定型，基本完成待遇保障、筹资运行、医保支付、基金监管等重要机制和医药服务供给、医保管理服务等关键领域的改革任务，医疗保障政策规范化、管理精细化、服务便捷化、改革协同化程度明显提升。《规划》对完善医保药品目录调整机制做了规定：即立足基金承受能力，适应群众基本医疗需求、临床技术进步需要，建立并完善医保药品目录调整规则及指标体系，动态调整优化医保药品目录，及时将临床价值高、患者获益明显、经济性评价优良的药品按程序纳入医保支付范围。将符合条件的中药按规定纳入医保支付范围。健全医保药品评价机制，加强医保药品目录落地情况监测和创新药评价，支持药品创新，提高谈判药品可及性。《规划》提出：深化药品和医用耗材集中带量采购制度改革。常态化制度化实施国家组织药品集中带量采购，持续扩大国家组织高值医用耗材集中带量采购范围。强化对集中采购机构的统一指导，规范地方开展集中带量采购，形成国家、省级、跨地区联盟采购相互配合、协同推进的工作格局。完善与集中带量采购相配套的激励约束机制，落实医保资金结余留用政策，推动集中带量采购成为公立医疗机构医药采购的主导模式，鼓励社会办医疗机构、定点零售药店参与集中带量采购。《规划》指出：全面建立公立医疗机构药品和医用耗材采购价格信息监测机制、交易价格信息共享机制，提升对药品和医用耗材价格异常变动的分析预警应对能力。强化药品和医用耗材价格常态化监管，实施全国医药价格监测工程，全面落实医药价格和招采信用评价制度，灵活运用成本调查、函询约谈、信用评价、信息披露、价格指数、挂网规则等管理工具，遏制药品和医用耗材价格虚高，兼顾企业合理利润，促进医药行业高质量发展。《规划》对提高医药产品供应和安全保障能力做了明确规定：即深化审评审批制度改革，鼓励药品创新发展，加快新药好药上市，促进群众急需的新药和医疗器械研发使用。稳步推进仿制药质量和疗效一致性评价。严格药品监管，有序推进药品追溯体系建设。健全短缺药品监测预警和分级应对体系，加大对原料药垄断等违法行为的执法力度，进一步做好短缺药品保供稳价。逐步建立中标生产企业应急储备、库存和产能报告制度，保障集中采购药品供应。支持药店连锁化、专业化、数字化发展，更好发挥药店独特优势和药师作用。依托全国统一的医疗保障信息平台，支持电子处方流转。

（杨世民）

国务院办公厅印发深化医药卫生体制改革 2021 年重点工作任务　2021 年 5 月 24 日，国务院办公厅以国办发〔2021〕20 号文件，印发《深化医药卫生体制改革 2021 年重点工作任务》（以下简称《任务》）。《任务》指出，新一轮医药卫生体制改革实施以来，我国基本医疗卫生制度加快健全，人民健康状况和基本医疗卫生服务的公平性可及性持续改善。2021 年要认真落实党中央、国务院决策部署，深入实施健康中国战略，推广三明市医改经验，强化改革系统联动，促进优质医疗资源均衡布局，统筹疫情防控与公共卫生体系建设，继续着力推动把以治病为中心转变为以人民健康为中心，着力解决看病难、看病贵问题。《任务》提出 2021 年的重点工作任务：一是进一步推广三明市医改经验，加快推进医疗、医保、医药联动改革。按照“腾空间、调结构、保衔接”的路径，以降药价为突破口，推进药品耗材集中采购，深化医疗服务价格改革，深化人事薪酬制度改革，推进医保支付方式改革，推动公立医院高质量发展。二是促进优质医疗资源均衡布局，完善分级诊疗体系。启动国家医学中心和第二批区域医疗中心试点建设项目，规划推进临床专科能力建设，推进医疗联合体建设，推动省、市、县、乡、村等各级各类医疗机构落实功能定位，完善全民医保制度，推动中医药振兴发展。三是坚持预防为主，加强公共卫生体系建设。加强新冠病毒感染疫情防控，深化疾病预防控制体系改革，持续推进健康中国行动，创新医防协同机制。《任务》对推进药品耗材集中采购和增强药品供应保障能力等相关重点改革作出部署。《任务》指出：推进药品耗材集中采购。常态化制度化开展国家组织药品集中采购，逐步扩大药品和高值医用耗材集中带量采购范围。落实国家组织药品耗材集中采购医保资金结余留用政策，指导医疗机构利用好增加的可支配收入，积极推进薪酬制度改革。加大力度推进国家医保谈判药品落地使用，2021 年 8 月底前进一步完善相关政策措施。建立实施医药价格和招采信用评价制度。推进统一的医保药品、医用耗材分类与编码标准。推进医疗器械唯一标识在监管、医疗、医保等领域的衔接应用。《任务》明确该项工作由国家医保局、国家健康委、财政部、人力资源社会保障部、国家药监局等按职责分工负责。在增强药品供应保障能力方面，《任务》指出：持续推进药品优先审评审批，加快创新药、临床急需药品上市。完善短缺药品保供稳价机制。加强儿童用药供应保障。研究修订国家基本药物目录管理办法，优化目录遴选调整程序，适时启动目录调整工作。加强基本药物配备使用和用药规范管理，促进医疗联合体内部用药衔接。制定医疗机构药事管理办法。此方面工作由工业和信息化部、国家卫生健康委、国家药监局等按职责分工负责。

（杨世民）

全国药品监督管理暨党风廉政建设工作会议在京召开

2021 年 1 月 28 日，全国药品监督管理暨党风廉政建设工作会议以视频会议形式在京召开。会议以习近平新时代中国特色社会主义思想为指导，深入学习贯彻党的十九大和十九届历次全会精神，贯彻落实中央经济工作会议和十九届中央纪委五次全会精神，按照全国市场监管工作会议部署要求，总结 2020 年和“十三五”工作，深入分析形势，研究“十四五”工作总体思路，部署 2021 年药品监管和党风廉政建设工作。市场监管总局党组书记、局长张工，中央纪委国家监委驻市场监管总局纪检监察组组长、总局党组成员杨逸铮出席会议并讲话。市场监管总局党组成员、国家药监局党组书记李利,国家药监局局长焦红出席会议并讲话。李利在讲话中对"十四五"药品监管工作总体思路作出部署:①坚持系统观念,完善药品监管法规制度体系,健全药品监管体制机制,加强药品监管技术机构建设;②坚持底线思维,严格落实企业主体责任,推进防范化解药品安全风险常态化制度化,进一步改革和完善疫苗监管,加强药品经营使用环节监管,提升应急处置能力,切实保障药品安全形势稳定;③坚持创新驱动,深化审评审批制度改革,促进中药守正创新,推进"放管服"改革,助推医药产业高质量发展;④坚持夯实基础,大力发展智慧监管、监管科学,加强专业人才队伍建设,持续推进监管国际化,全面提升药品监管能力;⑤坚持齐抓共管,落实药品安全"党政同责",强化多部门治理协同,发挥好社会共治作用,强化药品监管工作的保障措施。李利强调,2021 年,在统筹落实全年各项任务措施的同时,要突出抓好保障新冠病毒疫苗审批上市供应和质量安全、编制"十四五"药品规划和药品案件查办三项重点工作。焦红在讲话中总结了 2020 年药品监管工作,部署了 2021 年六个方面重点工作。①强化疫情防控,抓好新冠病毒疫苗各环节工作,毫不放松做好应急审批,全面加强疫情防控药械产品质量监管,建立和完善协助药品应急研发攻关、审评审批、检验检测、监督检查机制,提升药品监管部门应对突发重大公共卫生事件的应急处置能力和水平,服务保障大局;②强化改革创新,激励药品研发创新,促进药品质量提升,注入中药传承创新发展新动能,继续释放"放管服"改革红利,不断满足人民群众健康需求和医药产业高质量发展需要;③强化底线思维,坚持统筹发展和安全,全面提升疫苗监管能力,加强高风险产品监管,提高监测评价质量,持续强化执法办案力度,严防严控风险,坚守人民群众用药安全底线;④强化依法行政,加快配套规章制度制修订,提升普法宣贯实效,推进标准体系建设,不断提升药品监管法治化水平;⑤强化系统观念,科学编制"十四五"规划,切实落实各方责任,全力增强支撑能力,强化提升智慧监管,持续推进阳光监管,推动国际合作新发展,不断提升药品监管体系和监管能力现代化水平;⑥强化担当作为,完善机制强基固本,改进作风担当作为,对标先进凝聚力量,营造干事创业浓厚氛围。国家药监局党组成员、副局长徐景和、颜江瑛,国家药监局药品安全总监,中央纪委国家监委驻市场监管总局纪检监察组负责同志出席会议。国家药监局各司局负责同志、稽查专员,各直属单位主要负责同志、纪委书记,各省、自治区、直辖市及新疆生产建设兵团药品监管部门班子成员、机关各处室负责同志分别在主会场和分会场参加会议。

(杨世民　杨　悦)

集采中选药品监管工作专项推进会　2021 年 5 月 20 日,11 月 9 日国家药监局药品监管司两次组织召开集采中选药品监管工作专项推进会。国家药监局药品监管司主要负责人出席会议并讲话。部分省级药品监管部门、集采中选药品上市许可持有人和专家学者等参加了会议。专家学者对集中采购政策进行解读、对集采中选药品持有人的企业特点和品种特点进行分析、对中选药品的质量风险进行研判。部分中选药品上市许可持有人对本企业中选品种的生产经营、质量管理情况进行介绍;有关省级药品监管部门汇报了中选药品质量监管工作情况,并提出了强化监管工作的意见和建议。会议要求,集采中选药品上市许可持有人要严格落实药品质量安全主体责任,持续合规生产经营。要持续加强生产管理,严格执行药品生产质量管理规范,严格按照核准的处方工艺组织生产,深入排查处置各类风险隐患。要持续完善药品生产质量管理体系,强化生产变更管理,建立完善变更控制体系,深入开展变更研究,严格执行变更管理要求。要从严放行把关,在生产过程和质量检验等环节要严格审核,不符合国家药品标准的不得放行上市。要落实全过程责任,强化药品风险防控,加强储存和运输过程质量管理,做好全过程信息化追溯,切实履行产品供应保障责任。会议要求各省级药监部门应当落实监管责任,将集采中选药品纳入重点监管范围,采取有效措施,切实加强监管。建立完善监管台账,扎实开展监督检查,重点检查企业按照核准的处方工艺生产、记录与数据管理、变更控制等情况。要对中选药品开展全覆盖抽检,并加强不良反应监测评价和风险信号调查处置。省级药监部门要聚焦低价中选品种、中选后发生重大变更的品种、原辅料价格上涨的品种以及有不良记录企业,有的放矢地强化风险隐患排查,督促企业持续合规生产,不断提升质量管理能力。

(杨世民)

《长期处方管理规范(试行)》　2021 年 8 月 10 日,国家卫生健康委、国家医保局以国卫办医发〔2021〕17 号文件印发了《长期处方管理规范(试行)(以下简称《规范》),以规范长期处方管理,推进分级诊疗,满足慢性病患者长期用药需求。《规范》共分为 7 章 43 条。主要内容如下:《规范》提出了长期处方的定义和适用范围,规定了毒麻精放等特殊药品不得用于长期处方,明确了由地方根据实际制定适用的疾病病种和长期处方用药范围,以及中央和地方的监督管理权限等;规定了医疗机构提供长期处方服务的主体责任和卫生健康行政部门的管理责任,明确医疗机构应当具备的人员和设备设施条件,以及长期处方用量、药品配备等要求。根据患者诊疗需要,长期处方的处方量一般在 4 周内;根据慢性病特点,病情稳定的患者适当延长,最长不超过 12 周。超过 4 周的长期处方,医师应当严格评估,强化患者教育,并在病历中记录,患者通过签字等方式确认。《规范》明确了长期处方开具与终止。主要包括开具、终止长期处方的具体情形,特别强调了首次长期处方的开具应当由二级以上医疗机构相关专业的中级职称医师,或基层医疗卫生机构的中级职称医师开具。再次开具和边远地区的条件适当放宽。医师应当根据患者病历信息中的首次开具的长期处方信息和健康档案，对患者进行评估。经评估认为患者病情稳定并达到长期用药管理目标的，可以再次开具长期处方，并在患者病历中记录；不符合条件的，终止使用长期处方。停用后再次使用长期处方的，应当按照首次开具长期处方进行管理。《规范》对长期处方调剂作出规定，主要包括药师应当履行的处方审核、调配、干预，以及用药咨询和教育等。医师开具长期处方后，患者可以自主选择在医疗机构或者社会零售药店进行调剂取药。药师对长期处方进行审核，并对患者进行用药指导和用药教育，发放用药教育材料。基层医疗卫生机构不具备条件的，应当由医联体内上级医院的药师通过互联网远程进行处方审核或提供用药指导服务。药师在审核长期处方、提供咨询服务、调剂药品工作时，如发现药物治疗相关问题或患者存在用药安全隐患，需要进行长期处方调整、药物重整等干预时，应当立即与医师沟通进行处理。长期处方药品原则上由患者本人领取。鼓励通过配送物流延伸等方式，解决患者取药困难问题。《规范》围绕患者在长期用药过程中，其随访、用药监测、药品保存、用药教育等提出要求。规定了医疗机构要定期进行合理性评价，加强质量控制，保障患者用药安全。医疗机构应当加强对使用长期处方患者的用药教育，增加其合理用药知识，提高自我用药管理能力和用药依从性，并告知患者在用药过程中出现任何不适，应当及时就诊。医疗机构应当指导使用长期处方患者对药物治疗效果指标进行自我监测并作好记录，指导使用长期处方患者，按照要求保存药品，确保药品质量。《规范》明确各地医保部门在支付环节，不对单张长期处方的数量、金额等作限制；各地在制定区域总额预算管理时，应充分考虑长期处方因素；各地医保部门应当提高经办服务能力，方便各医疗机构、零售药店刷卡结算，为参保人提供长期处方医保报销咨询服务。加强智能监控、智能审核，确保药品合理使用。

（杨　悦　杨世民）

↗ 《药品检查管理办法（试行）》 进一步规范药品检查行为，推动药品监管工作尽快适应新形势，国家药监局组织制定了《药品检查管理办法（试行）》（以下简称《办法》），2021年5月24日，国家药监局国药监药管〔2021〕31号印发了《药品检查管理办法（试行）》。《办法》所指药品检查是药品监督管理部门对药品生产、经营、使用环节相关单位遵守法律法规、执行相关质量管理规范和药品标准等情况进行检查的行为。《办法》适用于药品监管部门对我国境内上市药品的生产、经营、使用环节实施的检查、调查、取证、处置等监督管理活动。强调应当遵循依法、科学、公正的原则，加强源头治理，严格过程管理，围绕上市后药品的安全、有效和质量可控开展药品检查。《办法》优化完善了药品检查程序，从检查组构成、检查准备、检查会议及过程要求、异议陈述、缺陷分级、评定标准、检查报告等方面进行了明确，要求检查组客观、公平、公正地对检查中发现的缺陷进行分级，根据缺陷内容按照标准进行评定，并在末次会议上向被检查单位通报，被检查单位有异议的，可以陈述申辩。《办法》强调了检查组应当有2名以上执法人员参加，检查员应当具备与被检查品种相应的专业知识、培训经历或者从业经验。检查组实行组长负责制。发现可能存在药品安全风险的，应当第一时间固定证据，并按程序及时采取风险控制措施，坚守药品安全底线。《办法》明确了许可检查、常规检查和有因检查的相关要求，许可检查是药品监督管理部门在开展药品生产经营许可申请审查过程中，对申请人是否具备从事药品生产经营活动条件开展的检查。常规检查是根据药品监督管理部门制定的年度检查计划，对药品上市许可持有人、药品生产企业、药品经营企业、药品使用单位遵守有关法律、法规、规章，执行相关质量管理规范以及有关标准情况开展的监督检查。有因检查是对药品上市许可持有人、药品生产企业、药品经营企业、药品使用单位可能存在的具体问题或者投诉举报等开展的针对性检查。《办法》强化了《药品生产许可证》与药品GMP检查、《药品经营许可证》与药品GSP检查之间的衔接，明确了药品许可检查的具体时限。《办法》强调依据风险原则制定药品检查计划，开展药品常规检查，明确了风险评估重点因素和常规检查的主要内容，以及药品检查频次的相关要求。《办法》细化了有因检查的启动情形，要求有因检查应当以查清查实问题为原则，不得向被检查单位透露相关信息。《办法》自发布之日起施行。原国家食品药品监督管理局2003年4月24日发布的《药品经营质量管理规范认证管理办法》和2011年8月2日发布的《药品生产质量管理规范认证管理办法》同时废止。国家药监局要求各省级药品监督管理部门应当按照本《办法》要求，结合本行政区域实际情况，制定实施细则，细化工作要求，组织做好药品生产经营及使用环节检查，持续加强监督管理，切实履行属地监管责任。

（杨世民）

↗ 《"十四五"时期促进药品流通行业高质量发展的指导意见》 2021年10月28日，商务部公布《关于"十四五"时期促进药品流通行业高质量发展的指导意见》（以下简称《指导意见》）。《指导意见》提出的总体目标是：到2025年，药品流通行业与我国新发展阶段人民健康需要相适应，创新引领、科技赋能、覆盖城乡、布局均衡、协同发展、安全便利的现代药品流通体系更加完善。培育形成1～3家超五千亿元、5～10家超千亿元的大型数字化、综合性药品流通企业，5～10家超五百亿元的专业化、多元化药品零售连锁企业，100家左右智能化、特色化、平台化的药品供应链服务企业。药品批发百强企业年销售额占药品批发市场总额98%以上；药品零售百强企业年销售额占药品零售市场总额65%以上；药品零售连锁率接近70%。《指导意见》明确了完善城乡药品流通功能、着力提升药品流通能级、稳步发展数字化药品流通等 6 项重点任务，提出加强组织领导、加大政策指导、发挥协会作用 3 项保障措施。在完善城乡药品流通功能方面，《指导意见》提出要优化行业布局，实现网点布局与区域发展相适应、药品供应能力与药品需求相匹配的均衡有序发展格局。加快建立布局合理、技术先进、便捷高效、绿色环保、安全有序的现代医药物流服务体系；加快农村药品流通网络建设，以县域为中心、乡镇为重点、村为基础，继续加快农村药品供应网络建设。逐步完善县乡村三级药品配送体系，支持药品流通企业与第三方物流、邮政、快递等进行市场化合作；提高城市药品流通服务能力，支持大中型药品批发企业结合城市医疗资源调整和分级诊疗体系建设，优化完善城市药品供应保障体系，全面实现端到端的药品配送与服务。鼓励零售企业特色化发展，做精做专，满足多层次健康消费市场需求。在着力提升药品流通能级方面，《指导意见》提出要发展现代医药物流，加快发展现代医药物流，加强智能化、自动化物流技术和智能装备的升级应用。推进区域一体化物流的协调发展，鼓励第三方医药物流发展，推动药品冷链物流规范发展，构建便捷、高效、安全的现代医药物流体系。推动建设一批标准化、集约化、规模化和产品信息可追溯的现代中药材物流基地，培育一批符合中药材现代化物流体系标准的初加工仓储物流中心。《指导意见》在稳步发展数字化药品流通方面，提出推进"互联网 + 药品流通"。加快 5G 网络、大数据等技术应用，优化药品流通传统模式，实现要素、结构、流程、服务的迭代式升级；发展新业态新模式，支持药品流通企业与电子商务平台融合发展，发展智慧供应链、智慧物流、智慧药房等新形态，推广"网订店取""网订店送"等零售新模式，引导线上线下规范发展。　（杨世民）

↗ 《国家基本医疗保险、工伤保险和生育保险药品目录》(2021 年)印发　2021 年 12 月 3 日，国家医保局人力资源社会保障部以医保发〔2021〕50 号文件印发《国家基本医疗保险、工伤保险和生育保险药品目录(2021 年)》的通知(以下简称《通知》)，印发了《国家基本医疗保险、工伤保险和生育保险药品目录(2021 年)》(以下简称《2021 年药品目录》)，为便于各地遵照执行，《通知》对有关事项予以明确。《2021 年药品目录》收载西药和中成药共 2860 种，其中西药 1486 种，中成药 1374 种。另外，还有基金可以支付的中药饮片 892 种。《通知》要求各地要严格执行《2021 年药品目录》，不得自行调整目录内药品的限定支付范围和甲乙分类。要及时调整信息系统，更新完善数据库，将本次调整中被调入的药品，按规定纳入基金支付范围，被调出的药品要同步调出基金支付范围。《通知》明确了规范支付标准，协议期内谈判药品执行全国统一的医保支付标准，各统筹地区根据基金承受能力确定其自付比例和报销比例，协议期内不得进行二次议价。协议期内如有与谈判药品同通用名药品上市，同通用名药品的直接挂网价格不得高于谈判确定的同规格医保支付标准。《通知》要求各省(自治区、直辖市)扎实推进推动谈判药品落地，各省药品集中采购机构要在 2021 年 12 月底前将谈判药品在省级药品集中采购平台上直接挂网采购。各地医保部门要会同有关部门，指导定点医疗机构合理配备、使用目录内药品，可结合医疗机构实际用药情况对其年度总额做出合理调整。要加强医保定点医疗机构、工伤保险协议医疗机构和工伤康复协议机构协议管理，将医疗机构合理配备使用《2021 年药品目录》内谈判药品的情况纳入协议内容，积极推动新版目录落地执行。《通知》要求省级医保部门要按照《基本医疗保险用药管理暂行办法》要求，完善程序，细化标准，科学测算，把符合临床必须、价格合理、疗效确切等条件的药品纳入医保支付范围。具备条件的地区，可同步确定医保支付标准。要建立动态调整机制，及时将不符合条件的药品调出支付范围。　（杨　悦　杨世民）

↗ 《医疗机构药学门诊服务规范》　2021 年 10 月 9 日，国家卫健委印发了医疗机构药学门诊服务规范等 5 项规范，要求各地在提供药学服务过程中遵照执行。《医疗机构药学门诊服务规范》(以下简称《规范》)《规范》指出：药学门诊服务是指医疗机构药师在门诊为患者提供的用药评估、用药咨询、用药教育、用药方案调整建议等一系列专业化药学服务。《规范》要求药学门诊纳入医疗机构门诊统一管理，由药学部门负责实施，医疗机构应当建立完善药学门诊服务相关管理制度、人员培训制度等，并为药学门诊提供相应软硬件支持。《规范》规定：从事药学门诊服务的药师应当符合以下条件之一：①具有主管药师及以上专业技术职务任职资格、从事临床药学工作 3 年及以上；②具有副主任药师及以上专业技术职务任职资格、从事临床药学工作 2 年及以上。药学门诊服务对象主要是诊断明确、对用药有疑问的患者，可以包括：①患有一种或多种慢性病，接受多系统药物或多专科治疗的患者；②同时使用多种药物的患者；③正在使用特定药物的患者，特定药物包括：特殊管理药品、高警示药品、糖皮质激素、特殊剂型药物、特殊给药装置的药物等；④特殊人群：老年人、儿童、妊娠期与哺乳期妇女、肝肾功能不全患者等；⑤疑似发生药品不良反应的患者；⑥需要药师解读治疗药物监测(如血药浓度和药物基因检测)结果的患者；⑦其他有药学服务需求的患者。药学门诊服务内容包括了解患者信息、评估患者用药情况、提供用药咨询、开展用药教育、提出用药方案调整建议等。药师通过询问、查阅患者病历等方式，了解患者用药相关信息；根据患者用药后的反应等，可从药物治疗适应证、有效性、安全性、经济性、依从性等方面进行评估，重点关注患者的治疗需求，解决个体化用药及其他合理用药相关问题；提供用药咨询：解答患者存在的用药疑问；采取口头、书面材料、实物演示等方式为患者提供教育指导，包括药品的适应证、禁忌证、用法用量、用药时间、用药疗程、注意事项、药品不良反应，以及生活方式指导等；药师经评估后发现患者存在用药不适宜问题的，药师应当提出用药方案调整建议等。《规范》要求，药师提供药学门诊服务应当书写医疗文书，该文书纳入门诊病历管理。本规范适用于二级以上医疗机构，其他医疗机构参照执行。（杨　悦　杨世民）

↗《医疗机构药物重整服务规范》 2021 年 10 月 9 日，国家卫健委印发了《医疗机构药物重整服务规范》（以下简称《规范》），要求各地在提供药学服务过程中遵照执行。药物重整是指药师在住院患者入院、转科或出院等重要环节，通过与患者沟通、查看相关资料等方式，了解患者用药情况，比较目前正在使用的所有药物与用药医嘱是否合理一致，给出用药方案调整建议，并与医疗团队共同对不适宜用药进行调整的过程。《规范》指出：药物重整服务应当由药学部门负责实施并管理。医疗机构应当建立适合本机构的药物重整服务工作制度等。。医疗机构从事药物重整服务的药师应当符合以下条件之一：①具有主管药师及以上专业技术职务任职资格、从事临床药学工作 3 年及以上；②具有副主任药师及以上专业技术职务任职资格、从事临床药学工作 2 年及以上。药物重整的服务对象为住院患者，重点面向以下患者：①接受多系统、多专科同时治疗的慢性病患者，如慢性肾脏病、高血压、糖尿病、高脂血症、冠心病、脑卒中等患者；②同时使用 5 种及以上药物的患者；③医师提出有药物重整需求的患者。《规范》明确了药物重整服务应当重点关注以下要点：核查用药适应证及禁忌证；核查是否存在重复用药；核查用法用量是否正确；关注特殊剂型/装置药物给药方法是否恰当；核查是否需要调整用药剂量，重点关注需根据肝肾功能调整剂量的药物；关注有潜在临床意义相互作用、发生不良反应的药品，考虑是否需要调整药物治疗方案；关注有症状缓解作用的药品，明确此类药品是否需要长期使用；关注特殊人群用药，如老年人、儿童、妊娠期与哺乳期妇女、肝肾功能不全者、精神疾病患者等，综合考虑患者药物治疗的安全性、有效性、经济性、适宜性及依从性；核查拟行特殊检查或医疗操作前是否需要临时停用某些药物，检查或操作结束后，需评估是否续用；关注静脉药物及有明确疗程的药物是否需继续使用。药物重整服务主要包括以下内容：入院患者药物重整服务和转科、出院患者药物重整服务。《规范》要求药师从事药物重整服务时应当书写药物重整记录表，并纳入住院病历管理。（杨　悦　杨世民）

↗《医疗机构用药教育服务规范》 2021 年 10 月 9 日，国家卫健委印发了《医疗机构用药教育服务规范》（以下简称《规范》），要求各地在提供药学服务过程中遵照执行。用药教育是指药师对患者提供合理用药指导、普及合理用药知识等药学服务的过程，以提高患者用药知识水平，提高用药依从性，降低用药错误发生率，保障医疗质量和医疗安全。用药教育服务应当由医疗机构药学部门负责实施并管理。医疗机构应当建立适合本机构的用药教育服务工作制度等。《规范》对医疗机构从事用药教育服务的人员和软硬件设备提出了要求。人员要求应当具有药师及以上专业技术职务任职资格。软硬件设备的要求包括用药教育环境应当安全、舒适，便于交流；有条件的医疗机构可提供专门场地，以保护患者隐私。医疗机构应当提供能够检索专业数据库、中英文期刊的电子设备和各种形式的用药教育材料。《规范》提出了用药教育方式包括口头、书面材料、实物演示、视频音频、宣教讲座、电话或互联网教育等；用药教育内容可包括：药物（或药物装置）的通用名、商品名或其他常用名称，以及药物的分类、用途及预期疗效；药物剂型、给药途径、剂量、用药时间和疗程，主要的用药注意事项；药物的特殊剂型、特殊装置、特殊配制方法的给药说明；用药期间应当监测的症状体征、检验指标及监测频率，解释药物可能对相关临床检验结果的干扰以及对排泄物颜色可能造成的改变；可能出现的常见和严重不良反应，可采取的预防措施及发生不良反应后应当采取的应急措施，发生用药错误（如漏服药物）时可能产生的结果以及应对措施；潜在的药物-药物、药物-食物/保健品、药物-疾病及药物-环境相互作用或禁忌；药品的适宜贮存条件，过期药或废弃装置的处理；患者对药物和疾病的认知，提高患者的依从性；饮食、运动等健康生活方式指导；患者如何做好用药记录和自我监测，以及如何及时联系到医师、药师。《规范》对住院患者、非住院患者的用药教育步骤作了明确规定。《规范》要求医疗机构应当建立用药教育记录并可追溯，记录书写应当客观、规范、及时。用药教育记录内容应包含：患者基本信息及药物治疗相关信息；用药教育的药品信息；主要的用药教育内容；患者对用药教育的结果是否理解并接受；药师签名并标注用药教育的时间。（杨　悦　杨世民）

↗《医疗机构药学监护服务规范》 2021 年 10 月 9 日，国家卫健委印发了《医疗机构药学监护服务规范》（以下简称《规范》），要求各地在提供药学服务过程中遵照执行。药学监护是指药师应用药学专业知识为住院患者提供直接的、与药物使用相关的药学服务，以提高药物治疗的安全性、有效性与经济性。《规范》要求药学监护服务应当由药学部门负责实施并管理，医疗机构应当建立适合本机构的药学监护服务工作制度等。《规范》对医疗机构从事药学监护服务的人员、软硬件设备提出了要求。从事药学监护服务的人员应符合以下条件之一：①符合本机构相应要求的从事临床药学工作的药师；②具有临床药学工作经验的副主任药师及以上专业技术职务任职资格的药师；要求医疗机构应配备合适的工作场所和软硬件设施条件。软件设施包括查看医嘱和病历的医疗信息系统及相应权限、检索药学信息软件等。《规范》明确了药学监护的服务对象为住院患者，重点服务下列患者和疾病情况：①病理生理状态：存在脏器功能损害、儿童、老年人、存在合并症的患者、妊娠及哺乳期患者；②疾病特点：

重症感染、高血压危象、急性心衰、急性心肌梗死、哮喘持续状态、癫痫持续状态、甲状腺危象、酮症酸中毒、凝血功能障碍、出现临床检验危急值的患者、慢性心力衰竭、慢性阻塞性肺疾病、药物中毒患者等，既往有药物过敏史、上消化道出血史或癫痫史等；③用药情况：应用治疗窗窄的药物、抗感染药物、抗肿瘤药物、免疫抑制剂、血液制品等，接受溶栓治疗，有基础病的患者围手术期用药，血药浓度监测值异常，出现严重药品不良反应，联合应用有明确相互作用的药物，联合用药5种及以上，接受静脉泵入给药、鼻饲或首次接受特殊剂型药物治疗。④特殊治疗情况：接受血液透析、血液滤过、血浆置换、体外膜肺氧合的患者。《规范》要求住院患者药学监护服务应贯穿于患者药物治疗的全过程，从确认患者为监护对象开始，至治疗目标完成、转科或出院为止。对患者开展药学监护服务的要点包括：用药方案合理性的评估：用药方案疗效监护：药品不良反应监护：药物治疗过程监护：患者依从性监护：药师应对药物基因检测、治疗药物监测等结果进行解读，并根据结果实施药学监护。药师应当书写药学监护记录表。《规范》要求，在实施药学监护服务的过程中，药师应当书写药学监护记录表。

（杨　悦　杨世民）

《居家药学服务规范》 2021年10月9日，国家卫健委印发了《居家药学服务规范》（以下简称《规范》），要求各地在提供药学服务过程中遵照执行。居家药学服务是指药师为居家药物治疗患者上门提供普及健康知识，开展用药评估和用药教育，指导贮存和使用药品，进行家庭药箱管理，提高患者用药依从性等个体化、全程、连续的药学服务。《规范》规定：居家药学服务宜纳入本机构家庭医生签约服务管理，并在家庭医生签约服务协议中明确药学服务内容，由药学部门负责实施。《规范》要求：基层医疗卫生机构从事居家药学服务的药师应当纳入家庭医生签约团队管理，具有药师及以上专业技术职务任职资格，并具有2年及以上药学服务工作经验；基层医疗卫生机构应当为开展居家药学服务工作配备必要的软硬件设备，如：服务设备、药学信息软件、参考书籍、防护用品等。此外，可依据药学服务需求配备分药盒、药物教具等。居家药学服务内容至少包括8个方面：①药师依据患者性别、年龄、患病种数、身体状况、过敏史、药品不良反应史、全年就诊次数、药物使用种类数、用药依从情况等评估居家患者药物治疗需求，依据评估结果，与居家患者共同制定药学服务计划；②药师协助整理和制作用药清单；③居家患者对所用药物有疑问时，药师宜提供用药咨询服务；④药师应当了解居家患者的用药依从性，进行药物的使用目的、用法用量、注意事项等教育；⑤药师可指导有需要的居家患者清理家庭药箱，关注家中药品的有效期、性状和储存条件等，对居家患者进行药品整理、分类存放、过期或变质药品清理提供服务指导等；⑥药师对居家患者所用药品的常见不良反应进行询问和筛查；⑦药物相互作用筛查，药师通过对居家患者所用药品的整理，判断是否存在药物相互作用；⑧用药方案调整建议，若访视中发现居家患者存在药物治疗问题，药师应及时与家庭医生沟通，由家庭医生确定是否需要调整药物治疗方案。《规范》要求，药师应当对主要服务内容进行记录、填写访视表；上门服务应提前预约，尊重患者的风俗习惯。

（杨　悦　杨世民）

《“十四五”国家药品安全及促进高质量发展规划》
2021年12月30日，国家药监局等8部门以国药监综〔2021〕64号文印发了《“十四五”国家药品安全及促进高质量发展规划》（以下简称《规划》）。《规划》提出，到2025年，支持产业高质量发展的监管环境更加优化，疫苗监管达到国际先进水平，中药传承创新发展迈出新步伐，专业人才队伍建设取得较大进展，技术支撑能力明显增强，药品监管能力整体接近国际先进水平，药品安全保障水平持续提升，人民群众对药品质量和安全更加满意、更加放心。《规划》以专栏形式提出药品安全风险排查行动计划、国家药品标准提高行动计划、药品安全治理多部门协同政策工具箱、加快审评审批体系建设、完善国家药品不良反应监测系统、检验检测能力提升工程、推进监管科学重点实验室建设、专业素质提升工程、智慧监管工程、应急能力提升项目10个重点建设项目。结合“十四五”发展目标，《规划》提出了10项重点任务：实施药品安全全过程监管，支持产业升级发展，完善药品安全治理体系，持续深化审评审批制度改革，严格疫苗监管，促进中药传承创新发展，加强技术支撑能力建设，加强专业人才队伍建设，加强智慧监管体系和能力建设，加强应急体系和能力建设。关于促进中药传承创新发展，《规划》指出：健全符合中药特点的审评审批体系，科学把握中医药理论特殊性，探索构建以临床价值为导向，以中医药理论、人用经验和临床试验相结合的中药特色审评证据体系。加强中药监管技术支撑，建立国家级中药民族药数字化基础数据库和天然药数据国际交流平台。强化中药质量安全监管，修订中药材生产质量管理规范，制订中药材生产质量管理规范实施指南，引导促进中药材规范化发展。改革创新中药监管政策，在中药产业优势地区开展中药监管政策试点，推动监管理念、制度、机制创新。关于加强技术支撑能力建设，《规划》指出：加强药品审评能力建设、检查能力建设，持续推进以审评为主导，检验、核查、监测与评价等为支撑的药品注册管理体系建设，优化药品审评机构设置，推动审评体系和审评能力现代化。建立健全药物警戒体系，落实药品上市许可持有人警戒主体责任，加强对药品不良反应聚集性事件的分析、研判、处置，持续推进上市后药品安全监测评价技术的研究与应用。深入实施中国药品监管科学计划，统筹推进监管科学研究基地和重点实验室建设，开展监管科学等研究。

（满靖怡　方　宇）

《全国药品监管系统法治宣传教育第八个五年规划(2021—2025年)》 2021年11月16日,国家药品监督管理局印发《全国药品监管系统法治宣传教育第八个五年规划(2021—2025年)》(以下简称《规划》)。《规划》提出,到2025年,普法工作体系更加健全,法治宣传教育与科普教育有机结合、与药品安全治理实践有机融合,制度完备、实施精准、评价科学、责任落实的普法工作体系基本形成。普法工作形式更加丰富,互联网、新媒体、云平台等在法治宣传教育实践中的应用更加广泛,内容更加鲜活,及时性、系统性、针对性进一步提高。普法工作效果更加突出,法治宣传教育的广度、深度进一步拓展,药品监管人员、行政相对人和社会公众对法律法规的知晓度、法治精神的认同度、法治实践的参与度显著提高。《规划》的工作内容包括深入宣传药品监管法律法规,落实药品安全普法责任制,推进药品安全法治宣传教育创新等。各级药品监督管理部门要对照本规划确定的目标、任务和要求,对本单位"八五"普法规划实施情况进行自查。

(满靖怡　方　宇)

全国药品监管政策法规工作会议 2021年3月31日,全国药品监管政策法规工作会议在京召开。按照全国药品监督管理暨党风廉政建设工作会议部署,总结2020年工作,分析当前形势,研究部署2021年工作任务。国家药品监督管理局党组成员、副局长徐景和出席会议并讲话。会议充分肯定了2020年和"十三五"时期药品监管政策法规工作成绩。我国药品监管法律制度体系全面更新升级,重大政策研究能力稳步提升,执法监督更加有力有效,药品安全属地责任持续强化,依法治理理念更加深入人心,药品监管法治建设取得了长足进步。徐景和对2021年药品监管政策法规工作作出部署要求:①加快法规制度的完善和贯彻执行;②扎实做好监管政策研究,要抓好《关于全面加强药品监管能力建设的实施意见》贯彻落实。不断完善药品安全考核,强化监管责任落实;③促进权力规范运行;④持续强化执法监督力度;⑤推动提升疫苗管理能力,要牵头抓好改革和完善疫苗管理体制有关任务的推进落实,有序推进疫苗监管质量管理体系建设,做好疫苗国家监管体系评估准备工作。

(满靖怡　方　宇)

全面加强药品监管能力建设工作推进会 2021年11月22日,国家药监局召开全面加强药品监管能力建设工作推进会,深入学习贯彻中央全面深化改革委员会第十八次会议和《国务院办公厅关于全面加强药品监管能力建设的实施意见》(以下简称《实施意见》)要求,总结交流各地经验,推进全系统以更大力度加强药品监管能力建设,进一步加快提升监管工作的科学化、法治化、国际化、现代化水平。会议指出,《实施意见》对药品监管能力建设作出了全面规划和系统部署,是党中央、国务院审议出台的第一部关于药品监管能力建设的纲领性文件,对当前和今后一个时期药品监管改革发展都具有重要的指导意义。会议强调,要全面准确把握加强药品监管能力建设的重大任务,坚定信心,真抓实干,持续推进,久久为功,加快推进药品监管能力建设迈上新台阶。要准确理解《实施意见》的鲜明特点,全面把握《实施意见》提出的总体要求、重点任务和保障措施,认真梳理,抓紧落实,上下衔接,统筹推进。要突出工作重点,切实加强组织领导,提升监管队伍素质,完善检查执法体系,完善稽查办案机制,强化监管部门协同。

(满靖怡　方　宇)

中药质量安全监管工作会议 2021年12月29日,国家药监局召开中药质量安全监管工作会议,全面总结2021年中药质量安全监管工作,深入分析当前监管形势与问题,研究部署2022年重点工作,持续强化中药质量安全监管。会议指出,2021年,国家药监局深入贯彻落实党中央、国务院关于促进中医药传承创新发展等决策部署,严格落实"四个最严"要求,加强疫情防控用中药的质量安全监管,有效保障质量和供应。不断完善中药监管法规制度体系建设,研究出台中药饮片生产企业购买趁鲜切制中药材的政策,引导中药材规范化发展,加快推进《中药材生产质量管理规范》(GAP)修订。推动中药饮片专项整治、中药生产专项检查取得实效,组织开展有针对性的飞行检查,强化抽检和不良反应监测。药品监管部门严格落实属地监管责任,严厉查处中药生产环节违法违规案件,督促企业切实落实主体责任,推动中药质量安全监管各项目标任务圆满完成,推进中药整体质量持续稳中向好。会议以视频方式举行。安徽、江西、甘肃、山东、新疆、江苏、广东7个省(区)药监局代表就中药饮片专项整治、中药生产专项检查及中药飞行检查等工作进行交流发言。国家药监局相关司局和直属单位有关负责人,以及各省(区、市)、新疆生产建设兵团药监局负责中药质量安全监管工作局领导、相关处室及药品检查机构的相关负责人参会。

(满靖怡　方　宇)

《药物警戒质量管理规范》 2021年5月7日,国家药监局关于发布《药物警戒质量管理规范》的公告(2021年第65号)(以下简称《规范》)。根据《中华人民共和国药品管理法》《中华人民共和国疫苗管理法》,为规范和指导药品上市许可持有人和药品注册申请人的药物警戒活动,国家药监局制定此《规范》,自2021年12月1日起正式施行。《规范》共143项条款,包括总则、质量管理、机构人员与资源、监测与报告、风险识别与评估、风险控制、文件、记录与数据、临床试验期间药物警戒、附则等9章内容,明确规定了对药品上市许可持有人和药品注册申请人在药品上市前和上市后开展的药物警戒活动,将药物警戒活动定义为对药品不良反应及其他与用药有关的有害反应进行监测、识别、评估和控制,贯穿药品全生命周期的活动。《规范》对持有人在药物警戒活动中的职责作出明确规定：持有人是药物警戒的责任主体，持有人应当制定药物警戒质量目标，建立质量保证系统，对药物警戒体系及活动进行质量管理，不断提升药物警戒体系运行效能，确保药物警戒活动持续符合相关法律法规要求；持有人应建立药品安全委员会，设置专门的药物警戒部门，明确药物警戒部门与其他相关部门的职责，建立良好的沟通和协调机制，保障药物警戒活动的顺利开展。持有人的法定代表人或主要负责人对药物警戒活动全面负责，应当指定药物警戒负责人，药物警戒负责人应当是具备一定职务的管理人员，具有医学、药学、流行病学或相关专业背景，本科及以上学历或中级及以上专业技术职称，三年以上从事药物警戒相关工作经历，熟悉我国药物警戒相关法律法规和技术指导原则，具备药物警戒管理工作的知识和技能。《规范》对药物警戒计划、药物警戒体系主文件作出明确要求。《规范》提出：药物警戒计划作为药品上市后风险管理计划的一部分，包括药品安全性概述、药物警戒活动，拟采取的风险控制措施、实施时间周期等内容，是描述上市后药品安全性特征以及如何管理药品安全风险的书面文件。药物警戒体系主文件应当包括组织机构、药物警戒负责人的基本信息、专职人员配备情况、疑似药品不良反应信息来源、信息化工具或系统、管理制度和操作规程、药物警戒体系运行情况、质量管理等内容，持有人应当创建并维护药物警戒体系主文件，确保与现行药物警戒体系及活动情况保持一致，描述药物警戒体系及活动情况，并持续满足相关法律法规和实际工作需要。《规范》对标国际，汲取国外先进经验，同时结合我国发展实际，对我国药物警戒活动进行规定说明，推动高质量全生命周期药物警戒组织体系构建。（满靖怡　方　宇）

2021 年国家药品不良反应监测年度报告　2022 年 3 月 30 日，国家药监局发布了《2021 年药品不良反应监测年度报告》（以下简称《报告》），从药品不良反应监测工作整体情况、药品不良反应/事件报告情况、相关风险控制措施三个方面全面总结了 2021 年药品不良反应监测情况。《报告》显示，2021 年全国药品不良反应监测网络收到《药品不良反应/事件报告表》196.2 万份，每百万人口平均报告数为 1392 份，总体呈上升趋势。其中，新的和严重药品不良反应/事件报告 59.7 万份，占同期报告总数的 30.4%，较 2020 年占比基本相同。2021 年药品不良反应/事件报告统计分析显示，化学药品中抗感染类在总不良反应/事件报告和严重不良反应/事件报告中均排首位，2021 年药品不良反应/事件报告涉及的化学药品中，例次数排名前 5 位的类别依次为抗感染药、肿瘤用药、心血管系统用药、镇痛药、消化系统用药。2021 年严重药品不良反应/事件涉及化学药品中，报告数量最多的为肿瘤用药（占比 33.2%），其次是抗感染药（占比 28.1%），按严重报告占本类别报告比例计算，肿瘤用药的严重报告比例最高（占比 43.0%）。药品不良反应/事件报告中，从药品类别上看，抗感染药报告数量居于首位，其占比已连续十年呈下降趋势，抗感染药的合理使用显现出明显效果；肿瘤用药占比继续上升，其严重报告构成比居首位，提示临床需继续加强该类药品的风险管理。此外，生物制品报告占比有所升高，其中细胞因子的占比升幅相对突出，主要与近年来 PD-1/PD-L1 类新型肿瘤用药上市品种快速增加并且一些品种列入医保目录有关。从药品剂型上看，注射剂占比仍呈下降趋势，风险进一步降低。从不良反应涉及患者年龄上看，65 岁及以上老年患者比例较高，提示临床应重点关注老年患者的用药安全。（满靖怡　方　宇）

全国药品监督管理工作电视电话会议　2021 年 7 月 26 日，全国药品监督管理工作电视电话会议召开。国家药监局党组书记李利、局长焦红出席会议并讲话。会议指出，2021 年，药品安全质量监管凸显新成效，药品安全形势保持总体稳定。医药产业高质量发展实现新突破，创新药品、创新医疗器械和儿童用药等加速上市。药品监管能力建设迈出新步伐，药品监管体系和监管能力与产业发展形势和监管任务需求更加适应。李利、焦红对下半年工作进行部署：①确保新冠病毒疫苗质量和供应，加强疫情防控药械质量监管；②强化常规疫苗品种监管，加强对国家组织集中采购中选产品的监管，加强对创新产品和企业的监管；③持续完善审评审批体系和机制，持续深化药品医疗器械审评审批制度改革，促推解决产业创新发展的“卡脖子”问题，推进科技重大专项和重大新药创制专项研究；④夯实药品监管能力建设，加快配套规章制度和标准制修订，加快推进“十四五”规划编制，深入推进监管科学研究，加快推进智慧监管。会上，北京、上海、浙江等地药品监管部门主要负责同志作交流发言。国家药监局各司局负责同志，各直属单位党政主要负责同志，各省、自治区、直辖市及新疆生产建设兵团药品监管部门班子成员及相关同志、四个审评检查分中心负责同志分别在主会场和分会场参加会议。（满靖怡　方　宇）

ICH 中国进程与展望座谈会　2021 年 4 月 7 日，国家药品监督管理局在京召开 ICH 中国进程与展望座谈会，总结中国参与国际人用药品注册技术协调会（ICH）相关工作的进展，探讨后续工作计划。国家药品监督管理局党组成员、副局长徐景和出席会议并讲话。截至 2021 年，中国通过发布 ICH 指导原则适用及推荐适用公告、发布 ICH 指导原则原文中文版等形式，转化实施 46 个 ICH 指导原则，并派出 69 名专家深入参与 ICH 议题协调工作。徐景和表示，中国药监部门加入 ICH，对双方都具有重要意义。中国高度重视药品监管法治化建设，药品监管政策法规、标准、指导原则等与国际规则和实践加速接轨；高度重视药品监管科学化进程，加快推进药品监管科学行动计划，密切关注 ICH 前沿动态，进一步增强工作的前瞻性、敏锐性、灵活性和适应性；持续深化审评审批制度改革,在管理措施和监管要求上向国际标准看齐,最大限度激发药品产业创新活力;加快推进指导原则体系建设,积极开展ICH指导原则的转化实施工作,努力提升药品监管国际化水平。国家药监局ICH工作办公室负责人介绍了中国转化实施ICH指导原则和培训宣贯等工作的进展和后续计划。国家药监局药品注册司相关负责人分享了药品审评审批制度改革对更好实施ICH指导原则所给予的支持。会议采取线上线下同步进行的方式举办。国家药监局相关司局和直属单位主要负责人、相关行业学协会在京代表在现场参加会议。多国行业学协会代表在线上参会,并对中国参与ICH相关工作所取得的成效给予高度评价。

(满靖怡　方　宇)

↗ 全国药品注册管理和上市后监管工作会议　2021年2月4日,全国药品注册管理和上市后监管工作会议在京召开。按照全国药品监督管理暨党风廉政建设工作会议部署,总结2020年工作,分析工作形势,研究部署2021年工作任务。国家药品监督管理局党组成员、副局长陈时飞出席会议并讲话。会议充分肯定2020年药品注册管理和上市后监管工作成绩,面对错综复杂的形势和急难险重的任务,全国药监系统全力服务疫情防控工作大局,持续深化药品审评审批制度改革,继续完善法规制度体系,强化药品上市后监管,有力保障了人民群众用药安全、有效、可及。陈时飞同时指出,2021年是"十四五"开局之年,开局关系全局,要以问题为导向,敢啃硬骨头,狠下真功夫。2021年药品注册管理重点工作要做到五个方面:①服务疫情防控大局,全力推进疫苗药品应急审评审批;②促进中药传承创新发展,推进中药审评审批制度改革;③构建完善药品注册法规和标准体系,抓实抓细新法规实施工作,尽快发布相关配套文件;④持续加强注册审批链条的协调及规范,积极鼓励新药好药研发;⑤以"四个最严"要求为根本遵循,强化药品注册管理,持续营造良好的药品研发创新环境。2021年药品上市后监管的三项重点任务为:①夯实监管基础,全面排查风险隐患,全面加强能力建设,全面落实法规政策,全面打击违法行为;②抓好重点工作,抓好新冠病毒疫苗质量监管,盯紧疫苗和血液制品风险防范,聚焦集采中选药品等重点品种强化监督检查;③强化集中治理,部署开展中药生产专项检查、集采中选品种专项检查、药品经营环节专项检查、含兴奋剂药品生产经营专项检查和药品网络销售专项整治。　(满靖怡　方　宇)

↗ 2021年度药品审评报告　2021年是党和国家历史上具有里程碑意义的一年,在"十四五"开局之年,我国药品监督管理部门始终坚决贯彻落实习近平总书记重要讲话和重要指示精神,全面践行"四个最严"要求,牢记保护和促进公众健康初心使命,积极投身药品审评审批制度改革事业。《2021年度药品审评报告》(以下简称《报告》)共12章内容,涵盖药品注册申请受理情况、药品注册申请审评审批情况、药品上市注册程序沟通、药品注册申请存在的主要问题、重点治疗领域品种、高效做好应急审评、持续深化审评审批制度改革、支持推动中药传承创新发展、加快完善药品技术指导原则体系、2022年重点工作安排等内容。《报告》指出,2021年审评通过47个创新药,再创历史新高。全年整体按时限审结率达到98.93%,且新药上市许可申请(NDA)、纳入优先审评审批程序的注册申请等的按时限审结率均超过90%,取得了历史性突破,加快了新药好药上市。临床急需境外新药上市持续加快,优先审评效率大幅提高,仿制药质量和疗效一致性评价工作扎实推进,临床试验管理跃上新台阶,核查检验协调机制更加通畅,实施药品电子通用技术文档申报,中国上市药品专利信息登记平台建设运行,完成中药"三方"抗疫成果转化,完善符合中医药特点的审评技术标准体系,支持和推动中药传承创新发展,持续深化ICH工作,保障国家药品监督管理局成功连任ICH管理委员会成员,发布87个技术指导原则,审评标准体系更加完备,流程导向审评体系更加科学,审评体系和审评能力现代化建设持续推进,医药产业创新能力和高质量发展进一步增强。

(满靖怡　方　宇)

↗ 首家获批的自主知识产权新冠病毒中和抗体联合治疗药物　2021年12月8日,国家药品监督管理局根据《药品管理法》相关规定,按照药品特别审批程序,进行应急审评审批,应急批准腾盛华创医药技术(北京)有限公司新冠病毒中和抗体联合治疗药物安巴韦单抗注射液(BRII-196)及罗米司韦单抗注射液(BRII-198)注册申请。批准上述两个药品联合用于治疗轻型和普通型且伴有进展为重型(包括住院或死亡)高风险因素的成人和青少年(12~17岁,体重≥40kg)新型冠状病毒感染(COVID-19)患者。其中,青少年(12~17岁,体重≥40kg)适应证人群为附条件批准。这是我国首家获批的自主知识产权新冠病毒中和抗体联合治疗药物。

(满靖怡　方　宇)

↗ 《药品专利纠纷早期解决机制实施办法(试行)》　2021年7月4日,国家药监局、国家知识产权局发布《药品专利纠纷早期解决机制实施办法(试行)》(2021年第89号)(以下简称《办法》)。《办法》共十六条,主要涉及平台建设和信息公开制度、专利权登记制度、仿制药专利声明制度、司法链接和行政链接制度、批准等待期制度、药品审评审批分类处理制度、首仿药市场独占期制度等。《办法》提出仿制药专利声明共四类:一类声明,中国上市药品专利信息登记平台中没有被仿制药的相关专利信息。二类声明,中国上市药品专利信息登记平台收录的被仿制药相关专利权已终止或者被宣告无效,或者仿制药申请人已获得专利权人相关专利实施许可。三类声明,中国上市药品专利信息登记平台收录有被仿制药相关专利，仿制药申请人承诺在相应专利权有效期届满之前所申请的仿制药暂不上市。四类声明，中国上市药品专利信息登记平台收录的被仿制药相关专利权应当被宣告无效，或者其仿制药未落入相关专利权保护范围。仿制药申请人对相关声明的真实性、准确性负责。仿制药申请被受理后 10 个工作日内，国家药品审评机构应当在信息平台向社会公开申请信息和相应声明。《办法》提出按程序对相关化学仿制药注册申请设置 9 个月等待期，对首个挑战专利成功并首个获批上市的化学仿制药给予 12 个月市场独占期。作为药品上市许可审批与药品上市许可申请阶段专利权纠纷解决的衔接办法，《办法》的出台为当事人在相关药品上市审评审批环节提供相关专利纠纷解决的机制，保护药品专利权人合法权益，降低仿制药上市后专利侵权风险，对鼓励新药研究、促进高水平仿制药发展具有积极作用。

（满靖怡　方　宇）

《用于产生真实世界证据的真实世界数据指导原则（试行）》 2021 年 4 月 13 日，国家药监局药审中心印发《用于产生真实世界证据的真实世界数据指导原则（试行）》（2021 年第 27 号）（以下简称《指导原则》）。《指导原则》作为《真实世界证据支持药物研发与审评的指导原则（试行）》的补充，从真实世界数据的定义、来源、评价、治理、标准、安全合规、质量保障、适用性等方面，对真实世界数据提出具体要求和指导性建议，以帮助申办者更好地进行数据治理，评估真实世界数据的适用性，为产生有效的真实世界证据做好充分准备。《指导原则》提出：真实世界数据是指来源于日常所收集的各种与患者健康状况和/或诊疗及保健有关的数据。并非所有的真实世界数据经分析后就能产生真实世界证据，只有满足适用性的真实世界数据经恰当和充分地分析后才有可能形成真实世界证据。按照来源功能类型可将真实世界数据可分为医院信息系统数据、医保支付数据、登记研究数据、药品安全性主动监测数据、自然人群队列数据等。针对数据合规性及安全管理，《指导原则》进一步提出，获取和使用真实世界数据以开展真实世界研究，须通过伦理委员会的审查批准，数据安全保护范围应涵盖包括数据收集、数据提取、数据传输、数据存储、数据交换、数据销毁等在内的各个生命周期。

（满靖怡　方　宇）

《已上市化学药品和生物制品临床变更技术指导原则》

2021 年 2 月 10 日，根据《国家药监局关于实施＜药品注册管理办法＞有关事宜的公告》（2020 年第 46 号），为推进相关文件的配套工作，在国家药品监督管理局的部署下，药审中心组织制定了《已上市化学药品和生物制品临床变更技术指导原则》（2021 年第 16 号）（以下简称《技术指导原则》）。《技术指导原则》明确了药品在中国获准上市后的临床变更事项，并基于变更大小及其对药品临床安全有效使用可能产生的影响及风险程度进行了分类，细化了不同分类对应的申报程序及技术要求等，旨在为药品上市许可持有人开展药品上市后临床变更研究，药品监督管理部门进行变更分类管理等提供有益的技术指导和参考。《技术指导原则》适用于化学药品、预防用生物制品和治疗用生物制品。对于已上市药品增加境内未批准的新适应证、改变给药途径等，需按照药物临床试验和上市许可申请通道进行申报和审评审批。

（满靖怡　方　宇）

《已上市中药药学变更研究技术指导原则（试行）》

2021 年 4 月 1 日，国家药监局药审中心印发《已上市中药药学变更研究技术指导原则（试行）》（2021 年第 26 号）（以下简称《技术指导原则》）。此《技术指导原则》适用于指导药品上市许可持有人和/或生产企业根据对已上市中药的认知，基于风险控制和药品安全、有效、质量可控的要求，针对在生产、质量控制、使用等方面拟进行的变更开展研究和评估工作。《技术指导原则》涉及事项主要包括：变更生产工艺、变更制剂处方中的辅料、变更规格或包装规格、变更注册标准、变更包装材料和容器、变更有效期或贮藏条件、变更制剂生产场地，阐述了对已上市中药拟进行的变更在一般情况下应开展的研究验证工作。（满靖怡　方　宇）

《已上市化学药品药学变更研究技术指导原则（试行）》

2021 年 2 月 10 日，国家药监局药审中心关于发布《已上市化学药品药学变更研究技术指导原则（试行）》的通告（2021 年第 15 号）（以下简称《技术指导原则》），为指导我国已上市化学药品药学的变更研究，提供可参考的技术标准。《技术指导原则》适用于已上市化学原料药和化学制剂的变更研究，供药品上市许可持有人/原料药登记企业（以下简称持有人/登记企业）开展变更研究时参考。《技术指导原则》列举了每种变更情形下的重大变更、中等变更、微小变更，以及需进行的研究验证工作，涵盖的变更情形包括：制剂处方中辅料的变更、原料药和制剂生产工艺变更、生产场地变更、生产批量变更、制剂所用原料药的供应商变更、注册标准变更、包装材料和容器变更、有效期和贮藏条件变更、增加规格。

（满靖怡　方　宇）

《创新药（化学药）临床试验期间药学变更技术指导原则（试行）》 2021 年 3 月 3 日，国家药监局药审中心印发《创新药（化学药）临床试验期间药学变更技术指导原则（试行）》（2021 年第 22 号）（以下简称《指导原则》）。《指导原则》适用于化学创新药和改良型新药（放射药除外）临床试验期间的药学变更。考虑到创新药药学研究的阶段性、药学变更的多样性和复杂性，本指导原则主要阐述了创新药药学变更评估和研究的一般原则，包括临床试验期间药学变更评估一般原则、原料药变更研究、制剂变更研究，仅对部分常见

的重大变更和一般变更进行了举例，并简述了该类变更下的研究思路和研究内容。（满靖怡 方 宇）

《境外已上市境内未上市化学药品药学研究与评价技术要求（试行）》 2021年3月3日，国家药监局药审中心关于发布《境外已上市境内未上市化学药品药学研究与评价技术要求（试行）》的通告（2021年第21号）（以下简称《技术要求》）。该《技术要求》是药学研究与评价的基本技术要求，适用于境外已上市境内未上市的化学药品，主要包括两类情形：①境内申请人仿制境外上市但境内未上市原研药品的药品，即化学药品3类；②境外上市的药品申请在境内上市，即化学药品5类（不适用于原研药品已在境内上市的化学药品5.2类）。《技术要求》涵盖药学研究与评价基本考虑、化学药品3类研究与评价技术要求（生产工艺、特性鉴定、质量控制、稳定性）、化学药品5类研究与评价技术要求等内容。《技术要求》提出：申请人作为申报产品的责任主体，对产品的研发与生产、质量可控性、安全性和合规性等应有全面、准确的了解，并开展相应的研究工作。申请人应加强药品生命周期的管理，药品研发上市后仍需持续关注物料属性、处方工艺、生产设备、批量等因素对药品质量的潜在影响，不断完善对物料关键属性的控制、过程控制和产品质量控制，推动药品质量的不断提升。（满靖怡 方 宇）

《放射性体内诊断药物非临床研究技术指导原则》 2021年2月24日，为促进中国放射性诊断药物研发，国家药监局药审中心发布《放射性体内诊断药物非临床研究技术指导原则》（以下简称《技术指导原则》）。《技术指导原则》指出放射性诊断药物非临床研究的内容及特殊性，与常规治疗药物相比，放射性体内诊断药物具有其特殊性，放射性体内诊断药物的非临床研究，应遵循科学、合理、具体问题具体分析的原则，充分考虑临床拟用信息、受试物的特性、配体或载体部分的药理学活性和毒理学特征、辐射安全性等。《技术指导原则》提出放射性体内诊断药物的非临床研究应包含药效学、药代动力学、毒理学及辐射安全性评估等方面内容。其中，毒理学研究包括安全药理学试验、单次给药毒性试验、重复给药毒性试验、遗传毒性试验、生殖毒性试验、致癌性试验等。（满靖怡 方 宇）

《生物类似药相似性评价和适应证外推技术指导原则》 2021年2月10日，国家药监局药审中心发布《生物类似药相似性评价和适应证外推技术指导原则》（以下简称《技术指导原则》）。《技术指导原则》明确了相似性和适应证外推的定义，提出了相似性评价的一般考虑、药学相似性、非临床相似性、临床相似性和整体相似性等内容，以及适应证外推的一般考虑、条件和综合评价，并附案例分析，进一步规范和指导生物类似药研发和评价，为工业界、研发者及监管机构提供技术参考。《技术指导原则》明确提出："相似性"是指候选药与已获准注册的参照药整体相似，且在质量、安全性及有效性方面不存在有临床意义的差别。"适应证外推"是指在候选药与参照药整体相似的基础上，当直接比对临床试验证明候选药在至少一个适应证上与参照药临床相似的，则可能通过拟外推适应证相关的研究数据和信息的科学论证，以支持其用于参照药中国获批的其他未经直接研究的适应证。适应证外推不能直接获得，需根据药物作用机制特点、已研究适应证与拟外推适应证之间在发病机制、病理生理等方面的异同以及相似性比对研究数据的充分性进行个案化考虑。（满靖怡 方 宇）

《药物临床试验适应性设计指导原则（试行）》 2021年1月29日，国家药监局药审中心发布《药物临床试验适应性设计指导原则（试行）》（以下简称《指导原则》），旨在规范和统一国内对适应性设计的认识，促进适应性设计的应用和理解以提高研发效率。《指导原则》明确定义适应性设计，提出适应性设计中需要考虑的因素，列举常用适应性设计。"适应性设计"为按照预先设定的计划，在期中分析时使用试验期间累积的数据对试验做出相应修改的临床试验设计。采用适应性设计需综合考虑适用性（fitness for purpose）、合理性（validity）、完整性（integrity）和可行性（feasibility）等因素。常用的适应性设计包括成组序贯设计、样本量重新估计、适应性无缝剂量选择的设计、适应性富集设计、两阶段适应性设计、适应性主方案试验设计、多重适应性设计。

（满靖怡 方 宇）

《中药新药质量研究技术指导原则（试行）》 2021年1月14日，国家药监局药审中心发布《中药新药质量研究技术指导原则（试行）》（以下简称《指导原则》），旨在进一步规范和指导中药新药质量研究，促进中药产业高质量发展。《指导原则》提出遵循中医药理论指导、传统质量控制方法与现代质量研究方法并重、以药用物质基础为重要研究内容等基本原则，从药材/饮片的质量控制、中间体研究、制剂质量研究和质量研究与稳定性研究等的关联性等方面进行规范和指导。（满靖怡 方 宇）

《药物相互作用研究技术指导原则（试行）》 2021年1月25日，国家药监局药审中心发布《药物相互作用研究技术指导原则（试行）》（以下简称《指导原则》），旨在进一步鼓励和引导申请人高效规范地开展药物相互作用研究工作。《指导原则》对药物相互作用体外研究及药物相互作用临床研究两方面进行详细说明，结合研究主要内容及临床试验设计，为基于药代动力学的药物相互作用研究提供一般研究方法、常见评价指标和研究结果解读的通用指导。

（满靖怡 方 宇）

《药品上市后变更管理办法(试行)》 2021年1月13日,为贯彻《药品管理法》有关规定,进一步加强药品上市后变更管理,国家药监局发布《药品上市后变更管理办法(试行)》(以下简称《办法》)。《办法》共包括总则、变更情形、变更管理类别确认及调整、变更程序、要求和监督管理及附则五章内容,落实了《药品管理法》对药品生产过程中的变更按照风险实行分类管理的要求,进一步明确了药品上市后变更的原则和常见情形,规定了持有人义务和监管部门职责,为药品上市后变更管理提供了依据。持有人是药品上市后变更管理的责任主体。持有人上市后变更管理义务包括:主动开展药品上市后研究,实现药品全生命周期管理,建立药品上市后变更控制体系,制定实施持有人内部变更分类原则、变更事项清单、工作程序和风险管理标准,确定变更管理类别,依法规规定和变更管理类别申报并经批准、备案后实施或报告。一方面鼓励持有人运用新生产技术、新方法、新设备、新科技成果,不断改进和优化生产工艺,持续提高药品质量,提升药品安全、有效和质量可控性。另一方面,坚决贯彻习近平总书记对于药品监管工作"四个最严"的要求,规范药品变更行为和变更监管,严厉打击非法变更,落实持有人主体责任,保障人民群众用药安全。 (满靖怡 方 宇)

《关于结束中药配方颗粒试点工作的公告》 2021年2月1日,国家药监局、国家中医药局、国家卫生健康委、国家医保局联合发布《关于结束中药配方颗粒试点工作的公告》(2021年第22号)(以下简称《公告》)。《公告》明确,为加强中药配方颗粒的管理,规范中药配方颗粒的生产,引导产业健康发展,更好满足中医临床需求,经研究自2021年11月1日起,结束中药配方颗粒试点工作。将中药配方颗粒质量监管纳入中药饮片管理范畴,并对品种实施备案管理。《公告》要求中药配方颗粒生产企业应当具备中药炮制、提取、分离、浓缩、干燥、制粒等完整的生产能力,并具备与其生产、销售的品种数量相应的生产规模,履行药品全生命周期的主体责任和相关义务;明确中药配方颗粒不得在医疗机构以外销售,以及跨省销售使用中药配方颗粒的,应当报使用地省级药品监督管理部门备案。 (满靖怡 方 宇)

2021年"全国安全用药月"活动 2021年9月30日,国家药监局综合司以药监综〔2021〕88号文件印发《开展2021年"全国安全用药月"活动的通知》。2021年"全国安全用药月"活动主题为"安全用药 坚守初心",于10月中旬至11月中旬举办,按照国家药监局部署,活动重点在于展示建党百年药品监管领域成果、宣传改革创新的成果发展、开展安全用药科普宣传,结合党史学习教育、"我为群众办实事"实践活动等,多种形式宣传安全用药相关理念和使用知识,对儿童、老年人等特殊群体安全用药进行解读和科普,形成有效的科普引导,切实发挥药师的药学服务作用,在全社会倡导健康的生活理念和生活方式,进一步提高公众药品安全科学素养。 (满靖怡 方 宇)

2021年"药品科技活动周" 2021年"药品科技活动周"于5月28日至6月5日举办。以"药品安全 红色领航"为主题,突出科普宣传与专业知识交流,展示与人民生活息息相关的药品科技创新成果和监管科学研究进展。旨在深入推进"两品一械"监管科学,提升"两品一械"监管效能,提升公众对安全用药、科学用药、合理用药的认知水平,提升企业质量安全主体责任意识,推动药品安全监管与创新发展。"药品科技活动周"活动围绕以下6个方面开展:2021年"药品科技活动周"启动仪式暨监管科学论坛活动,我为群众办实事——药品安全宣传进社区活动,"药品大数据赋能监管科学发展"研讨会,国家药监局中药质量研究与评价重点实验室公众开放日活动,《文慧园会客厅系列访谈:监管科学首批重点项目成果巡礼》栏目,《药知道》专题视频栏目。 (满靖怡 方 宇)

中国药品监管科学行动计划第二批重点项目 2021年6月24日,国家药监局以国药监科外〔2021〕37号文件印发《实施中国药品监管科学行动计划第二批重点项目的通知》。为贯彻落实《国务院办公厅关于全面加强药品监管能力建设的实施意见》(国办发〔2021〕16号),加快推动中国药品监管科学行动计划实施,在系统总结首批监管科学重点项目实施情况的基础上,经国家药监局局长办公会议审议通过,发布中国药品监管科学行动计划第二批重点项目。包括中药有效性安全性评价及全过程质量控制研究,干细胞和基因治疗产品评价体系及方法研究,真实世界数据支持中药、罕见病治疗药物、创新和临床急需医疗器械评价方法研究,新发突发传染病诊断及治疗产品评价研究,纳米类创新药物、医疗器械安全性有效性和质量控制评价研究,基于远程传输、柔性电子技术及医用机器人的创新医疗器械评价研究,新型生物材料安全性有效性评价研究,化妆品新原料技术指南研究和化妆品安全监测与分析预警方法研究,恶性肿瘤等常见病、多发病诊疗产品评价新工具、新标准和新方法研究,药品、医疗器械警戒技术和方法研究十项主题研究。 (满靖怡 方 宇)

药品监管科学行动计划首批重点项目工作汇报会 2021年4月27日,国家药监局召开中国药品监管科学行动计划首批重点项目工作汇报会。会议听取了药品监管科学行动计划首批重点项目研究成果及应用转化情况,总结监管科学研究经验,研究部署下一阶段工作思路和重点。国家药监局局长焦红出席会议并讲话,副局长徐景和主持会议。截至2021年,药品监管科学研究项目已取得重要成果,自首批重点项目启动以来,研究制定新工具、新方法、新标准103

项，其中已发布31项，占比近1/3。焦红充分肯定了药品监管科学行动计划首批重点项目研究成果并提出未来发展要求。下一步，要按照立足新发展阶段、贯彻新发展理念、构建新发展格局的要求，立足当前、兼顾长远，以解决问题为导向，深入推进药品监管科学行动计划，尽快启动实施第二批药品监管科学研究重点项目；要充分依靠药品监管科学研究基地和国家药监局重点实验室，拓展药品监管科学研究的资源和力量，多出成果、快出成果、出好成果；要注重国际交流，紧跟国际药品监管最新发展动态，积极参与国际药品监管规则的制定，努力贡献中国智慧和中国力量；要加大宣传力度，积极报道药品监管科学研究最新成果，广泛凝聚鼓励药品监管创新、助推产业高质量发展的社会共识。

（满靖怡　方　宇）

↗ 《已上市中药变更事项及申报资料要求》 2021年2月23日，国家药监局印发《已上市中药变更事项及申报资料要求》(2021年第19号)(以下简称《要求》)。根据《药品注册管理办法》和《药品上市后变更管理办法(试行)》规定，药品上市后的变更，按照其对药品安全性、有效性和质量可控性的风险和产生影响的程度，实行分类管理，分为审批类变更、备案类变更和报告类变更。《要求》对国家药品监管部门审批类变更事项提出的补充申请及备案类变更和报告类变更做出的备案报告进行详细规定说明。（满靖怡　方　宇）

↗ 《已上市生物制品变更事项及申报资料要求》 2021年6月17日，为配合药品注册管理办法实施，国家药监局印发《已上市生物制品变更事项及申报资料要求》(2021年第40号)(以下简称《要求》)，明确提出5项国家药品监管部门审批的补充申请事项、5项国家或省级药品监管部门备案事项、3项年报事项和申报资料要求。《要求》提出：国家药品监管部门发布的已上市生物制品药学变更和临床变更相关技术指导原则中属于重大变更的事项、药品上市许可持有人主体变更、使用药品商品名均为国家药品监管部门审批的补充申请事项。国家药品监管部门发布的已上市生物制品药学变更和临床变更相关技术指导原则中属于中等变更的事项、改变不涉及技术审评的药品注册证书载明事项、境外生产药品分包装及其变更为国家或省级药品监管部门备案事项。国家药品监管部门发布的已上市生物制品药学变更和临床变更相关技术指导原则中属于微小变更的事项为年报事项。（满靖怡　方　宇）

↗ 《国家药监局贯彻落实国务院深化"证照分离"改革进一步激发市场主体发展活力的实施方案》 2021年8月20日，国家药品监督管理局印发《贯彻落实国务院深化"证照分离"改革进一步激发市场主体发展活力的实施方案》(以下简称《方案》)。《方案》要求自2021年7月1日起，在全国范围内实施药品监管领域涉企经营许可事项全覆盖清单管理，按照直接取消审批、审批改为备案、实行告知承诺、优化审批服务等四种方式分类推进审批制度改革，同时在自由贸易试验区进一步加大改革试点力度，力争2022年底前建立简约高效、公正透明、宽进严管的行业准营规则，提高药品、医疗器械、化妆品企业办事的便利度和可预期性。

（满靖怡　方　宇）

↗ 国家药监局和海南省政府共同推进药械临床真实世界数据应用试点相关工作 2021年12月28日，国家药监局和海南省政府联合召开2021年药品医疗器械临床真实世界数据应用试点工作领导小组第三次会议，总结临床真实世界数据应用试点工作经验，共商深入推进真实世界研究新举措，助力海南自贸港生物医药产业高质量发展和药品医疗器械审评审批制度改革。2021年，国家药监局和海南省政府通力合作，积极开展真实世界证据采集和用于监管决策的研究探索，多个药品医疗器械临床真实世界研究相关指导原则陆续发布，海南药品医疗器械监管科学研究基地、真实世界研究与评价重点实验室成立运行，飞秒激光眼科治疗系统、普拉替尼胶囊等药品医疗器械试点品种利用博鳌乐城真实世界研究数据作为辅助临床评价证据先后获批上市。临床急需进口药品医疗器械管理进一步规范，临床真实世界数据应用试点工作取得了阶段性成果。会议同时对进一步深化药品医疗器械审评审批制度改革、创新海南自贸港药品医疗器械监管模式、贯彻落实药品监管科学行动计划以及探索真实世界数据研究应用新工具、新方法、新手段等内容进行了深入研讨。（满靖怡　方　宇）

↗ 药品经营监管暨疫情防控工作专题会 2021年10月28日，国家药监局药品监管司召开药品经营监管暨疫情防控工作专题视频会，总结交流药品经营环节监管经验做法，部署药品经营监管及疫情防控各项工作任务。会议指出，全国药品经营监管系统认真落实党中央、国务院决策部署，全力做好药品经营环节疫情防控工作，扎实开展退热、止咳等四类药品销售监测，新冠病毒疫苗配送储运保障持续加强。持续强化药品经营环节监管，经营环节专项检查取得实效、药品网络销售专项整治深入开展、重大案件查办稳步推进，药品经营秩序进一步规范。不断完善药品经营环节法规体系，药品经营和使用监督管理办法、药品网络销售监督管理办法制修订工作积极推进，药品经营监管法规生态体系加速构建。会议提出，要准确把握当前形势任务，统筹构建药品经营监管发展蓝图。当前，药品经营行业集中度有待提高、行业结构深度调整、新兴业态与商业模式不断涌现，药品经营监管工作面临新形势和新挑战。要切实提高认识、统一思想，把药品经营监管放入药品上市后监管整体链条中抓好落实，放入药品监管全系统工作大局中有力推进，放入维护公众生命健康的使命职责中通盘考虑。会议强调，围绕疫情防控、“十四五”规划开局、行业高质量发展重点要求，继续扎实做好药品经营监管工作。要全力服务保障疫情防控大局，继续加强退热、止咳等四类药品销售监测，强化新冠病毒疫苗配送监管。要毫不放松抓好药品经营监管重点任务，切实做好药品经营使用环节专项检查，扎实推进药品网售违法违规行为专项整治。要多措并举推进药品信息化追溯，加强政策指导和监督检查，确保药品信息化追溯工作顺利开展。

（满靖怡　方　宇）

2021 年上半年药品安全风险研判会议　2021 年 6 月 17 日，国家药监局药品监管司在北京召开 2021 年上半年药品安全风险研判会议，梳理上半年药品上市后监管工作情况，分析研判当前药品上市后监管形势和风险隐患，研究部署相关工作。会上，北京等部分省级药监局和国家药监局有关直属单位代表结合各自工作实际介绍了 2021 年上半年药品上市后监管工作情况、风险研判情况和有关处置措施。有关专家和与会代表从风险评估、风险防控、风险化解等方面对上市后药品安全风险隐患进行深入分析和讨论，并提出应对措施建议。会议指出 2021 年上半年，全力做好新冠病毒疫苗保质量保供应工作；持续加强重点品种重点环节监管；深入开展专项检查和整治；加快构建药品上市后监管法规制度体系，各项工作部署有力推进，药品安全监管工作得到有序开展。会议要求，要认真落实好《关于全面加强药品监管能力建设的实施意见》，积极应对药品监管风险挑战。药品上市后监管工作必须把风险管理作为强化监督、保障药品质量安全的重要抓手，不断完善药品安全风险研判机制，综合运用各种手段摸排潜在风险，做到未雨绸缪，防患未然。

（满靖怡　方　宇）

中日药监合作双边会议　2021 年 4 月 12 日下午，国家药品监督管理局与日本药品监管机构举行双边会议，就中日双边监管合作进行深入交流。国家药品监督管理局党组成员、副局长陈时飞与日本医药品医疗器械综合机构（PMDA）理事长藤原康弘、日本厚生劳动省（MHLW）相关负责人在线参会。陈时飞表示，近年来，中日两国领导人就推进构建契合新时代要求的中日关系达成重要共识。中日两国药监机构在双边及包括 ICH 等的多边领域相互支持、开展合作，既有利于双方共同发展，也有利于保障两国人民健康。PMDA 理事长藤原康弘表示，新冠病毒感染疫情发生以来，中日双边合作有了更多新的合作契机，PMDA 希望能进一步加强与中国药监机构的友好关系，继续深化合作，并加强双方在 ICH 等国际组织中的交流与合作，进一步助推全球药事监管领域规则协调。会上，双方就开展访问交流，进行信息交换、监管合作等进行了深入交流。双方一致同意，进一步加强交流与合作，助力全球抗疫，保障公众健康。

（满靖怡　方　宇）

国家药监局与墨西哥卫生部签署《关于医疗产品监管合作的协议》　2021 年 4 月 22 日上午，国家药监局局长焦红与墨西哥联邦卫生风险保护局（COFEPRIS）局长亚历杭德罗·斯瓦奇·佩雷斯在线签署了《中华人民共和国国家药品监督管理局与墨西哥合众国卫生部关于医疗产品监管合作的协议》。墨西哥外交部副部长玛尔塔·德尔加多·佩拉尔塔、中国驻墨西哥使馆大使祝青桥、外交部拉美司大使王保东、国家药监局相关司局负责人参加会议。焦红表示，近几年，中国国家药监局不断深化审评审批制度改革，创新监管方式，积极推进国际交流与合作。中国药品监管部门与墨西哥卫生部一直保持良好合作关系，在国际领域互相支持与协助，此次签署医疗产品监管合作协议，将进一步促进双方在药品和医疗器械监管领域的合作。墨西哥外交部副部长玛尔塔·德尔加多·佩拉尔塔表示，墨方感谢中方在疫情期间提供的帮助与支持，此次协议签署是双方在药监领域合作的重要成果，有利于促进两国关系发展。墨西哥联邦卫生风险保护局局长亚历杭德罗·斯瓦奇·佩雷斯表示，疫情对中墨两国提出共同挑战，双方药品监管部门签署协议不仅促进开展技术交流，更是建立起了透明、高效、互信的合作机制，使双方共同更有效地灵活应对疫情和其他威胁人类健康的疾病。双方表示将进一步加强在药品和医疗器械监管领域的监管合作，共同守护和促进两国公众健康。（满靖怡　方　宇）

2021 年中欧药品工作组会议　2021 年 5 月 11 日，2021 年中欧药品工作组会议以视频形式召开。国家药品监督管理局副局长徐景和，欧盟卫生与食品安全总司卫生系统、药品与创新司司长安杰伊·扬·瑞思，欧盟药品管理局局长爱默·库克出席会议。会上，双方交流了注册核查启动标准与工作流程、原料药杂质检测研究及行动，分享了非现场检查工作经验，并就原料药监管合作、人员交流、环境风险评估在药品许可方面的实践等进行了交流。中欧药品工作组由中欧药品监管机构根据双方《磋商与合作机制》组建。会上，双方表示将继续进一步深化药品检查等领域合作，共同提升药品质量，不断满足人民群众健康需求。（满靖怡　方　宇）

疫苗监管质量管理体系管理评审会　2021 年 6 月 15 日，国家药监局召开疫苗监管质量管理体系管理评审会，总结体系建设运行情况，评价体系适宜性、有效性和充分性，部署下一阶段体系建设重点工作。国家药监局局长焦红出席会议并讲话，国家药监局副局长陈时飞作工作报告。会议回顾了疫苗监管质量管理体系建设运行情况。在体系建设阶段，国家药监局编制印发并实施质量管理手册，将质量管理融入具体的监管工作中，质量要求可操作、可执行、能落地；编制印发并实施疫苗监管工作程序文件 42 个，基本覆盖全部疫苗监管活动，做到监管工作有人管、规范管、保证监管过程、监管决策的一致性；编制了疫苗监管各机构职责清单，制定了省级药监局疫苗监管质量管理文件基本清单，指导各级药监部门体系建设工作。国家药监局对直属单位和各省级药监局疫苗监管质量管理体系建设的指导督促及时，目前，国家药监局和相关直属单位、31个省级药监局全部建立了疫苗监管质量管理体系，初步形成了协调统一的中国国家疫苗监管质量管理体系，为迎接世界卫生组织疫苗国家监管体系评估打下了良好基础。焦红指出，下一阶段疫苗监管质量管理体系工作的重点是推动国家、省、市、县各级药监部门在各自体系的基础上进行统筹整合、有效衔接，加快形成协调统一的中国国家疫苗监管质量管理体系。国家药监局相关直属单位、省级药监局都要建立并有效运行各自的疫苗监管质量管理体系，形成顺畅的体系衔接机制，保证整个国家疫苗监管体系在制度层面协调统一。

（满靖怡　方　宇）

推进疫苗生产企业生产检验过程信息化系统建设工作会议　2021年9月24日，国家药监局召开推进疫苗生产企业生产检验过程信息化系统建设工作视频会议，部署落实疫苗质量监督管理工作，督促指导疫苗生产企业按时完成生产检验过程信息化系统建设。会上，中生集团、华兰生物、华北金坦3家疫苗生产企业代表汇报了疫苗生产过程信息化建设的工作进展。北京、天津、辽宁等18个省（市）药监局相关负责人汇报了辖区内疫苗生产企业生产检验过程信息化系统建设情况及下一步工作计划。其中，北京市药监局在信息化系统上线后，还将协调各供应商进行系统间技术对接和数据整合工作并设置过渡期；天津市药监局已完成“天津市疫苗追溯监管平台”建设，并对该平台进行持续升级；辽宁省药监局成立工作专班打造信息化监管系统，目前2家疫苗生产信息化建设试点已完成质量数据集一期建设和系统页面开发工作。会议要求，疫苗生产企业要严格按照法律法规和技术规范的要求，切实做好信息化系统建设工作；各相关省局和企业应进一步加强对信息化、生产管理、生产操作等岗位人员的法规培训，提高相关人员对法规要求的理解和认识；企业结合自身实际，科学合理设置信息化建设总体规划并有序实施。国家药监局药品监管司主要负责人、相关处室负责人，中检院、核查中心、信息中心相关负责人，疫苗生产企业所在省（区、市）药监局相关负责人，以及疫苗生产企业相关负责人参加会议。

（满靖怡　方　宇）

药品网络销售监管工作座谈会　2021年4月29日，国家药监局在上海组织召开药品网络销售监管工作座谈会，围绕药品网络销售管理工作进行座谈，并对药品网络销售相关责任方提出要求。国家药监局副局长陈时飞出席会议并讲话。药品监管部门高度重视药品网络销售的规范管理和健康发展，持续开展药品网络销售专项整治，督促企业落实主体责任。会议要求，药品网络销售者要严格按照《药品管理法》等法律法规要求，夯实药品网络销售主体责任，确保经营全过程持续合规。药品网络销售第三方平台要切实落实平台管理责任，对入驻的药品网络销售者资质严格进行审查，确保其符合法定要求，并对发生在平台的药品经营行为进行管理，发现问题要及时制止，切实保证平台网络售药行为的健康发展。各地药品监管部门要结合国家药监局今年工作部署及时开展日常监管和专项整治，发现问题依法依规严肃处理。国家药监局药品监管司司长袁林主持会议。部分省市县药品监管部门有关负责同志，国家卫生健康委、国家医保局有关同志，国家药监局南方医药经济研究所、中国药学会有关负责同志以及专家学者、医药行业协会和医药企业、互联网企业代表参加座谈会。

（满靖怡　方　宇）

药品电子通用技术文档申报实施　2021年9月30日，国家药监局印发《关于实施药品电子通用技术文档申报的公告》（2021年第119号），旨在推进药品电子通用技术文档（eCTD）申报相关工作开展，实现药品注册申请的电子申报，提升“互联网＋药品监管”应用服务水平。自2021年12月29日起，化学药品注册分类1类、5.1类，以及治疗用生物制品1类和预防用生物制品1类的上市许可申请，可按照eCTD进行申报。申请人应按照eCTD技术文件要求准备和提交eCTD申报资料光盘，并在eCTD注册申请新报资料受理后5个工作日内，提交纸质资料。申请人如未按照规定时间提交纸质资料，按终止药品注册程序处理。申请人应承诺所提交的电子资料与纸质资料内容完全一致，如因资料一致性产生的任何问题由申请人自行承担。采用eCTD申报的注册申请，申请人无需再单独提交核查检验用申报资料光盘和临床试验数据库光盘。

（满靖怡　方　宇）

《执业药师注册管理办法》　2021年6月18日，国家药监局以国药监人〔2021〕36号文件印发《执业药师注册管理办法》（以下简称《办法》）。《办法》贯彻落实《执业药师职业资格制度规定》要求，在将《执业药师注册管理暂行办法》及2004年、2008年《关于〈执业药师注册管理暂行办法〉的补充意见》等相关补充规定进行整合完善的基础上，进一步明确了执业药师注册管理总体要求和注册条件要求，增加了执业药师岗位职责和权利义务等内容。按照“放管服”改革要求，《办法》依照法定程序优化了执业药师注册流程，精简注册申报材料，降低延续注册频率。按照落实“互联网＋政务服务”要求，《办法》规定要完善全国执业药师注册管理信息系统，推进网上全程申报审批。同时，强化监督管理，药品监督管理部门要按照有关规定，对执业药师注册、继续教育实施监督检查，对挂证、违规执业等情形，要严格惩处。此外，《办法》明确要加强注册与继续教育衔接，督促执业药师加强继续教育，进一步加强执业药师队伍建设。

（满靖怡　方　宇）

13 种药品转换为非处方药 根据《处方药与非处方药分类管理办法(试行)》(原国家药品监督管理局令第 10 号)的规定,经国家药品监督管理局组织论证和审定,2021 年 4 月 7 日,国家药监局发布《关于桂附地黄颗粒转换为非处方药的公告》(2021 年第 52 号),公布 1 种中成药转换为非处方药;2021 年 4 月 25 日,国家药监局发布《关于复方板蓝根颗粒转换为非处方药的公告》(2021 年第 58 号),公布 1 种中成药转换为非处方药;2021 年 6 月 15 日,国家药监局发布《关于五维葡钙口服溶液药品处方药转换为非处方药的公告》(2021 年第 82 号),公布 1 种化学药转换为非处方药;2021 年 7 月 5 日,国家药监局发布《关于疏风解毒胶囊等 4 种药品转换为非处方药的公告》(2021 年第 90 号),公布 4 种中成药转换为非处方药;2021 年 11 月 5 日,国家药监局发布《关于补虚消渴合剂处方药转换为非处方药的公告》(2021 年第 134 号),公布 1 种中成药转换为非处方药;2021 年 12 月 8 日,国家药监局发布《关于联苯乙酸凝胶处方药转换为非处方药的公告》(2021 年第 148 号),公布 1 种化学药转换为非处方药;2021 年 12 月 28 日,国家药监局发布《关于二丁片等 4 种药品转换为非处方药的公告》(2021 年第 155 号),公布 4 种中成药转换为非处方药,见表 1。

表 1　13 种转换为非处方药的药品

序号	品名	规格(成分)	分类	备注
1	桂附地黄颗粒	每袋装 5g	甲类	双跨*
2	复方板蓝根颗粒	每袋装 5g(相当于原生药 15g)	甲类	双跨*
3	五维葡钙口服溶液	每毫升含葡萄糖酸钙 14.54mg,维生素 D2 0.0005mg,维生素 B1 0.3mg,维生素 B2 0.06mg,维生素 B6 0.09mg,泛酸钙 0.06mg,烟酰胺 0.3mg	甲类	双跨
4	疏风解毒胶囊	每粒装 0.52g(相当于饮片 2.7g)	甲类	/
5	清开灵泡腾片	每片重 1g(含黄芩苷 10mg)	甲类	双跨
6	黄氏响声茶	每袋装 0.8g	甲类	双跨
7	黄氏响声含片	每片重 0.6g	甲类	双跨
8	补虚消渴合剂(原品种名称:糖泰得合剂)	每瓶装 10mL 每瓶装 120mL	甲类	/
9	联苯乙酸凝胶	(1)10g:0.3g(2)20g:0.6g	甲类	双跨
10	二丁片	每片重 0.55g	甲类	双跨
11	香菊颗粒	每袋装 3g	甲类	/
12	利尔眠片	每片重 0.35g	甲类	/
13	复方瓜子金颗粒	每袋装 5g(无蔗糖相当于饮片 28mg	甲类	/

注:* 为之前已有同类双跨品种的情形。

(满靖怡　方　宇)

11 种药品转换为处方药 根据《处方药与非处方药分类管理办法(试行)》(原国家药品监督管理局令第 10 号)的规定,经国家药品监督管理局组织论证和审定,2021 年 12 月 16 日,国家药监局发布《关于氢溴酸右美沙芬口服单方制剂转换为处方药的公告》(2021 年第 151 号),公布氢溴酸右美沙芬口服单方制剂 11 种转换为处方药,见表 2。

表 2　11 种转换为处方药的药品

序号	品名	规格(成分)	备注
1	氢溴酸右美沙芬片	15mg	/
2	氢溴酸右美沙芬分散片	15mg,5mg	/
3	氢溴酸右美沙芬咀嚼片	15mg	/
4	氢溴酸右美沙芬缓释片	30mg	/
5	氢溴酸右美沙芬胶囊	15mg	/
6	氢溴酸右美沙芬颗粒	15mg,7.5mg	/
7	氢溴酸右美沙芬口服溶液	0.15% 10mL:15mg 120mL:180mg 100mL:150mg	/
8	氢溴酸右美沙芬溶液	0.2%	/
9	氢溴酸右美沙芬糖浆	1mL:2mg 10mL:15mg 100mL:150mg	/
10	右美沙芬缓释混悬液	0.6g/100mL	/
11	氢溴酸右美沙芬滴丸	7.5mg	/

(满靖怡　方　宇)

2021 年药物非临床研究质量管理规范认证公告 2021 年,根据《中华人民共和国药品管理法》《药物非临床研究质量管理规范》(药物 GLP)和《药物非临床研究质量管理规范认证管理办法》的有关规定,国家药品监督管理局组织有关专家对北京市药品检验所(药物安全评价中心)等 7 家机构进行了检查。经审核,该 7 家机构的单次和多次给药毒性试验(啮齿类)等试验项目符合药物 GLP 要求,见表 3。

表3　2021年获药物非临床研究质量管理规范(GLP)认证的机构

机构名称	试验项目	认证批件编号
北京市药品检验所(药物安全评价中心)	1. 单次和多次给药毒性试验(啮齿类) 2. 局部毒性试验 3. 免疫原性试验(过敏试验)	GLP20004116
中国辐射防护研究院(药物安全性评价中心)	1. 单次和多次给药毒性试验(非啮齿类,不含灵长类) 2. 安全性药理试验 3. 毒代动力学试验 4. 具有放射性物质的安全性试验[单次和多次给药毒性试验(啮齿类)、遗传毒性试验(Ames、微核、染色体畸变)、局部毒性试验、生殖毒性试验(Ⅰ段、Ⅱ段)、单次和多次给药毒性试验(非啮齿类,不含灵长类)、安全性药理试验、毒代动力学试验]	GLP20005117
昭衍(苏州)新药研究中心有限公司	依赖性试验	GLP20006118
黑龙江中医药大学(药物安全性评价中心)	生殖毒性试验(Ⅰ段)	GLP20007119
湖南安生美药物研究院有限公司	1. 单次和多次给药毒性试验(啮齿类) 2. 局部毒性试验	GLP21001120
益诺思生物技术海门有限公司	1. 单次和多次给药毒性试验(非啮齿类) 2. 生殖毒性试验(Ⅰ段、Ⅱ段) 3. 安全性药理试验	GLP21002121
四川省食品药品检验检测院(安全评价中心)	1. 单次和多次给药毒性试验(啮齿类) 2. 单次和多次给药毒性试验(非啮齿类,不含灵长类) 3. 生殖毒性试验(Ⅱ段,啮齿类) 4. 遗传毒性试验(Ames、微核、染色体畸变) 5. 局部毒性试验 6. 免疫原性试验(仅限过敏试验) 7. 安全性药理试验 8. 毒代动力学试验	GLP21003122

(满靖怡　方　宇)

2021年新增允许发布处方药广告的医学、药学专业刊物名单　2021年8月23日,国家药监局公布《允许发布处方药广告的医学药学专业刊物名单》(2021年第64号),根据《中华人民共和国广告法》规定,经国家卫生健康委,同意将《阿尔茨海默病及相关病杂志》列入允许发布处方药广告的医学、药学专业刊物名单,见表4。

表4　2021年新增允许发布处方药广告的医学、药学专业刊物名单

序号	刊物中文名称	CN刊号	登记地	广告经营许可证号
1	阿尔茨海默病及相关病杂志	CN10-1536/R	北京	京东工商广登字20180001号

(满靖怡　方　宇)

省市药监动态

江苏省出台药品监督管理行政处罚裁量权适用规则　江苏省药监局发布的《江苏省药品监督管理行政处罚裁量权适用规则(试行)》(以下简称《适用规则》)于2021年7月15日起施行。《适用规则》正文共29条,分为五章:一是"总则",规定了制定目的、制定依据、适用范围、行政处罚裁量权的含义和行使行政处罚裁量权应当遵循的原则。二是"实体规则",重点规定了行政处罚裁量阶次的划分及各阶次(不予行政处罚、减轻行政处罚、从轻行政处罚、一般行政处罚和从重行政处罚)的含义。三是"程序规则",重点规定了药品监管部门在查办案件时应当依法、全面、客观、公正地调查收集与行使处罚裁量权有关的证据,处罚裁量应当有合法充分的证据支持。四是"监督规则",规定了各级药品监管部门应加强行政处罚裁量监督,上级部门应加强行政处罚裁量指导,对于滥用行政处罚裁量权构成执法过错的按规定追究责任。五是"附则",重点规定了省局制定药品、医疗器械、化妆品行政处罚裁量基准作为《适用规则》的附件和参考标准。《适用规则》的出台,对于进一步规范全省药品、医疗器械和化妆品监督管理行政处罚裁量行为,推进药品监管部门依法行政,维护行政相对人的合法权益具有重要意义。

(韩雨倍　方　宇)

江苏省药监局审评中心、审核查验中心正式揭牌　2021年9月7日上午,江苏省药监局审评中心、审核查验中心(省疫苗检查中心)正式揭牌成立。药品安全是重大的政治问题、基

本的民生问题,设立"三个中心",是贯彻落实党中央、国务院关于全面加强药品监管能力建设部署要求的重要举措,是落实《药品管理法》《疫苗管理法》等法律法规的职责所在,对于保障江苏省省疫苗药品安全、促进医药产业高质量发展、保障人民群众身体健康和生命安全具有重要意义。一要以更严监管守护药品质量安全,进一步压实属地管理责任和企业主体责任,健全完善覆盖药品生产全过程、全环节的监管体系。二要以更优效能推动医药产业高质量发展,紧紧围绕江苏省"产业强链"三年行动计划,不断推动企业创新和研发能力,助力打造全国领先的生物医药产业集群。三要以更高标准全面加强药品监管能力建设,打造一支政治强、本领高、作风硬、纪律严的药品监管卫士队伍。建设一流的审评检查中心,努力推动药品监管工作高质量发展。(韩雨倍　方　宇)

江苏省医疗器械产品注册数及备案数居全国第一

2021 年江苏省医疗器械产业规模持续扩大、企业数量稳步增长、产品种类逐步增加,科创实力显著提高,各项指标位居全国前列。截至 2021 年 9 月 30 日,江苏省医疗器械获批数量及备案数均名列全国第一,产品注册获批 13956 件,占全国 16.3%,产品备案 18575 件,占全国 16.2%。第三类医疗器械获批 298 件,同比增长 25.7%。创新医疗器械获批上市 5 件,分别为苏州阿格斯医疗技术有限公司的一次性使用血管内成像导管、沛嘉医疗科技(苏州)有限公司的经导管主动脉瓣系统、科塞尔医疗科技(苏州)有限公司的腔静脉滤器、苏州雷泰医疗科技有限公司的医用电子直线加速器等。

(韩雨倍　方　宇)

山东省药监局发布《山东省药品生产日常监督管理办法》　2021 年 11 月 24 日,山东省药监局发布《山东省药品生产日常监督管理办法》(简称《办法》)并于 2022 年 1 月 1 日正式实施。《办法》是贯彻落实新修订《药品管理法》《药品生产监督管理办法》《药品检查管理办法(试行)》等法律法规关于药品生产监督管理要求的重要举措,对强化药品生产日常监督管理,推动落实药品上市许可持有人主体责任意义重大。《办法》分总则、药品生产单位主体责任、日常监督管理、行政处理、工作纪律与责任追究、附则六章共 62 条,进一步扩大了适用对象范围,明确了药品上市许可持有人及相关方的责任,规范了日常监管的内容及要求,细化了行政处理条款。严格遵循"四个最严"要求,践行"人民药监为人民"理念,总结借鉴省内外先进监管经验,进一步夯实药品上市许可持有人主体责任、厘清监管职责、加强工作衔接、强化药品生产监管,为规范山东省药品生产监管提供了有力的制度保障。(韩雨倍　方　宇)

北京市医疗器械质量安全风险隐患排查治理取得初步成效　北京市药监局从 2021 年 4 月开始,组织开展了全市医疗器械质量安全风险隐患排查治理。从落实医疗器械质量安全主体责任及落实各级监管部门监管责任两个方面发力,对风险隐患实行清单管理,责任到人,及时处置,逐一销号。针对重点产品、重点环节、重点企业,以及监督检查、不良事件监测、监督抽检、投诉举报等多方位的风险信息进行科学归集,多位一体捕捉风险信号并加以分类研判处置。截至 2021 年 7 月底,北京市药监局组织检查医疗器械生产企业 588 家次,及时排查和纠正了 17 家生产企业在质量管理体系中存在的严重风险,对涉嫌未按法规要求办理许可变更、生产条件变化不符合体系要求、未及时报告产品境外不良事件等 5 家生产企业移送相关执法部门处理;组织完成对 3020 家医疗器械使用单位的监督检查,对存在使用过期、不合格医疗器械等违法行为的 14 家使用单位立案查处。

(韩雨倍　方　宇)

天津市完成 2021 年度集中带量采购中选药品质量监管专项工作　为深入落实天津市药监局《关于印发集中带量采购中选药品质量监管工作方案的通知》(津药监药管[2021]28 号)要求,天津市药监局对药品生产及经营环节集采中选药品开展专项检查:一是制定方案,部署检查任务。二是推动自查,摸清实际情况。三是明确重点,严格开展检查。四是依托抽检,紧盯产品质量。天津市药监局全面排查集中带量采购中选药品、通过仿制药一致性评价药品系统性、区域性风险隐患,不断提升监管能力和水平,切实保障药品集中带量采购工作有序开展,为公众用药安全保驾护航。

(韩雨倍　方　宇)

河北省新设药品检查员职称序列　2021 年 11 月,河北省职称改革领导小组办公室印发的《河北省工程系列食品药品工程专业高中级职称申报评审条件》明确提出,药品检查员分为正高级检查员、高级检查员、中级检查员三个层级,申报评审不同级别检查员职称需依法取得药品检查员资格。从评审标准、适用范围、基本条件、专业技术工作经历(能力)、业绩成果条件等方面对药品检查员职称评定做出详尽规定。《条件》的印发,有利于吸引、稳定药品检查骨干和高端检查人才,有利于畅通药品检查员队伍职业化专业化发展渠道,为药品监管事业发展提供强有力的技术支撑。

(韩雨倍　方　宇)

辽宁省印发《2021 年度医疗器械生产企业分类分级监管目录》　2021 年 3 月,辽宁省省药监局印发《2021 年度医疗器械生产企业分类分级监管目录》,根据医疗器械的风险程度、质量管理水平和遵守法规的情况,结合医疗器械不良事件及产品投诉状况等因素,将医疗器械生产企业分为不同的类别,实施分级动态监督管理。该目录涉及辽宁省现有医疗器械生产企业 735 家,相比 2020 年增长了 277 家。其中四级监管企业 84 家，增长了 61 家；三级监管企业 88 家，增长了 34 家；二级监管企业 248 家，增长了 25 家；一级监管企业 315 家增长了 157 家。辽宁省监管部门将对各级别企业进行不同频次和覆盖率的监督检查。同时企业也可参考监管目录，总结经验教训，依法规范自身生产行为。通过监管责任与企业主体责任双落实，共同提高辽宁省医疗器械产品生产能力和质量水平。（韩雨倍　方　宇）

↗ 吉林省药品安全委员会通过《吉林省药安委工作规则（草案）》 2021 年 4 月 28 日，吉林省药品安全委员会 2021 年第一次全体会议在长春召开，会议审议通过了《吉林省药安委工作规则（草案）》《2021 年全省药品安全重点工作安排（草案）》，指出要全面抓好今年药品安全各项重点工作，推动全省药品安全形势持续向好。并回顾总结了 2020 年各部门履职尽责、密切配合，全面实施药品分类监管，动态调整医疗器械分类分级监管目录，抽检药品、医疗器械、化妆品 1.3 万余批次，查办药品领域违法案件 2030 件；向疫苗生产企业派驻检查员 10 名，实施疫苗全过程质量安全管控，疫苗安全监管水平不断提升；投入近 4 亿元的疫苗批签发实验室、药物安全性评价实验室、一致性评价药学研究中心等重点项目有序推进，获批 2 个国家监管重点实验室，与国家药监局器审中心建立友好合作关系并成立器械创新服务站，口岸药监局和口岸药检所“零缺陷”通过国家现场评估，监管科学化水平明显提升。（韩雨倍　方　宇）

↗ 黑龙江省召开 2021 年疫苗监管质量管理体系管理评审会议 2021 年 12 月 21 日，黑龙江省药监局召开 2021 年疫苗监管质量管理体系（以下简称疫苗 QMS）管理评审会议，对省药监局 QMS 的运行情况适宜性、充分性和有效性进行评价和总结。会上，相关人员就工作职责落实情况、风险识别及控制、文件控制、质量目标完成情况、内审发现问题的整改情况以及改进建议等对疫苗 QMS 运行情况做出报告；通报了省药监局疫苗 QMS 建设和运行情况；就下步省局疫苗 QMS 改进方向作指导发言，并针对持续运行疫苗 QMS 和进一步做好 2022 年全省疫苗监管工作提出具体要求。

（韩雨倍　方　宇）

↗ 浙江省开展药品行政处罚案件回访活动 2021 年 11 月，浙江省药品稽查局从省本级办理的万元以上行政处罚案件中随机抽取 35% 开展行政处罚案件跟踪回访活动。回访活动坚持“四结合四提高”原则，即：回访与执法监督相结合，提高执法人员依法行政水平；回访与法律法规宣讲相结合，提高企业依法治企能力；回访与帮助落实整改相结合，提高企业整改提升效率；回访与听取企业意见相结合，提高办案效能与执法温度。另外，还制定《浙江省药品稽查局行政处罚案件回访调查表》，将执法办案人员廉洁自律情况、执法人员依法办案情况、案件执行度与企业整改情况、被回访对象对执法工作的意见和建议等四类内容细化成 12 个方面回访要点，作为回访的主要内容。本次回访活动共开展上门法规宣讲 6 场次，收到企业对执法人员、执法行为的评价 66 条，采集企业对药品、医疗器械、化妆品监管方面的意见和建议 13 条。（韩雨倍　方　宇）

↗ 安徽省率先统一全省药械化行政执法案件法制审核范围 安徽省局结合工作实际于 2021 年 7 月 15 日正式实施《全省药品医疗器械化妆品法制审核案件范围暂行规定》（以下简称《规定》），对全省药品、医疗器械、化妆品重大行政执法决定法制审核案件范围进行统一规范：①涵盖了全省各级药品监管部门查处的全部药械化执法领域和执法案件范围，包括药品、医疗器械和化妆品生产、流通和使用环节的违法行为；②明确较大数额罚款处罚案件的审核标准；③重点对“符合听证要求，但当事人放弃听证权利的案件”进行了细化规定。安徽省率先在省级层面对全省药械化执法案件法制审核范围作出统一规定，走在全国前列，将进一步强化省局指导监督，加强规范重大行政执法行为，推进依法行政，有利于提升基层药械化案件查办水平。（韩雨倍　方　宇）

↗ 《福建省“十四五”药品安全及服务产业高质量发展规划》 2021 年 12 月 30 日，福建省药品安全和产业促进领导小组印发《福建省“十四五”药品安全及服务产业高质量发展规划》（闽药安〔2021〕3 号，以下简称《规划》），明确了福建省“十四五”期间药品安全及服务产业高质量发展的指导思想、总体原则、发展目标、主要任务和保障措施。《规划》以习近平新时代中国特色社会主义思想为指导，深入贯彻落实党中央、国务院、省委和省政府对药品安全及服务产业高质量发展工作的总体部署和要求，提出了“药监法治、监管标准、技术支撑、智慧监管、社会共治、风险防控、应急管理、人才队伍、高质量发展服务”9 大体系和能力建设 30 项具体任务，并以专栏的形式，明确了“智慧监管、检验检测、监管队伍、政务服务”4 大能力建设重点工程，以及“注册环节、药品生产环节、药品流通环节、医疗器械监管、化妆品监管、网络监管”6 大领域的重点监管内容。（韩雨倍　方　宇）

↗ 江西省局出台支持生物医药产业高质量跨越式发展若干政策措施 2021 年 12 月，江西省药监局制定印发了《江西省药品监督管理局支持南昌市生物医药产业高质量跨越式发展若干政策措施》，从四个方面提出了 18 条具体措施，旨在支持南昌市生物医药产业高质量发展：在支持南昌生物医药产业创新发展方面，将设立新药申报服务平台，全力支持药品注册申报尽快进入国家药监局优先审评审批通道，对于进入创新审查通道的产品，开设绿色通道，实行优先审评，技术审评时限原则上不超过 20 个工作日。在支持南昌生物医药产业集群发展方面，将加强对中医药科创城、进贤工业园区、小蓝工业园区的指导帮扶，推动“中医药科创城”产业规划建设实施工作，培育“中医药科创城”中药产业集群。在支持南昌中药传承创新发展方面，将支持南昌地区医疗机构研发、使用和推广中药制剂，鼓励南昌地区重点中药生产企业、研发机构加大对经典名方的开发力度。在进一步提升审评审批效益方面，将全面推行“网上办、不见面、快递送”服务模式，简化企业 PSUR 审评审批工作流程，审批时限压缩至法定时限一半以内。（韩雨倍　方　宇）

河南省疫苗检查中心正式挂牌　2021 年 9 月 15 日，河南省药监局举办省疫苗检查中心揭牌仪式，成立省疫苗检查中心是省委、省政府贯彻落实习近平总书记重要指示批示精神和国务院关于加强药品监管能力建设的重大举措，是加强疫苗监管的具体部署，能进一步强化疫苗质量安全管控，为该省疫苗企业的高质量发展创造条件。疫苗检查中心要强化疫苗监管工作：一要坚持依法依规。认真贯彻执行《疫苗管理法》《药品管理法》和中办、国办《关于改革和完善疫苗管理体制的意见》等法规政策，依法行政、严格执法，严把技术审评、行政许可、现场检查每一道关口，督促疫苗生产企业和流通接种单位落实主体责任，严厉惩处违法行为。二要提升监管能力。加强职业化、专业化检查员队伍建设，提高疫苗现场监督检查能力，充分发挥技术监管作用，切实增强疫苗药品监管水平。三要凝聚监管合力。各处室、单位要加强协作配合，落实疫苗生产企业派驻检查、日常检查、飞行检查要求，指导开展疫苗配送、储存环节的质量监管，推进疫苗国家监管体系评估，加强不良反应监测，完善应急处置预案，努力打造机制健全、措施有力的疫苗监管体系。

（韩雨倍　方　宇）

内蒙古自治区发布 2021 年版《内蒙古中药材标准》　从 2019 年起，内蒙古自治区药监局组织自治区药品检验研究院对 1988 年版《内蒙古中药材标准》进行了梳理，按照现行《中华人民共和国药典》要求，修订 26 个品种、提升 35 个品种，形成了 2021 年版《内蒙古中药材标准》并于 2021 年 6 月发布，收载了大菟丝子、小金牛草、山沉香等 61 种中药材，是全区中药材加工、经营、使用、检验和监督管理的重要依据和技术标准。该标准的制定发布，对健全完善内蒙古自治区中药地方标准体系、提升地方特色中药材质量水平具有重要意义，能进一步推动内蒙古自治区中医药（蒙医药）事业高质量发展。（韩雨倍　方　宇）

内蒙古自治区多措并举推动流通环节安全合理用药　2021 年内蒙古自治区药监局立足职能职责，持续推进加强医疗机构药事管理、促进合理用药相关任务落地落实，全力保障人民群众用药安全有效。一是加强制剂配制使用管理。制定发布《医疗机构蒙药制剂调剂使用管理办法》，规范医疗机构蒙药制剂调剂使用。本年度先后核发医疗机构制剂调剂批件 323 件，满足了全区各级医疗机构临床需要。二是规范“互联网 + 药学服务”。部署开展全区药品零售企业执业药师“挂证”行为专项行动，重点整治不凭处方销售处方药、审方流程不符合要求等行为。强化电子处方线上线下一体监管，鼓励支持药品零售与医疗卫生机构处方信息互联互通。三是充分发挥药师用药指导作用。印发《关于进一步规范药品零售企业配备使用执业药师有关工作的通知》，设立过渡期实施差异化配备使用执业药师政策，放宽药品零售企业执业药师配备时限。四是加强合理用药宣传引导。组织各级药监部门开展安全用药科普宣传活动 100 余次，制作播出电视新闻、专题节目 50 多期，在各类媒体播放公益广告 9600 多次，发放宣传资料、手册 18 万余份，有效提升全区各族群众安全用药、合理用药、科学用药的认知水平。

（韩雨倍　方　宇）

湖北省研究推进疫苗国家监管体系评估工作　2021 年 9 月 28 日，湖北省药监局召开疫苗国家监管体系评估工作专班第五次会议，听取专班办公室和各有关处室工作进展情况汇报，专题研究推进湖北省疫苗国家监管体系评估下一步工作。会议充分肯定了湖北省药监局疫苗国家监管体系评估前期工作成绩，并指出了问题和挑战。会议提出，下一步要对标对表按期推进疫苗国家监管体系评估工作，并以评估为契机，梳理完善现有制度、程序和要求等，提升疫苗监管能力和水平。要完善疫苗监管质量管理体系，针对湖北省药监局此前发现的问题，各相关处室和分局应加紧整改，及时修订相关程序文件，相关直属单位应尽快建立完善质量管理体系。要建立督查考核体系，湖北省药监局每月听取工作进度报告，研究推进工作落实，省药监局疫苗国家监管体系评估办公室每周召开碰头会，定期督查督办，推进相关工作。

（韩雨倍　方　宇）

上海市召开 2021 年药品研制生产经营监管工作会议　2021 年 2 月 26 日，上海市药品监管局召开 2021 年药品研制生产经营监管工作视频会议。会议传达落实全国药品监督管理暨党风廉政建设工作会议、全国药品注册管理和上市后监管工作会议精神，通报 2020 年全市药品注册、监管、稽查及质量管理体系检查情况，并对 2021 年重点工作进行了部署。具体为：一是药品研制机构要对标持有人要求，加强药品研发质量管理，切实承担起药品全生命周期主体责任。二是积极鼓励创新，持续推进“放管服”改革，通过主动对接、全程服务、政策引导和科学监管，支持重点企业创新品种加快上市进程。三是实施智慧监管，推进“一网通办”“一网统管”，加快全市药品（疫苗）追溯监管系统、药物警戒数据管理系统等信息化建设。四是突出源头严防、过程严管、风险严控，完善药品安全风险会商机制，增强监管的敏锐性、精准性，让监管始终跑在风险的前面。四是开展信用监管、联合惩戒，对违规主体形成有力震慑，让违法失信企业付出代价。五是强化市区两级药品监管部门在药品全生命周期的协作，完善部门间信息报送、稽查执法、人员调派、应急处置等方面的衔接，构建权责清晰、分工合作、衔接顺畅的药品监管模式。六是促进行业自律规范，营造齐抓共管局面，推动上海医药产业高质量发展。（韩雨倍　方　宇）

上海市召开药品监管工作座谈会　2021 年 1 月 11 日，上海市市药品监管局召开 2020 年药品监管工作座谈会，通报药品生产流通环节各项监管情况，总结交流工作经验与特色亮点，分析困难和问题，研究推进重点任务，并现场观摩药品生产企业质量管理情况。会议明确 2021 年要继续落实全程风险防控，守住安全底线；要不断完善上海市疫苗监管质量体系，加快推进疫苗 NRA 评估各项工作；加大专业培训力度，加强职业化、专业化检查员队伍能力建设；积极推进智慧监管和信用监管，统筹运用各类信息技术，提升监管效能。（韩雨倍　方　宇）

重庆市药监局开展中药生产企业督导调研工作　为贯彻落实国家药监局 2021 年药品上市后监管工作会议精神，推动中药生产专项整治工作，重庆市药监局对中成药生产企业（重庆希尔安药业有限公司）进行督导调研。督导会上，首先通报了近两年对该企业开展常规检查、举报核查以及探索性研究质量风险检查等工作情况，企业负责人汇报了 GMP 执行、药品抽检、质量风险排查整改、产品研发创新及发展规划等情况。会议强调，一要强化企业主体责任意识，加强风险管控，设立专班狠抓产品质量管理，适时开展 GMP 自检"回头看"；二要加强法律法规和业务知识培训，组织对"两法""两办法"、新版药典、工艺变更管理办法及相关技术指导原则等国家药监局近期以及即将陆续出台的一系列政策法规进行系统的培训学习，提高员工对法律法规的理解力和执行力；三要高度重视中药生产专项整治工作，充分运用合规检查工具从组织人员、物料平衡、生产管理、质量检验等方面开展合规检查研判，认真对待并做好探索性研究质量风险的排查整改，及时消除风险隐患，持续改进和提升中药质量安全水平。（韩雨倍　方　宇）

西藏自治区药品监督管理局启动药品医疗器械网络流通情况主动监测工作　西藏自治区药监局积极与国家药监局南方医药经济研究所沟通，协助开展网络主动监测工作，是为落实国家药监局药品"网剑行动"、医疗器械"清网行动"和自治区市场监管局"西藏清朗 2021"专项工作有关要求，切实督促全区药品、医疗器械网络销售单位贯彻落实《药品管理法》《医疗器械监督管理条例》等法律法规开展的。监测内容主要包括：第三方平台未履行法定义务、经营单位违规销售药品和医疗器械产品、企业发布虚假信息等行为。此项工作的开展将对打击网络销售主体的违规行为，净化网络销售环境，保障公众更加安心地购买、使用药品和医疗器械起到积极的推动作用。（韩雨倍　方　宇）

宁夏回族自治区完成中药饮片专项整治工作　2020 年 3 月宁夏回族自治区药品监督管理局制定印发的《全区中药饮片专项整治工作实施方案》，拉开了中药饮片生产流通领域专项整治的序幕，在为期一年半的专项整治期间，各级药品监管部门上下联动，紧密配合，共出动执法人员 12 000 余人次，检查中药饮片生产企业 23 家次，经营企业 3448 家次，使用单位 2348 家次，各环节检查覆盖率均超过 100%。完成抽样 1164 批次，已检验 896 批次，检验合格 867 批次，抽样完成率为 100%，检验合格率为 96.76%。整治期间，共立案 62 起，罚没款 121.93 万元，移送公安机关 1 件，已作出刑事处理。（韩雨倍　方　宇）

甘肃省药监局指导地方药品监管工作　2021 年 8 月甘肃省药监局调研组先后前往岷县人民医院、龙归大药房等药品经营、疫苗储存管理单位，重点对落实常态化疫情防控措施、"四类药品"管理、新冠疫苗质量安全等情况进行了调研指导，详细了解企业生产经营、发展规划以及存在的困难和问题等，就《甘肃省关于大宗地产中药材产地加工（趁鲜切制）试点工作实施方案》征询企业意见。另外，甘肃省药监局近期已提请省政府出台《甘肃省关于大宗地产中药材产地加工（趁鲜切制）试点工作实施方案》，县政府和企业应抢抓政策机遇，积极稳妥推进中药材绿色化、生态化、标准化种植，以"龙头企业（产地加工企业）专业合作社种植户"等模式开展产地片加工试点工作，建立健全产地加工质量管理和追溯体系，提升中药材农残、重金属检测合格率，切实维护好岷县大宗地产中药材的品质药效优势和质量声誉，提高中药材产品检验效率，推动中药材产业可持续高质量发展。（韩雨倍　方　宇）

新疆维吾尔自治区疫苗药品追溯监管系统入选全国药品智慧监管典型案例　2021 年的药品数智发展大会上，新疆维吾尔自治区药监局的疫苗药品追溯监管系统入选 2021 年智慧监管典型案例并获颁奖牌。该疫苗药品追溯监管系统采用了"大系统"和微服务整体设计，在分步推进疫苗、麻醉药品、精神药品、血液制品、集采中选等品种信息化追溯监管的同时避免了低水平重复建设和"烟囱系统""数据孤岛"。目前，该系统已覆盖全疆各级药品监管部门、疾控机构、疫苗接种单位、疫苗配送企业，实现疫苗追溯全程电子化监管，初步实现麻醉药品、精神药品等特殊药品的可追溯。（韩雨倍　方　宇）

贵州省举办"两品一械"流通使用环节执法监督培训班 为深入贯彻"四个最严"要求,切实落实《药品管理法》《医疗器械监督管理条例》《化妆品监督管理条例》及相关配套制度,2021年12月13日至17日,贵州省药品监管局药品化妆品流通监督管理处与执法监督处联合举办全省"两品一械"流通使用环节执法监督培训班,全省各级市场监管部门负责"两品一械"流通使用环节执法监督的同志共150人参加了培训。培训以提高"两品一械"监管人员整体素质、增强工作创新能力为目标,适应药品监管新形势、新任务的要求,在提升药品监管执法人员的业务素质、法治意识和综合执法办案能力上下功夫,在履行药品安全监管职责上求实效,确保人民群众用药安全。

(韩雨倍　方　宇)

湖南省召开药械化监测工作座谈会 2021年11月30日,湖南省省药品监督管理局召开2021年度全省药械化不良反应监测工作座谈会。会议强调推进市、县药品不良反应监测工作必须落实的四点要求:一要加强力量。各地要抓住事业单位机构改革的契机,切实加强市州药物警戒体系建设,做到有机构、有编制、有经费。二要完善机制。既要会同各级卫生健康、公安部门建立会商机制,高位推动监测工作;又要加强机关内部职能机构间的协作机制,强化监督检查和应急处置,更要建立省、市、县三级监测工作联动机制,织严织密不良反应监测工作网。三要发挥作用。将不良反应监测工作始终贯穿于药品监管的全链条,充分运用好监测、评价、警戒功能,及时发现问题,采取有效措施,推进科学监管。四要强化考核。将药物警戒工作纳入药品监管八大体系建设中,提升不良反应监测在绩效考核中的分量,优化考核方式,突出能力建设、监测质量的考核权重,确立问题导向、结果导向,建立激励约束机制,促进监测能力不断提升。

(韩雨倍　方　宇)

广东省推进药品监管综合改革工作 2021年11月29日至30日,广东省药品监管局在佛山举办2021年全省药品监管综合改革工作培训班,广东省药品监管局党组书记、局长对全省药品监管综合改革工作提出五点意见:一要紧跟形势,增强综合改革定力;二要看到成绩,树立综合改革信心;三要正视差距,补齐综合改革短板;四要抓住关键,确保综合改革成效;五要强化保障,提升综合改革效能。此次培训围绕中国药品监管新趋势、药品监管综合改革思路和实施路径、广东省全面加强药品监管能力建设若干措施、广东省药品安全及高质量发展"十四五"规划、药品监管综合改革创新项目管理规定等方面作专题介绍,邀请省药品监管局药品监管各处、省药品检验所、省药品不良反应监测中心、佛山和中山市市场监管局代表交流综合改革项目的实践经验,为推进全省药品监管综合改革凝聚共识、拓宽思路。

(韩雨倍　方　宇)

海南省开展药品监管综合能力提升专题培训 2021年10月17至22日,海南省药监局在博鳌举办了2021年第二期药品监管综合能力提升专题培训班。培训采取理论教学和实践教学相结合的方式,邀请省委党校、海南大学和沈阳药科大学等高校教授进行理论授课,实践教学安排了团队建设拓展活动和实地参观学习。培训班着重学习了习近平新时代中国特色社会主义思想,深入研读海南自贸港法,重点剖析了新时代海南自贸港建设的新进展、新挑战,深度探讨了新时期药品监管的新变化、新思考。使学员在学思践悟中开阔视野见识、提高党性修养、提升药品监管综合能力,为进一步做好海南自贸港药品监管工作奠定了良好基础。

(韩雨倍　方　宇)

特殊药品管理

《麻醉药品和精神药品进出口准许证申报资料要求》 2021年11月24日,国家药监局根据《中华人民共和国药品管理法》《麻醉药品和精神药品管理条例》等法律法规,制定发布了《麻醉药品和精神药品进出口准许证申报资料要求》(2021年第90号)(以下简称《要求》),旨在进一步规范麻醉药品和精神药品进出口准许证核发的申报行为。《要求》对出口麻醉药品和精神药品申报资料目录、进口供临床使用的麻醉药品和精神药品申报资料目录和进口教学、科研用麻醉药品和精神药品申报资料目录以及申请资料填写做出明确规定。

(满靖怡　方　宇)

麻醉药品和精神药品管理工作座谈会 2021年4月8日,国家药监局药品监管司在北京召开麻醉药品和精神药品管理工作座谈会,研究新形势下强化麻醉药品和精神药品(以下简称麻精药品)监管,促进行业高质量发展的措施。国家药监局药品监管司主要负责人出席会议并讲话。部分省级药品监管部门和麻精药品生产经营企业、国家药监局一四六库、中国药学会以及中国麻醉药品协会等单位相关人员参加了会议。会议提出强化监管的意见和建议:①结合现代物流发展、企业数字化转型等新业态以及国务院深化"放管服"改革提出的新要求,进一步完善麻精药品管理法规和制度;②加强对企业麻精药品研发的指导,鼓励和支持企业创新;③加快推进麻精药品追溯体系建设,为麻精药品监管提供有力支撑;④加大对麻精药品监管人员的培训力度,健全麻精药品监管信息通报机制,及时提示监管风险。各级药品监管部门要切实落实麻精药品属地监管责任,强化能力建设,扎实开展监督检查,健全跨部门协作机制,加强麻精药品流弊案件的行刑衔接,重拳打击违法违规行为。行业协会和学会

等单位要继续发挥职能作用，积极推进麻精药品社会共治，共同推动行业健康可持续发展。（满靖怡　方　宇）

多省市开展专项检查工作强化特殊药品管理　为深入贯彻国家药监局药品上市后监管工作会议和省药品监督管理暨党风廉政建设工作会议精神，严格落实“四个最严”要求，强化特殊药品安全管理，推进药品信息化追溯体系建设，严防特殊药品流入非法渠道，多省市开展了特殊药品专项检查工作。山西省药品监督管理局进行特殊药品生产经营企业和使用单位监督检查工作，强化企业（单位）安全主体责任落实，加大麻醉药品、精神药品、药品类易制毒化学品、医疗用毒性药品和放射性药品等特殊药品监督检查力度，全面推进药品信息化追溯管理，着力消除特殊药品在生产、经营和使用环节的安全管理风险隐患，严厉打击违法违规行为，严防流入非法渠道，确保特殊药品管得住、用得上。河北省药品监督管理局召开全省强化特殊药品监管暨落实禁毒工作精神警示教育电视电话会议，要求进一步增强做好特殊药品安全管理工作的责任感和紧迫感，全面落实企业主体责任筑牢企业特药安全底线和防线，加强科学监管和分类监管，加大对特殊药品生产经营企业日常监督检查力度，严格监管特殊药品的销售去向，并追踪核实，确保销售给有资质的单位。（张津维　杨才君）

国家药监局开展特殊药品安全管理情况检查　为深入贯彻落实习近平总书记关于禁毒工作和药品监管工作的重要指示，国家药监局于6月25日对特殊药品安全管理情况开展突击检查，督促特殊药品经营、储存单位进一步加强特殊药品监管，确保公众用药安全。药品监管司主要负责人等分别带队赴国药集团药业股份有限公司、麻醉药品储存单位就特殊药品经营安全管理情况开展检查，对麻醉药品和精神药品的仓储管理、购销管理、安全管理体系等情况以及麻醉药品原料的收购、储存、调拨销售及储备过程中的安全保卫工作进行了现场检查。检查组要求，各级药品监管部门和特殊药品储存单位要落实国家药监局要求，坚持守底线保安全；要进一步完善部门间协作配合机制，提升特殊药品突发事件的处置能力和水平；要做好特殊药品收购调拨工作，严格按照国家药监局下达的年度计划收购、调拨特殊药品等。（张津维　杨才君）

抓好放射性药品生产经营企业审批和监管工作　8月25日，国务院印发《关于深化“证照分离”改革进一步激发市场主体发展活力的通知》，将放射性药品生产经营企业审批权限由国家药品监督管理局和国家国防科技工业局下放至省级药品监督管理部门和省级国防科技工业管理部门。申请人应当填写《放射性药品生产许可证申请表》，向所在地省级药品监督管理部门提出申请，并按照放射性药品生产许可证申报资料要求报送有关材料。对申请开办放射性药品生产企业的，由所在地省级药品监督管理部门对企业提交的申报资料进行审查，并会同省级国防科技工业管理部门按照药品生产质量管理规范等有关规定组织开展申报资料技术审查和现场检查。符合条件的，予以批准，由所在地省级药品监督管理部门颁发放射性药品生产许可证；不符合条件的，作出不予批准的书面决定，并说明理由。（张津维　杨才君）

特殊药品监管工作视频会　12月28日，国家药监局药品监管司召开特殊药品监管工作视频会，对强化特殊药品监管工作总结情况、交流经验、分析形势、部署工作。会议强调，近年来，特殊药品生产经营安全监管稳中向好，但依然面临风险挑战，当前特殊药品监管工作面临的形势严峻复杂，面临新的监管要求。各级药监部门应当充分认识特殊药品流入非法渠道带来的现实危害和潜在风险，深刻领会做好特殊药品监管工作的重要性。会议要求，全力强化特殊药品日常监督检查，督促企业落实特殊药品安全管理第一责任人责任。进一步完善特殊药品行政审批制度，依法做好特殊药品审批工作。坚持问题导向、风险防控，突出抓好重点品种和重点环节的监管。加快推进特殊药品追溯体系建设，加强特殊药品监管能力建设，全力推动监管工作高质量发展。（张津维　杨才君）

生物制品管理

《已上市生物制品变更事项及申报资料要求》发布　2021年6月18日，国家药监局发布《已上市生物制品变更事项及申报资料要求》的通告（2021年第40号），配合药品注册管理办法实施，对已上市生物制品变更事项及申报资料提出明确要求。通知就以下四部分做了详细说明：国家药品监管部门审批的补充申请事项、国家或省级药品监管部门备案事项、年报事项、申报资料要求。（徐苗苗　常　捷）

两款中国疫苗获世卫组织认证　2021年6月1日，世界卫生组织宣布，由科兴控股生物技术有限公司旗下北京科兴中维生物技术有限公司研发的新冠灭活疫苗“克尔来福”正式通过世卫组织紧急使用认证。加上此前已获认证的国药疫苗，两款来自中国的新冠疫苗有望缓解当前全球疫苗分配不公，尤其是中低收入国家无疫苗可用的困境。（徐苗苗　常　捷）

首个国产宫颈癌疫苗获得世界卫生组织预认证　世界卫生组织表示，厦门万泰沧海生物技术有限公司生产的国产双价人乳头瘤病毒疫苗馨可宁®（Cecolin®）正式通过其预认证，可供联合国系统采购，这标志着中国疫苗产品的监管、研制和生产体系及产品质量获得了国际的广泛认可，接种人乳头瘤病毒疫苗将惠及全球尤其是广大发展中国家女性，推动世界卫生组织《加速消除宫颈癌全球战略》的实现。

（徐苗苗　常　捷）

长三角分中心建设和生物制品批签发工作现场推进会　5月1日，国家药品监督管理局局长焦红一行先后来到药品长三角分中心和器械长三角分中心，考察分中心临时办公场所，听取分中心建设情况现场介绍。随后在上海市食品药品检验研究院，焦红现场检查批签发工作开展情况，认真听取了批签发工作情况汇报。焦红指出，批签发工作是进一步确保疫苗质量安全的重要一关，是服务疫情防控工作大局、守护群众用药安全的重要举措。各有关人员要提高政治站位，保质保量做好批签发工作，坚决守住质量安全底线，全力服务疫情防控工作大局、守护人民群众健康。

（徐苗苗　常　捷）

国家药品监督局督导检查新冠病毒疫苗保质量保供应工作　2021年4月，国家药监局派出由局领导带队的督导检查组，分赴承担新冠病毒疫苗生产供应任务的省（市）开展督导检查，按照国务院联防联控机制要求，对疫苗研制、生产、批签发、流通、使用等各环节进行检查，确保新冠病毒疫苗各环节、全链条的质量安全。督导检查组指出，新冠病毒疫苗是战胜疫情的重要武器，关系人民群众的身体健康和生命安全。无论是地方政府和监管部门，还是疫苗生产企业、配送单位和接种单位，都要切实提高政治站位，全力服务保障疫情防控大局，扎实做好相关工作。（徐苗苗　常　捷）

调整疫苗类和血液类生物制品批签发抽样量　为进一步做好生物制品批签发工作，按照《生物制品批签发管理办法》的相关规定，2021年8月中国食品药品检定研究院组织修订了疫苗类和血液类生物制品批签发推荐抽样量。通知发布的疫苗批签发抽样量表格列明了批签发品种各规格主检（亚）批每（亚）批抽样量和次亚批每亚批抽样量。血液制品批签发抽样量表格列明了批签发品种各规格的全检抽样量和部分检验抽样量。疫苗批签发抽样量表格说明信息提醒，该表中提到的主检（亚）批与次亚批主要为区分不同被抽样亚批而定义，并非根据亚批批量大小、亚批号或其他因素而确定。对于分亚批的疫苗批签发产品，主检亚批由抽样机构随机确定，除主检亚批外的其余亚批均为次亚批。对于国产疫苗，除特别注明外，异常毒性检查和无菌检查均由授权批签发省所（院）进行检验；异常毒性检查和无菌检查抽样样品均送至授权批签发省所（院），其余抽样样品送至中检院。对于进口疫苗，除特别注明外，抽样样品均送至中检院。

（徐苗苗　常　捷）

两款新冠疫苗通过附条件批准　国家药品监督管理局附条件批准国药集团中国生物武汉生物制品研究所有限责任公司与北京科兴中维生物技术有限公司的新型冠状病毒灭活疫苗（Vero细胞）注册申请。两款疫苗适用于预防由新型冠状病毒感染引起的疾病COVID-19）。国家药监局根据《疫苗管理法》《药品管理法》相关规定，按照药品特别审批程序，进行应急审评审批，附条件批准上市注册申请。国家药监局要求该疫苗上市许可持有人继续开展相关研究工作，完成附条件的要求，及时提交后续研究结果。

（徐苗苗　常　捷）

布罗索尤单抗注射液附条件获批上市　国家药品监督管理局通过优先审评审批程序附条件批准了Kyowa Kirin Inc.公司的布罗索尤单抗注射液上市。该药品用于成人和1岁及以上儿童患者X连锁低磷血症（XLH）的治疗，被列入"第二批临床急需境外新药名单"。布罗索尤单抗是以成纤维细胞生长因子23（FGF23）抗原为靶点的一种重组全人源IgG1单克隆抗体，可结合并抑制FGF23活性从而使血清磷水平增加。该品种的上市为患者提供了新的治疗选择。

（徐苗苗　常　捷）

注射用维迪西妥单抗附条件获批上市　国家药品监督管理局通过优先审评审批程序附条件批准荣昌生物制药（烟台）股份有限公司申报的注射用维迪西妥单抗（商品名：爱地希）上市。该药品为我国自主研发的创新抗体偶联药物（ADC），适用于至少接受过2种系统化疗的HER2过表达局部晚期或转移性胃癌（包括胃食管接合部腺癌）患者的治疗。注射用维迪西妥单抗是一种抗体偶联药物，包含人表皮生长因子受体-2（HER2）抗体部分、连接子和细胞毒药物单甲基澳瑞他汀E（MMAE）。该品种的上市为局部晚期或转移性胃癌患者提供了新的治疗选择。（徐苗苗　常　捷）

注射用司妥昔单抗附条件获批上市　国家药品监督管理局通过优先审评审批程序批准临床急需罕见病药品注射用司妥昔单抗（英文名：Siltuximab for Injection）的进口注册申请，用于人体免疫缺陷病毒（HIV）阴性和人疱疹病毒8型（HHV-8）阴性的多中心Castleman病（MCD）成人患者。MCD是一种以淋巴组织生长为特征的罕见病，多数患者出现多器官损害且预后差，部分患者会转化为恶性淋巴瘤。注射用司妥昔单抗是一种人-鼠嵌合单克隆抗体，可阻断人白细胞介素-6（IL-6）与IL-6受体相结合，对IL-6产生抑制作用，继而抑制细胞生长。（徐苗苗　常　捷）

奥法妥木单抗注射液附条件获批上市　国家药品监督管理局通过优先审评审批程序批准罕见病治疗药品奥法妥木单抗注射液（英文名：Ofatumumab Injection）的进口注册申

请,用于治疗成人复发型多发性硬化(RMS),包括临床孤立综合征、复发缓解型多发性硬化和活动性继发进展型多发性硬化。多发性硬化(MS)是免疫介导的慢性中枢神经系统疾病,已被纳入我国第一批罕见病目录。奥法妥木单抗注射液是一种抗人 CD20 的全人源免疫球蛋白 G1 单克隆抗体,靶向 CD20 分子,通过诱导 B 细胞溶解达到治疗作用。

(徐苗苗　常　捷)

进出口药品管理

增设长春空港口岸为药品进口口岸　经国务院批准,同意增设长春空港口岸为药品进口口岸。自 2021 年 9 月 3 日起,除《药品进口管理办法》第十条规定的药品外,其他进口药品(包括麻醉药品、精神药品)可经由长春空港口岸(长春龙嘉国际机场关区代码为 1511)进口。增加吉林省药品监督管理局为口岸药品监督管理部门,其在办理药品进口备案时使用"吉林省药品监督管理局药品进口备案专用章"。吉林省药品监督管理局与吉林省药品检验研究院建立药品进口备案和口岸检验的工作关系。自本通知发布之日起,吉林省药品检验研究院开始承担长春空港口岸的药品口岸检验工作。

(马　悦　姜明欢)

《博鳌乐城国际医疗旅游先行区临床急需进口药品、医疗器械重大风险通报和召回制度》　2021 年 5 月 28 日,海南省药监局制定了《博鳌乐城国际医疗旅游先行区临床急需进口药品、医疗器械重大风险通报和召回制度》(以下简称"制度")。该制度旨在加强对博鳌乐城国际医疗旅游先行区(以下简称"先行区")临床急需进口药品、医疗器械的监管,落实境外责任人(药品、医疗器械上市许可持有人/注册人及境外生产厂商)和境内责任人(授权供应商或进口代理商和使用药品、医疗器械的医疗机构)的药品、医疗器械重大安全性风险报告及召回的责任,进一步保障先行区患者的医疗健康安全。结合乐城先行区使用临床急需进口药械的实际情况,制度从药品和医疗器械的召回制度、召回计划及召回过程等方面进行了详细规定。

(马　悦　姜明欢)

境内第三类和进口医疗器械注册审批操作规范的通知　2021 年 11 月 2 日,国家药品监督管理局以国药监械注〔2021〕53 号文发布了《国家药监局关于印发境内第三类和进口医疗器械注册审批操作规范的通知》,该规范明确了境内第三类和进口第二类、第三类医疗器械(包括体外诊断试剂)注册审批(指产品注册、变更注册和延续注册)包括受理、技术审评、行政审批和批件制作四个环节,临床试验审批包括受理、技术审评、行政审批三个环节,变更备案包括受理和文件制作两个环节。境内第三类和进口第二类、第三类医疗器械产品注册的受理和技术审评,变更注册、延续注册、临床试验审批项目的受理、技术审评和行政审批,变更备案资料由国家药品监督管理局医疗器械技术审评中心负责接收;产品注册的行政审批由国家药品监督管理局负责;批件(文件)制作由国家药品监督管理局行政事项受理服务和投诉举报中心负责。

(马　悦　姜明欢)

药品标准化工作

国家药监局发布《中药配方颗粒质量控制与标准制定技术要求》通告　2021 年 2 月 10 日,为加强中药配方颗粒的管理,规范中药配方颗粒的质量控制与标准研究、体现中药配方颗粒质量控制的特点,国家药监局组织制订了《中药配方颗粒质量控制与标准制定技术要求》。中药配方颗粒的国家药品标准与省级药品监督管理部门制定的标准均应当符合本技术要求的规定,国家药监局另有规定的,从其规定,现予以发布,自 2021 年 2 月 10 日起实施。主要内容包括:中药配方颗粒的基本要求、研究用样品及对照物质的要求、原辅料的要求、标准汤剂要求、生产工艺要求、标准制定的要求、稳定性实验的要求、标准复核技术要求八个方面的质量控制和标准研究的规定。

(丁胜杰　赵明月)

国际人用药品注册技术相关工作的中国进展座谈会　2021 年 4 月 8 日,国际人用药品注册技术相关工作的中国进展座谈会在京召开。国家药品监督管理局党组成员、副局长徐景和出席会议并讲话。国家药监局国参与国际人用药品注册技术协调会(ICH)工作办公室负责人介绍了中国转化实施 ICH 指导原则和培训宣贯等工作的进展和后续计划。国家药监局药品注册司相关负责人分享了药品审评审批制度改革对更好实施 ICH 指导原则所给予的支持。会议指出,国家药监局将坚持科学化、法治化、国际化、现代化的发展道路,持续深化改革创新、完善指导原则体系,加速 ICH 指导原则在中国的落地实施;全面深化与国际监管机构和工业界的交流合作,推进国际监管数据共享和互认;邀请 ICH 相关专家,加大对企业实施 ICH 指导原则的培训力度;进一步参与国际标准规则的制修订,为全球药品监管贡献更多的中国智慧和力量。

(丁胜杰　赵明月)

第一批中药配方颗粒国家药品标准颁布　2021 年 4 月 29 日,国家药监局在前期工作的基础上,组织国家药典委员会按照《中药配方颗粒质量控制与标准制定技术要求》和国家药品标准制定相关程序，开展中药配方颗粒国家药品标准制定工作。经过标准研究起草、生产验证、标准复核、专业委会审评、公开征求意见、审核等，批准颁布了第一批中药配方颗粒国家药品标准（160个）。中药配方颗粒国家药品标准充分体现了中药质量控制特点和生产全过程管理理念，以"标准汤剂"为基准衡量配方颗粒与饮片汤剂的"一致性"，通过量质传递与特征图谱控制等研究，实现中药配方颗粒专属性与整体性质量控制，提高了中药质量整体控制水平。

（丁胜杰　赵明月）

体外诊断试剂注册与备案管理办法发布并实施　2021年8月26日，国家药监局颁布了《体外诊断试剂注册与备案管理办法》，为了规范体外诊断试剂注册与备案行为，保证体外诊断试剂的安全、有效和质量可控，根据《医疗器械监督管理条例》，制定《体外诊断试剂注册与备案管理办法》，在中华人民共和国境内销售、使用的体外诊断试剂，应当按照本办法的规定申请注册或者办理备案。本办法所称的体外诊断试剂，是指按医疗器械管理的体外诊断试剂，包括在疾病的预测、预防、诊断、治疗监测、预后观察和健康状态评价的过程中，用于人体样本体外检测的试剂、试剂盒、校准品、质控品等产品。可以单独使用，也可以与仪器、器具、设备或者系统组合使用。按照药品管理的用于血源筛查的体外诊断试剂和采用放射性核素标记的体外诊断试剂，不属于本办法管理范围。体外诊断试剂注册、备案，应当遵守相关法律、法规、规章、强制性标准，遵循体外诊断试剂安全和性能基本原则，参照相关技术指导原则，证明注册、备案的体外诊断试剂安全、有效、质量可控，保证信息真实、准确、完整和可追溯。

（丁胜杰　赵明月）

修订抗病毒糖浆、胶囊、软胶囊、丸（浓缩丸）、滴丸、片、泡腾片、咀嚼片、口服液、颗粒药品说明书　2021年10月21日，国家药监管理局发布了关于修订抗病毒糖浆、胶囊、软胶囊、丸（浓缩丸）、滴丸、片、泡腾片、咀嚼片、口服液、颗粒药品说明书的公告，上述药品的上市许可持有人均应依据《药品注册管理办法》等有关规定，按照抗病毒糖浆、胶囊、软胶囊、丸（浓缩丸）、滴丸、片、泡腾片、咀嚼片、口服液、颗粒的处方药、非处方药说明书修订要求，于2021年12月27日前报省级药品监督管理部门备案。修订内容涉及药品标签的，应当一并进行修订；说明书及标签其他内容应当与原批准内容一致。自备案之日起生产的药品，不得继续使用原药品说明书。药品上市许可持有人应当在备案后9个月内对已出厂的药品说明书及标签予以更换。药品上市许可持有人应当对新增不良反应发生机制开展深入研究，采取有效措施做好药品使用和安全性问题的宣传培训，指导医师、药师和患者合理用药。省级药品监督管理部门应当及时督促行政区域内上述药品的药品上市许可持有人按要求做好相应说明书修订和标签、说明书更换工作，对违法违规行为依法严厉查处。

（丁胜杰　赵明月）

第二批中药配方颗粒国家药品标准颁布　2021年10月31日，国家药监局在前期工作的基础上，组织国家药典委员会按照《中药配方颗粒质量控制与标准制定技术要求》和国家药品标准制定相关程序，开展中药配方颗粒国家药品标准制定工作。经过标准研究起草、生产验证、标准复核、专业委员会审评、公开征求意见、审核等，批准颁布了第二批中药配方颗粒国家药品标准（36个）。在中药配方颗粒国家药品标准执行过程中，中药配方颗粒生产企业应进一步积累数据并报送国家药典委员会，以逐步完善和提高标准。后续国家药监局将进一步加快推进中药配方颗粒标准制定工作。

（丁胜杰　赵明月）

陕西发布197个中药配方颗粒标准　2021年11月1日，陕西省药品监督管理局根据《药品管理法》《国家药监局 国家中医药局 国家卫生健康委 国家医保局关于结束中药配方颗粒试点工作的公告》（2021年第22号）有关规定，按照《国家药监局关于发布<中药配方颗粒质量控制与标准制定技术要求>的通告》（2021年第16号）及相关程序，组织完成第一批197个中药配方颗粒标准（第一批修订增补）的审定并予以发布，自2021年11月1日起正式实施。如有同品种的中药配方颗粒国家药品标准颁布实施，陕西省省制定的相应中药配方颗粒标准即行废止。（丁胜杰　赵明月）

药品检验工作

国家药品抽检年报（2020）发布　2021年3月23日，国家药监局公布《国家药品抽检年报（2020）》（以下简称《年报》）。《年报》显示，我国药品质量处于较高水平，整体安全形势平稳可控；2020年国家药品抽检共抽取制剂产品与中药饮片品种136个，包括化学药品77个、中成药48个、中药饮片8个和生物制品3个。样品来源涉及3586家药品生产、经营企业和使用单位，覆盖境内31个省区市和新疆生产建设兵团，由47家药品检验机构承担检验和探索性研究任务。2020年国家药品抽检共完成18 013批次制剂产品与中药饮片的抽检任务，共计104批次不符合规定，分别是：77个化学药品品种10 217批次，不符合规定43批次。中成药48个品种6338批次，不符合规定34批次。生物制品3个品种90批次，经检验，所检项目均符合规定，合格率为100%。共抽检8个中药饮片品种1368批次，经检验，不符合规定27批次。2020年国家药品抽检共抽检8个中药饮片品种1368批次。

经检验，符合规定1341批次，不符合规定27批次。不符合规定项目主要涉及总灰分（2批次）、性状（23批次）、杂质（2批次）、鉴别（4批次）和含量测定（1批次）等方面。

（杜嘉晰　计文婧）

国家药监局关于16批次药品不符合规定的通告（2021年第36号）　2021年6月10日，经安徽省食品药品检验研究院检验，标示为河北九正药业有限公司生产的1批次复方克霉唑乳膏不符合规定，不符合规定项目为微生物限度；标示为山东博山制药有限公司生产的1批次复方克霉唑乳膏不符合规定，不符合规定项目为装量。经山西省食品药品检验所检验，标示委托方为山西天致药业有限公司、受托方为重庆天致药业股份有限公司生产的1批次骨刺宁胶囊不符合规定，不符合规定项目为水分。经云南省食品药品监督检验研究院检验，标示为江苏百益制药有限公司、江西吉安三力制药有限公司生产的3批次关节止痛膏不符合规定，不符合规定项目为含量测定。经湖南省药品检验研究院（湖南药用辅料检验检测中心）检验，标示为四川琦云药业有限责任公司生产的1批次黄连上清丸不符合规定，不符合规定项目为装量差异。经西藏自治区食品药品检验研究院检验，标示为一力制药股份有限公司生产的1批次咳特灵胶囊不符合规定，不符合规定项目为微生物限度。经武汉药品医疗器械检验所检验，标示为广州粤华制药有限公司生产的1批次加味藿香正气丸不符合规定，不符合规定项目为鉴别。经中国食品药品检定研究院检验，标示为安徽健诚中药饮片有限公司、安徽鑫泰药业有限公司、成都吉安康药业有限公司生产的3批次青葙子不符合规定，不符合规定项目为性状。经甘肃省药品检验研究院检验，标示为重庆众妙药业有限公司生产的2批次柴胡不符合规定，不符合规定项目为性状；标示为广西玉林泰龙中药饮片有限公司生产的1批次柴胡（北柴胡）不符合规定，不符合规定项目为性状；标示为四川仁禾中药饮片有限公司生产的1批次柴胡（北柴胡）不符合规定，不符合规定项目为杂质。对上述不符合规定药品，药品监督管理部门已要求相关企业和单位采取暂停销售使用、召回等风险控制措施，对不符合规定原因开展调查并切实进行整改。国家药品监督管理局要求相关省级药品监督管理部门依据《中华人民共和国药品管理法》，组织对上述企业和单位生产销售假劣药品的违法行为立案调查，并按规定公开查处结果。

（杜嘉晰　计文婧）

国家药品监督管理局海洋中药质量研究与评价重点实验室第一届学术委员会议　2021年6月29日，“国家药品监督管理局海洋中药质量研究与评价重点实验室”第一届学术委员会会议在山东青岛召开。此次会议由青岛市市场监督管理局筹办，中国科学院院士、重点实验室学术委员会主任郝小江主持。国家药品监督管理局原一级巡视员毛振宾、国家药典委员会副秘书长杨昭鹏、山东省药品监督管理局副局长李涛及来自清华大学、北京大学、天津中医药大学、山东省食品药品检验研究院等单位的10余名专家和委员应邀出席会议。会上，山东省药品监督管理局副局长李涛和国家药典委员会副秘书长杨昭鹏先后致辞，对青岛市食品药品检验研究院在申报并获批国家药监局重点实验室做出的努力给予了充分肯定，并对实验室未来的建设提出希望和要求。青岛市市场监督管理局局长张杰和副巡视员贾云春为重点实验室学术委员会主任和委员颁发了聘书。重点实验室主任卢京光围绕实验室基本情况、建设进展、人才培养、未来三年、五年发展规划等作了全面工作汇报。“国家药品监督管理局海洋中药质量研究与评价重点实验室”是全国唯一一个海洋中药特色领域的重点实验室，依托单位为青岛市食品药品检验研究院，联合中国海洋大学、青岛市市立医院共同建设。实验室将主要解决目前我国海洋中药质量控制指标少、可控性差、监管存在盲区等关键问题，力求在发现活性成分、建立质量控制新技术新方法、构建质量控制标准体系等方面取得原创性成果，并采用与国际接轨的临床评价体系，为实现海洋中药监管的靶向性、有效性提供技术支撑和创新平台。

（杜嘉晰　计文婧）

国家药监局“中药（藏药）质量控制重点实验室”揭牌　2021年9月3日，西藏自治区食品药品检验研究院举行国家药监局“中药（藏药）质量控制重点实验室”揭牌仪式，西藏自治区食品药品检验研究院党委书记、副院长次仁罗布指出，“中药（藏药）质量控制重点实验室”是目前西藏首个获得国家药监局认定的重点实验室，该实验室将全方位推动藏药传承创新发展、为药品监管提供强有力的技术支撑。西藏自治区食品药品检验研究院坚持“检验依托科研，科研提升检验”的思路，不断提高科研能力、检验能力，现已成为国家市场监督管理总局食品复检机构、国家药品监督管理局化妆品注册备案检验机构、西藏自治区科技厅“藏药标准化研究重点实验室”、西藏藏医药研究中心“藏医药质量安全及标准化研究室”。该实验室面积达9932平方米，配备各类检验检测仪器设备699台套、资产原值8800万元。具备资质认定的8大类1036个项目和参数，实验室认可的6大类229个项目和参数。

（杜嘉晰　计文婧）

国家集采中选药品质量监管工作推进会　2021年11月9日，国家药监局药品监管司组织召开国家集采中选药品质量监管工作推进会，强调将集采中选药品纳入重点监管范围，要对中选药品开展全覆盖抽检，并加强不良反应监测评价和风险信号调查处置。会议要求，集采中选药品上市许可持有人要严格落实药品质量安全主体责任，持续合规生产经营。要持续加强生产管理，严格执行药品生产质量管理规范，严格按照核准的处方工艺组织生产，深入排查处置各类风险隐患。要持续完善药品生产质量管理体系，强化生产变更管理，建立完善变更控制体系，深入开展变更研究，严格执行变更管理要求。要从严放行把关，在生产过程和质量检验等环节要严格审核，不符合国家药品标准的不得放行上市。要落实全过程责任，强化药品风险防控，加强储存和运输过程质量管理，做好全过程信息化追溯，切实履行产品供应保障责任。会议强调，各省级药监部门应当落实监管责任，将集采中选药品纳入重点监管范围，采取有效措施，切实加强监管。建立完善监管台账，扎实开展监督检查，重点检查企业按照核准的处方工艺生产、记录与数据管理、变更控制等情况。要对中选药品开展全覆盖抽检，并加强不良反应监测评价和风险信号调查处置。要聚焦低价中选品种、中选后发生重大变更的品种、原辅料价格上涨的品种以及有不良记录企业，有的放矢地强化风险隐患排查，督促持续合规生产。要统筹运用各种监管手段，充分调度各层级监管资源，健全跨部门协作机制，形成监管合力，保障药品质量安全。要建立行政执法与纪检监察监督贯通协同的工作机制，工作中发现违法违纪的问题线索，要按程序移送有关部门调查处理并报告。

（杜嘉晰　计文婧）

国家药监局关于 15、18、7 和 2 批次药品不符合规定的通告

通告名称	检验机构	生产企业	不符合规定的产品	不符合规定的项目
国家药监局关于 15 批次药品不符合规定的通告（2021 年第 49 号）	黑龙江省药品检验研究中心	湖北科益药业股份有限公司	1 批次喷昔洛韦乳膏	性状
	福建省食品药品质量检验研究院	广东宏盈科技有限公司	1 批次氯霉素滴眼液	有关物质
	山东省食品药品检验研究院	江西药都樟树制药有限公司	1 批次脑灵素胶囊	水分
	北京市药品检验所	湖北济安堂药业股份有限公司生产的	1 批次心脑欣片	重量差异
	重庆市食品药品检验检测研究院	标示为九寨沟天然药业集团有限责任公司	1 批次壮骨麝香止痛膏	含膏量
	湖北省药品监督检验研究院	北京博爱堂安国中药科技有限公司	1 批次苍术	含量测定
	甘肃省药品检验研究院	广西蓝正药业有限责任公司、岷县归芪堂药业有限公司	2 批次柴胡	杂质
	甘肃省药品检验研究院	河北悦康志德药业有限公司、安徽济善堂中药科技有限公司、亳州市张仲景中药饮片有限责任公司、广东天诚中药饮片有限公司	5 批次柴胡（北柴胡）	杂质
	甘肃省药品检验研究院	湖南馨恒堂中药科技有限公司	1 批次柴胡（醋柴胡）	性状
	甘肃省药品检验研究院	苏州市天灵中药饮片有限公司	1 批次柴胡（根）	杂质
国家药监局关于 18 批次药品不符合规定的通告（2021 年第 59 号）	黑龙江省药品检验研究中心	内蒙古凯蒙药业有限公司	1 批次复方铝酸铋片	重量差异
	中国食品药品检定研究院	武汉东信医药科技有限责任公司	1 批次盐酸特拉唑嗪片	溶出度
	云南省食品药品监督检验研究院	武汉鑫瑞药业有限公司	1 批次川贝清肺糖浆	微生物限度
	安徽省食品药品检验研究院	陕西利君现代中药有限公司	2 批次止咳桃花散	鉴别
	湖北省药品监督检验研究院	安徽戊庚中药饮片有限责任公司	1 批次苍术（麸炒苍术）	性状、鉴别、总灰分和含量测定
	甘肃省药品检验研究院	河南华夏药材有限公司、湖南柳城中药饮片有限公司	2 批次柴胡（醋北柴胡）	杂质
		湖南华夏湘众药业饮片有限公司、遵义市银花药业有限公司	2 批次柴胡（醋北柴胡）	性状
	重庆市食品药品检验检测研究院	辽宁福顺堂药业有限公司、安徽惠丰国药有限公司、湖北时安饮片药业有限公司、阳春八方中药饮片有限公司、广西达红药业有限公司、四川省泓圃药业有限公司、贵州中恒中药有限责任公司、陕西铎耀中药饮片有限公司	8 批次桑叶	性状
国家药监局关于 7 批次药品不符合规定的通告（2021 年第 78 号）	湖南省药品检验研究院	中山万汉制药有限公司	3 批次奥利司他胶囊	鉴别和溶出度
		湖南迪诺制药股份有限公司	1 批次奥利司他胶囊	鉴别
	大连市药品检验检测院	三才石岐制药股份有限公司	1 批次磷酸氯喹片	含量测定
	武汉药品医疗器械检验所	青海宝鉴堂国药有限公司	1 批次复方甘草口服溶液	含量测定
	江苏省食品药品监督检验研究院	芜湖张恒春药业有限公司	1 批次小儿止咳糖浆	含量测定
国家药监局关于 2 批次药品不符合规定的通告（2021 年第 96 号）	湖北省药品监督检验研究院	河北全泰药业有限公司	1 批次苍术	含量测定
	青海省药品检验检测院		1 批次木香	总灰分

（杜嘉晰　方　宇　计文婧）

新药审批

2021 年国家药监局批准的新药

序号	药品	公司	靶点	批准日期	适应证	药物类型
1	布罗索尤单抗	协和发酵麒麟	FGF23	2021-01-18	X 连锁低磷血症(XLH)	生物药
2	美阿沙坦钾	武田	AT1 受体	2021-01-21	成人原发性高血压	化药
3	异麦芽糖酐铁	精鼎医药/Pharmacosmos	Fe	2021-02-02	补铁	化药
4	黄花蒿花粉变应原	我武生物	无	2021-02-02	变应性鼻炎	生物药
5	吉瑞普尼	安斯泰来	Axl,Flt3	2021-02-02	FLT3 突变急性髓系白血病	化药
6	达罗他胺	拜耳	AR	2021-02-02	非转移性去势抵抗性前列腺癌	化药
7	新冠疫苗(Vero 细胞)	北京科兴中维	无	2021-02-05	预防 COVID-19 病毒感染	疫苗
8	新冠疫苗(Vero 细胞)	国药中生	无	2021-02-25	预防 COVID-19 病毒感染	疫苗
9	新冠疫苗(5 型腺病毒载体)	军科院军医所/康希诺	无	2021-02-25	预防 COVID-19 病毒感染	疫苗
10	宣肺败毒颗粒	步长制药	无	2021-03-02	湿毒郁肺所致的疫病	中药
11	化湿败毒颗粒	一方制药	无	2021-03-02	湿毒侵肺所致的疫病	中药
12	清肺排毒颗粒	中医科学院	无	2021-03-02	感受寒湿疫毒所致的疫病	中药
13	伏美替尼	艾力斯	EGFR T790M	2021-03-03	EGER T790M 突变阳性 NSCLC	化药
14	泰它西普	荣昌生物	TACl	2021-03-03	系统性红斑狼疮	生物药
15	四价流感病毒型解疫苗	上海生物制品研究所	无	2021-03-03	预防流感病毒引起的流行性感冒	疫苗
16	优替德隆	华昊中天	微管蛋白	2021-03-16	乳腺癌	化药
17	普拉替尼	基石药业	RET	2021-03-25	转染重排基因融合阳性 NSCLC	化药
18	瑞派替尼	再鼎医药	PDGFRα,c-Kit	2021-03-31	胃肠道间质瘤(GIST)	化药
19	阿伐替尼	基石药业	PDGFRα,c-Kit	2021-03-31	携带 PDGFRA 基因 18 号外显子突变(包括 PDGFRA D842V 突变)胃肠间质瘤	化药
20	艾替班特	武田	B2 受体	2021-04-12	遗传性血管性水肿	化药
21	富马酸二甲酯	Biogen	Nrf2	2021-04-15	多发性硬化症	化药
22	艾诺凝血素 α	赛诺菲/Biogen	factor IX	2021-04-23	B 型血友病	生物药
23	维拉苷酶 α	武田	GBA	2021-04-29	Ⅰ型戈谢病患者长期酶替代治疗	生物药
24	司美格鲁肽	诺和诺德	GLP-1R	2021-04-29	2 型糖尿病	生物药
25	玛巴洛沙韦	罗氏	cap-依赖型核酸内切酶	2021-04-29	流感	化药
26	帕米帕利	百济神州	PARP	2021-05-07	卵巢癌、输卵管癌或原发性腹膜癌	化药
27	萨特利珠单抗	罗氏	IL-6R	2021-05-08	AQP4 抗体阳性视神经脊髓类谱系疾病	生物药
28	氨吡啶	渤健	K+通道	2021-05-14	多发性硬化症行走障碍	化药
29	磷丙泊酚钠	宜昌人福	GABAA 受体	2021-05-24	全身麻醉剂	化药
30	磷酸左奥硝唑酯二钠	扬子江	无	2021-05-31	厌氧菌感染	化药
31	康替唑胺	盟科药业	50S 亚基	2021-06-03	复杂性皮肤和软组织感染	化药
32	奥妥珠单抗	罗氏	CD20	2021-06-03	滤泡性淋巴瘤	生物药
33	维迪西妥单抗	荣昌生物	HER2	2021-06-09	HER2 过表达性胃癌(包括胃食管接合部腺癌)	生物药
34	多纳非尼	泽璟生物	BRAF/PDGFR/VEGFR	2021-06-10	肝细胞癌	化药
35	伊匹木单抗	BMS	CTLA4	2021-06-10	非上皮样型恶性胸膜间皮瘤	生物药
36	母牛分枝杆菌	智飞生物	无	2021-06-10	抗结核等免疫治疗	疫苗
37	利司扑兰	罗氏	SMN2	2021-06-21	脊髓性肌萎缩症(SMA)	化药
38	丁苯那嗪	博士伦福瑞达	VMAT2	2021-06-21	亨廷顿病相关的舞蹈症	化药
39	海曲波帕乙醇胺	恒瑞	TPO 受体	2021-06-21	原发免疫性血小板减少症;再生障碍性贫血	化药
40	阿基仑赛	复星凯特	CD19	2021-06-22	惰性非霍奇金淋巴瘤	细胞疗法
41	艾米替诺福韦	豪森药业	HPV 聚合酶	2021-06-22	慢性乙型肝炎	化药

（续表）

序号	药品	公司	靶点	批准日期	适应证	药物类型
42	赛沃普尼	和黄医药	c-Met	2021-06-22	MET 外显子 14 跳变 NSCLC	化药
43	A 群 C 群脑膜炎球菌多糖结合疫苗	康希诺	无	2021-06-22	预防流行性脑脊髓膜炎	疫苗
44	艾诺韦林	艾迪药业	RT	2021-06-25	HIV-1 感染	化药
45	海博麦布	海正药业	NPC1L1	2021-06-25	原发性高胆固醇血症	化药
46	卡非佐米	安进/百济神州	蛋白酶体	2021-07-08	多发性骨髓瘤	化药
47	脊髓灰质炎灭活疫苗（Ⅰ型）Ⅱ型/Ⅲ型）（Sabin 株）（Vero 细胞）	科兴生物	无	2021-07-14	预防脊髓灰质炎	疫苗
48	索立德吉	济煜医药	SMO	2021-07-23	局部晚期基底细胞癌（BCC）	化药
49	阿兹夫定	真实生物	NS5B 聚合酶；RT；Vif	2021-07-23	HIV-1 感染	化药
50	普格列汀	田边三菱	DPP-4	2021-08-05	2 型糖尿病	化药
51	派安普利单抗	正大天晴/康方生物	PD1	2021-08-05	经典型霍奇金淋巴瘤（r/r cHL）	生物药
52	贝罗凝血素 α	绿十字	Factor Ⅷ	2021-08-10	A 型血友病	生物药
53	达妥昔单抗 β	百济神州	GD2	2021-08-16	神经母细胞瘤	生物药
54	阿普米司特	安进	PDE4	2021-08-16	银屑病	化药
55	赛帕利单抗	誉衡生物/药明生物	PD1	2021-08-30	经典型霍奇金淋巴瘤（r/r cHL）	生物药
56	益肾养心安神片	以岭药业	无	2021-09-03	失眠症	中药
57	瑞基奥仑赛	药明巨诺	CD19	2021-09-03	大 B 细胞淋巴瘤（DLBCL）	细胞疗法
58	13 价肺炎球菌多糖结合疫苗	民海生物	无	2021-09-09	预防肺炎球菌引起的侵袭性疾病	疫苗
59	益气通窍丸	华康医药	无	2021-09-13	季节性过敏性鼻炎	中药
60	西格列他钠	微芯生物	PPARα，γ，δ，	2021-10-20	2 型糖尿病	化药
61	银翘清热片	康缘药业	无	2021-11-12	辛凉解毒，清热解毒	中药
62	美泊利珠单抗	GSK	IL-5	2021-11-19	嗜酸性肉芽肿性多血管炎	生物药
63	奥雷巴替尼	顺健生物/亚盛医药	Bcr-AbI	2021-11-25	T315I 突变的慢性髓细胞白血病	化药
64	玄七健骨片	方盛制药	无	2021-11-26	轻中度膝骨关节炎	中药
65	恩沃利单抗	思路迪/先声/康宁杰瑞	PDL1	2021-11-26	MSI-H 成 dMMR 晚期实体瘤	生物药
66	芪蛭益肾胶囊	山东凤凰制药	无	2021-11-26	早期糖尿病肾病气阴两虚证	中药
67	坤心宁颗粒	天士力	无	2021-11-26	女性更年期综合征	中药
68	司妥昔单抗	百济神州	IL-6	2021-12-02	HIV 阴性和 HHV-8 阴性多中心 Castleman 病	生物药
69	罗米司韦单抗	腾盛博药	SARS-CoV-2 S 蛋白	2021-12-08	治疗 COVID-19 感染	生物药
70	安巴韦单抗	腾盛博药	SARS-CoV-2 S 蛋白	2021-12-08	治疗 COVID-19 感染	生物药
71	塞利尼索	德琪医药	XPO1	2021-12-16	多发性骨髓瘤	化药
72	艾沙康唑	辉瑞	CYP51A1	2021-12-16	侵袭性曲霉病和毛霉菌病	化药
73	虎贞清风胶囊	一力制药	无	2021-12-16	轻中度急性痛风性关节炎	中药
74	奥马环素	再鼎医药	30 s 亚基	2021-12-16	社区获得性细菌性肺炎及急性细菌性皮肤和皮肤结构感染	化药
75	解郁除烦胶囊	以岭药业	无	2021-12-16	轻中度抑郁症	中药
76	舒格利单抗	基石药业	PDL1	2021-12-22	EGFR-和 ALK-的转移性非鳞状 NSCLC；转移性鳞状 NSCLC	生物药
77	奥加伊妥珠单抗	辉瑞	CD22	2021-12-22	前体 B 细胞急性淋巴细胞白血病	生物药
78	奥法妥木单抗	诺华	CD20	2021-12-22	复发型多发性硬化（RMS）	生物药
79	爱地那非	悦康药业	PED5	2021-12-27	男性勃起功能障碍	化药
80	ACYW135 群脑膜炎球菌多糖结合疫苗	康希诺/辉瑞	无	2021-12-29	预防流行性脑脊髓膜炎	疫苗
81	七蕊胃舒胶囊	健民药业	无	2021-12-31	轻中度慢性非萎缩性胃炎伴糜烂湿热瘀阻证所致的胃脘疼痛	中药
82	达尔西利	恒瑞	CDK4/6	2021-12-31	HR +/HER2-复发或转移性乳腺癌	化药
83	恒格列净	恒瑞	SGLI2	2021-12-31	2 型糖尿病	化药

药学人物

Prominent Figures

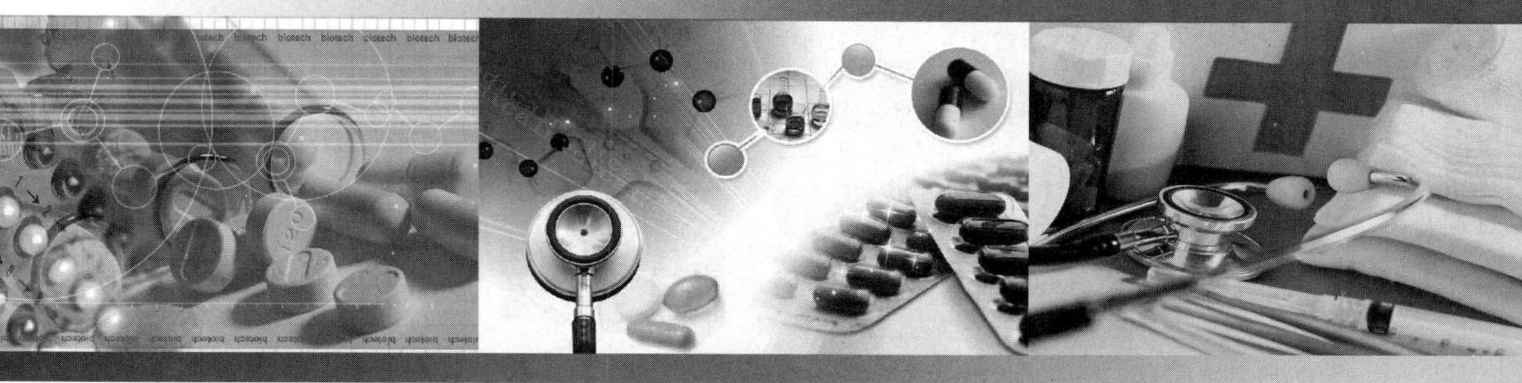

人物简介

朱兆云
——中国工程院院士

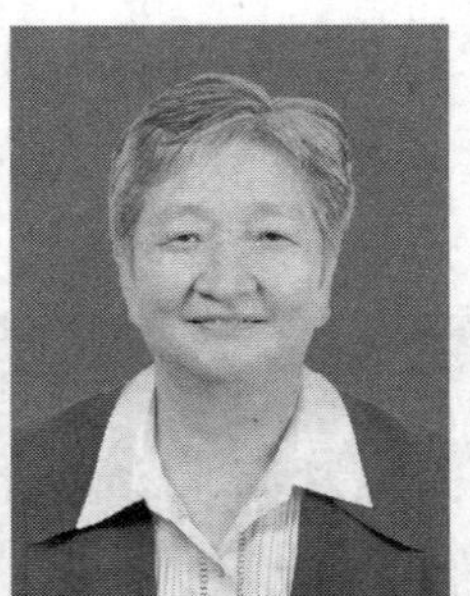
朱兆云

朱兆云，女，1954 年 3 月 1 日出生于云南大理，中药资源（民族药方向）专家，中国工程院院士，云南白药集团股份有限公司中药研发总监，西南民族药新产品开发国家地方联合工程研究中心主任，云南中医药大学终身教授。朱兆云于 1982 年从云南中医药大学毕业，之后进入大理州制药厂担任技术员；1999 年至 2018 年担任云南省药物研究所所长；2018 年担任西南民族药新产品开发国家地方联合工程研究中心主任，同年担任云南白药集团股份有限公司中药研发总监；2021 年当选为中国工程院院士。

研究方向：朱兆云教授长期专注于低纬高原地区中药、民族药和天然药物的研发，其带领团队对中国低纬高原地区复杂多样的民族药资源实施首次系统研究的重大工程；开展资源调研，鉴定确证 4392 种药物；发掘民族药资源，以第一发明人创制 5 个国家新药并成功上市，其中 2 个进入国家基本医疗保险药品目录，痛舒胶囊申报 FDA 获准在美国开展Ⅱ期临床试验；建设通过国家认证的 5 个平台及其团队。

朱兆云先后主编《云南天然药物图鉴》等专著共 6 部 22 卷 1191 万字。

获奖情况：2011 年“低纬高原地区天然药物资源野外调查与研究开发”获云南省科学技术进步奖特等奖；2012 年“低纬高原地区天然药物资源野外调查与研究开发”获国家科学技术进步奖一等奖（排名第一）。

荣誉表彰：2001 年获中华人民共和国国务院“国务院政府特殊津贴”；2004 年获“云南省劳动模范”；2011 年获中共云南省委宣传部“云岭楷模”；2014 年获中华全国总工会“全国五一劳动奖章”；2014 年获中华中医药学会“个人中医药学术发展特别贡献奖”；2014 年获中国科学技术协会“全国优秀科技工作者”；2015 年获党中央、国务院颁发的“全国劳动模范”；2015 年获云南省委、省政府颁发的“科学技术杰出贡献奖”；2015 年获“何梁何利基金科学与技术创新奖”；2017 年获人力资源社会保障部、中国科协、科技部、国务院国资委颁发的“首届全国创新争先奖”；2019 年获人力资源社会保障部、国家卫生健康委、国家中医药局颁发的“全国中医药杰出贡献奖”；2021 年获中华人民共和国妇女工作组织颁发的“全国三八红旗手”；2021 年当选为中国工程院院士。

社会任职：2017 年 10 月中国共产党第十九次全国代表大会代表；2018 年至 2023 年中华人民共和国第十三届全国人民代表大会代表；云南省民族药产业技术创新战略联盟理事长；云南省企业技术中心协会会长；西南民族药新产品开发国家地方联合工程研究中心主任；云南白药集团国家认定企业技术中心常务副主任；云南白药集团股份有限公司中药研发总监、中药战略科学家；2022 年 9 月中国共产党第二十次全国代表大会代表。

田金洲
——中国工程院院士

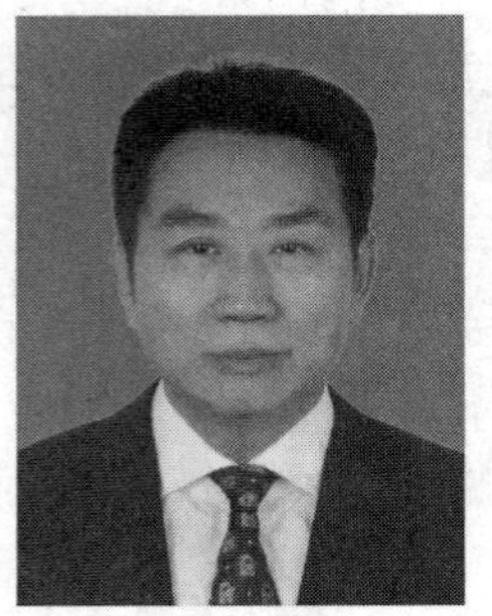
田金洲

田金洲，1956 年 12 月 20 日出生于湖北省天门市，中医脑病专家，中国工程院院士，北京中医药大学东直门医院脑病科主任医师、教授。1986—1989 年，就读于北京中医学院（现北京中医药大学）中医内科专业，师从董建华院士和王永炎院士，毕业并获得医学博士学位；1989 年从北京中医学院博士毕业后留校任教；1996—2004 年，就读于英国曼彻斯特大学（The University of Manchester）临床神经科学专业，师从 David Mann 教授，毕业并获得博士学位；1998 年被选拔为国家人事部国家百千万人才工程；2004 年进入英国牛津大学进行神经心理学博士后研究；2005 年入选清华大学“百人计划”特聘教授而回国；2021 年当选为中国工程院院士。2022 年 1 月，被聘为北京中医药大学壶天首席学者。

研究方向：田金洲对阿尔茨海默病、血管性痴呆、帕金森病以及失眠等脑病的中医药防治做了系统研究，在阿尔茨海默病领域成绩突出；探索了复方中药从脑微循环治疗阿尔茨海默病的途径；挖掘了阿尔茨海默病的中医药治疗理论和方法；研制了阿尔茨海默病早期诊断的系列中国标准。

学术论著：根据 2022 年 7 月中国工程院网站显示，田金洲先后主编《现代中医临床辨病治疗学》中国痴呆诊疗指南》等著作 7 部，发表论文 300 余篇。具体包括：《中医长生抗老术》《中医老年病学》《中医老年病学》《阿尔茨海默病的诊断与治疗》《中国痴呆诊疗指南》《王永炎院士查房实录》《中国痴呆诊疗指南 2017 版》。

科研成果奖励：根据 2022 年 7 月中国工程院网站显示，田金洲先后获得国家科技进步奖二等奖 1 项、省部级科技进步奖一等奖 3 项。1995 年项目“中医老年病学”获北方十省市区优秀科技图书一等奖；项目“临床中医内科学”获北京市科学技术奖科学技术进步奖一等奖；1997 年项目“中医老年病学”获北京中医药大学科技进步三等奖，2000 年获北京市科技进步二等奖；2012 年项目“补肾化痰法治疗阿尔茨海默病及其应用技术”获国家科学技术进步奖二等奖，北京中医药大学科技进步一等奖。

人才培养：田金洲主编了中国第一本全国高等医药院校试用教材《中医老年病学》，他协助中国工程院院士王永炎编写国家规划教材《中医内科学》；田金洲首次为北京中医药大学的博士、硕士研究生开设《中医老年病学》课程；根据 2022 年 7 月中国工程院网站显示，2021 年田金洲主编教材《中医内科学（新世纪第四版）》获得全国优秀教材奖（高等教育类）特等奖。

荣誉表彰：1994 年获霍英东教育基金会颁发的“第四届青年教师基金奖”；1996 年被评为北京市高等学校优秀青年骨干教师；2015 年获“首都十大健康卫士提名奖”；2015 年被中央人民广播电台评为“京城金牌好医生”；2016 年被北京市委宣传部、首都文明办评为“2016 北京榜样”提名奖；2021 年当选为中国工程院院士，并获首届中国百名杰出青年中医金奖。

社会任职：中国老年保健医学研究会第五届理事会委员；中国中医药学会内科延缓衰老委员会秘书长兼副主任委员；北京中西医结合学会第七届理事会常任理事；中国老年性痴呆科学家协会理事；中国药理学会抗衰老与老年痴呆委员会理事；中国老年学学会抗衰老委员会理事；中央保健委员会会诊专家；国家奖励委员会评审专家；国家药品监督管理局审评专家；卫健委健康相关产品审评专家；教育部高等学校教学指导委员会临床医学委员；国际老年性痴呆协会中国委员会（ADI-CHINA）常务理事；中华中医药学会脑病分会常务委员；中华医学会神经病学分会痴呆和认知障碍学组委员；科技部 973 项目评审专家；北京神经科学会常务理事；北京市中医药防治老年病“十五”规划评审专家；湖北省级重点学科评审专家；英国曼切斯特大学神经科学研究所兼职研究员；国家规划教材《中医内科学》协编；《老年痴呆通讯》副主编；《中国老年学杂志》编委；《中国医学前沿杂志（电子版）》编委；《中医杂志》编委；中国老年保健协会阿尔茨海默病分会（ADC）委员。

蒋建东

——中国工程院院士

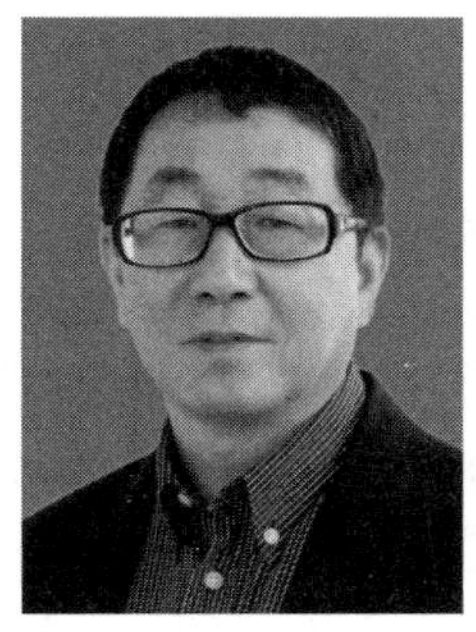

蒋建东

蒋建东，男，汉族，1958 年 11 月 8 日出生于江苏省南京市，农工民主党党员，药理学家，第十四届全国政协委员、教科卫体委员会委员，中国工程院院士，中国医学科学院医药生物技术研究所研究员、病毒研究室主任，北京协和医学院长聘教授，中国医学科学院药物研究院院长。蒋建东于 1981 年从江苏新医学院毕业后担任南京市儿童医院住院医师；1985 年获得中国协和医科大学硕士学位；1988 年获得复旦大学上海医学院博士学位，之后担任中国医学科学院皮肤病研究所助理研究员；1989 年至 1999 年在美国纽约大学西奈山医学院从事博士后研究，担任助理教授、医学系免疫室主任职务；1999 年至 2010 年担任中国医学科学院医药生物技术研究所研究员、病毒研究室主任、所长助理、副所长、所长；2010 年至 2021 年担任中国医学科学院药物研究所所长；2011 年出任中国医学科学院药物研究院首任院长；2020 年当选为中国医学科学院学部委员；2021 年当选为中国工程院院士。

科研方向：蒋建东主要从事抗病毒，抗代谢性疾病和抗肿瘤的新药研究。

科研成就：蒋建东发现小檗碱是新机制的降脂（及降糖）药物，揭示了小檗碱药物复杂体系的化学和生物学原理，结果被证实并应用于临床，提出了标本兼顾的药效云理论，成为中国原创药物研究的典范。建立了国际先进的抗感染药物技术体系，提出调控宿主细胞为机制治疗病毒感染的药物理论，并付诸实践。主持研究的抗新冠病毒化药已进入三期临床阶段。主持或参与的研究获新药证书和临床批件多项，获得注重中国原创新药研究、开发及理论探索，强调临床运用。

学术论著：根据 2022 年 5 月中国工程院网站显示，蒋建东先后发表 SCI 论文 290 余篇。

科研成果奖励：根据 2022 年 5 月中国工程院网站显示，蒋建东先后获得国家自然科学二等奖、科技进步二等奖等奖项；获得专利 48 项。2004 年项目“中国人群 HIV 辅助受体基因多态性特点及其意义的研究”获北京市科学技术二等奖（排名第二）；2011 年项目“我国抗感染药物临床前药效评价平台关键技术的建立及应用”获国家科学技术进步二等奖（排名第一）；2012 年项目“小檗碱纠正高血脂的分子机制、化学基础和临床特点”获国家自然科学奖二等奖（排名第一）。

人才培养：截至 2021 年 11 月，蒋建东指导毕业博士生 27 名，2 人获得教育部全国优秀博士学位论文。蒋建东牵头的抗感染药物研究团队 2009 年获“全国杰出专业技术人才先进集体”。

荣誉表彰：1999 年获“国家自然科学基金杰出青年奖”；1999 年获“香港“求是”科学基金优秀青年学者奖”；2003 年获“卫生部有突出贡献中青年科学家”；2009 年获“全国杰出专业技术人才”；2017 年获“安捷伦思想领袖奖”；2019 年获“首都劳动奖章”；2019 年获庆祝中华人民共和国成立 70 周年纪念章；2021 年当选中国工程院院士、法兰西国家药物科学院外籍院士；2022 年获第九届“侨界贡献奖”一等奖。

社会任职：《药学学报（英文版）》主编；中国农工民主党第十五届中央委员会常委；政协北京市第十二届委员会委员；中国农工民主党北京市委员会副主任委员；中国农工民主党第十六届中央委员会常委；中国人民政治协商会议第十

三届全国委员会委员、提案委员会委员；中国药学会第二十五届理事会副理事长；中国人民政治协商会议第十四届全国委员会委员；国务院学位委员会委员；中国医药创新促进会副会长；中国药理学会常务理事。

钟大放

——2021 年中国药学会最美科技工作者

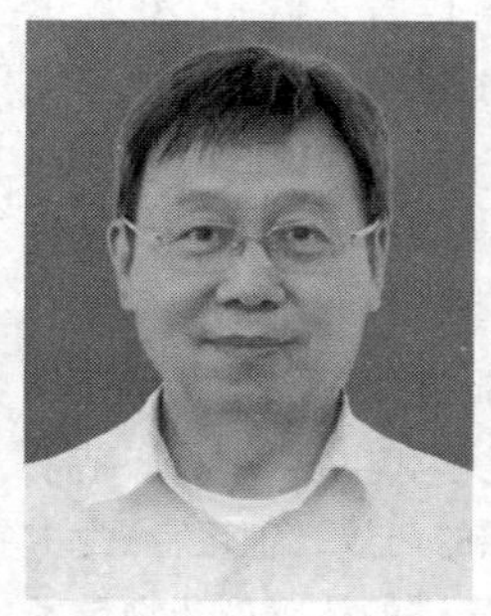

钟大放

钟大放，男，汉族，1957 年 6 月生，辽宁辽阳人。现任中国科学院上海药物研究所研究员、药物代谢研究中心主任。

教育背景：1978—1982 年就读于沈阳药学院获学士学位；毕业后1982—1984 年就读于沈阳药学院硕士研究生；1986—1989 年就读于德国波恩大学获博士学位。1985—1986 年在沈阳药学院任助教；1990—1994 年在德国药师中心实验室读博士后；1994—2005 年在沈阳药科大学任教授；2005 年以后在中国科学院上海药物研究所任研究员。

社会兼职：1998—2008 年，国务院学位委员会药学学科评议组成员；2002—2008 年，中国质谱学会有机质谱专业委员会主任；1996 至今，国家药典委员会委员；2003 至今，中国药理学会药物代谢专业委员会副主任；2005 至今，中国药学会药物分析专业委员会副主任；2012 至今，中国生物分析论坛召集人；三种国际期刊 *Bioanalysis*，*Biomedical Chromatography*，*Journal of Chromatography B* 编委；药学学报、中国药学杂志、中国药理学与毒理学杂志、中国临床药理学杂志、药物分析杂志、中国医药工业杂志、质谱学报编委。

研究方向：①建设符合国际标准的药物代谢研究平台；②生物样品定量分析方法研究；③药物代谢产物追踪和结构鉴定；④创新药物代谢和药动学评价；⑤药物代谢酶和药物转运体相关的体内药物相互作用机制研究；⑥放射性同位素方法用于药物代谢研究；⑦抗体药物药动学研究。

科研项目：2014—2017 年国家自然科学基金项目“雷腾舒代谢产物合成及衍生物类药性质研究”，项目负责人；2018—2019 年上海市科委项目“上海研发公共服务平台”，项目负责人；2018—2020 年中国科学院个性化药物战略性先导科技专项“基于个性化药物的早期 ADME 技术体系建设”，子课题负责人；2016—2021 年国家自然科学基金创新群体“基于纳米技术的抗癌药物新型递释系统”，子课题负责人。

科研成果：近 5 年来，发表期刊论文 98 篇，其中 SCI 论文 57 篇。开展了 20 余种创新药物的临床前及临床 ADME 研究。阐明了艾瑞昔布、埃克替尼、氟马替尼、20(S)-原人参二醇、阿比朵尔、拉呋替丁、胺碘酮等药物的体内代谢途径。采用 LC-MS/MS 分析技术建立了 200 余种药物的血浆样品定量分析方法，包括对药物和代谢产物的同时分析，肽类药物和寡核苷酸药物的血浆样品分析，经柱前衍生化后进行分析等。发现了 CYP2C9，2C19 等基因多态性对氯诺昔康、格列齐特、格列吡嗪等药物临床药动学的显著影响。采用微生物代谢转化、肝微粒体代谢转化等方法制备代谢物对照品并研究了多种药物的代谢物种差异。采用放射性同位素标记法研究了多种新药的体内代谢过程。

主要成就：曾主持 7 项国家自然科学基金项目，1996 年获国家杰出青年科学基金。他的研究工作导致在亚洲人群中发现新的突变等位基因 CYP2C9*13，并且将其与氯诺昔康和甲苯磺丁脲经 CYP2C9 代谢清除多态性相关联。研究工作阐明了天然产物鱼腥草素、绿原酸和雷公藤内酯醇生物活化机制。已经发表 SCI 论文 210 余篇（他引 2000 余次），国内期刊论文 220 余篇（他引 2300 余次），出版药物代谢专著和译著 5 部。指导毕业博士生 48 名，硕士生 90 余名。在中国制定生物分析和药物代谢法规性指导原则方面发挥了关键作用，是中国药典 2015 年版《生物样品定量分析方法验证指导原则》和《药物制剂人体生物利用度和生物等效性试验指导原则》的起草人。

荣誉表彰：1991 年“辽宁省科技进步二等奖”，排名第二；1995 年“国家教委跨世纪人才培养计划”；1996 年“国家杰出青年科学基金”；1997 年“国家教委、人事部全国优秀留学回国人员”；2001 年“国务院政府特殊津贴”；2003 年“辽宁省科技进步二等奖”，排名第一；2015 年“中国药学会科学技术二等奖”，排名第一。

丁健

——2021 年中国药学会最美科技工作者

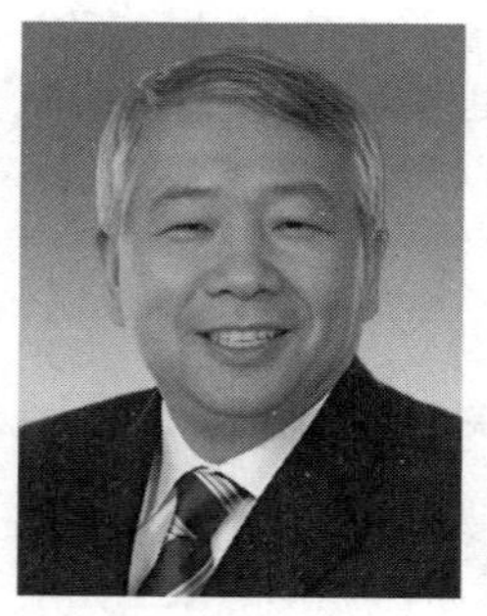

丁　健

丁健，男，汉族，1953 年 2 月 20 日出生于上海市，江苏无锡人，中国工程院院士，发展中国家科学院院士，肿瘤药理学家，中国科学院上海药物研究所研究员，中国科学院大学药学院院长，浙江大学癌症研究院院长。1969 年至 1975 年，丁健在江西省崇仁县插队落户；1975 年至 1978 年，本科毕业于江西医学院；1978 年至 1986 年，在江西医学院担任助教；1980 年至 1983 年，硕士毕业于中国医科大学；1986 年至 1991 年，博士毕业于日本九州大学；1992 年至 1994 年，在中国科学院上海药物研究所工作；1996 年至 2004 年，在中国科学院上海药物研究所担任副所长；2001 年至 2003 年，在国家新药筛选中心担任主任；2005 年至 2013 年，在中国科学院上海药物研究所担任所长；2009 年，当选中国工程院院士；

2014 年至 2019 年，在中国科学院上海药物研究所学术委员会担任主任；2015 年，当选发展中国家科学院院士；2019 年，在中国科学院上海药物研究所工作；2021 年，任浙江大学癌症研究院院长。

研究方向：主要从事抗肿瘤分子靶向药物研发和个性化研究。丁健院士重点围绕抗肿瘤新靶向分子发现、新作用机制探明、新生物标志物确证这一系统研究目标，在分子靶向抗肿瘤药物的研究中取得了重要进展；在抗肿瘤新药研发创制方面，作为主要发明者之一研发的具有自主知识产权的 8 个候选新药在中国国内外处于临床Ⅰ至Ⅲ期临床研究，2 个新药正在申报临床，另外有一批候选药物正在进行系统临床前研究；在药物作用机制探索和生物标志物研究方面，系统阐明了一系列抗肿瘤化合物或候选新药的作用机制，发现了数个重要的肿瘤生物标志物。

主要成果：丁健在 *Cell*、*Cancer Cell*、*Cell Res*、*Hepatology*、*Nat Commun* 等杂志上发表论文 340 余篇，申请中国国内外发明专利近 300 项。据 2022 年 6 月中国工程院网站显示，丁健获国家自然科学奖二等奖（2 项）、国家科技进步奖二等奖、上海市自然科学一等奖（2 项）、上海市科技进步一等奖等各类奖项 10 余项。2013 年“若干重要中草药的化学与生物活性成分的研究”项目获国家自然科学奖二等奖；2009 年“拓扑异构酶Ⅱ新型抑制剂沙尔威辛的抗肿瘤分子机制”项目获国家自然科学奖二等奖；2007 年“抗肿瘤新药分子药理作用机制研究”项目获上海市自然科学奖一等奖；2003 年“现代药物筛选体系和高通量筛选技术的研究和应用”项目获国家科学技术进步奖二等奖；1998 年“建立人癌模型系统进行抗肿瘤新药研究”项目获国家科学技术进步奖三等奖。

荣誉表彰：2006 年获“吴阶平—保罗·杨森医学药学奖”；2008 年获“何梁何利基金科学与技术进步奖”；2009 年当选中国工程院院士；2011 年获“科技部‘十一五’国家科技计划执行突出贡献奖”；2012 年获“全国优秀科技工作者”；2015 年获“发展中国家科学院院士”；2016 年获“谈家桢生命科学奖—成就奖”；2017 年获“中国科学院杰出科技成就奖”；2019 年当选中国医学科学院学部委员；2020 年获“中国科学院上海药物研究所终身成就奖”；2020 年获“全国创新争先奖章”。

社会兼职：2020 年 11 月 9 日任最高人民检察院专家咨询委员；2010 年至 2015 年任国家药典委员会执行委员；“九五”、“十五”、863 海洋生物技术主题专家；国家药品委员会评审委员；中国抗癌协会抗癌药物专业委员会主任委员；中国药理学会肿瘤药理专业委员会主任委员；中国抗癌协会常务理事；中国药学会常务理事；中国药理学会常务理事；*Acta Pharmacol Sin*（中国药理学报）主编；*J Biol Chem* 编委；*Eur J Pharmacol* 编委；*Cancer Biol Ther* 编委；*J Ethnopharmacol* 编委；*Molecular Pharmacology* 编委。

人物名录

2021 年何梁何利基金科学与技术奖

董家鸿　清华大学附属北京清华长庚医院
霍　勇　北京大学第一医院
胡　豫　华中科技大学同济医学院附属协和医院
吉训明　首都医科大学
王　洁　中国医学科学院肿瘤医院
于　波　哈尔滨医科大学附属第二医院
杨惠林　苏州大学附属第一医院

第二十二届“吴杨奖”

2022 年 2 月 7 日，第二十二届吴阶平-保罗·杨森医学药学奖（简称“吴杨奖”）正式揭晓。获奖名单如下（以下排名不分先后）：

特殊贡献奖
韩启德　中国科学技术协会、北京大学

基础医学领域
雷群英　复旦大学附属肿瘤医院肿瘤研究所
魏海明　中国科学技术大学生命科学与医学部

临床医学领域
陆前进　中国医学科学院皮肤病医院
时　杰　北京大学中国药物依赖性研究所
张　力　中山大学肿瘤防治中心
刘祖国　厦门大学医学院
邢念增　中国医学科学院肿瘤医院
王传新　山东大学第二医院检验医学中心

药学领域
赵志刚　首都医科大学附属北京天坛医院药学部
钟　武　军事医学研究院毒物药物研究所重大疫情防控药物研究室
徐华强　中国科学院上海药物研究所药物靶标结构与功能研究中心
丁　克　暨南大学药学院

公共卫生领域
孙长颢　哈尔滨医科大学公共卫生学院
陶芳标　安徽医科大学卫生管理学院

第十四届“谈家桢生命科学奖”　9 月 17 日，第十四届“谈家桢生命科学奖”颁奖典礼在南昌大学隆重举行。该奖项被誉为“我国生命科学诺贝尔奖”，已成为中国生命科学领域最具影响力的奖项之一。经评选，本届共有 16 位科学家获奖。获奖名单如下：

谈家桢生命科学成就奖

宋尔卫　中山大学孙逸仙纪念医院

徐安龙　北京中医药大学

谈家桢生命科学国际合作奖

Robert G. Roede 洛克菲勒大学

谈家桢临床医学奖

王建安　浙江大学医学院附属第二医院

房静远　上海交通大学医学院附属仁济医院

谈家桢生命科学产业化奖

徐　讯　华大集团、深圳华大生命科学研究院、深圳华大智造科技股份有限公司

谈家桢生命科学创新奖

王二涛　中国科学院分子植物科学卓越创新中心

王奇慧　中国科学院微生物研究所

王祥喜　中国科学院生物物理研究所

朱永群　浙江大学求是特聘教授、生命科学研究院

刘　颖　北京大学未来技术学院

刘剑峰　华中科技大学生命科学与技术学院

李海涛　清华大学医学院

沈晓骅　清华大学医学院

陈　兴　北京大学化学与分子工程学院

郭国骥　浙江大学医学院

第十五届"药明康德生命化学研究奖"　2021 年 12 月 18 日，第十五届"药明康德生命化学研究奖"颁奖典礼成功在"云端"举办。中国科学院分子细胞科学卓越创新中心许琛琦、北京大学生命科学学院肖俊宇、中国医学科学院肿瘤医院刘芝华获"杰出成就奖"；上海市胸科医院陆舜获"科技成果转化奖"；清华大学生命科学学院李丕龙等 16 人获"学者奖"。获奖名单如下：

杰出成就奖

许琛琦　中国科学院分子细胞科学卓越创新中心

肖俊宇　北京大学生命科学学院

刘芝华　中国医学科学院肿瘤医院

科技成果转化奖

陆　舜　上海市胸科医院

学者奖

李丕龙　清华大学生命科学学院

朱永群　浙江大学生命科学研究院

李闯创　南方科技大学化学系

叶龙武　厦门大学化学化工学院

程卯生　沈阳药科大学

黄建东　香港大学医学院

高栓虎　华东师范大学化学与分子工程学院

陈以昀　中国科学院上海有机化学研究所

卢洪洲　深圳市第三人民医院（南方科技大学第二附属医院）

朱明昭　中国科学院生物物理研究所

黄　蔚　中国科学院上海药物研究所

蒋锡群　南京大学化学化工学院

齐湘兵　北京生命科学研究所

贾彦兴　北京大学药学院

郑明月　中国科学院上海药物研究所

仓　勇　上海科技大学生命科学与技术学院

2021 年度中华中医药学会科学技术奖·中青年创新人才及优秀管理人才奖

中青年创新人才奖

梁倩倩　上海中医药大学附属龙华医院

魏成在　电国中医科学院望京医院

杨　华　中国药科大学

开国银　浙江中医药大学

李　飞　四川大学华西医院

刘伟敬　北京中医药大学东直门医院

王陵军　广州中医药大学第一附属医院

朱路文　黑龙江中医药大学附属第二医院

付长庚　中国中医科学院西苑医院

续洁琨　北京中医药大学

优秀管理人才

陆嘉惠　上海市中医医院

张　红　北京中医药大学房山医院（北京市房山区中医医院）

胡世平　北京中医药大学深圳医院（龙岗）

刘良倚　江西中医药大学附属医院

2021 年度中华中医药学会科学技术奖·岐黄国际奖

郑永齐　耶鲁大学医学院药理系

2021 年中国药学会最美科技工作者

刘昌孝　天津药物研究院

屠鹏飞　北京大学医学院

韦坤华　广西壮族自治区药用植物园

刘丽宏　中日友好医院

刘国恩　北京大学

许重远　南方医科大学南方医院

张志荣　四川大学华西药学院

钟大放　中国科学院上海药物研究所

高晓黎　新疆医科大学药学院

崔一民　北京大学临床药理研究所

全国脱贫攻坚先进个人和先进集体（中医药行业）获奖名单

先进个人

戚学政　北京市昌平区中医医院医生

雷　剑（土家族）　中国中医科学院广安门医院南区医生，北京市大兴区麻醉质量控制中心副主任

石振华（女，蒙古族）　天津市第八批援藏专业技术人才，天津市河西区中医医院副主任医师

侯　坤　上海市浦东新区光明中医医院副主任医师

贺天临　上海中医药大学附属岳阳中西医结合医院门急诊办公室副主任

王辉辉　青海省海南藏族自治州共和县中医院副院长（挂职），常州市妇幼保健院产科秘书、副主任医师

彭来恩　浙江省苍南县中医院医师

李　晔　仙芝科技（福建）股份有限公司董事长

潘昌荷　江西省寻乌县项山乡福中村卫生计生服务室乡村医生

熊维政　河南羚锐制药股份有限公司高级顾问

唐华容（女）　湖南省攸县渌田镇存养村驻村工作队队长兼第一书记，攸县中医院客服部主任

唐　华　重庆市奉节县平安乡驻乡工作队队员，太极集团有限公司太极天驴公司质管部副经理

袁　莉（女）　四川省石渠县人民医院副院长（挂职），成都市金牛区中医医院手术室护士长

耿福能　四川好医生攀西药业有限责任公司董事长

谭德才　云南省永善县永兴中药材种植专业合作社法定代表人

董云龙　山西省忻州市五寨县副县长（挂职），国家中医药管理局医政司（中西医结合与民族医药司）基层服务管理处处长

先进集体

天津红日药业股份有限公司

天士力控股集团有限公司

山西振东五和健康科技股份有限公司

亚宝药业集团股份有限公司

黑龙江福和制药集团股份有限公司

河南中医药大学校地结对帮扶新县工作队

广州医药集团有限公司

一心堂药业集团股份有限公司

2021 年全国五一劳动奖和全国工人先锋号（医药行业）获奖名单

“全国五一劳动奖状”的 8 个单位分别是：中国生物技术股份有限公司、丹东欣时代生物医药科技有限公司、吉林敖东药业集团延吉股份有限公司、贝达药业股份有限公司、振德医疗用品股份有限公司、广州王老吉大健康产业有限公司、四川科瑞德制药有限公司、贵州万胜药业有限责任公司。

医药行业荣获“全国五一劳动奖章”的 13 名个人分别是：北京四环科宝制药有限公司张婉玉、北京泰德制药股份有限公司赵焰平、河北常山生化药业股份有限公司白文举、上海医药集团股份有限公司中央研究院夏广新、华佗国药股份有限公司赵冰、樟树市庆仁中药饮片有限公司周小连、山东瑞安泰医疗技术有限公司张海军、河南羚锐制药股份有限公司熊伟、武汉生物制品研究所有限责任公司段凯、化州化橘红药材发展有限公司李锋、贵州百灵企业集团制药股份有限公司何国贤、西安杨森制药有限公司褚国柱、楚天科技股份有限公司贾志光，其中既包括企业家、研究人员，也包含一线员工。

医药行业荣获“全国工人先锋号”的 19 个集体分别是：天津金耀药业有限公司 104 车间灌封组、保定中药制药股份有限公司制剂车间、晨光生物科技集团股份有限公司色素营养生产部精制车间、锦州奥鸿药业有限责任公司质量控制部、辽宁奥克医药辅料股份有限公司聚合车间乙班、吉林四环制药有限公司生化提取车间提取班组、吉林康乃尔药业有限公司口服固体制剂车间、哈药集团制药总厂 105 车间、上海复宏汉霖生物技术股份有限公司 HLX-01 项目核心团队、伽蓝（集团）股份有限公司配制组、厦门艾德生物医药科技股份有限公司研发部、河南翔宇医疗设备股份有限公司客户服务中心、湖北科伦药业有限公司质量部化测组、湖北广济药业股份有限公司武穴分公司广宁分厂发酵车间、南岳生物制药有限公司包装班、广东众生药业股份有限公司研发中心分析事业部、广西河丰药业有限责任公司片剂车间包衣班组、太极集团西南药业股份有限公司粉针剂车间、陕西汉江药业集团股份有限公司六分厂。

学会与学术活动

Associations and Academic Activities

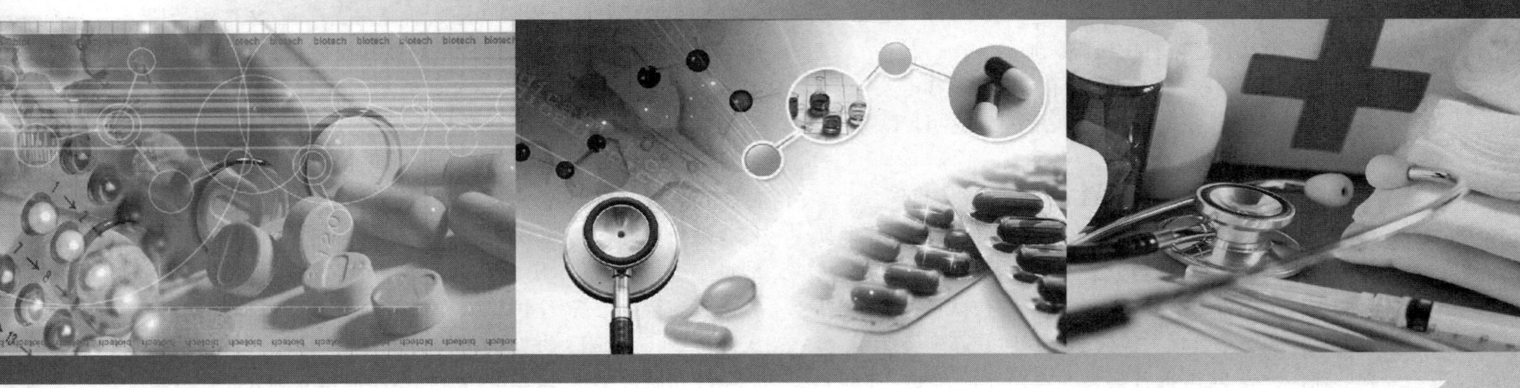

2021年中国药学大会 2021年9月18日—19日，由中国药学会、浙江省科协、杭州市人民政府主办，浙江省药学会、杭州钱塘区人民政府承办的“2021年中国药学大会暨第五届浙江药学大会”在浙江杭州召开。大会以“远程数字智能协作——新时代的中国药学”为主题，总结“十三五”期间药学事业所取得的成绩，围绕“十四五”时期我国药学事业发展的目标和任务，重点探讨新时代药物创新新理论、新方法、新技术、新进展以及重大疾病防治等议题。相关领域专家学者1000余人参加大会。全国政协副主席、农工党中央常务副主席何维，全国政协教科卫体委员会副主任、中国药学会理事长孙咸泽，浙江省副省长朱从玖，国家药品监督管理局副局长陈时飞，中国科协党组成员、书记处书记吕昭平，杭州市副市长柯吉欣依次为大会致辞。开幕式上，颁发了第十六届中国药学会科学技术奖和2021年中国药学会最美科技工作者奖项。大会期间，陈时飞以“中国新药研发与科学监管”为题作主旨报告。中国科学院上海药物研究所原所长蒋华良、中国疾病预防控制中心主任高福院士分别作“后 Alphafold2时代——结构生物学更显重要”“新冠疫苗与中药抗击新冠的机制”主题报告；清华大学信息科学技术学院院长戴琼海、天津药物研究院名誉院长刘昌孝两位院士分别以“跨尺度介观活体成像”“洞见未来：思考医药发展的科学技术问题”为题作报告；军事科学院军事医学研究院生物工程研究所副所长徐俊杰作“腺病毒载体疫苗的抗疫贡献与中国创新”主题报告；哈尔滨医科大学原校长、中国工程院院士杨宝峰以视频形式作“抗肿瘤药物研究与进展”报告。大会以线上线下相结合方式，设置了8个分会场，123位专家在分会场作专题报告。

（彭　晋　方　宇）

第七届国际用药安全学术论坛 2021年9月24日—25日，由中国药学会主办，中国药学会医院药学专业委员会、北京大学第三医院药剂科承办的“第七届国际用药安全学术论坛”在线上举行。中国药学会王晓良副理事长、北京大学第三医院药剂科翟所迪教授、北京大学第三医院药剂科赵荣生主任分别致辞。本次论坛共组织了17场学术报告，参会代表2600余人。翟所迪教授、临床流行病学研究中心詹思延教授、麻醉科吴长毅主任医师、药剂科刘芳主任药师在会议中分别作了题为“医院开展上市后安全性评价方法及案例”“利用电子健康数据开展药品主动监测的方法学”“从麻醉医生角度看围术期用药安全”“基层医疗机构用药安全评价的方法”的学术报告。会议还邀请到国际知名用药安全专家，如美国ISMP运营副主任 Rita Jew、新加坡中央医院林晶慧药师、英国曼特斯顿大学陈立佳、Penny Lewis 讲师等专家学者分别从用药错误、药物警戒、药品上市后安全性评价等主题切入，深入探讨了促进用药安全的相关研究与经验，多层次、多角度、多维度分享了用药安全的热点议题。

（彭　晋　方　宇）

第十五届海洋药物学术年会暨2021国际海洋药物研讨会 2021年11月12日—15日，“第十五届海洋药物学术年会暨2021国际海洋药物研讨会”在南宁召开。会议由中国药学会海洋药物专业委员会、中国生物化学与分子生物学海洋专业分会、中国微生物学会海洋微生物学专业委员会、中国海洋湖沼学会药物学分会、中国药理协会海洋药物药理专业委员会联合主办，广西中医药大学海洋药物研究院承办，广东省海洋药物重点实验室协办。会议以“提升海洋药物源头创新，助力蓝色经济高质量发展”为主题，来自中国大陆、中国香港、马来西亚、印度尼西亚、匈牙利等国家和地区的300余名海洋药物领域的专家学者及研究生参加。大会期间，焦炳华教授、谭仁祥教授、杜冠华教授等16位国内外知名学者应邀作大会报告，34位国内外学者应邀作了分会报告。大会同时设立了“海洋药物青年学术论坛和北部湾海洋药物青年学术论坛”，邀请了27位本领域优秀青年学者交流报告。会议围绕“海洋药物先导化合物发现及优化”“海洋药用生物资源研究”“海洋药物先导化合物生物合成”“海洋候选药物及新药研究”“海洋生物功能制品”等相关领域的研究动态与最新成果进行交流和探讨，并对未来面临的机遇与挑战提出思考。

（彭　晋　方　宇）

第四届国际纳米药物大会 2021年11月13日—14日，由国家纳米科学中心、北京大学医学部、中国药学会、广东粤港澳大湾区国家纳米科技创新研究院主办，中国药学会纳米药物专业委员会、北京大学天然药物及仿生药物国家重点实验室、北京大学分子药剂学与新释药系统北京市重点实验室等承办的“2021第四届国际纳米药物大会”在北京召开。大会的主题是“纳米药物：从基础到转化”。大会议题涵盖生物医用纳米材料、精准医学纳米技术、纳米组织工程等十多个研究领域。会议设主会场和9个分会场，邀请中国科学院院士、上海交通大学教授颜德岳，中国科学院院士、中国科学院上海硅酸盐研究所研究员施剑林，爱尔兰科学院院士、爱尔兰都柏林大学 Kenneth A. Dawson 教授等12位国内外院士专家作大会报告，228位学者作分会场报告。大会收到来自高等院校、医疗机构、企业科研等领域代表壁报133篇。会议内容涵盖纳米生物材料的基础与应用研究，纳米生物学的研究进展与未来发展趋势，纳米治疗学的新思路、新技术和新方法，纳米诊断与成像技术的基础与应用研究以及纳米安全性评价与政策法规等。会议另有2场青年学者专场进行了58个报告的交流分享。

（彭　晋　方　宇）

中国药学会第二十一届中国药师周 2021年11月25日—28日，由中国药学会主办，福建省药品监督管理局、福建省科学技术协会支持，中关村科技园区大兴生物医药产业基地管理委员会、中国药学会科技开发中心、福建省药学会、福建医科大学承办的“中国药学会第二十一届中国药师周”以线上线下相结合的方式在北京召开。中国科学技术协会、国家药品监督管理局、国家医疗保障局等有关领导、两院院士、中国药学会领导及医疗机构等部分代表参加现场会议。大会以“赋能药学发展——护卫全民健康”为主题。大会同期发布了2021年度《中国药学会医院用药监测报告》。在大会报告环节，中国科学院院士、国家纳米科学中心主任赵宇亮作题为“纳米科技与智慧医疗”的报告，中国药学会副理事长、中国工程院院士、空军军医大学教授陈志南作题为“抗 COVID-19 药物的思考与防控策略”的报告，国家医疗保障局医药服务管理司司长黄华波介绍了医保目录动态调整情况。大会还在线上同步举办了第四届医药信息研究与利用研讨会、药物创新与药学发展论坛、外科药学服务的构建目标与理论体系交流会、论剑——药学服务十佳案例分享交流论坛、总结与呈现——药学科研论文的选题与投稿论坛、科学传播论坛6个分论坛，广大医药工作者与医药领域专家进行了全面深入的交流研讨。

（彭　晋　方　宇）

第二十一届中国生物制品年会　2021年10月14日—16日第二十一届中国生物制品年会在江苏省南京市召开，本届年会聚焦生物制品的创新和发展，邀请我国医药领域最具权威和影响力的科学家、专家等精英代表，围绕生物医药前沿技术设置主会场，并开设疫苗研发与质量论坛、重组治疗性生物制品论坛、细胞治疗与基因治疗论坛、血液制品论坛、抗体药物产业化论坛、狂犬病防控论坛暨第六届狂犬病暴露后预防处置研讨班等14个平行分论坛。组织近200场学术报告，旨在宣传我国生物医药领域政策，引导技术、人才、资金等资源向生物医药领域集聚，推进金融与产业、科研与应用、政府与企业有效对接，带动生物医药领域产业协同发展。

（徐苗苗　常　捷）

第八届中国药学会药物检测质量管理学术研讨会　2021年4月22日—24日，“第八届中国药学会药物检测质量管理学术研讨会”在浙江省绍兴市召开。本次研讨会由中国药学会主办，中国药学会药物检测质量管理专业委员会、浙江省药学会、浙江省食品药品检定研究院、绍兴滨海新区管理委员会、绍兴市市场监督管理局承办，旨在促进行业内药物质量检测技术交流分享，促进质量管理专业人才健康成长，为医药企业、科研院所、高等院校、医疗机构、检验机构与政府监管部门等搭建交流与沟通平台。来自全国医药企业领域的300余名代表参加了本次会议。开幕式由中国食品药品检定研究院国家药物安全评价监测中心主任、中国药学会药物检测质量管理专业委员会副主任委员张河战主持。中国药学会副理事长兼秘书长丁丽霞、浙江省药品监督管理局党组成员副局长陈魁、绍兴市人民政府副秘书长陈永葆出席开幕式并致辞。会议邀请中国合格评定国家认可委员会（CNAS）原副主任宋桂兰博士、浙江大学瞿海斌教授、中国食品药品检定研究院检验机构能力评价研究中心项新华研究员、浙江省食品药品检验研究院洪利娅院长、广东省中医院（广州中医药大学第二附属医院）刘博教授、上海市食品药品检验研究院杨美成副院长、以及协办单位的专家等，分别就“科研实验室认可制度”“过程分析技术（PAT）在药品质量控制中的研究进展”“建设融合 GXP 和 ISO 17025 的药品检验实验室质量管理体系”“新法实施背景下的实验室精益管理”“数据可靠性与药品生命周期管理”“各国药典和国际标准化组织对中药质量的标准比较和技术发展分析”“中国药典2020版药品微生物实验室质量管理指导原则修订情况”等内容作大会特邀报告。

（彭　晋　方　宇）

第八届全国眼科药学学术会议　2021年5月15日—16日，“第八届全国眼科药学学术会议”在广州召开。本次会议由中国药学会医院药学专业委员会主办，中山大学中山眼科中心承办，以“眼科药学的创新与发展”为主题，全国各地的200余位眼科药学工作者参加了此次会议。大会主席王延东主持开幕式并致欢迎辞，中山大学中山眼科中心主任、眼科医院院长、眼科学国家重点实验室主任刘奕志，中国药学会医院药学专业委员会副主任委员、中南大学湘雅二医院药学部主任张毕奎依次在开幕式上致辞。会议期间，中山大学中山眼科中心副主任林浩添教授、首都医科大学附属北京同仁医院总药师王家伟、北京大学公共政策研究中心杨照副研究员、中山眼科中心青光眼科主任林明楷、中山大学中山眼科中心眼科急症科主任李涛、中山大学实验动物中心副主任张小雷等专家分别作了题为“药物创新研发与人工智能”“后浪医疗——来自互联网医院建设的思考”“国家集采政策深度解读”“青光眼的药物治疗”“视网膜脱离的急诊救治”“新型G蛋白抑制剂的发现及其在葡萄膜黑色素瘤治疗中的应用”的研究报告。此外，会议还举办了“青年药师成长之路”专题论坛，14位青年讲者进行了交流汇报，内容涵盖临床药学服务、药师价值提升和药学科学研究等。

（彭　晋　方　宇）

伦理审查原则与实践学术论坛　2021年6月4日，中国药学会药物临床试验伦理学研究专业委员会、北京医院与北京杰凯心血管健康基金会共同主办的“伦理审查原则与实践学术论坛”在北京召开，并同步线上直播。中国药学会孙咸泽理事长、北京医院张烜副院长为本次大会致辞，药物临床试验伦理学研究专业委员会委员、全国相关领域专家学者以线上或线下的形式出席参与论坛，现场约100人，在线点击量也高达4万余人次。本次论坛聚焦伦理审查学科前沿进展，分享热点与重点问题，交流伦理审查经验，为广大临床试验伦理工作者搭建了学术交流平台。会议期间，北京协和医学院翟晓梅教授、北京协和医学院吴志宏教授、北京佑安医院王美霞教授、江苏省人民医院赵俊院长、北京医院于玲玲教授等专家分别作了题为“伦理审查:理论与实践”“细胞治疗临床研究伦理审查的常见问题”“临床试验的风险受益审查的考量”“老年人群参与临床研究的伦理考量”“老年医学临床研究伦理审查指南”的学术交流报告。

（彭　晋　方　宇）

医药信息研究与应用暨第四届临床研究规范化管理高峰论坛　2021 年 6 月 19 日—20 日,由中国药学会主办,中国药学会医药信息专业委员会、北京大学人民医院承办的“医药信息研究与应用暨第四届临床研究规范化管理高峰论坛”通过网络会议的形式召开,共有 21.2 万人次通过网络参加了此次会议。会议围绕临床试验的信息化、规范化管理,临床试验信息化建设面对的环境和挑战,前沿理念及技术,探讨了药学临床研究规范化管理的模式,医药大数据、信息技术在医药研究领域及规范化管理中的应用。国家卫健委科教司领导、北京大学人民医院院长姜保国、中国药学会医药信息专业委员会主任委员,北京大学人民医院副院长王天兵在开幕式上依次致辞。国家药品监督管理局药品审评中心杨志敏部长、北京大学人民医院郭卫教授、北京大学未来技术学院肖瑞平院长等专家围绕药物临床研究环境与政策、技术创新与转化、大数据和人工智能驱动的精准诊疗与药物开发、数据安全立法、临床研究发表、临床试验智能辅助系统、研究型病房、药物研发与学科建设、信息药师、互联网医疗等内容进行了报告。北京大学第三医院姜雪主任等专家就“产学研医转化平台推动原始创新”的发展、现状、问题、切入点和发展方向进行了深入的探讨。北京市药品监督管理局唐若玮老师等专家结合自身工作经验,以及信息化建设中遇到的困难和问题,深入剖析了新法律、新法规、新形势下临床试验机构信息化建设的路径和未来。（彭　晋　方　宇）

2021 年中国药学会药物经济学专业委员会学术年会暨第五届中国药物经济学青年学者论坛　2021 年 6 月 18 日—20 日,由中国药学会药物经济学专业委员会、国际卫生经济学与结果研究学会(ISPOR)北京分会主办,浙江省药学会、浙江省药学会药物经济学与卫生技术评估专业委员会承办的“2021 年中国药学会药物经济学专业委员会学术年会暨第五届中国药物经济学青年学者论坛”在杭州召开。此次大会以“药物经济学的理论研究、实际应用与未来发展”为主题,围绕药物经济学的研究方法、理论研究及在中国相关政策中的实际应用等热点问题进行专题报告和研讨。会议邀请了 80 余位我国药物经济学领域知名专家与青年学者,针对学科前沿、技术难点、政策热点等问题展开了热烈交流与讨论。中国药学会副理事长吴春福、浙江省医疗保障局副局长龚源昌、浙江省卫生健康委员会副主任俞新乐和浙江省药学会理事长朱志泉依次在开幕式上致辞,会议期间,北京大学刘国恩教授、复旦大学胡善联教授、国家卫健委卫生发展研究中心赵琨教授、浙江大学董恒进教授、北京大学史录文教授、沈阳药科大学孙利华教授分别作了相关学术报告。本次年会还结合药物经济学的学科应用热点与前沿技术难点,分别设置了医疗体制改革与药物经济学、药物经济学与准入决策、药物经济学与结果评估机制、中国药物经济学评价指南导读、药师服务价值研究、罕见病药物经济学与真实世界研究等 6 个分论坛。超过 40 位专家学者针对各主题下的热点研究问题展开了深入的探讨与交流。本次年会还举办了青年学者论坛,分别设置了药物经济学方法进展与挑战、健康相关生命质量与健康效用、药物经济学评价与应用、真实世界研究与药品临床综合评价等 4 个分论坛,邀请了 20 位国内外青年学者对各主题下的热点问题进行报告与交流。

（彭　晋　方　宇）

2021 年中国药学会医药生物分析学术年会　2021 年 6 月 18 日—20 日,“2021 中国药学会医药生物分析学术年会”在苏州召开。本次学术年会由中国药学会医药生物分析专业委员会主办,中国生物分析论坛(CBF)承办,600 余位来自国内外药企、CRO 公司和科研院校的人员前来参会。中国药学会医药生物分析专业委员会主任委员钟大放教授为大会致辞,药品审评中心张学辉博士和钟大放教授分别作了题为“药物临床药理研究与生物样本分析要求”“中国新靶向抗肿瘤药物的代谢和药动学研究的进展”的年会主题报告。本次年会的宗旨是为促进国内学术界和制药工业界的生物分析和药物代谢同仁之间的学术交流与技术合作。会议包括青年论坛、会前培训、大会报告、专家圆桌论坛、墙报展示等内容。会议邀请了 90 余位海内外生物分析及药物代谢研究相关领域专家作学术报告,内容涉及蛋白转运体介导的 DDI 和对药效的作用、生物分析领域的新技术和发展、中国原创新药的 DMPK 研发实例、新型生物技术药物 PK 检测的机遇和挑战等。此外,本次大会还设有为期 1 天的青年论坛和会前培训,吸引了大量青年学者参加,收集论文 60 余篇。大会邀请聂建辉、叶慧等 12 名青年专家作了针对生物分析、药物代谢以及新冠病毒等方面的报告。（彭　晋　方　宇）

2021 年中国药学会医药知识产权研究专业委员会学术年会　2021 年 6 月 25 日—26 日,由中国药学会医药知识产权研究专业委员会主办,中国药科大学承办的“2021 年中国药学会医药知识产权研究专业委员会学术年会”在南京召开。会议以“药品创仿协同发展中的专利问题”为主题,邀请了近二十位我国医药知识产权领域领军人物或资深专家,围绕“药品专利纠纷早期解决机制”“药品专利期限补偿制度”“药品集采过程中的专利问题”三项专题开展交流与讨论。近 150 位来自全国各地的医药管理部门、司法部门、科研院所、律师事务所及医药企业的相关知识产权工作者现场参与了本次会议。中国药科大学副校长陆涛、国家知识产权局专利局原生物医药发明审查部部长张清奎分别为大会致辞。会议邀请北京务实知识产权发展中心主任程永顺、国家知识产权局条法司调研员高鹏、清华大学药学院研究员杨悦、南京医科大学附属常州第二人民医院药学部主任苏丹、中国药科大学教授丁锦希分别作了题为"药品专利纠纷早期解决制度的特点""我国药品专利期限补偿制度介绍""药品专利期延长制度要素与对中国制药企业的影响""国家集采模式下的医院用药管理探索与实践""药品集采过程中专利问题介绍"的主题报告。本次年会还举办了圆桌论坛,专家围绕"制度实施范围""保护范围落入界定""政策预期效果""补偿期测算方法""制度实施范围""集采制度实施效果""集采过程专利问题与专利链接机制衔接"等问题展开了讨论。

(彭　晋　方　宇)

第三届生物技术药物临床研究关键技术研讨会　2021年6月26日,"第三届生物技术药物临床研究关键技术研讨会"在北京召开。会议由中国药学会药物临床评价研究专业委员会主办,首都医科大学附属北京天坛医院和军事医学研究院承办。会议聚焦新形势下生物技术药物与临床研究关键技术两个新药研发热点,邀请了药品监管部门、创新生物医药企业、临床研究机构、科研单位等各领域的知名专家作学术报告,凝练了亟需解决的问题,达成了行业共识,促成了生物药研发联合协作平台,共同推进了行业发展。会议由南方医科大学南方医院国家药物临床试验机构办主任许重远教授远程致开幕致词。首都医科大学附属北京天坛医院Ⅰ期临床研究室主任曲恒燕教授和军事医学研究院毒物药物研究所车津晶博士分别担任会议主持。会议研讨涵盖了生物标志物在生物技术药物临床研究中的应用、细胞和基因治疗的生物标志物研究、生物技术药物临床研究中生物分析策略与挑战及大分子生物分析法规解读与展望等议题。

(彭　晋　方　宇)

第九届中国药学会生物技术药物质量分析研讨会　2021年7月22日—23日,由中国药学会主办,中国药学会生物药品与质量研究专业委员会承办的"第九届中国药学会生物技术药物质量分析研讨会"在北京召开。来自国内外的300多位从事生物制药研究开发和质量分析的代表参加了本次会议。研讨会围绕生物活性分析方法开发与验证、新型抗体药物、抗体偶联药物、重组药物质量控制、最新质谱技术进展、其他创新生物制品等内容进行了深入的研讨。专家报告涉及的内容有:AAV基因治疗产品开发中的质量控制;间充质干细胞体外免疫调控能力评价;Native MS与抗体偶联药物——从表征到批放行;新冠中和抗体抗SARS-CoV-2病毒的体外活性检测模型的建立及方法验证;基因治疗产品质量分析方法研究进展等。会议期间还组织了生物活性、生物药表征和质量控制的关键环节及案例分享两个技术培训。

(彭　晋　方　宇)

中国生物制品质量研究与控制技术交流大会　2021年4月23日—24日,中国生物制品质量研究与控制技术交流大会在苏州成功举办。这是国家药监局药品审评中心与国际交流中心、美国加州分离科学协会(CASSS)首次合作举办的以生物制品药学研究为主题的学术大会。会议设置了药品质量全生命周期管理、抗体和融合蛋白产品、新型技术产品、疫苗和血液制品等四大主题。本次会议为生物医药监管机构、学术界和工业界搭建了一个良好的沟通交流平台,就生物医药相关的政策和技术议题进行了充分沟通交流,收到了预期的效果。

(徐苗苗　常　捷)

ICH临床试验药物警戒及风险管理研讨会　2021年7月29日—30日,由中国药学会主办的"ICH临床试验药物警戒及风险管理研讨会"在烟台召开。中国药学会副理事长吴春福教授出席开幕式并致辞,国家药品监督管理局药品审评中心王海学作了关于临床试验期间药物警戒与安全管理总体考虑的报告;美达临床数据技术有限公司总经理孙华龙对药物警戒体系的建立与管理进行解读;国家药品监督管理局药品审评中心刘文东围绕ICH E2A指导原则分享了临床试验期间安全性数据快速报告与风险管理的相关内容;国家药品监督管理局药品审评中心崔欢欢围绕ICH E2F指导原则介绍《研发期间安全性更新报告管理规范(试行)》及相关法规指南。会议期间,清华大学长庚医院临床试验机构办主任陈晓媛、拜耳医药保健有限公司药物警戒获益风险管理高级总监任曙光、上海市同仁医院药学部副主任余波等与会嘉宾分别从企业和临床试验机构视角就药物风险管理相关要求和药物临床试验安全性管理相关规范要求进行研讨及案例分享。共有来自监管机构、制药企业、高校、科研院所、医疗机构和地方企业的122名代表通过线下和线上的方式参会讨论。

(彭　晋　方　宇)

"一带一路"国家药品监管与发展合作研讨会暨"一带一路"国家医药监管合作与产业发展研修班　2021年9月1日,由国家药监局和商务部共同主办的"一带一路"国家药品监管与发展合作研讨会暨"一带一路"国家医药监管合作与产业发展研修班开班仪式以线上线下相结合的方式在北京举办。国家药监局副局长徐景和出席会议并致辞。来自亚美尼亚、埃及、加纳、肯尼亚、黎巴嫩、莱索托、利比里亚、莫桑比克、蒙古、巴基斯坦、斯里兰卡、塞内加尔、坦桑尼亚、乌干达、乌克兰、乌兹别克斯坦、赞比亚共17个国家的卫生和药品监管机构相关官员和专家参加了研讨会。会议期间,参会代表就"一带一路"国家药品监管与发展合作展开了主题研讨。世界卫生组织驻华代表高力介绍了新冠大流行时期的全球公共卫生合作情况。多位研修班学员代表介绍了本国医药监管体系与医药产业发展情况,交流了其新冠疫情防治经验与国际合作情况。来自国家药监局、科技部、工业和信息化部、中国疾控中心的参会代表也作了有关发言。

（彭　晋　方　宇）

2021 年全国药物流行病学学术年会　2021 年 9 月 3 日—5 日，“2021 年全国药物流行病学学术年会”以线上形式召开。会议由中国药学会药物流行病学专业委员会主办，安徽省药学会药物经济学专业委员会、中国科学技术大学附属第一医院（安徽省立医院）承办，《药物流行病学杂志》协办。会议以“规范药物流行病学研究，助力药品全生命周期管理”为主题。大会开幕式由安徽省药学会汪峰副理事长兼秘书长主持。会议分为主会场，分会场和优秀会议论文交流报告等专场。主会场阶段，英国伦敦大学药学院韦丽教授、北京大学公共卫生学院詹思延教授、国家药监局药品评价中心沈传勇主任、武汉大学全球健康研究中心毛宗福教授等专家，分别就国际药物流行病学研究进展、药物流行病学研究的方法学进展、药物警戒、国谈药品管理政策等主题作了报告。分会场分别围绕药品临床综合评价的理论与实践、药物流行病学方法学指南解读与宣贯两大主题进行。优秀会议论文交流会场，多位研究学者分别围绕流行病学研究、药物不良反应、药物警戒等专题进行了分享。（彭　晋　方　宇）

第十二届中国医疗器械监督管理国际会议　2021 年 9 月 24 日，由中国食品药品国际交流中心主办的“第十二届中国医疗器械监督管理国际会议（CIMDR）”在武汉召开。会议紧密结合医疗器械监管重点和抗疫热点，在新修订的《医疗器械监督管理条例》颁布实施的大背景下，围绕“贯彻实施新《条例》，促进监管科学新发展”主题，国家药监局医疗器械注册司、医疗器械监管司、科技国合司等司局及直属单位相关负责人介绍了我国医疗器械审评审批制度改革、标准管理、追溯体系建设、产业发展、国际合作等方面的相关情况及最新进展。会议邀请了来自美国、日本、沙特等国家和地区的医疗器械监管部门代表、协会同仁和业界专家，通过线上线下的形式分享了相关国家和地区医疗器械法规和监管新举措、新发展、新收获，并对全球抗疫大环境下医疗器械领域应对疫情挑战进行了探讨。会议还设置了医疗器械创新分会、医疗器械临床评价分会、医疗器械监管科学分会、医疗器械产品研发分会、人因设计与可用性分会等 17 个分会场。国内外医疗器械业界专家学者围绕新形势下医疗器械最新话题和前沿技术等进行了沟通交流。会议同期举办了两场平行会议，对医疗器械监管行业起到了多元推动和促进作用。（彭　晋　方　宇）

第五届中国药学会基层医院药学学术年会　2021 年 9 月 24 日—26 日，“第五届中国药学会基层医院药学学术年会”在湖北省黄冈市召开。会议由中国药学会医院药学专业委员会主办，黄冈市药学会、黄冈市医学会临床药学专业委员会、大别山区域医疗中心（黄冈市中心医院）联合承办。会议主题为“顺势而为，夯实基层药学管理，促进基层合理用药”，旨在提高基层医疗机构合理用药水平，打造一支学术先进、技术过硬的基层药师队伍，保障知名基层患者用药安全。会议邀请了国内卫生行政管理部门、全国知名医药专家、基层药学工作者进行大会报告。会议内容涵盖基层药品政策实施经验、基层药事管理规范化、基层药学服务标准化、基层药学服务绩效优化、基层药学服务经验分享等。200 余名基层药师及同仁莅临，3.5 万余人次通过网络观看会议直播。会议以《“健康中国 2030”规划纲要》为指导，贯彻落实药品管理法、国家药品政策调整等文件精神，聚焦患者安全理念下的基层药学服务，加强了基层药学的学术交流，促进了基层医疗机构合理用药水平的提高。（彭　晋　方　宇）

2021 药品数智发展大会　2021 年 9 月 26 日—28 日，由国家药品监督管理局信息中心（中国食品药品监管数据中心）主办的“2021 药品数智发展大会”在安徽合肥召开。安徽省人民政府副省长张红文致欢迎辞，国家药品监督管理局党组成员、副局长颜江瑛出席开幕式并讲话。大会以“数据服务发展，创新智引未来”为主题。会上，“中国食品药品监管数据中心安徽协同创新平台”正式启动，2021 年度药品智慧监管典型案例正式发布，“UDI 服务公益平台”正式上线。大会主论坛上，工信部、市场监管总局、国家药监局有关部门负责同志分别作了题为“医药工业智能制造现状和发展重点”“基于信用数据的智慧监管建设实践与思考”“分步推进药品追溯制度，提升药品安全保障水平”“数字化智慧审评助力化妆品创新发展”“数字技术推动药物研发与监管现代化”“医疗器械审评改革数字化”“药品非现场远程检查和数智化发展”的主题报告。北京市药监局、浙江省药监局、安徽省药监局等分享了智慧监管典型案例，有关信息技术企业也做了典型案例分享。会议还增设了“以信用构建社会共治新格局”“UDI 创新应用”“企业数字化工厂及数字化转型”“化妆品行业数字化创新”4 个主题分会。北京、天津、陕西等 26 个省（区、市）药监局主要负责同志或者分管负责同志参加了大会。（彭　晋　方　宇）

2021 年中国药物化学学术会议暨中欧药物化学研讨会　2021 年 9 月 28 日，由中国药学会药物化学专业委员会和沈阳药科大学主办，辽宁省教育厅、辽宁省药学研究生创新与学术交流中心、沈阳市浑南区人民政府、沈阳高新技术产业开发区管委会、“基于靶点的药物设计与研究”教育部重点实验室协办的“2021 年中国药物化学学术会议暨中欧药物化学研讨会”在沈阳召开。会议期间，张礼和院士、陈凯先院士、陈芬儿院士、中国药科大学孙宏斌教授分别作了题为“迎接核酸药物的新时代”“生物医药创新前沿和我国发展态势——兼谈抗疫形势下我国药物化学的使命和机遇”“Stereocontrolled Total Synthesis of Prostaglandin Family-From Chiral Auxiliary Induction to Asymmetric Catalysis（PL-03）”“靶向去泛素化酶 USP7：从催化域到 C 端结构域”的研究报告。大会历时 2 天半，设立 1 个主会场和 12 个分论坛，来自国内外的药物化学科研工作者围绕“创新发展中的药物与制药技术”主题，分别以基于大数据与人工智能的创新药物研发；化合物高效合成与规模化生产新技术；精确医学导向的个性化药物开发；靶向蛋白降解技术在新药研发中的应用；基因编辑技术与药物靶标发现；新药创新促进医药产业的转型发展等六大方面为核心议题，进行了热烈的学术研讨与交流。一共安排报告 133 个，其中大会报告 8 个，分会场邀请报告 42 个，口头报告 83 个；此外还有 86 篇论文参加墙报展示交流。大会也同期召开了中欧药物化学研讨会，6 位来自中欧的学者做了学术报告，将药物化学领域学术交流拓展到了国际平台。大会首次设立药学研究生论坛，有 15 位来自全国 13 家高校的药学研究生进行了学术交流。（彭 晋 方 宇）

↗ 2021 年中国药学会药学服务专业委员会学术年会 2021 年 10 月 22 日—24 日，由中国药学会药学服务专业委员会主办，安徽省药学会药物经济学专业委员会、安徽省药理学会药源性疾病学专业委员会、安徽省药师协会临床药师分会、安徽省药学会药物临床评价研究专委会、中国科学技术大学附属第一医院（安徽省立医院）承办的“2021 年中国药学会药学服务专业委员会学术年会”在安徽合肥召开。安徽省药学会副理事长兼秘书长汪峰主持大会开幕式，中国药学会孙咸泽理事长、安徽省药学会徐恒秋理事长、安徽省卫健委医政医管处马勇处长、中科大附一院方诗元副院长先后致辞。主论坛由中国科学技术大学刘世勇教授、中国科学院合肥物质科学研究院刘青松教授、美国健康系统药师协会 Jeffrey R. Chalmers 教授和中日友好医院刘丽宏教授分别就精准材料化学、创新靶向药物研发、人工智能在药学中应用和专委会年度工作总结与规划进行了精彩的报告。年会分会场阶段分为六个分论坛进行，邀请了来自全国各地三十多位专家和药师，分别围绕 PCCM 咳喘药学服务、药品临床综合评价、医保政策与 DRGs 合理用药、抗肿瘤药物临床应用与管理、临床药学学科建设与药学服务、药学服务科普六大主题，对政策文件解读、药学服务发展和创新等热点问题进行了深入的探讨与交流。（彭 晋 方 宇）

↗ 2021 年中国药物警戒大会暨中国药学会药物警戒专业委员会学术年会（第八届中国药物警戒大会） 2021 年 10 月 20 日—21 日，“2021 年中国药物警戒大会暨中国药学会药物警戒专业委员会学术年会”在南京召开。会议由中国药学会药物警戒专业委员会主办，国家药品监督管理局药品评价中心（国家药品不良反应监测中心）、《中国药物警戒》编辑部、江苏省药品不良反应监测中心、中国毒理学会临床毒理专业委员会承办。大会以“创新、合作、发展，共创药物警戒新时代”为主题，设有 1 个主会场、8 个分会场，通过线上线下相结合的方式举行。国家药监局副局长陈时飞出席大会并讲话。国家疾控局副局长、中国工程院院士沈洪兵作“大数据时代的药物警戒真实世界研究”主题报告，国家药监局相关司局和单位的负责同志围绕国家建立药物警戒制度的思考和展望、中国药物警戒实践与发展、新药研发与审评改革进展等主题进行分享，来自世界卫生组织、欧盟、美国等监管部门或技术机构的专家介绍了全球药物警戒新发展、新制度、新举措，来自产业界和学术界的专家展开了专题分享。国内外专家们围绕中国药物警戒制度实施、药物警戒与医疗实践、药品安全与风险控制、上市药品安全性的主动监测与评价、临床试验期间的药物警戒与思考、中药药物警戒实施、药物警戒信息技术与数据科学、特殊人群用药风险监测等话题，进行了内容分享，展开了深入的交流研讨。（彭 晋 方 宇）

↗ 2021 年医院药学创新与发展高峰论坛 2021 年 10 月 22 日—24 日，“医院药学创新与发展高峰论坛”在北京召开。论坛由中国药学会药物临床评价研究专业委员会和解放军总医院联合主办。论坛以“拓展药学服务领域、突出学科交叉融合、助力智慧药学突破、展望临床药学创新、强化药学科研支撑、谋划军事药学变革”为主题。中央军委后勤保障部卫生局药品器材处赵冲处长，解放军总医院付炳才副院长，中国药学会王爱国秘书长，中国药学会药物临床评价研究专业委员会王睿名誉主任委员出席论坛开幕式并致辞。中国科学院张学敏院士、中国工程院董家鸿院士分别作了“细胞医学发展战略研究”“区域智慧健康医疗服务体系”的开篇报告。大会设置四个分论坛，分别以“医药对话，突出学科交叉融合”“科技引领，助力智慧药学突破”“强化内核，展望临床药学创新”“筑牢根基，强化药学科研支撑”为专题，邀请了来自全军药品不良反应监测中心、军事科学院军事医学研究院、北京协和医院、北京医院、四川大学华西医院等单位的 30 余位军地知名医药学专家分别作精彩授课。

（彭 晋 方 宇）

↗ 第二十届全国青年药师成才之路论坛 2021 年 11 月 11 日—13 日，由中国药学会医院药学专业委员会主办，安徽省医院协会药事管理专业委员会、安徽省医学会临床药学分会、安徽省药学会药剂专业委员会和中国科技大学附属第一医院（安徽省立医院）承办的“第二十届全国青年药师成才之路论坛”在合肥举办。来自安徽省的 50 余名药师代表现场参加了本次会议，会议网络同步在线直播，全国各地在线参会人数达 4000 余人。会议期间，华中科技大学同济医学院附属协和医院张玉教授、苏州大学附属第一医院缪丽燕教授、中山大学附属第一医院陈孝教授和首都医科大学附属北京天坛医院赵志刚教授分别以“创新人才培养举措，促进学科高质量发展”“公立医院绩效考核与医院药学发展策略思考”“广东省药事管理与药物治疗学委员会组建与职能探索”“变革与创新:驱动药学服务高质量发展”为主题进行了报告。复旦大学附属中山医院吕迁洲教授、中南大学湘雅二医院张毕奎教授、安徽医科大学李俊教授、首都医科大学宣武医院张兰教授、浙江大学医学院附属第二医院戴海斌教授和中国科技大学附属第一医院(安徽省立医院)姜玲教授分别就“麻省总院药学部学习——医院药学的价值与创新之路”“医教研协同发展的青年药学人才培养”“临床药学专业学生药学服务能力评估体系的思考”“智慧药学助力新时期医院药学高质量发展”“基于实践的医院药学科研思路探讨”“关注医改,应势而为”等主题作了精彩演讲。

(彭　晋　方　宇)

2021 年中国药学会制药工程专业委员会学术年会 2021 年 11 月 11 日—12 日,“2021 年中国药学会制药工程专业委员会学术年会”在广州召开。会议由中国药学会制药工程专业委员会主办,广州呼吸健康研究院、广东省药学会制药工程专业委员会和广东药科大学承办。会议采用线上线下相结合的方式召开,围绕制药工程前沿技术和产业化研究,研讨我国制药工业发展的难点与热点问题。开幕式上,中国药学会制药工程专委会名誉主任委员俞雄研究员以“前沿技术推动生物医药研发与制造的创新发展”为题作主旨报告;暨南大学蒋杰教授作了题为“药物经济学在创新药市场准入中的应用”的报告。会议邀请了国内外专家就高端制剂的研发和产业化突破、创新药如何跨出国门走向国际、制药工业 4.0 解决方案、药物经济学前沿方法及政策应用、药食两用资源及产品开发、基因和细胞治疗产品的监管和工业化生产等热点话题进行交流研讨,对国际制药工程的最新研究进展、制药工程智能制造探索及制药工程人才的培养教育等主题进行研讨和展望。本次年会为行业提供了学术交流和成果展示平台,有助于推动我国制药产业的国际化、促进制药工程人才培养走上快车道。(彭　晋　方　宇)

泰山科技论坛—生物医药产业发展高峰论坛 2021 年 11 月 15 日—16 日,由山东省科协、中国药学会主办,菏泽市科协承办,《中国药学杂志》社有限公司、山东省食品药品检定研究院、山东生物医学工程学会协办的“泰山科技论坛——生物医药产业发展高峰论坛”在山东省菏泽市举办。中国药学会监事长、中国科学院院士陈凯先,以及来自中国医学科学院药物研究所、国家药典委员会、山东大学、山东省食品药品检定研究院等单位的 20 余位专家出席论坛。菏泽市 60 多家生物医药企业参加了论坛。开幕式上,山东省科协副主席张波、菏泽市政府副市长曹升灵分别致辞,中国科协企业创新服务中心副主任、“科创中国”山东挂点工作组组长宁方刚,中国药学会秘书长王爱国作视频讲话。山东生物医学工程学会与菏泽市科协,山东省药学科学院与菏泽医学专科学校分别签署了合作协议。陈凯先院士等 4 位专家分别以“我国生物医药领域创新发展态势和新阶段的思考”“糖类药物的现状和发展方向”等为题作学术报告。

(彭　晋　方　宇)

第二十一届全国药学史本草学术研讨会 2021 年 11 月 27 日,“第二十一届全国药学史本草学术研讨会”以网络直播方式线上召开。会议由中国药学会药学史专业委员会主办,辽宁中医药大学、中国中医科学院中国医史文献研究所、辽宁省中药学会、大连市药学会共同承办。上下午两场学术汇报与会者近 600 人次。开幕式由辽宁中医药大学药学院院长谢明教授主持,辽宁中医药大学副校长关雪峰教授、中国药学会药学史专业委员会主委万芳研究员、大连市药学会理事长门启鸣教授分别致辞。全天的学术汇报共 18 场,涵盖了对百年药学史、古代药学史与本草文献、“一带一路”中外药物交流史、本草考证、本草典籍与中药传承在中药学类专业中的教学与实践的研究,深入剖析了历代本草研究、诸病通用药物研究、古代方剂研究的现实价值,探讨了本草研究常用文献史料、道地药材评价标准、中外药物交流史等研究热点。(彭　晋　方　宇)

第十四届中国药学会抗生素专业委员会学术大会 2021 年 11 月 27 日—28 日,由中国药学会抗生素专业委员会主办,中国医药生物技术协会酶工程与发酵工程专业委员会协办,沈阳药科大学、辽宁省药学会以及《中国抗生素杂志》杂志社承办的“第十四届中国药学会抗生素专业委员会学术大会”在沈阳召开。会议以“挖掘微生物药物潜力,科学防治感染性疾病”为主题。沈阳药科大学校长程卯生教授、中国医学科学院药物研究院院长蒋建东院士、中国药学会孙咸泽理事长和中国药学会抗生素专业委员会主任委员司书毅教授分别致辞。会议期间,中国医学科学院药物研究院院长蒋建东院士作了题为“中国抗新冠药物研发”的大会报告,中国食品药品检定研究院王佑春研究员、复旦大学附属华山医院王明贵教授、中国科学院有机化学研究所刘文教授、中国医学科学院医药生物技术研究所游雪甫教授、中国食品药品检定研究院胡昌勤教授、四川大学华西医院吕晓菊教授等专家分别作了主题报告。会议共邀请了 31 名专家学者作学术报告,涵盖了中国抗新冠药物的研发与进展、全球新冠疫苗的研发情况、新抗生素与微生物的研发、临床耐药细菌研究以及抗生素的合理应用和质量控制等方面的内容。共有 1.3 万余人次线上参加了学术交流。(彭　晋　方　宇)

第二十届中药和天然药物学术研讨会 2021 年 11 月 27 日—28 日,“第二十届中药和天然药物学术研讨会”在沈阳召开。会议由中国药学会中药和天然药物专业委员会主办，沈阳药科大学和辽宁省药学会承办。会议以特邀报告、专家报告的形式，就我国中药、天然药物和传统药物研究的新思路、新技术和新进展进行研讨。会议线下参会师生230余人，线上直播高达6万余人次观看。沈阳药科大学宋少江副校长主持大会开幕式，中国药学会车明凤副秘书长、中国药学会中药和天然药物专业委员会主任委员庾石山教授和沈阳药科大学校长程卯生教授为大会致辞。大会期间，中国科学院上海药物研究所岳建民院士作了题为“重要活性天然物质的发现与研究”的特邀报告，全面分析了天然药物化学学科发展的机遇与挑战；来自全国不同高校和科研院所的23位专家学者围绕中药和天然药物的药效物质基础与作用机制，天然产物的生物合成、结构修饰与转化等主题进行了专家报告。（彭　晋　方　宇）

第三十一届全国医院药学学术年会　2021年12月3日—5日，由中国药学会医院药学专业委员会主办、广东省药学会和中山大学附属第一医院共同承办的“第三十一届全国医院药学学术年会”在广州召开。大会主题为“蝶变展翅·融合创新——共促医院药学高质量发展”。会议期间进行了《化疗所致恶心呕吐的药物防治指南》团体标准和《全国高级卫生专业技术资格考试指导——医院药学》《全国高级卫生专业技术资格考试习题集丛书——医院药学习题集》《营养支持临床药师技能与实践》三本新书的发布，ATM杂志《临床药学与转化研究前沿》特刊同期隆重揭牌，“中国药学会医院药学专业委员会医院药学科研专项资助项目”及“中国药学会医院药学专业委员会医院药学人才专项资助项目”获批证书颁发仪式。大会主题报告环节，西湖大学校长、中国科学院院士施一公教授，中国药学会监事长、中国科学院院士陈凯先，华中科技大学附属协和医院党委书记张玉教授张玉教授分别作了题为“前沿基础研究推动医药创新发展”“价值导向引领药学服务高质量发展”“生物医药科技创新前沿、我国发展态势和若干思考”的主题报告；国家卫生健康委员会医政医管处张文宝处长和Dominique Jordan教授分别解读和介绍了《抗肿瘤药物临床应用管理办法》和《国际药学服务与实践进展》。本次大会共邀请到院士名家、学科带头人、青年才俊共197名专家讲者进行授课，内容涵盖医院药学的方方面面，共有800余名药学同仁线下参会，会议期间线上累计点击量达127万余次。本次会议共收到286篇会议论文，遴选出大会报告论文10篇，共21篇论文进行了壁报交流。（彭　晋　方　宇）

第十四届中国药物制剂大会　2021年12月11日，由中国药学会主办，中国药学会药剂专业委员会、中国药学会工业药剂学专业委员会、国际控释协会中国分会（CRS China Local Chapter）、沈阳药科大学、中国医药工业信息中心、辽宁省药学会承办的“第十四届中国药物制剂大会”在沈阳召开。大会以“制剂创新与质量提升”为主题。会议期间，中国科学院院士、中国科学院长春应用化学研究所研究员陈学思，中国科学院院士、中国科学院过程工程研究所研究员马光辉，四川大学华西药学院教授张志荣，中国科学院上海药物研究所研究员李亚平，2021年（第十四届）中国药物制剂大会主席、沈阳药科大学教授何仲贵分别作了题为“生物可降解高分子纳米载体及其抗肿瘤治疗”“新型疫苗递送制剂的研究”“静脉注射用脂质—药物超分子聚集体冻干纳米乳剂研究”“精准递送与智能释药一体化克服肿瘤耐药”“基于前药和新辅料的创新药物制剂研发思路”的研究报告。大会采用线上方式召开基础药剂学论坛、国际控释协会中国分会2021年会、工业药剂学论坛、透皮制剂论坛、药用辅料及药包材论坛、青年药剂工作者论坛、药剂学研究生论坛、药物制剂配套与检测技术论坛。大会线上注册参会8858人，在线观看直播突破10.6万人次，参与主持及报告的嘉宾189位。大会共征集壁报282篇，其中100篇入选壁报展示。（彭　晋　方　宇）

2021年中国药学会药物临床评价研究专业委员会学术年会　2021年12月11日—13日，“2021年中国药学会药物临床评价研究专业委员会学术年会”在郑州召开。会议由中国药学会药物临床评价研究专业委员会主办、郑州大学第一附属医院承办、中国药学会《中国临床药理学杂志》技术支持。会议采用线上和线下结合形式举行，国内外知名临床医学、药学、伦理学、医学统计学等从事药物临床评价研究及相关领域的专家、国家药品监督管理局药审专家分别作特邀报告，通过对相关热点难点问题的学术研讨，为中外临床医师、临床药师、临床试验研究者、申办者、CRO/SMO、药物研发从业人员等搭建了学术交流的桥梁，以促进新药临床试验的科学性、严谨性和先进性，提高我国创新药物的研究水平。此次年会还探讨了药物上市后真实世界研究规范化体系的建立方法，以促进医药大数据的合理利用，提供高质量证据支持临床实践、医疗管理及循证决策。（彭　晋　方　宇）

第四届中国药学会循证药学专业委员会学术年会　2021年12月17日—19日，“第四届中国药学会循证药学专业委员会学术年会”在成都召开。会议由中国药学会循证药学专业委员会主办，四川大学华西第二医院和四川省药学会承办，中国循证医学中心等单位协办。会议以线上线下结合的方式举办，以“传播循证药学理念，服务健康中国战略”为主题，围绕医药卫生的需求与挑战，循证药学与药品研发、使用、监管等环节的问题与机遇进行了专题报告。会议内容包括循证药学前沿与进展、循证药学与药学实践、循证药学与药学教育、循证药学与药物研究、循证药学与指南、“循证后浪”——青年药师沙龙及中国药学会循证药学专业委员会全体委员会议。（彭　晋　方　宇）

药学书刊

Pharmaceutical Publications

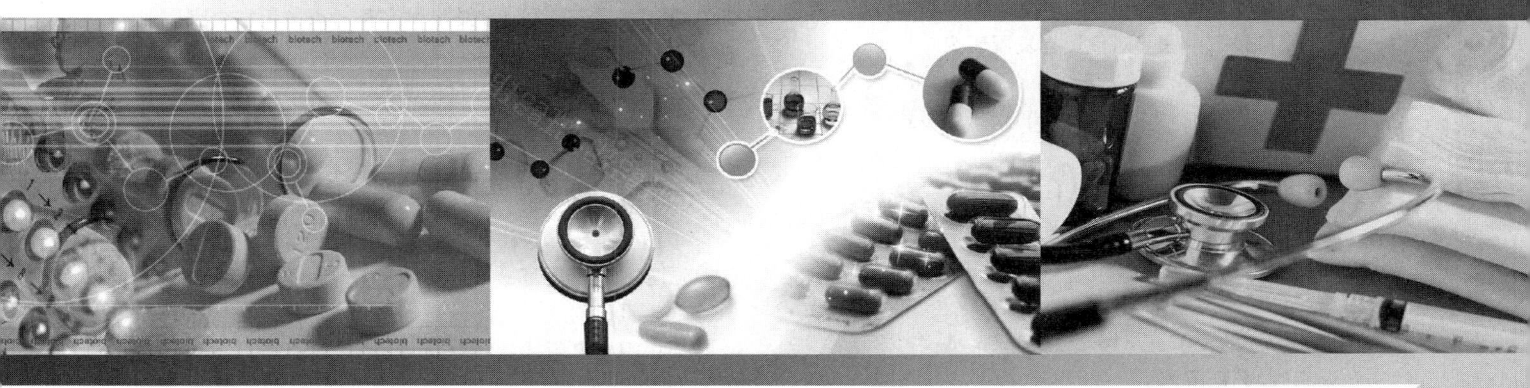

2021年药学图书出版书目选录

“药”让你知道:药师说生活中合理用药
刘茂柏　杨木英　张　金　主编
福建科学技术出版社　490页　16开　68.00元

“药圣”李时珍传
李亚祺　著
长春出版社　210页　32开　19.80元

“一带一路”背景下中医药对俄贸易发展研究
邓　毅　张　䴘　主编
兰州大学出版社　147页　16开　38.00元

《本草纲目·修治》新编
刘艳菊　王光忠　主编
湖北科学技术出版社　527页　16开　198.00元

《山海经》植物药考辨
尚志钧　编撰
学苑出版社　401页　16开　158.00元

《伤寒杂病论》药证解读
张宇静　主编
人民卫生出版社　324页　16开　160.00元

《神农本草经》用药指南
高文勇　李成文　主编
河南科学技术出版社　342页　16开　65.00元

《诗经》药物考辨
尚志钧　编撰
学苑出版社　386页　16开　150.00元

《汤液经》临证五十年:伤寒温病手足六经辨证
陈敦义　著
中国中医药出版社　198页　16开　58.00元

《五十二病方》药物考辨
尚志钧　编撰
学苑出版社　430页　16开　168.00元

《植物名实图考》新释(上下册)
王锦秀　汤彦承　吴征镒　著
上海科学技术出版社　1990页　16开　980.00元

《中国药典》(2020年版)相关品种超高效液相方法分析
张庆生　何　兰　黄海伟　主编
中国医药科技出版社　350页　大16开　258.00元

2018—2019年嘉兴市各医院细菌耐药监测年鉴
吴晓燕　李小四　主编
上海世界图书出版公司　141页　16开　210.00元

2020年版《中国药典》中成药剂量解读
杨忠奇　主编
中国医药科技出版社　636页　16开　158.00元

2020中国药品蓝皮书
中国药品蓝皮书编委会　编写
中国医药科技出版社　527页　16开　118.00元

2020中医药研究发展报告
张伯礼　沈建忠　主编
上海科学技术出版社　149页　16开　98.00元

2021国家执业药师职业资格教材精讲(4版·全7本)
李维凤　胡志强　王淑玲等　主编
中国医药科技出版社　2125页　16开　465.00元

2021国家执业药师职业资格考试必备考点速记掌中宝(7版·全7本)
黄　坤　李维凤　袁　妮等　主编
中国医药科技出版社　1960页　32开　289.00元

2021国家执业药师职业资格考试必背采分点(全7本)
田　燕　张　旭　蒋　妮　陈　华　主编
中国中医药出版社　2587页　32开　332.00元

2021国家执业药师职业资格考试实战金题演练(全7本)
衣　铖　刘　丹　刘恩钊　仇　峰　编著
人民卫生出版社　1449页　16开　488.00元

2021国家执业药师职业资格考试通关必做2000题(6版·全7本)
贾　娴　关　枫　尚德阳等　主编
中国医药科技出版社　2134页　16开　612.00元

2021国家执业药师职业资格考试通关特训1200题(2版·全7本)
国家执业药师资格考试研究组　编写
中国医药科技出版社　1586页　16开　339.00元

2021执业药师考试考点速记突破胜经(全7本)
田　磊　吴正红　张伶俐等　主编
中国中医药出版社　2181页　32开　353.00元

2022国家执业药师职业资格考试必备考点速记掌中宝(8版·6本)
黄　坤　李维凤　刘隆臻等　主编
中国医药科技出版社　1743页　32开　240.00元

2022国家执业药师职业资格考试教材精讲(5版·6本)
李维凤　胡志强　王淑玲等　主编
中国医药科技出版社　1851页　16开　416.00元

2022国家执业药师职业资格考试通关必做2000题(7版·6本)
贾　娴　关　枫　尚德阳等　主编
中国医药科技出版社　1771页　16开　514.00元

2022国家执业药师职业资格考试通关特训1200题(3版·6本)
国家执业药师资格考试研究组　编写

中国医药科技出版社　1356 页　16 开　288.00 元

2022 国家执业药师职业资格考试指南(8 版·全7本)
国家药品监督管理局执业药师资格认证中心　组织编写
中国医药科技出版社　3234 页　16 开　912.00 元

2022 全国卫生专业技术资格考试指导,药学(师)
全国卫生专业技术资格考试用书编写专家委员会　编写
人民卫生出版社　806 页　16 开　166.00 元

2022 全国卫生专业技术资格考试指导,药学(士)
全国卫生专业技术资格考试用书编写专家委员会　编写
人民卫生出版社　598 页　16 开　138.00 元

2022 全国卫生专业技术资格考试指导,药学(中级)
全国卫生专业技术资格考试用书编写专家委员会　编写
人民卫生出版社　775 页　16 开　169.00 元

2022 药学(师)精选习题解析
方　浩　郭秀丽　主编
人民卫生出版社　199 页　16 开　69.00 元

2022 药学(师)模拟试卷
郭秀丽　主编
人民卫生出版社　246 页　16 开　102.00 元

2022 药学(师)同步练习题集
方　浩　主编
人民卫生出版社　245 页　16 开　72.00 元

2022 药学(士)精选习题解析
张彦文　毛静怡　主编
人民卫生出版社　182 页　16 开　55.00 元

2022 药学(士)模拟试卷
张彦文　毛静怡　主编
人民卫生出版社　218 页　16 开　88.00 元

2022 药学(士)同步练习题集
张彦文　毛静怡　主编
人民卫生出版社　200 页　16 开　62.00 元

2022 药学(中级)精选习题解析
张　勇　主编
人民卫生出版社　181 页　16 开　60.00 元

2022 药学(中级)同步练习题集
张　勇　主编
人民卫生出版社　198 页　16 开　60.00 元

2022 中药学(初级师)专业技术资格考试指导
国家中医药管理局专业技术资格考试专家委员会　编写
人民卫生出版社　818 页　16 开　248.00 元

2022 中药学(初级士)专业技术资格考试指导
国家中医药管理局专业技术资格考试专家委员会　编写
人民卫生出版社　630 页　16 开　199.00 元

2022 中药学(师)模拟试卷
罗　容　主编
人民卫生出版社　186 页　16 开　78.00 元

2022 中药学(师)习题精选
罗　容　主编
人民卫生出版社　259 页　16 开　72.00 元

2022 中药学(士)模拟试卷
罗　容　主编
人民卫生出版社　182 页　16 开　69.00 元

2022 中药学(士)习题精选
罗　容　主编
人民卫生出版社　220 页　16 开　68.00 元

2022 中药学(中级)模拟试卷
罗　容　主编
人民卫生出版社　186 页　16 开　79.00 元

2022 中药学(中级)习题精选
罗　容　主编
人民卫生出版社　291 页　16 开　85.00 元

2022 中药学(中级)专业技术资格考试指导
国家中医药管理局专业技术资格考试专家委员会　编写
人民卫生出版社　1027 页　16 开　299.00 元

500 种中草药图鉴
朱　强　王汉卿　主编
化学工业出版社　536 页　16 开　139.00 元

GMP 实务教程(4 版)
何思煌　罗文华　主编
中国医药科技出版社　212 页　16 开　45.00 元

GSP 实用教程(3 版)
丛淑芹　丁　静　主编
中国医药科技出版社　229 页　16 开　45.00 元

ICH 基础知识 500 问
梁　毅　徐　伟　主编
中国医药科技出版社　388 页　16 开　75.00 元

TRIPS 框架下的中国药品试验数据保护
杨　莉　著
知识产权出版社　284 页　16 开　88.00 元

β-内酰胺酶和其它机制介导的细菌耐药
吴晓辉　编著
化学工业出版社　547 页　16 开　298.00 元

阿司匹林传奇(2 版)
(英)Dilmead Jeffreys　著
三联书店　350 页　16 开　58.00 元

癌症药物治疗的不良反应
(卢森堡)Mario A. Dicato/(比) Eric van Cutsem　主编
中国协和医科大学出版社　571 页　16 开　178.00 元

艾草基础研究及实用技术
宋梅芳　顾海科　刘桂君等　主编
中国农业科学技术出版社　176 页　16 开　58.00 元

靶向抗肿瘤药物

程青芳　主编
南京大学出版社　251 页　16 开　45.00 元

百病中医食疗特效方
王明惠　刘从明　主编
河南科学技术出版社　234 页　16 开　49.00 元

百草图鉴
润德教育　编
华南理工大学出版社　235 页　小 32 开　49.00 元

百草药苑系列(全 3 本)
宋纬文　王明军　编著
福建科学技术出版社　681 页　大 32 开　114.00 元

百味中药辨识与应用
杨秀娟　李　硕　海云翔　主编
东南大学出版社　256 页　16 开　80.00 元

保健食疗本草
濮存海　关志宇　钱一帆　主编
科学出版社　279 页　16 开　80.00 元

北京儿童医院儿科药师徐晓琳:儿童安全科学用药指南
翼下健康　徐晓琳　主编
中国轻工业出版社　191 页　16 开　49.80 元

被遗忘的古方(第二辑)
钟相根　窦　豆　主编
中国医药科技出版社　241 页　16 开　39.80 元

本草备要
(清)汪　昂　撰
中国医药科技出版社　364 页　16 开　69.00 元

本草崇原
(清)张志聪　原著
苏州大学出版社　423 页　16 开　98.00 元

本草典籍选读(2 版)
彭代银　陈仁寿　主编
中国中医药出版社　158 页　16 开　45.00 元

本草点将书
周　羚　王冠一　编著
中国科学技术出版社　150 页　16 开　36.00 元

本草纲目·全本插图版(全 5 册)
(明)李时珍　撰
中华书局　3950 页　大 32 开　318.00 元

本草纲目一看就懂
刘从明　主编
华龄出版社　214 页　16 开　69.00 元

本草护佑全家人丛书(全 8 本)
余瀛鳌　陈思燕　编著
中国中医药出版社　1592 页　16 开　478.40 元

本草聚箐:春城名医魏鹏飞工作室常用中药汇编
魏鹏飞　陈晓江　主编
云南科技出版社　416 页　16 开　128.00 元

本草蒙筌
(明)陈嘉谟　著
中国医药科技出版社　313 页　16 开　68.00 元

本草趣话(全 2 册)
张平军　王　晴　主编
江西教育出版社　80 页　16 开　25.00 元

本草衍义补遗
(元)朱震亨　撰
中国中医药出版社　51 页　16 开　25.00 元

辨症入药镜(全 4 册)
(明)唐相原　编
中医古籍出版社　4 册　16 开　880.00 元

补阳还少有仙方:还少胶囊研究与应用
周　浓　邹隆琼　主编
中国中医药出版社　184 页　16 开　59.00 元

不确定度评定与药品检验
王　玉　王思寰　李文莉　编著
中国医药科技出版社　320 页　16 开　128.00 元

步长中成药药材通论:脑心同治理论临床实践
赵步长　刘　峰　马存德　主编
中国医药科技出版社　480 页　16 开　268.00 元

材料与医药化工专业英语
黄微雅　何冰晶　主编
化学工业出版社　168 页　16 开　49.80 元

彩绘图解本草纲目养生中草药
耿引循　主编
江西科学技术出版社　233 页　16 开　68.00 元

彩色图解中草药大全:彩图典藏版
杨　健　主编
黑龙江科学技术出版社　248 页　16 开　36.00 元

苍岩山药用植物图谱
郑玉光　景永帅　主编
上海科学技术出版社　259 页　16 开　148.00 元

藏药熏倒牛研究
景　明　主编
兰州大学出版社　324 页　16 开　168.00 元

藏医药
程　寒　胡　燕　赵海燕　主编
湖北科学技术出版社　265 页　大 32 开　86.00 元

草物素问
金梦瑶　陈震海　著
广东人民出版社　160 页　小 32 开　68.00 元

柴胡加龙骨牡蛎汤
杨建宇　李　杨　李海霞　主编
中原农民出版社　157 页　16 开　50.00 元

产科抗感染药物临床应用
朱锦明　石祥奎　主编
郑州大学出版社　129 页　大 32 开　38.00 元
产业生态视域下"医""药"协同发展研究
于　挺　李倍倍　著
上海交通大学出版社　236 页　16 开　69.00 元
产业专利分析报告·第82 册，基因治疗药物
国家知识产权局学术委员会　组织编写
知识产权出版社　201 页　16 开　70.00 元
常见病的非药物治疗
崔书克　编著
郑州大学出版社　180 页　16 开　48.00 元
常见病联合用药手册
涂　宏　刘丽英　编著
中国医药科技出版社　547 页　大 32 开　68.00 元
常见病症中医药诊治实践
李培源等　主编
江西科学技术出版社　496 页　16 开　88.00 元
常见病中医辨证治法方药
王慧川　主编
西安交通大学出版社　188 页　16 开　88.00 元
常见老年疾病的临床综合诊治与安全用药
赵　静　主编
黑龙江科学技术出版社　184 页　16 开　98.00 元
常见慢性病合理用药研究进展
周玉燕　主编
安徽科学技术出版社　142 页　16 开　29.00 元
常见皮肤病中草药外治
三明市卫生健康委员会　三明市皮肤病医院　编
福建科学技术出版社　178 页　16 开　98.00 元
常见皮肤病中药配方颗粒临床调配手册
杨志波　主编
中国医药科技出版社　160 页　大 32 开　30.00 元
常见中药材及饮片鉴别图谱
杨红兵　石　磊　主编
中国医药科技出版社　215 页　16 开　68.00 元
常见中药临证妙用
蒋远征　编著
福建科学技术出版社　307 页　16 开　188.00 元
常熟地产药用植物图鉴
唐　键　金凤珠　钱桂英　主编
江苏凤凰科学技术出版社　272 页　16 开　128.00 元
常用藏药植物 DNA 条形码标准序列
谭　睿　顾　健　主编
民族出版社　171 页　16 开　58.00 元
常用方剂真传心悟
赵振兴　辑录
山西科学技术出版社　253 页　大 32 开　36.00 元
常用药物
邱卫黎　主编
汕头大学出版社　476 页　大 32 开　83.00 元
常用药物真传实录
赵振兴　辑录
山西科学技术出版社　495 页　大 32 开　66.00 元
常用中草药栽培创业
罗晓曙　王海苗　孙小军等　主编
广西师范大学出版社　476 页　大 32 开　45.00 元
常用中成药临床应用及案例评析
陈　军等　主编
天津科学技术出版社　515 页　16 开　98.00 元
常用中药材与中药饮片商品鉴别
朱志国　杨红兵　刘艳菊　吴卫刚　张　怀等　主编
华中科技大学出版社　643 页　16 开　388.00 元
常用中药临床特点与合理应用
徐玉田　主编
科学技术文献出版社　259 页　16 开　98.00 元
常用中药识记实训教程
张一昕　王　茜　主编
中国中医药出版社　206 页　16 开　69.00 元
常用中药饮片识别应用图谱
路明静　张茅茅　张　文　主编
山东大学出版社　283 页　16 开　46.00 元
超药品说明书用药处方评价
伍俊妍　郑志华　主编
人民卫生出版社　619 页　16 开　98.00 元
潮汕裤头方
邱卫黎　主编
汕头大学出版社　208 页　16 开　58.00 元
沉香研究与开发
钟　鸣　范建华　主编
广西科学技术出版社　186 页　16 开　50.00 元
成功药物研发Ⅰ～Ⅱ(2 册)
(匈) Fischer Janos/Christian Klein/Wayne E. Childers 原著
科学出版社　639 页　16 开　376.00 元
楚雄彝医药志
楚雄彝族自治州乡土志丛书编纂委员会　楚雄州楚雄彝医药志编纂委员会　编纂
云南人民出版社　208 页　16 开　126.00 元
处方前置审核系统的革新及实例分析
翟晓波　秦　媛　著
上海世界图书出版公司　170 页　16 开　220.00 元

传统中药临床应用大全
岳桂华　范丽丽　主编
化学工业出版社　253 页　16 开　79.00 元
传统中药炮制与现代研究:汉英对照
钟凌云　杨　明　主编
中国中医药出版社　329 页　16 开　68.80 元
船载药材运输忙
王　露　著
杭州出版社　151 页　16 开　48.00 元
创新药物代谢和药动学研究
钟大放　著
科学出版社　398 页　16 开　150.00 元
创新药专利精解
郭　雯　主编
知识产权出版社　320 页　16 开　120.00 元
大肠癌经典方临证精华
赵宇明　莫日根　史圣华　主编
中国中医药出版社　306 页　大 32 开　48.50 元
大川芎片现代药学研究
富　力　孟宪生　主编
科学出版社　320 页　16 开　128.00 元
大人药品我不碰
马　伟　著
应急管理出版社　30 页　16 开　12.90 元
傣医药
刘　琴　赵大克　艾洪莲　主编
湖北科学技术出版社　535 页　大 32 开　180.00 元
傣医药植物图鉴
刘　峰　主编
云南科技出版社　248 页　16 开　116.00 元
傣族医药古籍调查研究与提要编纂
罗艳秋　徐士奎　著
云南人民出版社　266 页　16 开　68.00 元
丹红注射液化学物质基础、药效及作用机制研究
苏薇薇　毕　聪　刘　宏等　著
中山大学出版社　144 页　16 开　48.00 元
当归研究
李应东　主编
科学出版社　477 页　16 开　298.00 元
地道金银花研究:首届“舜帝杯”金银花暨中医药研究成果征集活动文献汇编
张　伟　主编
中医古籍出版社　321 页　16 开　98.00 元
滇西北药用植物图册
许　琨　主编
云南科技出版社　465 页　16 开　210.00 元
调剂学(2 版)
张晓乐　主编
中央广播电视大学出版社　269 页　16 开　40.00 元
东北地区常见药用植物资源与分类
王丽红　主编
化学工业出版社　338 页　16 开　88.00 元
动物肝肠炎症中药防控机理与应用
崔一喆　王秋菊　著
化学工业出版社　208 页　16 开　68.00 元
洞见新势:上海医药系列论坛荟萃
过聚荣　胡明东　主编
社会科学文献出版社　310 页　16 开　198.00 元
毒性中药学
朱照静　谈利红　杨军宣　主编
科学出版社　210 页　16 开　120.00 元
毒药:危险物质的历史
(英)Ben Hubbard　著
北京时代华文书局　176 页　16 开　79.00 元
读懂财报:医药行业投资指南
张艺轩　著
中国商业出版社　189 页　16 开　58.00 元
杜仲上山记
杨礼宽　著
世界知识出版社　200 页　16 开　50.00 元
多巴胺基纳米药物载体的制备及应用
李　红　著
中国石化出版社　124 页　16 开　46.00 元
多花黄精
刘跃钧等　著
中国农业出版社　188 页　16 开　80.00 元
儿科疾病处方速查
杨作成　主编
人民卫生出版社　526 页　32 开　65.00 元
儿童合理用药
张雪峰　池里群　杨　杰　主编
北京大学医学出版社　528 页　16 开　135.00 元
儿童用药安全指南
王建平　蔡田恬　杨　谧　主编
浙江科学技术出版社　96 页　16 开　30.00 元
发酵黄芪的制备关键技术及应用
侯美如　史同瑞　王长远　著
中国纺织出版社有限公司　278 页　16 开　78.00 元
发酵制药技术(2 版)
巩　健　主编
化学工业出版社　227 页　16 开　42.00 元
法定药用植物志·华东篇(第六册)

赵维良　主编
科学出版社　817 页　大 16 开　528.00 元
方剂类方现代研究
段金廒　范欣生　宿树兰　主编
人民卫生出版社　719 页　16 开　159.00 元
方剂学(3 版)
贾　波　许二平　主编
中国中医药出版社　219 页　16 开　58.00 元
方剂学(4 版)
全世建　主编
人民卫生出版社　300 页　16 开　69.00 元
方剂学(5 版)
李　冀　左铮云　主编
中国中医药出版社　312 页　16 开　79.00 元
方剂与中成药
路立峰　林海燕　主编
中国医药科技出版社　376 页　16 开　68.00 元
方证对应肿瘤治验实录
郑玉玲　著
中国中医药出版社　192 页　16 开　58.00 元
方证相应:济南中医儿科方证流派传承辑要
崔文成　孙　娟　张若维　主编
山东科学技术出版社　265 页　16 开　68.00 元
芳香类中草药产品制作生产劳动课程
周丽红　主编
中国言实出版社　170 页　16 开　46.00 元
防癌抗癌药知道
刘　韬　主编
中国医药科技出版社　236 页　16 开　68.00 元
肥胖中医药干预技术及临床运用精粹
周仲瑜　黄　伟　主编
中国医药科技出版社　263 页　16 开　49.00 元
费城染色体:神药格列卫传奇
(美)Jessica Wapner　著
清华大学出版社　279 页　大 32 开　55.00 元
分子发光与药物代谢分析研究
孙汉文课题组　著
河北大学出版社　1176 页　16 开　398.00 元
分子生药学
黄璐琦　主编
人民卫生出版社　187 页　16 开　58.00 元
佛山中医药简史
陈凯佳　郑　洪　主编
中山大学出版社　298 页　16 开　68.00 元
福建省中药资源名录
杨成梓　林　羽　主编
福建科学技术出版社　689 页　16 开　360.00 元
妇产科临床药师实用手册
汤　静　吴　越　主编
复旦大学出版社　247 页　16 开　68.00 元
复方血栓通胶囊作用机制的创新研究
苏薇薇　刘　宏　龙超峰等　著
中山大学出版社　190 页　16 开　58.00 元
傅晓骏名中医验方撷菁
傅晓骏　主编
中国中医药出版社　155 页　16 开　48.00 元
改变世界的明星分子
王　杨　著
云南大学出版社　214 页　16 开　88.00 元
甘肃省款冬花资源与利用
师立伟　主编
甘肃科学技术出版社　127 页　大 32 开　30.00 元
甘肃省中药材标准:2020 年版
甘肃省药品监督管理局　编
兰州大学出版社　578 页　16 开　360.00 元
甘肃适宜栽培的 20 种中药材
孙志蓉　董生健　编著
吉林大学出版社　264 页　16 开　80.00 元
甘肃药用植物图鉴(上下册)
晋　玲　马　骥　主编
甘肃科学技术出版社　941 页　16 开　560.00 元
甘肃中药材商品志
宋平顺　杨平荣　魏　锋　主编
兰州大学出版社　416 页　16 开　320.00 元
感染性疾病药物治疗的药学监护
卢晓阳　裘云庆　主编
人民卫生出版社　395 页　16 开　85.00 元
感悟中医大道之行:中医药,打开中华文明宝库的钥匙
杨殿兴　著
四川科学技术出版社　179 页　16 开　68.00 元
高等天然药物化学
孔令义　主编
人民卫生出版社　516 页　16 开　119.00 元
高等药理学
杨宝峰　主编
人民卫生出版社　893 页　16 开　238.00 元
高等药物分析学
毕开顺　主编
人民卫生出版社　212 页　16 开　78.00 元
高等药物化学:创新药物研究原理与案例
尤启冬　郭宗儒　主编
人民卫生出版社　654 页　16 开　159.00 元

高等院校医药教育教学模式的探讨
宋丽娟　王　宇　主编
中国华侨出版社　194 页　16 开　59.80 元
高等制药工程学原理
杨　波　主编
科学出版社　265 页　16 开　79.00 元
高原藏医药学
尼玛次仁　主编
北京大学医学出版社　306 页　16 开　200.00 元
工业药剂学
高　峰　主编
化学工业出版社　430 页　16 开　69.00 元
工业药剂学
吴正红　周建平　主编
化学工业出版社　614 页　16 开　79.80 元
宫颈癌与 HPV 疫苗
孔为民　主编
人民卫生出版社　244 页　32 开　69.00 元
龚廷贤用小方
李成文　主编
中国医药科技出版社　522 页　大 32 开　55.00 元
古代经典名方新药上市全周期指引手册(上下册)
王燕平　史楠楠　主编
中医古籍出版社　650 页　16 开　158.00 元
古代经典名方异功散的研究
罗梅宏　主编
中医古籍出版社　176 页　大 32 开　58.00 元
古方今用之名医集验,不孕症篇
黄震洲　荣宝山　主编
中国中医药出版社　250 页　大 32 开　35.00 元
古方新悟
张护龙　编著
中医古籍出版社　262 页　16 开　78.00 元
固体制剂设备与操作实验实训指导教程
石更强　主编
湘潭大学出版社　149 页　16 开　38.00 元
故事里的中药
徐鸿华　徐险峰　主编
广东科技出版社　181 页　16 开　58.00 元
顾武军讲药对
顾武军　著
湖南科学技术出版社　195 页　大 32 开　49.00 元
顾自悦临证用方集要
顾自悦　张小健　魏　青　主编
中医古籍出版社　230 页　大 32 开　38.00 元
冠心病患者用药自我管理一本通
林　阳　主编
北京科学技术出版社　219 页　大 32 开　48.00 元
冠心病中医药临床疗效评价方法与技术应用实践
王　洋　陈智慧　主编
辽宁科学技术出版社　246 页　16 开　50.00 元
广东省海洋生物医药产业集聚发展的机理、测度与效应研究
白福臣　罗　帅　吴春萌等　著
经济科学出版社　191 页　16 开　58.00 元
广东省基本用药临床应用指南
陈　孝　马中富　周燕斌　主编
广东科技出版社　458 页　16 开　198.00 元
广东省药品生产质量安全风险管控指南
广东省药品监督管理局　编
羊城晚报出版社　659 页　16 开　88.00 元
广东省医药卫生体制改革理论与实践研究(全 11 册)
朱　宏　主编
广东人民出版社　243 页　16 开　780.00 元
广西百名名中医百首验方
姚　春　黎甲文　主编
广西科学技术出版社　235 页　16 开　68.00 元
广西本草新编(上下册)
韦松基　刘华钢　陈宇龄等　主编
中国医药科技出版社　2294 页　大 32 开　480.00 元
广西中药资源发展报告:2019—2020(5 版)
缪剑华　姚　春　余丽莹等　主编
广西科学技术出版社　266 页　16 开　60.00 元
广西中药资源发展报告:2020—2021
缪剑华　黎甲文　余丽莹等　主编
广西科学技术出版社　285 页　16 开　80.00 元
广义经方群贤仁智录·第一辑
邓文斌　李　黎　张志伟　主编
中国科学技术出版社　240 页　16 开　39.80 元
广州生物医药产业创新发展报告:2020
范小红　练冠华　郑国雄　编著
广东经济出版社　186 页　16 开　58.00 元
规定药品考正 经验随录方
曹炳章　撰述
中国中医药出版社　157 页　16 开　59.00 元
贵州特色民族药物
杨小生　主编
贵州科技出版社　276 页　16 开　98.00 元
贵州中草药资源图典·第三卷
孙庆文　主编
贵州科技出版社　470 页　大 16 开　298.00 元
贵州中草药资源图典. 第四卷
孙庆文　主编

贵州科技出版社　480 页　16 开　298.00 元

桂林中药资源典

缪剑华　张占江　黄　浩等　主编

广东科技出版社　364 页　16 开　280.00 元

桂枝茯苓丸

杨建宇　郭宏昌　何庆勇　主编

中原农民出版社　154 页　16 开　49.00 元

郭广昌与复星:汉英双语

郭宏文　著

中译出版社　367 页　大 32 开　89.00 元

国际药事法规

陈永法　主编

东南大学出版社　426 页　16 开　70.00 元

国家级非物质文化遗产代表性项目代表性传承人巡礼,传统医药卷

陈四光　主编

中国文史出版社　398 页　16 开　300.00 元

国家级名医秘验方

王　迪　主编

吉林科学技术出版社　482 页　16 开　42.00 元

国家执业药师职业资格考试历年真题试卷全解:2017—2021(全 7 本)

左根永　杨　漪　黄　坤　刘博文等　主编

中国医药科技出版社　1048 页　16 开　191.00 元

国家执业药师职业资格考试通关笔记与冲刺金卷(7 版·6 本)

朱玉玲　齐赤虹　王新杰等　主编

中国医药科技出版社　1090 页　16 开　246.00 元

国家执业药师职业资格考试学霸笔记(全 7 本)

环球网校医卫考试研究院　编

北京大学医学出版社　1294 页　16 开　483.00 元

国家执业药师资格考试药事管理与法规核心考点背诵版

昭昭医考　主编

北京航空航天大学出版社　107 页　16 开　29.00 元

国家执业药师资格考试药学综合知识与技能核心考点背诵版

昭昭医考　主编

北京航空航天大学出版社　153 页　16 开　39.00 元

国医大师方药心悟

刘建和　王建国　主编

湖南科学技术出版社　523 页　16 开　118.00 元

国医大师刘尚义常用方精解

唐东昕　主编

中国中医药出版社　544 页　大 32 开　78.00 元

国医大师周信有临证效验方录

殷世鹏　李　琼　主编

人民卫生出版社　177 页　16 开　56.00 元

国医大师专病验方集

刘建和　王建国　胡志希　主编

广东科技出版社　248 页　16 开　59.00 元

国医阐微:金明渊中医药学论著精选

金明渊　著

上海大学出版社　410 页　16 开　248.00 元

海南常用中药图志

田建平　李永辉　李军德　主编

中国医药科技出版社　309 页　16 开　98.00 元

海南自由贸易港全健康视角下食品药品安全监管体系研究

马金辉　主编

吉林大学出版社　240 页　16 开　95.00 元

合理规范使用中成药

刘　刚　王秀娟　林晓兰　主编

山东科学技术出版社　386 页　32 开　38.00 元

何首乌的传统与现代研究

汪选斌　刘洪涛　吕海涛　主编

上海交通大学出版社　217 页　16 开　128.00 元

河北省药用重点物种保存圃图鉴·第一册

郑玉光　侯芳洁　郑玉光　主编

中国医药科技出版社　169 页　16 开　68.00 元

河北省中药资源发展报告

郑玉光　主编

经济日报出版社　307 页　16 开　58.00 元

黑龙江省药食同源资源

赵　宏　王宇亮　王朝兴　主编

化学工业出版社　174 页　16 开　69.80 元

黑山药用植物资源

高继海　彭　芙　(塞)Boro Vukovi　主编

四川科学技术出版社　356 页　16 开　168.00 元

洪涝灾害疾病中医药防治手册

刘清泉　崔应麟　梅建强　主编

中国中医药出版社　125 页　16 开　39.00 元

呼伦贝尔地道药材

孙亚红　刘　辉　编著

中国农业科学技术出版社　172 页　16 开　65.00 元

呼伦贝尔蒙中药资源图鉴

德格吉日呼　李旻辉　主编

北京科学技术出版社　327 页　16 开　498.00 元

呼吸系统疾病药物治疗经典病例解析

叶晓芬　金美玲　主编

复旦大学出版社　300 页　16 开　88.00 元

胡万魁古方治今病医案

胡万魁　著

学苑出版社　143 页　大 32 开　35.00 元

胡希恕经方医学,经方表证
马家驹　著
中国中医药出版社　236 页　16 开　68.00 元

湖北地道及特色药材志
黄必胜　梅之南　朱志国　主编
湖北科学技术出版社　452 页　16 开　298.00 元

湖北公安药用植物志
谢朝林　李　芳　主编
华中科技大学出版社　526 页　16 开　398.00 元

湖北建始民族药用植物志
李建芝　张　健　谭洪波　主编
湖北科学技术出版社　2042 页　16 开　498.00 元

湖北省中医药发展调查研究
陈　丹　苏　波　官翠玲　主编
重庆大学出版社　78 页　16 开　48.00 元

湖北武穴中药植物志
吴志德　主编
湖北科学技术出版社　396 页　16 开　318.00 元

“互联网 +”中医药产业政策与法律问题研究
邓　勇　著
中国政法大学出版社　239 页　16 开　69.00 元

护理药理
田　杰　刘　丹　主编
中国医药科技出版社　296 页　16 开　58.00 元

护理药理学
高　琳　谢　田　韩　璐　主编
黑龙江科学技术出版社　490 页　16 开　188.00 元

护理药理学
马香芹　主编
河南科学技术出版社　277 页　16 开　49.00 元

护理药理学(2 版)
郑书国　杨解人　主编
中国科学技术大学出版社　497 页　16 开　72.00 元

护士与药品安全:临床用药的“最后一公里”
尹　玲　张　艳　舒　瑶　主编
华中科技大学出版社　258 页　16 开　88.00 元

护用药理学实验与学习指导
秦红兵　姚　伟　主编
人民卫生出版社　142 页　16 开　25.00 元

华中地区常见常用药用植物图鉴
万定荣　林亲雄　刘新桥　主编
科学出版社　784 页　16 开　498.00 元

化学创新药物研发
沈竞康　高柳滨等　著
上海交通大学出版社　380 页　16 开　248.00 元

话说虫草菌丝体
濮存海　付宝慧　周亚杰　主编
科学出版社　132 页　大 32 开　40.00 元

环境中抗生素抗性基因及其健康风险
陈　红　苏建强等　著
科学出版社　254 页　16 开　128.00 元

黄博说药
黄　涛　著
中国医药科技出版社　287 页　16 开　69.00 元

黄煌经方使用手册
黄　煌　编著
中国中医药出版社　729 页　大 32 开　188.00 元

黄精优质高效栽培与加工技术
鲍康阜　程江华　主编
安徽科学技术出版社　136 页　16 开　32.00 元

黄芪发酵生物转化研究
刘必旺　著
吉林大学出版社　272 页　16 开　68.00 元

会说话的化学结构
润德教育　编
华南理工大学出版社　106 页　小 32 开　49.00 元

活用经方护脾胃
肖国辉　主编
人民卫生出版社　164 页　16 开　48.00 元

鸡公山常见药用植物志
信阳市地方史志编纂委员会　编
中州古籍出版社　600 页　16 开　360.00 元

基层常见呼吸系统疾病及药物治疗
徐子平　主编
人民卫生出版社　676 页　大 32 开　69.00 元

基层民间中草药临床应用
李大卓　翁中培　主编
天津科学技术出版社　436 页　16 开　98.00 元

基层医疗卫生机构合理用药透明监管策略研究
唐玉清　著
中国社会科学出版社　216 页　16 开　98.00 元

基层中药从业人员培训教材
西安市中医医院　主编
陕西科学技术出版社　332 页　16 开　198.00 元

基于 CDIO 理念的卓越制药工程师培养模式的构建与实践
陈新梅　周　萍　著
吉林科学技术出版社　204 页　16 开　46.00 元

急诊常用中医药特色诊疗技术汇编
黄　磊　杨　赛　主编
科学技术文献出版社　232 页　16 开　158.00 元

计算机辅助药物设计实验教程
罗海彬　张　晨　主编

中山大学出版社　146 页　16 开　52.00 元

家庭安全用药 88 条

刘茂柏　杨木英　林琦等　编著

福建科学技术出版社　102 页　大 32 开　18.00 元

家庭草药百科手册

(英)Andrew Chevalier　著

中国轻工业出版社　288 页　大 32 开　98.00 元

家庭中成药使用大全

戴德银　代升平　周　铣　主编

化学工业出版社　226 页　16 开　48.00 元

嘉兴传统医药

嘉兴市文化广电旅游局　编

浙江摄影出版社　176 页　16 开　58.00 元

健儿消食口服液核心关键技术研究

苏薇薇　陈婷婷　王永刚等　著

中山大学出版社　210 页　16 开　68.00 元

江南制造局译书全编·37，医学类·第一册，西药大成

上海图书馆　整理

上海科学技术文献出版社　778 页　16 开　745.00 元

江南制造局译书全编·38，医学类·第二册，西药大成补编内科理法济急法西药大成药品中西名目表

上海图书馆　整理

上海科学技术文献出版社　694 页　16 开　745.00 元

江南制造局译书全编·40，医学类·第四册，西药新书妇科产科保全生命论水师保身法

上海图书馆　整理

上海科学技术文献出版社　711 页　16 开　745.00 元

江山仙霞岭自然保护区药用植物图鉴

余著成　张芬耀　徐林莉　主编

浙江大学出版社　345 页　16 开　288.00 元

江苏省新沂市中草药资源彩色图谱

刘圣金　郑冬梅　主编

江苏凤凰科学技术出版社　180 页　16 开　118.00 元

江苏省中药饮片炮制规范:2020 年版·第二册

江苏省药品监督管理局　编

江苏凤凰科学技术出版社　502 页　16 开　358.00 元

江苏省中药资源区划

段金廒　吴啓南　主编

上海科学技术出版社　323 页　16 开　258.00 元

江苏省中医药发展研究中心综合报告:2021 版

黄亚博　主编

江苏凤凰科学技术出版社　873 页　16 开　298.00 元

江西马头山中药资源图志

何国平　虞金宝　主编

福建科学技术出版社　795 页　16 开　598.00 元

降糖与减肥:安全有效的药用植物及药物化学作用机制

(德)Bashar Sad/Hilar Zeid/Sba Shanak 等　编著

天津科技翻译出版有限公司　198 页　16 开　98.00 元

结核病新药研发路径:结构基因组学

袁　方　著

云南科技出版社　238 页　大 32 开　48.00 元

结直肠癌化疗药物顺铂的耐药机制

张　军　主编

华中科技大学出版社　107 页　16 开　49.80 元

金匮要略方证辨析

张茂云　赵力维　主编

中国中医药出版社　171 页　16 开　45.00 元

金陵医派名家效验方精选

谢英彪　胥　波　徐晓明　主编

中国科学技术出版社　386 页　16 开　56.00 元

近现代名医肺病医案名方精选

武　蕾　郭　洁　贾　琳等　主编

世界图书出版公司长春有限公司　446 页　16 开　198.00 元

经典医籍老中医串讲实录:仲景方药精华

李显忠　编著

人民卫生出版社　803 页　16 开　129.00 元

经方串讲

邓杨春　编著

中国中医药出版社　177 页　16 开　49.00 元

经方抗癌

王三虎　著

中国中医药出版社　242 页　16 开　66.00 元

经方临床应用

田雪飞　主编

中国中医药出版社　295 页　16 开　79.00 元

经方脉证图解

陈建国　著

中国中医药出版社　155 页　16 开　68.00 元

经方时方“六经辨证”应用案解:“《方剂学》全部方剂”之六经解析与名医案解(2 版)

鲍艳举　花宝金　著

中国中医药出版社　299 页　16 开　88.00 元

经方实验录

曹颖甫　姜佐景　著

中国科学技术出版社　250 页　16 开　40.00 元

经方使用标准

王克穷　编著

山西科学技术出版社　261 页　大 32 开　35.00 元

经方体悟讲记:雒晓东经方讲稿及李可、黄煌经方思维探讨

雒晓东　主编

中国中医药出版社　262 页　16 开　58.00 元

经方五行格局解析

李云山　梁家靖　著
郑州大学出版社　231 页　16 开　59.00 元

经方源流临证拾贝
赖海标　主编
暨南大学出版社　219 页　16 开　65.80 元

经方治验百案
史载祥　黄柳华　主编
人民卫生出版社　260 页　16 开　79.00 元

荆防颗粒求真:源流与应用
赵　琰　张贵民　主编
中国中医药出版社　221 页　16 开　73.00 元

菁菁本草
孙　强　编著
上海交通大学出版社　192 页　16 开　58.00 元

晶石笔记
贾　杨　石　云　主编
上海科学技术出版社　201 页　小 32 开　68.00 元

精编解毒壮药
庞宇舟　方　刚　主编
中国中医药出版社　420 页　16 开　368.00 元

精准医学:药物治疗纲要(2 版)
王　辰　姚树坤　主编
人民卫生出版社　328 页　16 开　159.00 元

静脉药物临床应用药学监护
张　健　主编
人民卫生出版社　414 页　16 开　79.00 元

静脉用药调配医嘱审核速览
何小敏　彭淑辉　廖定钦　主编
中国医药科技出版社　342 页　16 开　79.00 元

静脉用药物临床应用指导
刘　圣　沈爱宗　唐丽琴　主编
人民卫生出版社　1096 页　16 开　230.00 元

局方发挥
(元)朱彦修　撰
中国医药科技出版社　89 页　16 开　19.00 元

局方发挥
(元)朱震亨　著
科学出版社　54 页　16 开　39.00 元

开启“脑心同治”时代之门:中医药防治心脑血管疾病的传承与创新
赵步长　伍海勤　赵　涛　主编
中国中医药出版社　147 页　16 开　58.00 元

看图学中药:每天一味药(上下册)
牛彦辉　杨　扬　欧阳斌　编著
中国中医药出版社　398 页　16 开　156.00 元

抗癌疗法:从药物发现到临床应用
(英)A. 托德/(澳)P. W. 格朗德沃特/(英)J. H. 吉尔　著
科学出版社　367 页　16 开　280.00 元

抗风湿土家族药物汇编
向　阳　袁　林　主编
科学出版社　244 页　16 开　128.00 元

抗微生物耐药全球治理模式及中国启示
刘晨曦　张新平　著
华中科技大学出版社　161 页　16 开　78.00 元

抗血栓药物治疗典型病例解析
张进华　刘茂柏　主编
人民卫生出版社　236 页　16 开　68.00 元

抗疫后防线:新型冠状病毒肺炎中医药适宜技术指导手册
常小荣　刘　密　刘迈兰　主编
中医古籍出版社　208 页　16 开　49.00 元

抗肿瘤新药临床试验设计与管理
张晓春　姜　曼　王红梅等　主编
科学技术文献出版社　135 页　16 开　90.00 元

考研中医综合研霸笔记中药学龙凤诀:2022
张　辉　张林峰　主编
中国中医药出版社　256 页　32 开　35.00 元

考研中医综合中药学速速记忆法
姬亮亮　张林峰　周凌云　主编
中国中医药出版社　114 页　32 开　39.00 元

科尔沁地区蒙药植物及其栽培技术
包金花　著
辽宁民族出版社　371 页　大 32 开　60.00 元

科尔沁沙地蒙中药植物资源与开发利用
包金花　著
吉林大学出版社　160 页　16 开　29.00 元

科学抗癌药用植物图鉴
刘景仁　张建国　刘大智　著
科学技术文献出版社　490 页　16 开　118.00 元

口服抗肿瘤药物药学服务教程
李国辉　主编
人民卫生出版社　246 页　大 32 开　35.00 元

口腔临床药物学
章圣朋　梁　源　黎　祺　主编
同济大学出版社　284 页　16 开　55.00 元

口腔药物学
郑利光　主编
北京大学医学出版社　252 页　16 开　55.00 元

叩开中医药学之门
游　云　任亭静　著
中国医药科技出版社　127 页　大 32 开　35.00 元

矿物药鉴别彩色图谱
周印锁　胡芳弟　王淑华　主编

兰州大学出版社　132 页　16 开　98.00 元

垃圾分类知多少？厨余垃圾(湿垃圾)之中药药渣

林晓慧　编著

北方妇女儿童出版社　27 页　16 开　36.80 元

老年人合理用药

中国保健协会科普教育分会　组织编写

中国医药科技出版社　116 页　大 32 开　35.00 元

老药新用治疗常见病:基层全科医师临床用药速查手册

李　军　主编

陕西科学技术出版社　239 页　16 开　56.00 元

老中药师传统中药技艺传承集锦

武谦虎　主编

中国医药科技出版社　199 页　16 开　60.00 元

老中医配方大全:中国中草药实用指南

张俪骞　著

上海科学普及出版社　663 页　16 开　68.00 元

老中医四十年悬壶手记,济世良方(2 版)

杨承岐　口述

北京科学技术出版社　214 页　16 开　56.00 元

雷公藤毒理与安全性评价研究及临床应用进展

杨　威　韩　玲　主编

中山大学出版社　179 页　16 开　78.00 元

类药性:概念、结构设计与方法:原著第 2 版

(美)邸力/Edward H. Kerns　编

化学工业出版社　551 页　16 开　198.00 元

黎族药茶文化

陈应奇　邢益涛　林学英等　主编

海南出版社　265 页　大 32 开　88.00 元

李发枝方证辨证选录

李发枝　主编

人民卫生出版社　339 页　16 开　85.00 元

李氏药火针疗法

李彩霞　李元和　编著

中国中医药出版社　262 页　大 32 开　49.80 元

李兴云常用方剂验案集

李震时　朱　华　王懋成等　主编

中医古籍出版社　305 页　大 32 开　38.00 元

李中梓解中药

李成文　主编

中国医药科技出版社　331 页　大 32 开　45.00 元

历代止痛方药精讲

吴承艳　李振彬　主编

人民卫生出版社　457 页　16 开　79.00 元

历代中药炮制技术及其理论概要

王英姿　肖永庆　主编

中医古籍出版社　992 页　大 16 开　468.00 元

良胶熬就独用角:鹿角胶

何清湖　主编

中国中医药出版社　218 页　16 开　78.00 元

良药配方关爱健康:带您认识中药配方颗粒

孙冬梅　陈向东　主编

广东科技出版社　144 页　大 32 开　58.00 元

两宋金元中医药文化研究

李成文　李东阳　主编

中国医药科技出版社　257 页　16 开　68.00 元

辽东地区满药植物资源图谱

王　鹏　主编

中国纺织出版社有限公司　204 页　16 开　88.00 元

临床常见病症中医药诊治

王晶波　曾昭齐　曹昔军等　主编

科学技术文献出版社　554 页　16 开　168.00 元

临床常见不合理用药实例分析

郭永福　主编

甘肃科学技术出版社　389 页　16 开　86.00 元

临床常见疾病非手术治疗与药学研究

吴洪伦　罗　莎　曾　云等　主编

科学技术文献出版社　565 页　16 开　138.00 元

临床常见疾病规范用药

石雪梅等　主编

黑龙江科学技术出版社　192 页　16 开　98.00 元

临床常见内科疾病与用药规范

刘　丹　吕　鸥　张　兰　主编

中国纺织出版社有限公司　227 页　16 开　88.00 元

临床常用静脉输液调配与使用

董　梅　张建中　刘　炜　主编

人民卫生出版社　502 页　16 开　89.00 元

临床常用注射剂应用手册

周　虹　潘　燕　徐世军　主编

中国医药科技出版社　490 页　32 开　50.00 元

临床静脉用药调配方法与配伍禁忌速查手册(2 版)

张　峻　李晓苏　主编

人民卫生出版社　214 页　大 32 开　38.00 元

临床老年病诊疗与合理用药

张　婷等　主编

湖北科学技术出版社　165 页　16 开　68.00 元

临床麻醉学与药物应用

井明高等　主编

吉林科学技术出版社　254 页　16 开　68.00 元

临床内科疾病诊疗与药物应用

刘江波　徐　琦　王秀英　主编

汕头大学出版社　328 页　16 开　168.00 元

临床试验知识考核题例及解析

曹　烨　陈　雯　李　杰　主编
中国医药科技出版社　278 页　16 开　59.00 元

临床危急值的风险识别与用药
张宪坤　米　凯　刁墨芝等　主编
科学技术文献出版社　194 页　16 开　58.00 元

临床药理学(2 版)
印晓星　沈祥春　主编
中国医药科技出版社　274 页　16 开　48.00 元

临床药理学基础与药物治疗学
巴玉栋　主编
黑龙江科学技术出版社　196 页　16 开　98.00 元

临床药师工作手册 疼痛管理
葛卫红　主编
人民卫生出版社　238 页　大 32 开　48.00 元

临床药物相互作用
周蔚然　李湘平　主编
中南大学出版社　279 页　32 开　38.00 元

临床药物学应用实践
何志光　黄晓丹　曾远利等　主编
黑龙江科学技术出版社　153 页　16 开　88.00 元

临床药物应用治疗学
于秀娟　韩召选　谢　莹等　主编
黑龙江科学技术出版社　404 页　16 开　128.00 元

临床药物治疗学
孙国平　主编
人民卫生出版社　682 页　16 开　175.00 元

临床药物治疗学
支雅军　王　芳　董　俭　主编
浙江大学出版社　285 页　16 开　65.00 元

临床药物治疗学(2 版)
苏湲淇　刘文艳　主编
中国医药科技出版社　281 页　16 开　58.00 元

临床药物治疗学(2 版)
曹　霞　陈美娟　主编
中国医药科技出版社　450 页　16 开　69.00 元

临床药物治疗学概论(2 版)
黄幼霞　刘　玮　主编
人民卫生出版社　248 页　16 开　59.00 元

临床药学导论与药物治疗学
丛晓荣　常　生　蔡昕等　主编
科学技术文献出版社　580 页　16 开　158.00 元

临床药学概论
唐富山　张毕奎　主编
中国医药科技出版社　257 页　16 开　45.00 元

临床药学高级教程
阚全程　主编
中华医学电子音像出版社　603 页　16 开　295.00 元

临床药学基础与用药规范
于　淼等　主编
吉林科学技术出版社　90 页　16 开　50.00 元

临床药学理论与实践
孙卫英　胡艳丽　刘　梅　主编
吉林科学技术出版社　197 页　16 开　60.00 元

临床药学实践教程:中英文版(上下册)
向大雄　徐　萍　(加)Hoan Linh Banh 等　主编
湖南科学技术出版社　1116 页　16 开　160.00 元

临床用药评析
李仲昆　梁月琴　编
云南科技出版社　296 页　大 32 开　68.00 元

临床用药与药学管理规范
高　洁　曹端海　孙　丽等　主编
科学技术文献出版社　402 页　16 开　168.00 元

临床中西医药物应用
徐砚花　贾辰泽　王　琳等　主编
吉林科学技术出版社　243 页　16 开　68.00 元

临床中药辨证配伍
王　辉　主编
郑州大学出版社　118 页　16 开　29.00 元

临床中药炮制学
胡昌江　主编
中国医药科技出版社　431 页　16 开　126.00 元

临床中药学(2 版)
周祯祥　唐德才　主编
中国中医药出版社　316 页　16 开　79.00 元

临床中药学(3 版)
王　建　张　冰　主编
人民卫生出版社　319 页　16 开　69.00 元

临床肿瘤药物疗法:日本著名肿瘤专家揭示诊疗规则
(日)弦间昭彦　主编
湖南科学技术出版社　370 页　32 开　49.00 元

临证方悟:全国中医药名师袁肇凯临证验方解析
胡志希　主编
湖南科学技术出版社　199 页　16 开　69.00 元

灵验老偏方
黄原娟　编著
天津科学技术出版社　248 页　16 开　58.00 元

灵芝与健康
陈　惠　羌校君　吴伟杰　编著
上海科学普及出版社　214 页　16 开　36.80 元

零售药店实务
张　宁　主编
中国医药科技出版社　197 页　16 开　59.00 元

岭南地道药材与外来药物图萃
曹　晖　张　英　吴孟华　主编
暨南大学出版社　322 页　16 开　198.00 元
岭南中医传承:医案与验方
施旭光　主编
广东科技出版社　331 页　16 开　98.00 元
柳氏抗癌用药式与药性解三十三讲
柳少逸　蔡锡英　编著
中国中医药出版社　251 页　大 32 开　39.00 元
娄绍昆一方一针解《伤寒》
娄莘杉　编著
中国中医药出版社　774 页　大 32 开　128.00 元
泸水市常见药用植物
张林辉　胡玉宝　刘光华等　主编
中国农业出版社　254 页　16 开　160.00 元
禄劝县中药资源
禄劝彝族苗族自治县科学技术和工业信息化局　编
云南科技出版社　860 页　16 开　290.00 元
路志正经方验案集萃
苏凤哲　张维骏　卢世秀　编著
中国医药科技出版社　132 页　16 开　32.00 元
论生物医药发展:2011—2020 年文集
刘昌孝　著
中国医药科技出版社　431 页　16 开　128.00 元
麻城中药资源图鉴
江淑平　主编
华中科技大学出版社　1004 页　16 开　699.00 元
麻醉实践中血液制品管理精要
(美)Corey S. Scher/Alan David Kaye/Henry Liu 等　原著主编
北京大学医学出版社　457 页　大 16 开　168.00 元
马克思主义中国化时代化与中医药传承创新
王　芳　彭召昌　主编
上海人民出版社　238 页　16 开　68.00 元
漫画中药故事(上下册)
王诗源　尹永田　主编
中国医药科技出版社　184 页　16 开　68.00 元
漫画中医文化故事,医家医德
王诗源　尹永田　庄子凡　编著
中国医药科技出版社　67 页　16 开　35.00 元
漫画中医文化故事,医事药闻
王诗源　尹永田　庄子凡　编著
中国医药科技出版社　99 页　16 开　38.00 元
漫话疫苗(4 本)
邵忆楠　余文周　编
中国人口出版社　310 页　大 32 开　79.20 元
慢性筋骨病:中医药防治理论与实践
杨　锋　主编
中国中医药出版社　259 页　16 开　59.00 元
梅州中草药图鉴Ⅲ
王　楠等　编著
暨南大学出版社　100 页　16 开　42.80 元
每日一学草药·4
曾培杰　编著
中国科学技术出版社　258 页　32 开　30.00 元
美国医药产业研发创新动力机制研究
范纯增　著
上海财经大学出版社　188 页　16 开　69.00 元
蒙药“度格模农”品质研究
喜　杰　著
辽宁民族出版社　296 页　大 32 开　65.00 元
蒙药沙蓬现代研究
包书茵　奥·乌力吉　著
上海科学技术出版社　122 页　16 开　68.00 元
蒙医常见胃病分类及治疗药物
陈香梅　编著
内蒙古科学技术出版社　106 页　16 开　78.00 元
梦瘾:美国阿片类药物泛滥的真相
(美)Sam Quinones　著
上海译文出版社有限公司　420 页　大 32 开　66.00 元
迷迭香
张荣平　于浩飞　胡炜彦　主编
上海科学技术出版社　210 页　16 开　98.00 元
米晶子济世良方
米晶子　编著
中医古籍出版社　242 页　16 开　72.00 元
秘传中医特效处方集
王明惠　刘从明　主编
河南科学技术出版社　290 页　16 开　58.00 元
免疫抑制剂药物治疗的药学监护
王建华　罗　莉　主编
人民卫生出版社　111 页　16 开　36.00 元
民营医药企业内部协同创新机制研究
刘　阳　著
中国社会科学出版社　194 页　大 32 开　45.00 元
民族药物学
张　艺　杜　江　主编
中国中医药出版社　310 页　16 开　79.00 元
民族医药与方剂:壮文版
黄岑汉等　主编
广西科学技术出版社　418 页　16 开　68.00 元
民族医药政策体系框架及政策需求研究

乌　兰　范艳存等　著
内蒙古大学出版社　180 页　16 开　35.00 元

闽医学派院内制剂集萃
福建省卫生健康委员会中医药管理处　编
福建科学技术出版社　392 页　16 开　218.00 元

名方集解与临床发挥
余晓阳　编著
人民卫生出版社　356 页　16 开　78.00 元

名老中医肝胆病验方集萃
刘学春　王诗恒　王光涛　编著
化学工业出版社　297 页　16 开　69.80 元

名树名药
范钟声　主编
贵州民族出版社　333 页　16 开　80.00 元

缪希雍养阴用药心法
谷建军　编
中国医药科技出版社　168 页　大 32 开　28.00 元

耐药结核病个案管理系统使用指南
许　琳　卢昆云　杨　蕊　主编
云南人民出版社　112 页　16 开　138.00 元

耐药菌小史
（巴基）Mohammed H. Zaman　著
中信出版集团　269 页　大 32 开　56.00 元

男性养生光阴药膳
周　青　主编
中南大学出版社　200 页　大 32 开　48.00 元

南方地区山药品种及栽培技术
陈润兴　余文慧　雷　俊　主编
中国农业出版社　134 页　16 开　39.80 元

南漳药用植物志
刘继斌　刘国玲　答国政　主编
华中科技大学出版社　855 页　16 开　498.00 元

脑微血管病变与药物靶标研究新进展
韩　峰　主编
人民卫生出版社　357 页　16 开　72.00 元

内科疾病药物合理联用处方
李玉峰　张寿山　郭蓉娟等　主编
河南科学技术出版社　222 页　16 开　58.00 元

内科疾病诊疗与用药指导
唐海波等　主编
湖南科学技术出版社　185 页　16 开　69.00 元

内蒙古蒙药制剂规范：2021 年版（第三册）
内蒙古自治区药品监督管理局　编
内蒙古科学技术出版社　323 页　16 开　280.00 元

聂惠民临证经方验案荟要
张　宁　郭　华　主编
中国中医药出版社　390 页　大 32 开　50.00 元

牛津临床药学手册：原书第 3 版
（英）Philip Wiffen/Marc Mitchell/Melanie Snelling 等主编
世界图书出版西安有限公司　556 页　16 开　280.00 元

农村居民合理用药
中国保健协会科普教育分会　组织编写
中国医药科技出版社　87 页　大 32 开　35.00 元

怒江傈僳族药用植物图鉴（上下册）
李伍明　何建梅　周亚兴等　主编
云南大学出版社　917 页　16 开　980.00 元

噢！中草药
徐建明　著
山东科学技术出版社　35 页　16 开　48.00 元

皮肤病经方医案存真
欧阳晓勇　主编
中国医药科技出版社　131 页　16 开　39.00 元

脾胃病本草释义
杨　倩　刘建平　赵　源　主编
河北科学技术出版社　339 页　16 开　60.00 元

偏方治病大全
张文杰　主编
中医古籍出版社　228 页　大 32 开　69.00 元

偏最小二乘法优化及其在中医药领域的应用研究
杜建强　聂　斌　熊旺平　著
清华大学出版社　206 页　16 开　168.00 元

贫血的多学科中医药防治与管理
林圣云　武利强　俞庆宏等　主编
浙江大学出版社　459 页　16 开　147.00 元

品读醉美中医中药文化诗词
陈　冲　编著
中国言实出版社　228 页　大 32 开　42.80 元

平潭中药资源图志
刘小芬　王荣泉　林　羽　主编
福建科学技术出版社　445 页　16 开　298.00 元

浦城中药资源
杨成梓　主编
福建科学技术出版社　581 页　16 开　396.00 元

谱写民族医药发展新篇章：丽江民族传统医药（纳西族医药）文化研讨会论文集
杨国清　主编
云南人民出版社　212 页　16 开　48.00 元

奇妙的中医药：初中版
海南省健康宣传教育中心　编
海南出版社　74 页　16 开　19.80 元

奇妙的中医药：小学版（全 2 册）

海南省健康宣传教育中心　编
海南出版社　148 页　16 开　39.60 元

器官移植精准用药 CDSS 理论与实践
张玉等　主编
郑州大学出版社　211 页　16 开　39.00 元

千金食治
(唐)孙思邈　撰
中国商业出版社　197 页　16 开　59.00 元

黔本草(第三卷)
汪　毅　主编
贵州科技出版社　454 页　16 开　298.00 元

巧家县常见中药植物图鉴
巧家县中医药管理局　巧家县中药资源普查工作队　编著
云南科技出版社　286 页　16 开　218.00 元

秦伯未膏方案
秦伯未　著
中国医药科技出版社　134 页　16 开　29.00 元

青海黄南药用植物
周玉碧　杨仕兵　李文渊　主编
青海人民出版社　485 页　16 开　298.00 元

青少年合理用药
中国保健协会科普教育分会　组织编写
中国医药科技出版社　82 页　大 32 开　35.00 元

轻轻松松学中药方
褚四红　主编
中医古籍出版社　248 页　大 32 开　59.00 元

全国中药材供应保障平台操作手册
张小波　王　慧　黄璐琦　主编
上海科学技术出版社　211 页　16 开　98.00 元

全国中药材生产统计报告·2020 年
黄璐琦　张小波　主编
上海科学技术出版社　267 页　16 开　198.00 元

全国中医药文化进校园研究与实践
毛国强　主编
天津科技翻译出版有限公司　186 页　16 开　68.00 元

全科医师临床处方
王佃亮　主编
中国医药科技出版社　532 页　大 16 开　278.00 元

全球经济再平衡背景下上海生物医药产业和贸易发展报告
上海市生物医药行业协会　编
中国商务出版社　133 页　16 开　68.00 元

热带药学发展概论
张俊清　主编
中山大学出版社　170 页　16 开　38.00 元

热河黄芩栽培及病虫害防治技术
孙秀华　刘延辉　李耀发等　主编
中国农业出版社　100 页　大 32 开　30.00 元

人参的鉴别和应用
陈军力　主编
文汇出版社　121 页　16 开　68.00 元

人类健康卫士:食品与药品科普体验馆
广东科学中心　编著
科学出版社　122 页　16 开　98.00 元

任之堂中药讲记:修订版
曾培杰　陈创涛　编著
中国中医药出版社　212 页　16 开　55.00 元

如何做药学类职业教育研究
邱红鑫　郑月平　廖丽芳　主编
天津科学技术出版社　1034 页　16 开　98.00 元

塞梅尔维斯大学与黑龙江中医药大学的中医药教育合作历程
于福年　(匈)Oravecz Mark　主编
中国中医药出版社　107 页　16 开　88.00 元

三明草药·第五辑
宋纬文　主编
福建科学技术出版社　417 页　16 开　148.00 元

三味心药治百病
叶　舟　著
中医古籍出版社　212 页　16 开　68.00 元

三叶青植物资源研究与利用
范　适　梁忠厚　主编
中国林业出版社　138 页　16 开　68.00 元

山东省级非物质文化遗产普及用书,传统医药卷
山东省文化和旅游厅　组织编写
济南出版社　163 页　16 开　56.00 元

山西地道中药酸枣研究
杜晨晖　编著
郑州大学出版社　230 页　16 开　42.00 元

山西连翘药材地道性及其品种评价体系研究
张淑蓉　裴香萍　主编
吉林大学出版社　98 页　16 开　58.00 元

山西远志产业发展研究
冀宪武　田洪岭　主编
气象出版社　222 页　16 开　45.00 元

陕西省药品 GMP 检查指南
陕西省药品技术审核查验中心　编
陕西科学技术出版社　217 页　16 开　79.00 元

膳食药材的选购与煲制
聂　阳　主编
广东科技出版社　276 页　16 开　75.00 元

伤寒“类方-方证-主证”传讲录
何庆勇　著

中国中医药出版社　336 页　16 开　88.00 元

伤寒论类方辨析

邱明山　主编

中国中医药出版社　232 页　16 开　65.00 元

伤寒论类方辨证

刘炳凡　编著

人民卫生出版社　386 页　16 开　88.00 元

上海市细菌耐药、抗菌药物应用和医院感染监测报告·2020 年度

衣承东　王明贵　主编

上海科学技术出版社　96 页　16 开　68.00 元

上海中医药大学年鉴·2021

《上海中医药大学年鉴》编纂委员会　编

上海浦江教育出版社　487 页　16 开　180.00 元

尚志钧本草文献全集(全 10 本)

尚志钧　编著

北京科学技术出版社　4988 页　16 开　6260.00 元

申风河奇效验方集

申风河　著

学苑出版社　332 页　大 32 开　68.00 元

身边的本草

阿　南　著

重庆出版社　295 页　32 开　78.00 元

神农本草经研究与运用

顾维超　总主编

中医古籍出版社　834 页　16 开　380.00 元

神农架药膳

郭四海　王辉亚　主编

湖北科学技术出版社　190 页　16 开　298.00 元

神农升降药法

陈建国　著

中国中医药出版社　186 页　16 开　78.00 元

生化制药简明教程

丛方地　主编

中国农业出版社　231 页　16 开　45.00 元

生物活性多糖功能及其应用

杜瑞平　王　潇　主编

中国农业出版社　219 页　16 开　56.00 元

生物技术药物学实验

王　峰　主编

暨南大学出版社　218 页　16 开　49.80 元

生物技术制药

房　月　主编

上海科学技术出版社　254 页　16 开　50.00 元

生物技术制药(2 版)

冯美卿　主编

中国医药科技出版社　287 页　16 开　49.00 元

生物类似药:从研发到使用

沈阳药科大学亦弘商学院　主编

中国医药科技出版社　272 页　16 开　158.00 元

生物利用度与生物等效性

李雪宁　主编

科学出版社　145 页　16 开　80.00 元

生物药剂学建模与模拟

(日)菅野清彦　主编

人民卫生出版社　385 页　16 开　65.00 元

生物药剂学与药物动力学(2 版)

张淑秋　王建新　刘中秋　主编

中国医药科技出版社　318 页　16 开　55.00 元

生物药物

杨元娟　李艳萍　主编

中国医药科技出版社　257 页　16 开　48.00 元

生物药物检测技术(2 版)

杨元娟　主编

中国医药科技出版社　334 页　16 开　59.00 元

生物药物制剂技术

李忠文　聂　阳　主编

中国医药科技出版社　342 页　16 开　59.00 元

生物药物制剂技术(2 版)

孔庆新　李思阳　主编

化学工业出版社　306 页　16 开　56.00 元

生物医药大数据与智能分析

彭绍亮　王晓伟　编著

人民邮电出版社　195 页　16 开　99.80 元

生物制品生产技术(2 版)

王永芬　刘黎红　孙祎敏　主编

化学工业出版社　215 页　16 开　45.00 元

生物制药工艺(3 版)

曾青兰　张虎成　主编

华中科技大学出版社　338 页　16 开　52.00 元

生物制药工艺技术

牛红军　陈立波　主编

中国轻工业出版社　323 页　16 开　49.00 元

生物制药工艺技术(2 版)

陈梁军　牛红军　主编

中国医药科技出版社　272 页　16 开　52.00 元

生物制药新工科人才培养模式的改革与实践

滕乐生　王　迪　主编

吉林大学出版社　315 页　16 开　68.00 元

生药学(2 版)

张东方　税丕先　主编

中国医药科技出版社　331 页　16 开　62.00 元

生殖医学超说明书用药循证
徐　娜　焦晓静　冯国旗　主编
河南科学技术出版社　292 页　16 开　68.00 元

失眠的非药物治疗
吕云辉　杨青春　滑宏巨等　主编
安徽科学技术出版社　290 页　16 开　50.00 元

诗间草木:杜诗中的中医药
贾　兰　主编
上海科学技术出版社　201 页　16 开　98.00 元

诗意品经方:《金匮要略》新视界解读
苏小白　著
中国中医药出版社　139 页　16 开　48.00 元

湿疹的中医药研究
张　毅　主编
四川科学技术出版社　390 页　16 开　198.00 元

十四个集中连片特困区中药材精准扶贫技术丛书(全 14 本)
黄璐琦　总主编
中国医药科技出版社　3309 页　16 开　972.00 元

石斛的专利分析和技术路线预测
唐先博　著
知识产权出版社　247 页　16 开　88.00 元

实验药理学(2 版)
杜冠华　主编
高等教育出版社　405 页　16 开　58.00 元

实用方剂与中成药(2 版)
赵宝林　陆鸿奎　主编
中国医药科技出版社　293 页　16 开　55.00 元

实用临床药物学精解
谭玉娟　著
湖北科学技术出版社　277 页　16 开　68.00 元

实用临床药物治疗学:原书第 11 版
(美)Caroline S. Zeind/Michael G. Carvalho　主编
人民卫生出版社　2561 页　大 16 开　1180.00 元

实用麻醉药理学
戴体俊　徐礼鲜　张丹参　主编
人民卫生出版社　842 页　16 开　258.00 元

实用内科疾病药物治疗
徐　丽　齐晓艳　陈苏婉等　主编
科学出版社　194 页　16 开　149.00 元

实用神农本草经
吕宜民　主编
济南出版社　542 页　大 32 开　80.00 元

实用药品 GMP 基础(3 版)
朱玉玲　主编
化学工业出版社　249 页　16 开　49.80 元

实用药品 GSP 基础(3 版)
李玉华　主编
化学工业出版社　261 页　16 开　49.80 元

实用药膳全书(全 2 册)
刘昭纯　鲁明源　主编
山东科学技术出版社　678 页　16 开　128.00 元

实用药物学基础(2 版)
邓庆华　主编
中国医药科技出版社　432 页　16 开　78.00 元

实用药学服务技术
李振新　彭　电　主编
化学工业出版社　351 页　16 开　58.00 元

实用药学服务知识与技能(2 版)
陈俊荣　陈淑瑜　主编
人民卫生出版社　318 页　16 开　69.00 元

实用药学基础与临床
夏羽菡　季雪霞　王玉坤　主编
湖北科学技术出版社　219 页　16 开　68.00 元

实用中成药速查手册(2 版)
詹锦岳　主编
化学工业出版社　325 页　32 开　49.80 元

实用中西医药物临床应用
王宏丽　宋艳霞　刘海忠等　主编
科学技术文献出版社　510 页　16 开　88.00 元

实用中药临床手册
刘　静　编著
人民卫生出版社　488 页　32 开　58.00 元

实用中药炮制技术
罗盼生　任仲丽　魏　慧　主编
吉林大学出版社　304 页　16 开　88.00 元

实用中药炮制学
朱胤龙　陈　萍　主编
陕西科学技术出版社　753 页　16 开　168.00 元

实用中药饮片鉴别与炮制技术
于文玫　崔吉兴　李振国等　主编
湖北科学技术出版社　239 页　16 开　68.00 元

实用中医药学(2 版)
苏友新　杨　洸　主编
人民卫生出版社　281 页　16 开　65.00 元

实用壮药材种植技术:壮文版
覃文格　罗试计　主编
广西科学技术出版社　150 页　16 开　30.00 元

食方在左,药膳在右
景录先　娄安良　胡乐仁　编著
中国医药科技出版社　288 页　大 32 开　36.00 元

食疗本草译注
(唐)孟　诜　原著

上海古籍出版社　284 页　大 32 开　48.00 元

食疗本草译注:修订本

(唐)孟　诜　原著

上海古籍出版社　260 页　大 32 开　45.00 元

食品药品纠纷案件裁判规则·一

韩德强　主编

法律出版社　319 页　16 开　55.00 元

食品药品审核查验年度报告·2019

云南省食品药品审核查验中心编

云南人民出版社　50 页　16 开　25.00 元

食品药品审核查验年度报告·2020

欧阳楠　主编

云南大学出版社　88 页　16 开　25.00 元

食品药品与环境资源犯罪分析报告·2021

李春雷等　编著

中国人民公安大学出版社　303 页　16 开　80.00 元

食物与药性:谷果畜菜的中医解读

赵正孝　周晓玲　税典奎　著

人民卫生出版社　240 页　16 开　49.00 元

食养药膳享瘦提案

唐怡婷　著

中国轻工业出版社　175 页　16 开　49.80 元

食药用真菌资源生物技术及应用

丁重阳　刘高强　杨海龙　编著

科学出版社　168 页　16 开　128.00 元

世纪协和百年药事:北京协和医院药剂科发展史

张　波　梅　丹　李大魁等　主编

中国协和医科大学出版社　424 页　16 开　198.00 元

世间草木皆有故事:人间至美是本草

贾　晗　编著

中国中医药出版社　192 页　16 开　66.00 元

世界卫生组织成人和青少年癌痛药物治疗和放射治疗管理指南

李金祥　主译

人民卫生出版社　118 页　16 开　45.00 元

是斋百一选方

(宋)王　璆　撰

中国医药科技出版社　285 页　16 开　59.00 元

疏风解毒胶囊二次开发研究

刘昌孝　张铁军　彭代银等　主编

科学出版社　644 页　16 开　218.00 元

思考中药:英汉对照本

唐　略　著

学苑出版社　1021 页　16 开　498.00 元

四川省藏药材标准:2020 年版

四川省药品监督管理局　编

四川科学技术出版社　250 页　16 开　196.00 元

四川省医疗机构藏药制剂标准(第二册)

四川省药品监督管理局　编

四川科学技术出版社　284 页　16 开　198.00 元

四川省医疗机构藏药制剂标准(第一册)

四川省药品监督管理局　编

四川科学技术出版社　328 页　16 开　198.00 元

四川省医疗机构细菌耐药、抗菌药物应用、医院感染和真菌病监测年度报告 2019—2020

宗志勇　宋世贵　刘　莉　主编

四川大学出版社　210 页　16 开　58.00 元

四川药用植物原色图谱(全 2 册)

黎跃成　赵军宁　主编

四川科学技术出版社　1270 页　16 开　980.00 元

四川中医药年鉴·2018

四川省中医药管理局　编

四川科学技术出版社　275 页　16 开　100.00 元

四川中医药年鉴·2019

四川省中医药管理局　编

四川科学技术出版社　236 页　16 开　100.00 元

四十年经方方证探研录

余泽运　主编

河南科学技术出版社　318 页　16 开　66.00 元

宋刊《备急总效方》校注

张雪丹　校注

上海科学技术出版社　610 页　16 开　198.00 元

太白中草药精华和验方

陈　斌　张　平　冯　瑞　主编

陕西科学技术出版社　350 页　16 开　168.00 元

太仓地产中药彩色图谱

周　纯　高文元　主编

湖南科学技术出版社　424 页　大 32 开　128.00 元

太平惠民和剂局方新校

陈　承　裴宗元　陈师文　编辑

学苑出版社　565 页　16 开　298.00 元

太行本草图谱之五岳寨

柴天川　王彦刚　陈品英　主编

中医古籍出版社　601 页　大 16 开　298.00 元

泰顺乡村医药选编

政协泰顺县委员会　泰顺县乡村医生协会　编

中医古籍出版社　492 页　16 开　258.00 元

探访中医药文化:汉英对照

梁世伟　主编

浙江大学出版社　238 页　大 32 开　49.00 元

探秘百草世界

杨　槟　主编

首都师范大学出版社　152 页　16 开　41.00 元

探秘薄荷

罗晋萍　康　帅　主编

人民卫生出版社　175 页　大 32 开　46.00 元

探秘冬虫夏草

王淑红　康　帅　主编

人民卫生出版社　167 页　大 32 开　46.00 元

探秘枸杞子

刘　斌　张　炜　主编

人民卫生出版社　219 页　大 32 开　46.00 元

探秘金银花

林永强　康　帅　主编

人民卫生出版社　155 页　大 32 开　46.00 元

汤茶本草:靓汤与凉茶里的本草文化

吴孟华　主编

化学工业出版社　116 页　16 开　39.80 元

汤头歌诀白话解读本

(清)汪　昂　编著

中国中医药出版社　597 页　大 32 开　92.00 元

汤头歌诀全本全译全注

吴少祯　译注

中国医药科技出版社　105 页　16 开　29.00 元

汤头歌诀一看就懂

刘从明　主编

华龄出版社　214 页　16 开　69.00 元

汤液本草

(元)王好古　原著

苏州大学出版社　335 页　16 开　88.00 元

汤阴北艾的研究开发与应用

王一飞　任　哲　主编

暨南大学出版社　192 页　16 开　69.80 元

唐容川血证用药心法

谷建军　编

中国医药科技出版社　212 页　大 32 开　29.00 元

糖尿病药物治疗的药学监护

李　妍　苏乐群　主编

人民卫生出版社　192 页　16 开　52.00 元

糖皮质激素类药物合理应用手册

张美祥　陈文平　主编

人民卫生出版社　408 页　大 32 开　52.00 元

糖皮质激素皮肤科规范应用手册(2 版)

张建中　主编

上海科学技术出版社　358 页　16 开　98.00 元

特色蒙医药防治传染性疾病经验和研究

斯琴巴特尔　席琳图雅　李旻辉　主编

内蒙古科学技术出版社　266 页　16 开　108.00 元

天津市生物医药产业创新力发展报告

中国医学科学院医学信息研究所　编著

天津科学技术出版社　124 页　16 开　90.00 元

天津市中医药传承技术辑要

吴宝新　张智龙　主编

天津科学技术出版社　309 页　大 32 开　60.00 元

天津中医药文化传播发展报告:2016—2020

毛国强　主编

天津科技翻译出版有限公司　166 页　16 开　68.00 元

天然产物核磁共振图解实例

丁中涛　蔡乐等　编著

科学出版社　200 页　16 开　149.00 元

天然产物化学

徐　静　主编

化学工业出版社　263 页　16 开　48.00 元

天然药物化学

王二丽　赵立彦　马菁菁　主编

高等教育出版社　227 页　16 开　44.00 元

天然药物化学

杨　红　赵立彦　主编

中国医药科技出版社　198 页　16 开　39.00 元

天然药物化学(2 版)

邱　峰　主编

清华大学出版社　515 页　16 开　89.80 元

天然药物化学(2 版)

阮汉利　张　宇　主编

中国医药科技出版社　488 页　16 开　75.00 元

天然药物化学(3 版)

魏　红　主编

科学出版社　217 页　16 开　49.80 元

天然药物化学(4 版)

张雷红　谢仲德　主编

中国医药科技出版社　256 页　16 开　48.00 元

天然药物学

郑小吉　孙　玲　主编

中国医药科技出版社　349 页　16 开　88.00 元

天然药物学(2 版)

祖炬雄　李　明　主编

中国医药科技出版社　339 页　16 开　65.00 元

天然药物学(3 版)

徐世义　主编

科学出版社　373 页　16 开　98.80 元

天然药物学实验指导

张　环　张建军　主编

重庆大学出版社　139 页　16 开　29.00 元

天然药物有效成分抗肿瘤机制研究

闫燕艳　著
吉林大学出版社　234 页　16 开　95.00 元

天然药物综合实验
魏洁书　张　镖　张素中　主编
上海浦江教育出版社　193 页　16 开　35.00 元

天然有机化合物结构解析:方法与实例
马国需　杨峻山　编著
化学工业出版社　395 页　16 开　158.00 元

天山雪莲的研究与应用
刘　发　斯拉甫·艾白　主编
中国中医药出版社　177 页　16 开　60.00 元

图解拔罐:孟氏中药拔罐疗法(2 版)
孟宪忠　著
北京科学技术出版社　287 页　16 开　59.00 元

图解本草纲目
张文杰　主编
中医古籍出版社　246 页　大 32 开　69.00 元

图解千金方
张文杰　主编
中医古籍出版社　250 页　大 32 开　69.00 元

图解神农本草经
张文杰　主编
中医古籍出版社　246 页　大 32 开　69.00 元

图解中药学学习指导与习题
欧阳峰松　薛丽君　彭彩云　主编
人民卫生出版社　136 页　16 开　38.00 元

图说抗肿瘤药物治疗一本通
刘艺平　刘文辉　罗芝英　主编
湖南科学技术出版社　710 页　16 开　208.00 元

图说平氏浸膏(全 2 册)
吴淑琴　刘洪吉　刘宸隆等　著
济南出版社　168 叶
16 开　498.00 元

吐鲁番文献合集,医药卷
王兴伊　著
巴蜀书社　559 页　16 开　700.00 元

推进中医药健康服务与互联网融合发展问题研究
邓　勇　主编
对外经济贸易大学出版社　217 页　16 开　50.00 元

外科集验方
(明)周　文　采集
中国中医药出版社　114 页　16 开　48.00 元

外科药学
伍俊妍　曾英彤　魏　理等　主编
中国医药科技出版社　568 页　16 开　138.00 元

外科重症感染与药物治疗
何　清　伍俊妍　主编
人民卫生出版社　486 页　16 开　99.00 元

外用中药制剂基础与用药指南
张晓军　主编
化学工业出版社　128 页　16 开　39.80 元

顽症从风论治:王明杰黄淑芬临证用药心法
叶俏波　江　花　江　玉　主编
人民卫生出版社　192 页　16 开　86.00 元

王希浩中医妇科验方医案医论
王希浩　主编
河南科学技术出版社　183 页　16 开　45.00 元

王晓军经方临证实战录·1,60 则亲诊案例的成败得失
王晓军　陈　伟　王晓彬　著
中国中医药出版社　186 页　大 32 开　39.00 元

巍山古代医药文献《活人心医方》整理
梁敏辉全国基层名老中医药专家传承工作室　编
云南人民出版社　150 页　16 开　60.00 元

维生素 C 关键生产技术
张　静　著
河海大学出版社　162 页　大 32 开　48.00 元

维吾尔医药
黄先菊　魏鸿雁　袁　琳　主编
湖北科学技术出版社　104 页　大 32 开　52.00 元

维西傈僳族自治县中药资源图鉴
李进瞳　和群军　主编
云南科技出版社　453 页　16 开　198.00 元

卫生室的经方故事·第一辑
王彦权　著
中国中医药出版社　16 开　39.00 元

胃肠病食疗用药看这本就够了
戴德银　代升平　韩璐　主编
化学工业出版社　206 页　16 开　39.80 元

文小叔有方说方
文泉杰　著
河南科学技术出版社　340 页　16 开　88.00 元

我国生物医药可持续创新政策体系研究
韩　鹏　著
辽宁大学出版社有限责任公司　191 页　16 开　48.00 元

五官科疾病诊疗与临床用药
张丹丹　林　雁　刘振波　主编
汕头大学出版社　372 页　16 开　198.00 元

武川常见药用植物图鉴
哈　达　袁　波　李旻辉　主编
北京科学技术出版社　212 页　大 16 开　298.00 元

武林本草
谭　天　著

杭州出版社　191 页　16 开　58.00 元

物质依赖典型案例解析

李晓东　张锐敏　主编

科学出版社　425 页　16 开　128.00 元

吸收与药物开发:溶解度、渗透性和电荷状态

(美)Alex Avdeef　著

科学技术文献出版社　597 页　16 开　138.00 元

硒元素技术标准与医药领域专利分析

魏　凤　周　洪　黄开耀等　编著

浙江大学出版社　166 页　16 开　68.00 元

系统中药学

彭　成　主编

中国医药科技出版社　435 页　16 开　88.00 元

细胞工程制药技术

刘　恒　主编

中国农业大学出版社　284 页　16 开　55.00 元

细胞和基因治疗产品的非临床评价研究

王全军　王庆利　主编

清华大学出版社　384 页　16 开　118.00 元

虾青素的开发与利用研究

熊华斌　著

科学出版社　150 页　16 开　98.00 元

夏尔希里药用植物志

黄璐琦　李晓瑾　主编

上海科学技术出版社　250 页　16 开　198.00 元

先秦两汉简帛医方研究

张其成　熊益亮　编著

广东科技出版社　344 页　16 开　120.00 元

现代常见药物临床应用

丁明明等　主编

江西科学技术出版社　146 页　16 开　88.00 元

现代临床用药要点

黄　蕾等　主编

吉林科学技术出版社　149 页　16 开　40.00 元

现代蒙药药理学

乌仁图雅　编著

内蒙古科学技术出版社　152 页　16 开　68.00 元

现代生物技术制药

高向东　主编

人民卫生出版社　303 页　16 开　89.00 元

现代学徒制背景下中医药人才培养模式研究

万碧江　李　佳　黄　伟　主编

湖北科学技术出版社　321 页　16 开　68.00 元

现代药理技术与中医药学

洪　博　隋小宇　卜　明　主编

化学工业出版社　215 页　16 开　68.00 元

现代药物基础与临床应用精要

张爱国等　主编

天津科学技术出版社　420 页　16 开　128.00 元

现代药物学基础与临床

张　艳　著

湖北科学技术出版社　273 页　16 开　68.00 元

现代药物与临床诊疗

郭　芳等　主编

吉林科学技术出版社　514 页　16 开　98.00 元

现代药学基础与常用药物应用

龚　瑜等　主编

黑龙江科学技术出版社　602 页　16 开　88.00 元

现代药学临床应用

罗　璇　王功顺　刘江红等　主编

科学技术文献出版社　636 页　16 开　138.00 元

现代药学研究与应用

杨仲贤　董定国　黄春华等　主编

科学技术文献出版社　355 页　16 开　148.00 元

湘西地区医疗机构处方常用苗药手册

周明高　主编

中医古籍出版社　257 页　32 开　30.00 元

消化科中药配方颗粒协定方手册

王新月　主编

人民卫生出版社　178 页　小 32 开　40.00 元

消化系统中成药临床应用手册

夏兴洲　张勤生　杜桂荣等　主编

郑州大学出版社　230 页　16 开　68.00 元

小儿肾病专业用药咨询标准化手册

许　静　王晓玲　主编

江苏凤凰科学技术出版社　56 页　32 开　16.00 元

小儿卫生总微论方

(宋)佚名氏　撰

中国医药科技出版社　438 页　16 开　86.00 元

小儿药证直诀

(宋)钱　乙　著

中国医药科技出版社　163 页　16 开　36.00 元

小郎中跟师日记·2,草药传奇(上下册)

曾培杰　丁润雅　著

中国科学技术出版社　484 页　大 32 开　60.00 元

心血管药理学

张　喆　朱　宁　孙志会　主编

科学出版社　80 页　16 开　49.80 元

新版国家药典药物速认速查小红书

高楠楠　主编

天津科学技术出版社　623 页　小 32 开　88.00 元

新编百草良方实用图谱

林余霖　主编
华龄出版社　306 页　16 开　89.00 元

新编本草纲目实用图谱
林余霖　主编
华龄出版社　310 页　16 开　89.00 元

新编护士用药手册(4 版)
王静芬　苏志成　主编
北京大学医学出版社　860 页　小 32 开　55.00 元

新编临床药学基础与应用
申慧彬等　主编
吉林科学技术出版社　128 页　16 开　45.00 元

新编临床用药指导
刘洪强　张　妮　陈为富等　主编
科学技术文献出版社　663 页　16 开　68.00 元

新编神农本草经实用图谱
林余霖　主编
华龄出版社　310 页　16 开　89.00 元

新编实用中药学
吕维芬　刘晓玲　周　云　主编
郑州大学出版社　247 页　16 开　49.00 元

新编药物学
武玉娟等　主编
天津科学技术出版社　421 页　16 开　88.00 元

新编药物学理论与实践
刘玉涛　主编
吉林科学技术出版社　90 页　16 开　50.00 元

新编药学基础与实践
姚立山等　主编
沈阳出版社　622 页　16 开　180.00 元

新编药学综合实验教程
贾庆忠　王　磊　王伟　主编
吉林大学出版社　591 页　16 开　128.00 元

新编长沙方歌括
代金豹　编著
中国中医药出版社　82 页　大 32 开　25.00 元

新编中草药彩色图谱(3 版)
朱意麟　李　斌　周　蓓　主编
化学工业出版社　672 页　16 开　198.00 元

新编中草药识别与应用图谱
林余霖　主编
华龄出版社　304 页　16 开　89.00 元

新编中草药实用图谱
林余霖　主编
华龄出版社　308 页　16 开　89.00 元

新编中国药典中药实用图谱
林余霖　主编
华龄出版社　304 页　16 开　89.00 元

新编中国药膳学
杨　扬　主编
科学出版社　295 页　16 开　98.00 元

新冠肺炎中医药防治与化学生物信息学研究
刘永琦　张志明　主编
中国中医药出版社　517 页　16 开　198.00 元

新疆特色药用资源图谱Ⅱ
贾晓光　李晓瑾　主编
科学出版社　248 页　16 开　318.00 元

新疆维吾尔自治区中药维吾尔药饮片炮制规范:2020 年版
余振喜　主编
中国医药科技出版社　367 页　16 开　268.00 元

新田常用药用植物图鉴
柏振红　王勇庆　主编
湖南科学技术出版社　201 页　16 开　80.00 元

新校四圣悬枢 玉楸药解
(清)黄元御　著
学苑出版社　251 页　大 32 开　68.00 元

新型冠状病毒肺炎农村中医药防控手册
李佃贵　主编
人民卫生出版社　112 页　大 32 开　35.00 元

新型抗肿瘤药物合理使用速查手册
肖亚洲　黄　钢　主编
湖南科学技术出版社　242 页　16 开　39.80 元

新药临床试验实践
范大超　主编
上海科学技术出版社　245 页　16 开　128.00 元

新药研究与开发
陈再兴　主编
上海科学技术出版社　287 页　16 开　55.00 元

新资源食疗本草
濮存海　关志宇　李赫宇　主编
科学出版社　112 页　16 开　40.00 元

杏林云南
刘燕波　卞　瑶　左媛媛　主编
云南大学出版社　228 页　16 开　62.00 元

岫岩县中药资源
张建逵　主编
辽宁大学出版社有限责任公司　169 页　16 开　45.00 元

袖珍中草药彩色图谱(2 版)
岳桂华　王全顺　杨高华　编著
化学工业出版社　591 页　小 32 开　79.00 元

叙事:福州中医药文化保护传承的集体记忆
福州市政协文化文史和学习委员会　编
福建美术出版社　1031 页　16 开　198.00 元

薛己用八味丸
刘巨海　李　崧　主编
中国医药科技出版社　57 页　大 32 开　20.00 元
薛己用补中益气汤
闫　石　潘琳琳　主编
中国医药科技出版社　175 页　大 32 开　29.00 元
薛己用六味丸
辛　宁　于志浩　主编
中国医药科技出版社　123 页　大 32 开　26.00 元
学用黄煌经方临证录
孟　彪　高立珍　编著
中国中医药出版社　187 页　16 开　59.00 元
循证中医药基础
谢雁鸣　主编
中国中医药出版社　320 页　16 开　89.00 元
蕈菌功效解析与开发利用
杨槐俊　郭素萍　赵金芬　编著
中国农业科学技术出版社　153 页　16 开　100.00 元
延安时期的医药卫生事业及其历史经验
刘　昌　主编
三秦出版社　182 页　16 开　98.00 元
延长县药用植物图鉴
李怀珠　王金富　主编
东北林业大学出版社　248 页　16 开　98.00 元
炎帝神农与中医药文化
何清湖　孙相如　主编
人民卫生出版社　224 页　16 开　86.00 元
颜正华临证验案与用药经验精选
常章富　主编
学苑出版社　219 页　大 32 开　48.00 元
眼科护理与临床用药
蒋敬霞　门盛男　耿　斐等　主编
四川科学技术出版社　208 页　16 开　68.00 元
眼科临床药理学(3 版)
陈祖基　张俊杰　主编
化学工业出版社　850 页　16 开　298.00 元
燕京明医关幼波常用中药解析
徐春军　孙凤霞　主编
中国中医药出版社　127 页　大 32 开　28.00 元
杨维杰《伤寒论》经方应用讲座
杨维杰　著
中国医药科技出版社　414 页　16 开　69.00 元
瑶药材犁头草、铁皮石斛的研究
朱　华　编著
广西科学技术出版社　156 页　16 开　35.00 元
瑶医药
赵　丹　著
湖北科学技术出版社　246 页　大 32 开　90.00 元
药草茶图鉴
日本株式会社主妇之友社　编
北京美术摄影出版社　167 页　大 32 开　59.00 元
药草云南
刘燕波　孙永林　赵少钦　主编
云南大学出版社　319 页　16 开　98.00 元
药茶疗法治百病(3 版)
程爵棠　程功文　编著
河南科学技术出版社　346 页　大 32 开　39.00 元
药店导购关联销售技巧与成交话术
范月明　著
中华工商联合出版社有限责任公司　206 页　16 开　98.00 元
药动学-药效学:理论与应用
张　菁　主编
科学出版社　566 页　16 开　180.00 元
药剂设备应用技术项目教程
孙传聪　甄　珍　吴翠杨　主编
化学工业出版社　230 页　16 开　59.80 元
药剂学
夏晓静　王　玲　主编
化学工业出版社　301 页　16 开　49.00 元
药剂学
陈　琼　谢其亮　主编
郑州大学出版社　352 页　16 开　59.00 元
药剂学
钟海军　李　瑞　主编
华中科技大学出版社　477 页　16 开　79.80 元
药剂学(2 版)
孟胜男　胡容峰　主编
中国医药科技出版社　445 页　16 开　69.00 元
药剂学(2 版)
张　强　主编
国家开放大学出版社　528 页　16 开　59.00 元
药剂学(2 版)
朱照静　张荷兰　主编
中国医药科技出版社　430 页　16 开　75.00 元
药剂学(3 版)
何　勤　张志荣　主编
高等教育出版社　460 页　16 开　62.00 元
药剂学(3 版)
祁秀玲　贾　雷　主编
科学出版社　338 页　16 开　79.80 元
药剂学(4 版)

赵黛坚　郭维儿　主编
化学工业出版社　363 页　16 开　59.00 元
药剂学和生物药剂学与药物动力学实验及学习指导
鲁卫东　马云淑　主编
科学出版社　162 页　16 开　45.00 元
药剂学实验指导
张素中　陈锐娥　主编
郑州大学出版社　187 页　16 开　39.00 元
药酒大全
褚四红　主编
中医古籍出版社　248 页　大 32 开　59.00 元
药理学
何　蔚　叶和杨　主编
化学工业出版社　339 页　16 开　66.00 元
药理学
孔令军　全晓雯　李林楷　主编
郑州大学出版社　200 页　16 开　43.00 元
药理学
梁建梅　陈永顺　主编
河南科学技术出版社　319 页　16 开　56.00 元
药理学
卢海刚　主编
化学工业出版社　339 页　16 开　55.00 元
药理学
王　淙　田　鑫　主编
郑州大学出版社　452 页　16 开　79.00 元
药理学
云　宇　段为钢　主编
科学出版社　326 页　16 开　75.00 元
药理学
张慧灵　(爱尔兰)Helena Kelly/镇学初等　主编
科学出版社　603 页　16 开　160.00 元
药理学
蒋丽萍　余建强　闵　清　主编
华中科技大学出版社　487 页　16 开　79.00 元
药理学(2 版)
倪　峰　杨丽珠　主编
人民卫生出版社　396 页　16 开　86.00 元
药理学(2 版)
王建刚　张平平　主编
人民卫生出版社　420 页　16 开　82.00 元
药理学(2 版)
魏敏杰　周　红　主编
中国医药科技出版社　554 页　16 开　88.00 元
药理学(2 版)
淤泽溥　林　青　主编
科学出版社　421 页　16 开　89.00 元
药理学(4 版)
胡　刚　周玖瑶　主编
人民卫生出版社　459 页　16 开　88.00 元
药理学(4 版)
秦红兵　韩永红　苏湲淇　主编
高等教育出版社　353 页　16 开　59.00 元
药理学(4 版)
张　虹　胡莉娟　主编
中国医药科技出版社　341 页　16 开　59.00 元
药理学(4 版)
樊一桥　曹　红　主编
科学出版社　309 页　16 开　69.80 元
药理学(5 版)
张硕峰　方晓艳　主编
中国中医药出版社　429 页　16 开　98.00 元
药理学(第 5 版)
(美)George M. Brenner/Craig W. Stevens　主编
北京大学医学出版社　268 页　16 开　198.00 元
药理学(一)阶梯式突破试卷
华职自学考试研究院　编著
汕头大学出版社　73 页　16 开　23.00 元
药理学教程(7 版)
曹永孝　陈莉娜　主编
高等教育出版社　395 页　16 开　48.60 元
药理学实验操作教程:全视频展示
陈乃宏　主编
中国协和医科大学出版社　237 页　16 开　480.00 元
药理学实验及习题指导
魏　鑫　主编
科学出版社　106 页　16 开　29.80 元
药理学实验教程(2 版)
辛　勤　王传功　主编
人民卫生出版社　180 页　16 开　39.00 元
药理学实验与学习指导
周轶平　彭　芳　曾广智　主编
科学出版社　234 页　16 开　59.80 元
药理学习题集(5 版)
张硕峰　方晓艳　主编
中国中医药出版社　303 页　16 开　69.00 元
药理学虚拟仿真实验教程
高　翔　主编
广西科学技术出版社　65 页　16 开　20.00 元
药理学与临床药物应用
石雪梅　鉴红霞　郑媛媛等　主编
黑龙江科学技术出版社　246 页　16 开　88.00 元

药理学与中药药理学实验教程
代　蓉　孙晓菲　主编
科学出版社　108 页　16 开　35.00 元
药理研究方法学
魏　伟　主编
中国医药科技出版社　879 页　16 开　258.00 元
药灵:宜昌人福药业二十年
胡世全　著
长江出版社　426 页　16 开　68.00 元
药品安全舆情的知识图谱获取方法与应用研究
张文学　董富江　连世新等　著
燕山大学出版社　193 页　16 开　51.00 元
药品安全预警信息系统建模研究
张文学等　著
燕山大学出版社　314 页　16 开　83.00 元
药品储存与养护技术
舒　炼　桑　林　杨玉平　主编
中国石化出版社　255 页　16 开　48.00 元
药品储存与养护技术(4 版)
秦泽平　张万隆　主编
中国医药科技出版社　239 页　16 开　45.00 元
药品调剂技术
陈洁忠　主编
郑州大学出版社　363 页　16 开　52.00 元
药品调剂技术
黄欣碧　主编
中国医药科技出版社　166 页　16 开　35.00 元
药品分析与评价关键技术
何　羽　著
湖北科学技术出版社　105 页　16 开　42.00 元
药品供应链质量管理合同示范研究
曹琳琳　著
辽宁大学出版社有限责任公司　248 页　16 开 38.00 元
药品管理法疫苗管理法读本
李　利　焦　红　主编
法律出版社　304 页　16 开　86.00 元
药品和个人护理品　(PPCPs)处理新技术
崔　迪　陈泽毅　程喜铭　著
化学工业出版社　200 页　16 开　85.00 元
药品和生物制品归类指南(上下册)
《药品和生物制品归类指南》编委会　编著
中国海关出版社有限公司　871 页　16 开　480.00 元
药品经营质量管理规范　(GSP)实用教程(4 版)
万春艳　朱雪梅　主编
化学工业出版社　270 页　16 开　49.80 元
药品生产质量管理
翟铁伟　宋　航　主编
科学出版社　242 页　16 开　69.80 元
药品生物检定技术
杨元娟　林　锐　张慧婧　主编
高等教育出版社　264 页　16 开　49.00 元
药品市场营销技术
赵　欣　孙兴力　主编
化学工业出版社　244 页　16 开　49.80 元
药品市场营销技术(4 版)
严立浩　严　振　主编
化学工业出版社　343 页　16 开　49.80 元
药品信息化追溯体系架构设计与实践
陈　锋　王俊宇　王开疆　主编
科学出版社　226 页　16 开　119.00 元
药品营销学原理
谢纳泽　马　静　主编
河南大学出版社　295 页　16 开　48.00 元
药品知识产权全攻略(2 版)
袁红梅　王海南　主编
中国医药科技出版社　321 页　16 开　68.00 元
药品质量管理
历　娜　王　缨　主编
中国石油大学出版社　121 页　16 开　28.00 元
药品质量检测技术
王　缨　王艳红　主编
中国石油大学出版社　245 页　16 开　42.80 元
药品质量检测技术
张佳佳　主编
中国医药科技出版社　226 页　16 开　48.00 元
药品专利链接与专利延长
闫　娜　主编
知识产权出版社　249 页　16 开　80.00 元
药膳 汤膳 粥膳
褚四红　主编
中医古籍出版社　244 页　大 32 开　59.00 元
药膳早知道,宝宝身体好
朱清广　姚重界　主编
上海科学技术出版社　177 页　16 开　38.00 元
药圣李时珍
王雪影　编绘
中国少年儿童出版社　50 页　16 开　12.50 元
药师的沟通技能
(美)Bruce A. Berger　主编
人民卫生出版社　243 页　16 开　56.00 元
药食同源对症速查手册
胡献国　主编

中国中医药出版社　307 页　16 开　59.80 元
药食同源物质诠释
黄璐琦　陈　敏　主编
人民卫生出版社　508 页　16 开　118.00 元
药食同源与治未病
杨　波　于纯淼　修国辉　主编
中国中医药出版社　370 页　16 开　98.00 元
药事法规实用教程(4 版)
严　振　吴海侠　主编
化学工业出版社　265 页　16 开　45.00 元
药事管理学
孙桂芝　罗斌华　主编
化学工业出版社　355 页　16 开　58.00 元
药事管理学(2 版)
刘红宁　主编
中国中医药出版社　261 页　16 开　68.00 元
药事管理学(2 版)
田　侃　吕雄文　主编
中国医药科技出版社　340 页　16 开　55.00 元
药事管理学(2 版)
张立明　罗　臻　主编
清华大学出版社　312 页　16 开　69.80 元
药事管理学(3 版)
谢　明　田　侃　主编
人民卫生出版社　279 页　16 开　68.00 元
药事管理与法规
毛午佳　周　立　李德鑫　主编
西南交通大学出版社　269 页　16 开　55.00 元
药事管理与法规
李　隽　孟　俊　主编
中国医药科技出版社　192 页　16 开　36.00 元
药事管理与法规
舒　炼　祝　悦　张嘉杨　主编
重庆大学出版社　271 页　16 开　48.00 元
药事管理与法规
谢　明　田　侃　主编
人民卫生出版社　288 页　16 开　69.00 元
药事管理与法规(2 版)
查道成　肖　兰　主编
科学出版社　234 页　16 开　49.80 元
药事管理与法规(2 版)
李洁玉　杨冬梅　卞晓霞　主编
高等教育出版社　263 页　16 开　49.00 元
药事管理与法规(3 版)
杨世民　主编
高等教育出版社　372 页　16 开　51.00 元
药事管理与法规(4 版)
韩宝来　梁　艳　主编
化学工业出版社　294 页　16 开　48.00 元
药事管理与法规(4 版)
沈　力　李桂荣　主编
中国医药科技出版社　292 页　16 开　55.00 元
药事管理与法规辅导用书
星恒教育教务组　主编
沈阳出版社　220 页　16 开　139.00 元
药事管理专业导论(2 版)
杨　勇　主编
东南大学出版社　105 页　16 开　28.00 元
药事合规管理
万仁甫　编著
中国医药科技出版社　288 页　16 开　58.00 元
药物Ⅰ期临床试验质量管理实践
蒋　萌　邹　冲　主编
人民卫生出版社　349 页　16 开　69.00 元
药物毒理学(2 版)
宋丽华　王立辉　主编
中国医药科技出版社　219 页　16 开　39.00 元
药物毒性诊断病理学
张惠铭　姚大林　主编
科学出版社　628 页　16 开　498.00 元
药物分离技术
吴　昊　张　洁　主编
化学工业出版社　283 页　16 开　59.80 元
药物分析
张　郴　赵艳霞　孟彦波　主编
世界图书出版广东有限公司　253 页　16 开　57.00 元
药物分析
郑一美　主编
化学工业出版社　245 页　16 开　46.00 元
药物分析(2 版)
张振秋　马　宁　主编
中国医药科技出版社　377 页　16 开　59.00 元
药物分析(4 版)
欧阳卉　唐　倩　主编
中国医药科技出版社　333 页　16 开　59.00 元
药物分析(4 版)
王炳强　曾玉香　主编
化学工业出版社　257 页　16 开　48.00 元
药物分析(4 版)
张士清　主编
科学出版社　274 页　16 开　65.80 元
药物分析技术进展与应用

张金兰　主编
中国协和医科大学出版社　465 页　16 开　128.00 元
药物分析检测技术与实践规范
王丽丽　罗　兰　主编
郑州大学出版社　262 页　16 开　49.00 元
药物分析学(3 版)
曾　苏　主编
高等教育出版社　464 页　16 开　59.80 元
药物分析综合实训
郗枝花　赵克霞　主编
东南大学出版社　304 页　16 开　49.00 元
药物合成反应
孙丽萍　黄文才　主编
科学出版社　366 页　16 开　88.00 元
药物合成反应实验(2 版)
刘玮炜　主编
化学工业出版社　138 页　16 开　36.00 元
药物合成及检验综合实训教程
白　影　吴春健　姚梅悦　主编
山东大学出版社　372 页　16 开　52.00 元
药物合成实验汉英双语教程
康淑荷　陆丽娜　主编
中国环境出版集团　195 页　大 16 开　38.00 元
药物合理应用
王　伟　编著
汕头大学出版社　124 页　16 开　98.00 元
药物和医疗器械临床试验 300 问及案例分析(2 版)
赵　戬　许重远　主编
人民卫生出版社　218 页　16 开　69.00 元
药物化学
方　浩　主编
科学出版社　462 页　16 开　108.00 元
药物化学
靳佩芸　林丽敏　韩子华　主编
郑州大学出版社　242 页　16 开　55.00 元
药物化学
李玉龙　主编
北京理工大学出版社有限责任公司　352 页　16 开　68.00 元
药物化学
张　静　主编
化学工业出版社　240 页　16 开　49.80 元
药物化学
李群力　林大专　主编
中国医药科技出版社　296 页　16 开　55.00 元
药物化学(2 版)
孟繁浩　李念光　主编
中国医药科技出版社　365 页　16 开　58.00 元
药物化学(2 版)
尤启冬　主编
中央广播电视大学出版社　308 页　16 开　43.00 元
药物化学(3 版)
孟彦波　主编
科学出版社　269 页　16 开　65.80 元
药物化学(3 版)
张彦文　陈小林　主编
高等教育出版社　352 页　16 开　58.00 元
药物化学(4 版)
刘文娟　兰作平　主编
中国医药科技出版社　343 页　16 开　59.00 元
药物化学(4 版)
尤启冬　主编
化学工业出版社　554 页　16 开　79.80 元
药物化学实验
胡海霞　黄　鹏　主编
中国科学技术大学出版社　140 页　16 开　30.00 元
药物化学实验教程
宋亚丽　主编
科学出版社　62 页　16 开　25.00 元
药物化学实验与指导(2 版)
尤启冬　主编
中国医药科技出版社　153 页　16 开　40.00 元
药物检测技术
邹小丽　丁晓红　主编
化学工业出版社　279 页　16 开　59.00 元
药物检测技术(2 版)
林　锐　陈　咏　主编
人民卫生出版社　271 页　16 开　62.00 元
药物检测技术(2 版)
王文洁　张亚红　主编
中国医药科技出版社　340 页　16 开　59.00 元
药物检验基础
陈行辉　韩　梅　姜　俊　著
世界图书出版广东有限公司　151 页　16 开　88.00 元
药物开发与合成的艺术
(美)安田信义等　著
化学工业出版社　268 页　16 开　128.00 元
药物流行病学
吕雄文　主编
中国医药科技出版社　270 页　16 开　55.00 元
药物设计学(2 版)
姜凤超　刘鹰翔　主编

中国医药科技出版社　296 页　16 开　57.00 元

药物学基础

王　博　主编

重庆大学出版社　250 页　16 开　45.00 元

药物学基础与临床应用

杨明伦　著

湖北科学技术出版社　250 页　16 开　68.00 元

药物制剂辅料与包装材料

邱妍川　方丽波　柴翠元　主编

高等教育出版社　314 页　16 开　58.00 元

药物制剂辅料与包装材料(2 版)

关志宇　主编

中国医药科技出版社　221 页　16 开　45.00 元

药物制剂工艺与设备

杜妍辰　石更强　主编

科学出版社　187 页　16 开　80.00 元

药物制剂技术

丁　立　主编

中国医药科技出版社　483 页　16 开　78.00 元

药物制剂技术

杨　季　主编

上海科学技术出版社　427 页　16 开　59.00 元

药物制剂技术(2 版)

丁　立　邹玉繁　主编

化学工业出版社　285 页　16 开　46.00 元

药物制剂技术(3 版)

于广华　毛小明　主编

化学工业出版社　358 页　16 开　59.80 元

药物制剂技术(4 版)

胡　英　张炳盛　主编

中国医药科技出版社　324 页　16 开　58.00 元

药物制剂技术与设备(4 版)

杨瑞虹　主编

化学工业出版社　306 页　16 开　49.00 元

药物制剂设备(2 版)

王知斌　主编

中国医药科技出版社　241 页　16 开　39.00 元

药物制剂设备(3 版)

杨宗发　董天梅　主编

中国医药科技出版社　348 页　16 开　65.00 元

药物制剂新技术与新剂型

孙洁胤　主编

浙江大学出版社　197 页　16 开　39.00 元

药物治疗学

翟所迪　刘　芳　主编

中央广播电视大学出版社　272 页　16 开　39.00 元

药性歌括四百味全本全译全注

吴少祯　译注

中国医药科技出版社　135 页　16 开　35.00 元

药性觅踪稽古录

梁茂新　范　颖　主编

人民卫生出版社　331 页　16 开　99.00 元

药学(师)学霸笔记

卫生资格药学职称考试研究组　编

中国原子能出版社　331 页　16 开　58.00 元

药学(师)资格考试拿分考点随身记(3 版)

刘隆臻　栾淑娟　主编

中国医药科技出版社　600 页　32 开　59.00 元

药学(师)资格考试通关必做 3000 题

卫生专业技术资格考试研究专家组　编写

中国医药科技出版社　343 页　16 开　65.00 元

药学(士)学霸笔记

卫生资格药学职称考试研究组　编

中国原子能出版社　268 页　16 开　58.00 元

药学(士)资格考试拿分考点随身记(3 版)

刘隆臻　栾淑娟　主编

中国医药科技出版社　539 页　32 开　59.00 元

药学(士)资格考试通关必做 3000 题

卫生专业技术资格考试研究专家组　编写

中国医药科技出版社　313 页　16 开　59.00 元

药学(中级)学霸笔记

卫生资格药学职称考试研究组　编

中国原子能出版社　363 页　16 开　58.00 元

药学导论

李建恒　主编

科学出版社　122 页　16 开　45.00 元

药学导论

陈莉敏　齐永秀　主编

华中科技大学出版社　132 页　16 开　29.80 元

药学导论

兰小群　张颖梅　毛芹超　主编

华中科技大学出版社　134 页　16 开　39.90 元

药学服务实务(2 版)

陈地龙　姚晓敏　主编

中国医药科技出版社　385 页　16 开　69.00 元

药学服务实务(2 版)

许杜娟　主编

中国医药科技出版社　317 页　16 开　52.00 元

药学概论

肖庆桓　主编

上海科学技术出版社　110 页　16 开　25.00 元

药学概论

冯雪松　主编
中国医药科技出版社　283 页　16 开　48.00 元
药学基础理论与临床药物应用
张秀峰　刘海忠　付春燕等　主编
科学技术文献出版社　450 页　16 开　88.00 元
药学基础与药学知识体系构建
曹　毅　著
湖北科学技术出版社　118 页　16 开　48.00 元
药学技能综合实训
张　娜　编著
中国海洋大学出版社　154 页　16 开　39.00 元
药学监护实施指南:药师实用手册
(葡) Filipa Alves da Costa/(荷) J. W. Foppe van Mil/(秘) Aldo Alvarez-Risco　主编
化学工业出版社　460 页　16 开　128.00 元
药学课程思政教学案例集
韩　峰　徐华娥　主编
人民卫生出版社　146 页　16 开　49.00 元
药学理论与临床应用
李广涛　著
吉林科学技术出版社　221 页　16 开　98.00 元
药学理论与临床应用
孙著叶　崔　明　魏玉芝等　主编
科学技术文献出版社　323 页　16 开　148.00 元
药学论文写作
章新友　主编
人民卫生出版社　255 页　16 开　78.00 元
药学微生物(3 版)
刘春兰　主编
化学工业出版社　280 页　16 开　49.80 元
药学综合实验教程
何黎黎　主编
四川科学技术出版社　230 页　16 开　66.00 元
药用高分子材料学
张　倩　主编
四川大学出版社　262 页　16 开　68.00 元
药用微生物学基础(4 版)
陈明琪　罗　翀　主编
中国医药科技出版社　174 页　16 开　38.00 元
药用有机化学
仲继燕　吴　旭　林　丽　主编
重庆大学出版社　230 页　16 开　38.00 元
药用植物
(法) Selge　Schall　著
三联书店　149 页　16 开　68.00 元
药用植物土传病害防治技术
石明旺　孔凡彬　郎剑锋　著
中国农业出版社　305 页　大 32 开　68.00 元
药用植物微形态图解
金　山　张兴元　著
山西科学技术出版社　360 页　16 开　298.00 元
药用植物学
程贵兰　詹立平　主编
中国农业大学出版社　269 页　16 开　52.00 元
药用植物学
丁　平　主编
中国医药科技出版社　336 页　16 开　79.00 元
药用植物学
李　涛　吴　波　陈立娜　主编
华中科技大学出版社　360 页　16 开　62.00 元
药用植物学(2 版)
董诚明　王丽红　主编
中国医药科技出版社　317 页　16 开　59.00 元
药用植物学(3 版)
严铸云　张水利　主编
人民卫生出版社　398 页　16 开　79.00 元
药用植物学(5 版)
刘春生　谷　巍　主编
中国中医药出版社　299 页　16 开　85.00 元
药用植物栽培技术(3 版)
章承林　龚福保　主编
中国农业大学出版社　275 页　16 开　49.00 元
药用植物栽培与加工学
刘汉珍　主编
安徽大学出版社　167 页　16 开　39.00 元
药源性疾病临床防治
李　健　赵宁民　主编
郑州大学出版社　300 页　16 开　69.00 元
药之道:常见慢病用药指导
谭胜蓝　张毕奎　主编
中南大学出版社　399 页　16 开　88.00 元
叶橘泉经方临床之运用:增补版
叶橘泉　编著
中国中医药出版社　192 页　16 开　54.00 元
叶天士用小方心法
李成文　林　怡　主编
中国医药科技出版社　467 页　大 32 开　58.00 元
液相色谱与质谱技术在天然药物研究中的应用
辛　杨　王　哲　王海军等　编著
化学工业出版社　232 页　16 开　98.00 元
一本书读懂千金方
刘从明　主编

华龄出版社 214 页 16 开 69.00 元

一贯煎

牛云飞 符惠娟 徐厚平 主编

中国中医药出版社 334 页 大 32 开 49.00 元

一句话考点,药学

润德教育 编

华南理工大学出版社 221 页 32 开 49.00 元

一句话考点,中药学

润德教育 编

华南理工大学出版社 226 页 32 开 49.00 元

一生健康的用药必知系列科普丛书(全 11 本)

赵 杰 总主编

人民卫生出版社 885 页 19×32 开 493.00 元

一体化视野下长三角医药产业高质量发展研究

袁建伟等 著

浙江工商大学出版社 399 页 16 开 75.00 元

医案医话膏方:袁兴石 50 年临床经验

袁兴石 著

中国中医药出版社 413 页 16 开 88.00 元

医道留香:沉香名医名案名方研究

朱 垚 陆 明 杨念明 主编

东南大学出版社 350 页 16 开 117.00 元

医鉴草:孔氏医案校评

(清)孔继菼 著

山东科学技术出版社 216 页 16 开 38.00 元

医疗机构中药饮片临方炮制手册

于葆墀 李向日 罗容等 主编

中国中医药出版社 231 页 大 32 开 39.00 元

医疗设备检测技术与药学临床检验

傅 立 王洪鹏 李美芳 主编

黑龙江科学技术出版社 127 页 16 开 55.00 元

医疗设备检验管理与药学检验技术

张洪生 洪晓鸣 韩 峰 主编

汕头大学出版社 379 页 16 开 198.00 元

医聊:医药代表拜访指南(2 版)

(美)Andy Farah 著

电子工业出版社 186 页 16 开 68.00 元

医脉相传:我们的中医药文化

肖莉莉 著

黄山书社 299 页 小 32 开 55.00 元

医药电工电子学教程

侯俊玲 王 勤 高清河 主编

科学出版社 223 页 16 开 58.00 元

医药电子商务

段文海 孙 晓 主编

中国医药科技出版社 142 页 16 开 35.00 元

医药高等数学(6 版)

钱微微 林剑鸣 主编

科学出版社 267 页 16 开 43.00 元

医药高等数学学习辅导(5 版)

吕佳萍 傅 爽 主编

科学出版社 155 页 16 开 29.80 元

医药国际贸易实务(2 版)

徐爱军 杨敬宇 主编

人民卫生出版社 253 页 16 开 65.00 元

医药类大学生职业规划与就业创业指导

杜文清 张宝玲 主编

南京大学出版社 257 页 16 开 45.80 元

医药冷链物流

孙前进 孙 静 陈学英 编著

中国发展出版社 248 页 16 开 42.00 元

医药伦理学(2 版)

郝军燕 周鸿艳 主编

中国医药科技出版社 133 页 16 开 35.00 元

医药企业安全生产(2 版)

崔成红 郭建慧 主编

中国轻工业出版社 227 页 16 开 39.00 元

医药企业安全生产管理实务

孔庆新 谢 奇 主编

化学工业出版社 231 页 16 开 49.80 元

医药企业法律实务公开课

戴汇瑜 杜国顺 主编

化学工业出版社 460 页 16 开 128.00 元

医药企业管理实务

薛见亮 侯媛芳 主编

中国医药科技出版社 187 页 16 开 38.00 元

医药商品购销员

人力资源社会保障部职业能力建设司 编制

中国劳动社会保障出版社 186 页 大 16 开 36.00 元

医药商品购销员,初级

张 瑜 杨 帆 主编

中国劳动社会保障出版社 192 页 16 开 35.00 元

医药商品购销员,基础知识

杨文章 张发余 主编

中国人事出版社 222 页 16 开 40.00 元

医药商品基础

都慧慧 林瑾文 主编

中国医药科技出版社 306 页 16 开 58.00 元

医药商品学(3 版)

王雁群 主编

中国医药科技出版社 443 页 16 开 79.00 元

医药商品营销实务(2 版)

潘　雪　主编
中央广播电视大学出版社　267 页　16 开　39.00 元

医药生物领域专利申请文件撰写精解
冯小兵　主编
知识产权出版社　607 页　16 开　180.00 元

医药市场营销(4 版)
沈志平　主编
科学出版社　189 页　16 开　45.00 元

医药市场营销实务
丛淑芹　主编
中国医药科技出版社　210 页　16 开　45.00 元

医药市场营销实务(4 版)
甘湘宁　周凤莲　主编
中国医药科技出版社　256 页　16 开　45.00 元

医药数理统计(4 版)
高祖新　主编
中国医药科技出版社　186 页　16 开　38.00 元

医药数理统计(6 版)
马志庆　杨松涛　主编
科学出版社　226 页　16 开　39.80 元

医药数理统计实训(2 版)
王万荣　主编
东南大学出版社　155 页　16 开　35.00 元

医药数理统计学习辅导(5 版)
汪旭升　沈宗山　主编
科学出版社　128 页　16 开　29.80 元

医药文物背后的故事
卢　颖　韩晓雯　主编
中国中医药出版社　170 页　16 开　69.00 元

医药文献检索与创新创业
章新友　主编
江西高校出版社　206 页　16 开　36.00 元

医药消费者行为学
鲁汉玲　刘永忠　主编
中国医药科技出版社　230 页　16 开　48.00 元

医药新零售
王　浩　刘小东　主编
电子工业出版社　224 页　16 开　75.00 元

医药应用文写作(3 版)
廖楚珍　曾守群　主编
中国医药科技出版社　268 页　16 开　48.00 元

医药英语(3 版)
崔成红　谷　珊　主编
中国医药科技出版社　150 页　16 开　34.00 元

医药政策改革与医药行业研发创新
范纯增　著
上海财经大学出版社　196 页　16 开　69.00 元

医药知识产权保护与健康权保障之平衡研究
杨睿宇　著
重庆大学出版社　157 页　16 开　59.00 元

医药知识产权保护与运营
谢　伟　主编
知识产权出版社有限责任公司　266 页　16 开　89.00 元

医药组织行为学
吴　方　茅宁莹　主编
中国医药科技出版社　251 页　16 开　49.00 元

医院药学副主任、主任药师资格考试习题精编(2 版)
高级卫生专业技术资格考试命题研究委员会组　编
上海科学技术出版社　384 页　16 开　118.00 元

医院药学概要(2 版)
潘雪丰　杨冬梅　主编
人民卫生出版社　158 页　16 开　49.00 元

医院药学高级教程
阚全程　主编
中华医学电子音像出版社　594 页　16 开　300.00 元

医院药学实践指导
曹颖男　钟春燕　主编
上海浦江教育出版社　145 页　16 开　30.00 元

彝药资源学
张志锋　黄艳菲　尚远宏　主编
民族出版社　128 页　16 开　45.00 元

彝族医药文化遗产保护传承理论与实践
徐士奎　罗艳秋　著
云南科技出版社　462 页　16 开　180.00 元

疫苗
(美)Kristen A. Fimster　著
华中科技大学出版社　252 页　大 32 开　88.00 元

疫苗:医学史上最伟大的救星及其争议
(美)Arthur Allen　著
三联书店　523 页　16 开　69.00 元

疫苗简史
张文宏　王新宇　主编
上海教育出版社　227 页　32 开　68.00 元

疫苗可预防疾病监测标准
周祖木　主译
人民卫生出版社　315 页　16 开　138.00 元

疫苗是什么
孙晓冬　主编
上海科学技术出版社　142 页　大 32 开　58.00 元

阴山中蒙药资源图志(全 3 卷)
黄璐琦　李旻辉　阿古拉　主编
福建科学技术出版社　1856 页　16 开　1580.00 元

银杏酮酯分散片治疗心脑血管疾病临床应用专家共识
中华中医药学会　发布
中国中医药出版社　8页　大16开　25.00元
勇立潮头　扬帆前行：江苏省医院药学品质管理十周年专辑
苏　皖　周永刚　主编
中国科学技术大学出版社　164页　16开　108.00元
用药安全主管
（美）Connie M. Larson/Debbie Sean　主编
科学技术文献出版社　423页　16开　99.00元
优质中药材种植全攻略：一本写给药农的中药材宝典
黄璐琦　王　升　郭兰萍　主编
中国农业出版社　213页　16开　108.00元
优质中药饮片质量标准·第二册
李　丽　刘　颖　主编
科学出版社　688页　16开　468.00元
尤昭玲妇科临证药对
文乐兮　主编
广东科技出版社　340页　16开　98.00元
柚皮苷防治DPM所致COPD的作用及机制研究
苏薇薇　师　瑞　吴　灏等　著
中山大学出版社　134页　16开　48.00元
柚皮苷人体药代动力学方法学研究与群体药代动力学模型的构建
苏薇薇　白　杨　彭　维等　著
中山大学出版社　123页　16开　48.00元
柚皮素对呼吸道张力收缩、浆液分泌的调控作用及肺部给药的成药性研究
苏微微　关敏怡　师　瑞等　著
中山大学出版社　178页　16开　68.00元
余瀛鳌通治方验案按
李鸿涛　主编
北京科学技术出版社　242页　16开　69.00元
域外本草记
赵中振　著
北京科学技术出版社　256页　16开　98.00元
粤八味：广东省首批保护地道药材
曹　晖　主编
暨南大学出版社　423页　16开　120.00元
云梦药用植物图志
康旭卉　主编
华中科技大学出版社　421页　16开　298.00元
云南地道药材滇黄精研究
俞　捷　杨兴鑫　主编
云南科技出版社　396页　16开　78.00元
云南中医名医名方录（第一卷）
熊　磊　吴永贵　李兆福　主编
人民卫生出版社　511页　16开　99.00元
云南中医药产业发展：分析与政策
孟庆红　章涤凡　编著
云南人民出版社　207页　16开　40.00元
孕期与哺乳期用药
吴效科　黄志超　主译
科学出版社　603页　16开　258.00元
张博士医考红宝书执业药师（全7本）
张博士医考编委组　编著
中医古籍出版社　3510页　16开　1400.00元
张景岳用地黄
王　振　刘桂荣　主编
中国医药科技出版社　173页　大32开　29.00元
张氏医门零金碎玉微信小课堂·第二集，张炳厚讲中药临床应用与鉴别
张炳厚　主编
中国中医药出版社　252页　大32开　49.00元
张文鹤讲小儿护肤有妙方
张文鹤　著
湖南科学技术出版社　254页　大32开　60.00元
张永杰用药心得汇讲
张永杰　尹德辉　邱晓堂　主编
科学出版社　142页　16开　68.00元
张仲景方剂研究
林家坤　著
科学出版社　176页　16开　68.00元
张仲景经方对药临床应用手册
赵德喜　主编
同济大学出版社　199页　16开　88.00元
章永红抗癌用药经验
章永红　章　迅　丁大伟　著
江苏凤凰科学技术出版社　385页　16开　79.00元
彰武县药用植物及常见植物编目
杨正书　孙文松　主编
辽宁科学技术出版社　248页　16开　80.00元
长白山药用植物图鉴及DNA条形码
宋经元　于俊林等　著
科学出版社　664页　16开　598.00元
浙北本草
李明德　主编
浙江工商大学出版社　343页　16开　218.00元
浙江通志·第三十七卷，食品药品监督管理志
《浙江通志》编纂委员会　编
浙江科学技术出版社　593页　16开　280.00元
浙江中医药健康服务业态泛览
陈永灿　马凤岐　主编

浙江工商大学出版社　151 页　16 开　69.00 元
针药结合学
程海波　徐　斌　主编
中国中医药出版社　494 页　大 32 开　80.00 元
针药结合治疗高脂血症
姜劲峰　主编
江苏凤凰科学技术出版社　135 页　大 32 开　38.00 元
珍珠母蛋白 N16 抗骨质疏松的研究
苏薇薇　李沛波　马结仪等　著
中山大学出版社　161 页　16 开　56.00 元
诊断试剂注册技术审评指导原则汇编
国家药品监督管理局医疗器械技术审评中心　组织编写
中国医药科技出版社　572 页　16 开　216.00 元
整合运动药理学
赵志刚　郭建军　主编
中国医药科技出版社　353 页　16 开　89.00 元
证类本草(全 3 册)
(宋)唐慎微　撰
中国医药科技出版社　1596 页　16 开　268.00 元
郑州中医药文化概览
禄保平　苗艳艳　主编
郑州大学出版社　247 页　16 开　89.00 元
芝含灵瑞:灵芝
何清湖　李明焱　主编
中医古籍出版社　272 页　16 开　98.00 元
知识的传承与保护研究:以武陵山区土家族医药为例
梁正海等　著
光明日报出版社　263 页　16 开　89.00 元
制剂单元操作及仿真实训
张　华　王　恒　王　盛　主编
上海交通大学出版社　217 页　大 32 开　58.00 元
制药单元操作技术(3 版·全2册)
张宏丽　张天兵　于文国等　主编
化学工业出版社　508 页　16 开　87.00 元
制药工程实验
李彩文　主编
天津大学出版社　204 页　16 开　42.00 元
制药工程制图(3 版)
江　峰　钱红亮　于　颖　主编
化学工业出版社　273 页　16 开　49.80 元
制药工程专业导论
赵肃清　主编
化学工业出版社　164 页　16 开　35.00 元
制药工程专业实验
韦　琨　主编
高等教育出版社　197 页　16 开　27.20 元
制药过程原理与设备(3 版)
吴建明　仲剑锋　主编
中国医药科技出版社　265 页　16 开　49.00 元
制药设备
黄亚东　李　伟　主编
中国轻工业出版社　430 页　16 开　56.00 元
制药设备与车间设计
刘永忠　主编
中国医药科技出版社　259 页　16 开　45.00 元
制药设备与技术
胡　颖　沈　珺　主编
化学工业出版社　206 页　16 开　58.00 元
制药行业水污染全过程控制技术发展蓝皮书
曾　萍　刘庆芬　刘文富等　编著
冶金工业出版社　143 页　16 开　48.00 元
制药用水
张功臣　主编
化学工业出版社　447 页　16 开　198.00 元
治疗新律 药性提要
秦伯未　著
中国医药科技出版社　79 页　16 开　20.00 元
致幻药物的行为神经生物学
(美)Adam L. Halberstadt/(瑞士)Franz X. Vollenweider/(美)David E. Nichols　主编
化学工业出版社　326 页　16 开　150.00 元
中草药辨识与应用
周日宝　主编
中国中医药出版社　233 页　16 开　56.00 元
中草药大全彩色图鉴
林余霖　主编
华龄出版社　214 页　16 开　69.00 元
中草药鉴别与应用
辛丽静　主编
中医古籍出版社　248 页　大 32 开　69.00 元
中成药处方案例点评
金　锐　王宇光　林晓兰　主编
北京科学技术出版社　594 页　16 开　158.00 元
中成药分析 HPLC 转换成 UPLC 应用技术
高国峰　笔雪艳　主编
黑龙江科学技术出版社　274 页　16 开　148.00 元
中成药临床应用指南,妇科疾病分册(2 版)
罗颂平　杜惠兰　主编
中国中医药出版社　277 页　16 开　73.00 元
中成药学(2 版)
陈子珺　董志颖　主编

上海科学技术出版社　235 页　16 开　58.00 元

中成药学(3 版)

杜守颖　崔　瑛　主编

人民卫生出版社　296 页　16 开　69.00 元

中国藏药资源特色物种图鉴(全 4 册)

钟国跃　刘　翔　主编

北京科学技术出版社　2941 页　16 开　1980.00 元

中国仿制药蓝皮书:2021 版

中国医学科学院药物研究所　中国医药工业信息中心　中国食品药品检定研究院　编著

中国协和医科大学出版社　202 页　32 开　48.00 元

中国非处方药行业发展蓝皮书·2018

中国非处方药物协会　编

化学工业出版社　158 页　16 开　68.00 元

中国葛根

徐　立　编著

中国中医药出版社　262 页　16 开　68.00 元

中国股权投资研究蓝皮书,医药行业

诚通基金　广发证券　编著

中国经济出版社　237 页　16 开　88.00 元

中国国家医保药品管理政策研究

中国发展研究基金会　著

中国发展出版社　372 页　16 开　108.00 元

中国家庭合理用药

中国保健协会科普教育分会　组织编写

中国医药科技出版社　100 页　大 32 开　35.00 元

中国金银花:临床应用

张龙霏　赵宏伟　张永清　编著

中国医药科技出版社　571 页　大 16 开　185.00 元

中国近现代中医药期刊续编·第二辑:影印本(全 10 册)

王咪咪　主编

北京科学技术出版社　7110 页　16 开　8460.00 元

中国抗生素发展纪事:60 年的实践与见证

蔡年生　编著

化学工业出版社　303 页　16 开　98.00 元

中国科技之路,中医药卷:健康脊梁

仝小林　本卷主编

中国中医药出版社　268 页　16 开　100.00 元

中国民族药医院制剂目录(第四卷)

中央民族大学民族药医院制剂目录课题组　编著

化学工业出版社　569 页　16 开　238.00 元

中国迁地栽培植物志,药用植物(一)

黄宏文　主编

中国林业出版社　398 页　大 16 开　348.00 元

中国人应该这样用药:家庭中成药使用指南

肖建喜　著

天津科学技术出版社　322 页　大 32 开　58.00 元

中国食品药品检验年鉴·2019

中国食品药品检定研究院　组织编写

中国医药科技出版社　191 页　16 开　298.00 元

中国药典动物药材研究(全 2 册)

李军德　陈仕江　黄璐琦　主编

福建科学技术出版社　822 页　16 开　580.00 元

中国药品监督管理研究会年鉴·2020

中国药品监督管理研究会　编

159 页　16 开　280.00 元

中国药品流通行业发展报告·2021

邓金栋　温再兴　主编

社会科学文献出版社　350 页　16 开　198.00 元

中国药食同源资源开发与利用

田建平　胡远艳　主编

吉林大学出版社　297 页　16 开　92.00 元

中国药学年鉴·2018—2019

彭司勋　主编

中国医药科技出版社　636 页　16 开　460.00 元

中国药用植物志(第八卷)被子植物门,双子叶植物纲

艾铁民　主编

北京大学医学出版社　1391 页　16 开　790.00 元

中国药用植物志(第二卷)被子植物门,双子叶植物纲

艾铁民　主编

北京大学医学出版社　1510 页　大 16 开　850.00 元

中国药用植物志(第十三卷)中国药用植物志词汇(上下册)

艾铁民　主编

北京大学医学出版社　3125 页　16 开　935.00 元

中国药用植物志(第一卷)黏菌门 卵菌门 真菌门等

艾铁民　主编

北京大学医学出版社　1391 页　16 开　800.00 元

中国医药产业国际化蓝皮书·2021

中国医药保健品进出口商会　联合国工业发展组织投资和技术促进办公室　编著

中国商务出版社　254 页　16 开　128.00 元

中国医药企业与医疗机构合规蓝皮书·2019—2020

王　岳　万　欣　辛　红　主编

人民日报出版社　222 页　16 开　69.00 元

中国医药企业知识产权管理

刘　建　黄　璐　主编

知识产权出版社　366 页　16 开　128.00 元

中国医药物流发展报告·2021

中国物流与采购联合会医药物流分会　北京盛世华人供应链管理有限公司　编

中国财富出版社有限公司　249 页　16 开　299.00 元

中国疫苗招标、采购和配送管理优化研究

付朝伟　主编
上海科学技术出版社　170 页　16 开　48.00 元

中国制药工业发展报告·2021
刘敬桢　温再兴　主编
社会科学文献出版社　385 页　16 开　198.00 元

中国中草药三维图典(第 3 册)
叶华谷　李书渊　李楚源等　主编
广东科技出版社　322 页　16 开　148.00 元

中国中成药名方药效与应用丛书(8 卷)
陈　奇　张伯礼　总主编
科学出版社　4031 页　16 开　1624.00 元

中国中药材及饮片真伪鉴别图典(1～3 册)
张　继　主编
广东科技出版社　1175 页　16 开　508.00 元

中国中药资源调查简史
黄璐琦　主编
福建科学技术出版社　488 页　16 开　258.00 元

中国中医科学院中药研究所所史:2011—2020
常鹏飞　徐　治　主编
中医古籍出版社　438 页　16 开　190.00 元

中国中医药传承创新发展报告·2020,基于省际竞争力评价
张建华　周尚成　潘华峰　主编
社会科学文献出版社　395 页　16 开　128.00 元

中国中医药年鉴,学术卷·2021
《中国中医药年鉴(学术卷)》编辑委员会　编
上海辞书出版社　620 页　16 开　280.00 元

中国中医药年鉴·2020,总 38 卷,行政卷
《中国中医药年鉴(行政卷)》编委会　编
中国中医药出版社　642 页　16 开　398.00 元

中华人民共和国医药卫生法律法规全书(7 版)
中国法制出版社　701 页　16 开　98.00 元

中华人民共和国医药卫生法律法规全书(8 版)
中国法制出版社　735 页　16 开　98.00 元

中华医学百科全书,药学,天然药物化学
刘德培　王　辰　总主编
中国协和医科大学出版社　397 页　大 16 开　398.00 元

中华医学百科全书,药学,药理学
刘德培　王　辰　总主编
中国协和医科大学出版社　493 页　大 16 开　486.00 元

中华医学百科全书,中医药学,方剂学
刘德培　王　辰　总主编
中国协和医科大学出版社　285 页　大 16 开　298.00 元

中老年人这样用药
鲁　翔　主编
江苏凤凰科学技术出版社　195 页　16 开　49.80 元

中老年中医药养生宝典
胡　波　姜兴鹏　李勇华　主编
中国中医药出版社　433 页　大 32 开　60.00 元

中美临床药学教育体系比较研究
侯雪莲　潘　岩　著
东北大学出版社　205 页　16 开　65.00 元

中西药物配伍与合理应用(2 版)
王　伟　梁启军　主编
人民卫生出版社　233 页　16 开　65.00 元

中药　(民族药)液相指纹图谱识别技术
王祥培　吴红梅　主编
中国医药科技出版社　343 页　16 开　65.00 元

中药柏子仁醇提物抗抑郁药效及作用机制研究
苏薇薇　鄢　黎　王佳伟等　著
中山大学出版社　100 页　16 开　48.00 元

中药柏子仁基于计算化学基因组学的研究
苏薇薇　刘海滨　解向群等　著
中山大学出版社　132 页　16 开　48.00 元

中药材安全与监控
郭巧生　王建华　朱再标　主编
高等教育出版社　231 页　16 开　35.00 元

中药材百科
张　振　主编
中医古籍出版社　248 页　大 32 开　69.00 元

中药材标准化生产技术
张会敏　仲连青　主编
中国农业出版社　241 页　16 开　48.50 元

中药材粉末显微彩色图谱(全 2 册)
黄桂华　主编
广西科学技术出版社　898 页　16 开　880.00 元

中药材高质高效生产 200 题
贺献林　刘国香　主编
中国农业出版社　159 页　大 32 开　26.00 元

中药材规范化生产概论
魏升华　杨武德　主编
中国中医药出版社　239 页　16 开　69.00 元

中药材加工与养护
陈随清　李向日　主编
人民卫生出版社　217 页　16 开　68.00 元

中药材商品规格等级标准图集
黄璐琦　詹志来　郭兰萍　主编
中国中医药出版社　658 页　大 16 开　298.00 元

中药材优质高效栽培与加工技术
车兆秋　张淑容　喻　惟等　主编
天津科学技术出版社　182 页　大 32 开　36.00 元

中药材栽培技术
吕德芳　主编

云南大学出版社 230 页 16 开 48.00 元

中药材种植技术

闫书贵 仲青山 何仁华 主编

中国轻工业出版社 126 页 16 开 28.00 元

中药材种子原色图谱,北京卷

周良云 杨 光 纪瑞锋 主编

中国医药科技出版社 388 页 16 开 160.00 元

中药材种子原色图谱,华南卷

周良云 杨 光 丁 锤 主编

中国医药科技出版社 890 页 16 开 360.00 元

中药产品与开发

孟宪生 主编

中国中医药出版社 211 页 16 开 56.00 元

中药大品种脑心通胶囊上市后再评价研究

苏薇薇 严曾豪 吴 灏等 著

中山大学出版社 357 页 16 开 98.00 元

中药大品种生发片质量再评价研究

苏薇薇 布 鸣 姚宏亮等 著

中山大学出版社 222 页 16 开 68.00 元

中药调剂技术

李 明 武卫红 李逢菊 主编

中国医药科技出版社 222 页 16 开 45.00 元

中药调剂技术(3 版)

黄欣碧 傅 红 主编

中国医药科技出版社 198 页 16 开 39.00 元

中药调剂实训

蒋玲霞 张晓军 主编

化学工业出版社 162 页 16 开 39.80 元

中药多糖提取技术及应用

许春平 陈芝飞 席高磊等 著

中国轻工业出版社 259 页 16 开 88.00 元

中药方剂学(3 版)

张 彪 主编

科学出版社 295 页 16 开 69.80 元

中药分析学

梁生旺 张 彤 主编

中国中医药出版社 333 页 16 开 83.00 元

中药国际化的实践:化橘红美国药典标准的起草

苏薇薇 李泮霖 苏 畅等 著

中山大学出版社 116 页 16 开 48.00 元

中药猴耳环抗耐药菌药效及作用机制研究

苏薇薇 刘 翀 李沛波等 著

中山大学出版社 204 页 16 开 68.00 元

中药化学(3 版)

胡立宏 杨炳友 邱 峰 主编

人民卫生出版社 429 页 16 开 82.00 元

中药化学(4 版)

匡海学 冯卫生 主编

中国中医药出版社 506 页 16 开 115.00 元

中药化学实验指导

刘劲松 主编

中国科学技术大学出版社 115 页 16 开 30.00 元

中药化学实用技术

张雷红 张建海 主编

中国医药科技出版社 241 页 16 开 45.00 元

中药化学与中药抗癌研究

陈虎虎 著

郑州大学出版社 340 页 16 开 86.00 元

中药检验工,中级

马丽虹 主编

中国劳动社会保障出版社 197 页 16 开 35.00 元

中药鉴定技术

林 静 李林岚 主编

化学工业出版社 417 页 16 开 89.00 元

中药鉴定技术(3 版)

傅 红 主编

科学出版社 274 页 16 开 69.80 元

中药鉴定技术(4 版)

姚荣林 李林岚 主编

中国医药科技出版社 391 页 16 开 69.00 元

中药鉴定学

吴启南 张丽娟 主编

人民卫生出版社 432 页 16 开 125.00 元

中药鉴定学(3 版)

王喜军 吕光华 主编

人民卫生出版社 358 页 16 开 95.00 元

中药鉴定学(5 版)

康廷国 闫永红 主编

中国中医药出版社 532 页 16 开 119.00 元

中药拉丁语(3 版)

李 峰 马 琳 主编

中国中医药出版社 170 页 16 开 46.00 元

中药玫瑰花种质资源及质量评价研究

李 明 刘红燕 田永云著

黑龙江科学技术出版社 149 页 16 开 29.80 元

中药名称释义

卜开初 著

天津科学技术出版社 582 页 16 开 120.00 元

中药炮制技术

张杨红 主编

北京理工大学出版社有限责任公司 273 页 16 开 52.00 元

中药炮制技术(3 版)
邵　芸　主编
科学出版社　183 页　16 开　49.80 元
中药炮制技术(4 版)
陈秀瑗　姚腊初　主编
中国医药科技出版社　269 页　16 开　49.00 元
中药炮制学
李丽明　刘若轩　主编
郑州大学出版社　248 页　16 开　59.80 元
中药炮制学
段　启　沈　伟　主编
中国医药科技出版社　317 页　16 开　82.00 元
中药炮制学(3 版)
陆兔林　李　飞　主编
人民卫生出版社　427 页　16 开　82.00 元
中药炮制学(5 版)
钟凌云　主编
中国中医药出版社　416 页　16 开　99.00 元
中药配方颗粒临证手册
何清湖　战丽彬　主编
中国中医药出版社　373 页　16 开　88.00 元
中药配方颗粒液相色谱图集(上册)
钱忠直　宋宗华　主编
中国医药科技出版社　543 页　16 开　280.00 元
中药配方颗粒质量标准及调配系统研究
胡昌江　周　翔　主编
中国医药科技出版社　1010 页　16 开　560.00 元
中药谱—效相关质量评价系统
赵渤年　主编
山东科学技术出版社　332 页　16 开　168.00 元
中药商品学(4 版)
王晶娟　周小江　主编
人民卫生出版社　313 页　16 开　115.00 元
中药生物技术
贾景明　余伯阳　主编
人民卫生出版社　313 页　16 开　68.00 元
中药速速强记法
黄　泳　张治楠　主编
福建科学技术出版社　187 页　大 32 开　29.80 元
中药提取工艺学
狄留庆　李小芳　主编
科学出版社　246 页　16 开　65.00 元
中药新药研发变局中的新局:三结合审评新政策专家解读、探究与驱动
胡镜清　主编
北京大学医学出版社　380 页　16 开　95.00 元
中药学
陈信云　龙凤来　主编
人民卫生出版社　410 页　16 开　89.00 元
中药学
郭翠华　主编
陕西科学技术出版社　376 页　16 开　78.00 元
中药学(4 版)
方文清　黄丽平　主编
中国医药科技出版社　258 页　16 开　48.00 元
中药学(4 版)
唐德才　吴庆光　主编
人民卫生出版社　383 页　16 开　89.00 元
中药学(5 版)
钟赣生　杨柏灿　主编
中国中医药出版社　469 页　16 开　99.00 元
中药学笔记(3 版)
翟华强　吴剑坤　陈树和　主编
人民卫生出版社　231 页　16 开　66.00 元
中药学导论
盛　琳　戴水平　王世宇　主编
中山大学出版社　169 页　16 开　38.00 元
中药学基础:双色版
张　茜　刘　岩　王　霞　主编
中南大学出版社　248 页　16 开　45.00 元
中药学考点秒杀
张　超　编著
中国中医药出版社　244 页　32 开　39.00 元
中药学药物速认速查小红书
周重建　主编
天津科学技术出版社　621 页　小 32 开　88.00 元
中药药代动力学理论与应用
刘中秋　主编
科学出版社　414 页　16 开　160.00 元
中药药剂技术(3 版)
黄家利　李忠文　主编
科学出版社　256 页　16 开　69.80 元
中药药剂学(3 版)
李范珠　狄留庆　主编
人民卫生出版社　441 页　16 开　85.00 元
中药药剂学(3 版)
易东阳　林凤云　主编
中国医药科技出版社　395 页　16 开　69.00 元
中药药剂学(5 版)
杨　明　主编
中国中医药出版社　523 页　16 开　119.00 元
中药药理

冯彬彬　贾彦敏　主编
中国医药科技出版社　274 页　16 开　52.00 元
中药药理学
任守忠　冯彬彬　主编
人民卫生出版社　223 页　16 开　52.00 元
中药药理学(3 版)
陆　茵　彭代银　主编
人民卫生出版社　383 页　16 开　89.00 元
中药药理学(5 版)
彭　成　主编
中国中医药出版社　422 页　16 开　99.00 元
中药药膳技术(2 版)
许慧艳　刘　岩　主编
中国医药科技出版社　210 页　16 开　42.00 元
中药药性歌诀
(明)龚廷贤　著
九州岛岛出版社　46 页　32 开　15.00 元
中药饮片调剂知识问答
金　艳　鞠　海　李京生等　主编
中国中医药出版社　394 页　大 32 开　65.00 元
中药饮片炮制彩色图谱(2 版)
闫雪生　张会敏　郭长强　主编
化学工业出版社　428 页　16 开　298.00 元
中药有效成分常用提取方法
黄　涛　郭晓娜　著
郑州大学出版社　210 页　16 开　49.00 元
中药诱导糖尿病蜜月期
程　华　鲁　野　编著
中国科学技术出版社　316 页　16 开　59.00 元
中药整合药理学
许海玉　杨洪军　主编
科学出版社　297 页　16 开　128.00 元
中药制剂检测技术(3 版)
卓　菊　宋金玉　主编
中国医药科技出版社　343 页　16 开　59.00 元
中药制药分离工程
朱卫丰　主编
中国中医药出版社　234 页　16 开　59.00 元
中药制药工程原理与设备(5 版)
周长征　主编
中国中医药出版社　341 页　16 开　85.00 元
中药制药实验指导
马君义　孔维宝　张　继　主编
化学工业出版社　208 页　16 开　38.00 元
中药专利创造性审查理论与实践
李　昕　宋晓亭　著
知识产权出版社有限责任公司　275 页　16 开　88.00 元
中药资源经济学
申俊龙　马云桐　主编
人民卫生出版社　205 页　16 开　60.00 元
中药资源开发与利用
段金廒　曾建国　主编
人民卫生出版社　272 页　16 开　68.00 元
中药资源学(2 版)
裴　瑾　孙志蓉　主编
人民卫生出版社　307 页　16 开　69.00 元
中医传统制药工具图鉴
白建疆　主编
中国中医药出版社　182 页　16 开　69.00 元
中医调养膏方丛书(全 10 册)
巴元明　左新河　龚红卫等　主编
湖北科学技术出版社　3052 页　16 开　530.00 元
中医方剂速速强记法
黄　泳　徐艺文　主编
福建科学技术出版社　253 页　32 开　39.80 元
中医方药集
黄福忠　黄　俊　黄　毅等　编著
四川科学技术出版社　358 页　16 开　86.00 元
中医方药学
沈　涛　李庆和　主编
中国中医药出版社　386 页　16 开　128.00 元
中医方药学
王　辉　龙旭阳　主编
中国中医药出版社　198 页　16 开　52.00 元
中医方证代谢组学研究进展·2020 年卷
王喜军　主编
科学出版社　380 页　16 开　268.00 元
中医经典华佗神方
刘从明　主编
华龄出版社　216 页　16 开　69.00 元
中医临床方剂
薛天奎　著
天津科学技术出版社　429 页　16 开　88.00 元
中医临床诊疗与选方用药技巧
黄永明　主编
黑龙江科学技术出版社　162 页　16 开　98.00 元
中医名方解析与应用
王保林　王海燕　主编
中山大学出版社　329 页　16 开　89.80 元
中医名方名药
李鑫辉　主编
中国中医药出版社　345 页　16 开　86.00 元

中医内科病诊疗与处方
谢海波　主编
化学工业出版社　355 页　16 开　59.00 元
中医内科学病证方药简表
罗　仁　陈洁瑜　赵京生　主编
华南理工大学出版社　190 页　16 开　42.00 元
中医食养与药膳调理
樊新荣　荆志伟　主编
中国中医药出版社　233 页　16 开　59.00 元
中医外感热病经典方药
彭　欣　张　诏　总主编
中国中医药出版社　366 页　16 开　89.00 元
中医药:神秘百草园
张军瑾　倪哲宇　著
上海教育出版社有限公司　45 页　大 16 开　25.00 元
中医药"走出去"的文化自觉与自信
张宗明　主编
东南大学出版社　380 页　16 开　85.00 元
中医药标准化导论
郭　义　主编
中国中医药出版社　187 页　16 开　48.00 元
中医药传承与生命健康:初级版(全 2 册)
《中医药传承与生命健康》编写组　编
黑龙江科学技术出版社　117 页　16 开　40.00 元
中医药传统文化的新时代价值
刘　毅　著
上海科学技术文献出版社　188 页　大 32 开　58.00 元
中医药大数据应用
李力恒　主编
中国中医药出版社　175 页　16 开　58.00 元
中医药发展战略与实践(第二辑)
尤元文　秦绪强　编
中共中央党校出版社　342 页　16 开　66.00 元
中医药防治急性传染病:病毒感染
钟吉富　胡小峰　主编
江西科学技术出版社　404 页　16 开　98.00 元
中医药国际化 40 年汇编
北京中医药大学　编
中国中医药出版社　268 页　16 开　128.00 元
中医药海外发展国别研究,美洲卷
宋欣阳　主编
上海科学技术出版社　225 页　16 开　158.00 元
中医药基础(2 版)
王　文　王玉霞　蔡　伟　主编
高等教育出版社　393 页　16 开　64.00 元
中医药技术秘密保护制度研究
王艳翚　著
知识产权出版社有限责任公司　266 页　16 开　88.00 元
中医药抗疫纪实
国家中医药管理局　编
人民出版社　379 页　16 开　95.00 元
中医药科研院所从业人员工作规范
于林勇　庄　严　周智豪等　主编
研究出版社　525 页　16 开　135.00 元
中医药理论与科学应用研究
刘婷婷　王文豹　王天阳　主编
中国纺织出版社有限公司　310 页　16 开　112.00 元
中医药临床疗效评价方法
高　蕊　张俊华　主编
中国中医药出版社　239 页　大 32 开　48.00 元
中医药膳学(4 版)
谢梦洲　朱天民　主编
中国中医药出版社　401 页　16 开　94.00 元
中医药统计学(5 版)
何　雁　主编
中国中医药出版社　204 页　16 开　55.00 元
中医药文化
蒋力生　著
江西人民出版社　207 页　16 开　60.00 元
中医药文化·思政教育
王诗源　主编
山东大学出版社　159 页　16 开　58.00 元
中医药文化创造性转化创新性发展典型范例研究
章　林　章　原　任宏丽　著
上海大学出版社　312 页　16 开　85.00 元
中医药文化话语体系建构与传播
陈　东　朱昊赟　周　丽等　著
四川大学出版社　186 页　16 开　49.00 元
中医药文化与实用技术,中医药文化(上下册)
南　征　黄永生　冯　健等　主编
中国中医药出版社　703 页　16 开　326.00 元
中医药文化知识(2 册)
杨金生　刘　力　牛　阳　主编
陕西师范大学出版总社有限公司　220 页　16 开　43.80 元
中医药文化知识(上下册)
湖南省教育学会　湖南中医药大学　编著
湖南科学技术出版社　167 页　16 开　42.80 元
中医药文化知识:中/小学版(2 册)
岳广欣　主编
西北大学出版社　164 页　16 开　40.00 元
中医药文化中小学生读本(8 册)

《中医药文化中小学生读本》编写组　编著
人民教育出版社　559 页　16 开　174.00 元

中医药信息检索
庞桂娟　著
中国华侨出版社　207 页　16 开　47.00 元

中医药学概要(2 版)
周　晔　张金莲　主编
中国医药科技出版社　299 页　16 开　48.00 元

中医药应用传播导论
贾云峰　陆　静　主编
科学出版社　233 页　16 开　68.00 元

中医药与健康　四～九年级(12 册)
路志正　主编
学苑出版社　672 页　16 开　175.60 元

中医药与健康:初中版(上下册)
本书编写组　编著
山西科学技术出版社　113 页　16 开　36.00 元

中医药与健康知识手册
本书编写组　编著
山西科学技术出版社　92 页　16 开　32.00 元

中医药在澳大利亚
沈云辉　顾伟梁　编著
上海世界图书出版公司　94 页　大 32 开　35.00 元

中医药在匈牙利
徐晓婷　李　静　陈君超　编著
上海世界图书出版公司　120 页　大 32 开　35.00 元

中医药治疗新发突发传染病
邓　鑫　主编
湖南科学技术出版社　189 页　16 开　59.00 元

中医也可以不吃药:敷敷肚脐百病消
王　栋　常　虹　著
科学技术文献出版社　245 页　16 开　89.90 元

中医中药入门一本通
陈景岐　编著
人民卫生出版社　672 页　16 开　108.00 元

中医肿瘤临证对药
刘延庆　主编
化学工业出版社　319 页　大 32 开　39.00 元

中医住院医师规范化培训:临床中药学手册
王未寒　主编
中国中医药出版社　180 页　16 开　88.00 元

肿瘤护理:肿瘤用药护理分册
孟爱凤　主编
江苏凤凰科学技术出版社　99 页　16 开　40.00 元

肿瘤药物常见不良反应指导手册
蔡建强　主编
科学技术文献出版社　86 页　大 32 开　39.80 元

仲景方药运用法
李根林　王振亮　王　辉　著
河南科学技术出版社　186 页　16 开　48.00 元

仲景活法:汤方辨证及临床(3 版)
畅　达　李祥林　南晋生　编著
中国中医药出版社　318 页　大 32 开　56.00 元

众神的植物:神圣、具疗效和致幻力量的植物
(美)Richard Evans Schultes/(瑞士)Albert Hofmann/(德)Christian Rtsch　著
商务印书馆　208 页　16 开　98.00 元

重庆中药志
钟国跃　瞿显友　主编
中医古籍出版社　752 页　大 16 开　468.00 元

注射用丹参多酚酸盐综合评价与临床应用
史录文　林丽开　主编
科学出版社　119 页　16 开　68.00 元

祝光礼膏方诊治心血管病及杂病辑要
陈启兰　主编
浙江大学出版社　201 页　16 开　58.00 元

转化中医学:中药复方新药创制转化思路与方法
赵军宁　王海南　主编
人民卫生出版社　529 页　16 开　128.00 元

壮医药
黄汉儒　钟　鸣　容小翔　编著
广西科学技术出版社　198 页　大 32 开　28.00 元

壮医药
杨新洲　林　辰　主编
湖北科学技术出版社　268 页　大 32 开　100.00 元

走进三七总皂苷
刘军锋　主编
科学出版社　106 页　16 开　58.00 元

最新实用药物手册
文爱东　王婧雯　卢　健　主编
中国医药科技出版社　917 页　大 32 开　95.00 元

做自己的保健医生:保健品及 OTC 药物攻略
陆志仁　编著
上海科学普及出版社　198 页　16 开　39.80 元

2021 年药学期刊名录

2021 年药学期刊概览

名称	主办单位	创刊年份	刊期	主编	国内统一刊号(CN)	国际标准刊号(ISSN)	定价/期	出版地	网址	中国知网(2021)	
										综合影响因子	复合影响因子
安徽医药	安徽省药学会	1997	月刊	徐恒秋	34-1229/R	1009-6469	25.00	合肥市	www. ahyyzz. cn	1.103	1.305
安徽中医药大学学报	安徽中医药大学	1981	双月刊	吴德玲	34-1324/R	2095-7246	15.00	合肥市	http://xuebao. ahtcm. edu. cn	1.493	2.331
北方药学	内蒙古自治区食品药品学会	2004	月刊	王　伟	15-1333/R	1672-8351	12.00	呼和浩特市	www. nmgpa. cn	0.163	0.266
北京中医药	北京中医药学会、北京中西医结合学会、北京市中药研究所	1982	月刊	屠志涛	11-5635/R	1674-1307	20.00	北京市	http://www. bjtcm. net	1.230	1.819
北京中医药大学学报	北京中医药大学	1959	月刊	王永炎	11-3574/R	1006-2157	28.00	北京市	http://xb. bucm. edu. cn	1.669	2.328
长春中医药大学学报	长春中医药大学	1985	双月刊	仝小林	22-1375/R	2095-6258	30.00	长春市	http://czxx. cbpt. cnki. net	1.091	1.662
成都中医药大学学报	成都中医药大学	1958	季刊	余曙光	51-1501/R	1004-0668	10.00	成都市	http://xuebao. cdutcm. edu. cn/	0.662	1.238
当代医药论丛	吉林省当代医药论丛杂志社有限公司	2003	半月刊	王秋燕	22-1407/R	2095-7629	28.00	吉林市	www. ddyylczz. com		
东南国防医药	南京军区医学科学技术委员会	1986	双月刊	何子安	32-1713/R	1672-271X	15.00	南京市	http://dngfyy. paperopen. com/	0.934	1.081
毒理学杂志	北京市预防医学研究中心、北京大学医学部公共卫生学院	1987	双月刊	郝卫东	11-5263/R	1002-3127	8.00	北京市		0.619	0.849
儿科药学杂志	重庆医科大学附属儿童医院	1995	月刊	李　秋	50-1156/R	1672-108X	9.00	重庆市	http://www. ekyxzz. com. cn	0.793	0.928
福建医药杂志	福建省医学会	1979	双月刊	林才经	35-1071/R	1002-2600	16.00	福州市	www. fjyyzz. cn	0.203	0.273
福建中医药	福建中医药大学、福建省中医药学会	1956	月刊	李灿东	35-1073/R	1000-338X	30.00	福州市	http://fjzyy. fjtcm. edu. cn/	0.529	0.997
甘肃医药	甘肃省医学科学研究院	1982	月刊	夏小军	62-1076/R	1004-2725	7.00	兰州市		0.120	0.184
甘肃中医药大学学报	甘肃中医药大学	1984	双月刊	李金田	62-1214/R	1003-8450	10.00	兰州市	http://gszyxyxb. gszy. edu. cn/	0.628	1.041
广东药科大学学报	广东药科大学	1985	双月刊	郭　姣	44-1733/R	2096-3653	10.00	广州市	https://qkbjb. gdpu. edu. cn/	0.952	1.337
广西中医药	广西中医药大学、广西中医药学会	1977	双月刊	姚　春	45-1123/R	1003-0719	12.00	南宁市	http://gszb. cbpt. cnki. net	0.444	0.856
广西中医药大学学报	广西中医药大学	1998	季刊	姚　春	45-1391/R	2095-4441	12.80	南宁市	http://gxzy. cbpt. cnki. net	0.443	0.733
广州医药	广州市第一人民医院	1970	双月刊	曹　杰	44-1199/R	1000-8535	12.00	广州市	http://www. gzyyzz. cn	0.384	0.563
广州中医药大学学报	广州中医药大学	1984	月刊	王省良	44-1425/R	1007-3213	20.00	广州市	http://xb. zyxy. com. cn	1.286	2.211
贵州医药	贵州省卫生健康学术促进中心	1976	月刊	徐秀菽	52-1062/R	1000-744X	12.00	贵阳市	http://gzyi. cbpt. cnki. net	0.720	0.820
贵州中医药大学学报	贵阳中医药大学	1979	双月刊	刘兴德	52-1174/R2	2096-8426	12.00	贵阳市	www. gyzx. cbpt. cnki. net	0.784	1.450
国际生物制品学杂志	中华医学会、上海生物制品研究所有限责任公司	1978	双月刊	李秀玲	31-1962/R	1673-4211	15.00	上海市	http://www. ijbiol. com	0.214	0.256
国际药学研究杂志	军事医学科学院毒物药物研究所和中国药学会	1958	月刊	刘克良	11-5619/R	1674-0440	20.00	北京市			
国际医药卫生导报	中华医学会和国际医药卫生导报社	1995	半月刊	钟国华	44-1417/R	1007-1245	28.00	广州市	http://www. imhgn. com	0.210	0.248
国际中医中药杂志	中华医学会和中国中医科学院中医药信息研究所	1978	月刊	李宗友	11-5398/R	1673-4246	30.00	北京市	http://gjzy. cintcm. com/	0.701	0.854
国外医药抗生素分册	中国医药集团总公司四川抗菌素工业研究所、中国医学科学院医药生物技术研究所	1980	双月刊	郭晓强	51-1127/R	1001-8751	12.00	成都市	www. worldnotes. cn	0.724	1.080
哈尔滨医药	哈尔滨市医学会	1981	双月刊	孙　然	23-1164/R	1001-8131	9.00	哈尔滨市	www. hrbyybjb. org. cn	0.136	0.175
海峡药学	福建省药学会	1988	月刊	刘茂柏	35-1173/R	1006-3765	10.00	福州市	www. fjhxyx. com	0.202	0.299
河北医药	河北省医学情报研究所	1972	半月刊	狄　岩	13-1090/R	1002-7386	8.00	石家庄市	http://www. hebtxzx. cn	0.858	1.019
河北中医药学报	河北中医学院	1986	双月刊	高维娟	13-1214/R	1007-5615	5.00	石家庄市		1.122	1.746
黑龙江医药	黑龙江省市场监督管理干部学校	1988	双月刊	邢艳萍	23-1383/R	1006-2882	16.00	哈尔滨市		0.170	0.256
黑龙江医药科学	佳木斯大学	1972	双月刊	江清林	23-1421/R	1008-0104	15.00	佳木斯市		0.134	0.203
黑龙江中医药	黑龙江省中医药科学院	1958	双月刊	陈　宏	23-1221/R	1000-9906	10.00	哈尔滨市		0.093	0.152
湖北医药学院学报	湖北医药学院	1982	双月刊	王云甫	42-1815/R	2096-708X	10.00	十堰市	http://yyyx. cbpt. cnki. net	0.418	0.525
湖北中医药大学学报	湖北中医药大学	1999	双月刊	王　华	42-1844/R	1008-987X	10.00	武汉市	http://hbzyy. cnjournals. com	0.944	1.419
湖南中医药大学学报	湖南中医药大学	1979	月刊	秦裕辉	43-1472/R	1674-070X	10.00	长沙市	http://hnzyydxxb. hnucm. edu. cn	1.506	2.163
华西药学杂志	四川大学、四川省药学会	1986	双月刊	张志荣	51-1218/R	1006-0103	15.00	成都市	http://hxyo. cbpt. cnki. net	1.064	1.395
化工与医药工程	中石化上海工程有限公司	1980	双月刊	王江义	31-2101/TQ	2095-817X	15.00	上海市	www. cpessec. com	0.193	0.236
淮海医药	蚌埠市医学科学情报站	1983	双月刊	鲍子雨	34-1189/R	1008-7044	8.00	蚌埠市	http://hhyy. cbpt. cnki. net	0.172	0.262
环球中医药	中华国际医学交流基金会	2008	月刊	王永炎 张伯礼	11-5652/R	1674-1749	30.00	北京市	http://www. hqzyy. com/	1.105	1.783

（续表）

名称	主办单位	创刊年份	刊期	主编	国内统一刊号（CN）	国际标准刊号（ISSN）	定价/期	出版地	网址	中国知网(2021) 综合影响因子	复合影响因子
吉林医药学院学报	吉林医药学院	1979	双月刊	蔡建辉	22-1368/R	1673-2995	11.00	吉林市	www. bjb. jlmu. cn	0.569	1.057
吉林中医药	长春中医药大学	1979	月刊	仝小林	22-1119/R	1003-5699	20.00	长春市	http://qks. ccucm. edu. cn	1.274	2.154
家庭医药-快乐养生	广西科学技术协会	2002	月刊	刘慧英	45-1301/R	1671-4954	10.00	南宁市			
家庭用药	中国科学院上海药物研究所、上海市药理学会	2001	月刊	冯林音	31-1845/R	1009-6620	10.00	上海市	www. shjtyy. com		
家庭中医药	中国中医科学院中药研究所	1993	月刊	张瑞贤	11-3379/R	1005-3743	16.00	北京市	http://weibo. com/jtzyy		
江苏医药	江苏省人民医院	1975	月刊	黄　峻	32-1221/R	0253-3685	15.00	南京市	http://yiya. cbpt. cnki. net	0.489	0.629
江苏中医药	江苏省中医药学会、江苏省中西医结合学会、江苏省针灸学会	1956	月刊	黄亚博	32-1630/R	1672-397X	8.00	南京市	http://www. jstcm. com	1.092	1.864
江西医药	江西省医学会	1961	月刊	丁晓群	36-1094/R	1006-2238	10.00	南昌市	http://www. jxma. org	0.250	0.383
江西中医药	江西中医药大学、江西省中医药学会	1951	月刊	徐兰宾	36-1095/R	0411-9584	8.00	南昌市	http://www. ajutcm. com	0.449	0.889
江西中医药大学学报	江西中医药大学	1988	双月刊	徐兰宾	36-1331/R	2095-7785	10.00	南昌市	http://www. ajutcm. com	0.514	0.981
解放军医药杂志	解放军白求恩国际和平医院	1989	月刊	赵会懂	13-1406/R	2095-140X	20.00	石家庄市	http://mag. zgkw. cn/jfjyy	1.593	1.862
今日药学	广东省药学会、中国药学会	1991	月刊	郑志华	44-1650/R	1674-229X	15.00	广州市	www. jinriyaoxue. com	0.760	0.915
开卷有益求医问药	天津市医药集团有限公司	1981	月刊	张　平	12-1216/R	1007-2950	8.00	天津市			
抗感染药学	苏州市第五人民医院	2004	月刊	丁龙其	32-1726/R	1672-7878	18.00	苏州市	http://www. aiph. org. cn	0.190	0.249
辽宁中医药大学学报	辽宁中医药大学	1999	月刊	关雪峰	21-1543/R	1673-842X	10.00	沈阳市	http://lzxb. cbpt. cnki. net	1.508	2.544
临床合理用药杂志	河北省科学技术协会	2008	旬刊	马　智	13-1389/R	1674-3296	10.00	北京市		0.204	0.321
临床药物治疗杂志	北京药学会	2003	月刊	李大魁 翟所迪	11-4989/R	1672-3384	18.00	北京市	http://www. lcywzlzz. com	0.808	0.979
临床医药实践	山西医科大学第二医院	1974	月刊	赵　斌	14-1300/R	1671-8631	8.00	太原市	http://SXLC. chinajournal. net. cn	0.194	0.311
南京中医药大学学报（自然科学版）	南京中医药大学	1959	双月刊	程海波	32-1247/R	1672-0482	25.00	南京市	http://xb. njutcm. edu. cn	1.810	2.604
内蒙古中医药	内蒙古自治区中医药研究所	1982	月刊	杨广源	15-1101/R	1006-0979	6.00	呼和浩特市	http://www. nmgzyyzz. com/	0.245	0.564
青岛医药卫生	青岛市医学会	1972	双月刊	王者令	37-1249/R	1006-5571	8.00	青岛市	http://qdyw. chinajournal. net. cn	0.162	0.262
青海医药杂志	青海省医药卫生学会联合办公室	1958	月刊	王　虎	63-1018/R	1007-3795	8.00	西宁市		0.073	0.123
山东医药	山东省立医院	1957	旬刊	赵家军	37-1156/R	1002-266X	18.00	济南市	http://sdyy. cbpt. cnki. net	0.946	1.172
山东中医药大学学报	山东中医药大学	1977	双月刊	武继彪	37-1279/R	1007-659X	12.00	济南市	http://sdyx. chinajournal. net. cn	0.882	1.557
山西医药杂志	山西医药卫生传媒集团有限责任公司	1957	半月刊	董海原	14-1108/R	0253-9926	12.00	太原市	http://www. sxyxqk. com	0.553	0.665
陕西中医药大学学报	陕西中医药大学	1978	双月刊	刘　力	61-1501/R	2096-1340	8.00	西安市	http://tgxt. sntcm. edu. cn	0.767	1.238
上海医药	上海医药行业协会、上海市医药股份有限公司	1979	半月刊	樊　嘉	31-1663/R	1006-1533	10.00	上海市	www. 上海医药杂志. com	0.523	0.732
上海中医药大学学报	上海中医药大学、上海市中医药研究院	1960	双月刊	陈凯先	31-1788/R	1008-861X	15.00	上海市	http://www. shzyyzz. com	1.396	2.068
上海中医药杂志	上海中医药大学、上海市中医药学会	1955	月刊	严世芸	31-1276/R	1007-1334	15.00	上海市	http://www. shzyyzz. com	1.641	2.660
神经药理学报	河北北方学院、中国药理学会	1984	双月刊	张丹参	13-1404/R	2095-1396	20.00	张家口市	www. actanp. com	0.260	0.441
沈阳药科大学学报	沈阳药科大学	1957	月刊	毕开顺	21-1349/R	1006-2858	20.00	沈阳市	http://syyd. cbpt. cnki. net	0.700	0.938
时珍国医国药	时珍国医国药杂志社	1990	月刊	肖　璜	42-1436/R	1008-0805	15.00	黄石市	http://www. shizhenchina. com	0.922	1.462
实用临床医药杂志	扬州大学、中国高校科技期刊研究会	1997	半月刊	史宏灿	32-1697/R	1672-2353	20.00	扬州市	http://jcmp. yzu. edu. cn	0.819	0.965
实用药物与临床	辽宁省药学会、中国医科大学附属盛京医院	1998	月刊	滕卫平	21-1516/R	1673-0070	10.00	沈阳市	http://lylc. cbpt. cnki. net/	0.775	1.002
实用医药杂志	原济南军区联勤部卫生部	1984	月刊	康万军	37-1383/R	1671-4008	12.00	济南市	http://qeyy. cbpt. cnki. net	0.295	0.395
实用中医药杂志	重庆医科大学中医药学院	1985	月刊	曹文富	50-1056/R	1004-2814	16.00	重庆市	http://ZYAO. cbpt. cnki. net	0.286	0.614
食品与药品	山东省药学科学院	1991	双月刊	凌沛学	37-1438/R	1672-979X	15.00	济南市	http://sdpk. cbpt. cnki. net	0.672	1.050
食药用菌	浙江省食用菌协会	1982	双月刊	蔡为明	33-1371/S	2095-0934	10.00	杭州市		0.821	1.019
世界科学技术—中医药现代化	中国科学院科技战略咨询研究院	1999	月刊	陈凯先	11-5699/R	1674-3849	58.00	北京市	www. wst. ac. cn	1.328	1.908
世界临床药物	上海医药工业研究院、中国药学会	1980	月刊	胡善联	31-1939/R	1672-9188	26.00	上海市	www. jwph. com. cn	0.623	0.877
世界中医药	世界中医药学会联合会	2006	半月刊	魏金明	11-5529/R	1673-7202	20.00	北京市	www. sjzyyzz. com	1.685	2.336
首都食品与医药	《首都食品与医药》杂志社	1994	半月刊	高　军	10-1288/R	2096-8213	15.00	北京市	http://www. sdspyyy. com/		
数理医药学杂志	武汉大学	1988	月刊	张选群 马建忠	42-1303/R	1004-4337	15.00	武汉市	http://slyy. chinajournal. net. cn	0.141	0.220
天津药学	天津市医药集团有限公司、天津市药学会	1989	双月刊	张　平	12-1230/R	1006-5687	10.00	天津市		0.463	0.630
天津医药	天津市医学科学技术信息研究所	1959	月刊	王建国	12-1116/R	0253-9896	10.00	天津市	http://www. tjyybjb. ac. cn	0.919	1.107

（续表）

名称	主办单位	创刊年份	刊期	主编	国内统一刊号（CN）	国际标准刊号（ISSN）	定价/期	出版地	网址	中国知网（2021）综合影响因子	中国知网（2021）复合影响因子
天津中医药	天津中医药大学、天津中医药学会、天津中西医结合学会	1984	月刊	张伯礼	12-1349/R	1672-1519	15.00	天津市	www. tjzhongyiyao. com	1.518	2.251
天津中医药大学学报	天津中医药大学	1982	双月刊	张伯礼	12-1391/R	1673-9043	12.00	天津市	www. tjzhongyiyao. com	1.284	1.961
天然产物研究与开发	中国科学院成都文献情报中心	1989	月刊	李伯刚	51-1335/Q	1001-6880	40.00	成都市	http://www. trcw. ac. cn	1.668	2.281
西北药学杂志	西安交通大学、陕西省药学会	1986	双月刊	杨世民	61-1108/R	1004-2407	12.00	西安市	http://XBYZ. cbpt. cnki. net	1.560	2.369
西部中医药	甘肃省中医药研究院、中华中医药学会	1988	月刊	米登海	62-1204/R	2096-9600	8.00	兰州市	http://gszy. paperopen. com/	1.004	1.326
西藏医药	西藏医学会	1975	双月刊	唐蓉群	54-1030/R	1004-5899	16.00	拉萨市	http://xzyy. cbpt. cnki. net	0.084	0.123
西南国防医药	西部战区疾病预防控制中心	1973	月刊	胡小兵	51-1361/R	1004-0188	15.00	成都市		0.459	0.578
现代药物与临床	天津药物研究院、中国药学会	1980	月刊	杨宝峰	12-1407/R	1674-5515	40.00	天津市	www. tiprpress. com	0.943	1.156
现代医药卫生	重庆市卫生健康统计信息中心	1985	半月刊	汪应钦	50-1129/R	1009-5519	18.00	重庆市	http://www. xdyyws. com/	0.293	0.441
现代中药研究与实践	安徽中医药高等专科学校	1987	双月刊	姚应水	34-1267/R	1673-6427	10.00	芜湖市	http://jzzy. cbpt. cnki. net	0.987	1.357
现代中医药	陕西中医药大学	1981	双月刊	刘　力	61-1397/R	1672-0571	8.00	咸阳市	http://tgxt. sntcm. edu. cn/	0.393	0.807
新疆中医药	新疆维吾尔自治区中医药学会	1981	双月刊	周铭心	65-1067/R	1009-3931	10.00	乌鲁木齐市		0.323	0.752
亚太传统医药	湖北省科技信息研究院、中华中医药学会	2005	月刊	鄢　良 王尚勇	42-1727/R	1673-2197	18.00	武汉市	www. aptm. com. cn	0.506	0.960
药品评价	江西省药学会	2004	半月刊	赵志刚	36-1259/R	1672-2809	15.00	北京市	www. yppjqk. com	0.155	0.215
药物不良反应杂志	中华医学会	1999	月刊	李　林	11-4015/R	1008-5734	25.00	北京市	http://www. cadrj. com	0.589	0.621
药物分析杂志	中国药学会	1951	月刊	金少鸿	11-2224/R	0254-1793	60.00	北京市	http://www. ywfxzz. cn	1.418	1.639
药物流行病学杂志	湖北省药品监督检验研究院、中国药学会、武汉大学中南医院	1992	月刊	詹思延 辛华雯 翟所迪	42-1333/R	1005-0698	12.00	武汉市	http://ywlxbx. cnjournals. org	0.757	0.934
药物评价研究	天津药物研究院、中国药学会	1978	月刊	王广基	12-1409/R	1674-6376	30.00	天津市	http://www. tiprpress. com	1.073	1.408
药物生物技术	中国药科大学、中国医药科技出版社、中国药学会	1994	双月刊	王　旻	32-1488/R	1005-8915	40.00	南京市	http://www. ywswjs. com	0.565	0.805
药学服务与研究	海军军医大学	2001	双月刊	胡晋红	31-1877/R	1671-2838	15.00	上海市	http://pcarjournal. zgkw. cn	0.548	0.667
药学教育	中国药科大学	1985	双月刊	吴晓明	32-1352/G4	1007-3531	10.00	南京市	http://jiaoyu. cpu. edu. cn/	0.511	0.545
药学进展	中国药科大学、中国药学会	1959	月刊	陈凯先	32-1109/R	1001-5094	40.00	南京市	http://pps. cpu. edu. cn/	0.631	0.967
药学实践杂志	海军军医大学	1983	双月刊	李捷玮	31-1685/R	1006-0111	16.00	上海市	http://yxsj. smmu. edu. cn	0.658	0.931
药学学报	中国药学会、中国医学科学院药物研究所	1953	月刊	王晓良	11-2163/R	0513-4870	40.00	北京市	http://www. yxxb. com. cn	1.916	2.553
药学研究	山东省食品药品检验所、山东省药学会	1982	月刊	李　军	37-1493/R	2095-5375	10.00	济南市	www. yaoxueyanjiu. org. cn	0.754	1.056
药学与临床研究	江苏省药学会	1993	双月刊	谈恒山	32-1773/R	1673-7806	15.00	南京市	http://www. pcr. org. cn	0.643	0.861
医药导报	中国药理学会、华中科技大学同济医学院附属同济医院	1982	月刊	杜　光	42-1293/R	1004-0781	25.00	武汉市	www. yydbzz. com	1.253	1.511
医药论坛杂志	中华预防医学会、河南省医学情报研究所	1980	半月刊	刘雅莉	11-5479/R	1672-3422	15.00	郑州市	http://hyyx. cbpt. cnki. net	0.220	0.298
医药前沿	河北省疾病预防控制中心	2011	旬刊	崔　泽	13-1405/R	2095-1752	30.00	保定市	www. yyqyweb. com		
云南医药	云南省医学会	1958	双月刊	许勇刚	53-1056/R	1006-4141	12.00	昆明市	http://www. yxweb. com. cn	0.138	0.198
云南中医中药杂志	云南省中医中药研究院、云南省中医药学会	1980	月刊	郑　进	53-1120/R	1007-2349	5.00	昆明市	http://yzyy. chinajournal. net. cn	0.444	0.902
浙江中医药大学学报	浙江中医药大学	1977	月刊	陈　忠	33-1349/R	1005-5509	15.00	杭州市	http://xuebao. zcmu. edu. cn	1.146	1.764
中草药	天津药物研究院、中国药学会	1970	半月刊	刘昌孝 汤立达	12-1108/R	0253-2670	50.00	天津市	www. tiprpress. com	3.180	4.241
中成药	国家药品监督管理局信息中心中成药信息站、上海中药行业协会	1978	月刊	陶建生	31-1368/R	1001-1528	40.00	上海市	www. zcyjournal. com	1.629	2.225
中国处方药	国家药品监督管理局南方医药经济研究所	2002	月刊	周　唯	44-1549/T	1671-945X	25.00	广州市	http://www. cpdrug. com/	0.269	0.392
中国当代医药	中国保健协会、当代创新（北京）医药科学研究院	1994	旬刊	王　霞	11-5786/R	1674-4721	20.00	北京市	www. dangdaiyiyao. com	0.243	0.349
中国海洋药物	中国药学会	1982	双月刊	管华诗	37-1155/R	1002-3461	16.00	青岛市	http://hyyw. journalsystem. net	0.701	1.080
中国合理用药探索	中国健康传媒集团、中国药师协会	2003	月刊	吴少祯	10-1462/R	2096-3327	48.00	北京市	http://www. chinahlyy. com	0.382	0.483
中国基层医药	中华医学会和安徽医科大学	1994	半月刊	吴孟超 郑芙林	34-1190/R	1008-6706	25.00	淮南市	https://zgjcyy. yiigle. com/	0.491	0.528
中国抗生素杂志	中国医药集团总公司四川抗菌素工业研究所、中国医学科学院医药生物技术研究所	1976	月刊	刘昌孝	51-1126/R	1001-8689	16.00	成都市	www. zgkss. com. cn	1.181	1.596

（续表）

名称	主办单位	创刊年份	刊期	主编	国内统一刊号（CN）	国际标准刊号（ISSN）	定价/期	出版地	网址	中国知网(2021) 综合影响因子	复合影响因子
中国临床药理学与治疗学	中国药理学会	1996	月刊	黄志力	34-1206/R	1009-2501	25.00	芜湖市	www. cjcpt. com	1.067	1.385
中国临床药理学杂志	中国药学会	1985	半月刊	韩启德	11-2220/R	1001-6821	15.00	北京市		1.225	1.499
中国临床药学杂志	中国药学会主办	1992	双月刊	王红阳	31-1726/R	1007-4406	12.00	上海市	http://www. chinesejcp. net	0.560	0.689
中国民族民间医药	云南省民族民间医药学会	1992	半月刊	郑　进	53-1102/R	1007-8517	16.00	昆明市	www. mzmjyy. com	0.368	0.677
中国民族医药杂志	内蒙古自治区中医药研究所	1994	月刊	杨广源	15-1175/R	1006-6810	8.00	呼和浩特市	www. zgmzyyzz. com	0.138	0.237
中国生物制品学杂志	中华预防医学会、长春生物制品研究所	1988	月刊	杨晓明	22-1197/Q	1004-5503	15.00	长春市	http://www. zgswj. com. cn	0.513	0.689
中国实验方剂学杂志	中国中医科学院中药研究所、中华中医药学会	1995	半月刊	吴以岭	11-3495/R	1005-9903	48.00	北京市	www. syfjxzz. com	2.831	4.023
中国实用医药	中国康复医学会	2006	旬刊	姚树坤	11-5547/R	1673-7555	48.00	北京市	http://www. zgsyyy. cn	0.203	0.309
中国食品药品监管	中国健康传媒集团	2003	月刊	吴少祯	11-5362/D	1673-5390	48.00	北京市	http://www. cfdam-health. com/	0.683	1.021
中国现代药物应用	中国康复医学会	2007	半月刊	郭　朋	11-5581/R	1673-9523	50.00	北京市	http://www. zgxdywyy. cn	0.193	0.279
中国现代医药杂志	北京航天总医院	1999	月刊	王建国	11-5248/R	1672-9463	8.00	北京市	www. zgxdyyzz. com. cn	0.327	0.446
中国现代应用药学	中国药学会	1984	半月刊	郑裕国	33-1210/R	1007-7693	40.00	杭州市	www. chinjmap. com	1.275	1.621
中国现代中药	中国中药协会、中国医药集团有限公司、中国中药有限公司	1999	月刊	肖培根 黄璐琦	11-5442/R	1673-4890	40.00	北京市	http://www. zgxdzy. net	1.486	2.093
中国乡村医药	中国农村卫生协会	1994	半月刊	张朝阳	11-3458/R	1006-5180	8.00	北京市	http://www. ncwsxh. org	0.112	0.163
中国新药与临床杂志	中国药学会、上海市食品药品监督管理局科技情报研究所	1982	月刊	陈凯先	31-1746/R	1007-7669	15.00	上海市	http://xyyl. cbpt. cnki. net	1.099	1.328
中国新药杂志	中国医药科技出版社、中国医药集团总公司、中国药学会	1991	半月刊	桑国卫	11-2850/R	1003-3734	50.00	北京市	http://www. newdrug. cn	1.148	1.443
中国药店	中国整形美容协会	1994	月刊	张　斌	11-4476/R	1009-5012	8.00	北京市	www. ydzz. com		
中国药房	中国医院协会、重庆大学附属肿瘤医院	1990	半月刊	张　健	50-1055/R	1001-0408	15.00	重庆市	http://www. china-pharmacy. com	1.700	2.197
中国药剂学杂志（网络版）	沈阳药科大学	2003	双月刊	张志荣		2617-8117		沈阳市	http://pd. syphu. edu. cn/		
中国药科大学学报	中国药科大学	1956	双月刊	王广基	32-1157/R	1000-5048	40.00	南京市	http://www. zgykdxxb. cn	0.811	1.138
中国药理学通报	中国药理学会	1985	月刊	魏　伟 李　俊	34-1086/R	1001-1978	30.00	合肥市	http://www. zgylxtb. cn/	1.772	2.322
中国药理学与毒理学杂志	军事医学科学院毒物药物研究所、中国药理学会和中国毒理学会	1986	月刊	张永祥	11-1155/R	1000-3002	20.00	北京市	http://202. 38. 153. 236: 81/Jweb_cjpt	0.816	1.087
中国药品标准	国家药典委员会	2000	双月刊	张　伟	11-4422/R	1009-3656	35.00	北京市	http://ypbz. cnjournals. com	0.621	0.661
中国药师	国家药品监督管理局高级研修学院和武汉医药（集团）股份有限公司	1998	月刊	江德元 张生勇	42-1626/R	1008-049X	28.00	武汉市	http://zgysz. cnjournals. org	0.899	1.126
中国药事	中国食品药品检定研究院	1987	月刊	桑国卫	11-2858/R	1002-7777	50.00	北京市	http://zgys. cnjournals. org	0.841	1.100
中国药物化学杂志	沈阳药科大学和中国药学会	1990	月刊	张礼和	21-1313/R	1005-0108	20.00	沈阳市	https://zgyh. cbpt. cnki. net	0.400	0.476
中国药物经济学	中国中医药研究促进会	2006	月刊	刘国恩	11-5482/R	1673-5846	26.80	北京市	www. zgywjjxzz. com	0.476	0.710
中国药物警戒	国家药品监督管理局药品评价中心	2004	月刊	沈传勇	11-5219/R	1672-8629	20.00	北京市	http://www. zgywjj. com	1.152	1.273
中国药物滥用防治杂志	中国药物滥用防治协会、军事医学科学院毒物药物研究所	1995	双月刊	李　锦	11-3742/R	1006-902X	18.00	北京市	https://zylf. cbpt. cnki. net	0.704	0.931
中国药物评价	国家药品监督管理局信息中心	2012	双月刊	杨　悦	10-1056/R	2095-3593	25.00	北京市	http://www. zgywpj. cn	0.624	0.829
中国药物依赖性杂志	北京大学、中国毒理学会	1992	双月刊	时　杰	11-3920/R	1007-9718	10.00	北京市	http://nidd. bjmu. edu. cn	0.629	1.012
中国药物应用与监测	中国人民解放军总医院	2004	双月刊	郭代红	11-5227/R	1672-8157	9.00	北京市		0.901	1.014
中国药物与临床	中国医院协会	2001	半月刊	董海原	11-4706/R	1671-2560	15.00	太原市	http://www. sxyxqk. com	0.663	0.754
中国药学杂志	中国药学会	1953	半月刊	桑国卫	11-2162/R	1001-2494	35.00	北京市	www. zgyxzz. com. cn	1.098	1.392
中国药业	重庆市药品监督管理局	1992	半月刊	刘　斌	50-1054/R	1006-4931	10.00	重庆市	www. zhongguoyaoye023. com	0.824	0.974
中国医药	中国医师协会	2006	月刊	杨　秋	11-5451/R	1673-4777	20.00	北京市	http://www. chinamedicinej. com/	1.607	1.855
中国医药导报	中国医学科学院	1992	旬刊	王　青	11-5539/R	1673-7210	20.00	北京市	www. yiyaodaobao. com. cn	1.005	1.313
中国医药导刊	国家药品监督管理局信息中心	1999	月刊	胡大一	11-4395/R	1009-0959	30.00	北京市	http://www. zgyydk. cn	0.782	1.025
中国医药工业杂志	上海医药工业研究院、中国药学会和中国化学制药工业协会	1970	月刊	陈芬儿	31-1243/R	1001-8255	20.00	上海市	www. cjph. com. cn	0.648	0.864
中国医药科学	海峡两岸医药卫生交流协会、二十一世纪联合创新（北京）医药科学研究院	2011	半月刊	詹洪春	11-6006/R	2095-0616	20.00	北京市	www. zgyykx. com/	0.341	0.447
中国医药生物技术	中国医药生物技术协会	2006	双月刊	蒋建东	11-5512/R	1673-713X	18.00	北京市	http://www. cmbp. net. cn	0.662	0.912
中国医药指南	中国保健协会	2003	旬刊	齐　颖	11-4856/R	1671-8194	20.00	北京市	www. zgyyzn2004. com	0.104	0.170
中国医院药学杂志	中国药学会	1981	半月刊	张　玉	42-1204/R	1001-5213	30.00	武汉市	www. zgyyyx. com	1.255	1.530

（续表）

名称	主办单位	创刊年份	刊期	主编	国内统一刊号（CN）	国际标准刊号（ISSN）	定价/期	出版地	网址	中国知网(2021) 综合影响因子	复合影响因子
中国医院用药评价与分析	中国医药生物技术协会、重庆大学附属肿瘤医院	2001	月刊	张相林	11-4975/R	1672-2124	15.00	北京市	http://yypf-china.com	0.790	1.049
中国疫苗和免疫	中国疾病预防控制中心	1995	双月刊	赵铠	11-5517/R	1006-916X	10.00	北京市	http://zgjm.cbpt.cnki.net	2.306	2.521
中国制药信息	中国化学制药工业协会和中国医药集团公司	1984	月刊	潘广成			内刊免费	北京市	http://cpia.org.cn/index/DataBank/index.html? cate=35		
中国中药杂志	中国药学会	1955	半月刊	张伯礼	11-2272/R	1001-5302	50.00	北京市	www.cjcmm.com.cn	3.295	4.333
中国中医药科技	中华中医药学会	1994	双月刊	陈可冀	23-1353/R	1005-7072	10.00	哈尔滨市	http://www.zgzyykjzzs.org.cn/	0.652	1.107
中国中医药图书情报杂志	中国中医科学院中医药信息研究所	1960	双月刊	崔蒙	10-1113/R	2095-5707	20.00	北京市	http://tsqb.cintcm.com	0.462	0.644
中国中医药现代远程教育	中华中医药学会	2003	半月刊	杨建宇	11-5024/R	1672-2779	18.00	北京市	http://www.zgzyyycjy.com	0.274	0.494
中国中医药信息杂志	中国中医科学院中医药信息研究所	1994	月刊	叶祖光	11-3519/R	1005-5304	30.00	北京市	http://xxzz.cintcm.com	1.458	2.257
中华中医药学刊	中华中医药学会、辽宁中医药大学	1982	月刊	关雪峰	21-1546/R	1673-7717	10.00	沈阳市	http://zhzyyxk.cbpt.cnki.net	2.026	2.975
中华中医药杂志	中华中医药学会	1986	月刊	佘靖	11-5334/R	1673-1727	100.00	北京市	www.zhzyyzz.com	1.679	2.346
中南药学	湖南省药学会	2003	月刊	李焕德	43-1408/R	1672-2981	20.00	长沙市	http://znyx.cbpt.cnki.net	0.867	1.090
中药材	国家药品监督管理局中药材信息中心站	1978	月刊	元四辉	44-1286/R	1001-4454	35.00	广州市	http://zyca.chinajournal.net.cn	1.285	1.748
中药新药与临床药理	广州中医药大学、中华中医药学会	1990	月刊	王伟	44-1308/R	1003-9783	20.00	广州市	www.zyxy.com.cn	1.810	2.578
中药药理与临床	中国药理学会和四川省中医药科学院	1985	双月刊	赵军宁 杜冠华	51-1188/R	1001-859X	30.00	成都市	http://zyyl.cbpt.cnki.net	1.741	2.284
中药与临床	成都中医药大学	2010	双月刊	彭成	51-1723/R	1674-926X	8.00	成都市		0.477	0.649
中医药导报	湖南省中医药学会、湖南省中医药管理局	1995	月刊	陈燕	43-1446/R	1672-951X	20.00	长沙市	http://www.zyydb.com	0.937	1.402
中医药管理杂志	中华中医药学会	1993	半月刊	曹正逵	11-3070/R	1007-9203	20.00	北京市		0.134	0.177
中医药临床杂志	中医药临床杂志社、中华中医药学会	1988	月刊	方朝晖 汪新安	34-1268/R	1672-7134	25.00	合肥市	http://ahlc.cbpt.cnki.net	0.551	1.097
中医药通报	中华中医药学会、厦门市中医药学会	2002	双月刊	耿学斯	35-1250/R	1671-2749	60.00	厦门市	http://zyytbzz.cn	0.758	1.105
中医药文化	上海中医药大学、中华中医药学会	2005	双月刊	刘红宁	31-1971/R	1673-6281	20.00	上海市	http://ygwz.cbpt.cnki.net	0.444	0.620
中医药信息	中华中医药学会、黑龙江中医药大学	1984	双月刊	匡海学	23-1194/R	1002-2406	10.00	哈尔滨市	http://zyyxx.hljucm.net	2.177	3.780
中医药学报	中华中医药学会、黑龙江中医药大学	1973	月刊	匡海学	23-1193/R	1002-2392	10.00	哈尔滨市	http://zyyxb.hljucm.net/ch/index.aspx	1.404	2.178
肿瘤药学	湖南省肿瘤医院	2011	双月刊	王静	43-1507/R	2095-1264	30.00	长沙市	http://www.zgzlyx.com	0.658	0.876
药学学报B(英文版)	中国药学会和中国医学科学院药物研究所	2011	月刊	蒋建东	10-1171/R	2211-3835	OA刊	北京市	https://www.journals.elsevier.com/acta-pharmaceutica-sinica-b	2.556	3.363
中国药理学报(英文版)	中国药理学会、中国科学院上海药物研究所	1980	月刊	丁建	31-1347/R	1671-4083	160.00	上海市	http://www.chinaphar.com	1.425	2.098
亚洲药物制剂科学(AJPS)(英文版)	沈阳药科大学	2006	双月刊	何仲贵 Hirofumi Takeuchi Paul W. S. Heng	21-1608/R	1818-0876	60.00	沈阳市	https://www.elsevier.com/locate/ajps	0.950	1.438
亚洲传统医药(AJTM)(英文版)	沈阳药科大学	2006	双月刊	吴春福		1817-4337	60.00	沈阳市	http://asianjtm.syphu.edu.cn		
中草药(英文版)	天津药物研究院、中国医学科学院药用植物研究所	2009	季刊	刘昌孝	12-1410/R	1674-6384	35.00	天津市	www.tiprpress.com	0.655	1.053
中国天然药物(英文版)	中国药科大学、中国药学会	2003	月刊	孔令义	32-1845/R	2095-6975	50.00	南京市	http://www.cjnmcpu.com/	1.388	1.986
中国药学(英文版)	中国药学会	1992	月刊	张礼和	11-2863/R	1003-1057	40.00	北京市	http://www.jcps.ac.cn	0.479	0.626
整合药学杂志(英文版)	广东药科大学、中国整合医学发展战略研究院	2020	季刊	郭姣		2707-3688	OA刊	广州市	http://jhip.gdpu.edu.cn		
药物分析学报(英文版)	西安交通大学	1985	双月刊	贺浪冲	61-1484/R	2095-1779	50.00	西安市	http://www.journals.elsevier.com/journal-of-pharmaceutical-analysis/	1.078	1.661
世界中医药杂志(英文版)	世界中医药学会联合会	2015	季刊	果德安 韩晶岩	10-1395/R	2311-8571	50.00	北京市	http://www.wjtcm.net/	0.368	0.471

注：复合影响因子和综合影响因子数据源自 CNKI 网站：https://navi.cnki.net/knavi//。

2021 年 CSCD 收录的药学期刊

名　称	CSCD(2021—2022)
北京中医药大学学报	C
毒理学杂志	C
华西药学杂志	E
南京中医药大学学报	C
沈阳药科大学学报	E
时珍国医国药	E
世界科学技术—中医药现代化	E
天然产物研究与开发	C
药物不良反应杂志	E
药物分析杂志	C
药学学报	C
中草药	C
中成药	C
中国海洋药物	E
中国抗生素杂志	C
中国临床药理学与治疗学	E
中国临床药理学杂志	C
中国生物制品学杂志	E
中国实验方剂学杂志	C
中国现代应用药学	C
中国新药与临床杂志	E
中国新药杂志	C
中国药科大学学报	C
中国药理学通报	C
中国药物化学杂志	E
中国药物依赖性杂志	E
中国药学杂志	C
中国医药工业杂志	E
中国疫苗和免疫	C
中国中药杂志	C
中国中医药信息杂志	E
中华中医药杂志	C
中药新药与临床药理	C
中药药理与临床	C
药学学报 B(英文版)	C
中国药理学报(英文版)	C
中国天然药物(英文版)	C
中国药学(英文版)	C
药物分析学报(英文版)	C
世界中医药杂志(英文版)	C

注:数据源自中国科学院文献情报中心:http://sciencechina.cn/cscd_source.jsp。C:核心库;E:扩展库。

2021 年北大核心收录的药学期刊

名　称	北大核心(2017 版)
北京中医药大学学报	R2(6)
国际药学研究杂志	R9(16)
南京中医药大学学报(自然科学版)	R2(15)
沈阳药科大学学报	R9(14)
时珍国医国药	R2(19)
世界科学技术—中医药现代化	R2(13)
天津医药	R(28)
天然产物研究与开发	R2(16)

(续表)

名　称	北大核心(2017 版)
药物分析杂志	R9(3)
药学学报	R9(1)
医药导报	R(27)
中草药	R2(1)
中成药	R2(8)
中国临床药理学杂志	R9(11)
中国实验方剂学杂志	R2(4)
中国现代应用药学	R9(5)
中国新药与临床杂志	R9(12)
中国新药杂志	R9(4)
中国药房	R9(15)
中国药科大学学报	R9(8)
中国药理学通报	R9(6)
中国药理学与毒理学杂志	R9(9)
中国药物化学杂志	R9(13)
中国药学杂志	R9(2)
中国医药工业杂志	R9(10)
中国医院药学杂志	R9(7)
中国疫苗与免疫	R1(15)
中国中药杂志	R2(2)
中华中医药学刊	R2(17)
中华中医药杂志	R2(7)
中药材	R2(10)
中药新药与临床药理	R2(14)
中药药理与临床	R2(12)

注:《北大核心期刊目录 2017 版》适用 2018—2022 年期刊。

2021 年中信所药学期刊影响因子

名　称	中国科技核心	
	核心影响因子	拓展影响因子
安徽医药	0.831	2.855
安徽中医药大学学报	1.204	2.496
北方药学		0.785
北京中医药	1.197	1.853
北京中医药大学学报	1.453	2.269
长春中医药大学学报	0.861	2.421
成都中医药大学学报		1.099
当代医药论丛		
东南国防医药	0.774	1.746
毒理学杂志	0.537	0.720
儿科药学杂志	0.628	1.742
福建医药杂志		0.677
福建中医药		1.061
甘肃医药		0.442
甘肃中医药大学学报		1.079
广东药科大学学报	0.774	1.322
广西中医药		0.889
广西中医药大学学报		1.062
广州医药		0.913
广州中医药大学学报	1.102	2.359
贵州医药		2.535
贵州中医药大学学报		1.323

（续表）

名　称	中国科技核心	
	核心影响因子	拓展影响因子
国际生物制品学杂志		0.289
国际药学研究杂志		
国际医药卫生导报		0.957
国际中医中药杂志	0.661	1.628
国外医药抗生素分册		0.935
哈尔滨医药		0.713
海峡药学		0.655
河北医药	0.654	2.192
河北中医药学报	0.904	2.150
黑龙江医药		0.922
黑龙江医药科学		0.761
黑龙江中医药		0.000
湖北医药学院学报		0.767
湖北中医药大学学报	0.812	1.953
湖南中医药大学学报	1.326	2.527
华西药学杂志	0.929	1.284
化工与医药工程		
淮海医药		0.802
环球中医药	0.964	1.694
吉林医药学院学报		1.147
吉林中医药	1.097	2.169
家庭医药-快乐养生		
家庭用药		
家庭中医药		
江苏医药		
江苏中医药	0.933	2.060
江西医药		1.076
江西中医药		0.889
江西中医药大学学报		1.066
解放军医药杂志	1.283	3.462
今日药学		1.263
开卷有益求医问药		
抗感染药学		0.857
辽宁中医药大学学报	1.267	2.532
临床合理用药杂志		
临床药物治疗杂志	0.716	1.638
临床医药实践		0.855
南京中医药大学学报(自然科学版)	1.491	2.577
内蒙古中医药		0.753
青岛医药卫生		0.928
青海医药杂志		
山东医药	0.729	1.742
山东中医药大学学报	0.773	1.433
山西医药杂志		2.276
陕西中医药大学学报		1.262
上海医药		1.015
上海中医药大学学报	1.201	2.131
上海中医药杂志	1.673	2.667
神经药理学报		0.531
沈阳药科大学学报	0.573	0.869

（续表）

名　称	中国科技核心	
	核心影响因子	拓展影响因子
时珍国医国药		1.330
实用临床医药杂志	0.577	2.679
实用药物与临床	0.593	1.737
实用医药杂志		0.000
实用中医药杂志		0.000
食品与药品	0.513	0.912
食药用菌		
世界科学技术—中医药现代化	1.114	1.704
世界临床药物	0.537	1.266
世界中医药	1.452	3.009
首都食品与医药		
数理医药学杂志		0.813
天津药学		0.000
天津医药	0.764	1.457
天津中医药	1.396	2.383
天津中医药大学学报	1.195	1.996
天然产物研究与开发	1.423	1.878
西北药学杂志	1.365	2.441
西部中医药	0.889	1.987
西南国防医药	0.372	1.070
西藏医药		
现代药物与临床	0.753	2.776
现代医药卫生		0.864
现代中药研究与实践	0.848	1.321
现代中医药		0.864
新疆中医药		0.847
亚太传统医药		0.868
药品评价		0.000
药物不良反应杂志	0.732	1.018
药物分析杂志	1.237	1.688
药物流行病学杂志	0.677	1.355
药物评价研究	0.892	1.963
药物生物技术	0.467	1.061
药学服务与研究	0.513	1.251
药学教育		1.370
药学进展		0.779
药学实践杂志	0.509	1.091
药学学报	1.771	2.159
药学研究		1.050
药学与临床研究	0.470	1.218
医药导报	1.164	1.979
医药论坛杂志		0.784
医药前沿		
云南医药		0.643
云南中医中药杂志		0.975
浙江中医药大学学报	1.035	1.890
中草药	2.809	3.832
中成药	1.352	2.315
中国处方药		0.963
中国当代医药		

（续表）

名　称	中国科技核心	
	核心影响因子	拓展影响因子
中国海洋药物	0.591	0.819
中国合理用药探索		1.151
中国基层医药		1.532
中国抗生素杂志	0.961	1.662
中国临床药理学与治疗学	1.027	1.489
中国临床药理学杂志	1.008	2.238
中国临床药学杂志	0.441	1.350
中国民族民间医药		0.717
中国民族医药杂志		0.410
中国生物制品学杂志	0.428	0.619
中国实验方剂学杂志	2.479	3.584
中国实用医药		
中国食品药品监管		0.919
中国现代药物应用		
中国现代医药杂志		0.808
中国现代应用药学	1.134	1.763
中国现代中药	1.230	1.861
中国乡村医药		0.413
中国新药与临床杂志	0.953	1.759
中国新药杂志	0.997	1.513
中国药店		
中国药房	1.465	2.566
中国药剂学杂志（网络版）		
中国药科大学学报	0.668	0.964
中国药理学通报	1.574	2.442
中国药理学与毒理学杂志	1.836	2.768
中国药品标准		0.810
中国药师	0.765	1.382
中国药事	0.702	1.192
中国药物化学杂志	0.362	0.423
中国药物经济学		1.187
中国药物警戒	0.961	1.565
中国药物滥用防治杂志		1.216
中国药物评价		1.062
中国药物依赖性杂志	0.488	0.816
中国药物应用与监测	0.774	1.491
中国药物与临床		2.012
中国药学杂志	0.963	1.384
中国药业	0.653	1.590
中国医药	1.453	3.257
中国医药导报	0.827	2.144
中国医药导刊		1.767

（续表）

名　称	中国科技核心	
	核心影响因子	拓展影响因子
中国医药工业杂志	0.548	0.802
中国医药科学		1.257
中国医药生物技术	0.562	0.865
中国医药指南		
中国医院药学杂志	1.046	2.144
中国医院用药评价与分析	0.608	1.896
中国疫苗和免疫	1.797	2.722
中国制药信息		
中国中药杂志	2.970	3.990
中国中医药科技		1.518
中国中医药图书情报杂志		0.973
中国中医药现代远程教育		0.891
中国中医药信息杂志	1.540	2.184
中华中医药学刊	1.709	3.395
中华中医药杂志	1.539	2.330
中南药学	0.758	1.238
中药材	1.033	1.522
中药新药与临床药理	1.557	2.322
中药药理与临床		2.273
中药与临床		
中医药导报	0.834	1.513
中医药管理杂志		
中医药临床杂志		1.100
中医药通报		1.207
中医药文化		0.671
中医药信息		3.648
中医药学报	1.143	2.322
肿瘤药学	0.545	1.231
药学学报 B（英文版）	2.397	2.151
中国药理学报（英文版）	1.293	1.479
亚洲药物制剂科学（AJPS）（英文版）		
亚洲传统医药（AJTM）（英文版		
中草药（英文版）	0.625	0.689
中国天然药物（英文版）	1.206	1.447
中国药学（英文版）	0.438	0.526
整合药学杂志（英文版）		
药物分析学报（英文版）		0.958
世界中医药杂志（英文版）	0.261	0.506

注：拓展影响因子数据源自《2022 年版中国科技期刊引证报告（扩刊版）》。

（赵　莉）

药学记事

Events

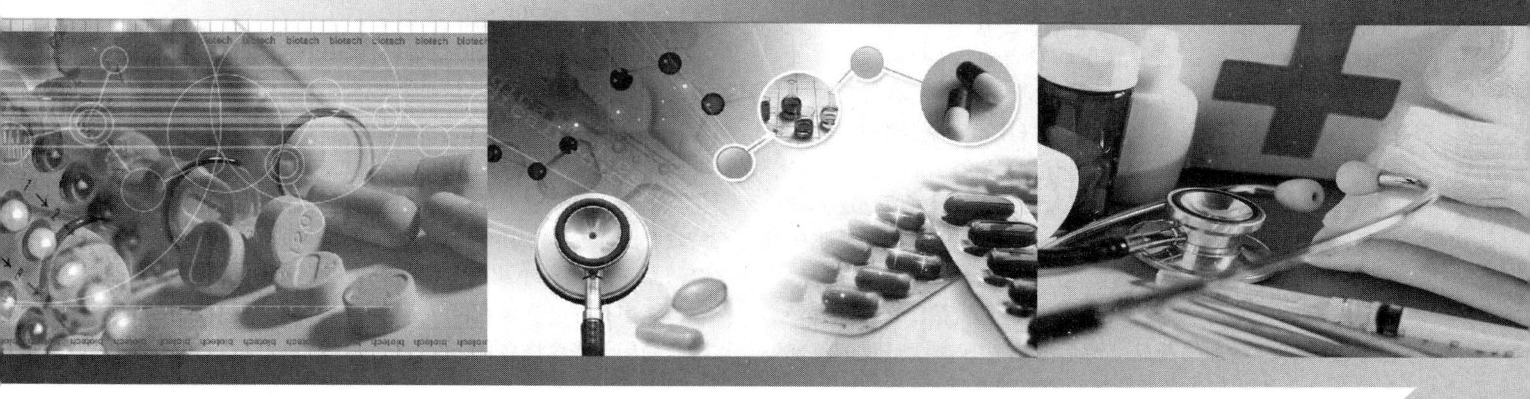

1 月

6 日* 由国医大师周仲瑛等主编的《周仲瑛辨治流行性出血热实录》近日由人民卫生出版社出版。该书分"流行性出血热研究简史""流行性出血热(疫斑热)的中医认识与治疗""周仲瑛教授团队防治流行性出血热实践概述""病案实录"等7章,近22万字。

7 日 《2021年兴奋剂目录公告》发布,强调有关部门应按规定做好2021年兴奋剂目录中所列物质的生产、销售、进出口以及反对使用兴奋剂的监督管理工作。

11 日 国家药品监督管理局发布通报,表扬参与查处"4·26"生产销售不符合卫生标准化妆品案的江苏省药品监督管理局、泰州市市场监督管理局、兴化市市场监督管理局、泰州市产品质量监督检验院、泰州市药品检验院5家单位。

12 日* 国家药品监督管理局药品审评中心发布《儿童用药(化学药品)药学开发指导原则(试行)》《儿科用药临床药理学研究技术指导原则》,上述原则均自发布之日起施行。

13 日 国家药品监督管理局发布《药品上市后变更管理办法(试行)》,加强药品上市后变更管理。这是我国首部专门针对药品上市后变更设置的规范性文件。

13 日 国务院联防联控机制在京召开新闻发布会,中国疾控中心、北京大学第一医院、国家卫生健康委等单位有关负责同志及专家在会上介绍近期新冠病毒感染疫情防控和医疗救治有关情况。

13 日* 国家药品监督管理局药品审评中心发布《化学药品改良型新药临床试验技术指导原则》,《指导原则》自发布之日起施行。

14 日 国家药品监督管理局发布关于修订柳氮磺吡啶制剂说明书的公告,对柳氮磺吡啶口服制剂和栓剂的说明书进行修订。

15 日 国家药品监督管理局药品审评中心发布《中药新药质量研究技术指导原则(试行)》,自发布之日起施行。

18 日 国家药品监督管理局发布公告,金振颗粒和妇科白凤胶囊由处方药转化为甲类非处方药,相关药品上市许可持有人应在2021年4月6日前将修订的药品说明书报省级药品监督管理部门备案。

18 日* 从科技部、中宣部和中国科协传来消息,经全国评比达标表彰工作协调小组核准,科技部、中宣部和中国科协决定,对2016年以来在科普工作中作出突出贡献的183个单位授予"全国科普工作先进集体"称号、288名个人授予"全国科普工作先进工作者"称号。中国健康传媒集团、中国药学会获"全国科普工作先进集体"称号,中国药学会科技开发中心施阳获"全国科普工作先进工作者"称号。

19 日 国家药品监督管理局发布关于修订速效救心丸说明书的公告明确,根据药品不良反应评估结果,为进一步保障公众用药安全,决定对速效救心丸说明书的警示语、【不良反应】【禁忌】和【注意事项】项进行统一修订,要求在【禁忌】项中增加孕妇禁用等内容。

20 日* 河南省卫生健康委确定"郑东东济堂中医馆"等20个单位为第三批河南省中医药文化宣传教育基地建设单位。

20 日 宁夏回族自治区政府召开全区中医药大会,会议以电视电话形式召开。

22 日 中国健康传媒集团与山东省药品监督管理局在京签署战略合作协议,中国健康传媒集团董事长吴少祯、山东省药监局局长于涛分别代表双方签约。

22 日* 吉林省人民政府办公厅印发《关于成立省政府议事协调机构的通知》,决定成立吉林省药品安全委员会,由副省长王庭凯担任主任,省政府副秘书长徐亮、省药品监督管理局局长刘宝芳担任副主任。

22 日* 河北省人民政府办公厅印发《关于成立河北省人民政府药品安全领导小组的通知》,决定成立河北省人民政府药品安全领导小组,由副省长夏延军担任领导小组组长。领导小组办公室设在河北省药监局,办公室主任由河北省药监局局长许彦增兼任。

22 日 国家药品监督管理局发布通知,公示第二批重点实验室通过评审名单,72家实验室入选公示名单。

25 日* 上海中医药大学交叉科学研究院张卫东教授团队的论文《Systems pharmacological study illustrates the immune regulation, anti-infection, anti-inflammation, and multi-organ protection mechanism of Qing-Fei-Pai-Du decoction in the treatment of COVID-19》被植物药理学杂志 *Phytomedicine* 在线发表。张卫东教授团队通过系统药理学方法研究了清肺排毒汤治疗新冠肺炎的作用机制。

25 日 国家中医药管理局应对新冠病毒感染疫情防控工作领导小组召开第45次会议,深入学习贯彻习近平总书记关于疫情防控重要指示批示精神,李克强总理重要批示精神和孙春兰副总理部署要求,进一步贯彻落实党中央、国务院决策部署,进一步研究查找中医药系统防控救治工作薄弱环节。

26 日 国家中医药管理局发布关于进一步规范"清肺排毒汤"使用及生产的公告。

27 日 "四川省中医药传承创新发展大会"在成都召开,省委书记彭清华出席会议并讲话。

28 日 国家中医药管理局召开中医药系统新冠病毒感染疫情防控工作视频会议,深入学习贯彻习近平总书记关于新冠病毒感染疫情防控重要指示批示精神,李克强总理重要批示精神和孙春兰副总理部署要求,进一步落实党中央、国务院决策部署,围绕中医药系统防控救治工作薄弱环节,对做好疫情防控特别是防范院感等工作再强调、再部署、再推进。国家中医药管理局局长于文明出席会议并讲话,局党组成员、副局长王志勇在河北省分会场参加会议，局党组成员、副局长闫树江主持会议。

28 日* 国务院办公厅日前印发《关于推动药品集中带量采购工作常态化制度化开展的意见》。

29 日 河南省卫生健康委员会召开 2021 年全省卫生健康工作会议

2 月

3 日* 公安部部署全国公安机关开展依法严厉打击严密防范涉疫苗犯罪专项行动，主动排查、依法严厉打击制假售假、非法经营、走私疫苗，接种疫苗过程中发生的非法行医和以疫苗为幌子进行诈骗等犯罪行为，切实维护疫苗研发生产流通使用秩序，保障人民群众生命健康安全，有效服务疫情防控工作。

3 日* 2019—2020 年“寻找身边最美药师”活动评选结果揭晓，共有 30 名执业药师入选 2019—2020 年“身边最美药师”，10 家单位获优秀组织奖。这是继 2018—2019 年“寻找身边最美药师”首届活动后，中国健康传媒集团和国家药品监督管理局执业药师资格认证中心在国家药监局指导下共同主办的第二届“寻找身边最美药师”活动。本届活动于 2019 年“全国安全用药月”期间启动，经过专家审评、网络投票、名单公示等环节，最终河北神威大药房连锁有限公司习利平、山西国泽药业有限公司王芳、浙江桐君堂中药饮片有限公司申屠银洪等 30 名执业药师入选 2019—2020 年“身边最美药师”；上海市药品监督管理局、江苏省执业药师协会、浙江省药品监督管理局、江西省药品监督管理局、山东省药品监督管理局等 10 家单位获优秀组织奖。

3 日 第四批国家组织药品集中采购在上海产生拟中选结果。本次采购共纳入 45 种药品，全部采购成功，拟中选药品平均降价 52%，涉及高血压、糖尿病、消化道疾病、精神类疾病、恶性肿瘤等多个治疗领域，群众受益面广。

5 日 国家药品监督管理局附条件批准北京科兴中维生物技术有限公司的新型冠状病毒灭活疫苗（Vero 细胞）注册申请。

5 日 2021 年全国卫生健康工作会议在京召开。会议以习近平新时代中国特色社会主义思想为指导，全面贯彻党的十九大和十九届二中、三中、四中、五中全会精神，深入学习贯彻习近平总书记关于卫生健康和疫情防控工作的重要指示批示精神，认真落实党中央、国务院决策部署，回顾总结 2020 年工作，科学分析面临的新形势，安排部署 2021 年重点工作。国家卫生健康委党组书记、主任马晓伟出席会议并讲话。

6 日 国医大师郑新因病医治无效逝世，享年 96 岁。郑新，生于 1925 年 5 月，河南郏县人。中西医结合主任医师、教授，全国名老中医药专家学术经验继承工作指导老师、重庆市中医院原肾病科主任、成都中医药大学兼职教授、重庆市首席医学专家。2014 年被评为第二届“国医大师”，同年被中华中医药学会授予“终身成就奖”，2019 年 9 月获得“全国中医药杰出贡献奖”

7 日 全国中医药行业高等教育“十四五”规划教材主编会议在北京召开。

9 日 2021 年全国中医药局长会议在京召开。

9 日 国家药品监督管理局公布第二批共 72 家重点实验室名单。

19 日 最高人民检察院、国家市场监督管理总局和国家药品监督管理局联合发布“广东广州市弘雅化妆品有限公司使用化妆品禁用原料生产未取得批件的特殊用途化妆品案”“安徽李某某等生产、销售假药案”等 15 件落实食品药品安全“四个最严”要求专项行动典型案例。

24 日 浙江省药品监督管理局、浙江省人力社保厅联合出台《浙江省医药行业副主任药师、副主任中药师职务任职资格评价条件（试行）》《浙江省医药行业医药高级工程师职务任职资格评价条件（试行）》《浙江省医药行业医疗器械高级工程师职务任职资格评价条件（试行）》。

24 日* 国际标准《ISO22256：2020 中医药-辐照中药光释光检测法》由国际标准化组织（ISO）以英文版形式颁布，该标准由广州市药品检验所主持制定。

25 日 国家药品监督管理局附条件批准康希诺生物股份公司重组新型冠状病毒疫苗（5 型腺病毒载体）、国药集团中国生物武汉生物制品研究所有限责任公司新型冠状病毒灭活疫苗（Vero 细胞）注册申请。

25 日* 国家开发银行全资子公司国开金融有限责任公司与广东省国有资本运营平台广东恒健投资控股有限公司共同出资发起设立广东中医药大健康基金。基金总规模 300 亿元，首期规模 50 亿，系国内首支由国资发起的中医药基金。

26 日 2020“中国非遗年度人物”推选结果在京揭晓，天津中医药大学校长张伯礼院士、陈氏太极拳传承人陈正雷等 10 位代表当前我国非遗保护发展成绩的标志性人物入选。

26 日 由国家药品监督管理局指导、中国健康传媒集团承办的首场《关于结束中药配方颗粒试点工作的公告》线上宣贯会在京举办。国家药监局药品注册司副司长王海南、国家药典委员会业务综合处副处长宋宗华参加授课。

3 月

2 日 国家药品监督管理局发出通报，对在医疗器械唯一标识(UDI)工作中表现突出的天津、上海、福建省(市)药监局予以表扬。

2 日　国家药品监督管理局通过特别审批程序应急批准中国中医科学院中医临床基础医学研究所的清肺排毒颗粒、广东一方制药有限公司的化湿败毒颗粒、山东步长制药股份有限公司的宣肺败毒颗粒上市。

3 日　全国两会即将到来之际,中国医药报社发起公众投票,评选出"两品一械"领域最受关注的 10 个关键词。具体为:药品医疗器械国家集中带量采购;智慧监管;药品安全"十四五"规划;网络售药《药品管理法》;药品(疫苗)信息化追溯体系建设;药品监管能力建设;监管科学;真实世界数据;《化妆品监督管理条例》实施;药品医疗器械审评审批制度改革。

3 日* 　英文刊《世界中医药杂志》(*World Journal of Traditional Chinese Medicine*)被 *Emerging Sources Citation Index* (*ESCI*)数据库正式收录,2019 年 1 月 1 日后发表的文章,可在 *Web of Science* 中被检索到。

3 日* 　以高崎、师文道、卞芝芳、王平、戴一民、张增良等六名专家命名的上海首批中药专家传承工作室及韩龙惠中医专家工作室被正式授牌。

6 日　习近平总书记在参加全国政协十三届四次会议医药卫生界、教育界委员联组会时发表重要讲话,提出"要做好中医药守正创新、传承发展工作,建立符合中医药特点的服务体系、服务模式、管理模式、人才培养模式,使传统中医药发扬光大。要科学总结和评估中西药在治疗新冠肺炎方面的效果,用科学的方法说明中药在治疗新冠肺炎中的疗效"。

11 日　国家卫生健康委党组成员、国家中医药管理局党组书记余艳红,局党组成员、副局长王志勇一行赴中国中医药出版社有限公司开展专题调研,了解指导企业党建和人才队伍建设工作。

12 日　《中国中药材种业发展报告(2019)》上市发行会在北京举行。该报告是聚焦我国中药材种业发展的第一部研究报告,由中国中药协会中药材种子种苗专业委员会组织编写,由中国健康传媒集团中国医药科技出版社出版发行。

15 日　国务院联防联控机制就推进新冠病毒疫苗接种有关情况举行发布会。会上,国家药品监督管理局药品监管司司长袁林介绍了国家药监局全力保障新冠病毒疫苗质量安全和批签发情况。

17 日* 　由中国中医药出版社有限公司牵头,联合中国中医科学院中医药信息研究所、安徽中医药大学、北京大生道科技有限公司共同申报的中医药知识挖掘与出版创新服务重点实验室入选国家新闻出版署出版业科技与标准重点实验室,这是中医药领域首家出版业国家重点实验室。

18 日* 　《教育部关于公布 2020 年度普通高等学校本科专业备案和审批结果的通知》印发,9 所中医药高等院校新增备案本科专业 23 个,5 所中医药高等院校新增审批本科专业 5 个,新增专业里中医药特色专业占大多数。其中,北京中医药大学、天津中医药大学、黑龙江中医药大学、湖北中医药大学、湖南中医药大学均增设中医骨伤科学专业,天津中医药大学还新增中医养生学、中医康复学专业,湖南中医药大学还新增中医儿科学专业,山西中医药大学新增中药制药专业,江西中医药大学新增针灸推拿学、中药学等第二学士学位专业。

18 日　中国-白俄罗斯工业园中医药企业入园仪式举行,国家中医药管理局党组成员、副局长孙达,中国驻白俄罗斯大使谢小用,国家药品监督管理局药品安全总监李波,白俄罗斯驻华大使先科,白俄罗斯经济部副部长安泽丽卡,白俄罗斯卫生部副部长安德罗修克,中白工业园管委会主任亚罗申科等中外代表在现场或以视频方式出席仪式。

19 日—21 日　由中华中医药学会主办的"第十七届国际络病学大会"在上海召开。国家中医药管理局党组成员、副局长孙达,钟南山、张伯礼、吴以岭等近 20 位院士以及国家卫生健康委规划司司长毛群安以线上或线下方式出席大会开幕式。

22 日　国家药品不良反应监测中心发布《国家医疗器械不良事件监测年度报告(2020 年)》,包括医疗器械不良事件监测工作进展、全国医疗器械不良事件报告总体情况、全国医疗器械不良事件报告统计分析等六部分内容。

22 日* 　国家卫健委、科技部、工信部、国家医保局、国家药监局和国家知识产权局 6 部门联合印发《第二批鼓励仿制药品目录》,包含阿福特罗吸入溶液剂等 17 种药品。

23 日　国家药品监督管理局发布公告,决定对注射用鼠神经生长因子说明书【不良反应】【注意事项】及特殊人群用药项进行修订;对全身用氟喹诺酮类药品说明书【不良反应】【注意事项】和【老年用药】项进行修订。

24 日* 　中国食品药品检定研究院发布的《国家药品抽检年报(2020)》显示,2020 年国家药品抽检完成制剂与中药饮片共 136 个品种 18 013 批次的抽检任务。

24 日* 　国家药品监督管理局通过优先审评审批程序,批准注射用泰它西普、优替德隆注射液上市。这两款创新药为我国自主研发,其上市为系统性红斑狼疮、晚期乳腺癌患者提供了新的治疗选择。

26 日* 　湖南省举行非临床单位药学专业高级职称首次评审会。全省相关企事业单位专业理论考试合格且具备参评业绩条件的药学专业技术人员 84 人申报参评。通过面试、评审和公示程序,共有 5 人获得药学专业正高级职称、45 人获得药学专业副高级职称。省纪委监委驻省市场监管局纪检监察组、省药品监督管理局机关纪委全程监督评审。

26 日* 　国家药品监督管理局通过优先审评审批程序,附条件批准美国蓝图药物公司申报的 1 类创新药普拉替尼胶囊上市,是中国第一个获批上市的选择性 REF 抑制剂。

26 日　国家药品不良反应监测中心发布《国家药品不良反应监测年度报告(2020 年)》。报告显示,2020 年全国药品不良反应监测网络收到《药品不良反应/事件报告表》167.6 万份,每百万人口平均报告数为 1251 份,全国 98.3%的县级地区报告了药品不良反应/事件,国家基本药物监测总体情况基本保持平稳。

29 日　国家药品监督管理局药品审评中心发布《药物免疫原性研究技术指导原则》。

30 日　国家药品监督管理局食品药品审核查验中心发布《2020 年信息公开工作年度报告》,报告内容包括 2020 年网上办公服务平台建设、制度建设、重点领域信息公开、网站和新媒体平台建设、咨询投诉情况、问题和改进等方面。

30 日　外交部和国家中医药管理局以线上线下相结合的方式共同举办中医药与抗击新冠病毒感染疫情国际合作论坛,论坛以"深化中医药交流合作,构建人类卫生健康共同体"为主题,国务院副总理孙春兰发表视频致辞。

4 月

2 日　2020"讲好中国故事"创意传播大赛中医药主题赛颁奖典礼在京举行。28 件作品分获中医药主题赛一、二、三等奖。《电脑绘画 抗疫功臣中医药》《附子花又开》《棠城名医-传承》《青蒿素治疗疟疾的"中国方案"》4 件作品获中医药主题赛一等奖。

7 日*　乌克兰中医药发展研讨会在乌克兰工商会举行。乌克兰副总理斯特凡妮希娜顾问戈卢布、中国驻乌克兰使馆公使衔参赞吴连文、中国金台文院院长蔡传庆,以及乌克兰有关医院和医科大学代表等 20 余人与会,共同就中医药在乌克兰发展现状及前景互动交流。

7 日　中央组织部 2021 年调训班次——中医药高层次专家国情研修班在中国井冈山干部学院开班。

8 日　国家药品监督管理局药品监管司在京召开麻醉药品和精神药品管理工作座谈会,研究新形势下强化麻醉药品和精神药品监管,促进行业高质量发展的措施。

10 日　湖北省中医药防治新冠肺炎学术大会在武汉召开,湖北省副省长杨云彦出席大会并致辞。

11 日　国家新闻出版署组织的"读掌上精品,庆百年华诞——百佳数字出版精品项目献礼建党百年专栏"正式启动,其中,由中国中医药出版社有限公司选送的"悦读中医知识服务平台"项目入选百佳数字出版精品项目。

11 日—15 日　全国人大常委会执法检查组在福建开展中医药法执法检查。

12 日　财政部发布医药企业会计信息质量检查公告,公布对北京诚诺美迪科技有限公司、赛诺菲(北京)制药有限公司、长白山制药股份有限公司等 19 家医药企业的行政处罚情况。经查,上述 19 家医药企业存在使用虚假发票、票据套取资金体外使用,虚构业务事项或利用医药推广公司套取资金、账簿设置不规范等问题。

12 日　交通运输部、公安部、国家卫生健康委、中国民用航空局、国家药品监督管理局、中国国家铁路集团有限公司六部门联合印发通知,就进一步做好新冠病毒疫苗货物运输组织和服务保障工作进行部署。

12 日　浙江省药械采购中心发布的《关于我省医药价格和招采失信等级评价结果的通报(2021 年第一期)》显示,因哈尔滨誉衡制药有限公司的鹿瓜多肽注射液在浙江省存在商业贿赂行为,浙江省药械采购中心将该企业在浙江省医药价格和招采失信等级评定为"严重",并暂停企业鹿瓜多肽注射液的在线交易。浙江省药械采购中心对其他存在回扣问题的医药企业也开展了信用评价,部分企业采取了主动降价等措施修复信用。

12 日—14 日　全国人大常委会副委员长艾力更·依明巴海率全国人大常委会中医药法执法检查组前往天津开展执法检查。

13 日*　国家药品监督管理局发布公告,决定修订阿米卡星注射剂说明书,对其增加黑框警告,修订【不良反应】【注意事项】和【药物相互作用】项。

13 日*　国家发展和改革委员会会同商务部,联合发布《关于支持海南自由贸易港建设放宽市场准入若干特别措施的意见》,提出支持海南国产化高端医疗装备创新发展、加大对药品市场准入支持、全面放宽合同研究组织(CRO)准入限制等 10 项措施,利好海南自贸港医药产业发展。

15 日　生物材料创新推进会暨生物材料创新合作平台成立大会在京举行,国家药品监督管理局局长焦红出席大会并讲话,国家卫生健康委员会副主任曾益新、工业和信息化部总工程师韩夏致辞。

15 日　国家药品监督管理局药品审评中心发布《用于产生真实世界证据的真实世界数据指导原则(试行)》,指导和规范申办者利用真实世界数据生成真实世界证据支持药物研发。

19 日　中华全国总工会在人民大会堂举行全国先进女职工集体和个人表彰大会,表彰全国五一巾帼奖状(奖章)、全国五一巾帼标兵岗(标兵)。其中,1 名中医药人获得全国五一巾帼奖章,7 家中医药单位获全国五一巾帼标兵岗,14 名中医药人获全国五一巾帼标兵。

19 日—20 日　由中国健康传媒集团、中国药品监督管理研究会联合主办,《中国食品药品监管》杂志社有限公司承办的"药物创新 & 药品监管科学研讨会暨《中国食品药品监管》杂志学术年会"在苏州召开。来自药品监管部门、科研院所和医药行业近 2000 名代表参加研讨。

20日　国家药品监督管理局发布《药品监督管理统计年度报告(2020年)》。

22日　江苏省苏州市政府与中国中医科学院全面战略合作暨建设中国中医科学院大学签约仪式举行。

22日*　"国家科技图书文献中心中医药服务站揭牌仪式暨国家中医药智慧数字图书馆规划方案研讨会"在中国中医科学院中医药信息研究所举行。中国中医科学院院长黄璐琦院士和国家科技图书文献中心主任彭以祺为服务站揭牌。

23日*　由广州中医药大学图书馆和邓铁涛研究所承办的国医大师邓铁涛教授文献展在广州中医药大学图书馆开展。

23日　中小学中医药文化教育研讨会在京召开。

23日　国家药品监督管理局发布公告,对氨酚麻美口服溶液等14个品种药品说明书增加警示语,不建议家长或监护人自行给2岁以下婴幼儿使用,并修订【注意事项】项。

25日　"2021贵州中医药振兴发展高峰论坛"在贵阳举行。

25日　由中国食品药品国际交流中心主办的2021医疗器械管理者会议(MD50)系列活动之新修订《医疗器械监督管理条例》政策解读在青岛举办。

27日　2019—2020"寻找身边最美药师"活动表彰大会暨第三届"寻找身边最美药师"活动启动仪式在鲁南制药集团股份有限公司举办。

27日　中华全国总工会公布了2021年全国五一劳动奖和全国工人先锋号评选结果,共有397个单位获全国五一劳动奖状,1197名个人获全国五一劳动奖章,1297个集体获全国工人先锋号。据初步统计,医药行业共有8个单位、13名个人、19个集体获表彰。

29日　2021年全国药品不良反应监测评价工作电视电话会议召开。

29日　国家药品监督管理局在上海组织召开药品网络销售监管工作座谈会,国家药监局党组成员、副局长陈时飞出席会议并讲话。

30日*　国家药品监督管理局批准颁布了第一批中药配方颗粒国家标准,共160个。该批标准将于今年11月1日起正式实施。

5月

6日*　国家药典委员会公布《关于执行中药配方颗粒国家药品标准有关事项的通知》,颁布了第一批共160个中药配方颗粒国家标准。

7日*　国家药品监督管理局药品审评中心发布《帕妥珠单抗注射液生物类似药临床试验指导原则》《托珠单抗注射液生物类似药临床试验指导原则》,鼓励生物类似药研发,进一步规范和指导相关生物类似药的临床试验设计和终点选择。

7日　世界卫生组织(WHO)宣布,中国国药中生北京公司的新冠灭活疫苗通过WHO紧急使用认证。

8日—11日　全国人大常委会副委员长艾力更·依明巴海率全国人大常委会执法检查组在河南省开展中医药法执法检查。

9日—10日　国家中医药管理局局长于文明带队深入上海市社区、中医医疗机构、中医药高等院校等开展调研,并与长三角地区三省一市各级中医药主管部门、高等院校、研究机构、中医医疗机构等有关单位就"十四五"中医药发展及医改中医药作用发挥进行专题座谈。

10日*　中央和国家机关团工委印发《关于表彰2019—2020年度中央和国家机关五四红旗团委(团支部)、优秀共青团员、优秀共青团干部的决定》,中国健康传媒集团团委荣获2019—2020年度中央和国家机关五四红旗团委称号。

11日　国家禁毒委员会办公室举行的新闻发布会介绍,公安部、国家卫生健康委员会和国家药品监督管理局联合发布公告,决定正式整类列管合成大麻素类新精神活性物质,并新增列管氟胺酮等18种新精神活性物质。公告自2021年7月1日起施行。我国将成为全球第一个对合成大麻素类物质实行整类列管的国家。

12日　习近平总书记在河南省南阳市考察调研。当天下午,他首先来到医圣祠,了解"医圣"张仲景生平及其对中医药发展作出的贡献。随后,习近平来到南阳月季博览园、南阳药益宝艾草制品有限公司,考察当地依托月季、艾草等资源优势发展特色产业,带动群众就业等情况。习近平说,过去,中华民族几千年都是靠中医药治病救人,我们要发展中医药,注重用现代科学解读中医药学原理,走中西医结合的道路。

13日　国家药品监督管理局发布《药物警戒质量管理规范》。

15日　第二届中国丹寨非遗周开幕。本届非遗周的重要活动之一——少数民族医药非物质文化遗产论坛于16日举办。

14日—16日　第四届未来中医药论坛——高科技助力中药高质量发展战略研讨会在四川成都举办。

18日　山东省卫生健康委、省教育厅、省科技厅、省体育局、省医疗保障局、省残疾人联合会、省军区保障局七部门联合印发《山东省中医药康复服务能力提升工程实施方案》,到2025年,政府办二级以上中医医院全部独立设置康复科,康复医院全部设置中医药康复治疗室,其他康复医疗机构、基层医疗机构中医药综合服务区普遍提供中医药康复服务。

21日　"中国国际药物信息大会暨2021年药物信息协会(DIA)年会"在苏州开幕,国家药监局副局长徐景和出席会议并致辞。

22日 “中华中医药学会第七届常务理事会第二次会议”在京召开。国家中医药管理局局长、中华中医药学会会长于文明出席会议并讲话。

24日* 国内首家国家地方共建的现代中药产业创新中心——现代中药创新中心在天津成立。

24日 黑龙江省副省长徐建国深入黑龙江中医药大学、黑龙江省中医药科学院调研中医药科技创新和成果转化工作。

24日—25日 国家卫生健康委党组成员、国家中医药管理局党组书记余艳红先后到南阳市、郑州市调研中医药工作,强调要深入学习贯彻习近平总书记视察调研南阳时对中医药工作的重要指示精神,抢抓机遇、乘势而上,大力传承弘扬医圣仲景文化,做好守正创新传承发展工作,加快推进中医药事业和产业高质量发展。国家中医药管理局党组成员、副局长秦怀金,河南省人民政府副省长霍金花参加调研。

27日 由国家药监局药品监管司、国家药监局药品评价中心、中国健康传媒集团联合主办的《药物警戒质量管理规范》线上宣贯会举办。

30日 第四届全国高等中医药教育教学改革与课程建设研讨会议在上海举办,以第四轮全国高等中医药教育本科100种规划教材的出版向建党100周年献礼,促进中医药传承创新发展。

31日 由国家药监局主办,中国药学会、中国食品药品检定研究院、中国健康传媒集团、国家药监局医疗器械技术审评中心共同承办的2021年“药品科技活动周”启动仪式暨监管科学论坛在京举行。国家药监局副局长徐景和出席并讲话。

6月

1日 世界卫生组织宣布,由中国北京科兴中维生物技术有限公司研发的新冠灭活疫苗“克尔来福”正式通过世卫组织紧急使用认证。

1日 由中国健康传媒集团主办的“药品大数据赋能监管科学发展研讨会”在京召开。

2日 “2021年上海市中医药工作会议”召开。

2日 由中华中医药学会主办的“第二届中医药抗疫与传承创新发展研讨会”在京举行。

3日 国际人用药品注册技术协调会(ICH)2021年第一次大会宣布中国国家药监局连任ICH管委会成员。

4日* 在中国国际大数据产业博览会组委会主办、中国信息协会承办的2021数字政府论坛上,国家药监局“疫苗信息化追溯体系建设”案例荣获“2021年数字政府管理创新奖”。

4日* 国家药监局发布公告,明确氟哌啶醇片、利培酮口服制剂和氟西汀口服制剂药品说明书可以按要求增加儿童使用人群及用法用量。

5日—11日 国家药监局第二期全国药品派出机构负责人综合能力提升培训班在泰州市举办。

6日 首都风湿免疫疾病中西协同发展论坛暨首都中西医结合风湿免疫病研究所成立大会在京举办。

9日 中医药——尤纳尼传统医药国际研讨会暨中国-巴基斯坦中医药中心揭牌仪式以线上线下相结合的形式在湖南怀化举行。国家中医药管理局党组成员、副局长孙达出席开幕式并致辞。

16日 由中华中医药学会编制的全国首个中医药科普报告《中国中医药科普报告(2020)》在京发布。《报告》汇总了2020年各领域、各传播渠道开展中医药科普情况。

17日 长三角一体化药品检查和服务合作会议在中国(上海)自由贸易试验区临港新片区召开。江苏、浙江、上海、安徽三省一市药监部门联合签订长三角一体化药品检查和服务合作协议,共同促进区域生物医药产业高质量创新发展。

18日* 国务院办公厅日前印发《深化医药卫生体制改革2021年重点工作任务》。

18日 中国中医科学院中药科技园青蒿素研究中心封顶暨中医药疫病防控中心揭牌仪式在京举行,国家卫生健康委党组成员、国家中医药管理局党组书记余艳红,国家中医药管理局党组成员、副局长秦怀金,中国疾病预防控制中心党委书记、国家疾病预防控制局副局长卢江,中国工程院院士、中国中医科学院院长黄璐琦等出席仪式。

19日 全国中医药行业高等教育“十四五”规划教材新书首发仪式在贵州遵义举行。3500余名高校专家参与编写,覆盖中医学、中药学、针灸推拿学、中西医临床医学、护理学等学科专业126种教材,这套由国家中医药管理局规划、组织编写,中国中医药出版社出版的“十四五”规划教材(本科第一批)受到行业的极大关注与期待。

21日 国家药品监督管理局发布《2020年度药品审评报告》。2020年,药审中心完成中药注册申请418件,较2019年增长39.33%。其中,完成中药新药上市申请(NDA)8件,审评通过4件(连花清咳片、筋骨止痛凝胶、桑枝总生物碱片及桑枝总生物碱);完成新药临床试验(IND)申请37件,审评通过28件。

22日 《2020年度药品审评报告》发布。

22日 商务部、工信部、国家卫生健康委、国家药监局4部门联合发布《关于公布可供对外出口的新型冠状病毒疫苗产品清单的公告》,将4款经国家药监局附条件批准上市注册申请的疫苗产品列入“可供对外出口的新型冠状病毒疫苗产品清单(中国企业研发生产)”,并表示清单将根据国家药监局审批上市情况适时动态调整。

23 日　国家药监局网站发布信息称,通过优先审评审批程序,批准复星凯特生物技术有限公司申报的阿基仑赛注射液、江苏豪森药业集团有限公司申报的艾米替诺福韦片上市,附条件批准和记黄埔医药(上海)有限公司申报的赛沃替尼片上市。

24 日　国家原子能机构、科技部、公安部、生态环境部、交通运输部、国家卫生健康委、国家医疗保障局、国家药监局等 8 部门在京联合举办发布会,正式发布《医用同位素中长期发展规划(2021—2035 年)》。

24 日—25 日　由国家药监局政策法规司主办的国家药监局药品法治宣传教育基地建设工作现场推进会在安徽省滁州市召开。

25 日　国家药监局药品审评中心发布并施行《已上市生物制品药学变更研究技术指导原则(试行)》。

26 日　第二届全国中医药全民阅读研讨会暨国家新闻出版署中医药知识挖掘与出版创新服务科技与标准重点实验室揭牌仪式在京举行。

29 日　国家药监局网站发布,批准山西锦波生物医药股份有限公司的“重组Ⅲ型人源化胶原蛋白冻干纤维”上市。

30 日　金砖国家以线上线下相结合的方式,共同举办 2021 金砖国家传统医药研讨会。金砖国家传统医药主管部门官员及专家,围绕“传统医药在公共卫生体系应对新冠肺炎中的作用”这一主题,进行了深入探讨,并一致通过《2021 金砖国家应用传统医药抗击新冠疫情在线宣言》。

30 日　依托国家重点研发计划“中药饮片智能调剂与煎煮设备关键技术研究”项目,由中华中医药学会医院药学分会组织,联合全国 28 家中医医疗机构及 9 家企事业单位共同制定的 7 项中药饮片临床应用领域中华中医药学会团体标准发布。

7 月

5 日*　国家药监局通过优先审评审批程序批准 5 个新药上市:阿基仑赛注射液为我国首个获批上市的细胞治疗类产品;赛沃替尼片、艾米替诺福韦片、海博麦布片、艾诺韦林片为 1 类创新药,其中赛沃替尼片为附条件批准。

13 日　国家卫生健康委发布《2020 年我国卫生健康事业发展统计公报》。截至 2020 年末,全国中医类医疗卫生机构总数达 72 355 个,比上年增加 6546 个,增幅近 10% 。

16 日　由中国健康传媒集团指导,《中国食品药品监管》杂志社主办的首届 AI 药物研发创新研讨会——智慧监管创新大会系列主题会议在上海开幕。

19 日　国家药监局药品审评中心发布《中药、化学药品及生物制品生产工艺、质量标准通用格式和撰写指南》,自发布之日起施行。

28 日　以“建立跨区域药品监管协作机制,以高水平安全助推高质量发展”为主题的首届长三角药品科学监管与创新发展一体化协作大会在浙江嘉兴嘉善举办。

28 日　在中华中医药学会医古文研究分会第三十次学术研讨会上,第二批中医典籍与语言文化研究专家学术传承与人才培养计划成功收官,23 名擅长中医古籍文字学、训诂学、音韵学、考据学等知识的传承人出师结业。

28 日—30 日　“2021 上海合作组织传统医学论坛”在江西省南昌市开幕。

29 日　从第五届中国出版政府奖表彰会上获悉,《中国中医药重大理论传承创新典藏》和《新编中国药材学》(8 卷)、《新中国地方中草药文献研究(1949—1979 年)》(280 册)获第五届中国出版政府奖图书奖。

31 日　国家药监局“中药质量研究与评价重点实验室”揭牌仪式暨“中药质量溯源与产业发展”专题研讨会在哈尔滨市举行。

8 月

2 日　2021 年《财富》世界 500 强榜单出炉,广州医药集团有限公司首次上榜,排名为第 468 位,成为首家以中医药为主业进入世界 500 强的企业。

3 日*　国家药监局通过优先审评审批程序附条件批准河南真实生物科技有限公司申报的 1 类创新药阿兹夫定片上市。同时,经审查批准赛诺医疗科学技术股份有限公司生产的创新产品“颅内药物洗脱支架系统”注册。

5 日　国家主席习近平向新冠疫苗合作国际论坛首次会议发表书面致辞。

6 日　从第六届临床中药学服务策略与实践培训会议上获悉,由国家中医药管理局重点学科临床中药学学科带头人、北京中医药大学中药药物警戒与合理用药研究中心主任张冰牵头组织起草的 6 项中华中医药学会团体标准《上市中成药说明书安全信息项目修订技术规范》于 7 月 23 日发布,7 月 31 日起开始实施。

6 日　国家药监局药品审评中心发布《低分子量肝素类仿制药免疫原性研究指导原则(试行)》,自发布之日起施行。

16 日*　国务院、中共中央组织部决定,任命黄璐琦为国家中医药管理局副局长、党组成员。

18 日　由国家药监局主办、中国药学会承办,以“百年回望:中国共产党领导科技发展”为主题的“2021 年全国科普讲解大赛选拔赛”在京举办。

18 日　由中国医师协会主办的“2021 年中国医师节庆祝会”以线下线上结合的形式召开,主题为“百年华诞同筑梦,医者担当践初心”。

20 日　中宣部、国家卫生健康委向全社会公开发布 2021 年“最美医生”先进事迹。邢锦辉、吴安华、邱玲、汪四花、张颖、张忠德、赵扬玉、顾玉东、童朝晖、路生梅等 10 名个人和医疗人才“组团式”援疆团队光荣入选。

20 日　十三届全国人大常委会第三十次会议表决通过《中华人民共和国医师法》,自 2022 年 3 月 1 日起施行。

20 日　山东省卫生健康委(中医药管理局)举办全省新冠病毒感染疫情中医药防控专题视频培训班。

20 日　国家药监局局长焦红带队赴国家药监局新闻宣传中心现场办公,调研了解药品监管新闻宣传工作情况。

20 日*　《中国食品药品检定研究院 2019—2020 年度科技报告》发布。

23 日　国家药监局发布公告,参芪五味子胶囊(规格:每粒装 0.25 克)、小儿七星茶颗粒(每袋装 3.5 克)、妇康胶囊(每粒装 0.4 克)、参芪咀嚼片(每片重 3.6 克)4 种药品由处方药转化为甲类非处方药。

24 日　国家药监局发布公告,决定对丙硫氧嘧啶制剂(包括丙硫氧嘧啶片、丙硫氧嘧啶肠溶片、丙硫氧嘧啶肠溶胶囊)说明书内容、奥沙利铂制剂(包括注射用奥沙利铂、奥沙利铂注射液、奥沙利铂甘露醇注射液)说明书内容进行统一修订,修订要求均涉及黑框警告。

26 日　四川省中医药局召开“十四五”中医药发展规划专家会。

27 日　上海市药监局稽查局公务员任职培训班结业暨稽查局授旗仪式在沪举办,稽查局首批入职干部经过为期两周的封闭集训,圆满完成培训任务并顺利结业。

27 日　由国家药监局食品药品审核查验中心与中国健康传媒集团中国医药科技出版社有限公司联合主办的“药品 GMP 指南丛书修订编写启动工作会议”在京举行。

27 日　国务院新闻办公室就 2021 年服贸会筹备工作进展情况举行新闻发布会。商务部副部长王炳南介绍商务部促进服务贸易工作下一步举措时提出,将拓展特色服务出口基地,扩大文化、中医药等特色服务出口。

30 日　国家药典委员会发布关于《全国中药饮片炮制规范》炮制通则草案的公示,征求社会各界意见,公示期为自发布之日起 3 个月。

31 日　国家药监局药品审评中心发布《按古代经典名方目录管理的中药复方制剂药学研究技术指导原则(试行)》。按古代经典名方目录管理的中药复方制剂属于中药注册分类 3.1 类。

31 日　广西壮族自治区医疗保障局和自治区人力资源社会保障厅联合举办“中药和民族药饮片纳入广西基本医疗保险、工伤保险和生育保险目录管理新闻发布会”

9 月

1 日　由国家药监局和商务部共同主办的“一带一路”国家药品监管与发展合作研讨会暨“一带一路”国家医药监管合作与产业发展研修班开班仪式以线上线下相结合的方式在京举办。

2 日*　国家药监局药品审评中心发布《纳米药物质量控制研究技术指导原则(试行)》《纳米药物非临床药代动力学研究技术指导原则(试行)》《纳米药物非临床安全性研究技术指导原则(试行)》,以规范和指导纳米药物研究与评价。三个指导原则自发布之日起施行。

3 日　国务院发布《关于推进自由贸易试验区贸易投资便利化改革创新的若干措施》。

3 日*　国家医疗保障局、国家卫生健康委、国家发展改革委、国家中医药管理局等八部门联合印发《深化医疗服务价格改革试点方案》,提出通过 3 至 5 年的试点,探索形成可复制可推广的医疗服务价格改革经验。

5 日　第四届“一带一路”中医药发展论坛于 2021 年中国国际服务贸易交易会期间在京召开。本次论坛以“中医药助力构建人类卫生健康共同体”为主题,全国人大常委会副委员长陈竺发表视频致辞,中国国际贸易促进委员会会长高燕,国家中医药管理局副局长、党组成员黄璐琦等出席开幕式并致辞。

6 日　以“中医药在你身边”为主题的“2021 年安徽省中医药宣传周”活动在该省各地市正式启动。

6 日*　河北省安国市与中国医学科学院药用植物研究所就共建河北省中医药研究院和药植所安国研发中心,高标准建设国家药用植物园华北园项目达成合作。

6 日*　四川省中医药管理局发布第二批四川省中医药文化宣传教育基地公示名单,认定四川省图书馆等 15 家基地为第二批“四川省中医药文化宣传教育基地”。

7 日　由世界中医药学会联合会中医药与书画产业分会、中国民主建国会湖北省委员会联合举办的“第二届世界中医药书画展”在湖北省武汉博物馆开展。

8 日　中国和泰国、马来西亚、印度尼西亚、文莱、老挝、柬埔寨等东盟国家药品研究机构的代表及专家学者在广西壮族自治区防城港市举行会议,围绕东盟进口药材检验及质量安全研究、中药活性物质研究的新技术新方法、中国—东盟药材贸易质量监测研究、中医药文化交流、中药材发展等开展专题研讨,探寻中国与东盟在药材领域合作发展的新途径，加强务实合作，为促进中药产业发展共谋对策。

8 日　由国家药监局和广西壮族自治区人民政府共同主办的第 6 届中国—东盟药品合作发展高峰论坛在广西防城港开幕。

8 日*　中共中央、国务院印发《横琴粤澳深度合作区建设总体方案》，为横琴粤澳深度合作区建设勾勒蓝图，其中明确提出发展中医药等澳门品牌工业。

9 日*　福建省人民政府办公厅印发《福建省加快医学教育创新发展实施方案》，明确大力发展本科中医类专业教育，实施中医药教育传承创新发展工程，推进福建省与教育部、国家中医药管理局共建福建中医药大学。

9 日*　“中药（藏药）质量控制重点实验室”揭牌仪式举行。该实验室为西藏自治区首个获得国家药监局认定的重点实验室。

9 日—10 日　国家药监局局长焦红一行赴广东省调研粤港澳大湾区建设推进落实工作。

10 日　由国家药监局药品审评中心、中国健康传媒集团主办，中国医药报社承办的《已上市生物制品药学变更研究技术指导原则（试行）》线上政策解读宣贯会在京举办。会议吸引了近 2 万人实时在线观看。

10 日　“实施‘九体医学健康中国计划’高峰论坛暨北京中医药大学王琦书院成立大会”在北京召开，教育部、国家卫生健康委、国家中医药管理局等部门负责同志及部分老领导，部分院士、国医大师及专家出席，北京中医药大学党委书记谷晓红主持会议，钟南山院士，路志正国医大师，王琦院士、国医大师等分别视频和现场致辞，张伯礼院士等专家作主旨报告，国家中医药管理局局长于文明出席会议并讲话。

11 日　由中国中医药出版社有限公司主办，天津中医药大学、北京中医药大学、北京金匮中医药文化发展基金会等单位承办的《中医传播学》教材专家论证会在天津召开。

13 日*　江苏省药监局审评中心、审核查验中心（省疫苗检查中心）正式揭牌。

13 日*　由中华中医药学会主办的“第七届诺贝尔奖获得者医学峰会”在四川成都成功召开。四川省副省长杨兴平，国家中医药管理局副局长闫树江，2013 年诺贝尔化学奖获得者迈克尔·莱维特等出席开幕式并致辞。

14 日　国家药监局网站发布消息显示，天津东方华康医药科技发展有限公司的益气通窍丸获批上市，为季节性过敏性鼻炎患者提供了一种新的治疗选择。

15 日　河南省药监局举办河南省疫苗检查中心揭牌仪式。

16 日　国家药监局发布药品监督管理统计报告，公布了 2021 年 1 月至 6 月药品监督管理统计数据。

17 日*　天津市卫生健康委印发《天津市中医药事业发展“十四五”规划》，提出全面建成与天津社会主义现代化大都市功能定位相匹配的中医药服务体系，加快打造中医医疗高地、科研高地、人才高地、文化高地。

18 日—19 日　由中国药学会、浙江省科学技术协会、杭州市人民政府主办的“2021 年中国药学大会”在浙江杭州召开。本届大会以“远程 数字 智能 协作——新时代的中国药学”为主题，总结“十三五”期间药学事业所取得的成绩，围绕“十四五”时期我国药学事业发展的目标和任务，重点探讨新时代药物创新新理论、新方法、新技术、新进展以及重大疾病防治等议题。

24 日　中共中央、国务院近日印发《知识产权强国建设纲要（2021—2035 年）》，为我国加快建设知识产权强国作出部署。其中明确，推动中医药传统知识保护与现代知识产权制度有效衔接，进一步完善中医药知识产权综合保护体系，建立中医药专利特别审查和保护机制，促进中医药传承创新发展。

24 日　《人民日报》刊发中共中央政治局委员、全国人大常委会副委员长王晨署名文章《全面贯彻实施中医药法 推进中医药事业发展和健康中国建设》。

27 日　2021 中国（曲阜）国际孔子文化节暨第七届尼山世界文明论坛之首届尼山世界中医药论坛在山东曲阜开幕，本次论坛以“中医药与人类命运共同体”为主题，旨在以时代精神激活中医药文化活力，推动中医药文化的创造性转化、创新性发展。国家中医药管理局副局长、党组成员，中国工程院院士黄璐琦出席开幕式并致辞。

27 日　中共中央宣传部举行中外记者见面会，邀请 5 名卫生健康系统党员代表围绕“一切为了人民健康”主题，与中外记者见面交流。中国工程院院士、天津中医药大学名誉校长张伯礼出席见面会并发言。

27 日—28 日　由国家药监局信息中心（中国食品药品监管数据中心）主办的“2021 药品数智发展大会”在安徽合肥召开。本次大会以“数据服务发展，创新智引未来”为主题。安徽省人民政府副省长张红文致欢迎辞，国家药监局党组成员、副局长颜江瑛出席开幕式并讲话。

27 日*　中药配方颗粒省级标准互认研讨会在甘肃省陇西县召开，

28 日*　由中国食品药品检定研究院、广西壮族自治区药监局主办，国家药监局中药材质量监测与评价重点实验室、广西壮族自治区食品药品检验所承办的中国-东盟中药材质量标准研讨会议在第 6 届中国-东盟药品合作发展高峰论坛期间举办。

29 日　据新西兰政府公报网站显示，新西兰总督帕齐·雷迪9月 20 日签署《卫生从业人员能力保证（认定中医药服务为卫生专业）法令 2021》，正式认可中医药成为新西兰卫生专业之一，并将成立中医药专业的监管机构——新西兰中医药委员会。该法令将于 2021 年 11 月 1 日生效。

30 日　国家药监局印发通知，明确于 10 月中旬至 11 月中旬举办 2021 年“全国安全用药月”活动，活动主题为“安全

用药 坚守初心”。

30 日* 由中国工程院院士、国家中医药管理局副局长黄璐琦团队开展的关于化湿败毒颗粒治疗新冠肺炎的系列临床研究成果在 *Frontiers in Medicine*、*Phytomedicine* 和 *Journal of Ethnopharmacology* 等国际期刊发表。该系列研究是黄璐琦带领中国中医科学院首批国家中医医疗队在援鄂抗疫期间，与临床救治同步部署开展的科研工作。研究围绕“三药三方”之一的化湿败毒颗粒，系统评价其对新冠肺炎不同病程阶段的临床疗效，为中医药治疗新冠肺炎的有效性提供高质量循证医学证据。

10 月

1 日* 国家中医药管理局副局长、党组成员秦怀金到北京中医药大学东直门医院、北京中医医院调研。

9 日 “贵州省卫生健康高质量发展大会”在贵阳召开，省委书记、省人大常委会主任谌贻琴作批示，省委副书记、省长李炳军出席并讲话。

10 日 中医药创新团队及人才支持计划项目建设推进会在京召开。国家卫生健康委党组成员、国家中医药管理局党组书记余艳红，国家中医药管理局副局长、党组成员秦怀金、黄璐琦出席会议。

10 日—12 日 国家药监局局长焦红赴上海调研药品监管工作。

12 日—14 日 由文化和旅游部、国家中医药管理局与广西壮族自治区人民政府共同主办的 2021 中国-东盟传统医药健康旅游国际论坛在世界长寿之乡——广西巴马举办。

13 日 由国家药品监督管理局指导、中国药品监督管理研究会主办的“第五届中国药品监管科学大会(2021)”在京召开，大会主题为“新发展阶段 新发展理念 新发展格局——监管科学助推药械妆产业高质量发展”。国家药监局党组成员、副局长徐景和出席并讲话。工业和信息化部消费品工业司，国家发展和改革委员会产业发展司，国家药监局相关司局、直属单位和内蒙古、安徽、山东、西藏、陕西等省(区、市)药监局相关负责人，以及相关科研单位、高等院校、协会学会、医药企业代表等参加了会议。

14 日 中国中医科学院举办“方药中百年诞辰纪念会暨学术思想研讨会”。

14 日 福建省卫生健康委、省教育厅近日确定了首批全省中医药文化教育试点学校，永泰县洋中小学等 23 所学校入选，试点工作开展时间为 2021 年 9 月至 2022 年 7 月。

14 日 第 130 届中国进出口商品交易会(广交会)暨珠江国际贸易论坛在广州召开。国家卫生健康委党组成员、国家中医药管理局党组书记余艳红出席活动并在分论坛之新发展格局下的外贸新业态新模式高峰论坛上致辞。国家中医药管理局副局长、党组成员黄璐琦出席中医药海外发展再出发——第 130 届广交会中医药产品展示启动仪式并主持中医药海外发展座谈会。

14 日* 天津市十七届人大常委会第二十九次会议审议通过《天津市中医药条例》，条例自 2021 年 11 月 1 日起施行。

15 日 由国家药监局指导，国家药监局综合和规划财务司主办，中国药学会、人民网·人民健康承办的2021 年“全国安全用药月”启动仪式暨第六届中国药品安全论坛在京举行。

15 日* 国家市场监督管理总局(国家标准化管理委员会)批准发布 602 项国家标准和 1 项国家标准修改单的公告，其中包含 7 项中医药领域国家标准。

15 日* 山西省人民政府办公厅印发《山西省深化医药卫生体制改革近期重点工作任务》，明确 21 项重点推进和落实的工作任务，提出全力实施中医药强省战略。

15 日* 广东省人民政府印发《广东省科技创新“十四五”规划》，提出加快推进中医药现代化研发，开展中医药现代化关键核心技术攻关，推动岭南中药现代化。

16 日 “第九届中药材基地共建共享交流大会”在广西南宁召开。会议以“创新支撑 绿色发展”为主题，搭建资源共建共享平台。广西壮族自治区副主席黄俊华，中国工程院院士张伯礼、朱有勇，国家中医药管理局科技司司长李昱等出席会议。

18 日* 国家卫生健康委印发《母婴安全行动提升计划(2021—2025 年)》，提出各级妇幼保健机构全面开展中医药服务。

19 日 中共中央政治局委员、国务院副总理孙春兰到国家药监局药品审评中心调研，了解新冠病毒药物临床试验、审评服务等情况，并召开相关企业和专家座谈会，听取药物研发工作的意见建议。

20 日—21 日 由国家药监局药品评价中心(国家药品不良反应监测中心)主办的第八届中国药物警戒大会在南京举办。国家药监局副局长陈时飞出席大会并讲话。

20 日* 国家药监局批准成都微芯药业有限公司申报的 1 类创新药西格列他钠片上市。

20 日* 国家药监局发布公告，对抗病毒糖浆、胶囊、软胶囊、丸(浓缩丸)、滴丸、片、泡腾片、咀嚼片、口服液、颗粒说明书【不良反应】【禁忌】和【注意事项】项进行统一修订，分别明确了处方药、非处方药说明书修订要求。

21 日 上海市浦东新区、徐汇、长宁、普陀、宝山、闵行、嘉定、金山、松江、青浦、奉贤及临港新片区等 12 个地区设立的首批“上海市生物医药产品注册指导服务工作站”正式挂牌成立。

21 日* 《内蒙古自治区“十四五”医疗保障事业发展规划》印发，提出加大中医药(蒙医药)发展支持力度，鼓励医疗机构提供中医药(蒙医药)服务。

25 日　国家中医药管理局举行新闻发布会,介绍贯彻落实《中共中央、国务院关于促进中医药传承创新发展的意见》和全国中医药大会精神的进展成效。

25 日　从国家中医药管理局新闻发布会获悉,"十三五"期间,全国中医药健康文化知识普及水平保持高位,2020 年公民中医药健康文化素养水平达到 20.69%,较"十三五"初期增长近 8 个百分点,公众对中医药健康文化知识的理解认同不断加深,日常生活中运用中医药维护健康的比例不断增加。

26 日　陕西省药监局以视频会议形式举行省药品和疫苗检查中心揭牌暨执法装备配发仪式。

19 日—23 日　国家中医药管理局副局长、党组成员闫树江一行赴广西、海南调研,并在南宁召开由江西、广东、广西、重庆、四川、云南省份参加的片区座谈会,在海口召开由海南省各相关单位参加的座谈会。

27 日*　国家医保局医药价格和招标采购指导中心就价格招采信用评价工作相关问题进行公开答复。公开答复显示,自医药价格和招采信用评价制度建立后,截至 2021 年 9 月中旬,已有 69 家企业被评级处置。

28 日　"第六届全国杰出专业技术人才表彰会"在京召开。中医药行业多个集体和个人获表彰:河北省中西医结合医药研究院主任医师贾振华、甘肃中医药大学附属医院主任医师张志明、中国中医科学院广安门医院主任医师仝小林等获"全国杰出专业技术人才"荣誉称号。长春中医药大学附属医院、江苏康缘现代中药研究院创新中药研发团队、江西中医药大学中药制剂创新团队、中国中医科学院中药资源创新团队获得"全国专业技术人才先进集体"荣誉称号

29 日　"中国卫生健康思想政治工作促进会中医药分会成立大会暨第一次全国会员代表大会"以视频会议形式召开。

29 日*　世界卫生组织表示,厦门万泰沧海生物技术有限公司生产的双价人乳头状瘤病毒(HPV)疫苗正式通过其预认证,可供联合国系统采购。这是我国通过世界卫生组织预认证的首个国产 HPV 疫苗、第六个国产疫苗。

30 日—31 日　"粤港澳中医药科技高峰论坛暨首届粤港澳青年中医药传承创新研讨会"在广东省广州市举办,

11 月

1 日*　澳门特别行政区行政会完成讨论修改卫生局组织法以及设立药监局两部行政法规草案,要求新增部门促进中医药发展,建议明年 1 月 1 日生效。

1 日*　首届浙江省中医药适宜技术推广应用竞赛在杭州市举办。

2 日*　国家药监局批准颁布第二批 36 个中药配方颗粒国家药品标准,加上此前的第一批 160 个,目前已批准颁布的中药配方颗粒国家药品标准共有 196 个。

3 日　2020 年度国家科学技术奖在京揭晓,264 个项目获奖。其中,国家自然科学奖 46 项、国家技术发明奖 61 项、国家科学技术进步奖 157 项。医药领域 34 个相关项目位列其中。

8 日　江西中医药大学与江西省药品监督管理局签署合作协议,共建"江西省生物医药产业发展研究院"。

12 日　"上海市中医药高质量发展指标体系研究项目研讨会"举办,会上发布了上海市中医药高质量发展指标体系。该指标体系涵盖健康服务、科技教育、中药及产业、中医药文化、开放发展、治理体系共 6 大类 31 项具体指标。

16 日*　国家药监局药品监管司组织召开国家集采中选药品质量监管工作推进会,围绕集采中选药品质量监管这一重点工作,分析问题、交流经验,进一步明确工作要求,推动任务落实。

17 日*　国家药监局药品审评中心发布《中国新药注册临床试验现状年度报告(2020 年)》。

17 日*　国家药品监督管理局发布公告,批准中药创新药银翘清热片的上市注册申请。

18 日　中国科学院、中国工程院公布 2021 年院士增选结果,共有 149 人当选。其中,中国科学院增选院士 65 人,中国工程院增选院士 84 人。在新当选的中国科学院院士中,生命科学和医学学部有 10 人;在新当选的中国工程院院士中,医药卫生学部有 11 人。

23 日　北京市政协召开中医药海外发展与文化传播协商恳谈会。

23 日　国务院反垄断委员会发布《关于原料药领域的反垄断指南》

25 日　国家药监局网站公布,通过优先审评审批程序附条件批准广州顺健生物医药科技有限公司申报的 1 类创新药奥雷巴替尼片、四川思路康瑞药业有限公司申报的恩沃利单抗注射液上市。

25 日*　由国家中医药管理局中医师资格认证中心主办的首届中医药考试改革发展论坛以线上方式召开。国家中医药管理局副局长、党组成员闫树江作视频讲话。

25 日*　上海、江苏、浙江、安徽卫生健康行政部门和中医药管理部门联合印发《协同推进长三角中医药一体化高质量发展行动方案》。

26 日　国家药监局药品审评中心发布《化学药品创新药上市申请前会议药学共性问题及相关技术要求》。

26 日　国家药监局网站公布,已批准玄七健骨片、芪蛭益肾胶囊和坤心宁颗粒 3 款中药创新药的上市注册申请。今年以来,国家药监局在紧急批准清肺排毒颗粒、化湿败毒颗粒、宣肺败毒颗粒的基础上,又批准了 6 款中药新药上市,成为近 5 年来批准中药新药上市最多的一年,中药审评审批

制度改革初显成效。

26 日* 在国家教材建设重点研究基地(职业教育教材建设和管理政策)指导下,由全国食品药品职业教育教学指导委员会牵头组织专家编写的《药物制剂技术》《药品质量检测技术》《医药市场营销实务》三本活页式、工作手册式系列教材已由中国医药科技出版社正式出版发行。

28 日 "中医药文化传播·我们在行动"系列活动启动仪式在北京举办,活动以"弘扬中医药文化 推进健康中国行动"为主题,为期 5 年,旨在弘扬中医药文化,传播中医药知识,推动中医药惠及千家万户,让中医药成为群众促进健康的文化自觉。

12 月

1 日—2 日 "第四届全国临床药学金陵高峰论坛"在南京医科大学举行。

2 日—5 日 "第九次世界中西医结合大会"在海南海口召开,大会以"推进多学科交叉融合,创建中国医学新范式"为主题,由中国中西医结合学会主办,海南省卫生健康委、省中西医结合学会、省中医院承办。国家卫生健康委党组成员、国家中医药管理局党组书记余艳红发表视频致辞,海南省人民政府副秘书长赖泳文,海南省卫生健康委主任、省中医药管理局局长周长强,中国中西医结合学会会长、中国工程院院士陈香美出席开幕式并致辞。

3 日 国家医疗保障局在京举行新闻发布会,公布 2021 年国家医保药品目录调整结果。

3 日 国家医保局、人力资源和社会保障部发布《国家基本医疗保险、工伤保险和生育保险药品目录(2021 年)》,67 个新增谈判药品中包括人凝血因子Ⅸ、醋酸艾替班特注射液等 7 款罕见病治疗药物。

3 日 国家中医药管理局以线上线下结合方式举办 2021 年中医药新闻传播领导能力培训班。

4 日 由世界中医药学会联合会主办的"第十八届世界中医药大会"在中国香港召开,会议主题为"中医药惠及人类健康——全球中医药机遇与挑战"。全国政协副主席梁振英,香港特别行政区行政长官林郑月娥出席会议,国家卫生健康委员会党组成员、国家中医药管理局党组书记余艳红发表视频致辞。

7 日 "浙江省首届中医药高质量发展峰会"在杭州召开,会上发布了浙江省中医药发展指数和《2018—2020 年浙江省中医药发展报告(蓝皮书)》。这是浙江省首个关于中医药发展评价的指数和蓝皮书,同时也是全国首个省域范围内的中医药发展指数评价指标体系及成果。

8 日 国家药监局应急批准腾盛华创医药技术(北京)有限公司新冠病毒中和抗体联合治疗药物安巴韦单抗注射液(BRII-196)及罗米司韦单抗注射液(BRII-198)注册申请。这是我国首家获批上市的自主知识产权新冠病毒中和抗体联合治疗药物。

8 日* 国家药监局通过优先审评审批程序批准临床急需罕见病药品注射用司妥昔单抗(英文名:Siltuximab for Injection)的进口注册申请,用于人体免疫缺陷病毒(HIV)阴性和人疱疹病毒 8 型(HHV-8)阴性的多中心 Castleman 病(MCD)成人患者。

13 日 国家中医药管理局党组召开会议,传达学习习近平总书记在中央经济工作会议上的重要讲话和李克强总理重要讲话精神,研究部署贯彻落实举措。国家卫生健康委党组成员、国家中医药管理局党组书记余艳红主持会议并讲话。

14 日—15 日 由中国农工民主党中央委员会、国家中医药管理局主办的"第七届中医科学大会"以线上线下相结合的方式召开,本届大会以"同心抗疫,健康中国:中医药新时代的担当与贡献"为主题。全国人大常委会副委员长、农工党中央主席陈竺出席开幕式并作题为《新时代的中西医融合:携手抗疫,健康中国》的主旨报告,全国政协副主席、农工党中央常务副主席何维,国家卫生健康委党组成员、国家中医药管理局党组书记余艳红,国家中医药管理局局长、农工党中央副主席于文明,农工党中央副主席杨震、龚建明、曲凤宏、焦红,中国工程院副院长、中国医学科学院院长王辰等出席大会。

15 日 国家中医药管理局与海南省人民政府在海口签订关于促进中医药在海南自由贸易港传承创新发展合作协议。

15 日—16 日 国家卫生健康委党组成员、国家中医药管理局党组书记余艳红一行赴海南调研中医药人才工作,并召开中医药人才专家座谈会。国家中医药管理局副局长、党组成员秦怀金参加调研。

17 日 云南省中医药大会在昆明召开。

21 日 《国家药监局关于适用〈Q3C(R8):杂质:残留溶剂〉国际人用药品注册技术协调会指导原则的公告》发布。

21 日 由国家中医药管理局办公室指导、《中国中医药报》社有限公司主办的"2021 年全国中医药文化校园活动"在全国 150 多所中小学校举办。

30 日 国家药监局等 8 部门联合印发《"十四五"国家药品安全及促进高质量发展规划》,明确了我国"十四五"期间药品安全及促进高质量发展的指导思想,提出五个"坚持"总体原则和主要发展目标,并制定出 10 个方面主要任务,以保障"十四五"期间药品安全,促进药品高质量发展,推进药品监管体系和监管能力现代化,保护和促进公众健康。

(注:* 为新闻事件报到日期。)

(曹雪松)

附 录

Appendix

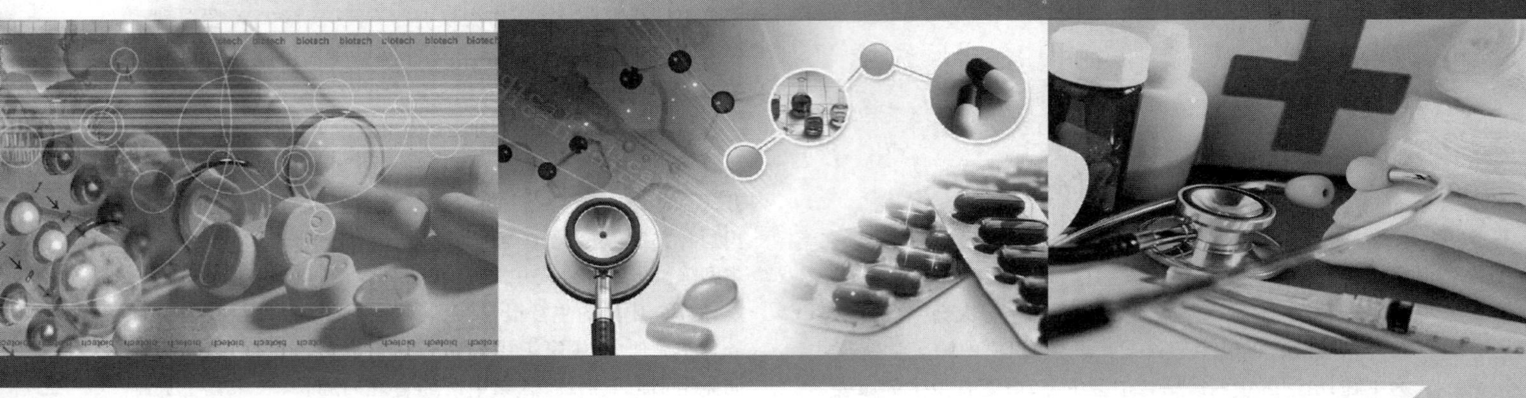

2021 年度中国医药十大新闻

1.《化妆品注册备案管理办法》《化妆品生产经营监督管理办法》发布。

2. 国家药监局发布《药品上市后变更管理办法(试行)》。

3. 国办印发《关于加快中医药特色发展的若干政策措施》。

4. 新修订《医疗器械监督管理条例》发布施行,配套文件陆续出台。

5. 国药中生、北京科兴新冠病毒疫苗被列入世界卫生组织紧急使用清单。

6. 国办印发《关于全面加强药品监管能力建设的实施意见》。

7.《儿童化妆品监督管理规定》出台,发布儿童化妆品标志。

8. 国务院反垄断委员会发布《关于原料药领域的反垄断指南》。

9. 我国首家自主知识产权新冠病毒中和抗体联合治疗药物获批。

10.《"十四五"国家药品安全及促进高质量发展规划》印发。

2021 年度卫生健康十大新闻

1. 隆重庆祝建党百年,辛育龄、吴天一获颁"七一勋章"。

2. 坚持"外防输入、内防反弹"总策略、"动态清零"总方针,成功处置多起本土聚集性疫情。

3. 中央出台《决定》实施三孩生育政策,促进人口长期均衡发展。

4. 中央出台《意见》加强新时代老龄工作,积极应对人口老龄化。

5. 推广三明医改经验,卫生健康行业聚焦高质量发展。

6. 国家疾病预防控制局挂牌成立,进一步深化疾控体系改革。

7. 健康中国行动全面推进,保障人民健康放在优先发展的战略位置。

8. 新冠疫苗全民免费,超 12 亿人完成全程接种。

9. 中医药特色发展若干政策措施出台,为守正创新传承发展保驾护航。

10. 全面推进健康乡村建设,巩固拓展脱贫攻坚成果同乡村振兴有效衔接。

2021 年度中医药十大学术进展

1. 电针驱动迷走-肾上腺轴抗炎的神经解剖学机制被发现。

2. 清肺排毒颗粒、化湿败毒颗粒、宣肺败毒颗粒等中药新药创制取得新进展。

3."情志致病"理论的生物医学基础研究取得新进展。

4. 针刺治疗慢性前列腺炎/慢性盆底疼痛综合征获得高质量临床研究证据。

5. 基于多国药典的本草基因组数据库上线。

6. 生物传感 AI 算法融合的中医过敏/平和体质差异靶点科学解码。

7. 中药配方颗粒国家标准体系初步建立。

8. 中医药国际标准化建设取得新进展。

9. 基于微血管屏障的气虚不固摄和补气固摄的科学内涵被初步揭示。

10. 电针改善术后肠麻痹的神经-免疫抗炎机制被初步揭示。

"十四五"国家药品安全及促进高质量发展规划(节选)

为保障药品安全,促进药品高质量发展,推进药品监管体系和监管能力现代化,保护和促进公众健康,根据《中华人民共和国国民经济和社会发展第十四个五年规划和 2035 年远景目标纲要》,制定本规划。

一、现状和形势

(一)取得的成绩

"十三五"时期,我国药品安全监管体制机制逐步完善,药品质量和品种数量稳步提升,创新能力和服务水平持续增强,《"十三五"国家药品安全规划》发展目标和各项任务顺利完成。

公众用药需求得到更好满足。现有药品 1.8 万个品种、15.5 万个批准文号;医疗器械一类备案凭证 12.4 万张,二、三类注册证 12.1 万张;基本满足临床使用需求。强化了短缺药品监测预警,建立了中央和地方两级常态短缺药品储备。国产疫苗约占全国实际接种量的 95% 以上,能够依靠自身能力解决全部免疫规划疫苗。

全生命周期监管不断强化。建立完善药品上市许可持有人、医疗器械注册人等制度,督促企业严格落实各环节的药品安全主体责任。改革和完善疫苗管理体制,加强全流程、全生命周期监管。加强临床试验规范管理,建立临床试验机构备案管理平台。全面强化现场检查和监督抽检,深入开展中药饮片专项整治,医疗器械"清网"、化妆品"线上净网线下清源"等专项行动。完善药品不良反应和医疗器械不良事件报告机制。

审评审批制度改革持续深化。建立完善药品加快上市注册程序,不断健全适应证团队审评、项目管理人、技术争议解决、审评信息公开等制度。审评通过 674 件新药上市申请,其中含 51 个创新药;审评通过 39 个临床急需药品上市申请。扎实推进仿制药质量和疗效一致性评价工作,公布参比制剂目录3963个品规,通过一致性评价申请964件278个品种。实施创新医疗器械特别审查程序,批准109个创新医疗器械、35个临床急需医疗器械上市。进口普通化妆品由审批管理调整为备案管理,化妆品新原料由统一注册管理改为仅对具有较高风险的新原料实行注册管理,特殊化妆品行政许可延续实施承诺制审批,审评审批时限由115个工作日压缩为15个工作日。

法规标准制度体系不断完善。进一步健全覆盖研制、生产、经营、使用全过程的药品管理法律制度。全面修订药品管理法,出台世界首部疫苗管理法,修订《医疗器械监督管理条例》,制定出台《化妆品监督管理条例》。发布2020年版《中华人民共和国药典》,发布《医疗器械标准管理办法》。发布药品技术指导原则125个,医疗器械注册指导原则399项。发布医疗器械标准710项,现行有效医疗器械标准与国际标准一致度超过90%。发布《已使用化妆品原料目录》,收录已使用化妆品原料8972个条目,更新《化妆品禁用原料目录》,收录1393个禁用原料。

药品监管能力得到全面提升。加强专业人才培养,专兼结合、素质优良的药品检查员队伍加快建成。实施中国药品监管科学行动计划,首批认定45家国家药监局重点实验室。建成疫苗信息化追溯体系,"药监云"正式上线运行,实施医疗器械注册电子申报、试点启用医疗器械电子注册证,医疗器械生产监管平台和网络交易监测系统投入使用,化妆品注册备案实现全程网上办理,监管信息化水平进一步提高。药品监管国际化水平显著提升,成功当选国际人用药品注册技术协调会管委会成员,作为国际医疗器械监管机构论坛主席国成功举办两次管理委员会会议,全面参与国际化妆品监管联盟工作。

服务保障疫情防控成效显著。新型冠状病毒肺炎疫情发生后,超常规建立研审联动工作机制,全力做好新型冠状病毒检测试剂、医用防护服、医用口罩、治疗药物等的应急审批和质量监管,推动我国疫情防控取得阶段性战略成果。严格按照法律法规和国际认可的技术标准附条件批准新冠病毒疫苗上市,积极支持疫苗生产企业增线扩产,不断提高疫苗批签发质量和效率,为开展新冠病毒疫苗大规模接种提供了强有力的支撑。

(二)问题和形势

在肯定成绩的同时,必须清醒认识到我国医药产业发展不平衡不充分,药品安全性、有效性、可及性仍需进一步提高,全生命周期监管工作仍需完善。现代生物医药新技术、新方法、新商业模式日新月异,对传统监管模式和监管能力形成挑战。药品监管信息化水平需进一步提高,技术支撑体系建设有待加强。药品监管队伍力量与监管任务不匹配、监管人员专业能力不强的问题仍然较突出。新型冠状病毒肺炎疫情的暴发反映出人类面临的新型疾病风险越来越大,对药品研发、安全和疗效提出了新的需求。

当前,党中央、国务院对药品安全提出了新的更高要求,围绕加快临床急需药品上市、改革完善疫苗管理体制、中医药传承创新发展等作出一系列重大部署。人民群众对药品质量和安全有更高期盼,对药品的品种、数量和质量需求保持快速上升趋势。医药行业对公平、有序、可预期的监管环境有强烈诉求,迫切需要监管部门进一步完善优化审评审批机制,提升服务水平和监管效能,进一步提高审评过程透明度,通过强有力的监管支持医药产业实现高质量发展。

二、总体原则与发展目标

(一)指导思想

高举中国特色社会主义伟大旗帜,深入贯彻党的十九大和十九届历次全会精神,坚持以马克思列宁主义、毛泽东思想、邓小平理论、"三个代表"重要思想、科学发展观、习近平新时代中国特色社会主义思想为指导,全面贯彻党的基本理论、基本路线、基本方略,统筹推进"五位一体"总体布局、协调推进"四个全面"战略布局,认真落实习近平总书记"四个最严"要求,立足新发展阶段、贯彻新发展理念、构建新发展格局,坚持人民至上、生命至上,坚持稳中求进工作总基调,坚持科学化、法治化、国际化、现代化方向,坚定不移保安全守底线、促发展追高线,持续深化监管改革,强化检查执法,创新监管方式,提升监管能力,加快推动我国从制药大国向制药强国跨越,更好满足人民群众的健康需求。

(二)总体原则

坚持党的全面领导。把党的领导贯穿到药品监管工作全过程、各环节,坚持党政同责,做到守土有责、守土尽责,为保障药品安全、实现高质量发展提供根本保证。

坚持改革创新。创新药品监管理念,深化监管体制机制改革,多渠道发展监管科学和监管技术,发挥监管引导和推动作用,激发医药产业活力和创造力,促进医药产业转型升级。

坚持科学监管。正确把握保障药品安全与促进产业发展的关系,营造有利于高质量发展的监管环境,突出源头严防、过程严管、风险严控的药品全生命周期监管,牢牢守住药品安全底线。

坚持依法监管。建立健全严谨完备的药品监管法律制度和标准体系,强化执法监督,严格规范执法,严厉查处违法犯罪行为,营造公平正义的法治环境。

坚持社会共治。严格落实药品安全企业主体责任、部门监管责任和地方政府属地管理责任,鼓励行业协会和社会公众参与药品安全治理,推动形成政府监管、企业主责、行业自律、社会协同的药品安全共治格局。

(三)2035年远景目标

展望2035年,我国科学、高效、权威的药品监管体系更加完善,药品监管能力达到国际先进水平。药品安全风险管理能力明显提升,覆盖药品全生命周期的法规、标准、制度体系全面形成。药品审评审批效率进一步提升，药品监管技术支撑能力达到国际先进水平。药品安全性、有效性、可及性明显提高，有效促进重大传染病预防和难治疾病、罕见病治疗。医药产业高质量发展取得明显进展，产业层次显著提高，药品创新研发能力达到国际先进水平，优秀龙头产业集群基本形成，中药传承创新发展进入新阶段，基本实现从制药大国向制药强国跨越。

（四）“十四五”时期主要发展目标

“十四五”期末，药品监管能力整体接近国际先进水平，药品安全保障水平持续提升，人民群众对药品质量和安全更加满意、更加放心。

支持产业高质量发展的监管环境更加优化。审评审批制度改革持续深化，批准一批临床急需的创新药，加快有临床价值的创新药上市，促进公众健康。创新产品评价能力明显提升，在中国申请的全球创新药、创新医疗器械尽快在境内上市。制修订药品医疗器械化妆品标准 2650 项（个），新增指导原则 480 个。

疫苗监管达到国际先进水平。通过世界卫生组织疫苗国家监管体系评估。积极推进疫苗生产企业所在省级药品检验机构具备辖区内生产疫苗主要品种批签发能力。

中药传承创新发展迈出新步伐。中医药理论、人用经验和临床试验相结合的审评证据体系初步建立。逐步探索建立符合中药特点的安全性评价方法和标准体系。中药现代监管体系更加健全。

专业人才队伍建设取得较大进展。培养一批具备国际先进水平的高层次审评员、检查员和检验检测领域专业素质过硬的学科带头人。药品监管队伍专业素质明显提升，队伍专业化建设取得积极成效。

技术支撑能力明显增强。全生命周期药物警戒体系初步建成。中国药品监管科学行动计划取得积极成果，推出一批监管新工具、新标准、新方法。药品检验检测机构能力明显提升。

三、主要任务

（一）实施药品安全全过程监管

1. 严格研制环节监管。严格监督执行药物非临床研究质量管理规范、药物临床试验质量管理规范、医疗器械临床试验质量管理规范，重点加强临床试验核查，确保数据真实可靠。完善药品注册管理工作体系和制度。

2. 严格生产环节监管。严格监督执行药品、医疗器械、化妆品生产质量管理规范，对疫苗、血液制品重点生产企业开展检查和巡查，持续开展境外检查。坚持以问题为导向制定实施抽检计划，重点加强对国家组织集中采购中选品种、通过仿制药质量和疗效一致性评价品种、无菌和植入性医疗器械、儿童化妆品的检查和抽检。

3. 严格经营使用环节监管。地方各级负责药品监管的部门依职责进一步强化监督检查，督促经营企业严格执行药品经营质量管理规范、医疗器械经营质量管理规范等，督促药品使用单位持续合法合规，稳步提升药品经营使用环节规范化水平。研究医疗联合体内临床急需的医疗机构制剂调剂和使用管理制度，合理促进在医疗联合体内共享使用。加强药品批发、零售连锁总部、网络销售第三方平台的监管，加大对药品零售和使用单位、医疗器械经营企业等的监督执法力度，持续开展风险隐患排查，督促及时报告药品不良反应和医疗器械不良事件，进一步提升基层药品和医疗器械质量保障水平。

4. 严格网络销售行为监管。完善网络销售监管制度，研究适应新技术、新业态、新商业模式的监管新机制。加强对药品、医疗器械、化妆品网络销售行为的监督管理，完善药品医疗器械网络交易违法违规行为监测平台，及时排查处置网络销售药品、医疗器械、化妆品风险，提升监管针对性和实效性。

5. 严格监督执法。强化国家和地方各级负责药品监管的部门的执法职责，依托现有机构编制资源加强稽查执法力量，理顺工作关系，完善稽查办案机制，强化检查稽查协同和执法联动，提高监管执法效能。将办案情况作为对地方各级负责药品监管的部门考核的重要指标，切实加大稽查执法力度，严肃查处违法违规行为。深化行政执法与刑事司法衔接，严厉打击各类违法犯罪行为。加强监督执法信息公开。

（二）支持产业升级发展

1. 持续推进标准体系建设。继续开展国家药品标准提高行动计划。编制 2025 年版《中华人民共和国药典》。加强标准的国际协调，牵头中药国际标准制定，化学药品标准达到国际先进水平，生物制品标准与国际水平保持同步，药用辅料和药包材标准紧跟国际标准。加强药品标准技术支撑体系建设，提升药品标准研究能力。优化医疗器械标准体系，鼓励新兴技术领域推荐性标准制定，加快与国际标准同步立项，提升国内外标准一致性。完善化妆品标准技术支撑体系，健全标准制修订工作机制。

2. 开展促进高质量发展监管政策试点。深化“放管服”改革，选取产业优势区域、创新模式或特色品种开展试点，探索优化监管政策和制度创新。支持京津冀、粤港澳大湾区、长三角、长江经济带、成渝双城经济圈等区域药品制造业集群发展，打造药品产业创新平台和新增长极。支持药品、医疗器械、疫苗等领域的创新发展，推动关键核心技术攻关，促推解决产业创新发展的“卡脖子”问题，提升产业整体水平。鼓励医药流通企业、药品现代物流企业建设医药物流中心，完善药品冷库网络化布局及配套冷链设施设备功能，提升药品冷链全过程信息化管理水平。推动医药流通企业按《药品经营质量管理规范》要求配备冷藏冷冻设施设备，支持疾控中心、医院、乡镇卫生院等医疗网点提高医药冷链物流和使用环节的质量保障水平。鼓励化妆品生产经营者采用先进技术和先进管理规范，提高化妆品质量安全水平。

3. 进一步加快重点产品审批上市。鼓励新药境内外同步研发申报。将符合药品加快上市注册程序的药物，纳入突破性治疗药物、附条件批准、优先审评审批及特别审批等程序加快审批。鼓励具有临床价值的新药和临床急需仿制药研发上市，对具有明显临床价值的创新药，防治艾滋病、恶性肿瘤、重大传染病、罕见病等疾病的临床急需药品以及儿童用药，符合条件的予以优先审评审批。加大对新型冠状病毒感染治疗药物研发的指导，及时跟进创新研发进展，对符合标准要求的药物第一时间纳入应急审批通道。对具有核心技术发明专利、技术水平先进、尚无同类产品在中国上市的医疗器械，纳入创新医疗器械特别审批程序。对临床急需医疗器械依程序进行优先审批。

（三）完善药品安全治理体系

1. 健全法律法规制度。全面贯彻落实药品管理法、中医药法、疫苗管理法和医疗器械监督管理条例、化妆品监督管理条例等，加快配套法规规章制修订，及时清理完善规范性文件，构建更加系统完备的药品监管法律法规制度体系。加快国际人用药品注册技术协调会指导原则落地实施。

2. 健全各级药品监管体制机制。省级药品监管部门要适应新监管事权，鼓励根据产业分布特点强化重点区域监管力量配置，确保监管有效覆盖。市县级市场监管部门要加强药品监管能力建设，在综合执法队伍中切实加强药品监管执法力量配备，确保履职到位。鼓励省级药品监管部门建立跨区域药品监管协同机制，共享监管资源，推进数据对接，探索互派检查、监管互认，提升监管效能。

3. 严格落实药品上市许可持有人和医疗器械注册人（备案人）主体责任。全面实施医疗器械注册人制度。加强行业自律，推动行业诚信体系建设，引导和督促企业严格依法依规开展生产经营等活动，督促指导药品上市许可持有人定期开展上市后评价。大力开展法规政策宣讲和专业技术培训，推动从业人员和企业负责人高度重视质量管理体系建设，提升企业落实主体责任的能力。

4. 强化市场监管和药品监管协同。强化国家、省、市、县四级负责药品监管的部门在药品全生命周期的监管协同，完善各级市场监管与药品监管部门之间在信息报送、人员调派、教育培训、应急处置等方面的工作机制，形成药品监管工作全国一盘棋格局。加强省级药品监管部门对市县级市场监管部门药品监管工作的指导，完善省、市、县药品安全风险会商机制。

5. 强化多部门治理协同。加快推进“三医联动”改革。药品监管、公安、工信、卫生健康、医保、发展改革、财政、科技等部门加强资源共享和政策协调，建立药品安全治理多部门协同政策工具箱。发挥药学科技社团组织、新闻媒体作用，加大科普宣传力度，举办全国安全用药月和医疗器械、化妆品安全科普宣传周等品牌活动，提升全民安全用药用械用妆科学素养。进一步完善有奖举报制度，畅通投诉举报渠道，充分发挥12315热线和全国12315平台作用。将药品安全信用状况依法记入企业和个人信用记录，纳入全国信用信息共享平台，将严重违法失信企业和个人列入市场监督管理严重违法失信名单，依法依规实施跨行业、跨领域、跨部门失信联合惩戒。

（四）持续深化审评审批制度改革

1. 进一步完善审评工作体系。落实国家重大战略，优化中药和生物制品（疫苗）等审评检查机构设置，进一步完善国家审评中心与分中心的工作职责和流程。健全省级审评机构，充实技术力量，提高审评能力，形成以国家审评中心为龙头、分中心为补充，与地方审评机构密切协作的科学高效的审评工作体系。

2. 进一步加大创新研发支持力度。建立国家药品医疗器械创新协作机制，加强对创新药研发的指导。进一步健全伦理审查机制，保障受试者权益，提高伦理审查效率。优化专家咨询委员会制度，紧盯国际前沿技术发展，提高创新产品审评技术能力。完善审评交流机制，拓展沟通交流方式和渠道，强化对申请人的技术指导和服务。及时分析、评价医疗器械风险变化，完善医疗器械分类动态调整机制，建立完善医疗器械命名数据库。

3. 继续推进仿制药质量和疗效一致性评价。持续推进化学药品仿制药口服固体制剂一致性评价，稳步推进化学药品仿制药注射剂一致性评价。健全一致性评价政策和技术标准，更新完善参比制剂目录，推动仿制药质量提升。持续跟踪监督通过一致性评价后的仿制药质量。加强生物类似药审评法规和技术标准体系建设，促进生物类似药高质量发展。

（五）严格疫苗监管

1. 实施疫苗全生命周期管理。强化疫苗管理部际联席会议统筹协调机制。加强国家疫苗检查能力建设，完善疫苗巡查检查制度。严格实施疫苗企业驻厂监管。加强疫苗冷链储存运输全过程规范化管理。加强疑似预防接种异常反应监测与评价，提升监测能力。

2. 加强创新疫苗评价技术能力建设。提升创新疫苗的评价能力水平。完善多联多价疫苗评价技术体系，鼓励发展多联多价疫苗。全方位提升复杂情况下对新佐剂疫苗、新技术疫苗或应对重大突发公共卫生事件急需疫苗的安全性、有效性和质量可控性的综合评价能力水平。

3. 全面提升疫苗监管水平。通过世界卫生组织疫苗国家监管体系评估。督促企业落实疫苗质量主体责任，鼓励疫苗生产企业积极申请世界卫生组织疫苗预认证。

（六）促进中药传承创新发展

1. 健全符合中药特点的审评审批体系。科学把握中医药理论特殊性，探索构建以临床价值为导向，以中医药理论、人用经验和临床试验相结合的中药特色审评证据体系，强化循证医学应用，探索发挥真实世界证据的作用，加快完善基于古代经典名方、名老中医方、医疗机构制剂等具有人用经验的中药新药审评技术要求。持续完善中药新药全过程质量控制研究的技术指导原则体系。探索将具有独特炮制方法的中药饮片纳入中药品种保护范围。

2. 加强中药监管技术支撑。建立国家级中药民族药数字化基础数据库，建立完善已上市中成药品种档案。建立天然药数据国际交流平台，推动世界卫生组织传统药（中药）质量标准、标准物质相关指导原则以及《国际草药典》编制。制订全国中药饮片炮制规范。

3. 强化中药质量安全监管。修订中药材生产质量管理规范，制订中药材生产质量管理规范实施指南，引导促进中药材规范化发展。鼓励中药饮片生产企业将质量保障体系向中药材种植、采收、加工等环节延伸，从源头加强中药饮片质量控制，探索中药饮片生产经营全过程追溯体系建设。加强中药生产经营等全过程质量监管，严厉打击违法违规行为。引导药品上市许可持有人主动开展已上市中成药研究与评价，优化和完善中药说明书和标签，提升说明书临床使用指导效果。

4. 改革创新中药监管政策。在中药产业优势地区开展中药监管政策试点，推动监管理念、制度、机制创新。加强对医疗机构制剂的规范管理，发挥医疗机构中药制剂传承创新发展“孵化器”作用，鼓励医疗机构中药制剂向中药新药转化。加强中药药效基础、作用机制等基础性科学研究，鼓励运用现代化科学技术和传统中药研究方法开展中药研发，支持多种方式开展中药新药研制，鼓励中药二次开发。

（七）加强技术支撑能力建设

1. 加强药品审评能力建设。持续推进以审评为主导，检验、核查、监测与评价等为支撑的药品注册管理体系建设，优化药品审评机构设置，充实专业技术审评力量。优化应急和创新药品医疗器械研审联动工作机制，鼓励新技术应用和新产品研发。继续开展药品审评流程导向科学管理体系建设工作，推动审评体系和审评能力现代化。

2. 加强检查能力建设。进一步加强国家和省两级药品检查机构建设。在药品产业集中区域增加国家级审核查验力量配置。完善检查工作协调机制，高效衔接稽查执法、注册审评，形成权责明确、协作顺畅、覆盖全面的药品监督检查工作体系。构建有效满足各级药品监管工作需求的检查员队伍体系，建立检查力量统一调派机制，统筹利用各级检查力量。鼓励市县从事药品检验检测等人员取得药品检查员资格，参与药品检查工作。

3. 建立健全药物警戒体系。健全国家药物警戒制度，落实药品上市许可持有人警戒主体责任。开展医疗器械警戒研究，探索医疗器械警诫制度。提升各级不良反应监测评价能力，探索市县药品不良反应监测机构由省级药品监管部门统一管理，构建以不良反应监测体系为基础的统一药物警戒体系和医疗器械不良事件监测体系。贯彻落实药物警戒质量管理规范，推进建设药品不良反应、医疗器械不良事件监测哨点，加强对药品不良反应聚集性事件的分析、研判、处置，持续推进上市后药品安全监测评价技术的研究与应用。积极探索开展主动监测工作。

4. 提升化妆品风险监测能力。整合化妆品审评审批、监督抽检、现场检查、不良反应监测、投诉举报、舆情监测、执法稽查等风险信息，构建统一完善的风险监测体系。加强化妆品安全风险物质高通量筛查平台、快检技术、网络监测等能力建设，推进国家化妆品不良反应监测评价基地建设。逐步实现化妆品安全风险的及时监测、准确研判、科学预警和有效处置。

5. 加强检验检测体系建设。加强药品、医疗器械检验检测关键技术和平台建设。以中国食品药品检定研究院为龙头、国家药监局重点实验室为骨干、省级检验检测机构为依托，完善科学权威的药品、医疗器械和化妆品检验检测体系。国家级检验机构着重瞄准国际技术前沿，强化重点专业领域检验能力建设。地方各级检验机构针对日常和应急检验需求，补齐能力短板，力争具备应对突发公共卫生事件“应检尽检”能力。围绕药品关联审评审批及监管需要，推动建立布局合理、重点突出的药用辅料和药包材检验检测体系。

6. 深入实施中国药品监管科学行动计划。统筹推进监管科学研究基地和重点实验室建设，开展监管科学等研究。将药品监管科学研究纳入国家相关科技计划，重点支持中药、疫苗、基因药物、细胞药物、人工智能医疗器械、医疗器械新材料、化妆品新原料等领域的监管科学研究，加快新产品研发上市。支持国家审评、检验、评价、核查等机构参与国家相关科技项目，鼓励开展药品快速检测新技术、药品研发生产及质量控制等研究，开展数字诊疗装备、个体化诊疗产品、生物医用材料的质量评价、检测技术及检测规范等研究，开展化学药品、疫苗、新型药物和特殊药物剂型等安全性、有效性评价技术以及创新医疗器械标准体系研究。鼓励运用现代科学技术，结合我国传统优势项目和特色植物资源，加强化妆品新原料研究。

（八）加强专业人才队伍建设

1. 建设高水平审评员队伍。参考制药强国审评人才配比，科学配置审评职能的技术机构人员力量，加强审评人才队伍建设。探索创新人才引进渠道，引进具有国际监管经验、熟悉中国产业实际的高级专业人才。补充紧缺专业审评人才，不断优化审评队伍的年龄、专业结构。加大审评员培养力度，持续开展审评员继续教育，探索与地方药监部门、高等院校、科研院所联合培养等新模式，加强高层次药品审评员培养。强化化妆品审评及备案工作人员队伍建设，提高审评员的技术审评能力，形成权责明确、协作顺畅、覆盖全面的化妆品审评与备案管理工作体系。

2. 建设职业化专业化检查员队伍。加快建立职业化专业化检查员配套制度体系，创新人才选用方式，多渠道充实人员，有针对性地引进、培养具有国际视野的高层次检查人才。加快构建满足监管要求的国家和省两级职业化专业化药品检查员队伍。省级药品监管部门具备与本省产业基础相适应的检查员队伍。鼓励中药产业发达省份大力培养中药专业检查员。

3. 建设强有力的检验检测队伍。加强国家和地方各级药品检验检测机构专业人才队伍建设，有序组织开展检验检测机构专业技术人员继续教育和培训，分专业领域培养一批专业素质过硬的学科带头人。

4. 建设业务精湛的监测评价队伍。加强国家和地方各级药品不良反应监测机构专业人才队伍建设，加大专业技术人员培养力度，有序组织开展监测机构专业技术人员业务培训。

5. 全面提升监管队伍专业素质。实施专业素质提升工程，大力开展专业能力教育培训，有计划地开展各级负责药品监管的部门负责人领导能力培训。加强全国药品监管队伍专业化建设，严把入口关，稳步提升监管队伍专业化水平。

（九）加强智慧监管体系和能力建设

1. 建立健全药品信息化追溯体系。落实药品上市许可持有人追溯主体责任。完善药品信息化追溯体系，构建国家药品追溯协同服务和监管体系，推进药品追溯信息互通共享，实现重点类别药品全过程来源可溯、去向可追。逐步实施医疗器械唯一标识，完善医疗器械唯一标识数据库，加强在上市后监管、医疗管理、医保管理等领域的衔接应用。

2. 推进药品全生命周期数字化管理。加强国家药品、医疗器械、化妆品品种档案建设与应用。加强国家药品监管大数据的汇集、分析、应用及评估。加强政府部门和行业组织、医药企业、第三方平台等有关数据的开发利用，研究探索基于大数据的关键共性技术与应用，服务监管办案、推进政务公开、保障基层执法、防控药品风险，促进监管和产业数字化升级。

3. 建立健全药品监管信息化标准体系。完善药品监管信息化标准体系框架。加快药品监管信息化标准编制，重点开展电子证照、药品品种档案、医疗器械监管和化妆品监管等信息化标准制修订，促进药品监管信息共享和业务协同。

4. 提升“互联网＋药品监管”应用服务水平。推动工业互联网在疫苗、血液制品、特殊药品等监管领域的融合应用。建立健全药品注册电子通用技术文档系统和医疗器械注册电子申报信息化系统，推进审评审批和证照管理数字化、网络化。加快推进化妆品监管领域移动互联应用，提升办事效率与服务水平。推进各层级、各单位监管业务系统互联互通，共享共用监管信息，逐步实现“一网通办”“跨省通办”。

（十）加强应急体系和能力建设

1. 持续做好新型冠状病毒感染疫情常态化防控。加强对防控所需药品医疗器械应急研发、检验检测、体系核查、审评审批、监测评价等工作的统一指挥与协调，完善协助药品医疗器械紧急研发攻关机制，对防控所需疫苗、治疗药物、医疗器械设立专门绿色通道，随报随审。加强防控所需药品医疗器械质量安全监督检查，有关部门做好储备和供应。

2. 健全应急管理制度机制。完善药品安全事件应急预案，健全应急审评审批、检验检测、监督检查机制，完善药品储备和供应制度。加强药品检验评价通用技术和关键技术研究，提升紧急情况下快速建立对新型药品、医疗器械产品，特别是重大传染病体外诊断试剂、疫苗、抗体药物等检验评价技术能力。

3. 培养提升应急处置能力。加强国家药品安全应急能力建设，强化“全员应急”意识，将应急管理作为药品监管干部教育培训的重点内容。建立药品安全应急演练案例库，加强各级应急能力培训和实战演练，提高应急处置能力。

四、保障措施

（一）加强对药品安全工作的统筹协调领导

完善领导干部药品安全责任制度。地方各级政府对本地区药品安全工作负总责，主要负责人是本地区药品安全工作第一责任人，明确地方政府班子成员药品安全领导责任。完善地方药品安全工作考核评估体系，将药品安全工作纳入地方党政领导干部考核内容。将药品安全及相关的检验检测、审评审批、检查核查、监测评价等技术支撑体系作为重要内容纳入公共卫生体系统筹规划建设。各省级人民政府要建立药品安全协调机制，统筹药品安全和经济社会发展，省级各相关部门要加强协调配合，推动有关工作落实。各有关部门要按照职责，细化分解目标和任务。国家药监局负责组织对本规划执行情况进行终期评估。需要对本规划调整时，按程序商有关部门调整。

（二）创新完善支持保障机制

完善药品监管经费保障机制。建立药品审评审批企业收费动态调整制度。逐步将审评、检查、检验、监测评价、标准管理等技术支撑服务纳入政府购买服务范围。继续支持药品安全监管基础设施建设和装备配备。创新完善人力资源政策，在公开招聘、岗位设置、职称评聘、薪酬待遇保障等方面优化强化政策支持力度，破除人才职业发展瓶颈。合理核定相关技术支撑机构的绩效工资总量，鼓励各地在绩效工资分配时向疫苗驻厂监管等高风险监管岗位人员倾斜。

（三）积极参与全球药品安全治理

深入参与国际监管协调，全面参与药品监管领域国际合作交流，积极做好对外宣传，提升国际社会对我国药品监管的认知度。积极参与国际规则制定，形成与国际规范相适应的监测与评价体系。加强与主要贸易国和地区、“一带一路”重点国家和地区药品监管的交流合作。积极推进加入药品检查合作计划，建设一支具有国际视野的高水平检查员队伍。加强与国际化妆品监管联盟交流合作。加强国际传统药监管的交流与合作，促进中药“走出去”。创新完善药品领域国际交流合作方式，提升国际交流合作水平，共建人类卫生健康共同体。

（四）激励药品监管干部队伍履职尽责担当作为

加强药品监管队伍思想政治建设，增强“四个意识”，坚定“四个自信”，做到“两个维护”，忠实履行药品监管政治责任。坚持把监督贯穿药品监管工作全过程，进一步完善权力运行和监督制约机制，严肃追究监管失职渎职责任。建立依法履职免责、容错纠错制度。加强人文关怀，努力解决监管人员工作和生活后顾之忧。加快优化人才成长途径，健全人才评价激励机制，激发监管队伍的活力和创造力。对作出突出贡献的单位和个人，按照国家有关规定给予表彰奖励，推动形成团结奋进、积极作为、昂扬向上的良好风尚。

2021 年度药品审评报告（节选）

2021 年审评通过 47 个创新药，再创历史新高，临床急需境外新药上市持续加快，优先审评效率大幅提高，仿制药质量和疗效一致性评价工作扎实推进，临床试验管理跃上新台阶，核查检验协调机制更加通畅，实施药品电子通用技术文档申报，中国上市药品专利信息登记平台建设运行，完成中药“三方”抗疫成果转化，完善符合中医药特点的审评技术标准体系，支持和推动中药传承创新发展，持续深化 ICH 工作，保障国家药品监督管理局成功连任 ICH 管理委员会成员，发布 87 个技术指导原则，审评标准体系更加完备，流程导向审评体系更加科学，审评体系和审评能力现代化建设持续推进，医药产业创新能力和高质量发展进一步增强。

第 1 章　药品注册申请受理情况

一、总体情况

1. 全年受理情况

2021 年，国家药品监督管理局药品审评中心（以下简称药审中心）受理注册申请 11 658 件，同比增长 13.79%。

受理需技术审评的注册申请 9235 件，同比增长 29.11%，包括需经技术审评后报送国家局审批（以下简称技术审评）的注册申请 2180 件，需经技术审评后以国家局名义作出行政审批（以下简称审评审批）的注册申请 7051 件，需经技术审评后送国家药品监督管理局医疗器械技术审评中心、以医疗器械作用为主的药械组合（以下简称药械组合）产品的注册申请 4 件。

受理无需技术审评直接以国家局名义作出行政审批（以下简称直接审批）的注册申请 2423 件。

根据《国家药监局关于进一步完善药品关联审评审批和监管工作有关事宜的公告》（2019 年第 56 号，以下简称 56 号公告）要求，2021 年受理原料药注册申请 1313 件，同比增长 2.98%。

2. 需技术审评的各类注册申请受理情况

2021 年受理的需技术审评的 9231 件注册申请中，以药品类型统计，中药注册申请 444 件，同比增长 40.95%；化学药注册申请为 6788 件，同比增长 25.66%，占全部需技术审评的注册申请受理量的 73.53%；生物制品注册申请 1999 件，同比增长 39.79%。

以注册申请类别统计，受理新药临床试验申请（该注册申请类别以下简称 IND）2412 件，同比增长 55.81%；新药上市许可申请（该注册申请类别以下简称 NDA）389 件，同比增长 20.43%；同名同方药、仿制药、生物类似药上市许可申请（该注册申请类别以下简称 ANDA）1791 件，同比增长 59.06%；仿制药质量和疗效一致性评价注册申请（该注册申请类别以下简称一致性评价申请）908 件；补充申请 3283 件，同比增长 16.13%。

二、创新药注册申请受理情况

2021 年受理创新药注册申请 1886 件（998 个品种），同比增长 76.10%。

以药品类型统计，创新中药 54 件（51 个品种），同比增长 134.78%；创新化学药 1166 件（508 个品种），同比增长 55.05%；创新生物制品 666 件（439 个品种），同比增长 125.00%。

以注册申请类别统计，IND 1821 件（953 个品种），同比增长 79.23%；NDA 65 件（45 个品种），同比增长 18.18%。

以生产场地类别统计，境内生产创新药 1485 件（790 个品种），境外生产创新药 401 件（208 个品种）。

三、需技术审评的中药注册申请受理情况

2021 年受理需技术审评的中药注册申请 444 件。以注册申请类别统计，IND 52 件，同比增长 136.36%，包括创新中药 IND 44 件（43 个品种），同比增长 158.82%；NDA 14 件，同比增长 133.33%，包括创新中药 NDA 10 件（8 个品种），同比增长 66.67%。

四、需技术审评的化学药注册申请受理情况

2021 年受理需技术审评的化学药注册申请 6788 件。以注册申请类别统计，IND 1500 件，同比增长 58.56%，包括创新化学药 IND 1134 件（487 个品种），同比增长 57.28%；NDA 197 件，同比增长 3.14%，包括创新化学药 NDA 32 件（21 个品种），同比增长 3.23%；化学药 5.1 类注册申请 169

件，同比增长5.63%，其中临床试验申请共44件，NDA 125件；ANDA 1791件，同比增长59.20%；一致性评价申请908件。

需技术审评的创新化学药注册申请共1166件（508个品种）中，以生产场地类别统计，901件（385个品种）申报在境内生产，265件（123个品种）申报在境外生产。

五、需技术审评的生物制品注册申请受理情况

2021年受理需技术审评的生物制品注册申请1999件，其中，预防用生物制品注册申请229件、治疗用生物制品注册申请1755件和体外诊断试剂15件。以注册申请类别统计：

IND 860件，同比增长48.28%，包括创新生物制品IND 643件（423个品种），同比增长131.29%。其中，预防用生物制品IND 45件，包括创新预防用生物制品IND 26件（16个品种），治疗用生物制品IND 815件，包括创新治疗用生物制品IND 617件（407个品种）。

NDA 178件，同比增长41.27%，包括创新生物制品NDA 23件（16个品种），同比增长27.78%。其中，预防用生物制品NDA 13件，包括创新预防用生物制品NDA 5件（2个品种）；治疗用生物制品NDA 156件，包括创新治疗用生物制品18件（14个品种）；体外诊断试剂9件。

补充申请916件。境外生产药品再注册申请45件。

需技术审评的创新生物制品注册申请共666件（439个品种）中，以生产场地类别统计，境内生产创新生物制品注册申请530件（354个品种），境外生产创新生物制品注册申请136件（85个品种）。

六、行政审批注册申请受理情况

1. 总体情况

2021年受理行政审批注册申请9474件，同比增长7.82%。其中，直接审批的注册申请2423件；审评审批的注册申请7051件，同比增长23.81%，包括临床试验申请2483件，同比增长53.46%。

2. 审评审批的注册申请受理情况

2021年受理审评审批的注册申请7051件，以药品类型统计，中药注册申请430件，同比增长40.07%；化学药注册申请4800件，同比增长17.50%，占全部审评审批的注册申请受理量的68.08%；生物制品注册申请1821件，同比增长39.75%。

以注册申请类别统计，临床试验申请2483件，同比增长53.46%；一致性评价申请908件；补充申请3283件，同比增长16.13%；境外生产药品再注册申请377件，同比增长14.94%。

3. 直接审批的注册申请受理情况

2021年受理直接审批的注册申请2423件，以药品类型统计，中药注册申请931件、化学药注册申请1378件、生物制品注册申请114件。以注册申请类别统计，补充申请2002件、临时进口注册申请421件。

第2章　药品注册申请审评审批情况

一、总体情况

1. 全年审评审批工作情况

2021年审结的注册申请共12 083件，同比增长19.55%。

审结的需技术审评的注册申请9679件，同比增长35.66%，包括技术审评的注册申请2632件，审评审批的注册申请7039件，药械组合注册申请8件。

审结直接审批的注册申请2404件。

截至2021年底，有5652件注册申请正在审评审批中；待申请人回复补充资料1353件。根据56号公告，2021年审结原料药注册申请494件。截至2021年底，有1302件原料药注册申请正在审评审批中；待申请人回复补充资料582件。

2. 需技术审评的各类注册申请审结情况

2021年审结的需技术审评的9671件注册申请中，以药品类型统计，中药注册申请456件，同比增长22.25%；化学药注册申请7295件，同比增长34.22%，占全部需技术审评审结量的75.43%；生物制品注册申请1920件，同比增长45.12%。

以注册申请类别统计，IND 2273件，同比增长45.61%；NDA 408件，同比增长84.62%；ANDA 2210件，同比增长81.30%；一致性评价申请1158件，同比增长85.87%；补充申请3149件，同比增长10.10%。

3. 批准/建议批准情况

2021年批准IND 2108件，同比增长46.90%；建议批准NDA 323件，同比增长55.29%；建议批准ANDA 1003件，同比增长9.26%；批准一致性评价申请1080件，同比增长87.18%。建议批准境外生产原研药76个品种（含新增适应证品种）。临床急需境外新药81个品种中，截至2021年底，已有54个品种提出注册申请，51个品种获批上市，按审评时限审结率（以下简称按时限审结率）100%。

4. 各类别注册申请按时限审结情况

2021年，药审中心持续优化审评流程、严格审评时限管理、加快审评速度、强化项目督导，全年整体按时限审结率98.93%。其中NDA、ANDA、纳入优先审评审批程序的注册申请按时限审结率均超过90%，取得历史性突破。

二、创新药注册申请审结情况

1. 总体情况

2021年审结创新药注册申请1744件（943个品种），同比增长67.85%。

以药品类型统计，创新中药55件（55个品种），同比增长52.78%；创新化学药1085件（484个品种），同比增长45.44%；创新生物制品604件（404个品种），同比增长135.02%。

以注册申请类别统计，IND 1663件（885个品种），同比增长67.14%；NDA 81件（58个品种），同比增长84.09%。

2. 批准/建议批准情况

2021年批准/建议批准创新药注册申请1628件(878个品种),同比增长67.32%。

以药品类型统计,创新中药39件(39个品种),同比增长39.29%;创新化学药1029件(463个品种),同比增长44.32%;创新生物制品560件(376个品种),同比增长141.38%。以注册申请类别统计,IND 1559件(831个品种),同比增长65.32%,NDA 69件(47个品种),同比增长130.00%。

以生产场地类别统计,境内生产创新药1261件(684个品种),同比增长60.84%;境外生产创新药367件(194个品种),同比增长94.18%。

三、需技术审评的中药注册申请审结情况

1. 总体情况

2021年审结需技术审评的中药注册申请456件,同比增长22.25%。以注册申请类别统计,IND 49件,同比增长32.43%;NDA 19件,同比增长216.67%;ANDA 3件。

2. 批准/建议批准情况

2021年审结的中药IND中,批准34件,不批准9件。审结的中药NDA中,建议批准14件,建议不批准3件。

批准中药IND 34件,同比增长21.43%,包括创新中药IND 28件(28个品种),同比增长16.67%;建议批准中药NDA 14件,同比增长250.00%,创5年以来新高,包括创新中药NDA 11件(11个品种),同比增长175.00%。

批准的34件中药IND中,涉及13个适应证领域,其中消化8件、呼吸6件、妇科4件,共占52.94%。

建议批准的中药NDA 14件中,呼吸肿瘤、精神神经、骨科药物较多,占全部中NDA批准量的71.43%。

四、需技术审评的化学药注册申请审结情况

1. 总体情况

2021年审结需技术审评的化学药注册申请7295件。以注册申请类别统计,化学药临床试验申请1467件,同比增长35.21%;化学药NDA 208件,同比增长67.74%;化学药ANDA 2207件,同比增长81.50%;化学药一致性评价申请1158件,同比增长85.87%。

2. 批准/建议批准情况

2021年审结的化学药IND中,批准1310件,不批准26件。审结的化学药NDA中,建议批准160件,建议不批准8件。审结的化学药ANDA中,建议批准1003件,建议不批准394件。

批准化学药IND 1310件,同比增长44.43%,其中创新化学药IND 994件(439个品种),同比增长43.23%。

批准的化学药IND 1310件中,抗肿瘤药物、皮肤及五官科药物、循环系统疾病药物、消化系统疾病药物、内分泌系统药物、抗感染药物和神经系统疾病药物较多,占全部化学药IND批准量的83.21%。

建议批准化学药NDA 160件,同比增长39.13%,包括创新化学药35件(24个品种),同比增长84.21%;建议批准化学药ANDA 1003件,同比增长9.26%。

建议批准的化学药NDA 160件中,抗肿瘤药物、抗感染药物、神经系统疾病药物、循环系统疾病药物、呼吸系统疾病及抗过敏药物较多,占全部化学药NDA批准量的73.75%。

审结一致性评价申请共1158件,批准1080件。其中口服固体制剂一致性评价申请391件,注射剂一致性评价申请689件。

五、需技术审评的生物制品注册申请审结情况

1. 总体情况

2021年,审结1920件需技术审评的生物制品注册申请,其中,预防用生物制品234件和治疗用生物制品1676件,体外诊断试剂10件。以注册申请类别统计,IND 830件,同比增长47.16%,NDA 181件,同比增长98.90%,补充申请860件,境外生产药品再注册申请49件。

2. 批准/建议批准情况

2021年审结的生物制品IND中,批准764件,不批准34件。审结的生物制品NDA中,建议批准149件,建议不批准4件。

批准生物制品IND 764件,同比增长52.80%,包括创新生物制品IND 537件(364个品种),同比增长138.67%。其中,预防用生物制品IND 44件,同比增长131.58%,包括创新预防用生物制品IND 24件(16个品种),同比增长800%;治疗用生物制品IND 720件,同比增长49.69%,包括创新治疗用生物制品IND 513件(348个品种),同比增长131.08%。

批准的生物制品IND 764件中,抗肿瘤药物较多,占全部生物制品IND批准量的58.77%。

建议批准生物制品NDA 149件,同比增长67.42%,包括创新生物制品NDA 23件(12个品种),同比增长228.57%。其中,预防用生物制品NDA 15件,同比增长114.29%,包括创新预防用生物制品NDA 6件(3个品种);治疗用生物制品NDA 134件,同比增长65.43%,包括创新治疗用生物制品NDA 17件(9个品种),同比增长142.86%。

建议批准的生物制品NDA 149件中,抗肿瘤、血液系统、内分泌系统药物、疫苗较多,占全部生物制品NDA批准量的82.55%。

六、行政审批注册申请审结情况

1. 总体情况

2021年审结行政审批注册申请9443件,同比增长9.22%。审评审批的注册申请7039件,同比增长24.06%;直接审批的注册申请2404件。

2. 审评审批的注册申请审结情况

审评审批的7039件注册申请中,以药品类型统计,中药

注册申请431件,同比增长20.73%;化学药注册申请为4869件,同比增长19.16%,占全部审评审批审结量的69.17%;生物制品注册申请1739件,同比增长41.27%。以注册申请类别统计,临床试验申请2346件,同比增长39.15%;一致性评价申请1158件,同比增长85.87%;补充申请3149件,同比增长10.10%;境外生产药品再注册申请385件、复审注册申请1件。

3. 直接审批的注册申请审结情况

直接审批的2404件注册申请中,以药品类型统计,中药注册申请898件、化学药注册申请1372件、生物制品注册申请134件。以注册申请类别统计,补充申请1982件、临时进口注册申请422件。

七、药品注册核查情况

2021年合规审查8526件注册申请,以注册申请类别统计,NDA 617件,ANDA 2375件,一致性评价申请1687件,补充申请2423件,原料药注册申请1424件。

2021年基于风险共启动注册核查任务1067件,包括药品注册生产现场(以下简称生产现场)核查任务684件,药物临床试验现场(以下简称临床试验现场)核查任务383件;以注册申请类别统计,NDA核查任务285件,ANDA核查任务619件,一致性评价申请核查任务101件,补充申请核查任务62件。

此外,启动了新冠病毒治疗药物、新冠病毒疫苗的现场核查、有因检查34次。

第3章　药品加快上市注册程序和沟通交流情况

一、药品加快上市注册程序情况

1. 突破性治疗药物程序

2021年受理的注册申请中,申请适用突破性治疗药物程序的注册申请263件。经综合评估、公示,53件(41个品种)纳入突破性治疗药物程序,覆盖了新型冠状病毒感染引起的疾病、非小细胞肺癌、卵巢癌等适应证。2021年建议批准的NDA中,有5件被纳入了突破性治疗药物程序得以加快上市。

2. 附条件批准程序

2021年建议批准的323件NDA中,共有60件(38个品种)经附条件批准后上市,占比18.58%。

3. 优先审评审批程序

根据现行《药品注册管理办法》,2021年共115件注册申请(69个品种)纳入优先审评审批程序。其中,符合附条件批准的药品41件,占比35.65%,符合儿童生理特征的儿童用药品新品种、剂型和规格34件,占比29.57%。药审中心优先审评资源逐年加大向具有临床优势的新药、儿童用药、罕见病药物注册申请倾斜。

已纳入优先审评审批程序的注册申请中,2021年有219件(131个品种)建议批准上市。按照现行《药品注册管理办法》发布前纳入范围,130件注册申请已纳入优先审评审批程序,其中同步申报的注册申请56件,占比43.08%,具有明显临床价值的新药22件,占比19.92%;按照现行《药品注册管理办法》发布后纳入范围,89件注册申请已纳入优先审评审批程序,其中符合附条件批准的药品31件,占比34.83%,符合儿童生理特征的儿童用药品新品种、剂型和规格9件,占比10.11%。

4. 特别审批程序

2021年审结81件纳入特别审批程序的注册申请(新冠病毒疫苗和治疗药物),其中,批准新冠病毒疫苗IND 12件,建议批准新冠病毒疫苗NDA 5件(均为附条件批准上市),分别为4件新型冠状病毒灭活疫苗(Vero细胞)、1件重组新型冠状病毒疫苗(5型腺病毒载体);批准新冠病毒治疗药物IND 15件,分别为小分子抗病毒药物4件,中和抗体9件,其他类药物2件;建议批准新冠病毒治疗药物NDA 5件,分别为清肺排毒颗粒、化湿败毒颗粒、宣肺败毒颗粒、新冠病毒中和抗体联合治疗药物安巴韦单抗注射液(BRII-196)及罗米司韦单抗注射液(BRII-198);批准涉及新冠病毒相关补充申请44件。

二、与申请人沟通交流情况

药审中心不断调整沟通交流和咨询方式,以适应疫情防控常态化和申请人逐年增长的沟通交流需求。目前,药审中心与申请人沟通交流和咨询的方式主要有:召开沟通交流会议、药审中心网站(申请人之窗)一般性技术问题咨询、电话咨询、邮件咨询等。

2021年接收沟通交流会议申请4450件,同比增长37.81%,办理沟通交流会议申请3946件,同比增长61.00%。接收一般性技术问题咨询18 867个,办理一般性技术问题咨询18 423个;办理电话咨询一万余次,8个联系邮箱咨询近万次。

2. 沟通交流会议办理情况

2021年接收沟通交流会议申请4450件。经综合评估,符合沟通交流会议召开条件的,及时与申请人取得联系,商议会议细节;无需召开沟通交流会议的,以书面形式尽快回复申请人。2021年办理沟通交流会议申请3946件,在药物研发关键阶段召开的Ⅱ类会议69.23%,其中新药临床前(Pre-IND)申请32.84%,新药生产前(Pre-NDA)申请11.05%。

2021年召开沟通交流会议(面对面会议、视频会议和电话会议)425次,同比增长58.58%。Ⅱ类会议占比70.35%,其中新药临床前(Pre-IND)申请占比21.65%;新药生产前(Pre-IND)申请占比18.12%。

第4章　药品注册申请存在的主要问题及分析

2021年,药品注册申请经技术审评后审评结论为不批准/建议不批准的注册申请542件,其中,359件属于因申请人未能在规定时限内补充资料的情形,占全年不批准/建议不批准总量的66.3%,包括中药9件、化学药349件、生物制品 1 件;183 件注册申请主要存在申报资料无法证明申请注册药品的安全性、有效性或质量可控性等缺陷问题,包括中药 14 件、化学药 126 件、生物制品 43 件。

一、主要问题

1. 研发立题方面

这方面问题主要存在于早期开发品种(IND 阶段)和某些仿制药及补充申请的开发立项阶段。具体包括:药物研发的临床定位不清,适应证选择不合理;剂型或给药途径选择不合理;已有研究数据提示药效作用不明显,作用靶点和机制不清晰,成药性风险高;联合用药违背临床诊疗和用药原则,或缺乏有效性和安全性研究数据支持;已有的研究数据不支持已上市品种的改良开发;仿制药研发的参比制剂因安全有效性问题已撤市;补充申请变更事项缺乏科学性和合理性。

2. 有效性方面

这方面问题在上市注册申请中比较常见。具体包括:已有的临床研究数据尚无法证明品种的有效性;已开展的临床研究存在试验方案或者研究质量控制问题,无法评价受试品种的有效性;仿制药人体生物等效性试验结果表明和参比制剂不等效;化学药注册分类第 3 类的上市注册申请缺乏境内有效性临床数据。

3. 安全性方面

药物安全性方面问题存在于药物开发的各个阶段。具体包括:早期(IND 阶段)研究结果提示毒性明显或者安全窗过于狭窄,难以进入临床开发或提示应用于临床可能综合获益非常有限;临床前安全性研究方法或研究质量控制问题,或者研究数据不充分,不足以支持后续临床开发;已有的临床研究数据显示存在严重不良反应,临床应用获益和风险比值不合理;化学药注册分类第 3 类的上市注册申请缺乏境内安全性临床数据。

4. 质量可控性方面

这方面问题常见于仿制药的开发。具体包括:药学研究存在严重缺陷,无法证明产品的质量可控性;申报资料无法证明仿制药与参比制剂质量的一致性;各开发阶段的研究受试样品不一致;样品稳定性研究结果、原料药起始物料选择等不符合仿制药上市技术要求;仿制药未按规定使用具有合法来源的原料药;样品复核检验不符合规定或检验方法存在严重缺陷。

5. 合规性方面

这方面问题常见于经注册核查和注册检验的注册申请。具体包括:注册核查中发现研究数据存在真实性问题;注册核查中发现其他影响产品质量的重大缺陷;注册核查抽样检验不合格。

6. 其他方面

具体包括:未按沟通交流时监管方提出的要求和标准提供研究数据或补充完善研究项目;审评中发现研究内容缺项,无法支持注册申请事项;药品说明书修订补充申请不符合说明书撰写要求和管理规范;用于支持变更补充申请的文献依据或者研究数据支持不足。

二、与往年情况的比较

总体上看,2021 年注册申请存在的主要问题,在分类、具体表现等方面与往年具有较大的相似性。但也出现了一些变化,主要包括:

1. 出现的新问题

申请人未按在临床试验申请前沟通交流时监管方提出的补充资料要求提交研究资料,导致审评过程中发现 IND 研究内容缺项。根据现行《药品注册管理办法》第八十八条规定,申请人在药物临床试验申请的审评期间不得补充新的技术资料,致使审评不通过。

上述情况主要由于申请人未注意依据现行《药品注册管理办法》在审评期间不得补充新的技术资料,在提交注册申请资料时忽视了沟通交流中已明确的应提交的研究资料。此类情形是过往导致无法获批的原因中很少见到的。

2. 基于某些问题而不批准的品种数量发生变化

一是 2021 年没有出现因未进行沟通交流而不批准的注册申请;二是因缺乏境内有效性、安全性临床数据而未获批准的化学药注册分类第 3 类上市注册申请数量较往年明显增加;三是因合规性问题而未获批准的注册申请数量较往年有减少趋势;四是开发立题合理性问题未获批准的注册申请数量增加趋势明显。

上述情况和注册申请过程中沟通交流管理要求,以及现行《药品注册管理办法》实施后化学药注册分类第 3 类上市注册申请审评结论管理要求的调整有关。

三、启示和建议

对近期注册申请存在的主要问题进行梳理分析,可以从中得到启示,并为参与药物研发、注册、监管的各方提供参考建议。

1. 充分重视药物开发立题依据

药物开发应立足于临床需求,尤其应重视解决未被满足的临床需求问题;应以临床价值为导向,充分重视同类创新药开发的优势问题,避免群体化、低水平、重复性创新;应充分评估改良型新药的临床价值和优势;变更补充申请应遵循必要性与合理性原则等。

2. 利用好沟通交流机制

在已有的沟通交流机制下,申请人除了在药物开发过程的各关键节点提出沟通交流申请,还可以加强在研发其他环节和审评审批过程中的沟通交流;沟通交流应基于问题,解决问题,就关注的问题达成共识,消除信息不对等,不宜将沟通交流和行政审批程序等同起来;对于沟通交流达成的共识,各方应予以充分遵循。

3. 加强创新药物开发的前期基础研究

某些新机制、新靶点宜做充分的成药性评估，开展尽可能多的概念验证研究，以降低后续开发风险，以免造成研究资源浪费；创新药商业开发策略应建立在科学性基础上，重视成药性证据链的完整性；应遵循药物开发的科学逻辑，循序渐进，尽量减少非科学因素对开发进程的干扰。

第 5 章　重点治疗领域品种

新冠病毒疫苗和新冠肺炎治疗药物：

1～2. 新型冠状病毒灭活疫苗（Vero 细胞）（北京科兴中维生物技术有限公司）、新型冠状病毒灭活疫苗（Vero 细胞）（国药集团中国生物武汉生物制品研究所有限责任公司），适用于预防新型冠状病毒感染所致的疾病（COVID-19）。

3. 重组新型冠状病毒疫苗（5 型腺病毒载体），为首家获批的国产腺病毒载体新冠病毒疫苗，适用于预防由新型冠状病毒感染引起的疾病（COVID-19）。

4～6. 清肺排毒颗粒、化湿败毒颗粒、宣肺败毒颗粒，即"三方"品种，为《新型冠状病毒肺炎诊疗方案（试行第九版）》推荐药物，清肺排毒颗粒用于感受寒湿疫毒所致的疫病，化湿败毒颗粒用于湿毒侵肺所致的疫病，宣肺败毒颗粒用于湿毒郁肺所致的疫病。"三方"品种均来源于古代经典名方，是新冠病毒感染疫情暴发以来，在武汉抗疫临床一线众多院士专家筛选出有效方药清肺排毒汤、化湿败毒方、宣肺败毒方的成果转化，也是《国家药监局关于发布〈中药注册分类及申报资料要求〉的通告》（2020 年第 68 号）后首次按照"中药注册分类 3.2 类 其他来源于古代经典名方的中药复方制剂"审评审批的品种。"三方"品种的获批上市为新冠肺炎治疗提供了更多选择，充分发挥了中医药在疫情防控中的作用。

7～8. 安巴韦单抗注射液（BRII-196）、罗米司韦单抗注射液（BRII-198），为我国首家获批拥有自主知识产权新冠病毒中和抗体联合治疗药物，上述两个药品可治疗新型冠状病毒感染（COVID-19），联合用于治疗轻型和普通型且伴有进展为重型（包括住院或死亡）高风险因素的成人和青少年（12～17 岁，体重≥40kg）新型冠状病毒感染（COVID-19）患者，其中，青少年（12～17 岁，体重≥40kg）适应证人群为附条件批准，其获批上市为新冠肺炎治疗提供了更多选择。

中药新药：

9. 益气通窍丸，具有益气固表，散风通窍的功效，适用于治疗对季节性过敏性鼻炎中医辨证属肺脾气虚证。本品为黄芪、防风等 14 种药味组成的原 6 类中药新药复方制剂，在中医临床经验方基础上进行研制，开展了随机、双盲、安慰剂平行对照、多中心临床试验，其获批上市为季节性过敏性鼻炎患者提供了一种新的治疗选择。

10. 益肾养心安神片，功能主治为益肾、养心、安神，适用于治疗失眠症中医辨证属心血亏虚、肾精不足证，症见失眠、多梦、心悸、神疲乏力、健忘、头晕、腰膝酸软等，舌淡红苔薄白，脉沉细或细弱。本品为炒酸枣仁、制何首乌等 10 种药味组成的原 6 类中药新药复方制剂，在中医临床经验方基础上进行研制，开展了随机、双盲、安慰剂平行对照、多中心临床试验，其获批上市为失眠症患者提供了一种新的治疗选择。

11. 银翘清热片，功能主治为辛凉解表，清热解毒，适用于治疗外感风热型普通感冒，症见发热、咽痛、恶风、鼻塞、流涕、头痛、全身酸痛、汗出、咳嗽、口干，舌红、脉数。本品为金银花、葛根等 9 种药味组成的 1.1 类中药创新药，在中医临床经验方基础上进行研制，开展了多中心、随机、双盲、安慰剂/阳性药平行对照临床试验，其获批上市为外感风热型普通感冒患者提供了一种新的治疗选择。

12. 玄七健骨片，具有活血舒筋，通脉止痛，补肾健骨的功效，适用于治疗轻中度膝骨关节炎中医辨证属筋脉瘀滞证的症状改善。本品为延胡索、全蝎等 11 种药味组成的 1.1 类中药创新药，基于中医临床经验方基础上进行研制，通过开展随机、双盲、安慰剂平行对照、多中心临床试验，获得安全性、有效性证据，其获批上市将为患者提供一种新的治疗选择。

13. 芪蛭益肾胶囊，具有益气养阴，化瘀通络的功效，适用于治疗早期糖尿病肾病气阴两虚证。本品为黄芪、地黄等 10 种药味组成的 1.1 类中药创新药，基于中医临床经验方基础上进行研制，通过开展随机、双盲、安慰剂平行对照、多中心临床试验，获得安全性、有效性证据，其获批上市将为患者提供新的治疗选择。

14. 坤心宁颗粒，具有温阳养阴，益肾平肝的功效，适用于治疗女性更年期综合征中医辨证属肾阴阳两虚证。本品为地黄、石决明等 7 种药味组成的 1.1 类中药创新药，基于中医临床经验方基础上进行研制，通过开展随机、双盲、安慰剂平行对照、多中心临床试验，获得安全性、有效性证据，其获批上市将为患者提供新的治疗选择。

15. 虎贞清风胶囊，具有清热利湿，化瘀利浊，滋补肝肾的功效，适用于治疗轻中度急性痛风性关节炎中医辨证属湿热蕴结证。本品为虎杖、车前草等 4 种药味组成的 1.1 类中药创新药，在中医临床经验方基础上进行研制，开展了随机、双盲、安慰剂平行对照、多中心临床试验，获得安全性、有效性证据，其获批上市将为患者提供新的治疗选择。

16. 解郁除烦胶囊，具有解郁化痰、清热除烦的功效，适用于治疗轻、中度抑郁症中医辨证属气郁痰阻、郁火内扰证。本品种为栀子、姜厚朴等 8 种药味组成的 1.1 类中药创新药，在中医临床经验方基础上进行研制，处方根据中医经典著作《金匮要略》记载的半夏厚朴汤和《伤寒论》记载的栀子厚朴汤化裁而来，开展了随机、双盲、阳性对照药（化学药品）、安慰剂平行对照、多中心临床试验，获得安全性、有效性证据，其获批上市将为患者提供新的治疗选择。

17. 七蕊胃舒胶囊，具有活血化瘀，燥湿止痛的功效，适用于治疗轻中度慢性非萎缩性胃炎伴糜烂湿热瘀阻证所致的胃脘疼痛。本品为三七、枯矾等4种药味组成的1.1类中药创新药，在医疗机构制剂基础上进行研制，开展了随机、双盲、阳性药平行对照、多中心临床试验，其获批上市为慢性胃炎患者提供了新的治疗选择。

18. 淫羊藿素软胶囊，适用于治疗不适合或患者拒绝接受标准治疗、且既往未接受过全身系统性治疗的、不可切除的肝细胞癌，患者外周血复合标志物满足以下检测指标的至少两项：AFP ≥400ng/mL；TNF-α <2.5pg/mL；IFN-γ ≥7.0pg/mL。本品为从中药材淫羊藿中提取制成的1.2类中药创新药，其获批上市为肝细胞癌患者提供了新的治疗选择。

罕见病药物：

19. 布罗索尤单抗注射液，适用于治疗成人和1岁以上儿童患者的X连锁低磷血症（XLH）。X连锁低磷血症属罕见病，目前尚无有效治疗药物。本品种属临床急需境外新药名单品种，为以成纤维细胞生长因子23（FGF23）抗原为靶点的一种重组全人源IgG1单克隆抗体，可结合并抑制FGF23活性从而使血清磷水平增加，其获批上市为患者提供了新的治疗选择。

20. 醋酸艾替班特注射液，适用于治疗成人、青少年和≥2岁儿童的遗传性血管性水肿急性发作。遗传性血管性水肿属罕见病，近半数患者会出现上呼吸道黏膜水肿，引发窒息进而危及生命，已被纳入国家卫生健康委员会等五部门联合公布的《第一批罕见病目录》。本品种属临床急需境外新药名单品种，为缓激肽 B_2 受体的竞争性拮抗剂，其获批上市可为我国遗传性血管性水肿患者的预防发作提供安全有效的药物。

21. 注射用艾诺凝血素α，适用于成人和儿童B型血友病（先天性Ⅸ因子缺乏）患者的以下治疗：按需治疗以及控制出血事件；围手术期的出血管理；常规预防，以降低出血事件的发生频率。血友病B属遗传性、出血性罕见病，目前国内尚无长效重组人凝血因子Ⅸ进口或上市。本品种属临床急需境外新药名单品种，为首个在国内申报进口的长效重组人凝血因子Ⅸ产品，其获批上市为患者提供了新的治疗选择。

22. 注射用司妥昔单抗，适用于治疗人体免疫缺陷病毒（HIV）阴性和人疱疹病毒8型（HHV-8）阴性的多中心卡斯特曼病（MCD）成人患者。MCD是一种以淋巴组织生长为特征的罕见病，多数患者出现多器官损害且预后差，部分患者会转化为恶性淋巴瘤，已被纳入国家卫生健康委员会等五部门联合公布的《第一批罕见病目录》。本品种属临床急需境外新药名单品种，其获批上市为患者提供了治疗选择。

23. 奥法妥木单抗注射液，适用于治疗成人复发型多发性硬化（RMS），包括临床孤立综合征、复发缓解型多发性硬化和活动性继发进展型多发性硬化。多发性硬化（MS）是免疫介导的慢性中枢神经系统疾病，已被纳入国家卫生健康委员会等五部门联合公布的《第一批罕见病目录》。本品为抗人CD20的全人源免疫球蛋白 G_1 单克隆抗体，其获批上市为患者提供了治疗选择。

儿童用药：

24. 利司扑兰口服溶液用散，适用于治疗2月龄及以上患者的脊髓性肌萎缩症（SMA）。SAM是由于运动神经元存活基因1（SMN1）突变导致SMN蛋白功能缺陷所致的遗传性神经肌肉病，是造成婴幼儿死亡的常染色体隐性遗传疾病之一，已被纳入国家卫生健康委员会等五部门联合公布的《第一批罕见病目录》。本品种为治疗儿童罕见病的1类创新药，可直接靶向疾病的潜在分子缺陷，增加中枢组织和外周组织的功能性SMN蛋白的产生，其获批上市可为SMA患者提供新的治疗选择。

25. 达妥昔单抗β注射液，适用于治疗≥12月龄的高危神经母细胞瘤和伴或不伴有残留病灶的复发性或难治性神经母细胞瘤的儿童患者。神经母细胞瘤为儿童常见的恶性肿瘤之一，尚无免疫治疗产品获批上市。本品种属临床急需境外新药名单品种，其获批上市可丰富儿童患者的治疗选择。

26. 顺铂注射液，此前已批准适用于小细胞与非小细胞肺癌、非精原细胞性生殖细胞癌、晚期难治性卵巢癌、晚期难治性膀胱癌、难治性头颈鳞状细胞癌、胃癌、食管癌的姑息治疗，此次新增批准了儿童用法用量，其获批上市保障了儿童临床合理用药。

27. 盐酸氨溴索喷雾剂，适用于治疗2～6岁儿童的痰液黏稠及排痰困难。本品种为适合儿童使用剂型的改良型新药，相对于口服制剂，可以避免遗撒和呕吐，对于年龄小且不配合服药的儿童而言，具有更好的顺应性，其获批上市可丰富儿童患者的治疗选择。

28. 盐酸头孢卡品酯颗粒，适用于儿童对头孢卡品敏感的菌所致的下列感染：皮肤软组织感染、淋巴管和淋巴节炎、慢性脓皮病；咽炎、喉炎、扁桃体炎（包括扁桃体周炎，扁桃体周脓肿）、急性支气管炎、肺炎；膀胱炎、肾盂肾炎；中耳炎、鼻窦炎；猩红热。本品种为第三代口服头孢菌素类抗菌药物，剂型具有较高的用药依从性，适合儿童尤其是婴幼儿使用，其获批上市可为儿童患者提供一种有效的治疗选择。

公共卫生用药：

29. 四价流感病毒裂解疫苗，适用于3岁及以上人群预防疫苗相关型别的流感病毒引起的流行性感冒。本品种为使用世界卫生组织推荐的甲型（H1N1和H3N2）和乙型（B/Victoria和B/Yamagata）流行性感冒病毒株制成的裂解疫苗，国内既往使用的流感疫苗以三价流感病毒裂解疫苗为主，本品种在此基础上增加了一种乙型流感抗原，以增加对乙型流感的抗体保护率和阳转率，其获批上市有助于进一步缓解四价流感疫苗供不应求的矛盾。

30. ACYW135 群脑膜炎球菌多糖结合疫苗（CRM197 载体），适用于预防 A 群、C 群、Y 群和 W135 群脑膜炎奈瑟球菌引起的流行性脑脊髓膜炎。本品种为国内首个批准上市的四价脑膜炎多糖结合疫苗，其获批上市可填补国内 2 岁以下儿童无 Y 群、W135 群脑膜炎多糖结合疫苗可用的空白。

31. 冻干人用狂犬病疫苗（Vero 细胞），适用于预防狂犬病。目前国内仅两家企业疫苗获批四剂免疫程序，其余均为五剂免疫程序，本品种同时申报五剂免疫程序和 2-1-1 四剂免疫程序，其获批上市可进一步缓解狂犬病疫苗市场短缺现象。

抗肿瘤药物：

32. 甲磺酸伏美替尼片，适用于既往经 EGFR 酪氨酸激酶抑制剂治疗时或治疗后出现疾病进展，并且经检测确认存在 EGFR T790M 突变阳性的局部晚期或转移性非小细胞性肺癌（NSCLC）成人患者的治疗。本品种是我国自主研发并拥有自主知识产权的 1 类创新药，为第三代表皮生长因子受体（EGFR）激酶抑制剂，其获批上市为患者提供了新的治疗选择。

33. 普拉替尼胶囊，适用于既往接受过含铂化疗的转染重排（RET）基因融合阳性的局部晚期或转移性非小细胞性肺癌（NSCLC）成人患者的治疗。本品为受体酪氨酸激酶 RET（Rearranged during Transfection）抑制剂的 1 类创新药，可选择性抑制 RET 激酶活性，可剂量依赖性抑制 RET 及其下游分子磷酸化，有效抑制表达 RET（野生型和多种突变型）的细胞增殖，其获批上市为患者提供了新的治疗选择。

34. 赛沃替尼片，适用于治疗含铂化疗后疾病进展或不耐受标准含铂化疗的、具有间质-上皮转化因子（MET）外显子 14 跳变的局部晚期或转移性非小细胞肺癌成人患者。本品种是我国拥有自主知识产权的 1 类创新药，为我国首个获批的特异性靶向 MET 激酶的小分子抑制剂，可选择性抑制 MET 激酶的磷酸化，对 MET 14 号外显子跳变的肿瘤细胞增殖有明显的抑制作用，其获批上市为患者提供了新的治疗选择。

35. 舒格利单抗注射液，适用于联合培美曲塞和卡铂用于表皮生长因子受体（EGFR）基因突变阴性和间变性淋巴瘤激酶（ALK）阴性的转移性非鳞状非小细胞肺癌患者的一线治疗，以及联合紫杉醇和卡铂用于转移性鳞状非小细胞肺癌患者的一线治疗。本品为重组抗 PD-L1 全人源单克隆抗体，可阻断 PD-L1 与 T 细胞上 PD-1 和免疫细胞上 CD80 间的相互作用，通过消除 PD-L1 对细胞毒性 T 细胞的免疫抑制作用，发挥抗肿瘤作用，其获批上市为患者提供了新的治疗选择。

36. 优替德隆注射液，适用于联合卡培他滨，治疗既往接受过至少一种化疗方案的复发或转移性乳腺癌患者。本品种是我国自主研发并拥有自主知识产权的 1 类创新药，为埃坡霉素类衍生物，可促进微管蛋白聚合并稳定微管结构，诱导细胞凋亡，其获批上市为患者提供了新的治疗选择。

37. 羟乙磺酸达尔西利片，适用于联合氟维司群，治疗既往接受内分泌治疗后出现疾病进展的激素受体阳性、人表皮生长因子受体 2 阴性的复发或转移性乳腺癌患者。本品种是一种周期蛋白依赖性激酶 4 和 6（CDK4 和 CDK6）抑制剂的 1 类创新药，可降低 CDK4 和 CDK6 信号通路下游的视网膜母细胞瘤蛋白磷酸化水平，并诱导细胞 G1 期阻滞，从而抑制肿瘤细胞的增殖。其获批上市为患者提供了新的治疗选择。

38. 帕米帕利胶囊，适用于既往经过二线及以上化疗的伴有胚系 BRCA（gBRCA）突变的复发性晚期卵巢癌、输卵管癌或原发性腹膜癌患者的治疗。本品种为 PARP-1 和 PARP-2 的强效、选择性抑制剂 1 类创新药，通过抑制肿瘤细胞 DNA 单链损伤的修复和同源重组修复缺陷，对肿瘤细胞起到合成致死的作用，尤其对携带 BRCA 基因突变的 DNA 修复缺陷型肿瘤细胞敏感度高。其获批上市为患者提供了新的治疗选择。

39. 甲苯磺酸多纳非尼片，适用于既往未接受过全身系统性治疗的不可切除肝细胞癌患者。本品种是我国自主研发并拥有自主知识产权的 1 类创新药，为多激酶抑制剂类小分子抗肿瘤药物，其获批上市为患者提供了一种新的治疗选择。

40. 注射用维迪西妥单抗，适用于至少接受过 2 种系统化疗的人表皮生长因子受体-2 过表达局部晚期或转移性胃癌（包括胃食管接合部腺癌）患者的治疗。本品种为我国自主研发的创新抗体偶联药物（ADC），包含人表皮生长因子受体-2（HER2）抗体部分、连接子和细胞毒药物单甲基澳瑞他汀 E（MMAE），其获批上市为患者提供了新的治疗选择。

41. 阿基仑赛注射液，适用于治疗既往接受二线或以上系统性治疗后复发或难治性大 B 细胞淋巴瘤成人患者（包括弥漫性大 B 细胞淋巴瘤非特指型、原发纵隔大 B 细胞淋巴瘤、高级别 B 细胞淋巴瘤和滤泡淋巴瘤转化的弥漫性大 B 细胞淋巴瘤）。本品种为我国首个批准上市的细胞治疗类产品，是一种自体免疫细胞注射剂，由携带 CD19 CAR 基因的逆转录病毒载体进行基因修饰的自体靶向人 CD19 嵌合抗原受体 T 细胞（CAR-T）制备，其获批上市为患者提供了新的治疗选择。

42. 瑞基奥仑赛注射液，适用于治疗经过二线或以上系统性治疗后成人患者的复发或难治性大 B 细胞淋巴瘤。本品种是我国首款自主研发的以及中国第二款获批上市的细胞治疗类产品，为靶向 CD19 的自体 CAR-T 细胞免疫治疗产品，其获批上市为患者提供了新的治疗选择。

43. 奥雷巴替尼片，适用于治疗任何酪氨酸激酶抑制剂耐药，并采用经充分验证的检测方法诊断为伴有 T315I 突变的慢性髓细胞白血病慢性期或加速期的成年患者。本品种为我国自主研发并拥有自主知识产权的 1 类创新药，是小分子蛋白酪氨酸激酶抑制剂，可有效抑制 Bcr-Abl 酪氨酸激酶野生型及多种突变型的活性，可抑制 Bcr-Abl 酪氨酸激酶及下游蛋白 STAT5 和 Crkl 的磷酸化，阻断下游通路活化，诱导 Bcr-Abl 阳性、Bcr-Abl T315I 突变型细胞株的细胞周期阻滞和凋亡，是国内首个获批伴有 T315I 突变的慢性髓细胞白血病适应证的药品，其获批上市为因 T315I 突变导致耐药的患者提供了有效的治疗手段。

44. 恩沃利单抗注射液，适用于不可切除或转移性微卫星高度不稳定(MSI-H)或错配修复基因缺陷型(dMMR)的成人晚期实体瘤患者的治疗，包括既往经过氟尿嘧啶类、奥沙利铂和伊立替康治疗后出现疾病进展的晚期结直肠癌患者以及既往治疗后出现疾病进展且无满意替代治疗方案的其他晚期实体瘤患者。本品种为我国自主研发的创新 PD-L1 抗体药物，为重组人源化 PD-L1 单域抗体 Fc 融合蛋白注射液，可结合人 PD-L1 蛋白，并阻断其与受体 PD-1 的相互作用，解除肿瘤通过 PD-1/PD-L1 途径对 T 细胞的抑制作用，调动免疫系统的抗肿瘤活性杀伤肿瘤，其获批上市为患者提供了新的治疗选择。

抗感染药物：

45. 阿兹夫定片，与核苷逆转录酶抑制剂及非核苷逆转录酶抑制剂联用，适用于治疗高病毒载量的成年 HIV-1 感染患者。本品种是新型核苷类逆转录酶和辅助蛋白 Vif 抑制剂的 1 类创新药，也是首个上述双靶点抗 HIV-1 药物，能够选择性进入 HIV-1 靶细胞外周血单核细胞中的 CD4 细胞或 CD14 细胞，发挥抑制病毒复制功能。其获批上市为 HIV-1 感染者提供了新的治疗选择。

46. 艾诺韦林片，适用于与核苷类抗逆转录病毒药物联合使用，治疗成人 HIV-1 感染初治患者。本品种为 HIV-1 新型非核苷类逆转录酶抑制剂的 1 类创新药，通过非竞争性结合 HIV-1 逆转录酶抑制 HIV-1 的复制，其获批上市为 HIV-1 感染患者提供了新的治疗选择。

47. 艾米替诺福韦片，适用于治疗慢性乙型肝炎成人患者。本品种是我国自主研发并拥有自主知识产权的 1 类创新药，为核苷类逆转录酶抑制剂，其获批上市为慢性乙型肝炎患者提供了新的治疗选择。

48～49. 甲苯磺酸奥马环素片、注射用甲苯磺酸奥马环素，适用于治疗社区获得性细菌性肺炎(CABP)、急性细菌性皮肤和皮肤结构感染(ABSSSI)。甲苯磺酸奥马环素为新型四环素类抗菌药，具有广谱抗菌活性，以及口服和静脉输注两种剂型，其获批上市丰富了患者的治疗选择，提高了药品可及性。

50. 康替唑胺片，适用于治疗对康替唑胺敏感的金黄色葡萄球菌(甲氧西林敏感和耐药的菌株)、化脓性链球菌或无乳链球菌引起的复杂性皮肤和软组织感染。本品种是我国自主研发并拥有自主知识产权的 1 类创新药，为全合成的新型噁唑烷酮类抗菌药，其获批上市为患者提供了新的治疗选择。

51. 苹果酸奈诺沙星氯化钠注射液，适用于治疗对奈诺沙星敏感的肺炎链球菌、金黄色葡萄球菌、流感嗜血杆菌、副流感嗜血杆菌、卡他莫拉菌、肺炎克雷伯菌、铜绿假单胞菌以及肺炎支原体、肺炎衣原体和嗜肺军团菌所致的成人(≥18 岁)社区获得性肺炎。本品种为无氟喹诺酮类抗菌药，与含氟喹诺酮类抗菌药具有不同的作用位点，其获批上市可为患者提供新的治疗选择。

52. 注射用磷酸左奥硝唑酯二钠，适用于治疗肠道和肝脏严重的阿米巴病、奥硝唑敏感厌氧菌引起的手术后感染和预防外科手术导致的敏感厌氧菌感染。本品种属于最新一代硝基咪唑类抗感染药，其获批上市可为厌氧菌感染的治疗和预防提供新的治疗选择。

内分泌系统药物：

53. 西格列他钠片，适用于配合饮食控制和运动，改善成人 2 型糖尿病患者的血糖控制。本品种是我国自主研发并拥有自主知识产权的 1 类创新药，为过氧化物酶体增殖物激活受体(PPAR)全激动剂，能同时激活 PPAR 三个亚型受体(α、γ 和 δ)，并诱导下游与胰岛素敏感性、脂肪酸氧化、能量转化和脂质转运等功能相关的靶基因表达，抑制与胰岛素抵抗相关的 PPARγ 受体磷酸化，其获批上市为患者提供了新的治疗选择。

54. 脯氨酸恒格列净片，适用于改善成人 2 型糖尿病患者的血糖控制。本品种是我国自主研发并拥有自主知识产权的 1 类创新药，为钠-葡萄糖协同转运蛋白 2(SGLT2)抑制剂，通过抑制 SGLT2，减少肾小管滤过的葡萄糖的重吸收，降低葡萄糖的肾阈值，从而增加尿糖排泄。其获批上市为患者提供新的治疗选择。

循环系统药物：

55. 海博麦布片，适用于作为饮食控制以外的辅助治疗，可单独或与 HMG-CoA 还原酶抑制剂(他汀类)联合用于治疗原发性(杂合子家族性或非家族性)高胆固醇血症，可降低总胆固醇、低密度脂蛋白胆固醇、载脂蛋白 B 水平。本品种为我国自主研发并拥有自主知识产权的 1 类创新药，可抑制甾醇载体 Niemann-Pick C1-like1(NPC1L1)依赖的胆固醇吸收，从而减少小肠中胆固醇向肝脏转运，降低血胆固醇水平，降低肝脏胆固醇贮量，其获批上市为原发性高胆固醇血症患者提供了新的治疗选择。

血液系统药物：

56. 海曲泊帕乙醇胺片，适用于因血小板减少和临床条件导致出血风险增加的既往对糖皮质激素、免疫球蛋白等治疗反应不佳的慢性原发免疫性血小板减少症成人患者，以及对免疫抑制治疗疗效不佳的重型再生障碍性贫血（SAA）成人患者。本品种是我国自主研发并拥有自主知识产权的1类创新药，为小分子人血小板生成素受体激动剂，其获批上市为患者提供了新的治疗选择。

风湿性疾病及免疫药物：

57. 注射用泰它西普，适用于与常规治疗联合用于在常规治疗基础上仍具有高疾病活动的活动性、自身抗体阳性的系统性红斑狼疮（SLE）成年患者。本品种为我国自主研发的创新治疗用生物制品，可将B淋巴细胞刺激因子（BLyS）受体跨膜蛋白活化物（TACI）的胞外特定的可溶性部分，与人免疫球蛋白 G_1（IgG_1）的可结晶片段（Fc）构建成的融合蛋白，由于TACI受体对BLyS和增殖诱导配体（APRIL）具有很高的亲和力，本品种可以阻止BLyS和APRIL与它们的细胞膜受体、B细胞成熟抗原、B细胞活化分子受体之间的相互作用，从而达到抑制BLyS和APRIL的生物学活性的作用，其获批上市为患者提供了新的治疗选择。

皮肤五官药物：

58. 阿普米司特片，适用于治疗符合接受光疗或系统治疗指征的中度至重度斑块状银屑病的成人患者。本品种属临床急需境外新药名单品种，是磷酸二酯酶4（PDE4）小分子抑制剂，可以通过抑制PDE4促使细胞内环磷酸腺苷（cAMP）含量升高，从而增加抗炎细胞因子，并下调炎症反应，其获批上市可为患者提供一种给药便利的新型替代治疗选择。

第6章　高效做好应急审评

2021年，新冠病毒感染疫情全球大流行仍处于发展阶段，病毒不断变异进一步增加了疫情的不确定性，我国疫情防控"外防输入、内防反弹"压力持续增大，人民群众对疫苗药品的期待不断增高，国际社会对我国疫苗药品安全的关注度与日俱增。在这种形势下，党和国家对新冠病毒疫苗药物审评审批工作不断提出更高要求，国务院副总理孙春兰、国务委员肖捷亲赴药审中心调研并召开座谈会。药审中心坚持人民至上、生命至上，尊重科学、遵循规律，以高效应对疫情形势变化的工作机制和举措，全力服务保障疫情防控工作大局，持续做好新冠病毒治疗药物、新冠病毒疫苗应急审评审批工作，交出了满意答卷。

一、加速推动新冠病毒治疗药物研发上市

药审中心坚决有力落实孙春兰副总理、肖捷国务委员调研座谈会部署要求，严守新冠病毒治疗药物研发安全有效标准，加快重点药物应急审评审批，为应对突发公共卫生事件和新冠重大疫情提供科技保障。

一是第一时间学习传达调研座谈会议精神，研究贯彻落实措施，梳理新冠病毒药物应急审评工作进展情况，对重点品种按照"一药一策一团队"原则，逐个制定应急审评工作方案，建立工作机制，明确上市审评技术标准，确定上市审评工作节点，制定上市审评倒排时间表、路线图，形成《新冠药物上市审评工作方案》。

二是加强研审联动、主动指导企业，持续跟进新冠病毒治疗药物研发进展，对于已进入Ⅲ期临床试验或已获得初步临床试验数据提示临床终点获益的重点品种，依法依规做好新冠病毒药物审评工作，加快推动新冠病毒药物获批上市。同时密切关注国际上新冠病毒治疗药物研发、审评审批情况，做好知识储备，以便更好的指导进口药及国产仿制药研发及上市申报。

三是落实申请人主体责任，对于申请附条件批准上市的品种，督促申请人按照承诺按时完成相关研究并递交相关资料，做好新冠病毒治疗药物全生命周期科学监管。

四是在中药应急审评方面，药审中心第一时间调集中药技术审评骨干力量，形成新冠病毒感染疫情中药应急审评专项工作小组，深入了解新冠肺炎病理特征、演变规律、中医证候和辨证施治的原则，紧跟抗疫一线中医药使用情况和研发动态，结合国家卫生健康委发布的《新型冠状病毒肺炎诊疗方案》，不断加深对中医药在新冠肺炎治疗中独特作用和临床需要的认识。

五是加强对申请人的技术指导和注册服务，随研发随提交，随提交随审评，大大缩短了审评时间，进一步优化了审评流程，累计完成84项立项申请的可行性评议工作，所有立项申请均在24小时内完成。在此基础上，全天候接受相关品种申请人在研发和整理申报资料过程中遇到的问题并坚持做到随到随答。按照"边审评、边研究、边总结"的工作模式，充分发挥以中医药院士和抗疫临床一线专家为主的特别专家组的指导作用，完成"三方"抗疫成果转化。

截至2021年底，累计批准55个品种新冠病毒治疗药物IND，包括中药2个，小分子抗病毒药物10个，中和抗体30个，其他类药物13个。2021年，新冠病毒中和抗体联合治疗药物（安巴韦单抗注射液、罗米司韦单抗注射液）、清肺排毒颗粒、化湿败毒颗粒、宣肺败毒颗粒已获批上市。

二、坚持研审联动，创新工作模式，高效完成新冠病毒疫苗应急审评工作

药审中心深入贯彻落实党中央、国务院和国家局部署，持续优化"早期介入、持续跟踪、研审联动、科学审评"全天候应急审评审批工作机制，积极履职担当。

一是截至2021年底，加速推动4个新冠病毒疫苗附条件批准上市，5条技术路线的27个疫苗品种获批开展临床试验，其中9个进入Ⅲ期临床试验，新冠病毒疫苗审评取得重大突破。

二是主动服务疫苗企业，提供全程指导，与WHO积极沟通，全力支持2款国产新冠病毒疫苗纳入WHO紧急使用清

单，取得历史性突破，为全面疫情防控、为企业复工复产、推动我国经济社会发展提供了重要保障，也为落实习近平总书记“疫苗作为全人类公共产品”的承诺提供了坚实支撑，展现了疫苗应急审评审批的“中国质量”和“大国担当”，为全球携手战胜疫情注入了强大信心。

三是积极推进新冠病毒疫苗扩产保质保供相关工作，创新工作模式，深入江苏、北京、安徽等地新冠病毒疫苗生产企业进行现场指导、现场办公，研究解决技术问题，高效完成扩产能应急审评工作，全面提升我国疫苗年产能达数十亿剂，扩大了疫苗的可及性和可负担性，有效地保障了人民群众的接种需求。

四是继续强化服务指导，持续跟进各技术路线新冠病毒疫苗研发进展，尤其是重点跟进重组蛋白类、核酸类新冠病毒疫苗临床试验进展情况，依法依规做好新冠病毒疫苗审评工作，推动更多新冠病毒疫苗获批上市，为抗击疫情扩充“武器库”，补充“弹药”。

五是密切关注新冠病毒流行株的变化情况，指导督促企业开展相关研究，及时调整研发策略，鼓励开展针对变异株新冠病毒疫苗研发并提供技术指导，为后续疫情防控提供支撑。

六是督促新冠病毒疫苗上市许可持有人，落实主体责任，完成附条件批准时要求的各项相关任务，持续深化对附条件上市产品安全性特征的认识。

七是积极参加 WHO、国际药品监管机构联盟（ICMRA）等组织召开的视频电话会议，共同探讨研发与评价标准，推动我国新冠病毒疫苗研发注册标准与国际接轨，为中国新冠病毒疫苗走向世界打下了坚实基础，为助力全球抗疫贡献了宝贵的中国药监智慧、中国药审力量。截至 2021 年底，药审中心累计派员参加 WHO 相关会议 71 场，参加 ICMRA 相关会议 49 场。

在高效完成应急审评工作的同时，药审中心及时梳理应急审评中好经验好做法，完善现有审评工作流程，探索制定加快创新药上市申请的工作机制和程序，加快新药新疫苗上市，不断满足人民群众的健康需求。

第 7 章　持续深化审评审批制度改革

一、多措并举满足儿童用药临床急需、促进儿童用药研发创新

“支持研发严格监管儿童药”是国家局党史学习教育“我为群众办实事”实践活动“药品监管惠企利民十大项目”之一。为切实解决人民群众“急难愁盼”的用药问题，药审中心多措并举，精准发力，谋划解决儿童用药研发重点、难点问题，鼓励和促进儿童用药的研发创新，不断满足临床需求。

创新儿童用药审评管理工作机制。药审中心成立儿童用药专项领导小组和工作小组，形成任务统一部署、力量统筹调配、工作一体推进的工作格局，有效提高了发现问题、解决问题的能力。

深入调研，协调各方共破儿童用药难题。解决儿童用药难的问题，需要监管部门、临床机构和药品生产企业同向发力。药审中心多次前往国家儿童医学中心和科研企业进行调研座谈，以临床需求为导向共同研究和解决儿童用药研发、使用和审评中的技术问题，提升我国儿童用药研发和科学监管水平。

落实儿童用药优先审评审批政策，提高儿童用药安全性和可及性。药审中心坚持“高标准、严要求、强服务”的原则，借鉴新冠病毒治疗药物等应急审评审批经验，在审评系统中设立“儿童用药”特殊标识，优化审评资源配置，专人对接，加快儿童用药上市速度。2021 年共有 24 件适用于儿童的药品上市许可申请通过优先审评审批程序获批上市。

完善儿童用药审评标准体系，指导科学研发。药审中心按照“急用先行”的原则，结合临床实际、借鉴国际经验、集中专家智慧、大胆探索实践，建立了包含真实世界数据支持等指导原则在内的儿童用药研发审评证据体系。截至 2021 年底共发布了《儿童用药（化学药品）药学开发指导原则（试行）》《真实世界研究支持儿童用药物研发与审评的技术指导原则（试行）》《注意缺陷多动障碍（ADHD）药物临床试验技术指导原则》等 12 项儿童用药专项指导原则，完善了儿童用药临床试验和安全性评价标准，为研发和审评提供了重要技术支持与审评依据，激发了企业研发活力，更好地指导了儿童用药的科学研发。

开展已上市药品说明书中儿童用药信息规范化增补工作，保障儿童临床科学用药。药审中心着力改善儿科临床中普遍存在的超说明书使用现状，破解“儿童吃药靠掰，用量靠猜”的困局。会同国家儿童医学中心及其医联体成员单位，设立“中国儿童说明书规范化项目”，充分利用儿童医疗机构数据资源，采用真实世界研究方法，筛选出建议修订说明书的品种名单和具体修订内容，现已公布两批修订说明书的品种名单。

加强儿童用药的政策宣传与培训力度。药审中心于 2021 年 6 月 1 日在网站开设了“儿童用药专栏”，及时公布与儿童用药相关的政策法规、指导原则、培训资料、品种批准信息等内容，集中展示了我国儿童用药审评工作，加强政策解读和宣传。人民日报刊发了《多举措鼓励儿童用药研发生产——满足用药需求 保障用药安全》，中国医药报社刊发了《全力破解儿童用药短缺难题》。

二、完善临床试验管理制度、提高药物临床研究质量

1. 发布《中国新药注册临床试验现状年度报告（2020 年）》

为全面掌握中国新药注册临床试验现状，及时对外公开临床试验进展信息，为新药研发、资源配置和药品审评审批提供参考，药审中心根据药物临床试验登记与信息公示平台

的新药临床试验登记信息，首次对中国新药注册临床试验现状进行全面汇总分析，发布了《中国新药注册临床试验现状年度报告(2020年)》。

药审中心将以中国新药注册临床试验登记数据为依托，聚焦监管创新，提高监管效能，在推动药品监管能力现代化中加强与业界沟通交流，增加信息透明度，助推中国新药临床试验高质量健康发展。

2. 强化新冠病毒疫苗、治疗药物的临床试验进展和安全监管工作

药审中心严格按照新冠病毒疫苗、治疗药物临床试验过程中监管的工作要求，调整优化安全性监管措施，实施高频次的药物警戒及安全风险监管工作，加强对重点品种的安全监测与风险处理。截至2021年底，获准开展临床试验的82个新冠病毒疫苗、治疗药物均被纳入临床试验安全风险管理的专用通道。

3. 推动《药物警戒质量管理规范》落地实施

《药物警戒质量管理规范》自2021年12月1日起正式施行，药审中心参与了该规范及其配套文件的制定以及规范的宣贯培训和技术解读工作，提高申请人对药物警戒的主体责任意识，助推《药物警戒质量管理规范》落地实施。

4. 逐步完善临床试验期间药物警戒及安全风险管理工作

药审中心紧跟国际药物警戒新动态，结合中国实际，不断完善药物警戒工作的新理论、新方法和新工具，积极构建药物警戒学科发展的监管科学体系和工作平台。一是优化安全信息审评程序，构建临床试验期间安全风险管理系统(CTRiMS)，实现了安全信息检测和风险处理的电子化管理，增加临床试验期间安全风险管理的协调性、有序性、规范性。二是升级符合E2B(R3)区域实施要求的药物警戒接收系统，提升安全数据库应用功能，推进ICH E2B(R3)和ICH E2A指导原则在我国的转化实施。三是优化安全风险管理机制，组建安全信息监测小组，对安全信息进行监测、识别、分析与初步评估，形成风险处理意见。四是形成临床试验安全信息的三级风险处理方式，即临床试验风险管理告知信、临床试验风险控制通知书、暂停或终止临床试验通知书，持续强化药物临床试验期间安全信息报告评估管理。

5. 安全信息的风险识别能力稳步提高

2021年收到国内临床期间可疑且非预期的严重不良反应(SUSAR)首次报告7197份，同比增长54.51%；收到研发期间年度安全性报告(DSUR)2568份，同比增长42.82%。临床试验登记平台登记信息15 075条(包括首次登记和信息更新登记)，同比增长22.95%。发出临床试验风险管理告知信86份、临床试验风险控制通知书21份，暂停临床试验通知书1份，建议申办者主动暂停临床试验5次。

新冠病毒疫苗和新冠病毒治疗药物均采用快速推进的研发模式，存在一定程度的潜在风险，且临床试验开展过程中短时间纳入大量受试者。药审中心始终将新冠病毒疫苗、新冠病毒治疗药物的安全性放在首位，对新冠病毒疫苗、新冠病毒治疗药物临床试验加大安全监管力度、提高安全监管频次、加强风险预警、提升安全监管的灵活性，对警戒信息第一时间进行处理，严守安全底线。确保了临床试验风险可控、受试者安全，尽早满足了公众对新冠病毒疫苗和新冠病毒治疗药物用药安全的需求。

三、建设中国上市药品专利信息登记平台

为贯彻落实《中共中央办公厅、国务院办公厅关于深化审评审批制度改革鼓励药品医疗器械创新的意见》(厅字〔2017〕42号)和《国家局、国家知识产权局关于发布〈药品专利纠纷早期解决机制实施办法(试行)〉的公告》(2021年第89号)，探索建立药品专利纠纷早期解决机制，对符合药品专利纠纷早期解决机制的品种，依法设置等待期、专利保护期或市场独占期。药审中心建设了中国上市药品专利信息登记平台。

1. 以问题为导向，充分聆听社会各界意见建议

药审中心加强沟通协调，多次邀请相关部门、业界专家召开平台建设研讨会，汲取行业专业性意见，及时发现解决问题，推进平台建设。在中国上市药品专利信息登记平台测试期间，根据社会各界反映的问题，逐一解答并同步优化平台功能。

2. 发布操作指南等文件，提高用户的平台使用体验

药审中心发布《中国上市药品专利信息登记平台用户操作指南》《中国上市药品专利信息登记填表说明》等指导性文件，给予申请人明晰指导。2021年有325个上市许可持有人登记专利信息1476条，涉及药品1090个；公开专利声明959个，其中一类申明783个，二类申明65个，三类申明175个，四类申明97个，实现药品注册相关专利信息公开。

四、扎实推进仿制药一致性评价工作

1. 持续开展参比制剂遴选工作

药审中心根据《药审中心化学仿制药参比制剂遴选工作流程》要求，继续规范遴选工作流程，有效提高工作效率，按时限完成参比制剂遴选工作。自2017年8月开展一致性评价工作以来共发布参比制剂目录49批，涉及4677个品规(1967个品种)，其中包括注射剂参比制剂1253个品规(477个品种)。2021年发布参比制剂850个品规(527个品种)。

2. 继续完善优化一致性评价工作

2021年已通过一致性评价331个品种。为了更好的开展一致性评价工作，药审中心完成了我国上市化学药品相关数据的梳理工作，对临床价值明确无原研对照的品种、国产

创新品种、我国特有品种等进行了分析研究，为下一步一致性评价工作提供了参考。2021 年制定了 75 个品种的药学研究技术要求，起草了 27 项生物等效性个药指导原则，逐步完善了审评标准体系。同时，药审中心召开一致性评价企业座谈会，充分听取企业提出的相关意见和建议，以企业关心的痛点难点问题作为下一步工作的重点。

3. 优化一致性评价专栏

在药审中心网站中优化了“仿制药质量与疗效一致性评价”专栏，设专人对一致性评价专栏进行更新和维护，及时更新通过一致性评价的口服固体制剂品种说明书、企业研究报告及生物等效性试验数据、参比制剂目录、政策法规、技术指南等信息。

五、提高药品审评审批透明度

一是加大审评信息公开力度，建立审评信息公开的长效机制。药审中心制定《药审中心技术审评报告公开工作规范（试行）》，发布《2020 年度药品审评报告》，提高审评工作透明度。截至 2021 年底，已累计公开新药技术审评报告 500 个。二是持续推进审评信息公开。在药审中心网站增设“突破性治疗公示”等栏目，对申请人关注度高的加快品种信息予以公开，同时上线异议解决系统，开通对审评结论提出异议的通道，及时回应社会关切。三是不断加强信息化建设。对药审中心网站进行升级改造。新增“儿童用药”、“行政受理服务”、“指导原则”、“药品电子通用技术文档（eCTD）”等专栏，增强审评信息公开的主动性，信息检索的便利性和信息更新的时效性，不断满足公众和申请人诉求。四是深化“放管服”改革，加快实现“一网通办”，推进药监服务事项整体联动。以建设整体联动、高效便民的网上服务平台为目标，整合内部账户体系，对接国家局网上办事大厅，做到统一账户、入口和登录。

2021 年公开已承办的注册申请信息 11 546 条，公示纳入优先审评品种信息 112 个，公示纳入突破性治疗品种信息 51 个，公示沟通交流申请信息 3757 个，公开批准临床默示许可申请信息 2873 个，公开上市药品审评报告信息 184 个。公开登记审查通过、受理通过的原料药、药用辅料和药包材任务 2524 个。2021 年首次实现原料药审评进度查询，并实现与关联制剂的关联查询，公开单独审评原料药进度任务 927 个及与关联制剂的关联查询任务 443 个，持续推进审评进度公开。

六、推动药品注册申请申报电子化

为推进药品注册申请电子申报，提高“互联网 + 药品监管”服务效能，eCTD 项目正式实施。一是发布技术规范，指导申请人准备 eCTD 申报资料。制定 eCTD 技术规范、实施指南等技术文件，为申请人准备电子申报资料提供技术指导和标准遵循。二是开展宣贯工作，提高申请人开展 eCTD 申报的积极性。制定宣讲解读计划，开展对外宣讲，帮助申请人理解 eCTD 技术要求和申报流程。三是做好相关信息化建设，方便申请人开展 eCTD 申报。建设 eCTD 专栏，集中公开国内外指导原则、工作动态等，建设 eCTD 申报系统，对接国家局药品业务应用系统，打通药品注册申请全流程电子化通道。四是开展信息安全评估，提高信息安全性。开展 eCTD 等级保护测评、密码应用安全性评估测评、网络安全风险评估等，多措并举，有效控制和降低信息安全风险。

第 8 章　支持推动中药传承创新发展

2019—2021 年，中药 IND 申请量（17 件、24 件、52 件）、批准量（15 件、28 件、34 件）和 NDA 申请量（3 件、6 件、14 件）、建议批准量（2 件、4 件、14 件）均呈现连年增长的态势。

一、落实改革完善中药审评审批机制要求，推动构建“三结合”注册审评证据体系

认真落实《中共中央 国务院关于促进中医药传承创新发展的意见》和习近平总书记关于改革完善中药审评审批机制指示精神，按照传承精华、守正创新、高质量发展的原则，深刻研究总结中药审评审批实践经验和药品审评审批制度改革成果，结合中药特点和研发实际情况，积极主动研究中药注册分类调整意见，加快构建“三结合”注册审评证据体系，畅通了中药新药的注册途径。

基于“三结合”注册审评证据体系，制定审评标准和指导原则。针对“三结合”注册审评证据体系下研究策略、方法的调整和沟通交流关注点，将目前已形成的人用经验的共识转化到指导原则之中，发布了《中药新药复方制剂中医药理论申报资料撰写指导原则（试行）》《古代经典名方中药复方制剂说明书撰写指导原则（试行）》。选择恶性肿瘤、慢性胃炎、胃食管反流病 3 个具体适应证为突破口，引入真实世界研究等新工具新方法，与中医临床相关适应证领域的权威专家一起针对符合中医药特点的临床疗效评价技术要求进行研究，逐步形成指导原则。

二、研究优化注册分类，开辟古代经典名方中药复方制剂研发与审评新路径

药审中心对现行《药品注册管理办法》中药分类中的第 3 类“古代经典名方中药复方制剂”进行了系统研究，基于“三结合”注册审评证据体系思维，增加了“3.2 类其他来源于古代经典名方的中药复方制剂”分类，并提出了一系列与之相适应的注册管理要求。该分类体现了传承精华、守正创新的原则，有别于中药创新药的研发模式，对于加快来自中医长期临床实践传承下来的经典名方、名老中医经验方以及医院制剂等的成果转化，充分满足中医临床治疗需求，具有十分积极的意义。通过“三方”相关品种的审评，实践了与该分类相适应的审评程序、临床及药学审评要点和技术要求，得到了中医药院士、国医大师等权威专家的高度赞扬。

按照国家局、国家中医药管理局工作部署，药审中心持

续推进古代经典名方中药复方制剂专家审评委员会的组建工作。

三、持续加强标准研究，构建符合中药特点的全过程质量控制体系

遵循中医药理论、传统用药经验和中药研发规律，深入研究中药特点和中药审评标准，建立完善中药新药全过程质量控制体系，制定符合中药特点的研究和评价技术指导原则，转变中药"唯成分"的质量控制理念，基本构建涵盖药材、饮片、制剂等的中药新药全过程质量控制体系和全生命周期管理的有关要求。发布了《中药新药质量研究技术指导原则（试行）》，该指导原则一方面重视中药临床长期使用证明安全、有效的事实，以临床价值为导向，尊重中医药传统和特色，引导生产企业制定符合中药特点的质量控制方法和策略；另一方面强调"质量源于设计"、"全过程质量控制"等理念，指导生产企业更加有效地控制产品质量。

深入研究、总结近几十年来中药变更研究以及中药变更监管的经验和成果，破除"唯成分"的评价方式，基于生产过程、人用经验和质量评价，构建了新的变更研究评价标准，发布了《已上市中药药学变更研究技术指导原则（试行）》，优化已上市中药药学变更技术要求，解决长期困扰企业的难点痛点问题，推动中药产业高质量发展。

四、加强对申请人的指导，加快确有临床价值的中药新药审评

药审中心将具有明显临床价值的中药新药纳入优先审评审批程序。通过问询式沟通交流、专业问询、线上视频会议等多种方式，主动与申请人就针对关键技术问题的沟通交流，使申请人在专家咨询会上答辩更为聚焦，提高了补充资料以及说明书、质量标准等审评所需文件撰写的质量和效率。全力以赴加快中药上市许可申请审评，发挥中医药在疾病防治中的独特优势。

自《药物研发与技术审评沟通交流管理办法》发布以来，中药新药沟通交流会议申请的办理量不断增加，从2017年62件、2018年74件，增加至2019年133件、2020年125件、2021年191件。通过与申请人的沟通交流，前置处理申报资料存在的问题，提高了申报资料质量和审评工作效率。

五、积极做好援疆援藏工作，支持促进民族药发展

按照国家局的部署和工作要求，药审中心多次赴新疆、西藏等民族地区开展调研、培训、座谈，深入了解民族药研发实际情况和存在的问题，探索调整民族药注册管理思路，推进具有民族药临床治疗优势药物的研发。通过线上答疑等方式解答新疆、西藏民族药企业咨询问题数百条，及时解决申请人在研发和注册过程中的问题。积极推动民族药品种的研发，优先配置审评资源、加强注册服务指导、做好审评全过程的沟通交流。

第9章　审评体系和审评能力现代化稳步提升

一、保障连任ICH管委会成员相关工作

ICH工作办公室为保障国家局成功连任ICH管委会成员，一是争取各ICH成员的理解和支持，积极筹办"ICH中国进程与展望会"，向国际行业协会全面展示了我国ICH工作成果；组织参加了药品信息协会（DIA）中国年会ICH主题日活动，围绕推动ICH国际协调等议题与来自欧美日机构代表进行深入交流；与日本监管机构联合举办研讨会，全面深化与国际监管机构和工业界的交流合作。二是提高在行业代表领域的宣传力度，2021年4月28日举办了"ICH指导原则实施情况宣讲会"，线上观看直播人数达1.4万人次，回放1.1万人次。三是密切关注ICH管委会选举进程，深入研究，积极筹备ICH管委会选举申请材料，为国家局成功连任ICH管委会成员奠定了坚实的基础。2021年6月3日国家局再次当选ICH管委会成员。

二、积极推动ICH指导原则转化实施和议题协调工作

一是ICH工作办公室进一步推动ICH指导原则在国内的落地实施，2021年报请国家局发布ICH指导原则实施适用公告6个，明确了9个ICH指导原则的实施时间节点。截至2021年底，国家局已充分实施ICH指导原则53个，实施比例达84.13%。二是ICH工作办公室深入参与ICH议题协调工作。目前ICH共有活跃议题28个，向ICH议题协调专家工作组选派专家53人次，共参加工作组电话会累计达379次。

三、流程导向科学管理体系建设更加科学

在中央纪委国家监委驻市场监管总局纪检监察组及国家局党组的支持和指导下，药审中心科学管理体系8个子课题的试点建设运行良好，科学管理体系制度计划制修订28个，已发布制度17个，58项改革措施稳步推进。2021年药审中心内部审评以流程为导向的科学管理体系基本建成，制度标准体系和风险防控机制进一步完善、审评流程更加清晰、审评审批效率明显提高、服务意识显著增强、服务对象满意度和社会美誉度明显提高，以问题为导向、流程为主线、制度建设为抓手的药品审评审批工作体系基本形成。同时，药审中心总结流程导向审评体系的建设成果，对《药品技术审评质量管理规范》（GRP）进行了修订。以此为新起点，按照推进治理体系和治理能力现代化新要求，药审中心将继续发挥以流程导向科学体系建设工作机制作用，坚持问题导向，不断发现新问题，研究新措施，持续推进审评体系和审评能力现代化。

四、人才队伍建设迈出坚实步伐

药审中心积极开展人才队伍建设，树立鲜明用人导向，坚持严管和厚爱结合、激励和约束并重，鼓励工作人员锐意进取、担当作为。一是持续加强审评队伍和能力建设。积极协调增加人员编制，立足审评需要做好人才引进工作，充

实专业审评力量，持续开展员工教育培训，提高工作能力。二是畅通员工职业发展通道。做好高级职称评审申报，积极开展专业技术岗位评审聘任、主审审评员选聘，做好中级职称以及管理岗位级别认定工作，破除人才职业发展瓶颈。三是不断加强制度建设，制定《员工辞职管理办法》《职工兼职（任职）管理办法》《考勤与休假管理办法》《因私出国（境）管理办法》等 11 个制度，夯实了人才队伍管理的基础。四是完善绩效考核等措施，进一步规范各类人员激励和约束机制。

五、指导规范药品分中心开展审评工作

设立药品审评检查长三角分中心、药品审评检查大湾区分中心（以下简称药品分中心）是党中央、国务院在长三角区域、粤港澳大湾区推进更高起点深化改革和更高层次对外开放等战略部署和发展规划的重要举措，是对药品审评改革创新和药品审评能力建设的强化支持。药审中心在国家局的统一领导下，坚决贯彻国家区域战略，认真落实“统一审评团队、统一业务管理、统一审评系统、统一审评标准”要求，大力加强药品分中心建设工作的规划设计、建设运行及支持保障，加大业务支持指导力度，加强业务培训，推动药品分中心尽快发挥应有作用，助力区域医药产业高质量发展。

一是建立药品分中心业务工作协调机制。药审中心成立专项工作组，专题研究推进药品分中心业务开展、人才队伍建设等工作，全力推进药品分中心逐步开展审评工作。二是多种形式组织培训。药审中心通过线上培训、线下一对一带教等形式，对药品分中心人员开展了涵盖审评任务管理、专家会议、沟通交流、技术审评等方面的业务培训，促进药品分中心人员审评业务能力的提升。三是支持指导药品分中心开展沟通交流相关工作。针对具有临床价值的重点品种，药审中心给予技术支持，支持药品分中心对区域内申请人开展指导和交流工作，2021 年共组织沟通交流会议 17 次；发布《国家药品监督管理局药品审评检查长三角分中心、大湾区分中心关于启动一般性技术问题解答工作的通知》，开通申请人向药品分中心提交一般性技术问题端口，指导药品分中心解答一般性技术问题咨询 1415 个。四是开展上市后变更研讨会和培训。在上海和深圳召开了“药品上市后变更类别确认研讨会”，建立药审中心与药品分中心、省级药监局关于上市后变更分类确定的沟通协调机制。选派人员前往 2 个药品分中心开展药品上市后变更指导原则的培训，长三角区域约两千人参加培训，粤港澳大湾区约五百人参加培训。

两个药品分中心挂牌运行以来，主动服务，深入调研了解区域内药品企业服务需求，积极解决企业新药研发与注册中遇到的突出问题。后续药审中心将会同两个药品分中心进一步深化审评审批制度改革，有效提升药品分中心服务区域医药产业创新发展的工作质量，指导支持药品分中心推动建设政治过硬、素质优良、高效廉洁的审评人才队伍。

↗ 2021 国家药品不良反应监测年度报告（节选）

为全面反映 2021 年我国药品不良反应监测情况，提高安全用药水平，更好地保障公众用药安全，国家药品不良反应监测中心组织编撰《国家药品不良反应监测年度报告（2021 年）》。

第 1 章　药品不良反应监测工作情况

2021 年，国家药品不良反应监测中心在国家药品监督管理局的领导下，深入贯彻落实党中央、国务院决策部署，以习近平总书记“四个最严”要求为根本遵循，扎实开展药品不良反应监测评价工作，监测评价体系逐步健全，法规制度日趋完善，报告数量和质量稳步提升，监测评价手段和方法更加成熟，各项工作取得明显成效，为药品监管提供科学有力支撑，切实保护和促进公众健康。

一是强化布局谋篇，推动体系和能力建设。推进落实国务院办公厅《关于全面加强药品监管能力建设的实施意见》《国家药监局关于进一步加强药品不良反应监测评价体系和能力建设的意见》，加快构建“一体两翼”工作格局，不断完善监测评价制度体系，持续提高监测评价能力。

二是完善法规体系，出台配套技术规范。发布我国首部《药物警戒质量管理规范》，完成《药物警戒检查指导原则》《药物警戒体系主文件撰写指南》起草和征求意见，指导药品上市许可持有人（以下简称持有人）开展监测、报告、分析和评价工作，推动药物警戒制度建立健全。

三是科学分析评价，发挥技术支撑作用。密切关注国内外监管动态，强化监测数据分析评价。根据评价结果，及时发布药品安全警示信息。2021 年发布注销小儿酚氨咖敏颗粒等品种药品注册证书公告 2 期，发布药品说明书修订公告 48 期。

四是有效监测风险，保障疫情防控大局。严格落实常态化疫情防控措施，持续加强新冠肺炎防控及治疗药品监测、分析和评价，密切跟进《新型冠状病毒肺炎诊疗方案》所列药品，重点关注相关预警信号、群体事件及药品不良反应报告情况，切实保障疫情防控用药安全。

五是优化信息系统，助力监测评价发展。完成 E2B（R3）电子数据管理系统建设，实现在线报告、可扩展标记语言格式文件递交多种途径报告功能。完善国家药品不良反应监测信息化体系，提高数据分析效率，提升监测评价效能。

第 2 章　药品不良反应/事件报告情况

一、报告总体情况

1. 2021 年度药品不良反应/事件报告情况

2021 年全国药品不良反应监测网络收到《药品不良反应/事件报告表》196.2 万份。1999 年至 2021 年，全国药品不良反应监测网络累计收到《药品不良反应/事件报告表》

1883 万份。

2. 新的和严重药品不良反应/事件报告情况

2021 年全国药品不良反应监测网络收到新的和严重药品不良反应/事件报告 59.7 万份；新的和严重药品不良反应/事件报告占同期报告总数的 30.4%。

2021 年全国药品不良反应监测网络收到严重药品不良反应/事件报告 21.6 万份，严重药品不良反应/事件报告占同期报告总数的 11.0%。

3. 每百万人口平均报告情况

每百万人口平均报告数量是衡量一个国家药品不良反应监测工作水平的重要指标之一。2021 年我国每百万人口平均报告数为 1392 份。

4. 药品不良反应/事件县级报告比例

药品不良反应/事件县级报告比例是衡量我国药品不良反应监测工作均衡发展及覆盖程度的重要指标之一。2021 年全国 98.0% 的县级地区报告了药品不良反应/事件。

5. 药品不良反应/事件报告来源

持有人、经营企业和医疗机构是药品不良反应报告的责任单位。按照报告来源统计，2021 年来自医疗机构的报告占 86.3%；来自经营企业的报告占 9.4%；来自持有人的报告占 4.1%；来自个人及其他报告者的报告占 0.2%。

按照报告数量统计，2021 年持有人报送药品不良反应/事件报告共计 8.1 万份，同比增长 22.3%。其中，新的和严重药品不良反应/事件报告占持有人报告总数的 34.7%，高于总体报告中新的和严重药品不良反应/事件报告占比。

6. 报告人职业

按照报告人职业统计，医生占 55.6%，药师占 25.5%，护士占 13.0%，其他职业占 5.9%。

7. 药品不良反应/事件报告涉及患者情况

2021 年药品不良反应/事件报告中，女性多于男性，男女性别比为 0.86:1。从年龄分布看，14 岁以下儿童占 8.4%，65 岁及以上老年患者占 31.2%。

8. 药品不良反应/事件报告涉及药品情况

按照怀疑药品类别统计，化学药品占 82.0%、中药占 13.0%、生物制品占 2.0%、无法分类者占 3.0%。

按照给药途径统计，2021 年药品不良反应/事件报告中，注射给药占 55.3%、口服给药占 37.9%、其他给药途径占 6.8%。注射给药中，静脉注射给药占 90.5%、其他注射给药占 9.5%。

9. 药品不良反应/事件累及器官系统情况

2021 年报告的药品不良反应/事件中，累及器官系统排名前 3 位依次为胃肠系统疾病、皮肤及皮下组织类疾病、全身性疾病及给药部位各种反应。

二、化学药品、生物制品监测情况

1. 总体情况

2021 年药品不良反应/事件报告中，涉及怀疑药品 210.4 万例次，其中化学药品占 82.0%，生物制品占 2.0%。2021 年严重不良反应/事件报告涉及怀疑药品 27.8 万例次，其中化学药品占 87.7%，生物制品占 4.3%。

2. 涉及患者情况

2021 年化学药品、生物制品不良反应/事件报告中，男女患者比为 0.87:1，女性多于男性。14 岁以下儿童患者的报告占 8.6%，65 岁及以上老年患者的报告占 31.4%。

3. 涉及药品情况

2021 年药品不良反应/事件报告涉及的化学药品中，例次数排名前 5 位的类别依次为抗感染药、肿瘤用药、心血管系统用药、镇痛药、消化系统用药。2021 年严重药品不良反应/事件涉及化学药品中，报告数量最多的为肿瘤用药，占 33.2%；其次是抗感染药，占 28.1%。按严重报告占本类别报告比例计算，肿瘤用药的严重报告比例最高，为 43.0%，其次是运动系统用药，为 19.9%。

2021 年药品不良反应/事件报告涉及的生物制品中，细胞因子占 71.7%、抗毒素及免疫血清占 16.0%、血液制品占 0.8%、诊断用生物制品占 0.2%。

按剂型统计，2021 年化学药品不良反应/事件报告中，注射剂、口服制剂所占比例分别为 59.5% 和 34.8%，其他剂型占 5.7%。生物制品中，注射剂、口服制剂占比分别为 83.5% 和 0.2%，其他制剂占 16.3%。

4. 总体情况分析

2021 年化学药品和生物制品不良反应/事件报告情况与 2020 年相比未出现显著变化。从不良反应涉及患者年龄看，14 岁以下儿童占比依然延续了去年的下降趋势，但降幅有所减缓，儿童用药的安全性总体依然良好；65 岁及以上老年患者占比持续升高，提示临床应重点关注老年患者的用药安全。从药品剂型上看，注射剂占比仍呈下降趋势，风险进一步降低。从药品类别上看，抗感染药报告数量居于首位，其占比已连续十年呈下降趋势，抗感染药的合理使用显现出明显效果；肿瘤用药占比继续上升，其严重报告构成比居首位，提示临床需继续加强该类药品的风险管理。生物制品报告占比有所升高，其中细胞因子的占比升幅相对突出，主要与近年来 PD-1/PD-L1 类新型肿瘤用药上市品种快速增加并且一些品种列入医保目录有关。

三、中药监测情况

1. 总体情况

2021 年药品不良反应/事件报告中，涉及怀疑药品 210.4 万例次，其中中药占 13.0%；2021 年严重不良反应/事件报告涉及怀疑药品27.8万例次,其中中药占5.1%。

2. 涉及患者情况

2021年中药不良反应/事件报告中,男女患者比为0.81:1。14岁以下儿童患者占5.7%,65岁及以上老年患者占29.3%。

3. 涉及药品情况

2021年药品不良反应/事件报告涉及的中药中,例次数排名前5位的类别分别是理血剂中活血化瘀药(24.5%)、清热剂中清热解毒药(11.7%)、祛湿剂中清热除湿药(7.1%)、祛湿剂中祛风胜湿药(5.2%)、补益剂中益气养阴药(4.9%)。2021年中药严重不良反应/事件报告的例次数排名前5位的类别分别是理血剂中活血化瘀药(39.0%)、补益剂中益气养阴药(10.7%)、清热剂中清热解毒药(8.6%)、开窍剂中凉开药(6.4%)、补益剂中补阳药(4.2%)。

2021年中药不良反应/事件报告按照给药途径统计,注射给药占27.5%、口服给药占60.5%、其他给药途径占12.0%。注射给药中,静脉注射给药占97.2%、其他注射给药占2.8%。

4. 总体情况分析

与2020年相比,2021年中药不良反应/事件报告数量有所上升,但严重报告占比有所下降。从给药途径看,注射给药占比下降较为明显。从药品类别上看,活血化瘀药的报告数量依然居首位,但占比略有下降。从总体情况看,2021年中药占总体不良反应/事件报告比例呈下降趋势,但仍需要注意安全用药。

四、基本药物监测情况

1. 国家基本药物监测总体情况

2021年全国药品不良反应监测网络共收到《国家基本药物目录(2018年版)》收载品种的不良反应/事件报告94.6万份,其中严重报告11.3万份,占11.9%。报告涉及化学药品和生物制品占88.6%,中成药占11.4%。

2. 国家基本药物化学药品和生物制品情况分析

《国家基本药物目录(2018年版)》化学药品和生物制品部分共417个(类)品种。2021年全国药品不良反应监测网络共收到国家基本药物化学药品和生物制品药品不良反应/事件报告89.7万例次,其中严重报告13.5万例次,占15.0%。

2021年国家基本药物化学药品和生物制品不良反应/事件报告按照药品类别统计,报告数量排名前5位的分别是抗微生物药、心血管系统用药、抗肿瘤药、激素及影响内分泌药、治疗精神障碍药;累及器官系统排名前5位的是胃肠系统疾病、皮肤及皮下组织类疾病、各类神经系统疾病、全身性疾病及给药部位各种反应、各类检查。

3. 国家基本药物中成药情况分析

《国家基本药物目录(2018年版)》中成药共涉及268个品种。2021年全国药品不良反应监测网络收到国家基本药物中成药不良反应/事件报告11.5万例次,其中严重报告5950例次,占5.2%。2021年国家基本药物7大类中成药中,药品不良反应/事件报告总数由多到少依次为内科用药、骨伤科用药、妇科用药、外科用药、耳鼻喉科用药、儿科用药、眼科用药。

以上监测数据表明,2021年国家基本药物监测总体情况基本保持平稳。

第3章 相关风险控制措施

根据2021年药品不良反应监测数据和分析评价结果,国家药品监督管理局对发现存在安全隐患的药品及时采取相应风险控制措施,以保障公众用药安全。

发布注销小儿酚氨咖敏颗粒、氨非咖片等10个品种药品注册证书的公告2期。

发布大活络制剂、柳氮磺吡啶制剂、甲巯咪唑制剂等药品说明书修订公告共48期,增加或完善74个(类)品种说明书中的警示语、不良反应、注意事项、禁忌等安全性信息。

发布《药物警戒快讯》12期,报道国外药品安全信息52条。

第4章 各 论

根据药品不良反应监测结果以及公众关注情况,对抗感染药、心血管系统用药、代谢及内分泌系统用药、注射剂的不良反应报告情况进行分析,并提示安全风险如下:

一、抗感染药不良反应监测情况

抗感染药是指具有杀灭或抑制各种病原微生物作用的药品,包括抗生素、合成抗菌药、抗真菌药、抗病毒药等,是临床应用最为广泛的药品类别之一,其不良反应/事件报告数量一直居于首位,是药品不良反应监测工作关注的重点。

2021年全国药品不良反应监测网络共收到抗感染药不良反应/事件报告55.1万份,其中严重报告6.2万份,占11.2%。抗感染药不良反应/事件报告数量占2021年总体报告数量的28.1%。

1. 涉及药品情况

2021年抗感染药不良反应/事件报告数量排名前3位的药品类别分别是头孢菌素类、喹诺酮类、大环内酯类,严重不良反应/事件报告数量排名前3位的药品类别分别是头孢菌素类、喹诺酮类、抗结核病药。

2021年抗感染药不良反应/事件报告中,注射剂占76.3%,口服制剂占19.8%,其他剂型占3.9%;与药品总体报告剂型分布相比,注射剂比例偏高。严重不良反应/事件报告中,注射剂占78.6%,口服制剂占20.1%,其他剂型占1.3%。

2. 累及器官系统情况

2021年抗感染药不良反应/事件报告中，与抗感染药的总体报告相比，严重报告的全身性疾病及给药部位各种反应，免疫系统疾病，呼吸系统、胸及纵隔疾病，各类检查构成比明显偏高。

抗感染药药品不良反应/事件总体报告中，口服制剂累及器官系统排名前5位的是胃肠系统疾病、皮肤及皮下组织类疾病、各类神经系统疾病、肝胆系统疾病、全身性疾病及给药部位各种反应；注射剂累及器官系统排名前5位是皮肤及皮下组织类疾病、胃肠系统疾病、全身性疾病及给药部位各种反应、各类神经系统疾病、免疫系统疾病。

抗感染药严重药品不良反应/事件报告中，口服制剂累及器官系统排名前5位是皮肤及皮下组织类疾病、肝胆系统疾病、各类检查、代谢及营养类疾病、胃肠系统疾病；注射剂累及器官系统排名前5位是皮肤及皮下组织类疾病、全身性疾病及给药部位各种反应、免疫系统疾病、胃肠系统疾病、各类检查。

3. 监测情况分析及安全风险提示

近年来，抗感染药不良反应/事件报告占总体报告比例呈现持续下降趋势，说明国家加强抗感染药使用管理等措施取得一定实效，但其严重不良反应报告数量仍然较高，提示抗感染药的用药风险仍需继续关注。

二、心血管系统用药不良反应监测情况

心血管系统用药是指用于心脏疾病治疗、血管保护、血压和血脂调节的药品，包括降血压药、抗心绞痛药、血管活性药、抗动脉粥样硬化药、抗心律失常药、强心药和其他心血管系统用药。近年来，心血管系统用药不良反应/事件报告数量及严重报告占比均呈现上升趋势，提示应对该类药品风险给予更多关注。

2021年全国药品不良反应监测网络共收到心血管系统用药的不良反应/事件报告18.6万份，占总体报告的9.5%；其中严重报告11 129份，占6.0%。

1. 涉及药品情况

2021年心血管系统用药不良反应/事件报告数量排名前3位的药品类别是降血压药、抗心绞痛药、抗动脉粥样硬化药；心血管系统用药严重报告数量排名前3位的药品类别是抗动脉粥样硬化药、降血压药、抗心绞痛药。

2021年心血管系统用药不良反应/事件报告中，注射剂占29.4%，口服制剂占69.3%，其他剂型占1.3%；严重报告中，注射剂占40.2%，口服制剂占58.5%，其他剂型占1.3%。

2. 累及器官系统情况

2021年心血管系统用药不良反应/事件报告中，口服制剂累及器官系统排名前5位是各类神经系统疾病，胃肠系统疾病，全身性疾病及给药部位各种反应，呼吸系统、胸及纵隔疾病，皮肤及皮下组织类疾病；注射剂累及器官系统前5位是各类神经系统疾病、胃肠系统疾病、皮肤及皮下组织类疾病、全身性疾病及给药部位各种反应、心脏器官疾病。

3. 监测情况分析及安全风险提示

2021年心血管系统用药不良反应/事件报告中，口服制剂的报告占比明显高于注射剂，提示心血管系统用药不良反应/事件报告更多来自口服给药途径。严重不良反应/事件报告中，报告数量位居前两位的阿托伐他汀和瑞舒伐他汀均为他汀类药品，血脂调节药品不仅用于血脂代谢紊乱及相关心血管疾病的治疗，还用于此类疾病的预防。此外，不排除其中存在不合理、不规范使用和药品相互作用导致的情况，提示医务人员和患者应关注此类药品的风险。

三、代谢及内分泌系统用药不良反应监测情况

代谢及内分泌系统用药是指治疗内分泌及代谢相关疾病的药物，包括糖皮质激素、糖尿病治疗药物、抗痛风药、甲状腺疾病用药、垂体疾病用药等。近年来，代谢及内分泌系统用药不良反应/事件报告数量及严重报告占比均呈现上升趋势，提示应对该类药品风险给予更多关注。

2021年全国药品不良反应监测网络共收到代谢及内分泌系统用药不良反应/事件报告8.1万份，其中严重报告7,422份，占9.2%。代谢及内分泌系统用药不良反应/事件报告占2021年总体报告的4.1%。

1. 涉及药品情况

2021年代谢及内分泌系统用药不良反应/事件报告数量排名前3位的药品类别是糖皮质激素、双胍类、其他糖尿病治疗药物（除胰岛素、促胰岛素分泌药、双胍类、α-糖苷酶抑制药、噻唑烷二酮类外的其他糖尿病治疗药物，下同），严重不良反应/事件报告数量排名前3位的药品类别分别是糖皮质激素、胰岛素、抗甲状腺药物。

2021年代谢及内分泌系统用药不良反应/事件报告中，口服制剂占56.6%，注射剂占37.2%，其他剂型占6.2%。严重不良反应/事件报告中，口服制剂占50.7%，注射剂占42.0%，其他剂型占7.3%。

2. 累及器官系统情况

2021年代谢及内分泌系统用药不良反应/事件报告中，总体报告和严重报告的药品不良反应/事件累及器官系统情况详见图11。与代谢及内分泌系统用药的总体报告相比，严重报告的药品不良反应/事件累及器官系统中，代谢及营养类疾病，各类神经系统疾病，各类检查，呼吸系统、胸及纵隔疾病，心脏器官疾病构成比明显偏高。

代谢及内分泌系统用药总体不良反应/事件报告中，口服制剂累及器官系统排名前5位的是胃肠系统疾病、皮肤及皮下组织类疾病、代谢及营养类疾病、各类神经系统疾病和

全身性疾病及给药部位各种反应；注射剂累及器官系统排名前5位是胃肠系统疾病、皮肤及皮下组织类疾病、代谢及营养类疾病、全身性疾病及给药部位各种反应、各类神经系统疾病。

代谢及内分泌系统用药严重药品不良反应/事件报告中，口服制剂累及器官系统排名前5位是胃肠系统疾病、代谢及营养类疾病、皮肤及皮下组织类疾病、各类神经系统疾病、各类检查；注射剂累及器官系统排名前5位是代谢及营养类疾病、胃肠系统疾病、各类神经系统疾病、皮肤及皮下组织类疾病、各类检查。

3. 监测情况分析及安全风险提示

从报告绝对数量来看，糖尿病治疗药物报告数量与2020年相比的增幅最大；从各品种总报告和严重报告数量的排名来看，一些较新的糖尿病治疗药物（例如聚乙二醇洛塞那肽、度拉糖肽、达格列净）排名上升较快。这一方面可能反映了我国人口老龄化和医疗保障水平提高等原因导致糖尿病发病率和/或诊断率升高，从而引起糖尿病治疗药物使用人群的扩大，另一方面也提示处方医师和患者在选择糖尿病治疗药物，尤其是较新的药物时应注意相关风险。

四、注射剂不良反应监测情况

2021年注射剂（不含疫苗）不良反应/事件总体报告数量与2020年同期相比增长14.7%，在药品总体报告中占比与近年来总体情况基本一致。按照剂型统计，2021年药品总体不良反应/事件报告中注射剂（不含疫苗）占55.5%，严重报告中注射剂（不含疫苗）占70.9%。按药品分类统计，注射剂（不含疫苗）总体报告中化学药品注射剂占87.8%，中药注射剂占6.4%，生物制品占3.1%，无法分类者占2.7%；注射剂（不含疫苗）严重报告中化学药品注射剂占87.4%，中药注射剂占4.7%，生物制品占5.7%，无法分类者占2.2%。

1. 药品情况

化学药品注射剂报告数量排名前3位的药品类别是抗感染药，肿瘤用药，电解质、酸碱平衡及营养药。

2. 累及器官系统情况

2021年注射剂总体不良反应/事件报告中，累及器官系统排名前5位的是皮肤及皮下组织类疾病、胃肠系统疾病、全身性疾病及给药部位各种反应、各类神经系统疾病和各类检查。注射剂严重不良反应/事件中，累及器官系统排名前5位的是血液及淋巴系统疾病、各类检查、皮肤及皮下组织类疾病、全身性疾病及给药部位各种反应和胃肠系统疾病。

3. 监测情况分析及安全风险提示

从剂型统计情况看，2021年注射剂（不含疫苗）不良反应/事件总体报告数量与2020年同期相比增长14.7%，在药品总体报告中占比与近年来总体情况基本一致。从用药人群统计情况看，儿童的注射剂（不含疫苗）不良反应/事件报告数量与2020年同期相比增长19.7%，总体占比与近年来总体情况基本一致。根据注射剂监测情况，建议临床医生用药前仔细阅读产品说明书，重点关注相关安全性内容，处方前进行充分的获益与风险分析，始终遵照“能吃药不打针，能打针不输液”的用药原则合理选择用药。儿童作为特殊用药人群，受脏器发育尚未完全等因素影响，对药物更为敏感，耐受性较差，更应谨慎用药。

第5章　有关说明

本年度报告中的数据来源于国家药品不良反应监测数据库中2021年1月1日至2021年12月31日各地区上报的数据。

与大多数国家一样，我国药品不良反应报告是通过自发报告系统收集并录入到数据库中的，存在自发报告系统的局限性，如漏报、填写不规范、信息不完善、无法计算不良反应发生率等。

每种药品不良反应/事件报告的数量受到该药品的使用量和不良反应发生率等诸多因素的影响，故药品不良反应/事件报告数量的多少不直接代表药品不良反应发生率的高低或者严重程度。

本年度报告完成时，其中一些严重报告、死亡报告尚在调查和评价的过程中，所有统计结果均为现阶段数据收集情况的真实反映，并不代表最终的评价结果。

本年度报告统计时采用监管活动医学词典（MedDRA），既往采用世界卫生组织不良反应术语集（WHO-ART）。MedDRA是在人用药品技术要求国际协调理事会（ICH）主办下编制的标准化国际医学术语集，用于与人用医疗产品相关的监管沟通和数据评估。各类检查是MedDRA中的一项系统器官分类，包括有限定词（例如：升高、降低、异常、正常）和没有限定词的检查名称。

专业人士会分析药品与不良反应/事件的关联性，提取药品安全性风险信息，根据风险的普遍性或者严重程度，决定是否需要采取相关措施，如在药品说明书中加入安全性信息，更新药品如何安全使用的信息等。当药品的获益不再大于风险时，药品也会撤市。

本年度报告数据均来源于全国药品不良反应监测网络，不包含疫苗不良反应/事件的监测数据。

索 引

Index

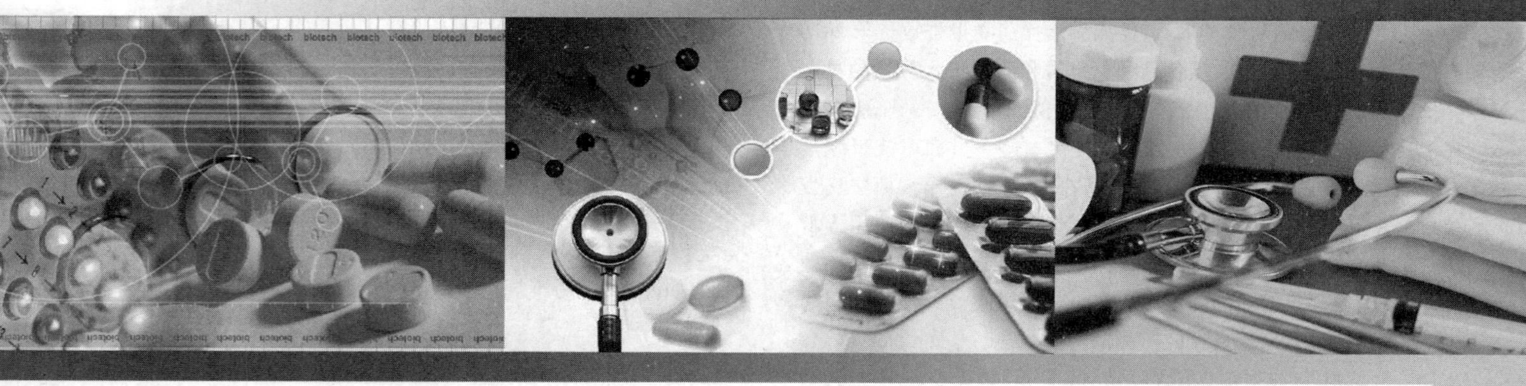

1980—2022 卷企事业机构索引

科研、情报机构

学 校

医药企业、药厂

H

J

药检、监察机构

医院药学部、药剂科

药品经营机构

1980—2022 卷药学人物索引

王
王
王
王慕
王佩珊